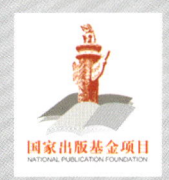

整形美容外科学全书 Vol.9

肿瘤整形外科学

主编 周 晓 曹谊林 胡炳强

浙江出版联合集团　浙江科学技术出版社

图书在版编目(CIP)数据

肿瘤整形外科学/周晓,曹谊林,胡炳强主编.—杭州：
浙江科学技术出版社,2012.12
（整形美容外科学全书）
ISBN 978-7-5341-5301-3

Ⅰ.①肿… Ⅱ.①周… ②曹… ③胡… Ⅲ.①肿瘤
学—整形外科学 Ⅳ.①R622

中国版本图书馆CIP数据核字（2012）第311690号

丛 书 名	整形美容外科学全书
书 名	**肿瘤整形外科学**
主 编	周 晓 曹谊林 胡炳强
出版发行	**浙江科学技术出版社** 杭州市体育场路347号 邮政编码：310006 联系电话：0571-85058048 集团网址：浙江出版联合集团 http://www.zjcb.com
图文制作	杭州兴邦电子印务有限公司
印 刷	浙江新华数码印务有限公司
经 销	全国各地新华书店
开 本	890×1240 1/16　　　印 张　32.25
字 数	870 000
版 次	2013年2月第1版　2015年5月第2次印刷
书 号	ISBN 978-7-5341-5301-3　　定 价　360.00元

版权所有　翻印必究
（图书出现倒装、缺页等印装质量问题，本社负责调换）

责任编辑 刘 丹 王巧玲　　**封面设计** 孙 菁
责任校对 宋 东 王 群 李骁睿　　**责任印务** 徐忠雷

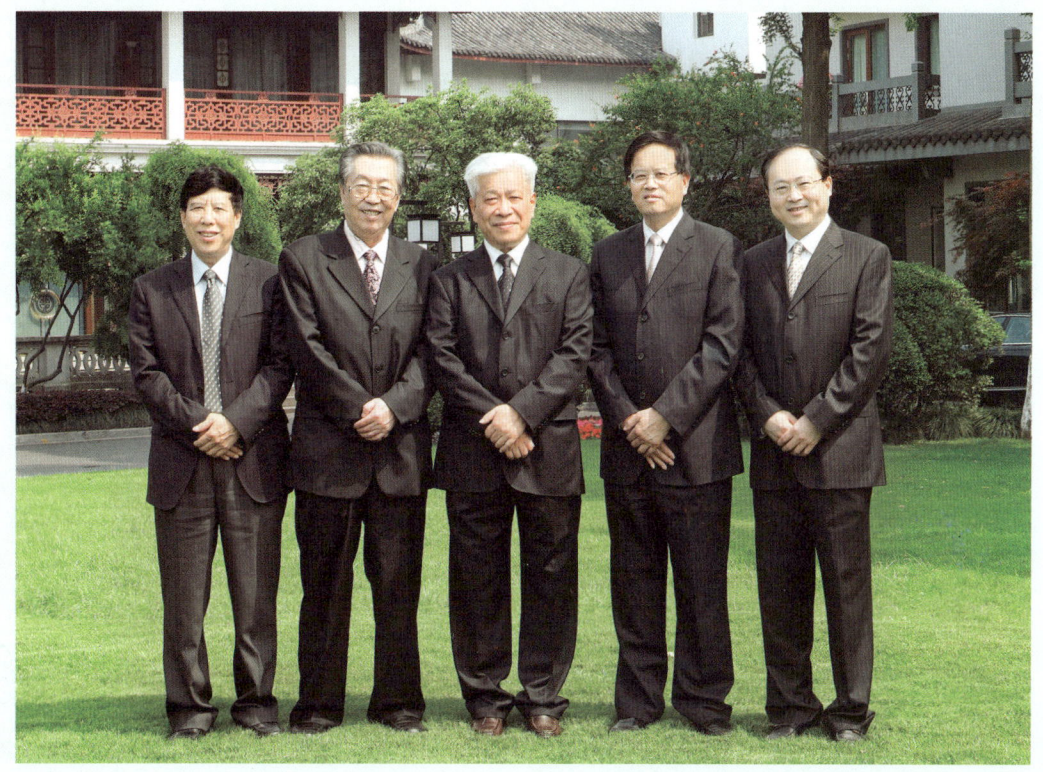

左起：艾玉峰、高景恒、王炜、张志愿、吴溯帆

《整形美容外科学全书》总主编简介

王炜（Wang Wei），1937年生。上海交通大学医学院附属第九人民医院整形外科终身教授，*Plastic and Reconstructive Surgery* 国际编委。在皮瓣移植，血管吻合，拇指、食管再造，晚期面瘫，手畸形，腹壁整形，巨乳缩小，面部轮廓整形，年轻化，眼袋整形等方面有多项发明创新。发表论文300余篇，主编、参编图书70余部；获国家发明奖等20余次。

张志愿（Zhang Zhiyuan），1951年生。上海交通大学医学院附属第九人民医院教授、博士生导师，教育部国家级重点学科——口腔颌面外科学科带头人，中国抗癌协会头颈肿瘤专业委员会主任委员。以第一或通信作者发表学术论文156篇，主编专著9部；以第一负责人承担部委级课题18项，以第一完成人获国家科技进步二等奖2项。

高景恒（Gao Jingheng），1935年生。1985年破格晋升正高职称，*Plastic and Reconstructive Surgery* 国际编委。主编专著5部，主审10余部，创刊杂志2本，现仍担任卫生部主管的《中国美容整形外科杂志》主编；在显微外科及修复重建外科临床研究中获得省部级科技进步奖3项。

艾玉峰（Ai Yufeng），1948年生。原西安第四军医大学西京医院整形外科主任医师、教授、硕士生导师、主任。现任四川华美紫馨医学美容医院院长、学科带头人。发表论文100余篇，主编、参编专著30余部。

吴溯帆（Wu Sufan），1964年生。1985年浙江大学本科毕业，2003年日本京都大学博士毕业，一直工作于浙江省人民医院整形外科。发表学术论文60余篇，其中SCI收录的英文论文11篇，主编、参编图书10部。

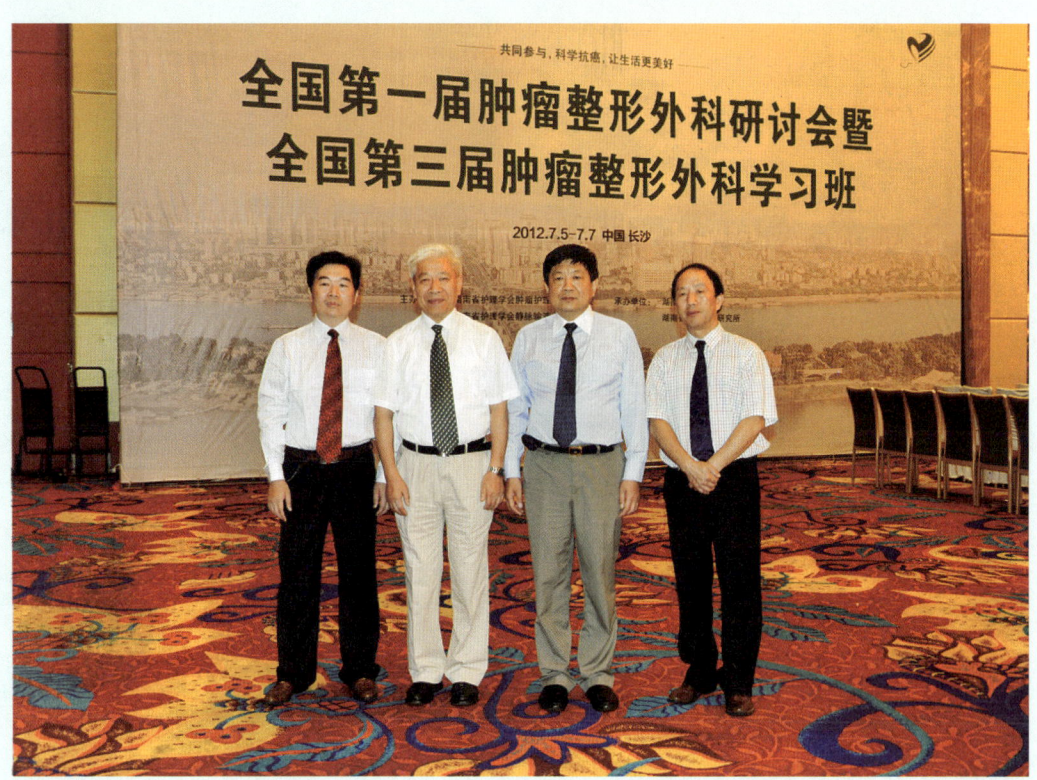

左起：周晓、王炜、曹谊林、胡炳强

《肿瘤整形外科学》主编简介

周晓（Zhou Xiao）

主任医师，国务院特殊津贴专家，具有美容整形外科主诊医师资格。1985年毕业于湖南医学院（现中南大学湘雅医学院）。现任湖南省肿瘤医院（中南大学湘雅医学院附属肿瘤医院）党委书记、副院长，组织工程国家工程研究中心湖南分中心主任，肿瘤整形外科研究室主任。担任中华医学会整形外科学分会肿瘤整形外科学组组长，中国康复医学会修复重建外科专业委员会常务委员，中国抗癌协会头颈外科专业委员会常务委员，中华医学会湖南省肿瘤专业委员会候任主任委员，中华医学会湖南省血管外科专业委员会委员，中华医学会湖南省耳鼻咽喉-头颈外科专业委员会委员，《组织工程与重建外科杂志》、《中国耳鼻咽喉颅底外科杂志》编委等学术职务。发表论文50余篇，主持和参与科研课题10余项。2010年的科研成果"肿瘤整形外科学的理论与临床系列研究"获得湖南省医学科技二等奖。为第七届"中国医师奖"获得者。

曹谊林（Cao Yilin）

主任医师，教授，博士生导师，全国劳动模范。现任上海交通大学医学院附属第九人民医院副院长、上海市整复外科研究所所长、组织工程国家工程研究中心主任、上海市组织工程重点实验室主任，"长江学者奖励计划"特聘教授，为两任国家"973"项目首席科学家。担任国际亚太地区组织工程与再生医学学会主席，国际整形外科与美容外科联盟理事，中国生物材料委员会副主席，中华医学会理事，中华医学会整形外科学分会第六届委员会主任委员，中国生物医学工程学会组织工程分会主任委员，Tissue Engineering、Biomaterial 杂志副主编，Plastic and Reconstructive Surgery 等8本国外SCI期刊编委，《中华整形外科杂志》、《组织工程与重建外科杂志》主编，《中华外科杂志》等10余本国内核心期刊编委等学术职务。

胡炳强（Hu Bingqiang）

博士，主任医师，博士后流动站合作导师，湖南大学特聘教授，国务院特殊津贴专家。现任湖南省肿瘤医院（中南大学湘雅医学院附属肿瘤医院）放射治疗大科主任。1978年毕业于湖南医学院（现中南大学湘雅医学院），毕业后任湖南省肿瘤医院放疗科医师；1987年考入法国巴黎第五大学医学院肿瘤专业，1990年毕业获法国肿瘤临床博士学位；1991～1993年6月先后在巴黎Necker及Dijon肿瘤中心任住院医师、主治医师。1993年6月回国，先后被湖南省人事厅评为跨世纪学术带头人、全国优秀留学回国人员、湖南省"121人才工程"第一层次人选。为"全国五一劳动奖章"获得者，湖南省第七、八、九届政协委员。1997年任湖南省肿瘤医院放射治疗大科主任、业务副院长，2002～2010年任湖南省肿瘤医院院长。担任中华医学会理事、湖南省医学会副会长、湖南省放射肿瘤专业委员会主任委员、湖南省抗癌协会常务副理事长、中国抗癌协会常务理事及放疗专业委员会常务委员、《中华肿瘤杂志》等5本杂志编委等学术职务。与周晓教授一同于2001年在国内外率先提出了"肿瘤整形外科学"的概念。

《肿瘤整形外科学》编委会

名誉主编　王　炜
主　　编　周　晓　曹谊林　胡炳强
副 主 编　孙　坚
编　　委　（按姓氏笔画排序）
　　　　　王　伟　湖南省肿瘤医院（中南大学湘雅医学院附属肿瘤医院）
　　　　　王　炜　上海交通大学医学院附属第九人民医院
　　　　　王　晖　湖南省肿瘤医院（中南大学湘雅医学院附属肿瘤医院）
　　　　　王　静　湖南省肿瘤医院（中南大学湘雅医学院附属肿瘤医院）
　　　　　王丹茹　上海交通大学医学院附属第九人民医院
　　　　　王肇炎　湖南省肿瘤医院（中南大学湘雅医学院附属肿瘤医院）
　　　　　亓发芝　复旦大学附属中山医院
　　　　　左朝晖　湖南省肿瘤医院（中南大学湘雅医学院附属肿瘤医院）
　　　　　龙剑虹　中南大学湘雅医院
　　　　　龙道畴　武汉大学人民医院
　　　　　朱京丽　中日友好医院
　　　　　刘景诗　湖南省肿瘤医院（中南大学湘雅医学院附属肿瘤医院）
　　　　　江勃年　湖南省肿瘤医院（中南大学湘雅医学院附属肿瘤医院）
　　　　　祁佐良　上海交通大学医学院附属第九人民医院
　　　　　孙　坚　上海交通大学医学院附属第九人民医院
　　　　　李　军　上海交通大学医学院附属第九人民医院
　　　　　李　赞　湖南省肿瘤医院（中南大学湘雅医学院附属肿瘤医院）
　　　　　李先安　湖南省肿瘤医院（中南大学湘雅医学院附属肿瘤医院）
　　　　　杨　川　上海交通大学医学院附属第九人民医院
　　　　　杨　军　上海交通大学医学院附属第九人民医院
　　　　　杨丽嫦　湖南省肿瘤医院（中南大学湘雅医学院附属肿瘤医院）
　　　　　杨金凤　湖南省肿瘤医院（中南大学湘雅医学院附属肿瘤医院）
　　　　　杨晓楠　上海交通大学医学院附属第九人民医院
　　　　　肖高明　湖南省肿瘤医院（中南大学湘雅医学院附属肿瘤医院）
　　　　　吴飞跃　湖南省肿瘤医院（中南大学湘雅医学院附属肿瘤医院）
　　　　　吴汉江　中南大学湘雅二医院

邹丽剑	上海一美整形外科医院
沈　毅	上海交通大学医学院附属第九人民医院
沈建南	上海交通大学医学院附属第九人民医院
张　晨	大连大学附属新华医院
张文杰	组织工程国家工程研究中心
张智勇	组织工程国家工程研究中心
陈　杰	湖南省肿瘤医院（中南大学湘雅医学院附属肿瘤医院）
陈跃军	湖南省肿瘤医院（中南大学湘雅医学院附属肿瘤医院）
范培芝	湖南省人民医院
林晓曦	上海交通大学医学院附属第九人民医院
欧阳立志	湖南省肿瘤医院（中南大学湘雅医学院附属肿瘤医院）
罗　以	湖南省肿瘤医院（中南大学湘雅医学院附属肿瘤医院）
周　波	湖南省肿瘤医院（中南大学湘雅医学院附属肿瘤医院）
周　晓	湖南省肿瘤医院（中南大学湘雅医学院附属肿瘤医院）
胡炳强	湖南省肿瘤医院（中南大学湘雅医学院附属肿瘤医院）
袁继龙	辽宁省人民医院
莫　逸	湖南省肿瘤医院（中南大学湘雅医学院附属肿瘤医院）
钱云良	上海交通大学医学院附属第九人民医院
高景恒	辽宁省人民医院
席许平	湖南省肿瘤医院（中南大学湘雅医学院附属肿瘤医院）
唐　蓉	湖南省肿瘤医院（中南大学湘雅医学院附属肿瘤医院）
唐劲天	清华大学医学物理与工程研究所
黄　钢	湖南省肿瘤医院（中南大学湘雅医学院附属肿瘤医院）
曹谊林	上海交通大学医学院附属第九人民医院
章一新	上海交通大学医学院附属第九人民医院
梁剑平	湖南省肿瘤医院（中南大学湘雅医学院附属肿瘤医院）
谌永毅	湖南省肿瘤医院（中南大学湘雅医学院附属肿瘤医院）
喻建军	湖南省肿瘤医院（中南大学湘雅医学院附属肿瘤医院）
程开祥	上海交通大学医学院附属第九人民医院
舒　畅	中南大学湘雅二医院
曾　勇	湖南省肿瘤医院（中南大学湘雅医学院附属肿瘤医院）
谢　宇	湖南省肿瘤医院（中南大学湘雅医学院附属肿瘤医院）
戴　捷	湖南省肿瘤医院（中南大学湘雅医学院附属肿瘤医院）

	Barbara L. Smith　美国哈佛大学医学院附属麻省总医院
	Oren Tessler　美国哈佛大学医学院附属麻省总医院
	William G. Austen, Jr.　美国哈佛大学医学院附属麻省总医院

编　者（按姓氏笔画排序）

马　奇　王　伟　王　炜　王　晖　王　静　王　暾　王丹茹
王肇炎　亓发芝　左朝晖　石　杰　龙剑虹　龙道畴　田　嵘
田晓琼　朱京丽　刘景诗　江勃年　祁佐良　祁美武　孙　坚
李　军　李　赞　李先安　李晋芸　杨　川　杨　军　杨兴华
杨丽嫦　杨金凤　杨晓楠　肖　明　肖高明　吴飞跃　吴汉江
吴胜其　邹丽剑　沈　毅　沈建南　张　庆　张　晨　张文杰
张智勇　陈　杰　陈亦乐　陈跃军　范培芝　林晓曦
欧阳立志　罗　以　周　权　周　波　周　晓　周石林
周征宇　庞　云　胡小波　胡炳强　袁继龙　莫　逸　钱云良
高景恒　席许平　唐　蓉　唐劲天　黄　钢　黄文孝　曹谊林
章一新　梁剑平　谌永毅　彭小伟　韩惟青　喻建军　程开祥
舒　畅　曾　勇　谢　宇　谢　李　戴　捷　魏　威　瞿吉保
Barbara L. Smith　Oren Tessler　William G. Austen, Jr.

绘　图　陈楚源

总 序

《整形美容外科学全书》

一

现代中国整形外科，若以1896年发表在《中华医学杂志》（英文版）上的一篇整形外科论文算起，至今已有117年的历史。在半殖民地半封建社会的旧中国，整形外科的发展受到较大限制。1949年新中国成立以后，整形外科有了新的发展，尤其是改革开放后，整形外科获得了真正大发展的机遇。1977年，在上海召开的"医用硅橡胶在整形外科的应用交流会"期间，笔者统计了全国全职和兼职的整形外科医师为166人，床位732张，几乎是近600万人口中，才有1名专职的整形外科医师。2011年有人统计，全国有3000多个整形外科医院、专科、诊所，有2万多名专业医师。30多年来，整形美容医疗的就诊人数、从医人员迅速增加，中国或许是整形美容医疗发展最快的国家之一。

整形外科的快速发展带来的问题是学科发展的不均衡。在重点医学院校的整形美容外科专业队伍中，其临床实践能力和创新研究成果，与亚洲国家以至于欧美国家相比，都具有较强的竞争力，特别在显微再造外科方面，处于世界领先水平。但在新建立的许多专科、诊所中，具有较高学术水平的专业人员相对较少；受过系统和正规训练，受益于国内外学术交流并在实践中积累了丰富经验的高素质医师的数量，远远不能满足学科发展的需求。面对这样的实际情况，出版整形美容外科高水平的学术专著，是学科发展刻不容缓的任务。

1999年出版的两册《整形外科学》，已成为学界临床实践、研究、晋升、研究生考试的主要参考书。新加坡邱武才教授曾介绍："《整形外科学》是包括日本、印度、澳大利亚、新西兰在内的最好的教科书，是东方整形外科的旗舰……"他还在美国《整形再造外科杂志》上撰文推荐。近年来，随着整形美容外科不断发展，需要有更新、更专业、涵盖学科近代发展和创新性研究成果的学术专著问世。笔者2006年策划，2009年12月向全国同行发起编撰《整形美容外科学全书》（以下简称《全书》）的倡议，迅速得到了国内外百余位教授、学者的积极响应。2010年9月由成都华美美容医院协助承办了《全书》的编写会议，有百余位主编、教授、医师、出版社编辑和媒体工作者参加，会议成为编撰《全书》的动员大会，以及明确编撰要求、拟定编撰大纲的学术研讨会。如今，《全书》第一辑10分册即将出版，第二辑12分册拟在2014年出版。这项编撰整形外科学术专著的巨大工程终于开始结出了硕果。

2012年3月《全书》第一辑被列为"2012年度国家出版基金资助项目"，这是整形外科学历史上的第一次，让所有参编人员在完成巨著的"长征"中增添了力量。编撰者们希望她的出版，可为中国以及世界整形美容学界增添光彩，并为我国整形美容外科的发展提供一套现代的、科学的、全面的、实用的和经典的教科书式的学术专著。这对年青一代的迅速成长，以及中国整形美容外科全面向世界高水平的发展都会起到重要作用。正如我们在筹划编撰这套书时所讲"是为下一代备点粮草"。

二

《全书》的编撰者，有来自大陆各地的整形美容外科教授、主任医师、博士生导师、长江学者、国家首席科学家，还有来自中国台湾，以及美国、加拿大、韩国、日本、巴西等国家的学者、教授；既有老一辈专家，又有一批实践在一线且造诣深厚的中青年学者、学科带头人。笔者参加了大部分分册的编撰和编审过程，深深感受到编撰者们为《全书》所作出的奉献。综观《全书》的编撰过程，是一次学术界同行集中学习、总结和提高的过程。在这一过程中,可以让中国的学者们站到本学科的前沿来审视整形美容外科的过去、现在,展望中国以及世界整形美容外科的未来。编撰者们深有体会:这是一次再学习的好机会,也是我国整形美容外科历史上一次有价值的集体编撰的尝试。

三

在当今世界整形美容外科学界的优秀学术专著中,美国 Mathes S. J.(2006)主编的《整形外科学》(8分册)被认为是内容最经典和最全面的教科书式的学术专著,但它在中国发行量极少,并且其中有不少章节叙述较简洁,或有些临床需要的内容没有阐明,因此,编撰出版我们自己的《全书》尤为迫切。

在《全书》22个分册中值得一提的是《眶颧整形外科学》和《面部轮廓整形美容外科学》分册,这是我国学者在整形外科中前瞻性研究和实践的成果。笔者1994年在上海召开的"全国第二届整形外科学术交流会"闭幕词中,号召开展"眶颧外科"和"面部轮廓外科"的研究和实践。在笔者1995年开始主持的"上海市重点学科建设"项目中,以及在全国同行的实践中,研究和推广了"颧弓和下颌角改形的面部轮廓美容整形"、"下颌骨延长和面部中1/3骨延长"、"眶腔扩大、缩小、移位和再造研究与实践",加上在眶部先天性和外伤后畸形修复再造中,应用再生医学成果和数字化技术,近20年来全国同行的数以万计的临床实践和总结,才有了《眶颧整形外科学》、《面部轮廓整形美容外科学》分册的面世。

《全书》中将《血管瘤和脉管畸形》列为分册。在世界整形外科学术专著中,对此多数叙述不详。其实,血管瘤、脉管畸形是常见疾病,不但损害患儿(者)的外形、功能,而且常常有致命性伤害。血管瘤和脉管畸形相关临床和基础研究,是近十多年来我国发展迅速的学科分支。对数十万计患儿(者)的治疗和研究积累,使得本分册的编撰者多次被邀请到美洲、欧洲和亚洲其他国家做主题演讲。世界著名的法国教授 Marchac 说:"今后我们有这样的病人,都转到你们中国去。"大量的实践和相关研究为本分册的高水平编撰打下了基础。

《肿瘤整形外科学》是一部填补空白的作品。它系统地介绍了肿瘤整形外科的基本概念、基本理论和临床实践,对肿瘤整形外科的命名、性质、范围、治疗原则和实践,以及组织工程技术在肿瘤整形外科的应用等做了详细论述。

《微创美容外科学》具体介绍了微创美容技术、软组织充填、细胞和干细胞抗衰老的应用和研究。

《全书》几乎涵盖了现今世界整形美容临床应用的各个方面,不仅有现代世界整形美容先进的基础知识和临床实践的论述,还有激光整形美容、再生医学、数字化技术、医用生物材料等医疗手段的应用指导,以及整形美容外科临床规范化、标准化研究和实践的最新成果。编撰者们力图为我国整形美容外科临床实践、研究、教育的发展建立航标。

从1996年《整形外科学》编撰起,到2014年《全书》全部出版,将历时19年,近百个单位、几百位学者参与。编撰者参阅了中外文献几十万或百万篇,从数十万到数百万计的临床案例和经验总结中提炼出千余万字。中国现代整形外科发展的经验告诉我们,学习和创新是发展的第一要素,创新来自学习、实践和对结论的肯定与否定,经过认识→实践→肯定→否定→新认识→再实践→总结,不断循环前进。"在学科前进的路途中,我们要清晰地认识自己,认识世界,要不断奋斗,不断创新,要有自己的话语权和发展轨迹,要善于向西方学习,但不能成为西方神话的传播者和维护者。"

《全书》各个分册将陆续出版。虽然几经审校,错误和不足难以避免,恳切希望得到读者的批评和指正,以便再版时修正。

王炜

2012年7月于上海

序 一 FOREWORD 1

由上海交通大学医学院附属第九人民医院王炜教授和浙江科学技术出版社联合发起并组织编著的《整形美容外科学全书》,以其20余分册的巨大容量,涵盖了中国和世界整形美容外科、修复重建外科21世纪的最新进展。这是医学界和出版界在本学科学术建树具有历史意义的重要工程。《全书》由王炜、张志愿等教授担任总主编,其中第一辑10分册之一的《肿瘤整形外科学》由周晓等教授担任主编。

肿瘤整形外科学是肿瘤外科学的一个分支,是一个融合了肿瘤外科、整形外科、显微外科的理论、技术和方法,以有计划的肿瘤根治性切除加一期修复重建为特征的涉及多学科的交叉和边缘学科。其治疗范围主要涉及肿瘤切除后的皮肤、黏膜、肌肉、神经、骨骼及某些器官缺损的修复和重建,手术方法包括用自体、异体、异种组织或人造生物材料等来修复组织器官缺损或畸形等。可以说,这是一门十分年轻和具有发展前途的学科,仅10余年前才由周晓、胡炳强、罗以在《中国肿瘤》杂志上提出相关的概念并就其基本理论进行了描述。在周晓等教授主编《肿瘤整形外科学》之前,有关肿瘤整形外科的系统理论和书籍在国外资料中还鲜有报告。

主编之一周晓教授为我国知名的肿瘤整形外科专家,本书由他组织我国整形外科、肿瘤外科、放疗科、化疗科等领域的著名专家联合编写而成。该书是国内外第一次比较系统地介绍肿瘤整形外科的基本概念、基本理论和临床实践的著作,许多重要理论属国内外首次提出,反映了当前国内外肿瘤整形外科的最新进展。它不仅是一本肿瘤外科医师必备的工具书,同时也是整形外科、显微外科、耳鼻咽喉-头颈外科、口腔颌面外科、乳腺外科、胸外科、泌尿外科、妇瘤科等临床医学专业人员重要的参考书。可以说,该书的出版,不仅填补了国内外肿瘤整形外科学领域的空白,更将由此开启一个新的外科学科分支的迅速发展,并有效拓展有关学科和医师的学术思路,有助于提高分析和解决临床实际问题的能力。

因此,我和我的同仁们,由衷地祝贺《肿瘤整形外科学》的出版。

是为序。

中国工程院院士
中华医学会创伤学分会主任委员
中国人民解放军总医院生命科学院院长

2012年10月15日

序 二 FOREWORD 2

由周晓、曹谊林、胡炳强教授主编的《肿瘤整形外科学》正式出版了。该书是由全国众多著名医学院校的数十位著名专家、教授，经数年编写和反复琢磨而出版的，这是《整形美容外科学全书》20余分册中最具有特色的分册之一，填补了该领域专著建设的空白。

肿瘤治疗的重要手段是外科切除，而肿瘤切除后，器官、组织缺损的修复再造为肿瘤治疗运筹所必需。在肿瘤治疗中，常常由于肿瘤切除后局部无法修复重建，或重要脏器无法覆盖和保护而放弃外科手术治疗，使许多肿瘤患者失去了治疗机会。应用整形外科组织器官缺损修复重建技术，不仅为肿瘤患者的外科治疗提供了更多的机会，而且由于体表器官切除后的修复重建和美学再造，可使患者的生存和生活质量明显提高，这就是在中国诞生《肿瘤整形外科学》这一学术专著的基础。笔者于1975年起和上海市肿瘤医院等单位的教授们合作，在肿瘤外科中探索肿瘤整形外科治疗之路。在该领域中，邱蔚六、王弘士、张涤生、郭恩覃、庄福连等也先后报告了各自的经验。

湖南省肿瘤医院（中南大学湘雅医学院附属肿瘤医院）是三级甲等肿瘤专科医院，占地面积165亩，编制床位1300张，在院技术人员1613人，其中高级职称者343人，是一所集医疗、科研、教学、预防、康复为一体的医院。20年前，从事头颈肿瘤外科的周晓医师在上海市第九人民医院整形外科学习实践，回到湖南省肿瘤医院后致力于肿瘤外科手术切除后组织器官缺损的修复重建研究。多年前，笔者有幸参与了他申报的"肿瘤整形外科学的理论与临床系列研究"的研究成果的鉴定，在此基础上他筹备编著《肿瘤整形外科学》一书，可见这是20年磨一剑。现在该书终于要和读者见面了，相信它的出版不仅填补了该领域专著的空白，而且一定会有利于扩大和加速肿瘤整形外科的研究和发展，造福于广大肿瘤患者。

《肿瘤整形外科学》书稿虽然已历经周晓、曹谊林等数十位专家、教授数年的多次审校，笔者也曾参与全书稿件的主审，但是由于出版时间紧迫，错误和片面之处在所难免，期望读者予以批评指正，以便日后修订和再版。

衷心祝贺《肿瘤整形外科学》面世！

上海交通大学医学院附属第九人民医院

2012年10月16日

前 言 PREFACE

《肿瘤整形外科学》终于如期出版了。

作为本书的主编，在为本书的面世倍感欣慰的同时，也向参与本书编写与编审的各位专家表示由衷的感谢，尤其需要感谢王炜、曹谊林、祁佐良、郭树忠、仇树林、高景恒等教授的大力支持与帮助。

肿瘤整形外科学是肿瘤外科学与整形外科学相互交融的产物。20年前，作为一名耳鼻咽喉-头颈外科的年轻医师，我背起行囊踏上了远赴上海的火车。从这一刻开始，命运就注定将我与这门学科紧紧地联系在一起。在上海市第九人民医院，当时大量高难度的肿瘤手术是由整形外科和口腔颌面外科完成的，这让我在大开眼界的同时，也思考着这样一个问题：如果把高难度的肿瘤根治手术与整形外科精湛的修复技术结合起来，将会为广大肿瘤患者带来怎样的福音？于是，我的脑海中坚定了这样的信念：肿瘤外科医师有彻底根治肿瘤的责任，更有让患者拥有健康美丽生活的义务。回到湖南后，我积极研究整形外科理论，并虚心向整形外科专家王炜、曹谊林等老师学习。我与同道们开展了肿瘤整形外科的基础与临床相关研究，将大量的整形外科技术与肿瘤外科技术相结合，使我院的肿瘤外科治疗水平得到了空前的进步，让广大患者的生存质量和生存期均得到了大幅度的提升。同时，一批具有精湛的肿瘤整形外科技术和研究能力的肿瘤整形外科医师在我院茁壮成长。2001年，我与同仁们在《中国肿瘤》杂志上发表了《浅谈肿瘤整形外科形成的必要性》一文，正式提出了"肿瘤整形外科学"的概念。2003年我又独立编写了肿瘤整形外科学的有关理论文章（相关内容详见《实用肿瘤诊疗学》第十八章；湖南科学技术出版社，2004年）。全国第一个肿瘤整形外科研究室也于2003年在湖南省肿瘤医院诞生。我院于2007年正式挂牌成立了肿瘤整形外科，并分别于2004年、2005年、2012年主持了全国第一、二、三届肿瘤整形外科继续教育学习班。2012年10月12日，中华医学会整形外科学分会肿瘤整形外科学组在西安成立。上述各项工作的顺利开展，是在我院乃至国内同道们的大力支持与帮助下得以完成的。所以，在本书出版之际，我谨向各位专家、同仁致以衷心的感谢。

全书共23章，80余万字，图片近1000张，涵盖了肿瘤外科、整形外科、显微外科、血管外科、耳鼻咽喉-头颈外科、神经外科、口腔颌面外科、乳腺外科、泌尿外科、妇瘤科、骨科、胸外科、腹部外科等临床学科的肿瘤整形外科相关手术内容。其中大多是肿瘤外科和整形外科相结合的手术病例，较为系统地总结了肿瘤整形外科学的基础理论与临床经验。在本书的编写过程中，我和编委们阅读了大量的相关著作与文献，从而奠定了本书的理论框架，构建了本书所创建的肿瘤整形外科学的学术体系。可以说，本书是在广泛吸收和总结多学科临床经验的基础上，对肿瘤整形外科学理论和临床经验进行了系统的总结和探索。

今天，值此《肿瘤整形外科学》付梓出版之际，我要再一次深深地感谢上海交通大学医学院附属第九人民医院王炜、曹谊林教授等专家多年来对我的培养和指导，特别感谢付小兵院士对肿瘤整形外科学创立的支持和帮助，特别感谢浙江科学技术出版社为本书的出版所做的相关工作，并向所有为本书的编写付出辛勤劳动的同道们致以谢忱。

本书的出版旨在对本学科发展起到抛砖引玉的作用。由于过去医学界对肿瘤整形外科学理论缺乏专业的人才队伍和系统的研究平台，加之在该书的编写过程中，因为时间关系，还有部分国内外该领域的新进展未能收入，所以，深感本书的内容相对于肿瘤整形外科学只是窥豹一斑，希望同道们对本书存在的疏漏、缺点与错误不吝批评指正；本书的部分章节在深度与广度上还欠成熟，欢迎同道们为本书再版提供宝贵的研究资料。来信请发送至：cccdon@163.com。

湖南省肿瘤医院
周晓
中南大学湘雅医学院附属肿瘤医院
2012年11月于湖南长沙

目 录 CONTENTS

1 第一章 总论

第一节　肿瘤整形外科学概述　1
第二节　肿瘤整形外科学的概念和治疗范围　3
第三节　肿瘤整形外科的目标和治疗原则　4
第四节　肿瘤整形外科的肿瘤诊断及 TNM 分期　6
第五节　PET-CT 在肿瘤整形外科诊断中的应用　7
第六节　无瘤治疗原则　10
第七节　无菌治疗原则　11
第八节　肿瘤整形外科手术的麻醉管理　12
第九节　术前放疗对肿瘤整形外科皮瓣修复的影响　22
第十节　术后放疗对肿瘤整形外科皮瓣修复的影响　29
第十一节　化学治疗对生物组织的影响　34
第十二节　生物材料在肿瘤整形外科中的应用　38
第十三节　肿瘤整形外科与肿瘤综合治疗序列治疗模式的探讨　47
第十四节　体表肿瘤切除后的修复重建和美学再造　49

61 第二章 显微外科技术

第一节　整形外科手术的基本原则　61
第二节　整形外科手术的基本操作技术　62
第三节　显微外科的基本技术　65

70 第三章 各种常用组织瓣

第一节　概述　70
第二节　随意型皮瓣　78
第三节　管形皮瓣　86
第四节　轴型皮瓣　90

第五节　游离皮瓣　92
第六节　皮瓣移植术的并发症及其防治　97
第七节　肌皮瓣的分类及其优缺点　101
第八节　肿瘤整形术的常用皮瓣　103
第九节　穿支皮瓣　124

130　第四章　眼睑肿瘤术后缺损的修复

第一节　小缺损的修复　130
第二节　中等或较大上睑缺损的修复　132
第三节　中等或较大下睑缺损的修复　134
第四节　眦部肿瘤的切除及修复　136
第五节　眼睑与眶周缺损的修复　138

140　第五章　唇癌术后缺损的修复

第一节　概述　140
第二节　修复方法　141
第三节　典型病例　147

152　第六章　舌癌术后缺损的修复

第一节　概述　152
第二节　舌癌原发灶的手术治疗　153
第三节　舌缺损的修复和再造　154

170　第七章　口腔颌面部洞穿性缺损的修复重建

第一节　概述　170
第二节　口腔颌面部洞穿性缺损修复重建的方法　172

186　第八章　上颌骨缺损的修复重建

第一节　概述　186
第二节　上颌骨缺损修复重建的方法　189
第三节　上颌骨重建的相关问题与展望　203

207 第九章　下颌骨缺损的修复重建

　　第一节　概述　207
　　第二节　血管化骨肌皮瓣在下颌骨重建中的应用　209
　　第三节　其他方法在下颌骨重建中的应用　220
　　第四节　肿瘤术后下颌骨缺损修复重建的展望　222

225 第十章　外鼻肿瘤术后缺损的修复

　　第一节　概述　225
　　第二节　鼻的覆盖组织重建　228
　　第三节　骨架结构重建　241
　　第四节　鼻腔衬里重建　242
　　第五节　鼻整形的相关问题　245

247 第十一章　肿瘤术后面神经瘫痪的修复

　　第一节　概述　247
　　第二节　面神经瘫痪常用的修复术式　255

278 第十二章　头皮恶性肿瘤术后缺损的修复

　　第一节　概述　278
　　第二节　头皮单纯缺损的修复　279
　　第三节　复合性头皮缺损的修复　281

286 第十三章　颅颌面缺损的修复重建

　　第一节　概述　286
　　第二节　颅颌面肿瘤术后缺损的范围及分类　287
　　第三节　颅颌面肿瘤术后缺损的功能性重建　289

299 第十四章　喉癌、下咽癌、颈段食管癌切除术后缺损的修复

　　第一节　咽喉部的解剖及生理　299
　　第二节　下咽与颈段食管癌切除术后的一期修复　300

第十五章 乳腺癌术后缺损的修复 311

第一节 乳腺癌术后乳房再造术 311
第二节 应用乳房假体的乳房再造 333
第三节 乳腺癌高危妇女预防性乳房切除后的一期再造 338
第四节 乳头乳晕再造 347
第五节 乳腺癌治疗后对侧乳房的整形 349

第十六章 胸壁、腹壁肿瘤术后缺损的修复与重建 360

第一节 胸壁缺损的修复 360
第二节 胸腔内缺损的修复 375
第三节 胸腹壁联合缺损的修复与重建 377
第四节 腹壁复合组织缺损的修复 380

第十七章 上肢恶性肿瘤术后缺损的修复 389

第一节 概述 389
第二节 上肢肱骨干骨肉瘤 391
第三节 上肢软骨肉瘤 394
第四节 上肢透明细胞肉瘤 396
第五节 上肢恶性纤维组织细胞瘤 398
第六节 上肢骨巨细胞瘤 400
第七节 上肢上皮样肉瘤 404
第八节 上肢腱鞘纤维瘤 406

第十八章 下肢恶性肿瘤术后缺损的修复 410

第一节 概述 410
第二节 上皮组织来源的恶性肿瘤 410
第三节 间叶组织来源的恶性肿瘤 419

433　第十九章　生殖器恶性肿瘤术后缺损的修复

　　第一节　阴茎癌概述　433
　　第二节　阴茎再造术　435
　　第三节　外阴癌概述　443
　　第四节　外阴癌术后缺损的修复重建　445

451　第二十章　皮肤软组织扩张术在肿瘤整形外科中的应用

　　第一节　概述　451
　　第二节　皮肤软组织扩张术的临床应用　457

466　第二十一章　血管外科技术在肿瘤外科中的应用

　　第一节　概述　466
　　第二节　血管修复重建的基本技术　466
　　第三节　血管外科技术的临床应用　470
　　第四节　围手术期放疗、化疗对血管移植物的影响　478

481　第二十二章　组织工程与肿瘤外科学

　　第一节　概述　481
　　第二节　组织工程技术要素　483
　　第三节　组织工程化组织的应用　486
　　第四节　问题与挑战　492

493　第二十三章　肿瘤整形外科学的展望与问题

第一章
总论

第一节 肿瘤整形外科学概述

肿瘤整形外科学（oncology plastic surgery; oncoplastic surgery; tumor plastic surgery）是在肿瘤外科学和整形外科学发展的基础上，进一步融合肿瘤综合治疗手段以及显微外科技术，充分尊重肿瘤患者对生命尊严、对生活质量的需求，逐步形成并发展起来的交叉和边缘学科。作为一门新兴的学科，肿瘤整形外科学的发展史见证了整形外科的进步，经历了整形外科与肿瘤外科的结合，包含着显微外科等技术的开展与应用。对该学科产生的历史背景的回顾，我们认为应该追溯到整形外科的形成与发展开始。

整形外科学（plastic surgery）是现代外科学的一门分支学科，主要研究和治疗人体体表及体内某些组织、器官的畸形或缺损，以达到恢复其生理功能和外部形态的目的。整形外科学作为一门外科专业的独立学科，其历史并不太长。1914 年，第一次世界大战造成无数颅面器官缺损、肢体残缺的患者，大量医护人员在救治这些患者的实践中积累了丰富的修复与重建经验，技术水平得到提升；相当数量的关于整形外科技术的专著相继问世，整形外科专业顺势形成。其中，皮肤游离移植的应用和组织移植概念的确定是公认的整形外科诞生的标志。在整形外科发展的轨迹中，一系列新技术、新理念的产生对该学科的发展起到了巨大的推动作用。20 世纪 60 年代，显微外科技术应用于临床并迅速发展，大大促进了整形外科技术的进步；颅面外科应用开颅、移动眼眶框架、重新组合排列颅面骨结构及进行植骨固定等复杂手术矫治和重塑了多种类型的严重颅面畸形，为患者提供了一个改头换脸、重新塑造面容的机会。20 世纪 60 年代以来发展的皮肤扩张技术应用于全身多个部位，在增加皮瓣面积的同时也扩大了修复组织缺损的区域。20 世纪 90 年代组织工程学的出现和发展，使体外培育人体某些组织或器官成为可能，从而改变了整形外科创伤修复与器官再造的传统概念与模式。基因治疗、移植免疫和计算机技术也不同程度地进入了整形外科领域，促进了整形外科的发展，使其成为一个具有鲜明特色的学科。

目前，恶性肿瘤已经成为导致人类死亡的重要病因，每年全世界约有 700 万人死于恶性肿瘤；在中国，恶性肿瘤已经成为位居第二的致死原因。肿瘤整形外科学是肿瘤外科学与整形外科学相互融合的产物。肿瘤外科学是用手术方法将肿瘤切除，对大多数早期和较早期的实体肿瘤而言，手术仍然是首选的治疗方法。整形外科学的发展为肿瘤整形外科学的产生奠定了基础；肿瘤外科根治手术后带来的毁容、组织与器官缺损以及肿瘤患者对完整健全功能的渴望，为肿瘤整形外科学的产生提供了土壤。随着肿瘤治疗理念的发展，肿瘤患者在延长生存期乃至获得治愈的同时，也希望有完整的形体和健全的功能，以便能以积极的心态参加社会生产和社会活动。由于恶性肿瘤具有的无限性生长以及多处转移的生物学特性,通过外科手术切除病灶的方法仍然是综合治疗模式的重要组成部分,它能为患者自身免疫力的提高和机体康复创造有利条件,以期达到提高治愈率、延长生存期的目的。恶性肿瘤根治术的共同原则起源于1894年Halsted创立的经典乳腺癌根治术,主要包括:①手术中不切割亦不显露肿瘤组织;②将原发癌与所属区域淋巴结行连续整块切除。到20世纪60年代开始重视以防止复发为目的,同时手术中强调无瘤的技术,此时,肿瘤外科有逐渐区别于普通外科独立门户之势。随着相关学科发展的突飞猛进,肿瘤外科已从单纯讲究手术发展成为一门学术性很强的专业。但是,对患者行根治性切除后,常常遗留大而深的创面,甚至可能伴随着血管、神经、肌腱的暴露,肿瘤治疗过程中伴随的放射治疗、药物化疗对上述创面的愈合会产生负面影响,这类患者的创面修复往往较为困难,尤其是口腔颌面部、胸壁、乳腺和会阴部等对外形和功能要求较高的部位更是如此。这种创面用一般的外科方法是难以修复的,必须借鉴整形外科技术,使缺损部位的外观和功能获得较为满意的恢复。这种功能的恢复对于减轻或消除患者的心理负担、增强患者战胜疾病的自信心、提高患者的生活质量具有重要意义,同时也为术后放疗和化疗等其他治疗创造了有利条件。在这样的背景下,肿瘤外科学与整形外科学相结合成为当今医学发展的必然趋势,具有广阔的发展前景。

国外的肿瘤外科与整形外科手术结合可追溯到19世纪早期,德国的Dieffenbach等在切除头颈部恶性肿瘤后,利用局部组织移植对患者的面颊部和鼻子进行整形。20世纪初,意大利的Iginio Tansini首先使用背阔肌肌皮瓣修复皮肤的缺损。1955年,Owens使用肌皮瓣转移修复头颈肿瘤切除术所致的面部毁损。20世纪中叶以来,肿瘤外科医师越来越认识到整形再造外科学对肿瘤切除手术有着重要的作用,并不断进行各种形式的探索。McGregor在1963年首次使用皮瓣一期修复口腔癌术后软组织的缺损。1964年,一些学者与医疗工作者认为一期修复不仅对肿瘤患者是必要的,对外伤患者也是可行的,且将其列为口腔颌面部缺损的首选。1965年,Bakamjian从胸前区提取皮瓣(即带蒂胸大肌肌皮瓣)来修复口腔颌面部的缺损,此后,带蒂胸大肌肌皮瓣成为口腔颌面部肿瘤切除术后缺损修复的常用皮瓣。1977年,Bakamjian和Littlewood等报道用颈部带蒂皮瓣修复口腔颌面部肿瘤切除术后的软组织缺损。1996年,McGregor和Reid等报道使用皮瓣即刻修复面颊部鳞癌切除术后的缺损。20世纪70年代,肌皮瓣和微血管化组织皮瓣的移植技术逐渐成熟并得到发展,成为肿瘤切除术后缺损修复的主流。众多的临床实践证明,整形外科学与肿瘤外科学及其他有关学科紧密结合、互相配合,对肿瘤的综合治疗具有重要意义。

在我国,整形外科与肿瘤外科的起步均相对较晚,运用皮瓣进行局部组织缺损的修复开始于20世纪70年代。1973年,杨东岳首次将腹股沟皮瓣进行血管吻合,修复面颊部肿瘤切除术后的缺损。肿瘤整形外科发展相对缓慢的原因较多,其中技术层面的限制是一个比较重要的影响因素。20世纪70年代以前,整形外科进行皮瓣移植都需一个带蒂过程,这就需要经过多次带蒂移植手术和一定的肢体固定时间,患者住院时间长,痛苦亦多。这种传统的转移移植方法限制了许多肿瘤根治性切除后一期整复的手术方案设计。长期以来,肿瘤患者慑于癌的后果,先在肿瘤外科积极要求切除癌性病灶,后期又因肿瘤切除后的畸形再次进入整形外科积极要求修复重建。由于肿瘤外科医师和整形外科医师缺乏沟通,造成了肿瘤根治性手术和修复重建手术分期完成的治疗模式,使许多患者失去了效果最佳的一期整复机会。在缺乏组织瓣修复技术之前,许多局部晚期肿瘤患者由于根治手术之后组织缺损无法修复而放弃了手术治疗的机会;即便是勉强开展了根治性手术,由于局部组织缺损严重,也会对患者造成严重的毁容与器官功能缺陷的后果。如今,由于整形外科提供了大量的组织修复技术,不但保证了根治手术的完成,提高了局部的切除率,而且达到了修复局部组织缺损与重建局部功能的目的。为了高质量地完成组织修复与功能重建,要求从事肿瘤整形的外科医师具有扎实的美容外科知识与技能,在组织修复重建时要注意组织器官亚单位的修复、美容修复、组织再生与功能修复,这样才能大幅度提高患者手术后的生活质量。20世纪80年代以来,在肿瘤切除范围上几乎已达到了患者身体所能承受的极限,在这样的背景下,怎样设计更为合理的外科治疗方案,在治疗疾病的同时提升患者的生活质量成为众多学者关注的问题。从20世纪70年代开始,随着显微外科技术的发展,国内外的肿瘤外科医师不断地将显微外科技术和整形外科技术吸收到自己的专业里来,开辟了肿瘤一期修复重建的新篇章。例如张涤生、王炜、邱蔚六、屠规益等相继报道了应用显微外科技术使用胸大肌肌皮瓣、游离前臂皮瓣、背阔肌肌皮瓣、游离空肠代食管等一期修复重建头颈外科术后缺损。20世纪80年代,王弘士首先报道了肿瘤外科医师应用舌骨下肌皮瓣一期修复舌和口底缺损等获得成功。20世纪90年代,为了解决部分舌骨下肌皮瓣发生静脉回流障碍的问题,周晓报道了保留变异静脉的舌骨下肌皮瓣和切断静脉再吻合的舌骨下肌皮瓣两种手术方法。此外,乳腺癌根治术后的一期整复亦有大量报道。可以说,正是因为显微外科技术的不断成熟与发展,为肿瘤外科与整形外科的充分融合提供了必要的技术支持,为肿瘤外科治疗方案的革新以及肿瘤整形外科的诞生提供了保障,从而促进了整个学科的发展。

"需要是发明创新之母",需要也是一切事物发展的动力。在肿瘤外科、整形外科、显微外科技术充分融合,并出现新的交叉学科(肿瘤整形外科学)的历史进程中,肿瘤根治术后一期修复重建在头颈外科和乳腺外科得到迅速发展。其原因可以归结为:

1 手术配合放射治疗、化学治疗等的综合治疗或单纯根治性手术切除后,大部分恶性肿瘤患者的生存期得到了延长,部分患者得到了治愈。但是,传统的头颈肿瘤根治手术和乳腺癌根治手术对容貌美的毁损严重,患者迫切希望有一种既能治愈疾病又能恢复自身形体的治疗方法,从而回到家庭和社会继续生活。只有获得器官功能的恢复和容貌美的恢复,才能提高手术后的生存质量,才能满足患者的生理需要、安全需要、归属与爱的需要、尊重的需要、自我实现的需要。

2 以往,由于某些从事肿瘤外科的医师不熟悉显微外科和整形外科技术,常常对根治性手术后的缺损缺乏有效的修复措施;即使勉强施行了手术,也常由于术后严重的并发症而导致患者的生存质量明显下降。20世纪70年代以来,显微外科和整形技术的发展为肿瘤根治性切除后缺损的一期修复重建提供了丰富的手术方法,使肿瘤外科医师能够较彻底地清除病灶,而不用担心病灶切除后局部组织残缺的修复问题,不但提高了患者的5年生存率,而且在减少并发症、保全功能和外形方面均显示出更高、更新的水平。头颈部、乳腺等肿瘤根治手术加一期修复重建手术已成为当代肿瘤外科发展的趋势之一,亦将对其他部位的肿瘤手术方案设计提供新的思维方法。

(周晓　王炜)

第二节　肿瘤整形外科学的概念和治疗范围

20世纪70年代,国内杨东岳首次使用皮瓣修复了面颊部肿瘤切除术后的缺损,此后又将部分整形外科技术应用到肿瘤外科的治疗中,但一直未明确提出肿瘤整形外科学的概念。邱蔚六院士提出了显微外科技术在修复重建外科的应用,推动了我国口腔颌面外科的发展。周晓等在国内外率先从整形外科学、显微外科学、美容整形学、组织工程学和循证医学等角度,详细论述肿瘤外科学与其他相关学科的关系,提出了肿瘤整形外科学的概念:肿瘤整形外科学是肿瘤外科学的一个分支,是一个融合肿瘤外科、整形外科、显微外科的理论和技术,以有计划地进行根治性肿瘤切除加一期修复重建为特征的外科交叉和边缘学科,其治疗范围主要是肿瘤切除后的皮肤、黏膜、肌肉、神经、骨骼及某些器官缺损的修复和重建。手术方法有通过自体、异体、异种组织或人造生物材料等来修复组织器官缺损或畸形。在制定手术方案时,应充分考虑放射治疗、化学治疗、肿瘤复发、肿瘤种植、肿瘤转移及其他相关因素的影响。在处理恶性肿瘤时,根治性切除肿瘤是治疗的主要方面,实施修复重建手术的目的是在保证肿瘤病灶彻底切除干净的基础上,解决肿瘤病灶切除后组织、器官缺损的修复和功能重建。肿瘤整形外科涉及的解剖部位比较广泛,与临床各科室有着密切的联系,例如,修复头颈部的缺损与耳鼻咽喉-头颈外科、口腔颌面外科、眼科、脑外科相交叉,修复乳腺、躯干、肢体的缺损与乳腺外科、胸外科、普外科、手外科、骨科相交叉,修复外生殖器的缺损与妇瘤科、妇科、泌尿外科相交叉。肿瘤根治术后的一期修复重建手术方案应由肿瘤外科医师亲自设计,这就对肿瘤外科医师提出了更高要求。一名肿瘤整形外科医师除了必须具备扎实的肿瘤外科学、整形外科学、显微外科学、血管外科学的基础理论和精湛的手术操作技术外,还应具备麻醉学、放射治疗学、化学治疗学、热疗学、介入治疗学、微创外科学、激光治疗学、冷冻治疗学、外科营养学、组织工程学、伦理学、心理学等相关学科的基础知识。工作中应注意以下几个方面的问题:

1. 遵循医疗道德规范,具有高度的医疗责任感,在医疗活动中杜绝任何欺骗或夸大其词的行为,避免在条件或时机不成熟的情况下直接将患者作为实践的对象。

2. 对自己的能力有自知之明,不做无把握的手术。

3. 患者入院时,针对疑难病例一定要注意组织多学科专家会诊,并制定科学合理的序贯治疗方案。

4. 凡从事肿瘤整形外科的医师,需经过严格的整形外科和显微外科技术操作的正规培训,在完成肿瘤整形手术时,尽量做到精细修复,尤其是对亚单位缺损的修复与功能重建时,手术操作应注意符合美容整形外科的手术原则。

5. 研修医学审美知识,提高自身的审美水平。

6. 研修医学心理学知识,提高对患者心理问题的辨识能力和指导能力。

第三节 肿瘤整形外科的目标和治疗原则

一、肿瘤外科治疗的原则

肿瘤整形外科的根治性手术治疗必须符合肿瘤外科治疗的原则。肿瘤外科治疗主要指恶性肿瘤的外科治疗,恶性肿瘤在生物学特性上具有浸润性和转移性,大多数恶性肿瘤不仅在局部出现浸润性生长,还出现癌灶周围淋巴结转移和远处转移。基于肿瘤的以上特性,其外科治疗除遵循外科学的一般原则外,还应遵循肿瘤外科自身的基本治疗原则。关于肿瘤外科治疗的一般原则现归纳为三条,即外科治疗前病例的选择、治疗中术式的把握,以及强调个体化基础上的综合治疗。

(一) 依据不同肿瘤的特点,选择适宜的病例实施外科治疗

肿瘤外科治疗与病理诊断密切相关,病理诊断能提供肿瘤的组织学类型、组织学分级、原发部位和手术切缘是否安全等重要结果,它是医师治疗最重要的依据,即诊断和治疗的"金标准"。临床诊断和分期包括原发癌灶的大小、区域淋巴结情况及转移部位,能全面反映患者的基本情况,了解

恶性肿瘤的一般生物学特性，有助于外科医师对手术的确定和术式的选择。

（二）最大限度地切除肿瘤组织，最大限度地保留器官和机体的正常功能

自1894年Halsted发明了经典的乳腺癌根治术以来就已奠定了"两个最大"原则，并已被广大肿瘤外科医师所接受。当两个原则发生矛盾时，后者应服从前者。但是，切除过多的组织影响器官功能，则要减小手术范围。需要强调的是，术前评估是相对的，大部分肿瘤外科手术要根据术中的探查情况确定具体术式，如肿瘤是否切干净是以术中快速病理切片报告是否有癌细胞来确定的。

（三）充分认识外科治疗的局限性，遵循个体化基础上的综合治疗原则

我们仍然强调早期发现、早期诊断、早期治疗这一肿瘤治疗的一般原则；我们也应当遵循不同肿瘤的发展规律，合理地掌握好肿瘤外科治疗的适应证，既反对无原则的、过度的外科治疗，也不赞同过分消极保守的态度，使一些可能有手术机会的患者失去了手术治疗的机会。今天，肿瘤外科治疗的目标不仅是使肿瘤患者获得更长的生存期，而且要有更好的生活质量。肿瘤的治疗不是单一学科的治疗，提高疗效的关键是提倡多学科合作的综合治疗。综合治疗方案主要依据肿瘤的生物学特性、临床分期及全身情况而制定。过去曾过分强调扩大手术切除范围，后来证实其并不能提高生存率。随着外科手术水平的日益提高，肿瘤外科治疗越来越向个体化的方向发展。目前对较晚期的肿瘤，可考虑术前行化疗、放疗或化放疗联合等治疗方法，即新辅助治疗，其目的是通过降期治疗来提高手术切除率，清除隐匿的转移灶，减少术后复发转移，缓解疼痛等临床症状，明确肿瘤对化疗的敏感程度，为术后选择化疗方案提供依据。

（四）遵循无瘤操作原则

医护人员在肿瘤诊治过程中，检查或操作不当可能造成肿瘤细胞的播散。肿瘤外科既强调一般外科所要求的无菌原则，还要遵循无瘤操作原则。

针对每一个需要接受肿瘤整形外科治疗的患者，要根据肿瘤外科治疗的原则严格掌握手术适应证，并在术前制定一个完整的综合治疗计划，合理选择手术、放疗、化疗等措施，合理制定根治性手术的治疗方案，合理选择根治性手术后组织缺损的修复方案。在治疗上包括肿瘤病灶切除和术后修复重建两方面的内容。Harri等报道肿瘤切除术后的修复重建有两个目标：①肿瘤切除术中即时修复和适当减少手术的毁损，有利于保护重要的器官，防止感染，保护生存必需的功能和提早康复；②将肿瘤切除术后功能和外形进行修复重建，尽可能地应用功能重建技术和美容整形技术提高患者的生存质量。在这两个目标中，肿瘤患者生存质量的提高是核心。肿瘤整形外科可为肿瘤根治术和术后化疗等综合治疗提供技术保障，为术中肿瘤根治性切除打下基础。肿瘤整形外科主要应用在头面部重建、乳腺和胸壁重建、腹部和会阴部重建及四肢的重建等。

二、肿瘤整形外科治疗的原则

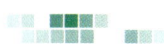

肿瘤整形外科的治疗包括肿瘤病灶的切除和术后缺损的修复重建两方面内容。在恶性肿瘤根治性手术方面，重视癌的生物学特性和规律、重视癌的综合治疗原则、重视无菌技术和无瘤技术、选择肿瘤手术适应证完全遵守肿瘤外科治疗的原则。在肿瘤根治术完成后，应用整形外科、显微外科技术来修复手术所造成的某些重要部位的缺损，力求恢复功能及外形。

（一）修复重建手术的选择原则

1. 能用简单的手术收到同样效果，就不采用复杂的整形手术方案或显微外科手术。
2. 只能用次要部位的组织作供区，移植修复重要的受区部位。
3. 既要考虑受区的功能与外观形态的良好恢复，又要尽可能减少供区功能与外观形态的损失，切忌因此造成供区继发性畸形或功能障碍。

4 尽可能选择一期修复组织器官的手术方案。

5 不宜选择根治性放射治疗后的部位作为皮瓣的供区。

(二) 肿瘤根治术后修复重建的手术分类

肿瘤根治术后的修复重建,根据时间的安排可分为一期修复和延期整复两大类。

1 **一期修复** 进入 21 世纪以来,一期修复成为肿瘤整形外科的主流。

(1) 其优点有:①早期减少术后功能障碍和畸形,保护创口,争取伤口一期愈合,为患者术后身体康复创造了有利条件,为进一步接受放射治疗、化学治疗等其他治疗创造了条件;②减少了手术次数,减少了并发症的产生,减少了患者痛苦,节约了开支;③肿瘤根治性手术更加彻底,可减少局部的复发率。

(2) 其缺点有:①显微外科手术难度大,要求肿瘤外科医师有丰富的手术经验,并熟练地掌握整形外科和显微外科技术;②某些部位,特别是深部隐蔽部位,整复后不便于直接观察和早期发现复发病灶。

2 **延期整复**

(1) 其优点有:①某些肿瘤手术区术后暴露,便于较早发现肿瘤局部复发;②手术难度相对较小。

(2) 其缺点有:①若大血管等重要组织器官暴露,术后可导致严重的并发症;②若术后接受放射治疗等其他治疗,将因组织损伤而增大整复的难度;③长时间的组织器官缺损和功能障碍,如鼻缺损、语言和吞咽障碍等,会严重影响患者的身心健康,不利于其恢复正常的社会活动。

(周晓 左朝晖)

第四节 肿瘤整形外科的肿瘤诊断及 TNM 分期

正确的肿瘤诊断和 TNM 分期是进行肿瘤整形的先决条件,可准确评估疗效和预后。肿瘤诊断包括病理诊断、肿瘤标志物分子诊断及影像学诊断。肿瘤外科的肿瘤诊断及 TNM 分期是由国际抗癌联盟提出的,目前被广泛采用的分期法也适用于肿瘤整形外科。

(一) 肿瘤诊断

肿瘤整形外科的肿瘤诊断是一个多学科的综合分析过程,主要依赖病理诊断、肿瘤标志物分子诊断及影像学诊断。

1 **病理诊断** 病理诊断主要包括细胞病理诊断和组织病理诊断。前者是依据脱落细胞学或穿刺细胞学以及外周血涂片检查而作出的肿瘤诊断;后者是肿瘤组织经穿刺、钳取、切取或切除后,制成病理切片进行组织学检查而作出的诊断。在各种肿瘤诊断技术中,病理诊断至今仍被认为是"金标准"。但病理诊断也有一定的局限性,其原因与临床医师标本获取、制片质量和业务水平有一定关系,有时需要反复取材,因而病理诊断常需依赖临床表现、手术所见、肉眼变化和光镜形态等特征综合判断后而作出结论。

2 **肿瘤标志物分子诊断** 肿瘤标志物常伴随肿瘤出现,由肿瘤细胞产生和分泌,反映了体内肿瘤的存在,具有敏感性高和特异性强的特点。它包括:①酶类肿瘤标志物,如前列腺特异性抗原(PSA)、基质金属蛋白酶(MMP)和酸性磷酸酶(ACP)等;②激素类肿瘤标志物,如人绒毛膜促性腺激素(HCG)等;③胚胎抗原类肿瘤标志物,如甲胎蛋白(AFP)和癌胚抗原(CEA)等;④糖蛋白类肿瘤标志物,如 CA125 和 CA199 等;⑤受体类肿瘤标志物,如表皮生长因子受体(EGFR)等。

3 影像学诊断 影像学诊断是指通过某种方法形成人体组织或器官的影像而作出的诊断,在肿瘤早期发现、诊断和治疗中起着非常重要的作用。其涉及 X 线、计算机断层扫描(CT)、磁共振成像(MRI)及核医学(如 PET-CT)、超声医学和介入放射学等学科,各项检查各有优势和缺陷。超声检查属无创性检查,可重复观察,易操作,但缺乏特异性。MRI 对组织分辨率极佳,解剖结构和病变显示清楚,但安装心脏起搏器或体内有磁性物质的患者不能检查。PET-CT 作为一种无创伤的安全的肿瘤显像技术,能从分子水平显示肿瘤细胞的特征,为临床提供肿瘤诊治的相关信息,可判断肿瘤的复发和转移,但费用昂贵,只能列为可选项目。

(二)肿瘤分期诊断

在明确病变性质以后,恶性肿瘤的分期诊断有助于合理制定治疗方案,正确地评估疗效、判断预后。应在治疗开始前尽量完成临床分期诊断。TNM 分期法是肿瘤整形外科肿瘤诊断的前提条件,T(tumor)是指原发肿瘤,N(node)是指区域淋巴结转移,M(metastasis)是指远处转移。再根据癌灶大小及浸润深度等在字母后标以 0~4 的数字,表示肿瘤的发展程度:1 代表小,4 代表大,0 代表无,以此三项决定分期,临床无法判断肿瘤体积的则以 T_X 表示。肿瘤分期有临床分期(cTNM)及术后的临床病理分期(pTNM),其具体标准是由各专业会议协定的。如甲状腺癌分期如下:Ⅰ期为 $T_1N_0M_0$,Ⅱ期为 T_2 或 $T_3N_0M_0$,Ⅲ期为 $T_4N_0M_0$ 或任何 TN_1M_0,Ⅳ期为任何 TNM_1。

(左朝晖 周晓)

第五节 PET-CT 在肿瘤整形外科诊断中的应用

影像诊断学技术的进步促进了肿瘤外科的发展。肿瘤的原发灶和远处转移情况对肿瘤的 TNM 分期及患者的预后具有十分重要的意义,术前对肿瘤患者的病情作出准确的判断和预后评估也是肿瘤整形外科的基本要求,肿瘤整形外科医师必须对肿瘤的良恶性、原发灶的大小及准确边界和远处转移灶的情况有详细的了解。现有的 X 线、CT 及 MRI 技术可提供肿瘤原发灶及中晚期转移灶较为准确的定位信息,但对恶性肿瘤早期转移病灶的判断及肿瘤浸润边界的准确界定效果欠佳,这是因为这些早期转移的肿瘤细胞数量较少,尚未造成显著的解剖结构变化,而局部病理组织特征和代谢状况却已经发生了质的变化。准确判断早期转移病灶和肿瘤浸润情况对手术方案的选择有决定性的作用,而 PET-CT 的研发和应用较好地解决了这一问题。第一台 PET-CT 由 Townsend 与 Nutt 两位科学家研制成功,这是当今生命科学及医学影像技术发展的里程碑。PET 全称为正电子发射计算机断层显像(positron emission tomography),主要用于显示组织代谢变化;CT 全称为计算机断层扫描(computed tomography),主要用于显示组织的结构。PET-CT 结合了两者的优点,可早期发现能量代谢异常的肿瘤细胞并准确定位,为肿瘤整形外科医师提供了评估肿瘤病情、制定手术方案的可靠手段。

一、PET-CT 的工作原理与显像剂

（一）PET-CT 的工作原理

PET-CT 的工作原理是将人体代谢所必需的物质，如葡萄糖、蛋白质、核酸、脂肪酸等标记上短寿命的放射性核素制成显像剂，注入人体后发射的正电子与邻近组织的电子发生作用，产生伽马光子，通过 PET 扫描探头探测光子信号，将信号传递到计算机进行处理，以解剖影像的形式及其相应的生理参数显示靶器官或病变组织的状态，了解病灶的功能和代谢状态，借以诊断疾病。PET 是一种功能代谢显像的分子影像学设备，通过 CT 穿透扫描，清晰地显示人体断层影像，提供病变的解剖学信息，如部位、分布、数量、大小、形态、组织结构及相邻关系等，并由此推理分析病变的良恶性。PET-CT 设备并不是 PET 和 CT 设备的简单组合，而是将 PET 和 CT 设备有机地结合在一起的更为完善的设备。PET-CT 同时具有 PET 和 CT 的功能，既能反映组织细胞代谢，较早发现病灶；又能对 PET 所发现的病灶准确定位，提供 CT 信息。PET 可以显示病理生理特征，使病灶更容易被发现；CT 可以精确定位病灶，显示病灶结构变化。PET-CT 除了具备 PET 和 CT 各自的功能外，其独有的融合图像技术可以同时反映病灶的病理生理变化及形态结构，明显提高了诊断的准确性。因此，PET 与 CT 有优势互补的作用。

（二）PET-CT 的显像剂

进行 PET-CT 检查除设备外，另一个重要的条件是作为 PET 示踪剂的正电子放射性药物。近年来该方面的研究十分活跃，临床应用取得了迅速的发展，这些药物涉及灌注、代谢、受体和基因显像等多个领域，同时对细胞凋亡、乏氧组织、细胞增殖、酶活性、肿瘤多药耐药性等 PET 药物也进行了广泛的探索和研究。常用的正电子放射性核素有 ^{18}氟（^{18}F）、^{11}碳（^{11}C）、^{13}氮（^{13}N）和 ^{15}氧（^{15}O）。目前应用最广泛的示踪剂是 ^{18}氟-氟代脱氧葡萄糖（^{18}F-FDG），在肿瘤学中占主导地位。随着 ^{18}氟-氟代胸腺嘧啶核苷（^{18}F-FLT）、^{18}氟-氟雌二醇（^{18}F-FES）、乏氧细胞显像剂（^{18}F-FMISO）、^{11}碳-蛋氨酸、^{11}碳-胆碱等新型的正电子放射性药物不断投入临床使用，将促使我们把能反映不同代谢过程的正电子放射性药物联合进行 PET-CT 显像，提高对早期肿瘤诊断的灵敏性和特异性，达到肿瘤早期诊断的目的。^{11}碳标记的正电子放射性药物将是最重要的新型示踪剂。

二、PET-CT 的特点

（一）灵敏度高

PET-CT 是一种反映分子代谢的显像。当疾病早期处于分子水平变化阶段，病变区的形态结构尚未呈现异常，MRI、CT 检查还不能明确诊断时，PET-CT 检查即可发现病灶所在，并可获得三维影像，还能进行定量分析，达到早期诊断的目的，这是其他影像学检查所无法比拟的。

（二）特异性高

MRI、CT 检查发现脏器有肿瘤时，是良性还是恶性很难作出判断，但是 PET-CT 可以根据恶性肿瘤高代谢的特点而作出诊断。

（三）全身显像

PET-CT 一次性全身显像便可获得全身各个区域的图像。

（四）安全性好

尽管 PET-CT 所用的核素有一定的放射性，但由于其剂量很小，而且半衰期很短（2～110min），经过物理衰减和生物代谢两方面的作用，在受检者体内存留的时间很短。一次 PET-CT 全身显像的放射线照射剂量远远小于一个部位的常规 CT 检查，因而安全可靠。

三、PET-CT 的优势

随着肿瘤分子影像学的迅速发展，尤其是 PET-CT 的出现，其检查在肿瘤学中的适应证已得到公认，包括鉴别良恶性肿瘤或病变、肿瘤的分期、疗效随访和监测、寻找原发肿瘤和转移病灶、评估恶性程度与临床预后、制定放射治疗计划等。与 PET 相比，PET-CT 有以下优势：

（一）检查时间短，改善图像分辨率

专用 PET 采用放射性核素发射的光子做衰减校正，从颅底到股骨上端（包括颈、胸、腹部和盆腔）的全身扫描一般需 6~8 个床位，PET 和 CT 图像融合更加准确，有助于使用超短半衰期的正电子核素，患者较为舒适方便，且能增加每日检查人数。

（二）定位异常空间，识别示踪剂

CT 能对 PET 发现的异常空间进行定位，易于识别示踪剂的摄取是否为生理性。一些正常组织和器官对示踪剂有不同程度的生理性摄取或蓄积，如肌肉、血管、胃肠道和尿路等，在 PET 图像上有时易与代谢活性增高的病灶混淆。而 PET 与 CT 的融合图像能清楚地显示高代谢的解剖部位，既避免了将生理性摄取误诊为病灶，也防止了将高代谢病灶判断为生理性摄取，造成不必要的漏诊。

（三）提高对肿瘤诊断、分期和追踪疗效的准确性

PET-CT 能从分子水平上反映人体存在的生理或病理变化，灵敏地探测疾病早期的代谢异常；可早期发现病灶，并通过定性和定量分析提供有价值的功能和代谢信息。CT 对 PET 发现的病灶能精确地进行解剖定位，PET 对 CT 发现的可疑病变能增加其诊断的特异性，PET 和 CT 两者信息互补，能避免或减少对 PET 阴性的肿瘤或小病灶的漏诊，更好地监测治疗反应，鉴别肿瘤治疗后的瘢痕与复发。

肿瘤分期是决定患者治疗方案的重要依据，一次 PET-CT 全身显像可提供全身各器官有无转移的信息，有利于对肺癌、乳腺癌、结肠癌、卵巢癌和淋巴瘤等多种肿瘤进行精确的临床分期。以诊断淋巴结转移为例，CT 或 MRI 可将增大的淋巴结（直径＞1cm）视为转移，其中不乏由于慢性炎症引起的淋巴结增大，或将已受到肿瘤组织侵犯的正常大小的淋巴结误判为正常；而 PET 根据淋巴结的代谢活性可判断是否转移，比只考虑病变大小更准确。

（四）优化肿瘤靶区的放疗计划，提高放射治疗的临床疗效

除 CT 能够对病变精确定位外，PET 多种正电子放射性药物显像能够反映组织细胞不同的代谢和增殖过程，如反映肿瘤组织的葡萄糖代谢活性、乏氧细胞的分布和细胞增殖信息等，综合多方面信息勾画分子生物靶区的边界，能更准确地实施适形调强放射治疗。

（五）准确性

PET-CT 能准确选择活检部位。

四、PET-CT 的局限性

常用的 FDG PET-CT 显像尽管是一种高科技的检查，但也有假阳性（如活动性结核、急性炎症、活动性结节病和炎性假瘤等）和假阴性（如肺泡癌、高分化肝细胞癌、肾透明细胞癌、印戒细胞癌、黏液性囊腺癌、类癌和高分化腺癌等），总的诊断准确率在 90% 左右。特别要注意的是，在通常情况下，PET-CT 中的 CT 主要用来对 PET 图像进行衰减校正和定位，不能代替 CT 诊断；为了与 PET 图像匹配，扫描时未屏气，一般只做平扫，而不是增强扫描；和 PET 检查在时间上并非同步，有一定的间隔。关于 PET-CT 临床应用中的问题及改进措施已引起一些学者的关注。Osman 等在 PET-CT

检查的300例患者中发现,利用CT对PET图像进行衰减校正或两者的图像融合后,有6例(2%)定位错误,肝脏膈顶部的病变被误认为右肺叶基底部的病灶,分析原因可能是因为PET采集或CT采集时呼吸运动的差别所致。Antoch等应用PET-CT时,发现采用静脉注射或口服碘对比剂的CT图像对PET图像做衰减校正,在30例患者中有4例PET图像有伪影,认为是由于未被稀释的对比剂一过性"弹丸"通过所致。

(莫逸 罗以 周波)

第六节 无瘤治疗原则

肿瘤整形外科的手术常常分为原发灶组和供区皮瓣制备组。由于原发灶组医师的衣物、手套与器械在切除肿瘤的过程中可能携带肿瘤细胞,在完成肿瘤根治手术后应将使用过的手套及手术器械等可能被肿瘤细胞污染的物品及时更换。原发灶组医师一定要有严格的无菌意识以及无瘤意识,原发灶组的人员如需参加皮瓣制备组的手术操作,必须更换无菌的手术衣及手套。原发灶组使用过的手术器械严禁用于皮瓣制备的手术过程。

肿瘤外科术中操作的无瘤原则内容如下:

1 术前检查要求　术前检查要轻柔,防止粗暴的检查,减少检查的频率。如头颈部恶性肿瘤患者穿刺次数过多和多次活检,均易造成癌细胞脱落。

2 减少局部麻醉,缩短活检术与根治术间隔时间　癌症手术要尽量减少局部麻醉,局麻可使局部压力增高,增加肿瘤细胞播散的风险。肿瘤活检术与根治术间隔时间越短越好,提倡术中快速冰冻病理检查,如对高疑乳腺癌时,应行术中快速冰冻病理检查,少行常规病理检查。

3 手术探查顺序　注意动作轻柔,按照由远而近的顺序探查,最后探查癌灶周围。

4 隔离　术中要采用严密隔离技术,创面及切缘应用纱布垫保护。对于侵及浆膜外的肿瘤,术中用纱布或无菌薄膜覆盖,以期减少癌细胞的脱落和种植。手术中尽量使用电刀或超声刀,沿手术间隙层面进行锐性分离,少用钝性分离。电刀或超声刀可使小的淋巴管或血管封闭,减少癌细胞进入脉管的机会,同时具有杀灭癌细胞的功能;而钝性分离挤压则易引起癌细胞播散。

5 癌灶切除要求　手术中不切割癌灶组织,处理癌灶周围血管应尽量先结扎静脉,再结扎动脉,这样可以减少术中癌细胞进入血液循环的发生率,减少肿瘤血行转移的可能性。淋巴结的清扫也应由远而近,并尽可能做到癌灶和淋巴结整块切除,减少癌细胞的淋巴管转移。根据肿瘤生物学特征决定手术切除范围,切缘要无癌,并有一定的正常组织。

6 冲洗　标本完整切除后,手术医师和洗手护士应更换手套和器械,创面予以大量42℃蒸馏水冲洗,也可用碘伏水或化疗药冲洗,以减少创面和体腔癌细胞残留的可能性。

对于肿瘤整形外科的各类手术,在无瘤原则以及无菌原则的指导下,需要进一步制定严格的无瘤操作规程。

(周晓 吴飞跃 谌永毅)

第七节 无菌治疗原则

微生物普遍存在于人体和周围生存的环境中。在外科手术过程中,如不采取有效措施,病原微生物即可直接或通过飞沫或空气传播进入伤口而引起感染。无菌术是针对可能的感染来源和途径采取的有效预防方法,包括灭菌法、消毒法、无菌操作规则及管理制度等。在肿瘤外科手术和伤口处理过程中,必须严格遵守无菌原则。

灭菌是指杀灭或消除传播媒介上的一切微生物,手术使用的医疗器械及物品必须达到灭菌标准。常见的方法有高温灭菌法、低温灭菌法以及电离辐射灭菌法三种。

消毒是指杀灭或消除传播媒介上的病原微生物和其他有害的微生物,适用于医院环境、物体表面、皮肤黏膜和室内空气消毒等。常用的消毒剂有酒精、碘伏、过氧乙酸及有效氯等。室内空气消毒主要使用循环风紫外线空气消毒器和静电吸附式空气消毒器。

肿瘤外科参加手术的医护人员术前要进行充分的准备,进手术室之前应更换隔离鞋和衣裤,戴好口罩和帽子并修剪指甲,手臂皮肤破损或有化脓感染者不宜参加手术。外科的洗手法包括洗手和消毒两个步骤,其中洗手采用七步洗手法,重复两次,共5min;而消毒剂必须取得卫生部的卫生许可批件,并在有效期内使用。穿无菌手术衣和戴无菌手套必须按一定的规则进行。

对手术患者也要进行充分的术前准备,术区皮肤要清洗和剃毛。国内目前普遍使用碘伏消毒,消毒注意事项如下:①一般以手术切口为中心向周围涂擦,感染伤口或会阴肛门等处的手术应从外周向内涂擦;②手术区域的皮肤消毒范围要包括切口周围至少15cm的区域;③面部及会阴部皮肤消毒采用碘伏Ⅲ型皮肤黏膜消毒剂;④皮肤黏膜消毒前应做好清洁处理,再用碘伏消毒,否则会影响消毒效果。

手术过程中,手术区无菌环境的保持直接关系到手术效果,故必须严格遵守无菌操作原则:

1 手术人员一经洗手消毒并穿无菌手术衣、戴无菌手套后,不准再接触未经消毒的物品;其背部、腰部以下、肩部以上应被视为有菌区,不能接触;手和前臂不可垂至腰部和手术台以下。

2 不可经手术人员背后传递手术器械和物品;手术使用的物品一旦落到手术台面以下,不可拾回再用。

3 如术中手套破损或接触无菌区以外部位,应立即更换无菌手套;手指被污染处应用0.5%碘伏或75%酒精棉球涂擦;如手臂碰到有菌部位,应更换无菌手术衣或加戴袖套;布单湿透应加盖无菌巾。

4 同侧人员调换位置时,应先退一步,背对背地转身调换,以防污染。

5 切口边缘应以大纱布或手术巾遮盖保护,并用缝线固定,仅显露手术切口,尤其是有污染的手术、肿瘤切除术,更应保护切口。

6 空腔脏器切开前,要先用干纱布保护周围组织,用后纱布要及时移出腹腔;胃或肠腔切开处应用消毒液浸湿的棉球擦拭,以防止和减少污染;接触污染部位的器械应隔离专用,不宜再用于无菌区。

7 手术开始前要清点器械和敷料等;手术结束时要检查手术区域,核对器械和敷料等,核对无误后才能关闭切口,以免异物遗留体腔内,造成不良后果。

8 腹膜缝合后,应用生理盐水冲洗切口;皮肤切口缝合前,用消毒剂(如75%酒精或0.5%碘伏)涂擦切口周围皮肤。

9 参观手术者不可太靠近手术人员或站得太高,以减少污染机会。

10 手术进行时不应开窗通风或用电扇,室内空调机风口也不应吹向手术台,以免扬起尘埃,污染手术室内空气。

总之,肿瘤外科医护人员要有强烈的无菌原则和无瘤理念,严谨而自觉地遵守无菌操作规则,任何忽略无菌操作的行为要全部摒弃。

（左朝晖　梁剑平）

第八节　肿瘤整形外科手术的麻醉管理

一、患者基础状况对麻醉的影响

肿瘤整形外科手术患者往往年龄比较大,营养状况较差,常合并有水和电解质紊乱、酸碱平衡失调、心脑血管疾病、内分泌疾病、慢性呼吸系统疾病等,有的患者有长期吸烟、酗酒史,在很大程度上增加了麻醉管理的难度,并使术中术后并发症的发生率明显增加。麻醉医师术前应该仔细评估,严格把关,协助外科医师积极治疗原发病,使患者在最佳状态中完成外科手术。

(一) 手术部位对麻醉的影响

在需要整形和皮瓣修复的肿瘤患者中,又以头颈部、口腔颌面或颅颌面肿瘤患者最多见,其手术部位邻近呼吸道,术中异物、分泌物和血液有误入气道的危险。这类患者术中需多次变动头部位置,麻醉医师又远离呼吸道,常有管道脱落的危险,给围手术期气道管理带来许多不便,这也是外科医师与麻醉医师沟通最多的手术类型。面对不同的患者,怎样建立气道、术中怎样管理呼吸道以及术后拔管时间的选择,常常需要麻醉医师与外科医师反复商讨,形成一致意见。颅颌面原发灶手术时,深面邻近脑组织,分离和暴露过程中可使脑组织受到牵拉,血性分泌物可能渗入而致颅内压增高,有时可能出现难以估计的连续渗血,麻醉医师应严密监测生命体征,始终保持内环境的稳定,及时控制颅内高压,防止脑水肿的发生。

(二) 手术范围与时间对麻醉的影响

肿瘤整形外科手术不仅需要处理原发病灶,还要取邻近皮瓣或游离皮瓣修复缺损,对游离皮瓣需进行微血管吻合,手术时间长,手术复杂而精细,有时微血管吻合后发生血管痉挛甚至栓塞,不能充分保证皮瓣组织的血供而需重新进行皮瓣修复,不仅给患者带来痛苦,而且明显延长住院时间和增加医疗花费,所以麻醉医师在术中必须确保血流动力学稳定及微循环灌注,以保证微血管吻合后血流通畅。

(三) 术中失血与体液置换

肿瘤整形外科手术往往创伤大、时间长而使失血量增加,尤其是颅颌面肿瘤切除手术涉及颅骨、颅底、眼眶、眼球、鼻腔、鼻窦和上下颌骨的截骨、移位及重新组合等多个手术步骤,瘤体切除前止血困难,肿瘤切除过程中失血较多。麻醉医师应加强围手术期循环监测与管理,及时补充血容量,并注意术中晶体液与胶体液的搭配,防止组织水肿而影响皮瓣的生长。

二、术前评估与管理

(一)术前检查与治疗

1. 术前检查 肿瘤属于全身性疾病,患者一般年龄较大,有可能有长期吸烟和饮酒史,存在动脉硬化、心脏和外周血管病变以及慢性阻塞性肺疾病等合并症,肿瘤整形外科手术精细复杂且时间长。术前麻醉医师应详细询问病史,进行体格检查,并与外科医师共同讨论完善必要的术前检查,除血常规、尿常规、肝肾功能、肺功能、凝血功能、电解质、心电图等检查外,对一些有特殊病史的患者应该特殊对待:

(1)高血压:高血压对全身的影响取决于靶器官的损害程度,应该定时监测血压,检查眼底以及其他靶器官功能状况。

(2)心脏病:应该询问患者近期是否有心绞痛或心肌梗死发作史,是否已经置入冠脉支架,是否正在口服抗血小板药物,并检查是否有失代偿性心衰和有临床意义的心律失常。表1-1列举了一些增加围手术期心血管危险的临床预测因子。

表1-1 增加围手术期心血管危险的临床预测因子

分类	临床预测因子
高危因子	不稳定型冠脉综合征
	有失代偿性心衰
	有临床意义的心律失常
中危因子	既往有缺血性心脏病病史
	有代偿性心衰或心衰前兆
	既往有脑血管疾病病史
	糖尿病(尤其是注射胰岛素)患者
	肾功能不全患者
低危因子	老年
	心电图异常
	心电图示非窦性节律
	有卒中病史
	有未控制的高血压

对心脏病患者应注意以下几点:①对于有不明原因的呼吸困难、目前或之前有进行性呼吸困难的心衰、既往有未明确诊断的心肌病、临床症状稳定的患者,需进行无创心功能检查。②活动性心脏病患者、有3个临床危险因素(临床危险因子是指既往有缺血性心脏病、充血性心衰、脑血管疾病、糖尿病和肾功能不全等)而运动耐量差的患者,在肿瘤整形手术前必须进行运动负荷试验;有1~2个临床危险因子的患者,可以考虑进行运动负荷试验。③对心脏瓣膜疾病、高血压性心脏病、肺源性心脏病等患者须行心脏超声检查,了解瓣膜开闭情况、心肌运动是否协调、心脏是否扩大、左室射血功能、舒张功能以及室壁运动是否协调等。④对于窦性心动过缓患者可以先行阿托品试验。阿托品试验心率达到90次/分以上,无晕厥病史,一般可以排除病态窦房结综合征;如果阿托品试验心率低于90次/分,可以行24h动态心电图检查,最低心率超过40次/分,平均心率超过50次/分,最高心率超过90次/分,又无晕厥病史,一般不考虑病态窦房结综合征。对于24h动态心电图仍然不能排除病态窦房结综合征的患者,可以进行心肌电生理检查。

(3)呼吸系统疾病:肺部感染患者需检查血常规、胸部正侧位X线片、痰培养找敏感细菌以及进行肺功能检查。呼吸困难患者可考虑行血气分析,也可采用床旁憋气试验简易评估肺功能。

(4)内分泌系统疾病:糖尿病患者需定时检测餐前、餐后血糖以及尿糖等。甲状腺功能亢进症患者需检测游离T_3、游离T_4以及促甲状腺激素(TSH)。

2 术前治疗

(1)高血压:高血压对全身的影响主要是评估靶器官的损害情况,降压药物必须延续使用至术晨。虽然美国心脏病学会-美国心脏病协会(ACC-AHA)在2009年指出:择期手术血压<180/110mmHg,无脑、心血管症状可以手术,并不会增加围手术期心血管并发症的危险;血压>180/110mmHg,应推迟手术(2010年版《中国高血压防治指南》也提到),但是Dix与Howell的统计结果表明,大多数医师认为血压>160/95~100mmHg应推迟或取消麻醉与择期手术,尤其是伴有临床情况者。所以,高血压患者术前最好经过3~5天的治疗,避免术后出现脑血管意外。

(2)心脏病:对于确实有症状的病态窦房结功能障碍者、Ⅱ度Ⅱ型和Ⅲ度房室传导阻滞者,应该考虑安装临时或永久性心脏起搏器后再实施手术。双束支传导阻滞多为右束支传导阻滞合并左前分支或左后分支阻滞,左前分支较易发生阻滞;左后分支较粗,有双重血液供应,如出现阻滞多提示病变较重。双束支传导阻滞患者有可能出现三分支阻滞或发展成为完全性房室传导阻滞,对这类患者围手术期应有心脏起搏的准备。对于三分支阻滞患者,术前应该安装心脏起搏器。

根据美国和加拿大心血管学会指南,术前需要治疗的活动性心脏病如表1-2所示。

表1-2 术前需要治疗的活动性心脏病

类型	疾病
不稳定型冠脉综合征	不稳定或严重心绞痛
	急性心肌梗死或最近有心肌梗死发作(7~30天)
失代偿性心衰	(纽约心脏病学会)心功能分级为Ⅳ级
	恶化或新发生的心衰
显著心律失常	高度房室传导阻滞
	MobitzⅡ型房室传导阻滞
	Ⅲ度房室传导阻滞
	有症状的室性心律失常
	未控制心室率的室上性心律失常(包括房颤)(休息时心率>100次/分)
	有症状的心动过缓
	新发生的室性心动过速
严重瓣膜疾病	严重主动脉瓣狭窄(平均跨瓣压>40mmHg,主动脉瓣面积小于$1cm^2$,或有症状)
	有症状的二尖瓣狭窄(劳力性呼吸困难、劳力性晕厥或心衰)

对于存在心脏明显扩大、心功能不全的患者,术前应给予洋地黄类药物治疗,必要时加用保钾利尿药并于手术当天停用。不稳定型冠脉综合征患者需采用戊四硝酯(长效硝酸甘油)扩张冠脉、β受体阻滞剂减慢心率而减少心肌氧耗,也可以采用丹参酮和极化液静脉滴注改善心肌缺血,药物治疗无效者时间允许时可以临时采用经皮冠脉成形术或置入金属裸支架。由于肿瘤手术属于限期手术,术前实施冠脉搭桥手术或置入药物洗脱支架都不是理想选择。对于有临床意义的心律失常术前必须尽量纠正,避免发生严重意外。严重的瓣膜疾病患者主要改善心功能不全,并调整心室率在正常范围。

（3）呼吸系统疾病：吸烟患者至少应该戒烟 2 周。肺部急性感染患者需抗感染治疗至咳嗽、咳痰症状消失，血常规正常，胸部 X 线片示肺部阴影消失才可以安排手术。慢性阻塞性肺疾病患者如果没有急性感染表现，主要进行呼吸功能锻炼，必要时采用雾化排痰，以防止术后呼吸功能降低。

（4）内分泌系统疾病：糖尿病患者术前需控制病情至空腹血糖不超过 11.2mmol/L，尿酮体阴性。中重度甲状腺功能亢进症患者术前必须采用甲巯咪唑干扰甲状腺激素的合成、β 受体阻滞剂控制心室率在 90 次/分以下、复方碘制剂减少甲状腺激素的释放，而且术前 3~5 天加用氢化可的松减轻甲状腺毒性反应，常需至少 1 个月的治疗，以防止甲状腺危象的发生。中重度甲状腺功能减退症患者术前必须补充甲状腺片，逐渐加量，否则术后容易出现心肺并发症。

3 手术时机选择　1 个月之内发作的心绞痛和 6 个月之内发作的心肌梗死，择期手术需要延期。金属裸支架 4~6 周之内和药物洗脱支架 12 个月之内，如果过早停止双重抗血小板治疗，将显著增加支架血栓形成和死亡或心肌梗死的风险，择期手术需要延期。超过以上期限的患者停用抗血小板药物 7~15 天再实施手术。

4 术前禁食及麻醉前用药　肿瘤整形手术患者一般采用全身麻醉，成人术前禁食、禁饮时间为 6~8h，以防止术中出现呕吐、反流及误吸。由于肿瘤整形手术时间长，以头颈、颜面部位手术多见，术前需要给予抗胆碱药抑制口腔腺体分泌、麻醉性镇痛药或镇静药减轻患者的应激反应、制酸药防止胃酸过高致胃黏膜损害。

（二）麻醉计划

1 气道管理计划　麻醉医师术前应该仔细阅读病历，查阅相关影像学资料，了解手术范围，并与外科医师讨论建立气道的方法，制定详细的麻醉计划。建立气道的方法主要有快诱导下经口明视插管、快诱导下经鼻插管、清醒经口或鼻插管、气管切开等。如果术前无明显呼吸困难表现，影像学资料证实没有呼吸道阻塞，快诱导插管可以减少患者很多痛苦，而且经鼻插管更加有利于固定和防止头部位置变动时管道脱落，也利于术后有可能出现的气道阻塞的术后留管，确保呼吸道通畅。如果术前有明显的气道梗阻表现，应该采用清醒经鼻纤维支气管镜引导插管；如果手术范围涉及上气道，如下咽癌、喉癌等，重建术后依然会有气道梗阻的可能性，可以直接采用气管切开导管进行通气。

2 备血　对于估计有明显快速失血可能的患者，应该备同血型的红细胞和血浆。预计失血量超过血容量的 50%，应该考虑备血小板；超过血容量的 100%，应该备冷沉淀或全血。

3 患者心理准备　需要整形的肿瘤患者通常肿块较大，颜面、口腔、下咽部位最多见，极可能需要清醒建立气道后再开始全身麻醉；气管切开患者术后一段时间无法开口说话；且不同部位移植来的游离皮瓣与原发灶部位的皮肤颜色有一定差异，将会影响外观，这些问题都使患者面临很大的思想压力。术前麻醉医师应该与患者进行详细沟通，取得患者的信任，使之积极配合治疗，防止患者出现过激行为。

4 术中麻醉选择及管理

（1）麻醉选择：肿瘤整形手术主要包括头皮癌、眼睑肿瘤、唇癌、舌癌、颌面部肿瘤、上颌骨肿瘤、下颌骨肿瘤、下咽及颈段食管恶性肿瘤、乳腺癌、胸壁肿瘤、腹壁肿瘤、上肢肿瘤、下肢肿瘤切除及皮瓣修复等，除了腹壁和下肢手术可以采用椎管内麻醉、上肢手术可以采用臂丛神经阻滞麻醉以外，其他部位手术都应该选择全身麻醉，以确保术中无痛而安全。

（2）全身麻醉诱导与维持：一般采用全静脉麻醉或静吸复合麻醉，利用镇痛药、静脉或吸入麻醉药和肌松剂的相互协同作用，使患者达到理想的麻醉状态。静脉与吸入麻醉药可以选择咪达唑仑和丙泊酚诱导或七氟烷诱导，丙泊酚靶控输注或持续输注维持，吸入异氟烷、七氟烷维持等；镇痛药可以选择芬太尼、舒芬太尼或瑞芬太尼诱导与维持;肌肉松弛剂可以选择去极化肌松剂琥珀胆碱或非去极化肌松剂罗库溴铵、顺苯磺酸阿曲库铵、维库溴铵诱导,罗库溴铵、维库溴铵、阿曲库铵、顺苯磺酸阿曲库铵维持。自从非去极化肌松剂罗库溴铵和顺苯磺酸阿曲库铵问世以来,大大提高了麻醉诱导插管的安全度,起效快、消退快但副作用较多的去极化肌松剂琥珀胆碱已经很少应用。由于肿瘤手术时间很长,术中麻醉维持多主张直接采用微泵泵注或靶控输注,以避免药物过量或患者出现体动反应。

(三)手术中常用抗凝解痉药物

1 低分子右旋糖酐 低分子右旋糖酐的相对分子质量约为 40kD,采用的浓度为 10%,比血浆有更高的渗透性,其胶体渗透压比白蛋白大两倍。

(1)主要作用:①提高血浆胶体渗透压,可提供 6h 的扩容效果;②降低血液黏滞性,从而改善微循环,防止休克后期的血管内凝血;③抑制凝血因子Ⅱ的激活,使凝血因子Ⅰ和Ⅷ活性降低,抗血小板黏附聚集,从而防止血栓形成;④对白细胞粘连具有良好的流变学效果,对缺血(再灌注)损伤可能有益。

(2)主要适应证:①失血、创伤及中毒性休克,早期预防因休克引起的弥散性血管内凝血;②血栓性疾病如脑血栓形成、心绞痛和心肌梗死、血栓闭塞性脉管炎、视网膜动静脉血栓等;③肢体再植和血管外科手术,提高血管吻合和再植成功率。

2 山莨菪碱 主要是用人工合成的 654-2。其主要作用是解除血管痉挛,改善微循环,故可用于治疗休克。静脉注射后 1~4min 即起作用,表现为面色转红、甲床循环改善等。每次静注 5~10mg,或在 500ml 液体中加入 10~20mg 滴注。

3 双嘧达莫 双嘧达莫是抗心绞痛药,显微外科手术时用来降低血小板凝聚,抑制血栓形成。术中静脉输注双嘧达莫后,创面出血不易凝固。用法为:500ml 液体内加入双嘧达莫 5~10mg,静脉滴注。

4 妥拉唑林 妥拉唑林为 α 受体阻滞剂,可使血管扩张。用法为:25mg 肌内注射,手术后也可每隔 8h 肌内注射 1 次。

5 酚妥拉明 酚妥拉明为 α 受体阻滞剂,能扩张血管。用法为:500ml 液体内加入 5mg 酚妥拉明,缓慢滴注。

6 肝素 过去在吻合血管时全身用肝素,现已较少应用,只在特殊情况下由有经验的医师使用。肝素抗凝及改善微循环的效果很好,用法为:局部用稀释肝素冲洗,以 200ml 生理盐水加肝素 50~100U,用注射器向血管吻合口作局部灌洗或冲洗。

7 局部麻醉药 可用 0.25%~0.5%利多卡因或 0.5%~2%普鲁卡因溶液作吻合口局部冲洗,但这样的用法吸收作用微乎其微。一般可加在肝素稀释溶液中使用。

(四)术中特殊技术的应用

1 控制性降压 巨大的颅颌面手术及需要双皮瓣修复的手术中,为了减少失血和保持术野清晰,可以采用控制性降压。实施降压时注意手术结束前将血压回升至接近基础水平,避免因降压状态下止血不完善而造成术后创面再出血。

2 低温技术 低温的目的在于降低体内重要器官尤其是脑的代谢,使耗氧量减少,从而显著延长机体耐受缺血缺氧的时间。在口腔颌面外科和整形外科手术中,低温常被应用在创伤大、出血多和涉及颅脑部的手术,例如巨大的颌面神经纤维瘤、颈动脉瘤切除,颅面扩大根治,颅颌面复杂畸形整复等手术。低温实施中降温的程度应视手术或治疗的具体情况而定。大多数口腔颌面手术不需阻断全身或大血管血供,仅以降低代谢、减少氧耗为主要目的,较多采用的是实施浅低温

(30～34℃)。在某些特殊病例中,如需阻断大血管(如颈动脉)血供或进行复杂的颅面手术时,则宜将温度降得更低些,以减少脑组织受压和脑缺血缺氧引起的损害。

三、术中监测

肿瘤整形外科手术历时长,手术医师站在患者头部周围,致使麻醉医师远离患者呼吸道,因而加强术中监测十分重要。

(一) 常规项目监测

心电图、无创血压、血氧饱和度、尿量是任何手术术中必不可少的监测。

(二) 血流动力学监测

及时了解血流动力学、肺循环和心功能状况,维持循环功能稳定。

1. 有创动脉压监测　可以迅速反映循环状态。常用桡动脉或足背动脉穿刺插管,通过换能器将动脉压力转换成电信号,经微机处理后以数字表达。虽然每搏心跳均能显示血压值,但监测时动脉血在管道内并不全程流动,因此每隔一段时间就要用肝素液冲洗,以防止血液凝固而影响测压结果。

2. 中心静脉压、肺动脉压测定　中心静脉压的相对变化常提示血液循环容量的变化,为输血输液提供参考。常行颈内静脉穿刺置管或锁骨下静脉穿刺置管,也可行股静脉穿刺。股静脉穿刺避开了手术区,但容易发生感染。置管时需上达膈肌以上(约需40cm以上)方能准确测压,在膈肌以下因受腹压影响,可导致压力失真。

3. 混合静脉血氧饱和度(SvO_2)测定　对一些心肺功能中重度下降的患者可以考虑动态监测SvO_2(正常值为68%～77%,平均为75%)。SvO_2低于60%时,通常提示组织耗氧增加或心肺功能不佳。通过测定SvO_2来计算动静脉血氧含量差,能较准确地反映心排出量。Waller等曾指出SvO_2和心脏指数、每搏指数及左心室每搏指数之间有很强的相关性。SvO_2下降,而动脉血氧饱和度和耗氧量尚属正常时,则可证明心排出量也是低的。因此现在认为混合静脉血氧饱和度检查对严重心肺疾患的监测具有重要价值。

(三) 呼气末二氧化碳分压($PetCO_2$)监测

$PetCO_2$是全身麻醉下实施肿瘤整形外科手术必备的监护,正常值是4.66～6.00kPa(35～45mmHg)。监测$PetCO_2$主要有以下优点:①从呼气末二氧化碳波形能判别气管导管是否位于气管内。②指导呼吸参数设定,如$PetCO_2$越来越高,说明通气量不足,有二氧化碳蓄积;反之,如$PetCO_2$越来越低,则表明通气过度,需要将麻醉呼吸机参数重新设定。③如果呼气末二氧化碳波形呈一直线,通常提示管道已经脱落。④如果$PetCO_2$超乎寻常地下降,提示有大量失血的可能。

(四) 体温监测

肿瘤整形手术持续时间较长,术中应该持续监测体温变化。

(五) 麻醉深度及肌松监测

术中可以采用Bis或Nacotrend持续监测麻醉深度,并采用肌松监测仪持续监测肌松,使患者维持在合适的麻醉水平,避免麻醉过浅造成患者体动反应,导致术中知晓甚至影响外科操作;避免麻醉过深致术后苏醒延迟,增加术后呼吸系统并发症的发生。

(六) 颅内压力监测

对大型颅颌面外科手术应该持续监测颅内压,根据动态监测结果及时调整,将颅内压控制在比较安全的范围。术中保持麻醉一定的深度,避免躁动不安,必要时可以采用一些降低颅内压的方法:①过度通气,将$PetCO_2$控制在25～30mmHg之间,可以获得足够的颅内压下降;②输注适量的甘露醇或甘油果糖；③应用肾上腺皮质激素；④蛛网膜下腔置管放脑脊液。

（七）血气分析、电解质、血糖、血红蛋白及红细胞压积测定

血气分析及电解质测定可以避免缺氧、二氧化碳蓄积及酸碱平衡失调；血糖测定有助于维持血糖稳定，防止高血糖或低血糖发生；而血红蛋白（Hb）及红细胞压积（Hct）测定可以指导术中输血及保持适宜的血液稀释程度。

四、气道与呼吸管理

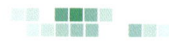

（一）插管途径

可以选择经口插管、经鼻腔插管和经气管造口插管。首选经口插管，可以防止导管对鼻腔黏膜的损伤。但是经口插管不利于术后留管，所以对于术后有可能出现呼吸困难的患者，最好采用经鼻腔插管或者经气管造口插管。

（二）插管方式

可以选择静脉快诱导麻醉下插管、清醒表面麻醉下插管、吸入麻醉下插管等，采用的窥视声门的工具包括普通喉镜、视频喉镜、硬质喉镜、纤维光导喉镜等，困难气道工具还包括喉罩、气管食管联合导管、盲探气管插管工具、光索、环甲膜切开装置、经皮气管切开装置等。

（三）术中呼吸支持

妥善固定气管导管，采用较长的延长管带上呼吸末二氧化碳传感器接麻醉呼吸机进行机械通气，根据患者的具体情况设置呼吸机参数，并根据血氧饱和度、呼气末二氧化碳分压和血气分析结果随时调整。麻醉医师应该随时观察导管位置，防止导管扭曲、折叠及滑脱，注意观察二氧化碳吸收剂的颜色变化，并结合呼气末二氧化碳分压等客观指标及时更换。

（四）容量治疗及血液保护

容量治疗的现代观点不仅仅只是为了维持血流动力学稳定，避免血容量超负荷，并保证正常的凝血功能与肾功能，更重要的是保证组织氧供，优化组织灌注，因此选择合适的血浆代用品是容量治疗安全有效的关键。麻醉医师应该根据患者的病情特点、血压、中心静脉压以及尿量变化等选择合适的血浆代用品，补足术前禁食、手术创伤、麻醉引起的体液丧失和重新分布以及创面和术野蒸发量，确保患者充足的血容量和微循环灌注。

（五）血浆代用品的选择

理想的血浆代用品应该有稳定的理化性质，能快速补充血容量，增加组织灌注并在血管内有足够的停留时间，同时对凝血功能和肾功能无明显影响，无过敏反应和组织毒性，能改善氧供和器官功能并在体内容易代谢和消除。

血浆代用品按相对分子质量大小可分为两大类，即晶体液和胶体液。溶质分子或离子的直径小于1nm，或当光束透过时不产生反射现象的液体称为晶体液，如生理盐水、乳酸林格液、转化糖电解质溶液和高张盐水等；溶质分子直径大于1nm，或当光束透过时可以出现光反射现象的液体称为胶体液。胶体分为天然胶体和人工胶体，胶体液按结构不同又分为三类：①蛋白（明胶）类，如人血白蛋白、琥珀酰明胶（佳乐施）、聚明胶肽（菲克雪浓）等；②淀粉（多糖）类，如羟乙基淀粉（706代血浆、贺斯、万汶）、右旋糖酐（70、40）等；③其他，如羟乙基淀粉高渗氯化钠（霍姆）等。

从血浆代用品的扩容效果及不良反应进行比较，胶体液优于晶体液。天然胶体白蛋白资源有限，价格昂贵，有传播疾病等危险，临床上仅用于纠正低白蛋白血症等特殊情况。人工胶体中明胶类液体相对分子质量小，对凝血功能的影响较小，但扩容作用时间较短，同时发生过敏反应的风险较高。右旋糖酐类液体相对分子质量较大，扩容作用时间较明胶有所延长，但对凝血功能的影响也

增大。羟乙基淀粉的扩容效果最好,相对分子质量、羟乙基化程度及C2/C6比值高的老一代羟乙基淀粉扩容作用时间长,但对凝血及肾功能的影响较大;而新一代中分子量羟乙基淀粉(贺斯、万汶)既保留了老一代羟乙基淀粉的扩容效力,又大大减少了对凝血及肾功能的影响,可以明显改善内脏血流和氧合,防止毛细血管渗漏,降低毛细血管通透性,降低缺血再灌注后的内皮细胞激活,减轻内皮损伤并维持内皮稳定性,从而减轻炎性反应,其过敏反应的发生率也是临床使用的所有胶体液中最低的,因此成为目前较为理想的胶体液。

五、血液保护

血液保护是指小心地保护和保存患者自己的血液,防止其丢失、破坏和被污染,并有计划地管好用好这一宝贵的天然资源,预防异体输血性疾病传播及并发症发生。除了严格掌握输血指征,杜绝不必要的异体输血以外,目前肿瘤手术围手术期可以选择的血液保护措施主要包括术前自体血储存与促红细胞生成素的使用、术中急性等容血液稀释、术中急性高容血液稀释、抗纤溶药物的使用、控制性降压等。麻醉医师应根据患者的具体病情、手术室设施以及个人的经验作出选择,通常可以采用两种或两种以上的血液保护方法。

(一)术前自体血储存与促红细胞生成素的使用

术前自体血储存(preoperative autologous blood donation,PABD)是指手术患者在术前2～4周分次采集一定量的自体血,然后储存起来,在手术当天再把这些自体血回输给患者,以满足手术用血的需要。在术前储血的过程中可以同时口服铁剂并补充红细胞生成素以促进红细胞的生成。PABD要求患者一般状况良好,无贫血(Hb>110g/L,Hct>33%),无严重心肺疾病。其主要优势是无抗原抗体反应而相对安全、节约血源、无输血后传染病等,对稀有血型和异体蛋白过敏者最为适用;主要弊端是采血过程中可能引起血液污染,储备血可能发生溶血反应,而且患者住院时间较长。Walther-Wenke等统计了有关文献报道的21553例患者22630次自体采血输血相关反应,发现败血症的发生率明显低于异体输血患者,输血反应的发生率也很低,约为1/4500,最主要的问题是有时出现操作错误。

(二)术中急性等容血液稀释

急性等容血液稀释(acute normovolemic hemodilution,ANH)是指麻醉医师在麻醉诱导后、手术开始前从动脉或深静脉为患者采集一定量的血液并暂时储存起来,同时用胶体液(1:2)补充患者的循环血容量,手术过程中利用稀释的血液维持循环功能,最大限度地降低红细胞压积,从而减少了血液中红细胞的绝对丢失量,手术结束前再有计划地将采集的血液回输给患者的血液保护方法。ANH简单易行,与术前自体储血或应用重组红细胞生成素、手术中或手术后自体血回收相比花费更小。采集的血液常温保存在手术间,不易出错,血液无污染。

1 主要适应证 ①预计手术出血量>800ml;②稀有血型者需行重大手术;③因宗教信仰而拒绝输异体血者;④红细胞增多症,包括真性红细胞增多症和慢性缺氧造成的红细胞增多症。

2 主要禁忌证 ①贫血,Hct<30%;②低蛋白血症,血浆白蛋白<25g/L;③凝血功能障碍;④老年人或小儿;⑤颅内压增高;⑥重要脏器功能不全,如心肌梗死、肺动脉高压、呼吸功能不全、肾功能不全等。

急性等容血液稀释是一种相对安全有效的血液保护措施,但也有基础研究表明,ANH联合控制性降压时,虽然中等度ANH不会导致脑损伤,但当Hct≤20%时可以引起大脑缺血缺氧损伤,表现为海马CA_1区线粒体变性、核浓缩、聚集、核膜变形等,且大脑皮质中NF-κB和肿瘤坏死因子-α(TNF-α)表达增加,所以建议Hct≤20%的ANH联合控制性降压应该予以避免。

（三）术中急性高容血液稀释

急性高容血液稀释（acute hypervolemic hemodilution，AHH）是指在麻醉诱导后、手术开始前 25～30min 内快速输注一定量的晶体液或胶体液（20～25ml/kg），而不采集自体血，使患者的红细胞压积降低至生理许可范围。术中出血用等量的胶体液来补充，尿液及手术野蒸发的水分用等量的晶体液来补充，从而使血容量始终保持在术中的高容状态。AHH 操作简单，具有较好的时效性，很少损伤血液的成分。

1 主要适应证 ①复杂的非心脏外科手术，如肿瘤整形手术、食管癌手术、结肠癌手术、肝胆手术、骨科手术等；②术前心、肺、肝、肾及凝血功能正常；③Hct＞35%，Hb＞120g/L；④估计失血量在 800ml 左右；⑤不能（或不愿）接受异体血的患者。

2 主要禁忌证 ①贫血（Hb＜100g/L）；②临床可证实的心肺功能障碍；③高血压未经处理；④凝血功能不全等。

Mielke 等观察了 ANH 和 AHH 对术中、术后出血量，异体输血比例，术后血红蛋白、红细胞压积、血小板、凝血功能等参数的影响，发现两者无明显差别，但是 ANH 更耗时，花费更多，因而认为对估计失血在 1000ml 左右的手术患者可以采用 AHH 代替 ANH。

（四）抗纤溶药物的使用

在肿瘤整形外科手术原发灶切除前，可以考虑使用一些半衰期较短的抗纤溶药物来减少原发灶切除引起的失血及异体输血。

1 抑肽酶 抑肽酶是天然的多肽丝氨酸蛋白酶抑制剂，能抑制纤溶酶、激肽释放酶、胰蛋白酶和糜蛋白酶，减慢补体的激活，既能阻断内源性凝血通路，又能保护外源性凝血通路；既有血小板保护作用，又具有全身抗炎作用，可以防止患者纤溶激活引起的大量失血。使用时注意抑肽酶易发生过敏反应。

2 蛇毒血凝酶 蛇毒血凝酶（苏灵）作用靶点明确，只作用于纤维蛋白原，不含凝血酶原激活物，不激活凝血 XIII 因子，从机制上避免了使用血凝酶类药物有可能出现的血液高凝状态和正常血管内壁血栓形成的潜在隐患。药代动力学研究表明，蛇毒血凝酶半衰期为 2.5h，主要分布在血液，体内清除快，没有药物蓄积。

但原发灶切除止血以后不主张再给予抗纤溶药物，以免引起吻合血管堵塞而影响皮瓣血供。

（五）控制性降压

在原发灶切除时，通过控制性降压可以减少术中失血。

六、异体输血问题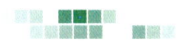

1998 年我国正式颁布实施《中华人民共和国献血法》，2000 年卫生部制定了《临床输血技术规范》，使血液保护和节约用血取得了较大进展，输血指征的掌握逐渐由 Hb≤100g/L 向 80～90g/L 下降，有的手术已降至 70g/L。但是不管采取什么样的血液保护措施，不管如何严格掌握输血指征，仍然有部分肿瘤整形手术患者需要异体输血，麻醉医师与手术医师应该掌握以下原则：

（一）实行成分输血

为了节约血源，多主张缺什么补什么的原则。红细胞是为了维持一定的红细胞压积，携带氧气供组织利用，失血量超过血容量的 20% 应该予以补充。血浆主要是为了扩容，新鲜冰冻血浆中含有部分纤维蛋白原和凝血因子，大量失血（超过血容量的 50%）时应该按照 10ml/kg 补充，这样在扩容的同时对防止继发纤溶亢进有一定的作用。由于血小板与冷沉淀都必须达到一定的浓度才能发挥较好的止血作用，大量血液稀释后更加难以止血，因此失血量超过血容量的 50% 时应该考虑按照 0.1U/kg 补充血小板,失血量超过血容量的 100% 时必须按照 0.1U/kg 补充凝血因子(即冷沉淀),失血量超过血容量的 100% 以上最好输注新鲜全血。随着手术技术的改进,基本上通过成分输血能使患者安全度过围手术期。

(二) 注意库血加温

大量 4℃ 的库血输入会引起患者体温下降,有时可降低到 34℃,从而导致一系列生化代谢紊乱及心脏功能抑制。因此必须将库血预行加温,可以采用库血加温器,或将血袋置入 30～40℃ 的温水中升温等方法。

(三) 选择储存日期较短的血液制品

大量输血时应尽量使用储存日期短的血液,储存期最好在 5 天之内。实际上,储存 24h 的库存血,其血小板的活性已基本丧失;储存 3 周的库存血,凝血因子Ⅱ和Ⅲ已被破坏达 85%～90%。

(四) 输血相关并发症的处理

输血可以引起许多急性期及慢性期反应,尤其是急性期反应,麻醉医师应该积极预防与处理。

1 急性荨麻疹、低血压休克、紫癜 这些多是由于异体输血引起的抗原抗体反应。应注意严格核对血型,掌握输血速度,采取先慢后快的原则;注意更换血液时尽量将输液管道冲洗干净,输血前给予地塞米松 5～10mg 静注等。一旦出现严重输血反应,应该马上停止血液继续输注,给予皮质激素处理。严重休克时直接按照过敏性休克处理,包括肾上腺素静脉或皮下注射,加快输液等对症、支持治疗。急性溶血反应有可能导致急性肾功能不全,应该补充大量新鲜全血,并立即实施血液净化治疗。

2 出血倾向 此为大量输血引起的严重并发症,应注意血小板与凝血因子的同步补充。另外,由于血液凝固过程中需要消耗钙离子,而库血中的大量枸橼酸钾可以置换体内的游离钙,使游离钙减少而影响血液凝固及心肌活动。应该注意在每输入 1000ml 库血的同时补充 10% 葡萄糖酸钙或氯化钙 10～20ml。

3 高钾血症 同时开辟 2～3 个通路输注大量库血时可以引起急性高钾血症,应立即输入葡萄糖及胰岛素以促进钾离子进入细胞内,按 1U 胰岛素配葡萄糖 3～4g 给予,或者输注 10% 葡萄糖酸钙或氯化钙 10～20ml 置换钾离子。合并严重酸中毒者,同时给予 5% 碳酸氢钠静脉滴注。

4 呼吸窘迫综合征 库血内有一种由纤维蛋白网带血小板、白细胞构成的微小聚合物,它能阻塞肺毛细血管,引起呼吸窘迫综合征。库血储存时间越短,这种物质形成越少。选用 20～40μm 的微孔滤器有一定的预防作用。

七、抗生素的使用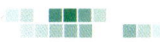

肿瘤整形外科手术牵涉颌面、口腔等部位时,大多数为四类手术,二类切口,术中需常规使用广谱抗生素。一般在切皮前 30min 给第一次,每 4h 重复一次,术后还需加用抗厌氧菌治疗,以防止伤口感染。

八、麻醉后管理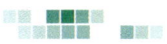

(一) 术后苏醒

绝大多数肿瘤整形手术患者术后能在麻醉后恢复室(PACU)顺利苏醒,个别患者因为手术麻醉时间太长、创伤大、基础状况差或年龄太大而致麻醉药物体内蓄积、苏醒延迟、呼吸恢复不满意,而需要转入重症监护病房(ICU)继续观察处理。头颈部位手术后拔管后重新出现气道梗阻而危及生命的现象屡屡发生,麻醉医师应该特别留意患者病情的细微变化,严格掌握拔管指征,防

止意外发生。拔管指征为:

(1) 意识恢复:患者意识完全恢复,能正确回答问话(指令)。

(2) 呼吸恢复:患者呼吸恢复,停用呼吸机后能维持自主呼吸,呼吸频率超过10～12次/分,保持血氧饱和度在95%左右,气道无明显梗阻表现,30min血气分析正常。

(3) 反射恢复:喉反射、咽反射及肌张力完全恢复,能睁眼、抬头、握手。

达到以上条件者可以在有外科医师在场,并备有重新建立气道的工具的情况下试拔管。拔管后一切指标正常,能取坐位,观察30min无呼吸道梗阻表现,方可送回病房。

(二) 气管导管留管问题

肿瘤整形外科手术涉及口腔、颌面及颈部时,可因肌松弛、舌后坠、咽或颈部肿胀、渗出或出血、血肿压迫而致上呼吸道急性梗阻;而面颈部常用敷料包扎,或因跨关节皮瓣、两颧弓有弹性固定、两颌间钢丝固定、缺牙等可在术后出现气道梗阻。以上情况患者如果不能在PACU完全苏醒后拔管,可以带管回病房继续观察24～48h,最多留管72h。现在采用的柔性钢丝导管管尖对气管壁刺激小,患者在轻度镇痛、镇静条件下一般可以经鼻腔保留24～48h,待水肿消退后再拔管。拔管时必须有气管切开的条件,以便随时建立气道。如果气道再次梗阻的可能性很大,留管24～48h后依然分泌物很多,水肿明显,最好立即行气管切开,确保患者安全,并方便排痰。

(三) 术后镇痛、镇静与镇吐

术后恶心、呕吐、躁动可能污染伤口,损坏已经修复的器官、组织。躁动可能由于疼痛或膀胱内导尿管刺激引起,恶心、呕吐可能由于分泌物或渗出血液刺激咽部,或吞入后刺激胃引起,也可能为麻醉药物的不良反应。术后注意采用芬太尼加小剂量抗炎镇痛药自控镇痛以减轻疼痛,并有轻度镇静作用,便于患者良好地休息,同时常规采用5-羟色胺3受体拮抗剂止吐,防止恶心、呕吐的发生,并及时吸除口咽腔的分泌物,减少对咽部的刺激。

(四) 并发症防治

统计表明,平均9h的肿瘤整形手术术后在ICU并发症达到57.4%,年龄超过60岁的患者住院时间明显延长,吸烟患者更容易出现近期并发症,按美国麻醉师协会(ASA)分级,3～4级患者生存率尤其是长期生存率更低。而另一个针对469例头颈外科并发症的分析表明,这类手术后心血管系统并发症为12%,呼吸系统并发症为11%,心功能衰竭的发生率高于肺炎。心血管系统并发症的高危时间是术后第一天,呼吸系统并发症的高危时间是术后第二天。心血管系统并发症的危险因素包括年龄、肺部疾患、酗酒和肿瘤部位不良,呼吸系统并发症的危险因素为肺部疾患、先前存在的心肌梗死和较高的ASA分级。所以对年老、体弱及吸烟患者,术后应注意防止肺部感染及心脑血管意外的发生,注意纠正水、电解质紊乱及酸碱失衡和低蛋白血症,防止血液过于浓缩而致皮瓣血供不良。

(杨金凤 刘景诗 沈建南)

第九节 术前放疗对肿瘤整形外科皮瓣修复的影响

肿瘤的综合治疗所指的是根据患者的机体状况,肿瘤的病理类型、侵犯范围和发展趋向,有目的、有计划、合理地应用现有的治疗手段,以期较大幅度地提高治愈率,改善患者的生活质量。手术与放化疗的综合应用给恶性肿瘤患者带来了较以前更满意的治疗效果。使用综合治疗,早期肿瘤不仅能根治,又能保存功能和外形;中期肿瘤能增加根治机会;中晚期肿瘤能扩大手术切除率;复发性恶性肿瘤能争取更好的疗效。肿瘤的综合治疗需要肿瘤外科与放射治疗、化学治疗等多科协作完成。

但是,肿瘤的综合治疗理念给肿瘤临床医学专家们带来了另一个问题:放射治疗所导致的不可避免的放射性损伤,对外科手术后切口的组织愈合与肿瘤整形外科皮瓣及术后缺损的修复整形究竟会带来什么样的影响?这是肿瘤医学工作者们必须研究和解决的问题,本节将对此问题进行初步的探讨。

一、正常组织愈合过程

组织愈合是一个复杂但有序进行的组织对创伤的反应和修复的生物学过程。从理论上说,组织愈合可分为三个阶段:炎症期,纤维组织增生期,瘢痕形成修复期。

(一)炎症期

炎症期从组织损伤开始,在生理条件下持续3~6天。其生理过程分为以下阶段:受损的组织细胞释放血管活性物质使局部血管收缩,同时血小板凝集,激活凝血系统,纤维蛋白原形成不溶性纤维蛋白网,产生血凝块,封闭破损的血管并保护伤口。

皮肤组织损伤发生2~4h后,吞噬细胞开始移入伤口,吞噬伤口内的碎片、异物和微生物。炎症初期阶段,以中性粒细胞为主,分泌各种炎性介质即细胞因子如肿瘤坏死因子-α和白细胞介素在伤口中,同时中性粒细胞吞噬细菌并释放蛋白水解酶,以清除细胞外基质中受损和失活的成分。吞噬细胞吞噬组织细胞碎片后会裂解,与被溶解的组织共同形成脓液,需要通过更换敷料和局部引流的方式清除出伤口。脓液淤积在伤口内也会影响伤口的愈合。

巨噬细胞受细菌毒素等趋化刺激物质吸引,并被中性粒细胞进一步活化,从血液中向伤口大量聚集,分泌促进炎症反应的细胞因子(如白细胞介素-1、白细胞介素-2、肿瘤坏死因子-α)以及多种生长因子(碱性成纤维细胞生长因子、表皮生长因子、血小板衍生生长因子等)。这些生长因子为多肽,吸引并促进细胞涌入伤口内部,刺激细胞增生,通过复杂的方式相互作用来精确控制伤口的愈合。

炎症反应是复杂的机体防御反应,其目的是去除有害物质或使其失活,清除坏死组织并为随后的增生过程创造良好的条件。炎症反应存在于任何伤口愈合的过程中,有红、肿、热、痛四个典型的症状。

(二)纤维组织增生期

纤维组织增生期又称为肉芽期。此期新生血管和血管化是肉芽组织生长的基础。肉芽组织由组织连接细胞、小血管和胶原等组成。

在生长因子的刺激下,血管壁的内皮细胞突破基底膜向伤口周围区域移动,通过细胞分裂形成血管芽。单个血管芽向另一个血管芽生长,两个血管芽沟通后形成血管通路,再进一步形成血管分支、血管网和毛细血管环。此过程又称毛细血管重建过程,完成整个过程需1~4天。新生血管是保证伤口充分的血氧供应和营养的基础,没有血管的新生和重建,就不可能有肉芽的生长,伤口也就不能愈合。

在新生血管形成时,每个肉芽都有相应的血管分支,并伴有大量的毛细血管环。最初由成纤维细胞产生胶原,在细胞处形成纤维,支撑肉芽组织。肉芽组织填补伤口的基底层,可封闭伤口并作为上皮形成的"床",肉芽组织的形成程度与凝血及炎性反应的程度直接相关,包括在吞噬作用协助下机体自身的清创过程。

成纤维细胞是伤口愈合过程中的主要功能细胞,创伤发生后,成纤维细胞进入局部增殖、分化、合成和分泌胶原蛋白。若伤口内存有血肿、坏死组织、异物或细菌时,则成纤维细胞的移行和新生血管的形成都将延迟。

现代研究发现,伤口中存在处于不同阶段的成纤维细胞,其分泌活性不同,对生长因子的反应也不同,这些特性对伤口愈合极为重要。

(三) 瘢痕形成修复期

瘢痕形成修复期又称为成熟期或上皮形成期。当伤口成纤维细胞的分泌活动结束后,一部分变成静止状态的成纤维细胞即纤维细胞,另一部分变成肌纤维细胞。肌纤维细胞形态似平滑肌细胞,含收缩性的肌动蛋白,拉紧伤口边缘使之收缩。此过程开始于伤后2周,无论伤口面积大小,每天持续以0.6~0.7mm的速度收缩变小。

皮肤基底层有代谢活性的细胞具有无限的有丝分裂的潜能,其生理过程为:表皮受损后,伤口区域缺乏大量产抑素细胞,使细胞"外抑素"水平明显下降,基底层细胞的有丝分裂活性升高,这一过程启动了填补缺损所需的细胞增生。细胞从基底层向皮肤表面移行,通过细胞的成熟、修补和细胞替代,与创缘呈线性相反的方向修复。创缘上皮的形成从上皮完整性断处开始,分裂的上皮细胞通过阿米巴样运动向另一边爬行生长,类似单细胞生物的活动。通过有丝分裂和细胞移行形成新生上皮细胞覆盖伤口,标志着伤口愈合过程完成。

二、放射性损伤伤口愈合

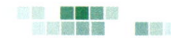

(一) 放射性损伤伤口愈合的特点

1. 放射性损伤伤口愈合早期的炎症反应受到明显抑制,创面渗出减少,尤以白细胞渗出减少为甚,组织坏死增多,出血广泛。

2. 放射性损伤伤口肉芽组织生长成熟减慢。成纤维细胞受到严重损害,出现放射性成纤维细胞,伤口内胶原合成、分泌受到抑制,伤口收缩也受到影响。

3. 放射性损伤伤口上皮覆盖过程滞后,伤口愈合过程延迟。

(二) 放射线对伤口愈合的影响

1. **炎症反应减弱** 放射线导致伤口愈合早期炎症反应减弱,伤口渗出减少,尤其是单核细胞和中性粒细胞渗出减少,这对伤口愈合过程的启动和发展以及清除坏死组织都是十分不利的。导致炎症反应减弱的原因可能有:①放射性损伤伤口早期外周血中白细胞和血小板数量降低;②放射线破坏伤口底部及周围组织中的血管结构,造成内皮细胞变性、坏死、脱落,影响白细胞的附壁、黏着和游出;③放射性损伤伤口周围的组织结构使白细胞的迁移减慢。

2. **伤口周围组织细胞的损伤** 放射性损伤伤口周围的组织细胞,特别是低分化的间充质细胞和成纤维细胞等,造成其致死或亚致死损伤,给多种细胞成分的增殖和分化造成障碍。Rudolph 等报道,将放射性皮肤溃疡边缘的成纤维细胞予以体外培养,其附着于基质和形成集落的能力较对照组显著降低,受放射线损伤后的皮肤成纤维细胞在其对数生长期的生长速度较对照组降低,说明其增殖能力低下或放射线选择性地消除了增殖能力较强的成纤维细胞群。Rudolph 等的实验结果证实了放射线对成纤维细胞的直接损伤作用,包括使其增殖能力降低和肌成纤维细胞延迟出现,最终导致创伤愈合延迟或不愈合。实验发现成纤维细胞受放射线损伤后发生严重变性,并出现大型、畸形的放射性成纤维细胞,其增殖和分化能力必然受到影响。Gorodetsky 等也注意到,将同源的成纤维细胞注入放射复合伤口,2周后测量其伤口张力较对照组明显提高。Rubin 等将放射线对皮肤组织的损害作用归结为微血管闭塞和组织缺氧。

3. 周围组织血管结构的破坏　放射线破坏伤口周围组织的血管结构，造成局部血液循环障碍，从而影响愈合过程。放射线还可影响肉芽组织中毛细血管网的形成，其原因主要与放射线对未分化的间充质细胞、血管内皮细胞和平滑肌细胞等的直接损伤作用有关。

4. 成纤维细胞的损伤　放射线引起创伤愈合延迟，各时段滞后，其中成纤维细胞的损伤是关键环节之一。而成纤维细胞是主要的修复细胞之一，参与创伤愈合的全过程。由于放射线使成纤维细胞数量锐减、结构损伤、形态改变，其增殖能力，分泌多种生长因子以及Ⅰ型、Ⅲ型胶原等的功能减弱。生长因子在创伤愈合过程中发挥着重要作用，放射复合创伤时多种生长因子在各时段的表达异常是引起成纤维细胞增殖抑制、胶原和细胞外基质合成分泌功能减弱的重要原因。放射线照射后早期，Ⅰ型、Ⅲ型胶原 mRNA 转录及蛋白质合成、分泌减少，从而影响肉芽组织的形成和向正常结缔组织转变。这首先导致成纤维细胞数量减少，其次引起成纤维细胞合成和分泌胶原的能力降低。

5. 全身状况变差　放射线使机体全身状况变差，可能也是伤口愈合延迟的部分原因。

三、术前放疗的优点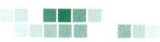

术前放疗是指手术之前进行放射线照射。一般而言，术前放疗的优点是：①可消灭亚临床病灶（即目前用影像学等手段尚无法检测到的微小病变），同时使肿瘤缩小、粘连松解；②可增加手术切除率，使原来不适合手术或不能手术的患者能够手术；③使手术范围缩小，较好地保持患者手术后的生理和生活能力；④可使瘤体周围的小血管和淋巴管闭塞，降低癌细胞的淋巴和血行转移机会；⑤可降低肿瘤细胞的活力，并减少术中医源性播散的机会，从而提高治愈率。

四、术前放射性损伤对组织愈合影响的基础机制研究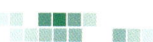

约70%的肿瘤患者在病程的某一阶段会接受放疗，因此大多数肿瘤外科医师都可能会有对一位有放疗史的患者施行手术的经历。相对于放疗的手术时机以及放疗对创伤愈合和术后并发症的影响都是值得慎重考虑的。

放疗会导致皮肤和结缔组织产生早发和迟发反应。早发反应的原因主要是放射线对上皮细胞的细胞毒作用。迟发反应的潜在机制要复杂一些，皮肤的所有板层都会受累，而它的主要特点是血管的损伤和纤维化。对已接受放疗后的组织施行手术会增加术后并发症，所以这时就需要充分的术前准备、细致周到的围手术期管理和精准的手术操作技术。预先告知患者术后并发症增加的可能性也是必要的。

（一）放疗诱发的皮肤和结缔组织早发反应

早发反应发生于放疗中或放疗后数周内。单次放射剂量3～8Gy，能在放疗后1～2天诱发一过性皮肤红斑，为真皮顶层的毛细血管充血扩张所致。放疗后第二周出现脱毛，而第三周红斑又重现，并伴有红肿和干性或湿性脱屑。

放疗诱发皮肤和结缔组织早发反应的主要原因为放射线对真皮基层复层上皮细胞的作用。皮肤早发反应的症状或体征通常会伴随治疗进程而发展，但由于上皮增殖的加快，它们在到达高峰后会在治疗结束前开始消退。放射线除了对上皮增殖有影响外，小血管（如毛细血管、小动脉）和淋巴系统也会发生重要改变，通常能观察到毛细血管扩张充血、真皮乳头层血浆渗出及炎细胞浸润。

（二）放疗诱发的皮肤和结缔组织迟发反应

迟发性放射损伤通常在放疗后4～6个月显现。这些迟发性改变发生在皮肤所有的板层，包括表皮、真皮和皮下组织。表皮的萎缩通常是最显著的,此时皮肤会变得薄而光滑,坚硬而失去弹性,对损伤的抵抗力也降低。汗腺、皮脂腺和毛囊通常还会萎缩而导致皮肤干燥脱毛。而色素沉着和毛细血管扩张加重往往也能观察到。在接受高剂量的放射线后,皮肤可能会发生溃疡或坏死。

血管和结缔组织的变化在放疗诱发的皮肤和结缔组织迟发反应中有重要作用。从组织学上进行研究,能观察到进行性的毛细血管闭塞和血栓形成,而残留的毛细血管通常会膨胀,进而导致毛细血管扩张症。微动脉和小动脉表现出渐进性硬化,从而导致血管腔的显著狭窄和闭塞。血管损伤会导致组织灌注和氧供的不足。研究还发现,相对于正常皮肤,受照射部位的胶原纤维网和不规则弹性纤维的密度会更大。在接受高剂量(60～70Gy)的放射线后,真皮和皮下组织会逐渐被非常致密、无弹性的纤维组织所替代。值得引起关注的是,尽管皮肤和皮下组织的纤维化和血供减少最后可能会稳定,但对应激的反应就可能会是溃疡或坏死,比如在感染或手术时。所以,在受辐射区域施行手术时,受辐射皮肤的迟发反应和慢性血管损伤可能会扰乱伤口愈合的过程,并增加术后并发症发生的风险。

五、术前放疗对肿瘤整形外科皮瓣的影响

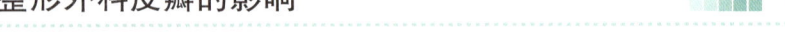

(一) 头颈部肿瘤

上海交通大学医学院附属第九人民医院的王中和等对口腔和颌面部肿瘤切除后修复皮瓣的放射治疗耐受性做了相关的临床研究。王中和等报道了82例患者口腔和颌面部肿瘤切除术后,用88块组织皮瓣立即修复,68例(74块皮瓣)于术后2～6周开始放射治疗,其余14例(14块皮瓣)于术前2个月到10年间曾接受过50～70Gy的放射治疗。术前放疗组和术后放疗组皮瓣移植成功率分别为85%和98.6%。术后放疗组皮瓣的急性放射反应发生率明显低于其周围的正常组织(35.1%和83.8%,$P<0.01$)。随访12～36个月,3例患者出现皮瓣瘢痕化改变,2例出现萎缩性改变。

在对曾接受过放射治疗的患者进行组织皮瓣修复时,应充分考虑放射治疗可能造成的影响。移植受区的血管可能因放射治疗受到损伤,在组织皮瓣与受区组织间的血管重建时会发生一定程度的障碍,使组织皮瓣易发生坏死和愈合不良。术后放疗者移植受区血液循环正常,放射治疗在组织皮瓣愈合后进行,对组织皮瓣的近期愈合不产生明显的影响。多数学者认为术前放疗者组织皮瓣的成活率和愈合良好率明显低于术后放疗者。

为了提高术前放疗患者组织瓣立即整复的成功率和愈合良好率,王中和提出:在复发肿瘤或第二原发肿瘤切除后组织瓣修复时,尽量在原放射治疗区外进行血管吻合,选择口径较粗的血管进行吻合,吻合后血管必须牢靠通畅;皮瓣长宽比例适当,不能太狭长;组织瓣受区如有纤维化,受区组织须切至渗血活跃区再行整复缝合。此类患者如要做术后放疗,必须考虑到术前放疗的范围和剂量,以免发生严重后果。需要指出的是,新修复的组织瓣是未经放射治疗的,其对术后放疗又有良好的耐受性。如果术前放疗的病灶区大部分组织已连同肿瘤一并切除,则不必一概排斥术后放疗。

(二) 乳腺癌

放射治疗在乳房缺损修复重建手术之前常见于两种情况:①保乳手术加放射治疗以后患者乳房内复发,患者接受全乳房切除术加乳房重建术;②乳房切除术后二期修复的患者。

与一期自体修复相比,乳腺切除术后二期修复手术的难度相对较小。延期修复使某些肿瘤手术区在术后暴露,便于较早发现肿瘤局部复发。一期乳腺缺损修复后,乳房的外形轮廓使放射治疗剂量的均匀性难以实现,而二期修复可以减少放射治疗对所修复乳腺美容效果的不良影响和乳腺外形对放射剂量分布的影响。但是患者需要接受两次手术,增加创伤并带来痛苦。乳腺切除术后患

者在一定的时间内要承受乳房残缺带来的心理压力。若患者术后接受放射治疗,其对胸壁组织的损伤增大了修复的难度。

美国 M. D. Anderson 癌症中心报道了一组 102 例乳腺切除术后乳房修复患者的外科并发症,并对一期修复($n=32$)和二期修复($n=70$)的早期和晚期并发症的发生率进行了比较。研究发现,二期乳房修复前进行放射治疗的并发症发生率明显低于一期修复后进行放射治疗的患者。

Disa 等认为自体组织乳房重建是胸壁放射治疗后的患者进行乳房重建的理想方式,这是因为自体组织克服了异体组织重建涉及的一些困难,不需要组织扩张,自体的健康组织取代了放疗后的组织。重建后的乳房外形和质地上接近正常乳房,长期的美容效果好,需要手术修复的可能性小。

周晓在肿瘤术后缺损的修复重建手术选择所应遵循的原则中指出:

1 能用简单手术收到同样效果者,就不采用复杂的整形手术方案或显微外科手术。
2 只能用次要部位的组织作供区,移植修复重要的受区部位。
3 既要考虑受区的功能与外观形态的良好恢复,又要尽可能减少供区功能与外观形态的损失,切忌因此造成供区继发性畸形或功能障碍。
4 尽可能选择一期修复组织器官的手术方案。
5 不宜选择根治性放疗后的部位作为皮瓣的供区。

这就要求肿瘤整形外科医师与放射治疗科医师在制定治疗方案之前充分交流,合理安排修复重建手术和辅以放射治疗的时机,从而形成既能使患者最大可能地恢复接近正常的功能和外观,又能保证治疗效果的综合治疗方案。

六、术前放疗的时机与剂量

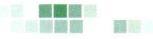

对于辅助放疗在术前或术后的应用,何种放射治疗方式为佳仍然存在着争论。但是外科医师更愿意做术后放疗,因为担心术前放疗会影响手术伤口愈合,增加手术的并发症,而且由于术前放疗后缩小了手术切除范围,可能也增大了肿瘤复发的风险。

临床研究表明,肿瘤实体内乏氧细胞越多,肿瘤对放射治疗越不敏感,治疗效果就越差。由于在实施术前放疗时肿瘤周围滋养血管还没有被手术破坏,瘤床血供良好,肿瘤细胞含氧丰富,乏氧细胞少,因此对放射治疗敏感,此时应用放疗对肿瘤细胞杀伤作用明显,非常有利于缩小整体肿瘤,消灭亚临床病灶,以利于进行患瘤器官功能保存手术。中国医学科学院肿瘤医院治疗口腔癌229 例分析,T_1、T_2 病变,术前放疗组和单纯手术组的 5 年生存率一样;但 T_3、T_4 病变,术前放疗组(40～50Gy)的 5 年生存率为 60%,单纯手术组为 29.4%。因此,早期患者可以用单纯手术治疗,而晚期患者应该加用术前放疗。

术前放疗对手术愈合并非没有影响,但把握好术前放疗的剂量,即予以 40～50Gy,实际上对手术并不造成很大影响。Tupchong 对比两组资料,术前放疗 50Gy(136 例)及术后放疗 60Gy(141 例),两组外科手术并发症分别为 43% 及 42%,其中严重并发症分别为 18% 及 14%,两组并无统计学显著性差异。中国医学科学院肿瘤医院的研究显示,将 209 例喉癌患者随机分成两组,一组(91 例)患者予以术前放疗 40Gy,另一组(118 例)患者予以单纯手术治疗,手术后并发症发生率术前放疗组为25.4%,单纯手术治疗组为 26.4%,说明术前放疗 40Gy 并不增加手术并发症的发生。

外科医师目前较少选择术前放疗的另一原因是放疗后肿瘤边界不清,无法保证切缘干净。但要认识到放疗后肿瘤边界的问题有两种情况:一种是有计划的术前放疗(计划性综合治疗)导致的肿瘤边界缩小,放疗后 2～4 周手术;另一种是放疗失败后的肿瘤复发。以鳞癌为例,前者绝大多数肿瘤有缩小,肿瘤外围病灶比中心控制要好,手术边界是有保证的;而放疗失败后复发的肿瘤常在黏膜下生长,其边界的确难以判断,局部情况和术前放疗的情况大不一样,就需要广泛手术,而不能简单地缩小肿瘤边界。对这两种情况应该区别对待。

Sauer 等进行了一项随机研究,观察直肠癌的术前同步化放疗与术后同步化放疗孰优孰劣(CAO/ARO-094)。CAO/ARO-094 的随机对照研究包括了 823 例患者,经盆腔 CT 断层扫描和直肠腔内超声检查诊断为 T_3~T_4 或 N^+,无远处转移,年龄≤75 岁,肿瘤距肛门 16cm 以内,既往未做过化疗或放疗。同步化放疗时氟尿嘧啶剂量为每天 $1000mg/m^2$,连续静脉滴注 1～5 天。放疗开始第 1 周和第 5 周,巩固化疗方案为氟尿嘧啶每天 $500mg/m^2$,连续静脉滴注 1～5 天,每 4 周为一周期,共四周期。放疗为全盆腔照射,总剂量为 50.4Gy(每次 1.8Gy,共 28 次),术后放疗组局部补量 5.4Gy。最后将 799 例患者随机分成两组:术前化放疗组和术后化放疗组。术前化放疗组显著降低了局部复发率(6%:13%,$P=0.006$);共有 194 例患者在手术前经外科医师检查认为需要做腹会阴联合切除术(不能保肛),两组的实际保肛率分别为 39%和 19%($P=0.004$),术前同步化放疗组显著提高了保肛率。重要的是,术前同步化放疗组的急性和长期毒副作用显著低于术后同步化放疗组,而且,术前同步化放疗组未增加吻合口瘘、术后出血和肠梗阻的发生率。虽然其伤口延迟愈合高于术后同步化放疗组,但未达到统计学差别。

术前放疗的最佳时机是临床肿瘤科医师所关心的问题,从上述实验室关于放射性损伤对组织愈合的基础机制研究可以得到提示,3～6 周的时间间隔是安全的,因为这时放疗后的早发反应大部分已经消退,而迟发的微血管损伤和纤维化还没有发生,此时由放射治疗所导致的术后并发症发生率较低,在我们长期临床实践中也得到了验证。

屠规益、徐国镇认为,术前放疗 50Gy,在放疗结束后 2～4 周内手术;术后放疗应在手术日以后 6 周内开始,剂量为 60～70Gy。术前放疗的剂量以往用 40Gy,中国医学科学院肿瘤医院张宗敏等在下咽鳞癌治疗中予以 50Gy(5 周),经病例分析,整体治疗效果比 40Gy(4 周)要好。王中和等主张术前放疗的剂量不宜超过 50Gy,否则术后伤口迟愈、瘘管形成、颈动脉破裂大出血等严重并发症的发生率会增加。所以,术前放疗予以 50Gy(5 周)已基本成为共识。

七、根治性放疗后的肿瘤整形外科治疗

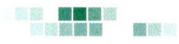

对于根治性放疗后达到设计照射剂量后仍有肿瘤残留,密切随访观察 3 个月后仍未消失,或消退后又复发,临床上采用局部切除或淋巴结清扫予以挽救。目前临床上恶性肿瘤的放疗根治量一般为 60～75Gy,在治疗肿瘤的同时,正常组织也因放射性损伤而发生瘢痕化、毛细血管变性,伴有不同程度的组织坏死,此类损伤往往在放射治疗结束后数月甚至数年都不能完全恢复正常。在根治性放疗后的组织中进行手术,术后组织的愈合能力大大下降。因此,根治性放疗后的肿瘤整形外科手术治疗仍然存在争议。

随着整形外科技术的不断发展,各种自体皮瓣修复手段日益增多,为部分根治性放疗后的患者提供了修复方法。目前笔者所在医院采用较多的方法主要有:带血管蒂肌皮瓣移植重建,如背阔肌肌皮瓣、双蒂斜方肌肌皮瓣(详见第六章"舌癌术后缺损的修复")等;游离皮瓣移植重建,如前臂桡侧皮瓣、股外侧皮瓣、腹壁下动脉为蒂的腹直肌肌皮瓣(详见第七章"口腔颌面部洞穿性缺损的修复重建")等。

乳腺癌根治术后仍须行综合治疗。放疗后胸前壁皮肤易出现放射性溃疡,因局部皮肤软组织纤维化、血供差,溃疡逐渐扩大且伴有感染和深部骨组织外露,溃疡创面换药常不能愈合,溃疡切除后常不能利用植皮方法修复创面,而需应用皮瓣带蒂转移或吻合血管游离移植修复。

由于根治性放疗导致位于放射野内的血管受到放射线损伤,会产生血管内膜炎、内膜脱落、血管缩窄等和根治性放疗相关的其他组织损伤,故一般不选择根治性放疗区的组织作为皮瓣的供区和游离皮瓣受区吻合的血管。为了提高游离瓣的成功率,宜采取以下措施:

1. 彻底清除坏死组织,避免术后感染。
2. 选用大口径血管的游离瓣,因为大血管吻合口不易发生血栓。
3. 选用血管蒂长的游离瓣,尽量避免因血管蒂长度不够而需行静脉移植。
4. 尽量采用粗大的受区血管。
5. 放疗后的动脉内膜易从血管壁分离和脱落,因此应采用直视的血管吻合技术。
6. 游离组织瓣移植术后注意进行血供监测,必要时重新吻合血管。

根治性放疗后手术治疗的适应证和禁忌证有待今后深入研究和探讨。

(王晖　朱京丽　唐劲天)

第十节　术后放疗对肿瘤整形外科皮瓣修复的影响

一、术后放疗的优势

术后放疗用于手术切除不彻底而残存病灶者,或按肿瘤发展规律有癌存在可能者,或为敏感性肿瘤与恶性度高的肿瘤。在手术中对可疑残留区应用金属夹子标记,便于术后定位放疗参考。术后放疗一般在手术后伤口愈合和身体恢复后进行。如果确定有术后残留病灶应给予根治性放疗,可达到根治或控制肿瘤、延缓复发的目的。术后放疗对于提高肿瘤整形外科术后局部控制率,尤其是防止手术切除安全边缘不够病例的复发具有重要的意义。

术后放疗的优势在于:术后放疗不耽搁手术时间;可根据术中具体所见、手术切除情况、术后病理检查结果等,更精确地制定放疗的靶区;可根据术后手术范围内的肿瘤亚临床病灶,包括区域淋巴结的转移病灶决定照射靶区及剂量;可对已知残余病灶或高危部位给予较大的放射治疗剂量,从而有效地控制肿瘤。

术后放疗的缺点是:必须等待伤口愈合才能开始;由于手术改变了瘤床部位的血管分布,可能影响局部血供,导致残留病灶或瘤床亚临床病灶的乏氧细胞增多,进而影响放疗的效果。

二、术后放射性损伤对组织愈合影响的基础机制研究

术后放射性损伤对组织愈合的影响主要包括以下几个方面:

(一)细胞外基质的变化

损伤创面愈合的速度和质量与细胞外基质的成分有重要的关联性。伤口中的细胞外基质主要由巨噬细胞、成纤维细胞、血管内皮细胞和表皮细胞等合成分泌。细胞外基质不仅对细胞起连接、支持作用,而且还能控制细胞的生长、分化,调节细胞的基因表达,影响细胞的代谢和运动。胶原的含量决定创面的牵张强度。弹力纤维的主要功能是决定组织和伤口的弹性,此外还能影响成纤维细胞的立体形态。

Midwood等的研究显示,放射性损伤后纤维化的正常组织可以发现大量的Ⅰ型、Ⅱ型胶原的表

达以及不正常的胶原交叉结合,并有细胞外基质成分的沉积。

(二)细胞因子的变化

经放射处理后的伤口中巨噬细胞的吞噬功能明显下降,巨噬细胞释放的肿瘤坏死因子-α(TNF-α)、白细胞介素-1(IL-1)等细胞因子降低。细胞因子在创伤愈合过程中具有重要作用,特别是转化生长因子(TGF)、成纤维细胞生长因子(FGF)、血小板衍生生长因子(PDGF)和血管内皮生长因子(VEGF)等与创伤愈合息息相关,而放射治疗可导致创伤局部细胞因子含量的变化,从而影响创伤的愈合。

转化生长因子-β(TGF-β)是多功能的基础抗炎细胞因子,由血小板、成纤维细胞、巨噬细胞、白细胞产生。TGF-β 的含量与胶原的合成、伤口愈合时间、伤口愈合组织的张力以及瘢痕的密度有一定的关联。TGF-β 水平下降,胶原沉积减少,这些都是导致伤口裂开的因素。成纤维细胞、内皮细胞、平滑肌细胞和软骨细胞都产生 FGF。FGF 的功能是促进微血管内皮细胞的增殖,从而加速新血管生长。FGF 通过旁分泌的方式发挥作用,对早期生长因子——IL-1 进行必要的刺激,而后者在内皮的修复中起重要作用。肌成纤维细胞是一种特殊的成纤维细胞,胞浆中含有肌细丝,有收缩功能,其在创伤愈合过程中的主要作用是引起伤口收缩,以尽快缩小创面,加速愈合;它的缺乏也会使创面难以缩小,从而延迟愈合。

巨噬细胞是 PDGF、表皮生长因子(EGF)、IL-1、前列腺素(PG)、肿瘤坏死因子(TNF)等因子的重要来源,它的缺乏会严重影响伤口愈合。

(三)创伤环境的变化

放射治疗可引起伤口周围的微血管基膜降解、通透性增加,导致血浆成分丢失、血栓形成等,使局部血供不佳。进一步照射后,血管内皮细胞的增殖功能受到抑制,血管进一步受损,进而造成伤口区域缺血、缺氧,外周白细胞数量下降,导致创伤后局部易发生感染。而这些创伤环境的变化,均不利于伤口愈合。

三、术后放疗对肿瘤整形外科皮瓣的影响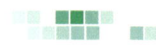

(一)乳房重建手术之后的放射治疗

在乳房重建之后进行放射治疗,常见于一期缺损修复术后病理证实需要术后放疗的患者。

对于术前已决定行术后放疗的患者,选择二期修复可以避免放射治疗的延迟和可能得到的不够完美的美容效果。然而,有些患者在术前临床检查淋巴结阴性,对乳房缺损进行了一期修复,术后才知道需要进行放射治疗。这些在术前临床检查淋巴结阴性的患者,术中不能准确地评价是否有微小转移灶存在,最后的病理报告通常要在手术后数天才能得到。如果患者在术中做了一期修复,术后知道需要放射治疗,无疑要面对可能发生的并发症以及不完美的美容效果,而且修复后乳房的外轮廓将增加放射治疗技术上的复杂性。

多数学者报道一期修复术后的放射治疗为患者带来一些并发症。Rogers 等报道了乳腺切除加一期自体乳房缺损修复术后并发症的发生率:共 60 例患者,其中 30 例做术后放疗,另外 30 例作为对照;随访时间从手术开始计算放射治疗组为 19.9 个月,对照组为 17.4 个月。结果显示两组感染发生率、需要皮瓣修改和对侧乳房固定术的比例无明显差别,但是放射治疗组脂肪坏死率、乳房纤维化(收缩)发生率、皮瓣挛缩发生率高于对照组,放射治疗组的美容效果也逊色于未接受放射治疗的患者。

乳腺癌切除术后乳腺修复的最适宜时间由是否需要术后放疗来决定。如果患者需要术后放疗,先行一期修复后再放疗不仅美容效果会受到很大的影响,而且有较高的并发症发生率。只有在不需要术后放疗的前提下,一期修复才是最佳的选择。

(二)口腔颌面部各种修复组织瓣对术后放疗的耐受性

术后放疗可以提高肿瘤局部控制率,对修复后的组织和器官美容效果不产生明显的不良影响。Hidalgo 和 Pusic 回顾性分析了 20 例下颌骨肿瘤患者下颌骨切除术后,进行显微外科一期下颌骨修复及放射治疗的临床结果,其中有 12 例在修复术后给予放射治疗,总剂量为 60~65Gy。10 年的随访结果显示,放射治疗没有延迟骨切开部位组织的愈合,或影响移植骨的生存能力。随着时间的推移,修复所用游离骨瓣体积缩小,但是放射治疗和未经放射治疗游离骨瓣体积的丢失没有统计学意义的显著差异。

王中和等报道 82 例口腔和颌面部肿瘤切除术后用组织皮瓣修复的患者,接受了 40~72Gy 的放射治疗。放射治疗中,组织皮瓣的急性反应明显低于邻近的口腔黏膜($P<0.01$~0.05)。随访 2 年,皮瓣的晚期副作用很少发生。对做了术后放疗的口腔颌面部组织瓣进行中长期观察的结果证实,各种组织瓣对常规术后放疗有良好的耐受性,具体表现为急性放射反应均可在术后 6 周内完全消退和愈合,远期随访未见严重不良后果。这就为头颈部恶性肿瘤根治术后组织瓣立即整复的患者安全应用术后放疗、提高疗效提供了可靠的临床依据。口内组织瓣对放射治疗的耐受性优于放射野内的周围正常黏膜,组织瓣Ⅱ+Ⅲ级和Ⅳ级放射治疗反应发生率明显低于正常黏膜($P<0.01$),其原因除与组织瓣的皮肤结构比口腔黏膜有更厚的上皮层和角化层有关(耐受放射性较好)外,也可能与组织瓣新建血供轻度不足的低氧保护作用(抗放射性强)有关。放射耐受性在不同类型的组织瓣间并无显著性差异。

术后放疗者移植受区血液循环正常,放射治疗在组织皮瓣愈合后进行,对组织皮瓣的愈合不产生明显的影响,所以术前放疗患者组织皮瓣的成活率和愈合良好率明显低于术后放疗者。

一期整复后不便于直接观察和早期发现某些部位的复发病灶,特别是深部隐蔽部位,所以对这些患者应该注意定期复查和动态观察,以便及时发现复发病灶。

四、术后放疗的时机与剂量

(一)术后放疗的时机

与术前放疗相同,术后放疗时机的选择对伤口的愈合过程也会有影响。伤口愈合对放疗最敏感的时期是术后最初两天的炎症反应期和随后的细胞增殖期。因此,如果在术后立即进行放疗,炎症反应会被抑制,而中性粒细胞、单核细胞和巨噬细胞的数量会明显下降。而在细胞增殖期,伤口内快速分化的成纤维细胞在这一阶段对放射线极其敏感,从而会导致Ⅰ型、Ⅲ型胶原纤维的含量降低,所以一般不主张在手术后立即进行放疗。在临床应用中将术后放疗的时间稍微延迟,就会明显减少伤口的潜在并发症。

但是从肿瘤学的角度来看,术后残留的肿瘤细胞处于更活跃的生长期,肿瘤倍增时间相对缩短,如果此时尽早予以放射治疗或化学治疗可能更加敏感,所以术后放疗就显得更为重要;而且由于手术后局部血供受影响,术后放疗间隔手术时间越长,局部血供越差,放射治疗的敏感性也就越差,导致放疗效果下降。因此通常推荐术后放疗最迟应不晚于术后 6 周内进行,对高危复发患者的术后放疗最好在术后 4 周内开始;如果术后放疗开始时间离手术日较长,则不利于控制残余肿瘤,可增加肿瘤复发的机会。

手术时游离组织瓣与受区的血管吻合建立有效血供固然重要,但术后组织瓣与受区间逐渐建立丰富的侧支循环即再血管化也不可缺少。张陈平等曾报道组织瓣再血管化完全建立的时间约需 3 周,因此术后放疗在术后 3 周开始比较安全。

所以，在临床实践中，术后放疗时间可具体依据临床需要和组织瓣愈合情况来决定。当组织瓣长宽比例适当、血管吻合通畅，术后放疗可提前到术后2周开始，这对术中切破肿瘤、肿瘤切缘过近、切缘阳性或肿瘤残留病例提高疗效极为重要。对组织瓣愈合较差的病例，术后放疗开始时间宜适当推迟。

（二）术后放疗的剂量

术后放疗应用于局部晚期肿瘤，大块病变已被手术切除，手术切缘可能阴性或阳性者。手术野需要放疗，以加强局部或区域性病变的控制。术后放疗的时间及剂量有一定要求，通常为60Gy；如果切缘阳性、局部复发危险性大，则应加量至70Gy。

王中和对114块口腔颌面部修复组织瓣进行术后放疗（4000~7200cGy，4~7.5周）反应的近期和远期观察，并以放射野内相邻正常口腔黏膜或皮肤为自身对照，结果发现组织瓣急性放射反应（包括红肿、糜烂或溃疡）的发生率明显低于相邻的正常组织（$P<0.05$），且出现晚、程度轻，放射治疗后可完全消退；远期反应也不常见。不同类型修复组织瓣的放射治疗耐受性差异无显著意义，放射治疗后114块组织瓣中112块（98.2%）全瓣成活。结论：口腔颌面部修复组织瓣有良好的放射治疗耐受性，可安全接受全疗程的常规术后放射剂量照射。

五、减少放射性损伤的措施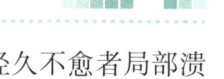

鉴于放射性损伤具有上述特点，而且溃破后所致的坏死性溃疡颇为难治，经久不愈者局部溃疡组织甚至可能发生癌变，因此放射治疗过程中注意放射剂量的个体化以及放疗方案的选择，同时加强放射防护及对放疗患者的皮肤保护尤为重要。为了控制、改善或防止放射性损伤，许多学者都在努力寻找预防和治疗放射性损伤的方法。

（一）加强对症处理

放射性损伤导致组织细胞正常代谢发生障碍，再生能力受到抑制，常伴有严重感染和组织坏死。加强局部皮肤护理，多次换药预防局部污染尤为重要。对坏死纤维组织可用糜蛋白酶或弹性酶软膏去除，更加有利于控制感染；对有感染创面做细菌培养，选择敏感抗生素局部应用或静脉滴注，可促进肉芽生长和愈合；加强对症支持治疗，加强营养，并予以免疫治疗，可通过提高机体免疫力来促进愈合。

（二）手术治疗

对于慢性放射性皮炎反复溃破、有明显恶化趋势，放射性溃疡药物治疗效果不明显，或为了缩短疗程、防止恶变，往往采用手术治疗。手术旨在切除皮损，并根据局部创面情况选择不同的覆盖创面的修复方法。

慢性溃疡的切除范围要足够大，边缘超出正常皮肤1cm左右，将溃疡周围萎缩、变薄、有色素改变的病变皮肤与溃疡一并切除，理想深度为清创后创面基底露出正常质地和有活跃出血的组织。对一些变性的软骨或骨组织也应清除。

创面的修复要依据创面的性质、切除的范围和深度，以及创面基底情况和所在部位而选用不同方法，较常见的有皮片移植、局部随意型皮瓣、轴型皮瓣等皮肤移植和大网膜移植等，可以取得良好的治疗效果。

（三）采用高精度放射治疗，尽量减少正常组织损伤

21世纪前后，由于分子生物学、放射物理学的迅速发展，以及发达的计算机技术、影像学技术的积极介入，肿瘤放射治疗学已取得了突飞猛进的发展。以三维适形调强放射治疗为主的高精度放射治疗与昔日的二维常规放射治疗已不可同日而语，高精度放射治疗可以大大改进高剂量区与

靶区形状的适形度,进一步缩小治疗体积,能最大限度地减少正常组织受照剂量。

三维逆向适形调强放射治疗计划使高剂量分布区与靶区的三维形状的适合度较常规治疗计划有了极大的提高,进一步减少了周围正常组织和器官卷入放射野的范围;因靶区剂量分布的改善和靶周围正常组织受照范围的减少,可使靶区处方剂量进一步提高和周围正常组织的剂量减低,进而降低了放射治疗的并发症,尤其适用于位于复杂解剖结构中、形状比较特殊甚至多靶点肿瘤局部的治疗,可显著减少术前、术后放疗的并发症和改善患者生存质量。

(四) 利用干细胞对放射性损伤创面的促愈作用

近年来随着干细胞工程技术的兴起,将干细胞应用于骨、软骨、肌腱、肌肉等的修复的报道已屡见不鲜。针对局部修复细胞数量较少和增殖抑制是导致全身或局部放射性损伤创面难愈的根本问题,Majumdar 等将具有向修复细胞分化能力的骨髓间充质干细胞(mesenchymal stem cells, MSCs)应用于局部放射性损伤的创面。把自体 MSCs 植入创伤局部后,将移植 MSCs 的创面与对照创面比较,植入 MSCs 组创面愈合速度比对照组快,肉芽组织形成也比对照组生长旺盛、鲜嫩,肉芽组织中毛细血管和成纤维细胞含量丰富;合成胶原的基本物质——羟脯氨酸含量比对照组明显增高,Ⅰ型、Ⅲ型胶原的形成也比对照组增加,表明 MSCs 对创面具有明显的促愈效应。

MSCs 移植对局部有放射性损伤的创面具有明显有效的促愈效应。其促愈作用一方面是由于植入的 MSCs 本身或其分泌的细胞因子能促进伤口周围的炎症细胞和修复细胞向创面移行、增殖,及早启动修复,增加局部修复细胞的数量;另一方面创面局部微环境也可以影响植入 MSCs 蛋白和基因的表达,创面局部微环境可诱导 MSCs 向修复细胞演变和(或)分泌细胞外基质参与组织的修复,有可能在创面局部微环境作用下演变成修复的主要细胞——成纤维细胞参与组织的修复。干细胞与创面局部微环境的相互作用影响了创面的愈合。

(五) 改善局部供氧情况

改善伤口局部供氧情况能加强白细胞的杀菌能力,促进血管形成和上皮形成,对创伤的愈合过程很有益处。

高压氧治疗(hyperbaric oxygen therapy, HBOT)能促进血管再生,对于受到放射性损伤的组织有促进愈合的作用,而且对于放疗后数月或数年发生的软组织损伤也有治疗作用。HBOT 可以促进这些组织的血液供应,从而加快组织愈合。

(六) 细胞因子治疗

放射性皮肤损伤使多种细胞因子及其受体表达明显降低,临床治疗中使用生长因子治疗放射性溃疡取得较好的疗效。

机体受创伤后,局部便有血小板聚集和脱颗粒,释放各种生长因子,包括 PDGF、TGF-β、EGF、胰岛素样生长因子-1(IGF-1)等。$TGF-\beta_1$ 在改善放疗后大鼠手术切口愈合及皮瓣成活中有积极作用,可增加术后手术切口的抗张强度,并促进皮瓣成活。全身应用造血生长因子、白细胞介素-3(IL-3)、集落刺激因子(CSF)以及白细胞介素-1(IL-1),可以加速造血系统功能的恢复,使全身状况得到好转,有利于局部创伤愈合。

现在市场上已有成品外用重组牛碱性 FGF(贝复济),外用可修复慢性创面。其主要机制是增加伤口中的胶原含量,从而提高修复组织的机械力。总之,FGF 参与组织修复调控的全过程,包括调控炎症反应、诱导毛细血管增生、加速上皮和肉芽组织生长等,对伤口愈合有显著促进作用。

由于巨噬细胞可以产生多种促进组织愈合的细胞因子,Zuloff Shani 研究了一种治疗顽固性溃疡的新方法。在无菌条件下,从健康献血者的血中提取巨噬细胞,在制备过程中,巨噬细胞在低渗环境下被激活,以增强其修复伤口的各种功能。这些细胞可通过局部注射途径及直接滴入伤口而发挥作用，未发现任何副作用。

(胡炳强　席许平　王晖)

第十一节　化学治疗对生物组织的影响

根治性手术切除是目前大多数肿瘤的重要治疗措施，然而手术切除在治愈肿瘤的同时往往造成严重的功能缺陷或者外观缺损，极大地影响了患者的生活质量，因此，越来越多的肿瘤患者有术后修复重建的要求。与普通整形外科患者不同，接受肿瘤整形外科手术的患者往往在术前已经接受多程化疗，而且整形术后也多要求进行一定疗程的术后辅助化疗。化疗对这些患者的皮瓣设计、皮瓣供区选择、皮瓣存活以及血供重建等方面均可能存在影响，但目前对此尚缺乏系统研究。

一、术前诱导化疗及术后辅助化疗

术前诱导化疗及术后辅助化疗对肿瘤整形外科的理论和技术提出了新的挑战。由于肿瘤复发或转移风险的存在，肿瘤整形外科手术往往要求有一定疗程的术前诱导化疗。借鉴已有的研究结果，术前诱导化疗具有以下优点：①使肿瘤缩小，提高手术的切除率，降低整形手术难度甚至使整形手术免于进行，从而尽可能地减少形态缺损和功能丧失；②消灭微小转移灶，避免体内可能潜伏的微小转移灶在术后的快速增殖，使肿瘤细胞活力降低，在手术时不易播散；③可能杀灭对化疗敏感的肿瘤细胞和消除亚临床转移灶，控制和减少整形术后的肿瘤复发，延长患者术后的无病生存期，从而间接保证整形外科的手术质量和疗效，提高整形外科手术的成功率和手术价值。

术后化疗是控制、消灭残存和微小转移灶的重要手段，在预防局部复发和远处转移方面起到了积极作用。大量试验或研究证明，手术后残存肿瘤细胞可大量进入增殖周期，使肿瘤生长加速，增殖比例增高，对化疗的敏感性增高，此时尽早应用有效化疗可取得最佳治疗效果。因此，整形术后化疗不仅能控制局部肿瘤复发、保证整形效果，同时也是消灭远处转移、延长患者生命和改善术后生活质量的重要手段。

肿瘤整形外科不同于普通外科和肿瘤外科而有其特殊性。一般而言，接受整形手术的患者其肿瘤分期相对较早，或者是一些局部晚期而预计在综合治疗后长时间内不会复发的肿瘤，只有在这些患者中才有可能实施比较成功的根治术和整形术；如果手术后不能获得较长的生存期，那么其整形修复也无从谈起。对于局部晚期的肿瘤，给予适当的术前化疗不难接受，但对于相对早期的肿瘤，是否应该给予术前或术后的化疗？

另外一种情况是临床医师根本没有选择的余地，许多病例病情较晚，或者系肿瘤复发，在进行整形手术以前已经接受了包括根治术、放疗、化疗在内的多程综合治疗。对这些分期相对较晚而又具有整形手术指征的病例而言，到底需不需要化疗、化疗最佳时期的选择都有待进一步的研究。

对于那些对化疗敏感的肿瘤而言，整形术前化疗一般是有益的；而对于那些对化疗相对不敏感的肿瘤而言，在给予术前化疗的过程中则不可避免地有少数病例出现病情恶化，或出现转移灶或新的病灶，这样，通过术前化疗达到疾病降期以使手术易于切除及控制转移的目的就完全没有达到。而对于原来某些本可以手术切除肿瘤的病例，则因病情恶化出现新的转移病灶而错过了手术治疗时机，这些患者给予术前化疗有无益处不得而知。对化疗不敏感的患者术前是否应该给予化疗?术前化疗过程中如何预测和避免病情恶化?是否应该根据肿瘤分期决定化疗与否?这些都是肿瘤整形外科术前化疗需要解决的难题。

随着生命科学和生物化学的进步,涌现了许多副作用小、疗效好的化疗药物;随着循证医学的发展和多中心联合研究的出现,使越来越多的化疗方案日趋完善。肿瘤多学科综合治疗模式的运用使得化疗在肿瘤治疗中的作用得到了新的认识,即使是一些对化疗相对不敏感的肿瘤,也开始注重术后化疗的研究。应该说,术后化疗在遏制肿瘤细胞生长和延长患者生存期方面作出了巨大的贡献。出于对肿瘤复发和转移的恐惧,患者往往都乐意接受一定疗程的术后化疗,肿瘤整形外科患者亦不例外,因为即使是极为成功的根治术和整形术,也可能有术后肿瘤复发。但是仍然有几个问题值得注意:①早期肿瘤的整形术后是否需要化疗?②对化疗不敏感肿瘤的整形术后是否需要化疗?③化疗与放疗的序贯治疗如何进行?这些问题均缺乏系统的相关研究,也没有可供指导的规范化治疗的统一标准,有待我们进一步研究。

二、化学治疗对生物组织的影响

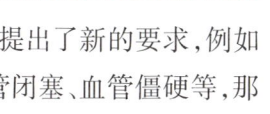

化疗药物对生物组织无疑存在影响,也给肿瘤整形外科的理论和技术提出了新的要求,例如临床发现注射过化疗药物的血管常常受到损害,表现为血管内膜炎症、血管闭塞、血管僵硬等,那么静脉直接注射部位是否仍然适合于作为皮瓣供区?非静脉注射部位的血管与静脉直接注射部位的血管有何组织学或超微结构上的差异?这些问题都有待于进一步研究。

即使是非肿瘤性的普通整形外科手术,也需要有较长的创口愈合时间,而肿瘤的特殊性却往往要求肿瘤整形术后进行及时化疗以减少肿瘤复发。对于一般情况远较正常人为差的肿瘤患者而言,化疗对其整形手术后的组织修复和创口愈合是否会产生不良影响?借鉴新辅助化疗与根治性手术治疗的一些研究,一般认为新辅助化疗将增加手术的难度和术后并发症,包括术中出血量明显增加、解剖游离血管难度增加、手术时间相对延长、术后心律失常发生率明显增多、伤口延迟愈合等。但也有一些研究认为新辅助化疗并不增加术后并发症和死亡率,化疗对肿瘤整形患者的组织愈合并无影响。肿瘤整形手术往往涉及多种组织瓣移植、多部位手术甚至有异体组织的移植,是比较复杂而精细的手术。肿瘤整形外科成功的关键一是肿瘤的彻底清除而不复发;二是修复组织生长良好,达到正常或近似正常的形态与功能。如果由于术前或术后化疗而影响到组织修复,那么通过整形手术而达到外观恢复和功能重建的目的就无法实现,实际上也就是整形手术的失败。因此研究化疗对组织修复的影响将为肿瘤外科医师设计恰当的修复重建手术方案、制定合理的化疗疗程提供依据。

整形手术在修复人体功能的同时导致了机体的创伤,使患者对化疗的耐受性降低,甚至难以完成既定的系统化疗;如果术后并发局部坏死、感染、组织瓣的脱失,则会进一步延迟化疗开始的时间并影响化疗的强度。而肿瘤患者术后的及时和积极化疗往往是肿瘤治愈的关键,延误化疗时间或者不能完成系统化疗甚至可能产生肿瘤复发、生存期缩短等负面影响。因此,在制定整形手术方案时应该考虑到手术本身对术后化疗和其他综合治疗的影响问题。

(一) 化学治疗对皮瓣的影响

自体皮瓣移植是修复重建的有效方法,按皮瓣血供方式可分为随意型皮瓣(没有直接皮动脉供血)和轴型皮瓣(含知名营养血管),按皮瓣所含组织可分为单纯皮瓣、筋膜皮瓣和肌皮瓣,按皮瓣转移方式可分为带蒂皮瓣和吻合血管皮瓣。

目前国内对于皮瓣与化疗的基础研究较为少见,周晓等人曾就顺铂与氟尿嘧啶联合化疗对腹壁皮瓣的影响进行了研究,发现直接化疗过的部位进行原位皮瓣修复,其皮瓣生长无明显差别。王伟等人曾就术前诱导化疗对实验犬隐皮瓣的影响进行了研究,发现化疗直接注射部位的血管较非直接注射部位的血管有较多炎性细胞浸润及血栓形成,但短期化疗对于皮瓣愈合影响不明显。至于长期化疗药物的反复刺激部位是否仍然适合于作为皮瓣供体尚无有关研究。葛自新等人曾观察乳腺癌术后早期化疗对胸壁皮瓣坏死创面愈合的影响,将104例乳腺癌Halsted术后患者分为化疗组(56例)和对照组(48例),化疗组应用环磷酰胺、甲氨蝶呤、氟尿嘧啶的CMF方案化疗,对照组未化疗,两组之间的肉芽生成时间、换药创面愈合时间及游离皮片血液循环建立时间均无显著差异。另外一则关于局部皮瓣修复化疗药物渗漏致皮肤溃疡的报道表明,26例因化疗而致迁延性皮肤溃疡的患者经皮瓣修复后收到了满意的效果。

国外对于皮瓣与化疗的研究起步较早。1993年,Vaden S. L.等人应用顺铂和卡铂对肿瘤皮瓣与正常皮瓣进行研究,发现两者的铂分布存在差异。但该报道主要从药理学角度探讨铂类药物的分布和铂类相关性皮瓣研究模型的建立,未能进行皮瓣的在体研究,亦未就其与肿瘤整形外科相联系。运用皮瓣修复肿瘤的研究主要在头颈外科和乳腺癌方面,目前每年都有多例报道。Rapidis A. D.曾对48例眼眶肿瘤进行研究,只有10例单纯接受手术,另外38例均接受了单独放疗或放化疗。所有病例中,19例接受了根治术加分层皮片移植术,16例接受了摘眶术和前额皮瓣移植术,7例接受了上颌骨切除术加前额和颞肌瓣修补术。遗憾的是,该研究未能就化疗对皮瓣生长修复的影响进行观察。同样的情况发生在乳腺癌和口腔癌的相关文献中,尽管这些研究均提到在实施整形手术前或者手术后运用了化疗或放化疗,并且还提出不能因为整形手术而延误辅助化疗,但均未能就化疗对整形手术的风险、创面的愈合、皮瓣的存活等影响作出分析。

(二)化疗与筋膜瓣

筋膜瓣是指含有浅筋膜和深筋膜的组织瓣,由于不含皮肤,切取筋膜后,供区不会有外形的损失,是近年来逐渐发展起来的新组织瓣。筋膜瓣按血供方式可分为带蒂筋膜瓣和游离移植筋膜瓣,按移植组织的成分可分为单纯筋膜瓣和复合筋膜瓣,按解剖部位可分为颞筋膜瓣、耳后筋膜瓣、胸三角筋膜瓣和小腿筋膜瓣等。

肿瘤相关性头皮缺损的修复时要用到包括皮瓣、筋膜瓣、肌瓣在内的多种组织瓣,往往还涉及面神经的修复和睑外翻的矫正等,是相对比较复杂的手术。Lutz B. S.于2002年报道了11例肿瘤相关性头皮缺损的患者,其中8例系术后、放疗或放疗后复发肿瘤的患者,平均缺损面积为169.5cm^2(30~600cm^2)。虽然该文章并未对化疗后的手术影响等进行分析,也没有说明整形手术后是否进行了辅助化疗,但从其所有病例均取得了良好的美容效果和功能恢复的结论看来,化疗似乎并不增加整形手术的风险。

Rath T.等曾经进行过口腔内肿瘤根治术后缺损修复的研究,他们将混有腓肠肌神经移植片的筋膜用黏膜包裹,再以硅胶片覆盖以使黏膜能在筋膜内播散,最终符合移植要求。这一过程需要8~10周的时间,在此期间患者必须接受放疗或化疗。这种由神经支配恢复术所修复的口内缺损能产生黏液,是一种比较成功的方法。尽管作者仍然未就化疗对组织瓣的影响进行观察,但显然该研究中化疗并未阻碍组织瓣的移植与存活。

(三)化疗与肌瓣

肌瓣是指不含皮肤的肌肉组织,根据转移的方式,可分为带蒂肌瓣和吻合血管肌瓣。

《山西医药杂志》1997年第5期曾有化疗与肌瓣的研究报道,作者将颞肌瓣带蒂移植于瘤腔,以增加瘤腔局部血流量,并用替尼泊苷化疗脑胶质瘤,可使残留肿瘤获得双倍的化疗药物。经临床观察疗效满意,按Darid Barba疗效评定标准显效3例,有效2例,无效5例,随访显效者30个月仍未见肿瘤复发。该研究并非出自于整形修复的目的。

阴茎癌的皮肤浸润和局部淋巴结转移常导致腹股沟和会阴部位的毁损,其缺损需要含有皮肤、筋膜、肌肉和营养血管的组织瓣予以修复。一项基于顺铂、博来霉素和甲氨蝶呤的 CMB 方案作为新辅助化疗方案的前瞻性研究中,15 例阴茎鳞癌患者接受 CMB 方案平均 2.4 个周期及抗生素治疗后,实施肿瘤切除加即时肌皮瓣修复术,31 块肌皮瓣中有 29 块一次愈合。

新辅助化疗曾被认为可能增加乳腺癌的手术并发症和延迟术后治疗。Deutsch M. F.等人对 31 例新辅助化疗后的患者在乳房切除术后即时进行横行腹直肌(transverse rectus abdominis muscle)肌皮瓣(TRAM 皮瓣)整形治疗,对其手术并发症及是否延迟术后辅助化疗进行评估,结果发现 17 例有术后并发症,但只有 2 例有术后化疗的延期,从而认为新辅助化疗后的乳腺癌患者可以安全地接受根治术和整形手术。该研究还发现了一个值得关注的现象:吸烟者可能会有手术并发症的增加和术后化疗的延期。Allweis T. M.等人也认为乳腺癌乳房切除术后的即时整形并不会拖延术后辅助化疗的开始时间。

Chang D. W.等人对 77 例肿瘤切除后接受颅底重建手术的患者进行了随访,其中 52 例接受游离皮瓣,14 例接受颞肌瓣,8 例接受颅骨膜瓣,3 例接受其他局部组织瓣。21 例患者出现并发症,其中 3 例全皮瓣脱失,3 例部分皮瓣脱失,2 例脑脊液漏,2 例脑膜炎,2 例脓肿,2 例血肿,5 例伤口延迟愈合,1 例创口感染,1 例脑血管意外;77% 的患者生存时间为 2 年,58% 的患者为 4 年。作者认为重建手术的类型、缺损部位、硬膜修补方式以及术前是否接受放化疗,对于其并发症的发生并无影响。

软组织肿瘤的综合治疗手段包括动脉插管化疗、肿瘤切除、缺损重建等。Sadrian R.等人对接受上述治疗的一些患者进行回顾性分析,所有病例在术前均接受了系统的动脉插管化疗,其修复重建多以背阔肌和腹直肌游离瓣进行,其中 1 例尚接受了血管移植,没有组织瓣脱失或感染的现象发生,总的组织瓣移植成功率达到 100%,术后 12 例患者功能恢复良好,4 例一般,7 例复发,术后平均生存时间为 20.6 个月。这些研究表明术前的动脉插管化疗并不增加即时组织瓣移植的并发症。

手术切除后游离瓣重建和辅助化疗已在越来越多的肉瘤患者中使用。Peter F. W.在鼠模型的研究中发现,化疗和白细胞集落刺激因子(granulocyte colony-stimulating factor, GCSF)会使白细胞的内皮功能增强,从而认为会影响微血管血流并导致皮瓣衰竭。Goldschmidt D.对 2 例 I 期恶性黑色素瘤患者实施手术切除后予以前锯肌和背阔肌肌瓣修复,术后辅以美法仑化疗,除引起组织瓣的中度肿胀外,没有发现化疗对移植瓣膜有其他副作用。

(四)化疗与骨

国内对于骨肿瘤术前的新辅助化疗多持肯定态度。傅勤等人在新辅助化疗的基础上,有选择地对 22 例四肢骨肉瘤患者采用了应用金属内假体的保肢手术,效果良好。中山医科大学附属第一医院骨科骨肿瘤研究中心回顾性分析了 1990～1999 年膝周骨肿瘤行人工假体置换保肢手术的 52 例患者的完整临床及随访资料,其中骨肉瘤 33 例,骨巨细胞瘤 19 例;术前行化疗栓塞 24 例,同期未行化疗栓塞 28 例。全部 33 例骨肉瘤及 12 例 II、III 级骨巨细胞瘤术后行正规化疗,膝关节功能以 En-neking 标准评价。随访时间最长 118 个月,最短 12 个月,平均随访 38 个月。结果:术后 12 个月内和最后随访功能评分介入组优于非介入组,早期、近期并发症发生率及翻修率介入组低于非介入组。

国外也有较多化疗与骨的相关研究。Bertermann O.等人观察了术前、术后强化化疗对 110 例下肢骨源性肉瘤伤口愈合的影响,其化疗方案包括博来霉素、环磷酰胺、放线菌素 D(BCD)、阿霉素(ADR)、大剂量甲氨蝶呤(HD-MTX)。所有患者均接受了整体切除和假肢整形,部分患者接受了清创或植皮,术前、术后常规使用抗生素,80%的患者伤口愈合良好,没有患者死于创口感染。Morello E.等人观察了13只患有远端桡骨骨肉瘤的狗,这些没有远处转移的狗在接受术前辅助性化疗(顺铂+阿霉素)后再接受保肢治疗及自体移植,平均生存期和中位生存期分别为531天和324天,6个月的生存率为100%,因而作者认为是一有效方法。Gravel C. A.等人观察了新辅助化疗对山羊模型牵拉骨生成技术的影响,结果化疗与否对骨形成并无明显抑制,从而认为化疗并不是骨肉瘤切除术后肢体延长术的禁忌。但也有一些研究发现化疗确实对骨存在不良影响。Van Leeuwen B. L.为观察甲氨蝶呤、顺铂、阿霉素三种常用化疗药对儿童骨肿瘤的影响,使用雄性 Wistar 鼠为研究对象,发现上述三药降低骨骺强度,而且使骨折危险性增加。另一项研究提示,阿霉素使生长板减薄,甲氨蝶呤使生长板变厚,顺铂不影响生长板的厚度,三种化疗药均减少近端胫骨干骺端骨小梁,部分不良效应与化疗导致的营养不良有关。

(五)化疗与血管

国内目前对于化疗与血管的研究多从肿瘤药物外渗的护理方面着手,局限于化疗性静脉炎的研究。国外曾有学者对20例累及肢体血管丛的软组织肉瘤患者进行了为期7年的治疗观察,其中6例接受了肢体灌注治疗,4例接受了全身化疗,2例接受了全身化疗加局部热疗,1例接受了放疗;所有病例均接受肉瘤及受侵神经血管的切除,血管由自体同源或异基因静脉移植修补;尚有6例接受肌皮瓣或皮瓣修补软组织缺损。20例患者中有19例成功保肢,平均30个月生存期后11例患者出现了远处转移。作者认为术前的联合治疗、扩大切除和血管修复在这些病例中获得了较长期的局部控制和保肢效果。

Valentino J.观察动脉内给予顺铂对颈部动脉的影响,结果注射或未注射顺铂的血管并无组织学或超微结构的区别,都表现为内膜的增厚、胶原蛋白和弹性蛋白在内膜的沉积,偶尔出现内膜平滑肌增生,少部分平滑肌尚有空泡形成、弹性纤维退化和钙沉着。

三、总结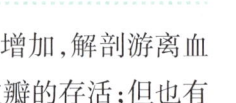

综合肿瘤外科的临床文献报道,一些研究认为接受化疗后的病灶组织脆性增加,解剖游离血管难度增加,手术的并发症增多,术前诱导化疗导致的血管内膜损害可能影响皮瓣的存活;但也有人认为术前诱导化疗不增加即时组织瓣移植的并发症,也不影响肿瘤整形术后的恢复时间。到目前为止,国内外有关化疗对组织影响的基础性研究较为少见,而以临床患者为研究对象时,由于试验条件、患者的依从性、手术术式选择以及经济承受能力方面的差异难以控制,得出的结论往往并不可靠。所有这些都值得我们进一步探讨。

(王伟 罗以 王肇炎)

第十二节 生物材料在肿瘤整形外科中的应用

一、生物材料概述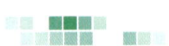

以往的肿瘤根治性手术在完整切除病灶的同时往往伴随着患者容貌的毁损、器官功能的缺失,一些累及重要部位的肿瘤手术因术后无相应的替代材料、无法修复而不能开展,甚至被列为手术的禁区,大批肿瘤患者因此而失去手术治疗的机会,一些患者也因术后生存质量极低而不愿意接受根治性手术治疗。肿瘤整形外科学的产生与发展为解决上述问题提供了新的思路与模式,特别是近年来的生物材料科学及应用技术的进步为肿瘤外科手术方案的设计、手术切除后的修复重建以及美学再造提供了有力的支持。

目前,开展不同来源的组织移植物进行局部缺损修复与美学再造已经成为一种较为成熟的治疗手段,不同的移植方式又有其各自的优点与不足。自体组织移植是整形外科手术中最常用的治疗手段,在大多数组织修复领域中,使用自体组织甚至是公认的"金标准",但自体组织取材有限,往往会造成供区的继发残损,还存在组织形状不匹配、术后恢复时间长、美学效果欠佳等问题。对于缺乏组织供区、无法提供修复所需的组织量,或是不愿意接受供区损伤的患者,便需要用异体、异种组织或组织代用品来修复。

与单纯的美容整形手术不同,肿瘤切除手术后缺损部位的修复对生物材料提出了更为严格的要求,特别是恶性肿瘤根治性手术后,组织缺损范围较大,一些病灶周围组织合并有炎症、感染、组织变性甚至潜在的肿瘤细胞浸润,手术后需要全身化疗或局部放疗,这些都是影响生物材料植入效果的不利因素。反过来,植入材料也会对局部放化疗效果产生严重影响,作为一种异体材料,植入物也将加重局部炎症、感染的程度,这些因素共同导致了使用生物材料修复恶性肿瘤根治术后缺损区域的并发症发生率居高不下,甚至最终导致手术的失败;而且某些类型的植入材料也可能对肿瘤术后的影像学检查造成干扰,影响术后复查。因此,在条件允许的范围内尽可能利用自体组织修复肿瘤术后软组织及骨缺损,目前仍然是肿瘤整形外科的首选方案;生物材料可作为一种补充手段或备选方案供肿瘤整形外科医师选择,其适应证也需要控制得更为严格。

二、生物材料的分类

生物医学材料简称生物材料(biomaterial),是指应用于人体体内,或间接与人体接触的材料,所以它是体内植入材料、医疗用材料和假肢用材料的总称,在临床医学上是非药物性的。国际标准化组织(ISO)在1987年对生物材料定义为:以医疗为目的,用于和活组织接触以重建功能的无生命材料,包括具有生物相容性的或生物降解性的材料。目前可用于临床的生物材料种类繁多,根据不同的标准也有不同的分类方法,通常情况下可依据材料的属性、功能、来源、使用部位、使用要求等分类。较为常用的是按照生物材料的属性进行分类。

(一)医用金属材料

金属材料是较早应用于医学领域的生物材料,主要有钛、钽、铌、锆、不锈钢、钴合金、钛合金、钽合金等,广泛应用于内固定、人工关节及假体等。

(二)医用无机非金属材料

无机非金属材料主要是指各种生物陶瓷、玻璃、碳素等,包括氧化物陶瓷、磷酸盐陶瓷、生物玻璃等。生物陶瓷根据其与组织的反应特性,又可分为惰性生物陶瓷、表面活性陶瓷和可降解生物陶瓷等。

(三)医用高分子生物材料

各类高分子生物材料发展迅速,在临床上的应用也十分广泛,按其来源可分为天然高分子材料,如多糖、蛋白类;合成高分子材料,如聚乙烯、聚四氟乙烯、聚甲基丙烯酸甲酯等。这些材料广泛应用于人体组织修复、药物载体等。

(四)医用复合材料

复合材料是指用两种或两种以上的生物材料制作而成的复合体,可获得更为优良的材料性质而弥补单一材料本身的缺点,广泛应用于替换和修复人体组织及器官。

三、常用生物材料的要求

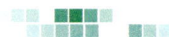

按照来源的不同,生物材料可分为天然材料和人工合成材料两种。为了保证临床应用的安全性与有效性,对各种来源的生物材料有一定的要求:

(一)生物相容性好

不引起毒性反应、炎症反应、异物反应、变态反应,无抗原性、致癌性,不易引起血栓等安全性问题。

(二)有合适的强度

对于应用于人体受力部位修复的生物材料,要求材料有一定的强度,能耐受一定的拉力和压力,能承受一定的负荷。如骨质修复材料弹性模量要接近于骨,具有很高的耐磨损度并能耐老化等。用于机体不同部位的材料,其生物力学性能要求是不同的,良好的生物力学条件可以促进材料与人体组织界面的牢固结合。

(三)稳定性好

由于植入机体的生物材料将与邻近部位发生多种形式的物质、能量以及信号的交换,因此要求材料具有稳定的化学性能,长期植入而不发生构造改变;还要具有良好的耐腐蚀性,能耐腐蚀、耐磨耗,不产生有毒物质的溶出物。

(四)其他要求

要求为非磁性,便于加工、塑形,易于消毒、灭菌等。

上述仅是从临床医学和生物学角度对生物材料的一些基本要求。不同的材料因其特性不同,机体相应的反应也不同;即使是同一种材料用同一种方法,因个体差异,机体对材料的反应也可以不同。机体对材料的反应与生物材料的种类、特性、表面结构、形态、植入方法、植入部位和功能状态等密切相关。

四、常用生物材料的特点

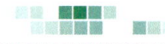

随着生物材料科学的飞速发展,目前可用于临床的医学生物材料种类繁多,不同的材料有不同的临床用途。本文仅就肿瘤整形外科使用较多的各类材料作一简介,重点论述在肿瘤整形外科中应用十分广泛的金属材料、无机非金属材料、高分子聚合物、生物复合材料等。

(一)金属材料

金属材料具有高强度、耐疲劳和易加工等特点,目前主要应用于需要承受较高负载的骨、牙等部位,最为重要的应用包括骨折内固定板、螺钉、人工关节及牙种植体等。需要注意的是,肿瘤整形外科骨组织及关节修复重建过程中使用金属材料可能对术后局部的放疗产生不容忽视的影响,不同的金属材料可对高能粒子产生散射及阻挡作用,使金属材料前方的骨及软组织接受的放射剂量增加,而其后方的剂量则减少。因此对植有金属材料的部位进行放疗前,应当综合考虑金属材料的形状、厚度,对放射剂量及射线角度作出相应调整。此外,一些金属材料可阻挡 X 线穿透或在强磁场下磁化或干扰影像学检查结果的准确性,这将给复查和治疗带来影响。

1 医用不锈钢 医用不锈钢是最早开发的医用合金之一,其以价格低廉、加工容易而得到十分广泛的临床应用,如人工关节、骨折内固定器械、骨皮质和松质骨加压螺钉、骨牵引钢丝、人工椎体和颅骨板等。医用不锈钢长期植入后稳定性较差,其密度和弹性模量与人体硬组织相差较大,与骨质力学相容性不佳,其溶出的金属离子可诱发机体的炎症反应,近年来使用率有所下降,尤其是内置产品类,已逐步被其他生物相容性更好的金属或合金替代。

2 医用钛合金 钛及钛合金以其良好的生物相容性及优良的力学性能在近年得到了广泛的临床应用。钛是目前已知金属中生物亲和性最好的金属,植入机体后引起的组织反应轻微,有一定的生物学活性及与骨结合的能力,尤其适合于骨内的埋置。其缺点是硬度较低、耐磨性差,工艺上通过加入其他金属元素制成钛合金以及特殊的表面处理可进一步提高其生物相容性和综合力学性能。其临床应用包括制作骨内固定器械、人工关节、各类支架、颅骨修复体,口腔颌面外科中用于颌骨的再造等。

3 医用贵金属 医疗用途的贵金属包括金、银、铂及其合金。这类金属多具有较为稳定的化学性质及良好的生物相容性,尤其是多种金属的合金,可提高其力学强度,主要用于口腔颌面外科及颅骨的修复等。

4 医用稀有金属材料 包括钽、铌、锆等稀有金属。此类材料均具有良好的化学稳定性、抗腐蚀性和生物相容性,可根据临床用途加工成接骨板、颅骨修复体、螺钉等外科植入材料。这类材料多数价格较为昂贵,使其应用受到了一定的限制。

(二) 无机非金属材料

无机非金属材料主要是指各类生物陶瓷,包括羟基磷灰石、磷酸三钙、羟基磷灰石水泥、生物活性玻璃等。生物陶瓷类材料修复骨组织的临床应用历史悠久,且不断有新的材料被研制出来应用于临床。这些材料的应用成为骨质缺损及良性骨肿瘤刮除后修复的重要手段,但局部放疗及全身化疗对这类材料的生物学活性影响仍需要进一步深入研究。

1 羟基磷灰石 羟基磷灰石(hydroxyapatite,HA)的微观结构与人体骨质及牙釉质非常相似,具有较好的生物相容性,可与人体骨骼形成牢固的化学结合,但不能被人体溶解吸收。人工合成的HA[$Ca_{10}(PO_4)_6(OH)_2$]是钙及磷酸盐在高温反应下形成的晶体结构,钙磷之比为1.67,其最大的特点是化学组成及性质与已矿化的自然骨质非常相似,这使其具有良好的骨传导和生物相容性,因而被当做骨质替代物广泛应用于临床。骨传导性(osteoconduction)是指植入的材料与骨或骨膜接触后在有成骨细胞存在的部位可引导出新骨再生,而骨诱导性(osteoinduction)则指在没有成骨细胞存在的软组织内也能引导出新骨的再生。虽然植入的羟基磷灰石结构或其构成的支架与邻近的自然骨质接触紧密,但其脆性较大,并不适合于承重骨质的修复,也不具有骨诱导性。近年来羟基磷灰石也被当做骨质诱导生长因子以及成骨细胞的生物活性载体,用于促进损坏骨质的修复重建。

临床应用的 HA 以多孔型和颗粒型较为常见,尤其是多孔型的块状材料与天然骨质的结构相似,较多地用于非负重部位,如下颌骨、颧骨、眶骨等骨质缺损的修复。因单纯的 HA 材料脆性较大,近年来开发出由 HA 与其他物质组成的复合材料具有两种或两种以上生物材料的特性,展现了更为广阔的临床应用前景。常见的 HA 复合材料大致可分为五种,它们分别是:①HA 与天然生物材料的复合物,如骨形成蛋白(bone morphogenetic protein,BMP)、胶原及纤维蛋白;②HA 与有机生物材料的复合物,如涤纶等;③HA 与无机生物材料的复合物,如金属材料;④HA 与自身材料的复合物,如自体骨髓或脱盐骨骼;⑤HA 与多种材料的复合物。

2 磷酸三钙 磷酸三钙(tri-calcium phosphate,TCP)是一种可吸收生物陶瓷材料,其植入骨组织后,通过体液溶解吸收被代谢而排出体外,缺损部位最终被新生骨组织取代,植入物仅在一段时间内起到支架作用。TCP 具有良好的生物相容性和骨传导性,其化学组成及微观结构与自然骨质及牙体的钙化阶段相似,构成分子式为 $Ca_3(PO_4)_2$。根据其晶体结构可分为 α 型和 β 型两种,临床使用较多的是 β-TCP,与 HA 相比,其最大的优点是可被人体吸收降解,且具有更高的强度。

TCP 作为人工合成的骨缺损填充物应用历史已超过 20 年,其较小的微粒直径和海绵样互联的微孔结构使其有较好的骨传导作用，同时也使其在骨质改建的过程中有较高的降解吸收率。TCP 在体内较快地降解吸收可刺激周围新骨的生长，因此在骨修复过程中可起到很好的引导新骨再生和生理支架的作用。目前的成品 TCP 主要有三种类型：①用于填充各种骨缺损的颗粒状 TCP；②多孔型 TCP；③致密型 TCP。其使用方法、适应证与 HA 基本相似，多用于颅骨、眶底、颌骨等的修复以及骨良性肿瘤或瘤样病变手术刮除后所致的骨质缺损。

3 羟基磷灰石水泥 羟基磷灰石水泥(hydroxyapatite cement)又称羟基磷灰石骨水泥或磷酸钙骨水泥(calcium phosphate cement, CPC)，其临床应用历史超过 30 年，也是一种良好的具有生物学活性的骨质替代物。相对于其他生物陶瓷类骨质替代物，它具有良好的可塑性，因此能够与骨质更加紧密地贴合。这类材料具有良好的骨活性，不影响影像学检查且易于获得。羟基磷灰石骨水泥粉由磷酸四钙和磷酸二钙在有水的条件下反应而生成，固化后有一定的生物吸收率。与羟基磷灰石陶瓷相比，羟基磷灰石骨水泥最大的优点就是可在外科手术过程中轻易成型。骨水泥的不足之处是它必须与自然骨质紧密结合才具有骨传导性，而且因其不具有骨诱导性，植入后新骨的生长往往被限制。为克服骨水泥这一缺点，同时应用各种促进骨质形成的生长因子被证明可加速胶原的合成和骨质缺损的愈合，从而增强了骨水泥的临床效果。

4 生物活性玻璃 生物活性玻璃(bioactive glass)最初由 Hench 等报道，其主要组成成分是二氧化硅、氧化钠、氧化钙以及磷酸盐。这类材料目前可单独使用或联合自体或异体移植，广泛用于填充修复骨质缺损。自然骨质与生物活性玻璃结合反应是骨质与生物玻璃表面相互反应的结果，长时间植入后的生物活性玻璃的磷灰石表面可被骨质替代，其生物学活性受本身的构成、植入后周围 pH、温度、玻璃表面处理情况等影响。生物活性玻璃的微孔也为新生骨质提供了支架，以利于血管和成骨细胞的分化。组织学研究表明，生物活性玻璃植入机体后其周围组织没有或仅有较为轻微的炎症反应，植入 6 个月后玻璃纤维支架吸收较为完全。生物活性玻璃较多地用于鼓室重建、骨质肿瘤手术后的填充、面部骨质缺损的重建以及牙槽骨缺损的修复。

(三) 高分子聚合物

大部分软组织填充材料均属于高分子聚合物类生物材料，理想的软组织填充材料需具备优良的生物学性能，如在水溶液中的稳定性、在周围环境中的耐化学腐蚀性、易于成型、无毒等。现今的各类高分子生物材料均或多或少存在一定的缺点，如在生理环境中有不同程度的降解、长期植入材料在体内稳定性欠佳、组织的毒性反应以及潜在致癌性等。临床应用较多的有硅胶、聚甲基丙烯酸甲酯、聚四氟乙烯、高密度聚乙烯、聚乳酸、聚羟基乙酸、涤纶、尼龙、聚氟乙烯、聚丙烯腈等。

1 硅胶 硅胶(silica gel)是由硅和氧组成的单体构成骨架，由甲基、苯基以及乙烯基构成支链的重复单元结构。硅胶具有高稳定性、很好的生物相容性以及无毒、不溶解于体液等特点。虽然硅胶被视为理想的体内植入物，但仍然会引发一些异物反应，如纤维包膜的形成等。硅胶的黏度是由其聚合程度决定的，短链分子聚合物呈液态，而长链分子聚合后成为胶状物，高度交联的聚合链则成为橡胶样外观。

聚乙烯醇/聚(丙烯酸-丙烯酰胺)水凝胶曾在 20 世纪六七十年代用于乳房及脸部的注射填充，随着严重并发症报道日益增多，如炎症反应、注射部位硬结、变色、组织溃疡、组织中游走、肉芽肿形成等，美国食品及药物管理局(FDA)已将其列入禁止使用之列。目前临床应用较多的是聚合程度更高的弹性固体硅胶，该材料可被制作成组织扩张器，内含盐水或半固体的硅胶乳房假体，颅骨、下巴、颧骨以及鼻部、胸部的软组织填充整形假体，也可用于关节置换和肌腱重建。

硅胶假体植入后最常见的并发症是纤维囊的形成和包膜的挛缩，特别是在乳房美容或重建应用过程中，可导致植入部位外形改变以及变硬等。硅胶假体表面处理可减少包膜挛缩，但其效果仍未得到确切证明。硅胶假体应用于关节重建后可造成滑膜炎,一旦发生则往往需要手术取出假体。

2 高密度聚乙烯 本品又称为多孔高密度聚乙烯,商品名为Medpor(Porex Surgical Inc.,USA)。其外科应用历史将近20年,可提供不同形状及厚度的材料,用于不同修复目的的外科手术。其多孔结构有助于植入物的血管化,从而减少排异反应及纤维包膜的形成。

Romano等在1993年首先报道了聚乙烯(polyethylene, PE)材料用于修复颜面部骨折,这种材料可根据外科手术的需要裁剪成合适的形状,植入后不阻止软组织的生长,除因术后感染需要取出植入物外一般也不引起排异反应。Dougherty和Wellisz观察了多孔PE材料和硅胶假体植入动物模型体内后的差异,发现植入1周后硅胶假体周围形成纤维包膜,而PE假体周围出现血管和软组织生长;Jordan等的近期研究则发现多孔PE假体植入人体后12周可见有微血管生长,这些研究结果表明PE材料是一种理想的合成假体材料。PE的临床应用也较为广泛,如颊部、眶弓、眶底、上下颌骨、颧骨、颞部、耳部等头及颜面部的修复均可用到PE。Lupi等使用PE材料修复眶骨损伤及肿瘤术后眼眶重建取得了相当好的疗效。Ram等的研究表明PE假体是修复眶部较大范围缺损的理想材料。虽然PE植入物可取得较为优良的临床修复疗效,但其相关的并发症也需要引起足够的重视。一些研究表明PE材料与其他植入假体相比较有着较高的感染率,因此临床应用过程中需注意严格灭菌,术中充分注意无菌原则,术后须全身应用抗生素。此外PE材料不可用于应力集中部位,否则可能造成磨损而引起组织的慢性炎症反应。

3 聚四氟乙烯 聚四氟乙烯(polytetrafluoroethylene, PTFE)具有化学性质和生物学活性稳定、无抗原性、可高温高压灭菌且易成型等特点,是一种较为理想的生物植入材料。因其压缩性及张力较小,限制了其在骨修补术中的应用,而广泛应用于软组织的填充。临床应用较多的产品Gore-Tex是一种膨体聚四氟乙烯聚合物片,其纯度较高,无过敏性及免疫学活性,异物反应小,炎症发生率低,可用于制作缝线、人工血管,进行软组织填充等。

4 聚甲基丙烯酸甲酯 聚甲基丙烯酸甲酯是一种丙烯酸聚合物,主要用于骨的固定和颅面骨的替代物以及关节置换、胸壁修复等。其具有良好的组织相容性,术中易于塑形,密度较高且有良好的X线穿透性。机体对植入的聚甲基丙烯酸甲酯表现的异物反应较小,可出现纤维组织包囊,长期植入后有并发感染、外露等风险。近期开发的硬组织替代物(hard tissue replacement, HTR)是一种聚甲基丙烯酸甲酯复合物,多孔而富含阴离子,可刺激骨的生长。

5 生物可降解材料 包括天然材料的提纯物和人工合成的可降解材料,如胶原、甲壳素、纤维素、聚乳糖等,这些材料植入体内后可通过生物降解吸收而被代谢排出体外。其应用包括:①组织工程的支架;②骨固定材料;③外科缝线;④软组织填充等。

(四)生物复合材料

生物复合材料是指由两种或两种以上的不同生物材料复合而成的医用材料。因传统的单一种类医用材料多具有某一方面的优点而在其他方面存在一定的缺陷,利用不同性质的材料复合而成的新材料不仅具有其组分材料的性质,而且可获得单组分材料不具备的新特性,因而多组分复合材料在医用材料领域具有最为广阔的发展前景。

复合材料按基体材料的类别分为三类,分别是金属基复合材料、无机非金属基复合材料以及高分子基复合材料。

1 金属基复合材料 金属基复合材料具有一系列独特的性能,如优良的金属耐磨性、抗腐蚀性及生物相容性。其种类包括钛基陶瓷复合材料、镁合金基复合生物材料等,大量用于外科植入材料中的硬组织替代和修复。

2 无机非金属基复合材料 无机非金属基复合材料主要是以氧化物陶瓷、生物玻璃、羟基磷

灰石、磷酸钙等材料为基体,引入其他增强体材料来改善或调整原材料的性能。其种类包括:

(1) 惰性无机非金属与活性无机非金属复合材料:如氧化锆(ZrO_2)-HA 复合材料、碳纤维-TCP 复合材料、碳纳米管-HA 复合材料、纳米碳化硅(SiC)-HA 复合材料等。

(2) 活性无机非金属与活性无机非金属复合材料:如生物活性陶瓷-生物活性陶瓷复合材料、生物活性陶瓷-生物玻璃复合材料等。

(3) 金属与无机非金属复合材料:如各类合金-HA 复合材料。

3. 高分子基复合材料 应用较为广泛的高分子基复合材料主要有惰性无机非金属-高分子复合材料、活性无机非金属-高分子复合材料和高分子-高分子复合材料三种。各类材料均具有其独特的生物学特性,通过材料的复合使产品的生物相容性和力学特征得到了显著的改善,广泛用于骨组织及软组织的修复和替代。

五、生物材料在肿瘤整形外科的临床应用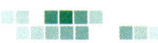

肿瘤整形外科在组织及器官修复重建过程中使用自体组织修复缺损仍要面临众多的问题,如供区受限、继发残损、术后需二次整形、慢性疼痛等,虽然异体灭活组织移植可部分解决这些问题,但也可能引起疾病传染、排异反应等不良后果。生物材料和组织工程学的进一步发展给肿瘤整形外科医师提供了更多的选择,针对不同肿瘤患者手术情况,综合考虑各方面因素,制定个体化的修复计划,在保证肿瘤治疗效果的基础上进一步提高患者的生存质量,这也是肿瘤整形外科总的指导原则。近年来生物材料和组织工程学技术在肿瘤术后骨及软骨缺损修复、关节置换、人工血管、软组织重建等领域取得了巨大的成就,使肿瘤的外科治疗达到了更高的水平。以下仅列举一些较为常用的生物材料在肿瘤整形外科的临床应用及其新进展。

(一) 骨组织肿瘤术后缺损的修复

骨骼构成机体的支撑,主要有运动、支持和保护作用,骨组织肿瘤术后往往造成严重的外观畸形或运动功能障碍,使患者的生活质量大受影响。自体骨移植用于修复小范围的缺损取得了极好的效果,但较大范围的缺损必须借助生物材料修复。良好的骨修复材料需要具有以下几个特征:①良好的生物相容性;②不影响机体影像学检查结果;③容易根据缺损部位的特点成型;④具有骨传导性,生物降解或吸收的速度与骨替代的速度相匹配;⑤容易获得。

生物材料在良性骨组织清除手术后应用尤其广泛。良性骨肿瘤是指生长缓慢、无转移性的异常骨质新生物,少数良性肿瘤(如破骨细胞瘤)具有潜在恶性特征。根据世界卫生组织(WHO)的定义,良性骨肿瘤可根据其组织来源分为骨质来源的、软骨来源的、结缔组织来源的以及血管来源的肿瘤。良性骨肿瘤一旦确诊需要进行病灶的刮除,遗留的骨质残损部位可使用多种生物材料修复,如羟基磷灰石(HA)、β-磷酸三钙(β-TCP)以及 HA 与 β-TCP 复合物 BCP 等。各类骨水泥以其优良的生物相容性、骨诱导特性和足够的机械强度成为修复良性骨肿瘤刮除手术后缺损最有前景的材料。

颌面部、承重或活动关节附近的恶性骨肿瘤术后修复,到目前为止仍然是相当具有挑战性的手术,例如颅颌面部原发或非原发恶性肿瘤、髋部原发或继发恶性肿瘤根治手术后的功能及外观修复重建等。或者因解剖结构复杂,手术难度大,术后对患者容貌影响较大;或者因术后需要承受较大应力及磨损;或者因术后愈合情况差,并发症多,在这些部位使用生物材料修复或重建往往术后效果欠佳,因此要求术者对各类生物材料的性能有全面和深入的了解,这样才能提高手术成功率,切实改善患者术后的生存质量。

颅颌面部肿瘤术后可用于修复的材料种类繁多,包括自体骨、骨水泥、聚丁烯酸甲酯、钛支架、聚乙烯以及各种复合材料。各类材料均有其特点，但也不可避免地具有一些缺点，如多聚异丁烯酸甲酯在使用过程中可放热导致局部细胞变性坏死；钛金属支架虽有良好的生物相容性，但其形变范围较小而易压迫组织最终导致钛板外露等；各类生物陶瓷有良好的生物相容性和机械强度，但难以根据术中的具体情况成型。以往的修复方法仅使用支架类材料，近年的组织工程学进展使颅颌面修复方式有了革新。Warnke等通过计算机辅助设计制作钛金属笼架，中间填充重组骨形成蛋白（rBMP-7）一期手术埋置到背阔肌中，血管化良好后再转移到颌面部修复下颌骨缺损获得成功。Hernandez等使用钛金属支架联合rBMP-7以及自体骨髓移植诱导新骨形成修复下颌角成釉细胞瘤术后缺损，也获得了较好的效果。这些病例通过自体组织、生物材料、组织重建工程技术以及生长因子诱导成骨，结合血管外科技术以及计算机辅助设计等技术的应用，给生物材料和组织工程的临床应用展现了广阔的前景。除各类金属及复合材料外，术中切除的肿瘤骨块经过适当处理后也可作为生物支架材料原位修复骨质缺损。高压蒸汽法可完全灭活瘤骨中的肿瘤细胞，保留良好的骨性支架，这种方法不造成供区缺损，有良好的生物相容性及与供区缺损完全匹配的形状，理论上也不会造成局部肿瘤复发。但在灭活瘤骨细胞的同时也使支架失去了骨诱导性。Von Wilmowsky等进行了一项在灭活骨上种植扩增的自体骨髓细胞修复骨质缺损的前瞻性研究，发现种植扩增骨髓细胞的灭活骨具有优良的骨诱导性。此外，富血小板血浆、骨形成蛋白等均对促进灭活瘤骨的成骨特性有一定的效果。

髋关节恶性肿瘤根治手术有着极高的致残率，骨盆骨质及髋关节修复也是肿瘤整形外科的重大挑战之一。髋关节修复重建有着较高的并发症发生率和失败率，骨盆肿瘤的性质、累及范围和发生部位仍是决定手术难度最重要的因素。髋关节的经典修复方法如Harrington修复法，通过使用骨水泥和金属螺钉将人工髋臼固定在肿瘤切除后的健康髂骨上，可较好地重建髋关节的支撑和运动功能。对该方法的改进包括使用异体灭活骨联合人工髋关节重建也较为成功，这种修复方式适合于包括儿童在内的大部分骨盆肿瘤患者，但仍然有较高的并发症发生率，如感染、骨不连及术后骨折等，对于术后需要进行放疗的患者也不推荐使用。

（二）肿瘤术后软骨重建

软骨可分为透明软骨、弹性软骨和纤维软骨三种。其中透明软骨覆盖于关节表面起到缓冲作用，同时也形成咽、气管、鼻翼和鼻中隔的骨性支持；弹性软骨位于柔软易弯曲部位，如外耳、会厌和咽部，起到支持作用。软骨本身并无血管结构，仅靠周围组织液中营养成活，再生能力极弱，因此软骨结构的重建同样是肿瘤整形外科的难点之一。特别是咽喉部肿瘤手术后气管的重建，不仅需要重建气管的支撑作用，还需要解决气管内膜再生、预防术后挛缩等问题，使此类手术极具挑战性。

气管的重建至少需要满足两个条件：①有活力的软骨结构；②呼吸道黏膜覆盖。这种结构在气管部位是独一无二的，因此很难在身体其他部位获取同时具有这两种结构的复合组织成分，这使得气管的修复重建十分棘手。近年来气管软骨及黏膜的修复重建研究虽然取得了一些进展，但很多仍停留在初步实验研究阶段，如Delaere等通过动物实验，使用自体耳软骨移植口腔黏膜预血管化后转移至咽部修复气管缺损获得初步成功。这种方法具有一定的临床价值，但也有较严重的缺点，因软骨的血管化过程十分缓慢且并不适合于黏膜移植，使软骨血管化及内壁黏膜化耗费较长时间，且成功率较低。鉴于自体软骨移植重建气管的诸多限制，人们开始探索使用生物材料重建气管，如钛支架、Medpor、羟基磷灰石、种植黏膜细胞的组织工程学气管支架等，这些材料在实验过程中均可较好地恢复气管的外形和支撑作用，但其共同的问题是气管内膜重建不理想。较小的缺损通过正常黏膜组织的爬行可较好地完成假体内壁的黏膜化过程，而较大范围的缺损则很难通过黏膜爬行修复,其最重要原因是支架的内表面血管化程度低。Janssen 等通过动物实验,使用多孔钛金属支架移植黏膜并埋置入皮下预血管化后用于修复气管缺损取得成功,表明多孔支架对气管内壁黏膜的存活具有非常重要的意义。

(三) 肿瘤术后软组织重建

根据是否与血液循环系统直接接触,软组织修复生物材料大致可分为血流接触类生物材料和非血流接触类生物材料,前者如人工血管,后者如乳房假体等。

人工血管可用于修复替代病变的动脉或静脉。合成材料制作的血管替代物临床应用十分广泛,也使得肿瘤外科的手术领域不断拓宽。例如一些累及大血管的肿瘤在没有合适的血管替代材料出现以前几乎是手术禁区,随着材料科学的发展,人工血管开始广泛应用,这些手术得以普遍开展,并取得了很好的术后效果。目前大多数人工血管是采用高分子材料进行编织而制成,也有一些是用化学方法处理后的人脐静脉、牛颈动脉等方面的实验研究。大动脉使用人工材料替代物后远期效果尚可,但一些血流较缓慢的动脉或静脉使用人工血管后效果欠佳,其原因包括血管在愈合过程中内腔形成血栓、内膜缺乏血管内皮细胞、血流动力学紊乱等,这些都是人工血管领域亟待解决的问题。

乳腺癌根治手术后乳房的重建至少需要达到两个目的,即恢复乳房的外形和恢复乳房的质地。与其他组织重建相似,乳房可由自体组织修复及使用假体修复两种选择,均可达到满意的重建效果,因自体组织重建可获得更好的远期效果而得到整形外科医师的推崇。但并非所有患者都适合于使用自体组织重建,如一些体形较为苗条或过于肥胖的患者,以及糖尿病患者等,且自体组织重建乳房不可避免地会造成供区的残损而影响美观。基于假体的乳房重建以其手术简单、术程短、创伤小、术后美学效果良好、无供区残损等优点同样得到了广泛的应用。

乳房假体通常由两个或三个主要部分组成:硅胶外囊、囊内填充材料,有的假体还有注射填充材料的阀门。硅胶外囊有一定的强度,起到屏障作用,经过特殊处理的表面也可改善假体植入机体后的组织反应;囊内填充材料则多是液状或胶状材料,如液态硅胶和盐水等。以往使用假体重建乳房一般分两个步骤进行:一期手术在胸大肌下埋植扩张器,注水扩张一段时间后二期手术取出扩张器,随之植入合适大小的硅胶假体重建乳房。近年来随着保留乳头乳晕及皮肤的乳腺癌根治术广泛开展,清除腺体组织后一期植入硅胶假体即刻重建乳房的术式开始逐年增多。但使用硅胶假体填充物重建乳房也有其固有的缺点,可能发生的术后并发症需要引起足够的重视。假体重建乳房的并发症一般可分为近期并发症和远期并发症。术后较短时间内可能发生的并发症包括感染、血肿、血清肿、扩张器外露、皮瓣坏死等。一旦出现假体外露和严重的感染,必须取出假体,感染完全控制并恢复 3~6 个月后再考虑二期重建。假体植入手术的远期并发症包括纤维囊的形成和挛缩,假体移位、变形、硬化、渗漏、慢性疼痛等,均严重影响术后患者的生活质量,其中以纤维包膜的形成和挛缩发生率较高,特别是对于一些需要术后放疗或术前有过放疗史的患者,其发生率高达 38%~60%。预防纤维囊挛缩的措施包括对假体的材料及表面处理工艺进行改进,如使用生物相容性更好的硅胶外囊以及对其外表面进行磨砂化处理等。近年来使用脱细胞异体真皮联合假体重建乳房,这种方法不但能够良好地重建乳房的自然形态,也可减少假体的移位及纤维包膜的形成及挛缩,而取得更好的远期效果。

六、结语

上述实例仅是部分生物材料及技术在肿瘤整形外科中的应用,其中还包括一些具有前瞻意义的实验研究成果或进展。材料和技术的革新对肿瘤整形外科的影响无疑是重大而深远的,同时要求相关医师及研究人员密切关注各类新材料和技术的新进展。放疗、化疗与生物材料的相互影响及其机制仍需要开展深入的基础与临床研究,相关的研究成果将指导我们进一步选择合适的生物材料应用于肿瘤患者。

(曾勇　周波　邹丽剑)

第十三节　肿瘤整形外科与肿瘤综合治疗序列治疗模式的探讨

临床肿瘤学正处于一个手术、放疗、化疗等多学科配合,依据循证医学的手段总结最佳治疗方案的时期,在最佳方案的研究过程中要求多个肿瘤治疗中心协作完成。近年来,肿瘤的预防、诊断和治疗理念均有较大进展;重视肿瘤的综合治疗,强调诊疗规范化和治疗个体化已经成为学术界公认的趋势。

一、注重综合治疗是临床肿瘤学的基本原则

在恶性肿瘤的治疗过程中,现有的各种治疗手段都有其各自的优势,但同时又都存在一定的不足。晚期恶性肿瘤采用一种方法治愈十分困难,常常需要多种治疗手段的综合运用。综合治疗是根据患者的机体状况、肿瘤的病理类型及亚型、肿瘤的侵犯范围(分期)和发展趋向,合理地、有计划地综合应用手术、放疗、化疗等手段制定的最佳治疗方案,其目的在于较大幅度地提高治愈率和改善患者的生活质量。恶性肿瘤是一类临床表现非常不均一的疾病,每个患者对治疗的反应也不完全一致,因此具体到每一个患者需要什么样的综合治疗方案,如何选择手术、放疗、化疗等治疗措施的先后和最佳时期的序列治疗方案需要进行审慎研讨。

现有肿瘤治疗的有效手段大致分为以下几类:

(一) 手术治疗

肿瘤的手术治疗分为根治性手术、姑息性手术、预防性手术以及修复重建手术等。手术治疗属于一种局部治疗手段,它在肿瘤的综合治疗过程中占有极其重要的地位,是目前治疗大多数实体肿瘤的首选治疗方法。对于某些早期或局限的恶性肿瘤,单纯手术即可治愈。由于肿瘤易复发转移的生物学特性,多数有手术适应证的晚期恶性肿瘤单靠手术不能达到彻底根治的目的,需要在术前或术后配合放疗、化疗、生物治疗等方法协助治疗。

(二) 放射治疗

肿瘤的放射治疗分为根治性放射治疗与姑息性放射治疗,是肿瘤综合治疗的重要手段之一。对于某些生长在重要器官或邻近重要器官,无法进行根治性手术,而又对放射线敏感的肿瘤,单用放疗即可达到治愈目的。但是,同手术治疗一样,放疗也是一种局部治疗方法,在治疗过程中常常受到以下因素的制约:

① 由于受到肿瘤周围正常组织器官对放射剂量耐受能力的限制,治疗肿瘤的放射剂量不可能无限制地提高。

② 部分上皮源性肿瘤对放射线呈中度敏感或放射抗拒,即使对放射线敏感的肿瘤组织也存在乏氧细胞等抗拒放射肿瘤细胞。

③ 放射治疗可以治疗局部肿瘤,但无法治愈全身播散的多发病灶,因此放疗必须与手术、化

疗等其他治疗方法综合运用,才能获得最佳的疗效。

(三) 化学治疗

化学治疗分为根治性化疗、姑息性化疗、新辅助化疗、辅助化疗等。与手术治疗和放疗不同,化疗属于全身治疗,侧重于控制肿瘤的全身转移与扩散。化疗对血液、淋巴和生殖系统等少数对化疗高度敏感性肿瘤有根治性作用,多数恶性肿瘤单用化疗无法根治。对于已经或即将进行手术和(或)放疗的肿瘤患者,化疗可控制或杀灭可能存在的微小转移灶、残留病灶及使原发灶缩小,有利于提高手术和(或)放疗效果,延缓或控制肿瘤的复发与转移,从而改善肿瘤患者的生存质量和延长生存期。

(四) 生物治疗

生物治疗是指通过机体防御机制或生物制剂的作用以调节机体自身的生物学反应,从而抑制或消除肿瘤生长的治疗方法。它包括任何生物学物质或生物制剂的治疗性应用,例如细胞因子、单克隆或多克隆抗体及其交联物、免疫活性细胞、肿瘤疫苗、基因治疗等。得益于现代分子生物学和基因工程技术的飞速发展,生物治疗已逐渐成为肿瘤治疗的新途径,具有良好的发展前景,有可能导致肿瘤治疗的革命性突破。

(五) 其他治疗

介入治疗、中医治疗、热疗、微波治疗、超声治疗、激光治疗等也是肿瘤综合治疗的重要组成部分。从治疗效果来看,外科手术和放射治疗都为局部治疗方法,可以彻底根治部分肿瘤。化疗属于全身性治疗方法,侧重于对局部病灶与全身转移的控制,强调多疗程、足剂量的用药方法。只有多种手段的综合运用,才能达到最佳治疗效果,提高患者的长期生存率和改善生活质量。

二、分子生物学的进展使肿瘤的个体化治疗成为趋势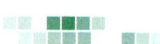

20世纪70年代以来,人类基因组和疾病基因组等研究结果为加速发展癌症个性化研究提供了平台。特别是肿瘤基因组学、药物基因组学、RNA组学和蛋白质组学等基础研究向临床实践拓展,使传统经验治疗模式逐渐向基于遗传信息为背景的个体化治疗模式转变。肿瘤的分子诊断、分子靶向治疗以及芯片技术在肿瘤诊疗过程中的逐步推广与应用,都预示着肿瘤的个体化诊断与治疗时代即将来临。越来越多的研究报道证实,通过检测肿瘤患者生物样本中的基因与蛋白的表达水平可预测药物疗效和评价预后,指导临床个体化治疗,从而提高疗效,减轻不良反应,促进医疗资源的合理利用。

目前在肿瘤的个体化治疗方面已经取得了一些进展,例如头颈部鳞癌EGFR单抗靶向治疗的应用,切除修复交叉互补基因1(ERCC1)高表达预示铂类敏感性降低,胸苷酸合成酶(TS)高表达预示培美曲塞疗效下降,核糖核苷酸还原酶亚单位M1(RRM1)与吉西他滨敏感性呈负相关,Ⅲ型β-微管蛋白与紫杉醇敏感性呈负相关等。一般认为,人类各种蛋白有数十万种,而相对应的基因数较少,而且基因的转录调节、转录后修饰、蛋白表达过程中都会发生极其复杂的偶发事件,至今在临床上被确认为重要抗癌剂应答相关基因指标仍很少。药物的反应性很少由单一因子决定,往往是多个决定因子有效地调控药物反应性。因此,我们应当看到,相关的临床研究与实验室研究结果并不表现出一致性,基于遗传背景信息来指导肿瘤的个体化治疗仍然任重而道远。

三、肿瘤整形外科与肿瘤综合治疗序列治疗模式的探讨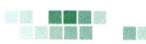

肿瘤整形外科涉及体表肿瘤、头颈部肿瘤、乳腺肿瘤、胸腹壁肿瘤、骨及软组织肿瘤、泌尿生殖器肿瘤等的治疗与修复。肿瘤整形外科医师在治疗过程中需要与肿瘤外科、放疗科、肿瘤内科、康复科医师相互配合。肿瘤整形外科不仅要通过较多的修复重建手段达到根治肿瘤的彻底性,而且要求恢复人体组织器官的功能与外观,最大限度地延长患者的无疾病进展生存期和总生存期。

肿瘤整形外科的最终目的是根治肿瘤、保存功能、修复重建和预防复发,手术、放疗、化疗等综合治疗措施也是围绕这一目的出发的。如何合理安排综合治疗的先后顺序及其治疗流程仍然缺乏依据,虽然目前有些肿瘤(如乳腺癌)在序列治疗方面已经取得了一些成绩,但仍然有许多问题尚待解决。与普通整形外科患者不同,接受肿瘤整形外科手术的患者往往在术前已经接受了多程化疗或放疗,放化疗对这些患者的皮瓣设计、皮瓣供区选择、皮瓣存活以及血供重建等方面均可能存在影响,特别是化疗药物直接注射部位是否仍然适合作为皮瓣的供区,目前尚缺乏深入系统的研究。手术导致机体的创伤可使患者对放化疗的耐受性降低,甚至难以完成既定的系统治疗。如果术后并发感染、组织瓣坏死,则会进一步延迟放化疗开始的时间并影响放化疗的强度。而肿瘤患者术后及时和积极的放化疗往往是肿瘤治愈的关键,延误化疗或者不能完成系统治疗甚至可能产生肿瘤复发、生存期缩短等负面影响。因此,在制定整形手术方案时如何考虑到手术本身对术后化疗和其他综合治疗的影响并采取相应防治措施,是我们需要解决的问题。

肿瘤整形外科中综合治疗的模式是多种多样的,应根据不同肿瘤、不同分期、不同个体状况采用不同的模式。模式的建立必须经过严格的临床研究,在循证医学的基础上不断改进。

例如,对于早期或部位比较局限的肿瘤,可以考虑肿瘤根治术加一期和(或)二期整形修复术,根据术后病理检查结果酌情考虑术后放疗、化疗及生物治疗等。对位于重要部位不宜采用根治术,或者对放疗敏感且临床研究证明放疗具有与手术治疗同样的根治效应时,可考虑先予以放射治疗,疗效较好的患者可以采取根治性放疗;对放疗不敏感的则及时改为手术治疗和化疗。对于局部晚期或者肿瘤巨大,不宜立即手术的患者,可考虑予以术前放疗和(或)化疗,之后再根据肿瘤的变化情况实施根治术及整形修复术,术后放化疗等在内的综合治疗。

需要指出的是,序列治疗不是简单地相加或拼凑,需要强调治疗的个体化。不同的患者疾病种类不同,肿瘤的分期分型不同;即使是同一病种、同一病理类型和同一分期的患者,也会有年龄、心理状况和肿瘤细胞异质性等方面的差异,因此,肿瘤科医师要根据具体患者的年龄阶段、性别特征、心理特点、治疗耐受性、期望的生活质量,并结合患者的全身情况,肿瘤的病理类型、临床分期、遗传背景信息等来设计个体化的治疗方案。在对肿瘤患者诊断与治疗时要特别注意强调多学科治疗前的会诊与讨论,从而制定科学、合理的序列治疗方案。

(王伟　王肇炎　周晓)

第十四节　体表肿瘤切除后的修复重建和美学再造

一、概述

作为整形外科学的一个重要分支,肿瘤整形外科学主要研究肿瘤切除术后器官及组织缺损的修复、功能和外形的重建。然而肿瘤整形外科毕竟和创伤、烧伤、先天畸形整复以及美容整形有一定的区别,其中比较重要的就是需要面临肿瘤扩散、复发的问题以及放化疗等对组织愈合、术后美学效果的影响。一些位于体表的肿瘤在手术切除后往往留下较大的组织缺损,严重影响患者的外貌和器官功能，在对创面修复的同时，医师不仅要考虑到功能和外观的恢复，更要综合考虑肿瘤的后续治疗和术后患者的生存质量。近年来，随着医疗技术和人们生活水平的不断提高，单纯性质的切除治疗已经很难满足人们的要求，因此如何在切除肿瘤的同时更合理、美观地进行修复重建越来越受到医患双方的关注。

二、体表肿瘤的分类

体表肿瘤的分类方法较多，按照其病理学特征可分为良性肿瘤、恶性肿瘤、交界性肿瘤，按照其组织学来源可分为上皮来源的肿瘤和间叶组织来源的肿瘤，按照部位的不同可分为颜面部、躯干部、四肢部的肿瘤。本节按最常用的分类方法，依据肿瘤的病理学特征将其分为良性、恶性及交界性。

常见的体表良性肿瘤包括色素痣、血管瘤、淋巴管瘤、神经纤维瘤和神经纤维瘤病、皮肤纤维瘤、脂肪瘤、黄色瘤、疣以及皮脂腺囊肿、表皮样囊肿、皮样囊肿等。常见的体表恶性肿瘤包括恶性黑色素瘤、鳞状细胞癌、基底细胞癌等。某些色素痣的生物学行为处于良恶性之间，有恶变的倾向，称为交界性病变。

（一）常见的体表良性肿瘤

1 色素痣 色素痣（pigmented nevus）是体表最常见的良性肿瘤，通常由含有色素的痣细胞组成，因细胞内含有黑色素颗粒使其呈现黑色，目前主要认为其来源于表皮的黑色素细胞。色素痣依据其在皮内的关系，可分为交界痣、皮内痣和混合痣。

2 血管瘤 血管瘤（hemangioma）多发生于头、面、颈部，主要由扩张增生的血管或充满血液且内壁衬覆以内皮细胞的间隙和腔窦组成，并由纤维组织和脂肪组织形成间隔和支架结构。根据临床特征，血管瘤又可分为毛细血管瘤（capillary hemangioma）、海绵状血管瘤（cavernous hemangioma）和蔓状血管瘤（racemose hemangioma）。

3 淋巴管瘤 淋巴管瘤（lymphangioma）是一种淋巴管的良性过度增生，由扩张的内皮细胞增生的淋巴管和结缔组织共同构成，按其病理结构可分为毛细淋巴管瘤、海绵状淋巴管瘤和囊状淋巴管瘤三类。

4 神经纤维瘤和神经纤维瘤病 神经纤维瘤（neurofibroma）系起源于神经纤维或末梢的神经轴索鞘的施旺细胞及神经束膜细胞的良性肿瘤，多见于皮肤组织。神经纤维瘤病（neurofibromatosis）为神经纤维瘤累及皮肤、骨骼、中枢神经、内分泌等几个系统的全身性疾病。

5 皮肤纤维瘤 皮肤纤维瘤（dermatofibroma）是皮肤的一种反应性增生性病变，多见于成年人，好发于四肢、肩背等处。病灶主要位于真皮层，由成纤维细胞、组织细胞与胶原纤维组成，依其含量不同，又可分为纤维型皮肤纤维瘤和细胞型皮肤纤维瘤。

6 脂肪瘤 脂肪瘤（lipoma）起源于脂肪组织，是一种由成熟脂肪细胞组成的常见良性肿瘤，多由单发或多发的大小不等的扁平团块构成，并被由纤维组织构成的间隔分割成多叶状。

7 黄色瘤 黄色瘤（xanthoma）简称黄瘤，是一种由充满脂质的组织细胞和胞浆内含有泡沫的巨细胞所构成的良性肿瘤。

8 皮肤囊肿 包括皮脂腺囊肿、皮样囊肿及表皮样囊肿。皮脂腺囊肿（sebaceous cyst）是指因皮脂腺导管堵塞后，腺体内分泌物聚集而形成的常见囊肿，又称为粉瘤或皮脂囊肿，多见于皮脂腺分泌旺盛的青年。皮样囊肿（dermoid cyst）是一种由表皮细胞形成的较为罕见的囊肿，为在胚胎发育过程中表皮细胞与沟槽融合时误被卷入，偏离原位而沿胚胎闭合线处形成的先天性囊肿。表皮样囊肿（epidermoid cyst）又称为外伤性表皮囊肿、上皮囊肿或表皮包涵囊肿，往往是因为外伤异物刺入后,皮屑经创口进入皮下,缓慢生长而形成的囊肿。

(二)常见的体表恶性肿瘤

1. 基底细胞癌　基底细胞癌(basal cell carcinoma)又称为基底细胞上皮瘤,是常发生于有毛部位的表皮基底细胞或皮肤附件的一种低度恶性的肿瘤,主要由间质依赖性多能基底样细胞组成。

2. 鳞状细胞癌　鳞状细胞癌(squamous cell carcinoma)简称鳞癌,又称为表皮样或棘细胞癌,是一种起源于表皮或附属器角朊细胞的恶性肿瘤,癌细胞倾向于不同程度的角化。

3. 恶性黑色素瘤　恶性黑色素瘤(malignant melanoma)是一种起源于皮肤黑色素细胞的高度恶性肿瘤,可发生于皮肤、眼球、消化道、生殖系统等部位,但以皮肤恶性黑色素瘤最为常见。

三、体表肿瘤的手术切除

(一)切口设计的美学要求

体表肿瘤切除后在切口愈合过程中将不可避免地产生瘢痕,选择合适的切口可尽量减少瘢痕的形成,从而达到满意的美学效果。切口瘢痕的产生主要受以下因素的影响:①患者的个人体质;②不同身体部位皮肤的特性;③切口的张力;④切口的方向;⑤其他局部或者全身情况;⑥外科手术技术。

身体同一部位的切口因设计不同,术后效果也有很大差异,其中影响最大的是伤口的张力,因此体表切口的设计应遵循下列原则:

1. 切口的走向　切口的走向应顺皮纹或皱纹方向,手术切口应平行于皮肤的张力线,即皮纹的方向。皮肤的张力线最早由Dupuytren发现,Langer对此进行了描述,因此皮纹也称为朗格线(Langer line)。面部皱纹的方向往往平行于皮肤张力线,而与表情肌的走行相垂直,因此面部沿皱纹走行的切口张力也较小(图1-1)。

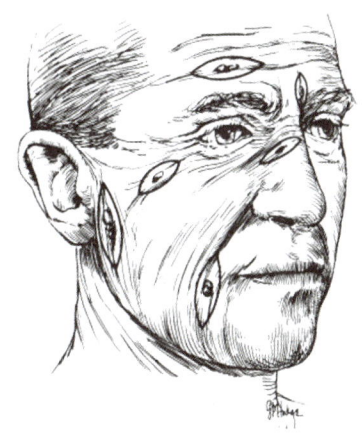

图1-1　面部不同部位肿块切除所选取的切口方向

2. 切口的位置　将切口尽量设计在隐蔽的地方,术后瘢痕可被很好地隐藏。如乳房肿块的切除将切口选在乳房下皱襞、乳晕旁或腋窝,术后瘢痕较难被发现。

3. 切口的形状　切口的形状对术后外观也有重要影响。一般将可拉拢缝合的切口设计成长梭形,这样可以避免缝合时形成"猫耳朵"而影响外观。

4. 避免形成过关节的直线切口　当切口需要跨过关节时,应设计成Z字形而避免形成直线切口,以免术后瘢痕挛缩,影响关节功能。

（二）切除范围

对于体表良性肿瘤,如面积较大的黑痣可先作小范围的梭形切除,以后每隔3~6个月进行分次切除,直到将病灶切除干净。对于交界性肿瘤如交界痣,应当一次性将病灶切除干净,避免残留病灶因手术刺激而恶变。而对于体表的恶性肿瘤则应扩大切除,甚至行区域淋巴结清扫。根据肿瘤恶性程度的不同,切除范围也有差异,如恶性程度较低的基底细胞癌要求切除范围超过正常组织1.0~1.5cm,深度达到深筋膜;皮肤鳞癌切除范围应局限在病灶周围0.5~2.0cm正常组织内,深度以能广泛切除为度;对于无淋巴结转移的恶性程度高的黑色素瘤应切除至病灶周围1.5~3.0cm范围,深度应达到深筋膜,而对于肢端的恶性黑色素瘤常需行截肢术。

（三）缝合方法

缝合技术是关系到术后美学效果的另一个重要因素,精细的缝合和良好的组织对合可有效减少术后切口瘢痕的形成。根据进针方式不同,缝合方法可分为单纯间断缝合、垂直褥式缝合、水平褥式缝合、连续皮下缝合、半包埋水平褥式缝合、连续缝合、皮钉缝合以及切口胶应用等方式(图1-2)。

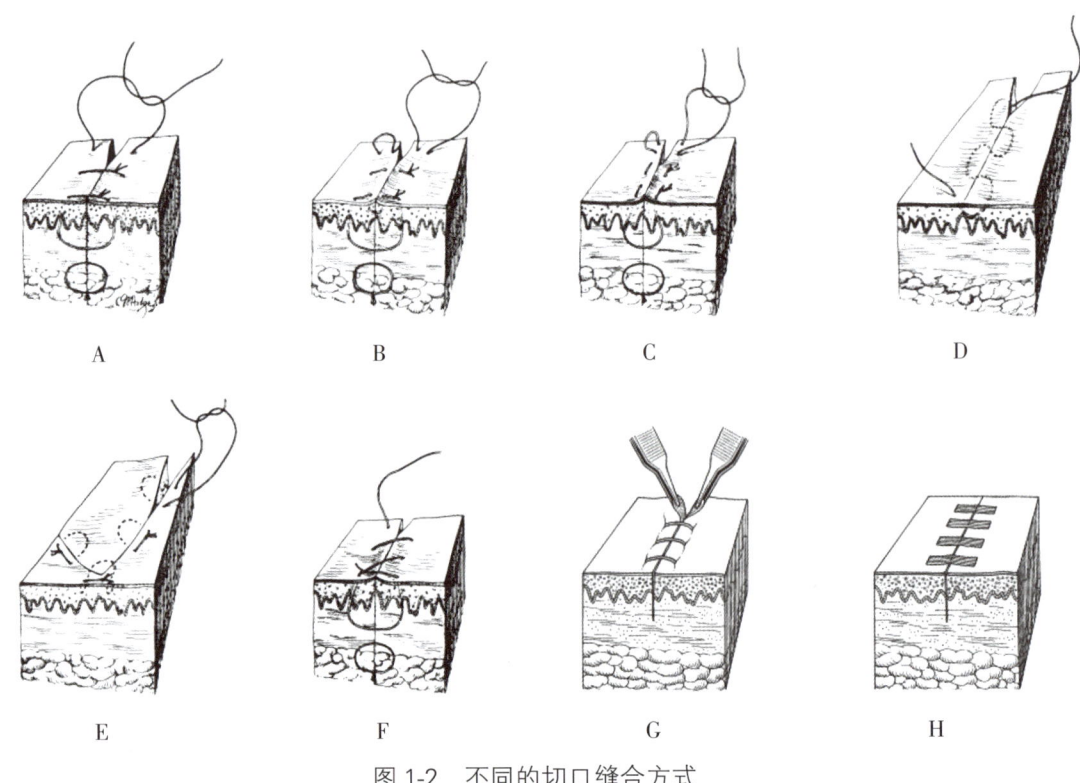

图1-2 不同的切口缝合方式

A. 单纯间断缝合 B. 垂直褥式缝合 C. 水平褥式缝合 D. 连续皮下缝合 E. 半包埋水平褥式缝合 F. 连续缝合 G. 皮钉缝合 H. 切口胶应用

1 单纯间断缝合　单纯间断缝合是整形外科最为常用的缝合方式。缝合的要点是进针时应以一定的角度进入皮肤,使得切口边缘基底部缝合的组织宽于入针点和出针点,所缝合组织的横断面大致呈上窄下宽的梯形,可使打结后切口稍外翻。切口两侧进针深浅应一致,避免切缘内翻,针距一般为5~7mm,进针点距切缘一般为3~5mm,但应根据缝合部位的张力和所用丝线的大小作适当调整。

2 垂直褥式缝合　垂直褥式缝合最常用于需要皮缘外翻的切口以及单纯间断缝合无法缝拢的情况。应当注意的是,垂直褥式缝合若不早期拆线,将遗留明显的瘢痕。

3 水平褥式缝合　水平褥式缝合常用于需要皮缘外翻的情况,特别适用于较厚的光滑部位

（如足部和手掌面）。

4. 皮下缝合　皮下缝合也可分为连续皮下缝合和间断皮下缝合。在连续皮下缝合的过程中，应该注意使缝针水平走行通过真皮组织，并需要保证切口两边的缝合处于同一层次，才能使伤口闭合平整。皮下缝合可避免在皮肤表面留下缝线造成的瘢痕，但不能用于张力较大的切口。

5. 半包埋缝合　这种缝合方式可以使线结被打在切口的一边，以保证另外一边皮肤无瘢痕形成。例如在乳房肿块切除的过程中选用乳晕旁切口，可以将线结打在乳晕区，而不是皮肤侧，能使术后瘢痕很好地被隐藏。

6. 连续缝合　这种缝合方式的优点是节省时间，但本方式切口的对合精确度比不上间断缝合。连续缝合有时候可以配合锁边的方式，能对切缘产生一定的压力而起到止血的作用。

7. 皮钉缝合　使用皮钉缝合可使伤口对合良好，避免内翻，同时也可节约手术时间。但皮钉通常用于表层皮肤的缝合，深层组织仍需使用间断缝合的方式减张。皮钉也可用于新拆线后的切口，以加强保护，避免伤口裂开。

8. 切口胶应用　切口胶或切口贴可用于无张力的切口，或用于深层间断缝合充分减张、对合良好的切口。

四、体表肿瘤切除后的修复重建及其美学特点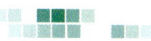

某些肿瘤手术往往需要较大范围的切除，术后残留的创面不能直接拉拢缝合，或即使有效地关闭了创面，由于病灶的破坏及手术的切除导致局部功能及外观严重残损或畸形，给患者带来沉重的心理负担，严重影响了术后患者的生存质量。这就要求肿瘤整形外科医师在实施任何一台肿瘤手术时必须有周密的计划，在完整切除病灶的基础上充分考虑术后局部功能及外观的重建，特别是体表亚单位解剖的重建，以期达到根治肿瘤和恢复功能及外观的目的。

（一）修复重建方法选择原则

1. 宁简勿繁　即使对于同一病损，修复重建的方法也是多种多样的。例如，面部的一小面积色素痣，通过分次切除、皮片移植、皮瓣移植等方式均可达到治疗目的。因此，我们有必要在综合评价治疗效果、手术风险的前提下，制定相对简单、损伤程度小的治疗方案。

2. 先近后远　体表肿瘤切除后的创面常常需要自体组织的转移修复。邻近组织相对于远位组织因具有相似的色泽、质地，同时局部转移修复避免了额外的术区，不同程度地降低了手术风险，所以是组织移植的首选。

3. 个性设计　即针对不同年龄、性别以及病灶局部组织结构设计合理有效的手术方式。

4. 功能形态并重　即关注形态修复的同时兼顾功能的重建。例如，鼻部肿瘤切除后，不但要恢复良好的外鼻形态，还需重建气道，恢复外鼻功能；足底部肿瘤切除后，移植的组织不但要覆盖关闭创面，还需具有耐磨、良好承压的特性。

（二）闭合创面

术前应根据病灶的大小、部位、功能及外观的要求，制定适宜的手术切除及修复方案。较小的病灶可通过单次或分次切除直接拉拢缝合，不能直接拉拢缝合的创面可选皮肤软组织扩张术、皮片移植、皮瓣移植、筋膜瓣移植以及肌皮瓣移植等方法修复。每种方法都有其优势和不足，肿瘤整形外科医师应当依据手术具体情况选用一种或多种。

1. 单纯切除和分次切除　在明确手术切除作为体表肿瘤的治疗方案后，术前可通过皮肤的提捏试验以了解肿瘤局部皮肤的弹性及松紧度。若切除的病灶范围较小、皮肤较松弛，可设计梭形或菱形切口直接切除；若切除的范围较大，单次直接切除后可导致局部皮肤过紧进而造成局部组织牵拉,影响容貌或功能,则可选择分次切除的方法,每次间隔3～6个月甚至更长时间,使局部皮肤在机械牵拉作用下达到外扩张的效果,最终仅遗留少量线性瘢痕。分次切除具有手术方法简单、不需要特殊材料器械、修复后皮肤变化小、组织器官移位小、最终仅遗留线性瘢痕等优点,但其并不适合于以下两类情况:①病灶范围过大,皮肤延展性差,切除后创面难以直接关闭修复;②恶性肿瘤或因手术反复刺激不利于原发疾病者。

2 皮片移植 皮片移植(skin graft)按照所取皮片的厚度可分为刃厚皮片移植、中厚皮片移植、全厚皮片移植和含真皮下血管网皮片移植。肿瘤整形外科中使用较多的是刃厚皮片和中厚皮片移植,其中刃厚皮片易于切取,存活率高,愈合较快;其缺点是缺乏弹性,移植后易挛缩,不耐摩擦,色泽深暗而外观不佳。中厚皮片的弹性和韧性均较刃厚皮片强,不易挛缩且外观良好,但其供皮区瘢痕及对移植区创面要求相对较高,存活率也不及刃厚皮片。对比两者,中厚皮片移植能够取得较好的创面修复及美学效果,在肿瘤整形外科中应用较多。

由于种族和个体差异,皮片移植后往往会遗留局部的皮肤色差和环形的手术瘢痕,使得病灶切除后修复的美学效果大大降低,因此目前并不提倡作为第一选择。但是,对于体表大面积缺损、难以耐受重大手术创伤的部分临床病例,其仍具有应用价值。皮片供区选择的美学要点包括:①先局部后远位,即待移植的皮片应优先选择在距离病灶较近的区域内,如头面部可选择耳后作为供区,躯干部选择腹股沟作为供区,四肢部选择上臂内侧作为供区,这样不但移植的皮片与受区局部皮肤色泽、质地最为接近,而且供区部位隐蔽;②先厚皮片再薄皮片,即优先选择移植后色泽变化小、挛缩程度轻的全厚皮片,如来源受限,则改为相对较薄的中厚皮片,刃厚皮片则往往被作为最后的选择。皮片移植(尤其是头面部)应遵循其分区(图1-3)植皮的原则,以便达到较好的修复效果。

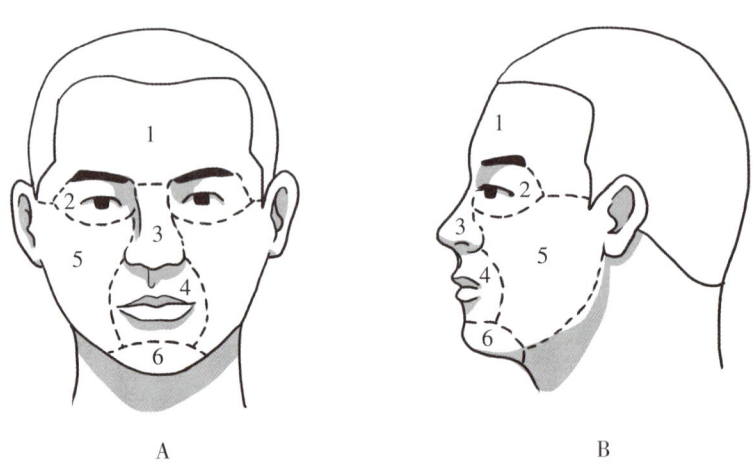

图1-3 面部分区示意图
1. 额部 2. 眼睑部 3. 鼻部 4. 口唇部 5. 颊部 6. 颏部

3 皮肤软组织扩张术 自1976年美国整形外科医师Radovan等开发研制出第一个皮肤软组织扩张器以来,皮肤软组织扩张术开始广泛应用于整形外科。皮肤软组织扩张术与皮片移植及皮瓣转移相比,其最大的优势在于可在较短时间内提供和待修复区域周围质地、色泽相近的多余皮肤,完美地修复创面而且不会造成供区的继发性残损。尤其是近年来随着皮瓣预构技术及皮瓣预制技术的发展,使扩张后的随意型皮瓣转化成为轴型皮瓣,大大增加了皮瓣的成活率,也拓展了皮瓣设计的灵活度,让扩张技术在临床治疗中的应用范围更加宽广。因皮肤软组织扩张术需要一段时间的皮肤扩张期,因此多用于体表良性肿瘤切除一期修复以及恶性肿瘤根治术和综合治疗后二期修复。有关皮肤软组织扩张术的具体应用详见第二十章"皮肤软组织扩张术在肿瘤整形外科中的应用"。

4 皮瓣移植 皮瓣(skin flap)由具有血液供应的皮肤及其附着的皮下组织所组成。在皮肤软组织缺损的修复过程中,游离皮片移植与皮瓣移植是两种最为常用的方法。由于皮瓣自身有血供,又具有一定的厚度,因此在很多方面都具有更大的使用价值。皮瓣常用于修复无法直接拉拢缝合的有骨、关节、血管、神经干等重要组织裸露的创面,或者应用于无深部组织缺损外露,为了获得满意的功能、外观效果的情况。器官再造均需以皮瓣为基础再配合支撑组织的移植,对于面、颊、上颚等部位洞穿性缺损需要有血供丰富的皮瓣覆盖,慢性溃疡特别是放射性溃疡创面也需要有血供的皮瓣移植修复,因此皮瓣的应用是肿瘤整形外科最为基础的修复手段。

与皮片供区的选择相似,也应优先设计选取缺损局部的皮瓣,并尽可能将皮瓣切取后的缝合切口遵循上述切口设计的原则。如皮瓣供区创面难以一期关闭,可联合使用皮肤软组织扩张术,减小供区的继发损伤。对于较表浅的组织缺损,应在皮瓣移植的同时或二期进行皮瓣厚度的修整,避免出现臃肿的不良外观,但需仔细保护伴行血管或真皮下血管网等供血结构。

按照皮瓣的血供特点和转移方式,一般将皮瓣分为随意型皮瓣和轴型皮瓣两大类,各类皮瓣的制备及其特点和临床适应证详见第三章"各种常用组织瓣"。

(1)随意型皮瓣:随意型皮瓣(random pattern skin flap)也称为任意型皮瓣。这类皮瓣不含有轴型血管,仅由真皮血管网、真皮下层血管网,有时也带有皮下层血管网供血(图1-4A)。按其转移方式可分为局部皮瓣(local skin flap)、邻位皮瓣(ortho-position skin flap)、远位皮瓣(distant skin flap)三大类。局部皮瓣又可分为滑行推进皮瓣(sliding skin flap)、旋转皮瓣(rotation skin flap)、交错皮瓣(transposition skin flap)三种。

(2)轴型皮瓣:轴型皮瓣(axial pattern skin flap)又称为动脉性皮瓣,即皮瓣内含有知名动脉及伴行静脉系统,并以此血管作为皮瓣的轴心,使之与皮瓣的长轴平行。依据其血供和转移方式有如下形式可供选择:动脉皮瓣、岛状皮瓣、逆行岛状皮瓣、游离皮瓣、串联皮瓣、并联皮瓣、血管化皮瓣、静脉皮瓣等(图1-4B)。其中游离的轴型皮瓣需要借助显微外科技术完成,具体操作及要求详见第二章"显微外科技术"。

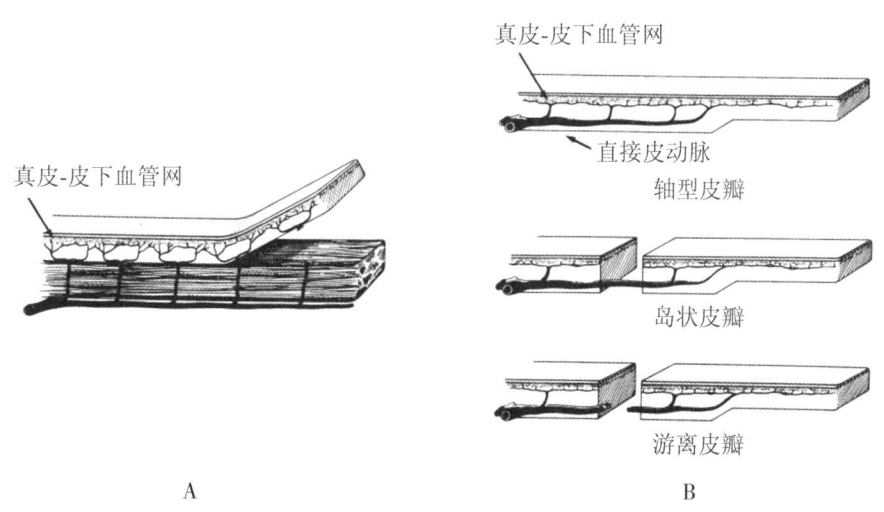

图1-4 皮瓣血供
A. 随意型皮瓣血供　B. 轴型皮瓣血供

5 筋膜瓣移植 筋膜瓣移植(fascial flap transplantation)是在筋膜皮瓣移植的基础上发展起来的一种新型的组织瓣移植。其主要优点是血供丰富,供区可保留皮肤,供瓣区外观不受影响,筋膜瓣较薄,受区不臃肿,功能及外形较好;其缺点是缺损区域仍需要植皮封闭创面。手术方式可根据其移植方式分为带蒂筋膜瓣移植和筋膜瓣游离移植两大类。各类筋膜瓣的制备及其特点在第三章"各种常用组织瓣"中有详细介绍。

6 肌皮瓣移植 肌皮瓣(musculo cutaneous flap)是一种复合组织瓣,即利用身体某块肌肉或部分肌肉连同其浅层的皮下组织及皮肤一并切取移植。肌皮瓣血供丰富,抗感染能力强,因其体积较大且比较厚实,适用于较大创面缺损的修复。带有血管神经的肌皮瓣由于保留了肌肉收缩功能,也可用于局部的肌肉功能重建。按照其血供和转移方式,肌皮瓣可分为带蒂肌皮瓣(pedicled musculo cutaneous flap)、岛状肌皮瓣(island musculo cutaneous flap)、吻合血管的游离肌皮瓣(free musculo cutaneous flap by vascular anastomosis)三类,各类肌皮瓣的制备及应用此处亦不再赘述。

(三) 功能重建

体表肿瘤手术根治后不但导致机体局部外形的严重缺损或畸形,更有可能直接影响到器官功能。肿瘤的直接侵犯或手术扩大切除可能导致局部骨骼、关节、肌肉、神经、血管等受损,这些重要组织的功能重建也是器官美学再造过程中的组成部分。

1 骨和软骨移植 某些骨肿瘤在扩大切除之后可以通过自体或异体骨和软骨移植(bone and cartilage transplant)重建局部外形或其支撑功能,以达到恢复美学外观及支撑功能的目的。

(1) 软骨移植:软骨可分为透明软骨、弹性软骨和纤维软骨三种。透明软骨多位于关节表面,形成咽、气管、鼻翼和鼻中隔的骨性支持;弹性软骨则多位于柔软而具有支撑作用的部位,如外耳、会厌和咽部。整形外科用于移植或需要再造的部位通常为透明软骨和弹性软骨,如耳郭和气管的再造。软骨内部虽无血管结构,但其细胞代谢功能低下,移植后可通过吸取周围组织液中的营养而存活,约2个月后即可与周围组织形成纤维性或纤维骨性愈合。软骨常用的供区有耳郭、肋软骨和鼻中隔软骨。

(2) 自体骨移植:骨质缺损可通过骨移植重建其外形或支撑功能。不带血管蒂的骨块可在移植后一段时间内与受区建立血液循环而存活,通常密质骨移植后血供重建需要数月,而松质骨移植后2~3天可见血管长入。自体骨移植最常用的供区有髂骨和肋骨,腓骨、胫骨、颅骨外板也可作为骨移植的材料。带有血管蒂的骨移植又称为骨瓣移植,因其有固有血管供血,可和肌肉、皮肤等形成复合组织瓣修复复杂的缺损。

(3) 异体骨移植:去除抗原的异体骨移植可用于修复较大范围的骨质缺损,所移植的异体骨块作为支架可供间充质干细胞和成骨细胞附着而增殖形成新骨质,最终以爬行替代的方式取代异体骨。

2 肌肉移植 肌肉移植(muscle transplantation)一般指骨骼肌的移植,可用于重建局部肌肉的收缩功能。根据其血供及移植方式可分为三种,即游离移植、带蒂移植和吻合血管神经移植。其中游离移植由于所移植的肌肉内没有固有的血供,术后易发生移植肌肉纤维化及感染坏死而使用较少。应用较多的是带蒂移植和吻合血管神经移植,由于保留了肌肉的血供及神经支配,移植后的肌肉具有良好的收缩功能,使得缺损部位的运动功能得以重建。肌瓣除用于局部运动功能重建外还可用于局部缺损的填充和修复,由于有丰富的血供而具有显著的抗感染功能。

3 血管移植 血管缺损长度在1~2cm以上,经过缩短两段断端距离无法直接缝合的需要做血管移植(blood vessel transplantation)。一般情况下不论是动脉还是静脉缺损,均宜采用体表的自体静脉移植修复。供区血管多选择头静脉、贵要静脉及其属支,手背、足背静脉网,大隐、小隐静脉及其属支等。血管移植的方式除架桥移植外,尚有T形移植、Y形移植和补片移植(图1-5)。

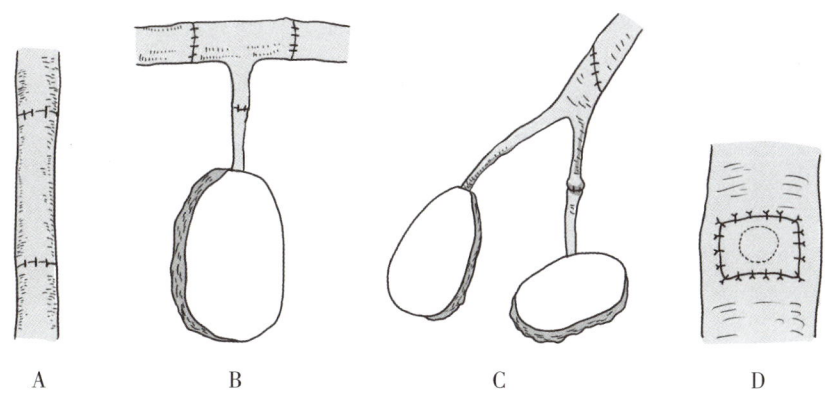

图 1-5 血管移植的方式
A. 架桥移植　B. T形移植　C. Y形移植　D. 补片移植

4. 神经移植　肿瘤侵犯或者手术切除导致外周神经受累或者缺损,使局部失去神经支配而发生运动障碍和感觉异常,神经缺损超过 2~3cm 可通过神经移植(nerve graft)修复。

为使神经修复达到最佳效果,在去除受累神经节段之后应当尽可能一期无张力修复缺损。在存在张力的情况下,神经断端的缩短吻合是应当避免的,此时宜使用游离神经吻合修复断端的缺损,确保吻合口无张力存在。此外在修复神经缺损时还应当注意感觉神经和运动神经的区别,尽可能使对应的神经断端得到正确的吻合。当神经束的解剖结构不明晰时,也可通过吻合神经束膜来修复,最后通过术后的运动和感觉锻炼来改善修复的效果。

在神经移植手术中,供区多选择腓肠神经。成人的腓肠神经可提供长达 30~40cm 的神经段,当需要更大量的神经移植时,其交通支还可进一步提供 10~20cm 的神经段。近年来出现了一种新的神经移植术,称为神经植入术(nerve implantation),包括运动神经植入术和感觉神经植入术。运动神经植入术是将邻近的运动神经分支植入失去神经支配的肌肉,使其恢复运动功能,已证明可再生新的运动终板。感觉神经植入术是指把感觉神经植入失去神经支配的皮肤或感觉功能不良的皮瓣中,使局部皮肤或皮瓣的感觉得以恢复。

5. 各类生物材料的应用　生物材料在肿瘤整形外科中的应用详见本章第十二节。

综上所述,体表肿瘤在根治性手术后的美学再造应当包括功能重建和外形重建两个极为重要的部分,需要肿瘤整形外科医师在美学整形原则指导下灵活运用各类修复方式,综合考虑肿瘤治疗的特殊要求,尽最大努力恢复术区的功能和外形,提高肿瘤患者的生存质量。

(四) 再生医学与美学重建

人们很早就注意到一些低等动物如蝾螈、壁虎等在身体组织或器官损伤缺失后短期内可完全再生,组织外观和功能可完全恢复至损伤前状态,低等动物的这种非凡的再生能力深深吸引着研究者的目光。高等哺乳动物的某些组织也表现出惊人的再生能力,如人体肝脏部分切除后仍可依靠残存的肝细胞修复再生而恢复到正常体积。那么因外伤或肿瘤手术所导致的体表组织或器官缺损是否也能够通过组织再生修复呢?再生医学理念的提出及其相关研究试图回答这一问题。

再生医学是指研究机体在正常状况下的发育、组织结构特征与功能、受创后组织修复与再发生机制,以及在此基础上寻找有效的治疗方法,以促进机体自我修复和再生,或构建出新的组织器官,最终改善或恢复受损组织和器官的结构与功能的科学。组织的再生修复是生命科学不懈追求的目标,理论上组织或器官的再生修复无论在细胞成分、组织结构上还是在功能、外观上均与原缺损部位高度匹配,因而可达到最佳的修复效果,这也是功能、外观美学重建追求的最终目标。近年来组织工程(参见第二十二章"组织工程与肿瘤外科学")和干细胞领域的研究进展使人们看到了组织、器官再造的曙光,基于干细胞及组织工程学的修复重建研究也成为整形外科领域全新的方向。

（祁佐良　周晓　杨晓楠）

参考文献

[1] 周晓,胡炳强,罗以.浅谈肿瘤整形外科形成的必要性[J].中国肿瘤,2001,10(12):694-695.

[2] Gorney M. Plastic surgery as a weapon of foreign policy[J]. Plast Reconstr Surg, 2005, 116(7): 2030-2032.

[3] Langer R, Vacanti J P. Tissue engineering[J]. Science, 1993, 260: 920-926.

[4] Bobin J Y, Delay E, Rivoire M. Role of surgery in the treatment of cancer surgical oncology[J]. Bull Cancer, 1995, 82(2): 113-126.

[5] 曾益新.肿瘤学[M].北京:人民卫生出版社,2000:1-6.

[6] McDowell F. The source book of plastic surgery[M]. Baltimore: Williams & Wilkins, 1977: 443-445.

[7] Owens N. A compound neck pedicle designed for the repair of massive facial defects: formation, development and application[J]. Plast Reconstr Surg, 1955, 15(5): 369-389.

[8] 王炜.整形外科学[M].杭州:浙江科学技术出版社,1999:1-15.

[9] 邱蔚六.邱蔚六口腔颌面外科学[M].上海:上海科学技术出版社,2008:1247-1264.

[10] Patel H R, Linares A, Joseph J V. Robotic and laparoscopic surgery: cost and training[J]. Surg Oncol, 2009, 18(3): 242-246.

[11] Egevad L. The pathologist's role: to diagnose prostatic cancer and determine prognosis[J]. Lakartidningen, 2012, 109(8): 403-406.

[12] 郝希山,魏于全.肿瘤学[M].北京:人民卫生出版社,2010:273-284.

[13] Shankar S, Pillai M R. Translating cancer research by synthetic biology[J]. Mol Biosyst, 2011, 7(6): 1802-1810.

[14] Harii K, Asato H, Nakatsuka T, et al. Reconstructive plastic surgery in cancer treatment: surgery for quality of life[J]. Int J Clin Oncol, 1999, 4(2): 193-201.

[15] Fisseler-Eckhoff A. New TNM classification of malignant lung tumors 2009 from a pathology perspective[J]. Pathology, 2009, 30(2): 193-199.

[16] Shen S S, Truong L D, Ro J Y, et al. Use of frozen section in genitourinary pathology[J]. Pathology, 2012, 44(5): 427-433.

[17] Jerjes W, Upile T, Radhi H, et al. cTNM vs. pTNM: the effect of not applying ultrasonography in the identification of cervical nodal disease[J]. Head Neck Oncol, 2012, 4(1): 5.

[18] Jung A S, Sharma G, Maceri D, et al. Ultrasound-guided fine needle aspiration of major salivary gland masses and adjacent lymph nodes[J]. Ultrasound Q, 2011, 27(2): 105-113.

[19] Das D, Gupta M, Kaur H, et al. Elastography: the next step[J]. J Oral Sci, 2011, 53(2): 137-141.

[20] Mittal M K, Morris J B, Kelz R R. Germ simulation: a novel approach for raising medical students awareness toward asepsis[J]. Simul Healthc, 2011, 6(2): 65-70.

[21] 陈孝平.外科学[M].第2版.北京:人民卫生出版社,2010:16-24.

[22] 庄心良,曾因明,陈伯銮. 现代麻醉学[M]. 北京:人民卫生出版社,2003:1216-1227.

[23] Fleisher L A, Beckman J A, Brown K A, et al. ACC/AHA 2007 guidelines on perioperative cardiovascular evaluation and care for non-cardiac surgery: a report of the American College of Cardiology/American Heart Association Task Force on Practice Guidelines (writing committees to revise the 2002 guidelines on perioperative cardiovascular evaluation for non-cardiac surgery)[J]. J Am Coll Cardiol, 2007, 50(17): 159-241.

[24] Eagle K A, Berger P B, Calkins H, et al. ACC/AHA guideline update for perioperative cardiovascular evaluation for non-cardiac surgery: executive summary[J]. Circulation, 2002, 105(10): 1257-1267.

[25] Espinosa Domínguez E, Reverón Gómez M A, Pérez Méndez L, et al. Risk factors for postoperative complications in major head and neck surgery[J]. Rev Esp Anestesiol Reanim, 2011, 58(4): 218-222.

[26] Rudolph R, Berg J V, Schneider J A, et al. Slowed growth of cultured fibroblasts from human radiation wounds[J]. Plast Reconstr Surg, 1988, 10: 669-674.

[27] Gorodetsky R, McBride W H, Withers H R, et al. Effect of fibroblast implants on wound healing of irradiated skin: assay of wound strength and quantitative immunohistology of collagen[J]. Radiat Res, 1991, 125(2): 181-186.

[28] Fajardo L F, Berthrong M, Anderson R E. Radiation pathology[M]. New York: Oxford University Press, 2001: 411-420.

[29] 屠规益,徐国镇. 头颈恶性肿瘤手术前后放射治疗[J]. 中华放射肿瘤学杂志, 1997,6(2):70-74.

[30] Hidalgo D A, Pusic A L. Free-flap mandibular reconstruction: a 10-year follow-up study[J]. Plast Reconstr Surg, 2002, 110(2): 438-449.

[31] 程涛,张春霖,娄朝晖,等. 现代临床生物材料[M]. 郑州:郑州大学出版社,2009:5.

[32] Binger T, Seifert H, Blass G, et al. Dose inhomogeneities on surfaces of different dental implants during irradiation with high-energy photons[J]. Dentomaxillofac Radiol, 2008, 37(3): 149-153.

[33] Nandi S K, Kundu B, Ghosh S K, et al. Efficacy of nano-hydroxyapatite prepared by an aqueous solution combustion technique in healing bone defects of goat[J]. J Vet Sci, 2008, 9(2): 183-191.

[34] Bose S, Tarafder S. Calcium phosphate ceramic systems in growth factor and drug delivery for bone tissue engineering: a review[J]. Acta Biomater, 2012, 8(4): 1401-1421.

[35] Hing K A, Wilson L F, Buckland T. Comparative performance of three ceramic bone graft substitutes[J]. Spine J, 2007, 7(4): 475-490.

[36] 郑玉峰,李莉. 生物医用材料学[M]. 西安:西北工业大学出版社,2009.

[37] Reppenhagen S, Reichert J C, Rackwitz L, et al. Biphasic bone substitute and fibrin sealant for treatment of benign bone tumours and tumour-like lesions[J]. Int Orthop, 2012, 36(1): 139-148.

[38] Warnke P H, Springer I N, Wiltfang J, et al. Growth and transplantation of a custom vascularized bone graft in a man[J]. Lancet, 2004, 364(9436): 766-770.

[39] Chlupac J, Filova E, Bacakova L. Blood vessel replacement: 50 years of development and tissue engineering paradigms in vascular surgery[J]. Physiol Res, 2009, 58(2): 119-139.

[40] Stump A, Holton L H 3rd, Connor J, et al. The use of acellular dermal matrix to prevent capsule formation around implants in a primate model[J]. Plast Reconstr Surg, 2009, 124(1): 82-91.

[41] 周晓,曹谊林.肿瘤整形外科学与组织工程[J].中国医学工程,2007,15:726-729.

[42] Gravel C A, Le T T, Chapman M W. Effect of neoadjuvant chemotherapy on distraction osteogenesis in the goat model[J]. Clin Orthop, 2003, 412: 213-224.

[43] 王伟,周晓,戴捷,等.术前诱导化疗对实验犬隐皮瓣的影响[J].中华肿瘤防治杂志,2011,18(4):256-259.

[44] Lin S, Lu J J, Han L, et al. Sequential chemotherapy and intensity-modulated radiation therapy in the management of locoregionally advanced nasopharyngeal carcinoma: experience of 370 consecutive cases[J]. BMC Cancer, 2010, 10(1): 39.

[45] 周晓,王伟,戴捷,等.顺铂与氟尿嘧啶联合化疗对腹壁皮瓣的影响[J].组织工程与重建外科杂志,2011,7(6):317-320.

[46] 王伟,周晓.肿瘤整形外科相关化疗的应用与展望[J].组织工程与重建外科杂志,2011,7(6):355-357.

[47] Thorne C H. Grabb and Smith's plastic surgery[M]. 6th ed. Philadelphia: Lippincott Williams & Wilkins, 2007.

[48] 付小兵.组织再生:梦想、希望和挑战[J].中国工程科学,2009,11(10):122-128.

[49] 付小兵.成体干细胞与再生医学[J].中华损伤与修复杂志,2007,2(1):49-50.

[50] Sun H, Liu W, Zhou G, et al. Tissue engineering of cartilage, tendon and bone[J]. Front Med, 2011, 5(1): 61-69.

[51] 周晓,曹谊林,崔磊,等.组织工程化骨修复下颌骨缺损(附3例报告)[J].组织工程与重建外科杂志,2010,6(4):183-187.

[52] Valencia A, Hidalgo M. Getting personalized cancer genome analysis into the clinic: the challenges in bioinformatics[J]. Genome Med, 2012, 13(7): 61.

第二章 显微外科技术

第一节 整形外科手术的基本原则

一、无菌操作

由于任何感染都会直接影响手术效果,无菌操作是一项必须严格执行的原则。显微外科手术操作较为复杂,手术时间较长,手术野广泛,且常涉及两个以上的手术野,因而创面暴露机会较多,感染的机会也就增多。尤其在组织移植时,被移植组织是一块缺血的组织,在未重新建立血供前,对感染的抵抗力也势必降低,故在显微整形手术时应严格遵守无菌操作。移植组织一旦感染,就会前功尽弃,不仅移植组织感染坏死,还使受区受到破坏,从而使患者失去了仅有的整复机会。在修复或闭合一个新鲜创面时,同样要求严格遵守无菌操作,并且要把污染的创面处理成为清洁的创面,使皮片或皮瓣移植能完全成活,以保证局部功能的恢复。在面部涉及鼻、眼、口腔等部位手术时,局部不易做到绝对无菌,但应对皮肤及口腔做好术前准备,手术中至少做到不将外源性的感染源引入手术野。

二、无创技术

任何外科手术对组织都有一定的损伤与破坏作用,手术中每一动作都可能使无数细胞受到损伤与破坏,如过度夹持、挤压、牵拉,干燥或过热的湿敷等,会使一部分组织坏死,这些坏死的组织将成为细菌的培养基,即使不形成明显的感染,至少在愈合时将形成瘢痕组织。从组织学观点着眼,任何软组织、血管、神经或淋巴管都是活体组织,任何挤压或粗暴的处理都可造成一定程度的破坏与损伤,形成继发坏死,而无创技术就是将这种损伤降到最低限度。每个手术者都要形成爱护组织的观念,操作时做到稳、准、轻、快,刀、剪、缝针必须锋利精巧。创面暴露于空气中的时间不宜过长,随时用湿盐水纱布将创面覆盖起来,但不可用过热的盐水纱布。尤其在止血时,有时由于急切地想止血,顾不上等到过热的湿纱布冷却,就将其压敷于创面,因而造成创面组织的损伤,这种损伤会影响创面愈合。

三、无死腔残留,无血肿形成

因局部组织缺损,创面闭合后在皮下或深层出现的空隙即为死腔,这是造成血肿与感染的祸根。大的死腔可通过转移组织瓣充填及放置负压引流管,以消灭死腔;小的死腔可借助缝合及加压包扎去除。

血肿可因术中止血不完善而引起,也可因局麻药的血管收缩作用或凝血异常继发性出血所致。血肿将对伤口愈合的最终结果产生不良影响,特别是影响移植皮肤的成活。术中应彻底止血,避免血肿形成;如果发生了血肿,应尽早清除。

四、无创面外露

无创面外露即使创面得到覆盖。外露的创面易招致感染,从而使组织发生水肿,最后形成瘢痕组织。若经广泛游离后缝合仍有较大张力或不能直接缝合时,则需采用皮肤移植术消灭创面。

五、适度张力缝合

任何伤口过分松弛或过分紧地缝合皆非适宜。过松的缝合常造成组织对合不齐。缝合过紧,张力过大,可以产生下述不良后果:①形成宽广的瘢痕组织;②妨碍或阻断组织的正常血液循环,可造成组织边缘坏死;③在颜面部可牵拉器官移位,导致继发畸形;④可致伤口裂开。

第二节 整形外科手术的基本操作技术

一、切口

整形外科皮肤切口对局部的功能与外形影响很大,要求切口瘢痕细小、隐蔽,不影响功能。因而,在设计切口时应注意以下几点:

1 切口方向与皮纹(朗格线)或皱褶线(表情线)一致(图 2-1)。

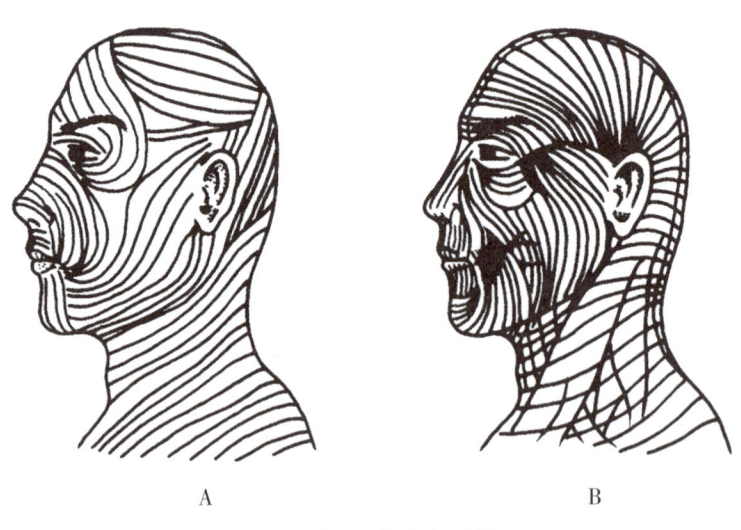

图 2-1 切口方向与皮纹
A. 面部皮肤朗格线　B. 面部皮肤皱纹走向

2 若手术中切口必须横过表情线时则应改变方向使之呈锯齿状或 S 形,在四肢横过关节时切口亦应作成横形或 S 形,预防直线挛缩。

3 在颜面部还可沿轮廓线或区域之间的分界线作切口,如鼻旁、鼻翼旁、耳郭前、发际缘、下颌缘等较隐蔽处。

④ 在作切口时要用锋利的刀,一次垂直切透皮肤全层,切忌反复拉锯式切开,造成不整齐的切口线。防止切口呈斜面,否则缝合后将成为一侧隆起的瘢痕。

二、剥离

在手术中应以锐性剥离为主,结合钝性剥离。应密切注意剥离平面,减轻组织损伤和减少出血。

三、止血

彻底止血是外科手术的基本要求,整形外科既要求止血彻底,又要求损伤轻微。

① 深部手术、大型皮瓣转移时电凝止血法还是可以使用的,但为了减少组织损伤,建议使用双极电凝或微型电凝以减少组织炭化的范围。

② 较广泛的渗血创面可以采用温湿盐水纱布压迫止血。

③ 肾上腺素溶液局部应用有暂时止血效果,但继发出血及皮片、皮瓣下血肿发生率较高,故最好不用此法。

④ 结扎止血是常用也是效果最为确切的方法。为了平稳而不致扯脱,建议学习与熟练双手打结法并打成三结。

⑤ 比较难以止血的地方还可以采用缝合结扎的止血方法。

⑥ 上、下肢手术适当应用充气和橡皮片驱血止血带,可以减少术中失血。

四、清洗

整形外科手术往往创面大、时间长,术中及缝合前宜冲洗,以清除组织碎片、预防感染,有利于组织修复。清洁创面用生理盐水,污染创面用1:2000苯扎溴铵(新洁尔灭)、1.5%过氧化氢溶液、生理盐水反复冲洗。

五、引流

广泛的剥离创面常由于渗血或止血不完善造成术后血肿、积液或感染,故此类手术后的引流往往是一项必要的措施。引流的方法有橡皮片、半边导尿管、香烟卷引流及负压引流,可视不同情况选用。引流条一般于术后48~72h拔除,负压引流可延至3~4天再拔除。

六、缝合

理想的整形外科缝合应该是分层缝合,并做到确切对位,松紧适度,深部不留死腔,皮肤层无张力。在止血彻底的基础上细致地缝合,避免大针粗线,避免层次错位,从深到浅逐层缝合。常用的缝合方法有皮肤、皮下间断缝合法,真皮层缝合法,连续毯边缝合法,垂直褥式缝合法,水平褥式缝合法,三角皮瓣尖端缝合法等,各种缝合方法均有各自的适应情况与要求(图2-2~图2-7)。

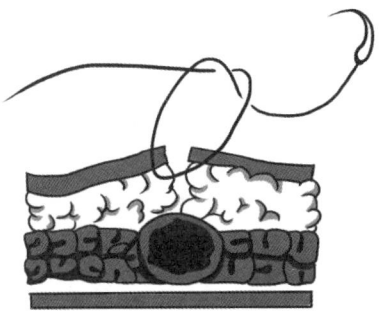

图 2-2　皮肤、皮下间断缝合法

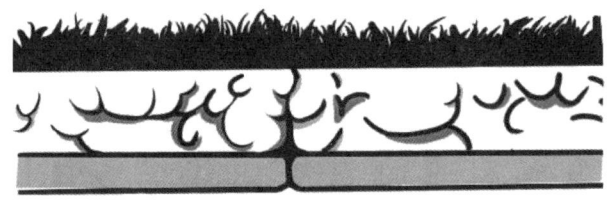

图 2-3　真皮层缝合法

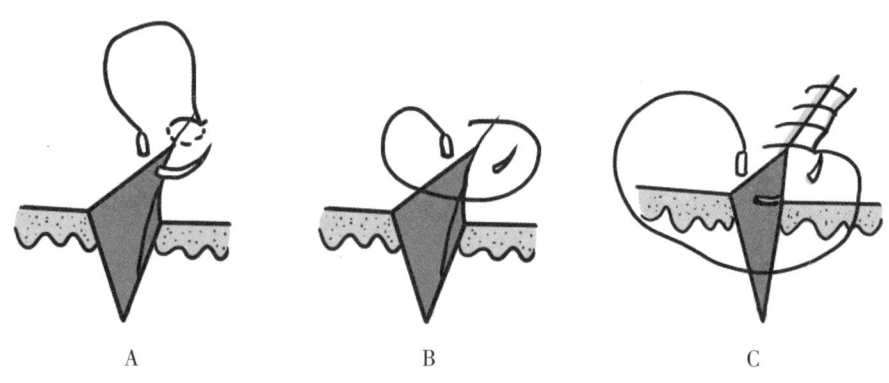

图 2-4　连续毯边缝合法

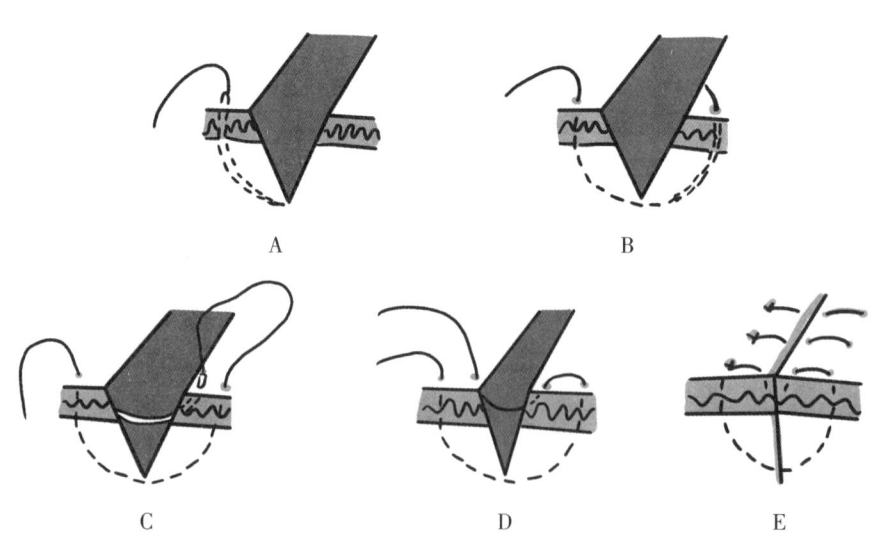

图 2-5　垂直褥式缝合法

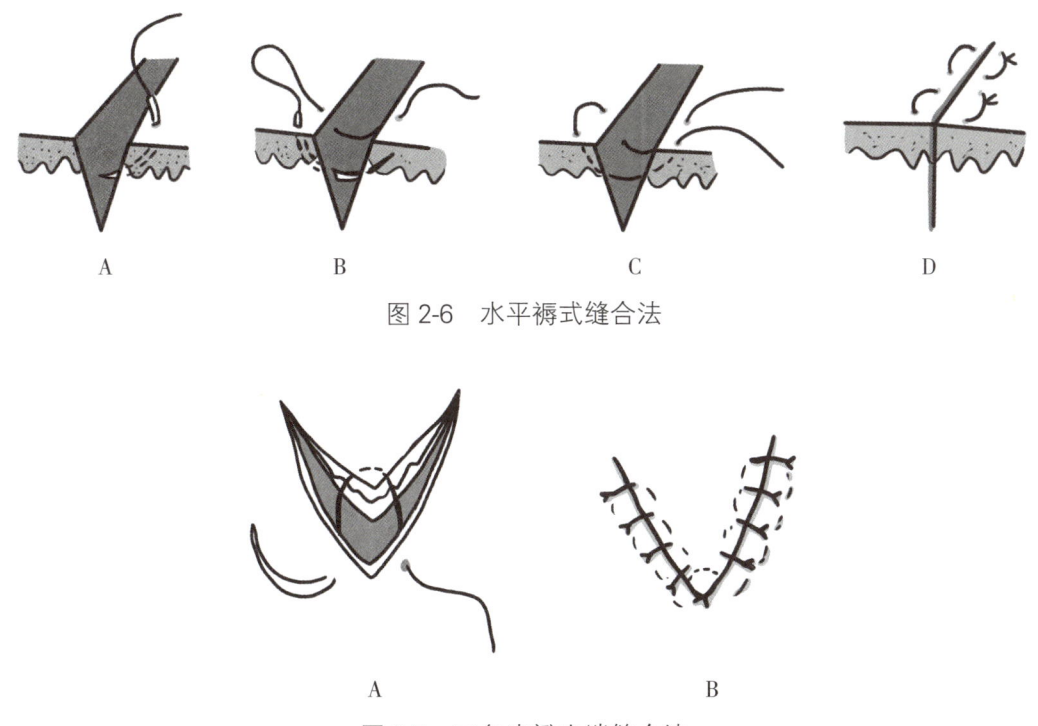

图 2-6　水平褥式缝合法

图 2-7　三角皮瓣尖端缝合法

七、包扎固定

手术后伤口的包扎固定应视为手术的重要步骤之一，它可在一定程度上影响手术的成败。如皮片游离移植术后，若包扎固定不妥，皮片可因移动而失败；耳、鼻器官再造术后的包扎塑形固定亦非常重要。

第三节　显微外科的基本技术

显微外科（microsurgery）是指在手术放大镜或手术显微镜下，使用显微器材，对细小组织进行精细手术。显微外科既是一门新颖的技术，又是一门新的边缘学科；其既有各临床外科应用的技术问题，又包括与这项技术相关的解剖学、生理学、生物化学、病理学及诊断学的基础理论研究。因此，显微外科已成为一门独立的学科，称为显微外科学或显微修复外科学。显微外科现已广泛应用于手术学科的各个专业，随着修复重建外科的发展，显微外科技术在临床上会有更加广泛的应用。

一、显微外科的设备和器材

（一）手术显微镜、手术放大镜

1　手术显微镜　手术显微镜有双人双目或单人双目以及落地式、悬吊式、台式或壁式等类型，以落地式双人双目手术显微镜最为常用。手术显微镜的放大倍数在 6～30 倍之间自动变化，工作距离 200～300mm，可根据需要调节。

2　手术放大镜　手术放大镜有头盔式、台式及眼镜式等种类，以眼镜式最为常用，其放大倍数为 2.5~6 倍,适用于缝合直径 2mm 以上的血管、神经。

(二)显微外科手术器械

1. **显微外科组织镊** 用作夹持血管外膜、神经外膜,协助缝合、拔针、打结及分离组织等。
2. **显微外科持针器** 有直、弯两种,用作持针、缝合、打结等。
3. **显微外科剪刀** 有直、弯两种,用作修剪和分离血管、神经、淋巴管等,也可用作 5-0~11-0 线的剪线工具。
4. **显微血管夹** 用作夹细小血管,阻断血流。其种类较多,夹力大小不一,可按不同口径血管选用。
5. **冲洗针头及冲洗装置** 用在血管吻合前和吻合过程中,以把管腔内余血冲洗干净和保持手术野的湿润、清洁。
6. **显微缝合针线** 针线连在一起,有 7-0~12-0 等不同规格,用于不同口径血管、淋巴管的缝合。

二、显微外科手术基本技术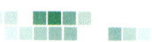

显微外科手术和传统外科手术有较大的差别。显微外科手术基本技术主要包括显微外科基本技术及小口径管道修复、吻合技术。

(一)显微外科基本技术

1. **器械使用** 掌握手术器械、显微镜的使用方法。
2. **练习操作** 在显微镜下练习显微切开和分离技术、显微组织的提持技术、显微组织的牵开及暴露技术、显微外科的结扎及止血、显微外科的清创技术,注意手术中和助手的配合。

(二)小口径管道修复、吻合技术

1. **显微血管吻合** 对直径小于 2mm 的血管吻合,应在手术显微镜或手术放大镜下进行,以达到理想效果。显微血管的吻合方法有缝合法、套管法、黏合法、机械吻合法及热凝吻合法,临床多采用缝合法。血管吻合的形式有端端吻合、端侧吻合、侧侧吻合,以端端吻合常用。常采用二定点或三定点间断缝合法,其要点为:①阻断血流:用血管夹阻断血流;②修平断面:剪除受损血管至血管内膜光滑而管壁完整水平,剪平血管断端;③切除血管断端外膜:以防缝合时将其带入管腔,引起血栓形成;④吻合口靠拢:用靠拢器将血管两端靠拢,以便在无张力下缝合;⑤冲洗和保持湿润:冲洗管腔内余血和保持手术野湿润,以利缝合,减少局部血液凝固和血管内膜损伤;⑥缝合:准确进针,针距、边距均匀;⑦漏血的处理:吻合口有漏血或喷血时,应在漏血处补针;⑧通畅试验:检查吻合口是否通畅;⑨将血管埋于良好的组织床内。

2. **显微神经吻合** 显微神经吻合包括神经外膜缝合法、神经束膜缝合法和神经外膜束膜缝合法(图 2-8~图 2-10),其基本要点为:①解剖分离神经;②在正常的神经部位吻合;③在无张力下缝合;④避免神经扭转。

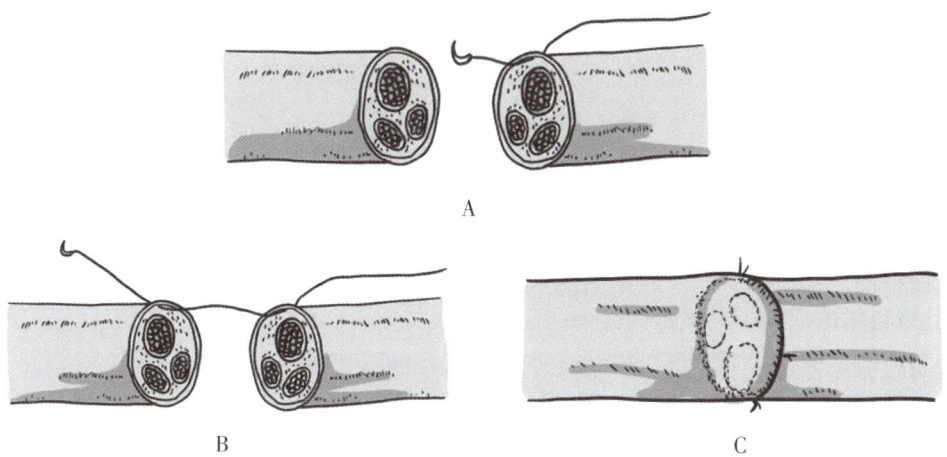

图 2-8　神经外膜缝合法

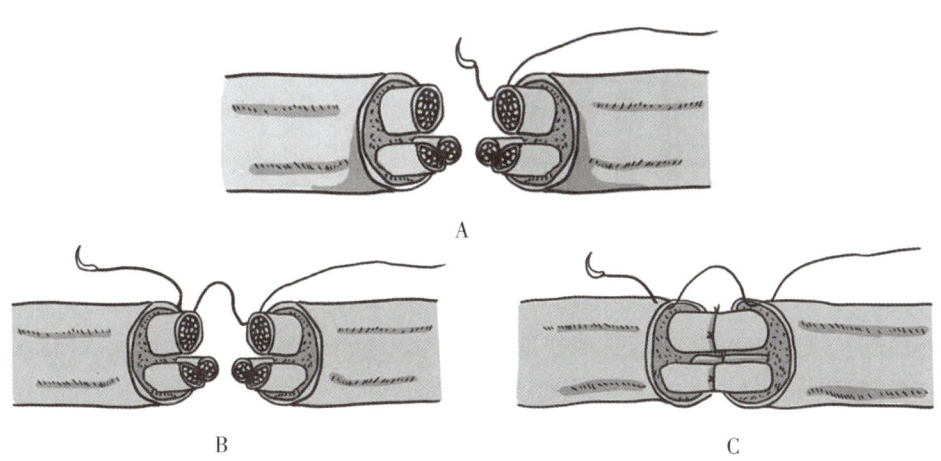

图 2-9　神经束膜缝合法

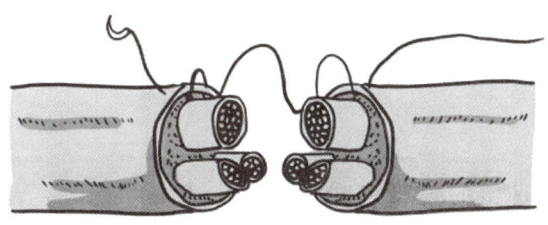

图 2-10　神经外膜束膜缝合法

三、术后观察及处理

（一）术后常规处理

1. 预防感染　应用广谱抗生素。
2. 抗凝治疗　选用低分子右旋糖酐、阿司匹林、双嘧达莫、溶纤维蛋白酶类药、肝素等。
3. 抗痉挛　选用复方丹参注射液、山莨菪碱、妥拉唑林等。
4. 加强监护　对移植物的温度、色泽、水肿情况、毛细血管反应等进行监护。

（二）全身情况的观察和处理

1. 生命指标观察　观察血压、脉搏、呼吸、体温、神志变化，如患者生命指标不稳定或有恶化趋势，应全面分析伤情、手术和用药情况，找出问题，进行相应处理。
2. 血容量的判断和处理　患者出现肢端皮温下降、皮色苍白、指甲床毛细血管充盈时间迟缓、尿少、尿比重增高等血容量不足表现时,应及时补充血容量,以新鲜血液为主,忌用升压药。

3. 出血倾向的观察　患者出现创面较多渗血及皮肤、黏膜、内脏等全身出血情况时,应及时检查凝血时间和凝血酶原活动度,进行动态观察,必要时可输入新鲜血液。对凝血药物应慎用。

(三) 移植物或再植物血液循环的观察及处理

1. 血流障碍的原因　血管痉挛、血栓形成、血管扭曲或张力过大、血肿、组织水肿、通过血管蒂的隧道过分狭窄、皮肤缝合张力过大、制动不牢、体位改变使吻合口张力增加甚至撕裂等因素,均可引起移植物或再植物血流障碍。

2. 观察内容

(1) 色泽:移植物或再植物色泽青紫,常提示静脉回流受阻;色泽苍白则表示动脉供血不足。

(2) 皮温:一般情况下,移植物或再植物皮温应维持在31℃以上。如皮温低于27℃,提示动脉性血流障碍;皮温在27～31℃之间,提示静脉性血流障碍;皮温低于健处皮肤3℃以上,并伴有色泽改变,提示血流障碍。

(3) 血管的充盈和搏动:可观察移植物浅层较大血管的充盈(静脉)和搏动(动脉),用超声多普勒血流仪测定更为准确。

(4) 移植物皮肤的微循环状况:可用激光多普勒测定。

3. 血管危象的处理　血管危象(vascular crisis)是指因吻合血管发生血流障碍,从而危及移植物或再植物存活的一种现象,需要及时处理。其处理步骤如下:

(1) 分析血管危象的病因,进行对症处理。

(2) 发现血管危象的征象后应采取积极的措施,包括体位调整、保暖、抗痉挛治疗、抗凝治疗等,并严密观察处理后的反应。

(3) 经上述处理,病情持续恶化或未见明显好转,则应手术探查。

四、显微外科的应用范围

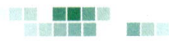

显微外科除在眼科、耳鼻喉科和神经外科应用外,在再植、移植和修复重建外科方面的应用主要有:

1. 断肢(指)再植　我国已成功施行一次完成十指离断和手指末节离断再植。

2. 吻合血管的组织移植

(1) 吻合血管的皮瓣和肌皮瓣移植:修复皮肤软组织缺损伴有深部组织外露创面。

(2) 吻合血管神经的肌肉移植:修复肌肉缺损、坏死和失神经支配。

(3) 吻合血管的骨和骨膜移植:修复大段骨缺损。

(4) 吻合血管的大网膜移植:修复皮肤软组织缺损、有深部组织外露、不适于其他吻合血管皮瓣修复的创面,治疗血栓闭塞性脉管炎和慢性骨髓炎。

3. 吻合血管的足趾移植再造拇指或手指　现已有再造全手五指的报道。

4. 吻合血管的空肠移植重建食管　用于食管瘢痕性狭窄、先天性食管缺损或闭锁和食管癌切除术后食管重建。

5. 周围神经显微修复　修复长段神经缺损。

6. 显微淋巴外科　治疗淋巴循环障碍。

7. 小管道显微外科　用于输精管吻合、输卵管吻合、鼻泪管外伤的修复。

8. 吻合血管的小器官移植　如吻合血管的睾丸移植治疗高位隐睾等。

(王炜　龙剑虹　周晓)

参考文献

[1] 王炜. 整形外科学[M]. 杭州:浙江科学技术出版社,1999.

[2] Thorne C H. Grabb and Smith's plastic surgery[M]. 6th ed. Philadelphia: Lippincott Williams & Wilkins, 2007.

[3] 曹谊林. 临床诊疗指南:整形外科学分册[M]. 北京:人民卫生出版社,2009.

第三章 各种常用组织瓣

第一节 概述

皮瓣移植术始于1595年，Tagiliacozzi设计上臂皮瓣行鼻再造术。19世纪初设计管状皮瓣移植成功。在1915~1965年间，皮瓣设计局限在皮瓣长与宽的比例，面部3∶1，下肢1∶1，超过所设计比例须做延迟手术。1965年，Bakinjian应用胸三角皮瓣转移修复咽部，不需要做延迟手术。1973年，Danial、Williams等根据皮肤血供解剖学的研究，将皮瓣分为直接由皮动脉供血的轴型皮瓣和由肌皮动脉供血的随意型皮瓣两类。1974年，Harri、Hmori等吻合血管的游离皮瓣获得成功。30多年来，由于显微解剖学的兴起，促进了组织移植技术的发展，使得带血管蒂的皮瓣、肌皮瓣转移及吻合血管的游离皮瓣移植术广泛应用于创伤、电烧伤、热压伤等伴有神经、血管、肌腱等深部组织外露及严重软组织缺损的创面，有避免或减少截肢、恢复外形和功能及防止继发性大出血等优点。

一、皮瓣与皮瓣移植的概念及适应证

皮瓣是指自身带有血供的复合组织块，可包括皮肤、皮下组织或更深层次的组织。将这种组织块由身体一处转移至另一处的过程称为皮瓣移植或皮瓣转移。形成皮瓣的部位称为供区，接受皮瓣的部位称为受区。若将设计的皮瓣立即掀起并转移至受区，称为皮瓣即时移植，这样的皮瓣称为急性皮瓣。若将设计的皮瓣先经延迟手术，使其血供更加丰富后再行转移，称为皮瓣延迟移植，这样的皮瓣称为延迟皮瓣。皮瓣自身携带血供有两种方式：一种是与供区以蒂相连，蒂可为皮瓣的全层组织，也可为部分层次的组织，如皮下组织、肌肉、血管束等，这样的皮瓣称为带蒂皮瓣，将其转移至受区的过程称带蒂皮瓣转移；另一种是将皮瓣中的血管与受区血管相吻合，这样的皮瓣称为游离皮瓣，将其转移至受区的过程称为吻合血管的游离皮瓣移植。

皮瓣移植后早期完全依赖自身携带的血供维持生存，以后随着愈合过程的进展，可逐渐从受区获得血供，同时对自身所带血供的依赖性逐渐减小，甚至可完全不需要。此时，如有必要可将带蒂皮瓣的蒂部切断。

皮瓣移植是整形外科最基本也是最常用的操作技术之一，其主要适应证包括以下几个方面：

1. 修复有骨关节、软骨、肌腱、重要脏器及血管神经裸露的皮肤软组织缺损创面。
2. 修复洞穿性缺损。
3. 修复血供不良创面，如放射性溃疡、慢性骨髓炎溃疡等。
4. 修复受磨压部位的创面，如足跟溃疡、褥疮等。
5. 再造器官，如手指、耳、鼻、阴茎、阴道再造等。

6 功能重建,如背阔肌肌皮瓣移植重建屈肘功能等。

二、皮肤的血供类型与血管构筑

皮瓣存活最基本的条件是具有良好的血液循环,因此,了解皮肤的血供类型与血管构筑对正确选择与设计皮瓣具有重要意义。人体全身的血液供应可分为三个层次,即内层血管系统、肌肉血管系统和皮肤血管系统。

(一)内层血管系统

内层血管系统由身体的主干血管组成。这些血管是主动脉的延续,管壁具有强韧的弹力纤维,可随心脏的收缩与舒张而搏动,有助于推动血液流动和维持灌注压,具有将血液分布到全身各处的作用。

(二)肌肉血管系统

肌肉血管系统的供血血管源自内层血管系统,可分为Ⅰ～Ⅴ五种类型。Ⅰ型为单支型,即肌肉的供血动脉只有一支,如腓肠肌、阔筋膜张肌等。Ⅱ型为主支加次支型,即肌肉有一条较大的主要供血动脉和一些较小的次要供血动脉,如股薄肌。Ⅲ型为双支型,即肌肉有两条大小几乎相同的供血动脉,如腹直肌和臀大肌。Ⅳ型为节段性血管支型,即肌肉有一系列较为细小的节段性供血动脉,但缺乏主要的供血动脉,如缝匠肌和胫前肌。Ⅴ型为主支加节段性血管支型,即肌肉有一条主要的供血动脉和一些方向与来源不同的节段性供血动脉,如背阔肌和胸大肌。肌肉血管系统的主要功能是供养肌肉,部分肌肉的血管尚具有供养其表面皮肤组织的作用。

(三)皮肤血管系统

皮肤由两种类型的皮动脉供血,即直接皮动脉和肌皮动脉,两者均有相应的静脉回流系统伴行。皮肤血管系统存在于深筋膜、皮下脂肪和皮肤三个层次,由深筋膜、皮下、真皮下、真皮内和表皮下五个自成系统又互相联系的血管丛构成(图3-1),各血管丛的动脉也均有相应的静脉回流系统伴行。

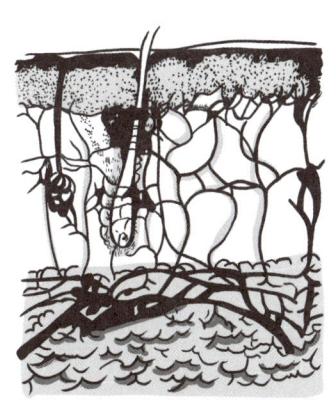

图 3-1　皮肤血管系统示意图

1 直接皮动脉　起自内层动脉干,经肌间隙或肌间隔穿出深筋膜后,在肌肉浅面的皮下组织内与皮肤表面平行走行,沿途发出分支供养皮下脂肪和皮肤(图3-2,图3-3)。以直接皮动脉为轴心的血管可形成轴型皮瓣,如旋肩胛动脉、腹壁浅动脉、足背动脉和桡动脉等。

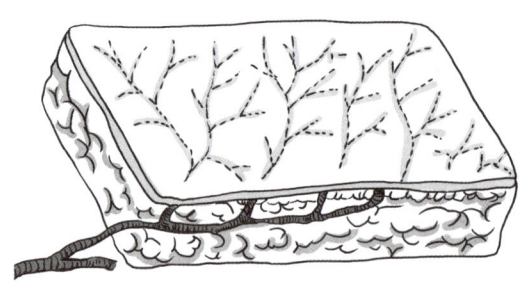 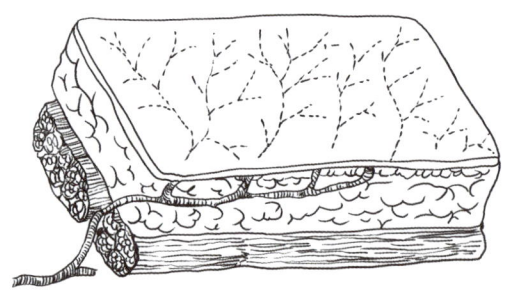

图 3-2　直接皮血管皮瓣类型示意图　　　　图 3-3　肌间隙皮血管皮瓣类型示意图

2 肌皮动脉　肌皮动脉来源于供养肌肉的动脉，发出肌皮支自肌肉垂直穿出深筋膜进入上方的皮肤组织，成为肌皮动脉，供应皮下组织和皮肤。人体皮肤的绝大部分覆盖着肌肉，而每块肌肉都有血管分布，因此肌皮动脉是人体绝大部分皮肤的供血动脉。以肌皮动脉为供血血管可形成随意型皮瓣。若以进入肌肉的动脉为供血血管，将肌肉连同其上方的皮肤组织一并掀起，则可形成肌皮瓣（图3-4）。

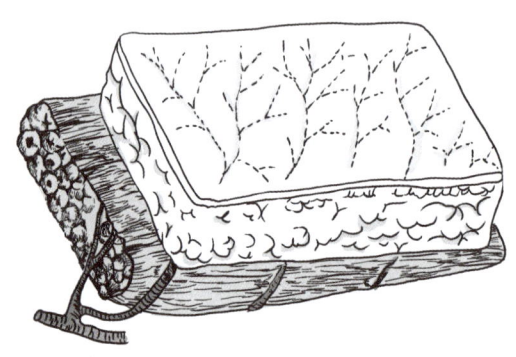

图 3-4　肌皮血管皮瓣类型示意图

3 深筋膜血管丛　深筋膜及其上下的疏松组织存在着明显的深筋膜血管丛，在肢体上更为明显，包括筋膜下、筋膜和筋膜上三层，以筋膜上血管丛最为丰富。这些血管丛的血供来源包括直接皮动脉、肌皮动脉及皮下血管丛的返支血管。临床上形成皮瓣时，若将深筋膜包括在内，则该皮瓣即成为筋膜皮瓣，其血供较一般皮瓣更为丰富，存活长度可增加15%～20%。

4 皮下血管丛　位于浅筋膜，故又称浅筋膜血管丛。浅筋膜将皮下脂肪分为浅深两层，浅层较致密，深层较疏松。在该层筋膜内存在着水平走向的血管丛，其发育程度在不同部位有所不同，躯干多于下肢。浅筋膜血管丛与其下方的深筋膜血管丛及上方的皮肤血管丛有较为丰富的吻合，其血供来源于两种皮动脉的分支。该血管丛的存在是形成皮下脂肪瓣的解剖学基础（图3-5）。

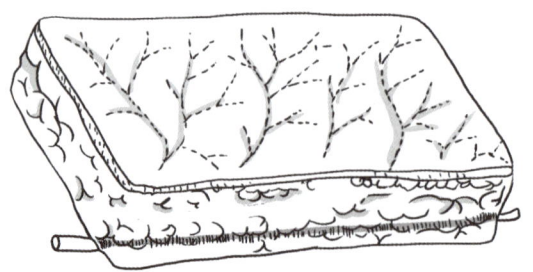

图 3-5　主干带小分支血管皮瓣类型示意图

5. 真皮下血管丛 位于真皮与皮下脂肪交界处，血管丛广泛而丰富，是皮肤的主要供血系统，两种皮动脉的许多终末支均在此层终结。由该血管丛发出许多小动脉，这些小动脉的管壁具有连续的平滑肌，其主要功能是分布血液。一些小动脉斜行或垂直向上进入真皮网状层，或加入真皮血管丛或继续上行并彼此连接，形成弓形吻合；另一些小动脉则向下走行，供应皮下脂肪和各种腺体。真皮下血管丛对维持皮瓣的血供甚为重要，形成皮瓣时须注意保护，否则皮瓣难以存活。

6. 真皮和表皮下血管丛 真皮血管丛位于真皮网状层，表皮下血管丛位于真皮乳头嵴下界和真皮表皮线之间，这两层血管丛提供真正的皮肤循环。真皮血管丛的小动脉管壁具有不连续的平滑肌成分，主要起热调节作用。表皮下血管丛属于毛细血管，其管壁无平滑肌存在，主要具有营养功能。

三、皮瓣的分类

（一）按供受区远近与转移方式分类

1. 局部皮瓣 局部皮瓣是在受区邻近部位形成的皮瓣，按转移方式可进一步分为推进皮瓣与枢轴皮瓣两类。推进皮瓣可直接向前推向受区，不需任何旋转或侧方移动。推进皮瓣有单蒂与双蒂之分，V-Y皮瓣(图3-6)和Y-V皮瓣(图3-7)也属推进皮瓣。枢轴皮瓣是指围绕皮瓣基部的轴心点旋转的皮瓣，其旋转弧的半径为皮瓣的最大张力线。旋转皮瓣(图3-8，图3-9)、易位皮瓣及插入皮瓣均属枢轴皮瓣。标准的旋转皮瓣一般是半圆形的。易位皮瓣通常是矩形的，菱形皮瓣、双叶皮瓣及Z成形术所形成的皮瓣也属易位皮瓣的范畴。插入皮瓣不像旋转皮瓣与易位皮瓣那样密切接近缺损区，它与缺损区相间有正常组织，转移时必须跨过相间组织的上方或通过其下方才能到达缺损部位。

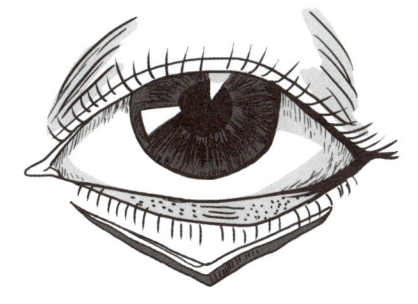
图3-6 应用V-Y皮瓣矫正轻度下睑外翻

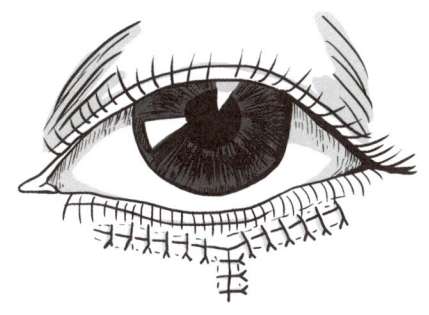
图3-7 应用V-Y皮瓣矫正轻度下睑外翻

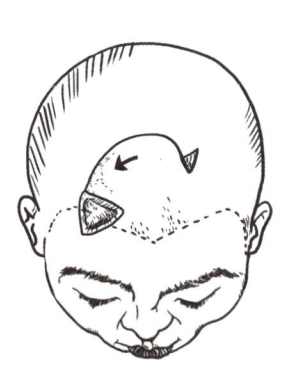
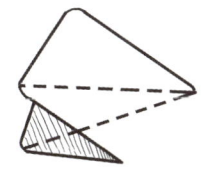
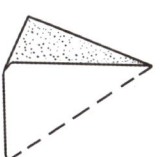

图3-8 旋转皮瓣设计（一）

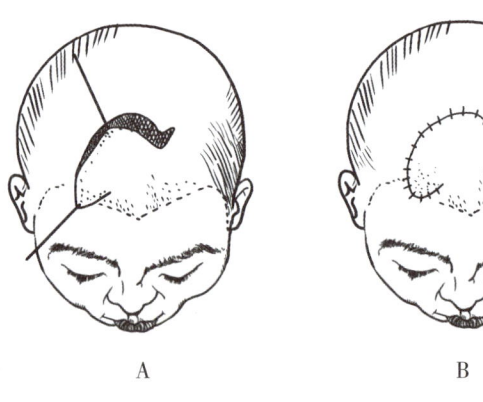

图 3-9　旋转皮瓣设计(二)

2. 远位皮瓣　在距受区较远部位形成的皮瓣称为远位皮瓣。这类皮瓣可以直接、间接或以吻合血管的方式转移至受区。直接转移者称直接远位皮瓣,如交腿皮瓣和移植至手背的腹部带蒂皮瓣等;间接转移者称间接远位皮瓣,如通过腕部携带法转移至面颈部创面的腹部管形带蒂皮瓣;经吻合血管的方式转移者称游离皮瓣,如移植于手背的足背皮瓣。远位皮瓣除以吻合血管的方式进行移植者外,一般均需 2 次以上的手术方可完成移植全过程。

(二) 按血供类型分类

按血供类型可将皮瓣分为肌皮动脉供血皮瓣与直接皮动脉供血皮瓣两类。肌皮动脉供血皮瓣可进一步分为随意型皮瓣与肌皮瓣两种,直接皮动脉供血皮瓣主要指轴型皮瓣。随意型皮瓣可在全身各处形成,而肌皮瓣和轴型皮瓣只能在一些特定部位形成。

(三) 按组成成分分类

按组成成分可将皮瓣分为单纯皮瓣与复合皮瓣。复合皮瓣包括筋膜皮瓣、肌皮瓣、骨皮瓣、感觉皮瓣等几类。单纯皮瓣仅含皮肤及皮下组织,若将深筋膜也包含在内则为筋膜皮瓣。肌皮瓣是将肌肉包括在内的皮瓣,若含骨组织即为骨皮瓣。感觉皮瓣是指含有感觉皮神经的皮瓣。

(四) 按皮瓣血供的解剖学特点与临床应用形式分类

1. 轴型皮瓣　在本章第四节中已有详述,此处不予赘述。

2. 预构轴型皮瓣　人体轴型皮瓣的供区毕竟是有限的,某些区域皮肤质地好、部位隐蔽,但缺乏理想的轴心血管。预构皮瓣系人为地在非轴型皮瓣的皮下先植入一套轴心血管,经过一段时间,当移植的轴心血管与皮肤血供沟通后,即可作为轴型皮瓣加以利用。沈祖尧等将大网膜移植于腹部皮下,以胃网膜右血管为蒂制成大网膜轴型皮瓣。陈宝驹等设计的颞部血管化皮瓣,系在颞浅血管的浅面将头皮切开掀起,对折缝合,然后在颞浅血管的分布区上植皮,待植皮存活后连同颞浅血管一并取下,进行游离移植,对折的头皮再剖开缝回原处。此种预构轴型皮瓣的研究与应用为游离皮瓣移植开拓了新的来源。

3. 组合皮瓣　对某些特大范围的软组织缺损或缺损区需同时修复两种具有不同功能的皮瓣(或其他组织瓣)时,则远非单一皮瓣或肌皮瓣所能解决的。组合皮瓣就是通过血管吻合的方法,把两个各具独立血管蒂的游离皮瓣连接起来,构成一个具有共同血管蒂的组合体,以修复某些广泛而复杂的创面。例如,将背阔肌肌皮瓣与指(趾)甲皮瓣组合,以修复拇指、手掌及前臂掌侧大面积皮肤缺损;或将背阔肌肌皮瓣与腓骨组合,以修复小腿皮肤合并胫骨大段缺损。如果选用背阔肌肌皮瓣与其他皮瓣组合,可将背阔肌肌皮瓣的血管蒂从胸背血管分离至肩胛下血管,利用其分支旋肩胛血管与其他皮瓣的血管蒂吻合。如果选用前臂皮瓣与其他皮瓣组合,则利用桡血管贯穿皮瓣全长的特点,使该主干血管远端与另一皮瓣的血管蒂吻合,前者称为桥梁瓣,后者称为末端瓣,这种组合又称为二级串联皮瓣。由于皮瓣、肌皮瓣的组合应用,使严重创伤的修复达到一个新的水平。

4 静脉皮瓣 静脉皮瓣是一种非生理循环的新型皮瓣。近年来国内外学者通过静脉皮瓣的实验研究与临床应用,认为血流只通过静脉途径也可使皮瓣存活,其中有由静脉血营养的静脉皮瓣,也有由动脉血营养的静脉皮瓣。静脉皮瓣的出现改变了常规游离皮瓣中必须具备有一套完整的动、静脉系统的传统观念。静脉皮瓣的优点在于:①可使供、受区避免牺牲一条动脉;②皮下浅静脉管径粗、部位恒定,一般肉眼即可见及且易于解剖和吻合;③众多的皮下静脉网使皮瓣供区更为广泛。尽管静脉皮瓣有上述优点,但有关该皮瓣的血流动力学变化及存活机制尚不十分清楚,而且各家报道中亦不乏失败的例子。因此,静脉皮瓣目前仍处于实验研究和临床试用阶段,许多问题尚有待进一步探讨。

四、皮瓣的选择

可取的皮瓣遍及全身各部位,一个缺损的部位可选用多种皮瓣进行修复。皮瓣选择正确与否,决定着手术修复的成功与否,因此,应根据供区与受区的情况、手术的简易程度、患者的耐受性及术者对皮瓣切取的熟悉程度权衡考虑。皮瓣的选择与手术设计应遵循由简到繁、安全、可靠、有效的原则。

(一)首选邻近皮瓣修复受区

由于邻近皮肤颜色、质地、厚度接近,转移方便,故应首选邻近皮瓣。如腋窝皮肤组织缺损选用肩胛皮瓣、侧胸皮瓣,颌颈部缺损选用颈阔肌肌皮瓣。

(二)选用肌皮瓣修复组织缺损较深或感染较重的受区

肌皮瓣的组织量大且血供较丰富,有充填缺损及较强的抗感染作用。如选用背阔肌肌皮瓣修复严重电烧伤创面或慢性溃疡创面。

(三)根据受区功能的需要选择皮瓣

1 足跟缺损,首选足底内侧岛状皮瓣修复,修复后既有感觉,又耐摩擦。

2 上臂烧伤造成肱二头肌或肱三头肌坏死,不但要修复皮肤缺损,而且还要重建肱二头肌或肱三头肌的屈肘及伸肘功能,选用带有神经的背阔肌肌皮瓣,用背阔肌代替肱二头肌或肱三头肌恢复屈肘或伸肘功能。

3 跟腱烧伤坏死重建跟腱时,选用阔筋膜张肌肌皮瓣游离移植修复,将阔筋膜部分形成卷重建跟腱,能恢复好的效果。

4 伴有骨缺损畸形时,选用骨皮瓣重建骨缺损。

5 腕部伴有肌腱缺损时,选用带有趾长伸肌的足背皮瓣。

(四)根据血供的来源选择皮瓣

选用以支动脉血供为主的皮瓣,尽量不牺牲肢体的主干血管。

五、皮瓣的移植方式

轴型皮瓣切取不受长宽比例的限制,只要在轴型血管供应范围内设计,皮瓣不致发生坏死。临床使用较随意型皮瓣灵活,可形成局部转移和游离移植两种方式。局部转移蒂部可带部分皮肤(半岛状);也可将血管完全游离出,形成岛状,旋转弧度大,转移方便;游离移植需吻合血管,操作稍复杂。

(一)带蒂转移

带蒂移植根据缺损的部位分为邻近转移和远位转移两种方式。如手腕部的缺损常选用远位的、以旋髂浅血管为蒂的髂腰部皮瓣修复,髂腰部皮瓣可根据手部缺损的需要形成各种形状,而且操作方法简单,便于基层单位应用,缺点是术后3周需要再次手术断蒂。邻近转移以岛状皮瓣更灵活,如岛状背阔肌肌皮瓣以胸背动静脉为蒂,可修复枕、项、面颈、胸部、上肢直至腕部。为了增加皮瓣行程的长度,在修复头颈部时,皮瓣从胸大肌的下方穿出,可增加长度5~6cm。

全身各部位的皮瓣、肌皮瓣较多,有70多个,在一般情况下就近取材,简便易行,就修复重建而言,只要熟悉常用皮瓣(表3-1)并加以灵活应用,就能基本满足需要。对同一上肢多区域损伤,一块皮瓣修复有困难时可采用多块皮瓣、联合皮瓣修复,如背阔肌肌皮瓣与侧胸皮瓣联合修复前臂掌腕部缺损,背阔肌肌皮瓣与髂腰部皮瓣联合修复肘部及前臂环形软组织缺损。肘部至腕部广泛及环形创面可应用胸腹部巨大皮瓣,以脐旁血管及肋间血管外侧皮支为轴,切取胸腹部皮瓣时,皮瓣的下方位于腹股沟髂嵴的下方至腰部骶直肌的外侧缘,沿腋中线至第10肋间;皮瓣的内侧位于腹直肌的中线至脐部。注意保护好脐旁皮支血管,将皮瓣掀起,前臂置于胸腹部,然后将皮瓣包绕前臂及腕部创面,前臂内侧有一部分创面无皮瓣包绕,紧贴腹外斜肌肌膜表面,待断蒂时切取合适长度蒂部的皮肤进行覆盖。

表3-1 常用皮瓣、肌皮瓣的带蒂转移修复

皮瓣名称	主要轴型血管	修复部位
额部皮瓣	颞浅动脉	面、颧、口底
头部皮瓣	颞浅动脉顶支或枕动脉	头顶
颈阔肌肌皮瓣	面动脉、甲状腺上动脉、颈横动脉	颌、颈、颏
斜方肌肌皮瓣	颈横动脉	颈、颌
胸三角皮瓣	胸廓内动脉穿支	面、颌、颈
胸大肌肌皮瓣	胸肩峰动脉	颈、颌
背阔肌肌皮瓣	胸背动脉	枕、项、面、颈、肩、胸前、上臂、前臂
肩胛皮瓣	旋肩胛动脉	肩、腋窝、上臂
侧胸皮瓣	胸外侧动脉	腋窝、胸壁
髂腰部皮瓣	腹壁浅动脉、旋髂浅动脉	会阴、阴茎再造、带蒂转移到手
前臂皮瓣	桡动脉	手部(逆行转移)
食指背侧皮瓣	第1掌骨背动脉	拇指、虎口
阔筋膜张肌肌皮瓣	旋股外侧动脉	下腹壁、腹股沟
腹直肌肌皮瓣	腹壁上动脉、腹壁下动脉	胸壁、腹股沟、大腿内侧
小腿内侧皮瓣	胫后动脉	膝、小腿上部
腓肠肌肌皮瓣	腓肠动脉	膝、胫前
足背皮瓣	足背动脉	踝部、足跟、胫前
足底内侧皮瓣	跖内侧动脉	足跟、踝部
股前外侧皮瓣	股前外侧动脉	腹股沟、会阴、逆行到膝、胫前上端
隐动脉皮瓣	隐动脉	腹股沟、会阴、大腿上部、胫前、膝

截肢的患者应尽量保留肢体的长度,其残端缺损的创面应用皮瓣覆盖。特别是上肢,保留肘关节、肩关节及其一定长度的尺桡骨及肱骨,对保留患肢的功能及装配义肢有重要意义。伴有腋窝深度烧伤的肢体坏死有时需要行肩关节离断才能修复残端的创面,为了保留肩关节及部分肱骨长

度,将残端的肱骨植入侧胸部皮下,腋窝的创面将肩关节内收而直接缝合关闭,1个月后掀起侧胸皮瓣部分修复残端,再行腋窝瘢痕松解使肩外展,创面断层行皮片移植。

(二)吻合血管游离皮瓣移植

有些不适用带蒂皮瓣转移修复的创面,需游离皮瓣才能达到修复的目的。由于游离皮瓣需吻合血管,要求有一定的显微镜下操作技术。手术成功的关键是血管吻合的质量及在无损伤的血管部位进行吻合。高压电烧伤往往伴有不同程度的血管损伤,血管吻合的位置应距损伤处3～5cm。手术显微镜下观察血管端内膜无剥脱、平整、光滑、无明显水肿,在此处做血管吻合较为可靠。对于较大的创面或受区无可供吻合的血管,可采取以下方法:

1. 串连皮瓣　串联皮瓣只能以动脉干血管型分支血管网皮瓣,如前臂桡动脉皮瓣、足背皮瓣、小腿内侧皮瓣等,远端的血管再与另一块皮瓣的血管吻合,两块皮瓣串连在一起能修复较大的创面。

2. 联合皮瓣　同一血管蒂如背阔肌肌皮瓣与肩胛皮瓣联合,从肩胛下动脉离断。因为肩胛下动脉从腋动脉发出后分为旋肩胛动脉及胸背动脉,分别供肩胛区的皮肤及背阔肌。可切除一侧整个肩背部皮肤及背阔肌。

3. 吻合血管的桥式交叉皮瓣　吻合血管的桥式交叉皮瓣移植,受区无可供血管进行吻合,可利用对侧正常肢体的血管吻合。如一侧小腿较大软组织缺损时,可将游离皮瓣的轴型血管与另一侧小腿的胫后血管或胫前血管吻合,形成桥式修复对侧肢体缺损。

4. 携带游离皮瓣移植　过去往往用腕部携带皮管移植修复远处的创面,由于皮管形成时间较长,不适合缺损创面的即刻修复,目前已很少应用。但在某些特殊病例中,若局部损伤较严重,无其他方法可修复,仍可利用腕部桡动脉、头静脉作为受区吻合血管携带游离皮瓣或肌皮瓣修复腹股沟、腹壁或对侧上肢等部位的缺损创面。

游离桥式交叉皮瓣及腕部携带游离皮瓣术后需将肢体固定3～4周再行断蒂,断蒂时将原血管(胫后及桡动脉)重新吻合,以保证肢体充足的血供。

(三)超薄皮瓣移植

超薄皮瓣即真皮下血管网皮瓣。皮瓣游离后剪除皮下过多的脂肪组织,保留真皮下血管网及2～3mm厚的脂肪,蒂部稍厚些,将皮瓣伸展,可见到真皮下血管网。该皮瓣的优点是外形不显臃肿,断蒂时间可提前,最早10天左右就可断蒂。但对于伴有腱膜破坏的肌腱裸露创面,超薄皮瓣修复后肌腱易与皮下粘连,影响功能活动,因此在无腱膜的肌腱上最好能覆盖一层深筋膜,当肌腱活动时有一定的滑动功能。只有带有深筋膜的皮瓣才能达到上述效果。

六、皮瓣移植后血液循环的监测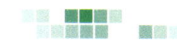

良好的血液循环是皮瓣存活的最基本条件,因此,监测皮瓣的血液循环状况对决定带蒂皮瓣的断蒂时间、明确延迟皮瓣能否安全转移、判断皮瓣的预后及早期发现血管危象具有重要意义。皮瓣血液循环的测试方法有多种,可分为主观测试与客观测试两大类。

(一)主观测试

1. 颜色变化　与移植前相比,若皮瓣变得明显苍白,提示动脉供血不足;若呈青紫色,则为静脉回流障碍。由于全身不同部位的皮肤颜色存在较大差异,因此根据皮瓣颜色变化判断其血液循环状况不甚可靠。

2. 毛细血管充盈试验　为临床上常用的微循环检测方法之一。用手指或试管口轻压皮瓣,使局部苍白,去压后若毛细血管立即充盈,示血液循环良好;若充盈缓慢,则示血液循环不良。但该试验用于皮肤本身就苍白的皮瓣，常难以判断毛细血管充盈情况。此外，即使是完全游离的皮瓣，有时也可出现指压后苍白、去压后毛细血管充盈的现象。因此，该试验也有其局限性。

3. 刺伤出血试验　用18号针头或11号尖刀片刺破皮瓣皮肤，观察出血情况。若不出血，示动脉灌注不良；若有鲜红出血，但比较缓慢，说明存在着某种程度的动脉痉挛；若出血活跃且呈鲜红色，示动脉灌注正常或某种程度的充血；若出血呈暗紫色，示静脉回流障碍。

（二）客观测试

1. 经皮氧分压测定　皮肤氧分压的高低与其血供状况密切相关，血供好，氧分压高，反之则低。因此，使用经皮氧分压测定仪监测皮瓣的氧分压变化，有助于判断其血液循环状况。该法具有无创、可连续观察等优点，但昂贵的价格使其应用受限。

2. 组织内pH测定　组织缺氧时，无氧代谢加强，局部乳酸积累，致pH下降。因此，监测皮瓣内pH变化，可间接判断其血供状况及预后。当带蒂皮瓣内pH下降至0.35时，皮瓣将发生坏死。

3. 超声和激光多普勒血流仪测定　前者可用于测定轴型皮瓣内轴心血管的血流状况，后者可用于检测皮面下1.5mm深度内1mm³组织中的微循环状况。两者均为非侵入性检测技术，可用于连续观察，但仪器价格昂贵，并要求检测者有一定的经验。

4. 温度测定　在外部条件相同时，皮肤的温度主要取决于其血供状况，因此，测定皮瓣的温度可间接判断其血液循环状态。常用的仪器有红外线温度仪和热电偶温度计，测温类型主要有表面温度测定和温差测定。有作者报道，游离皮瓣中心部位的表面温度较非手术区皮肤降低3℃，提示动脉血栓形成；降低1～2℃，可能有静脉血栓形成。也有作者报道，皮瓣移植后绝对温度低于30℃，预示血管危象发生。尚有实验研究表明，猪皮瓣较正常皮肤表面温度降低2.4℃，提示有静脉阻塞；降低2.6℃，提示有动脉阻塞。温差测定主要用于判断游离移植组织内吻合血管的通畅情况，具体检测方法是将热电偶电极缝合到动脉吻合处两侧，并记录温差，若＞32℃，提示有血管危象发生。

5. 其他监测方法　光体积描记仪可用于测量皮肤1～1.5mm深度内的组织血流，并有助于判断皮瓣血供障碍是动脉性的还是静脉性的。清除试验的基本原理是将某种物质注射到皮肤内，然后观察其随时间推移发生的清除率，借此判断皮瓣的血液循环状况。此外还有荧光素钠活体染色法、电磁-血流测定法、微血管造影法、放射性微球测量法、组织内压测定法、活体显微镜观察法等。

第二节　随意型皮瓣

一、随意型皮瓣的血供

随意型皮瓣的动脉血供有三种来源：

1. 直接皮动脉　动脉直接发自动脉干，行经肌间隙，穿筋膜，到达皮下脂肪层，进而并入真皮下血管网。这种动脉纯粹供应皮肤组织，称为直接皮动脉。

2. 肌皮动脉　肌皮动脉自动脉干发出后，进入肌肉，在肌肉内发出分支，其中一部分分支逐级分支，经肌束膜进入肌内膜，形成微循环，提供肌肉的血供；另一部分为肌皮穿支分支，它们穿出肌肉，经过深筋膜至皮下脂肪组织层。肌皮穿支的口径都比较小，在皮下脂肪组织层内反复分支，并与来自其他动脉的分支互相吻合，构成真皮下血管网和真皮内血管网。

3. 混合动脉　混合动脉是指深部动脉干发出的动脉，在其发出后即分出肌支和皮支，分别供应肌肉和皮肤组织,两者互不交错。皮瓣在转移过程中由蒂部供血以维持其代谢,其血供来源于直接皮支或混合动脉的皮支者称为轴型皮瓣,其血供来源于肌皮动脉的肌皮穿支者称为随意型皮瓣。由于供应随意型皮瓣的肌皮穿支口径较细,不能进行吻接操作,在转移过程中,皮瓣的蒂部必须与供区保持联系,使皮瓣的血液循环得以不间断运行,这种转移手术称为带蒂移植术,这类皮瓣则称为带蒂皮瓣。

二、随意型皮瓣移植的适应证

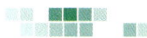

随意型皮瓣含有脂肪组织,通过蒂部供血使皮瓣组织维持血液循环及代谢,具有修复皮肤组织缺损、抗感染、改善受区血供、防止粘连、填充凹陷缺损等功能。移植愈合后,皮肤色泽、质地不发生改变,不发生晚期收缩,是整形外科应用最广泛的组织修复手段。其主要适用于:

1. 洞穿性缺损的修复。
2. 器官再造,如耳、鼻、手指、外生殖器等再造。
3. 修复深部重要组织暴露的创面,如骨、关节、软骨、肌以及重要的血管神经等裸露的创面的修复。
4. 修复受摩擦挤压部位的创面,如脚跟部溃疡、褥疮等的修复。
5. 修复血供不良的创面,如放射性溃疡、慢性骨髓炎溃疡的修复。

三、随意型皮瓣的分类

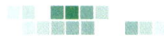

(一)按形成皮瓣的部位分类

按形成皮瓣的部位可以分为头部皮瓣、颈部皮瓣、胸部皮瓣、背部皮瓣、腹部皮瓣、上臂皮瓣、下肢皮瓣。

(二)按皮瓣供区与受区的关系分类

按皮瓣供区与受区的关系可以分为:

1. 局部皮瓣

(1)邻近皮瓣:供区与受区相邻近,但其间有正常皮肤组织相隔。

(2)邻接皮瓣:供区与受区相连。

2. 远位皮瓣

(1)直接皮瓣:供区与受区不在同一解剖部位,但皮瓣可不经中间站而由供区直接转移至受区。如腹部皮瓣直接转移修复前臂皮肤组织缺损。如果一侧肢体为皮瓣供区,形成皮瓣后直接转移修复另一侧肢体的创面者,则称为交叉皮瓣。

(2)间接皮瓣:皮瓣由供区转移至中间站,待与中间站建立血液循环后,由中间站携带皮瓣至受区。如腹部皮瓣修复头部皮肤组织缺损,需将皮瓣的一端与前臂(中间站)相缝合,待建立足以营养皮瓣的血供后,由前臂携带腹部皮瓣,转移至头部受区。

(三)按皮瓣的形状分类

按皮瓣的形状可以分为菱形皮瓣、三角形皮瓣、舌状皮瓣、双叶皮瓣、扁平皮瓣、管形皮瓣(皮管)。

(四)按皮瓣的蒂部情况分类

按皮瓣的蒂部情况可以分为单蒂皮瓣、双蒂皮瓣、皮下蒂皮瓣(皮瓣四周皮肤组织均切开,但皮下组织不剥离而作为皮瓣的蒂部)。

（五）按皮瓣所含皮下组织的层次分类

按皮瓣所含皮下组织的层次可以分为：

1. 筋膜皮瓣　包含自皮肤至深筋膜各层组织的皮瓣。
2. 真皮下血管网皮瓣（薄皮瓣）　仅含皮肤及真皮下血管网，以及为保护血管网而保留的菲薄脂肪组织。
3. 传统皮瓣　泛指包含自皮肤至深筋膜浅面以上各层组织的皮瓣。

四、随意型皮瓣的设计原则

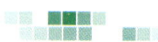

随意型皮瓣由经过蒂部的血液，通过真皮下血管网和真皮内血管网进行营养代谢，而蒂部的血供来自肌皮动脉分出的肌皮穿支，这些肌皮穿支口径小，灌注压低，供应的范围有限。为了使皮瓣在转移过程中不发生血供障碍，能顺利成活，并获得良好疗效，在选择供区和设计皮瓣时均应遵守一定的原则。

（一）选择供区的原则

1. 皮瓣的供区应尽可能选择在受区的邻近部位，其皮肤色泽、质地相似，手术次数少，操作也较简易。
2. 供区切取皮瓣后，不能遗留较大的功能障碍和形态畸形。关节功能部位和暴露部位一般均不能选作供区。
3. 局部皮肤组织正常，无急慢性炎症或其他皮肤病损。

（二）皮瓣设计原则

1. 长宽比例合适　随意型皮瓣在转移过程中，维持其营养代谢的血供完全依赖来自蒂部的真皮下血管网，但其灌注范围有限，如形成的皮瓣超过其灌注范围，则皮瓣将发生缺血坏死。据临床实践经验，皮瓣长度与蒂部宽度的比例一般不宜超过 1.5:1。在下肢等部位，皮瓣长宽比例最好为 1:1；但在头颈等血供丰富的部位，皮瓣长宽比例可以超过 1.5:1 的限制，有时达到 3:1 亦无血供障碍发生。如果设计的皮瓣长宽比例超过了限制，宜先做皮瓣延迟术。

2. 顺应血管走向　皮瓣尽量按血管走行方向设计，蒂部位于血管的近心端。躯干中线一般为血管贫乏区，设计皮瓣应尽量避免越过躯干中线。

3. 采用逆行设计法　用纸片按受区组织缺损创面形状剪成皮瓣图纸，其面积较实际缺损面积略大。将皮瓣图纸置于供区，固定皮瓣图纸的蒂部，试将其瓣部掀起、转移，观察皮瓣蒂部位置是否恰当，形成皮瓣的方向是否适宜。转移过程中要求皮瓣无张力，蒂部无过度扭曲。皮瓣转移后张力过大或蒂部过度扭转，都是随意型皮瓣转移术后发生血供障碍的常见因素。反复进行调整，直至满意妥当后，用甲紫标记定位。

有几种情况需要注意：

（1）如果是设计局部旋转皮瓣，要特别注意皮瓣旋转轴心点至瓣部最远点的长度必须大于或等于旋转轴心点至缺损创面最远点的距离，否则皮瓣转移后将不能顺利修复创面。

（2）如果设计的是远位直接皮瓣，需将皮瓣图纸附于受区，然后由受区携带图纸与供区撮合，试验皮瓣蒂部在供区何处最能顺利转移修复创面，且患者又感到较为舒适。当确定蒂部后，再将皮瓣图纸蒂部予以固定，将图纸在供区铺平，标记出皮瓣的具体位置。

（3）设计远位间接皮瓣时，要将皮瓣图纸的蒂部与中间站固定，并携带至受区和供区，反复演练皮瓣转移的步骤，选定皮瓣的蒂部位置和形成皮瓣的方向。

4. 设计的皮瓣应大于创面　皮瓣切取后通常都有一定程度的收缩，故设计供区皮瓣的面积应大于受区创面的 10%～15%，以防止转移缝合后有张力而影响血供。

五、局部皮瓣移植术

受区周围皮肤组织形成的皮瓣称为局部皮瓣，其具有皮肤色泽、质地与受区一致，皮瓣转移操作简便，一次手术即可完成转移修复等优点，是最常用的皮瓣移植术。

（一）推进皮瓣

推进皮瓣是在缺损创面的邻接部位形成皮瓣，经剥离后向缺损部滑行推进，以修复创面，故又称为滑行皮瓣（图 3-10，图 3-11）。

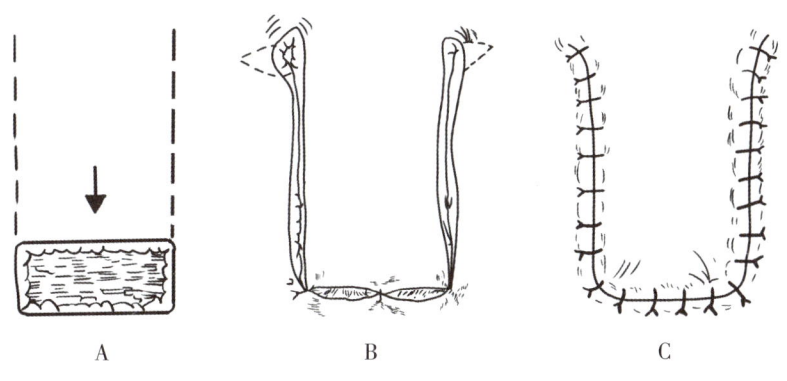

图 3-10　滑行皮瓣
A. 滑行推进皮瓣设计　B. 滑行皮瓣推进修复创面　C. 缝合

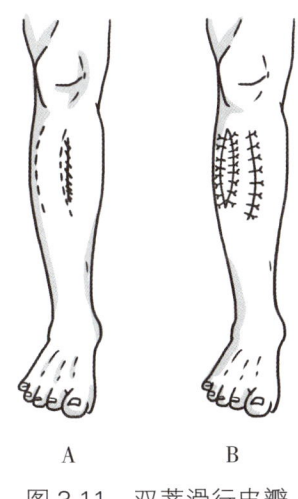

图 3-11　双蒂滑行皮瓣

1 设计　在缺损创面的一侧或两侧，根据修复需要，可将皮瓣设计成舌状、矩形、三角形，可以设计为单蒂或双蒂。当设计成双蒂时，皮瓣的长宽比例可增大 1 倍（3:1）。用甲紫标记出切口线。

2 转移　沿设计的切口线切开皮肤及皮下组织，自皮瓣远端（在深筋膜浅面）向蒂部剥离，充分游离后，将皮瓣滑行推进，移植覆盖受区创面。在单蒂皮瓣的供区一般不会出现继发创面，但在蒂部的两侧常有皮肤皱褶形成。较小的皱褶日后可自行消除，否则在皮肤皱褶处切除一块三角形皮肤组织，即可使其平整愈合；如估计切除此三角形皮肤组织后可能影响皮瓣血供者，则留待二期手术予以切除。形成双蒂皮瓣的供区常不能在无张力下缝合，会出现继发性皮肤缺损创面，需切取断层皮片予以修复。

(二)旋转皮瓣

旋转皮瓣是在缺损创面的邻接部位形成皮瓣,经旋转移植修复缺损。这种皮瓣较推进皮瓣灵活多变,应用广泛。

1 设计

(1)舌状皮瓣:一般皮瓣均设计成舌状。根据皮肤缺损创面的形状和大小,遵循皮瓣设计原则,在缺损创面的一侧或两侧设计皮瓣,用甲紫予以标记(图3-12)。设计时,注意皮瓣旋转轴心点至皮瓣远端的距离必须等于或大于至缺损创缘最远点的距离,否则皮瓣旋转移植后将不能覆盖整个缺损创面;即使勉强覆盖,也会因张力过大影响血供。当旋转皮瓣的供区位于功能部位或暴露部位,且由于创面较大,不能直接缝合,如用皮片修复又有可能影响功能或形态时,则在供区创面邻接部位再设计一较小的皮瓣,用此较小的皮瓣旋转修复第一个皮瓣的供区创面。较小皮瓣的供区创面一般都能直接缝合。当这两个皮瓣的蒂部在相邻部位,可使两个皮瓣的蒂部并联成一个蒂,这种皮瓣称为双叶皮瓣(图3-13)。

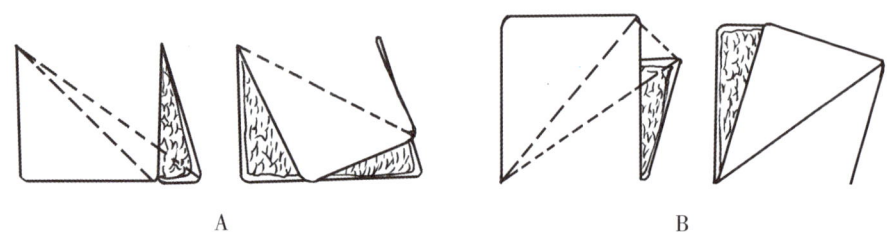

图3-12 旋转皮瓣设计
A.旋转皮瓣设计不正确,产生张力 B.旋转皮瓣设计正确

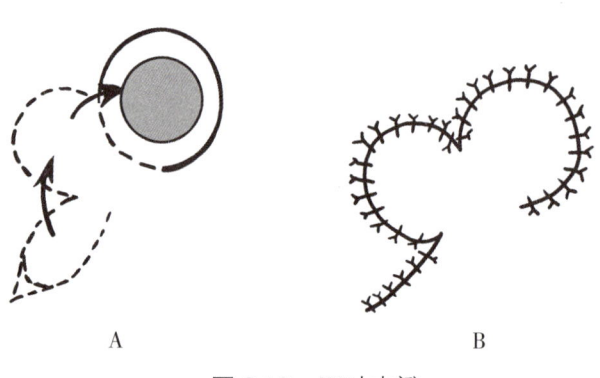

图3-13 双叶皮瓣

(2)菱形皮瓣:如受区缺损创面为菱形,可将皮瓣设计成菱形进行转移修复,或设计近似菱形的多角形皮瓣予以修复。这种皮瓣最适宜设计于颈部,转移修复下面部的矩形缺损具有一定的优越性。菱形皮瓣的设计如图3-14所示,abcd为菱形缺损,作bd的延长线de,使de=ab,自e作平行于dc的平行线ef,转移后de与ab相缝合。

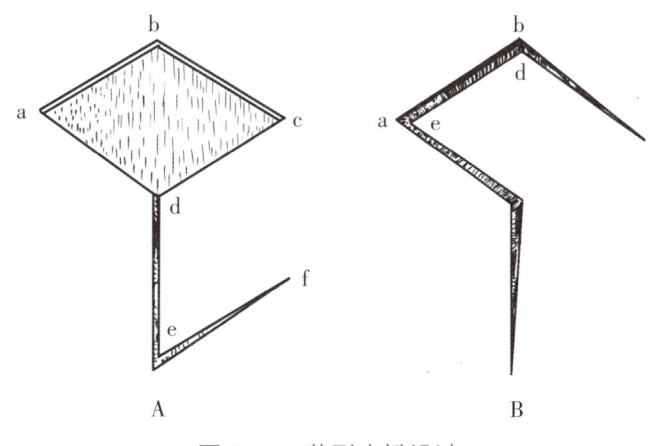

图 3-14　菱形皮瓣设计

2　切取与转移

（1）舌状皮瓣：沿设计切口线切开皮肤、皮下组织，自皮瓣远端向蒂部于深筋膜浅面进行剥离，完全掀起皮瓣，然后将皮瓣旋转移植修复缺损创面。为了避免转移后过度扭曲，可在蒂部外侧切除一小块三角形皮肤组织。

（2）双叶皮瓣：待第一个皮瓣掀起转移完毕后，将第二个皮瓣切开、掀起、转移，修复第二个皮瓣的供区。第二个皮瓣供区直接缝合。

（3）菱形皮瓣：按设计线切开，深达深筋膜浅面，沿深筋膜浅面剥离。注意剥离范围宜较大，方能在皮瓣转移后于无张力下缝合。

（三）皮下蒂皮瓣

皮下蒂皮瓣是一种推进皮瓣，即将皮瓣边缘皮肤完全切开，以皮瓣的皮下组织为蒂，利用其松动性，将皮瓣滑行移植修复缺损，常用于指端皮肤组织缺损创面的修复（图 3-15），具有操作简单、切口愈合平整等优点。但此种皮瓣的皮下组织蒂不含知名动脉，不属于岛状皮瓣，因而推进距离有限。

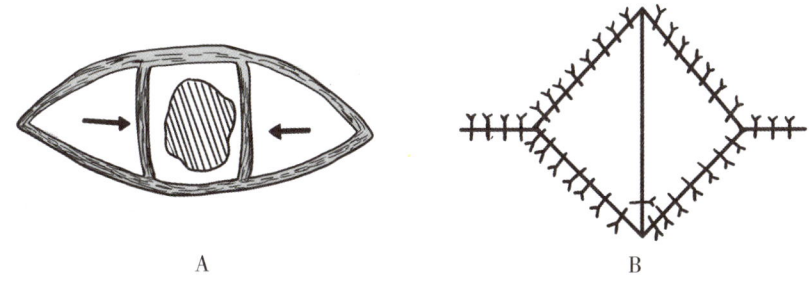

图 3-15　双侧推进皮下蒂皮瓣的设计及缝合

1　设计　根据受区修复需要，可将皮瓣设计成三角形、圆形、矩形或多角形。由于皮瓣推进距离有限，故常设计于缺损的邻接部位。如一侧的邻接部位所形成的皮瓣不足以修复缺损时，可在两侧或三边同时形成多个皮下蒂皮瓣滑行移植修复。

2　转移　按标记的切口线切开皮肤、皮下组织，直达深筋膜，但不进行剥离，将皮瓣向缺损处滑行推进，覆盖创面。皮瓣供区周围稍事分离后直接缝合；如直接缝合有困难，可在其邻接部位形成皮瓣转移修复。

六、远位皮瓣移植术

缺损区邻近部位不宜切取,或不能切取皮瓣时,将远离缺损部位的皮瓣转移至受区修复缺损,称为远位皮瓣移植。皮瓣由供区直接转移至受区者,称为直接远位皮瓣移植术;需要经过中间站的过渡才能转移至受区者,称为间接远位皮瓣转移术。如供区在肢体,形成皮瓣转移修复另一侧肢体的组织缺损,称为交叉皮瓣移植术。远位皮瓣移植术常需要两次以上手术才能完成转移的全过程。

(一) 直接远位皮瓣

1. 设计 以腹部皮瓣修复前臂组织缺损为例。用纸片按缺损形状剪制一面积略大于缺损创面的皮瓣图纸,固定于前臂缺损处后,用前臂携带图纸移置于腹部(图3-16),具体位置以患者感到较舒适,且估计皮瓣转移过程中蒂部不会过度扭曲为宜。再将图形中的蒂部固定于腹部,然后移去前臂,将图纸铺平,按照图形画出腹部皮瓣。

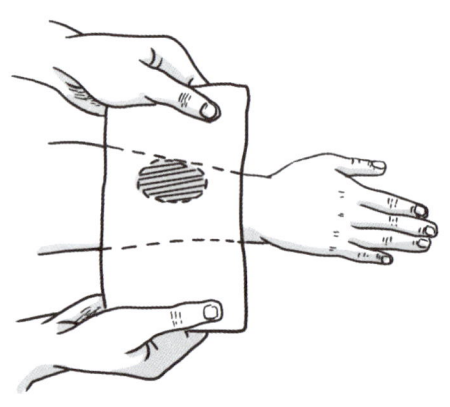

图 3-16 远位皮瓣设计

2. 转移 按皮瓣设计线切开皮肤组织,自深筋膜浅面掀起皮瓣,将瓣部移植到受区,皮瓣创缘与受区创缘间断缝合(图3-17～图3-19)。皮瓣的蒂部仍与供区相连,以保证皮瓣能从供区获得血供,即在皮瓣的瓣部与受区间未建立充足的血液循环前,皮瓣仍可通过蒂部的血供以维持其营养代谢。对供区掀起皮瓣后继发创面的处理视切取的皮瓣大小而定,创面较小,可以直接缝合;创面较大不能缝合时,另切取断层皮片修复。术后2～3周,瓣部与受区间即可建立充足的血液循环,经血流阻断试验确证血液循环可以维持皮瓣的代谢,即可进行断蒂术。将蒂部切断,分别缝合皮瓣与前臂受区的切口,完成皮瓣的转移手术。此时的供区创面一般可直接缝合。

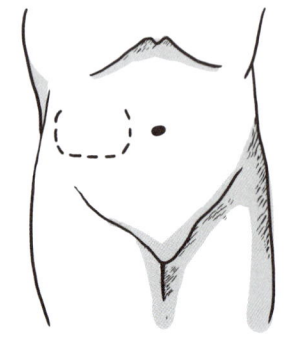
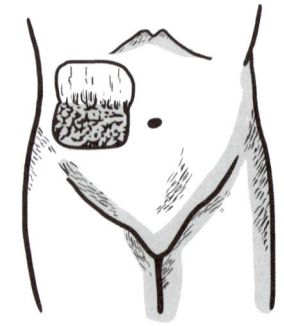

图 3-17 远位皮瓣的转移(一) 　　图 3-18 远位皮瓣的转移(二)

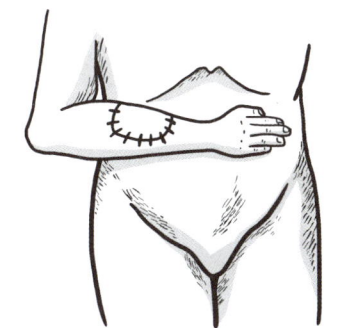

图3-19 远位皮瓣的转移(三)

(二)间接远位皮瓣

间接远位皮瓣移植是指远位皮瓣转移需要由中间站过渡。皮瓣从供区形成后,将皮瓣蒂部移植至中间站,待与中间站建立了能维持皮瓣代谢的血供后,再用中间站将皮瓣携带移植至受区。术后约3周,皮瓣已与受区创面建立充足的血供,再将皮瓣的蒂部自中间站切断。间接远位皮瓣移植至少需三次以上手术才能完成转移术的全过程。

1 设计 通常将中间站设置于腕部或前臂。按逆行设计法设计皮瓣,以腹部皮瓣修复右颞部组织缺损为例。根据颞部缺损的大小、形状,剪制一面积略大于缺损创面的图纸,将图纸覆盖于右颞部缺损区。左前臂(中间站)移至右颞部,将皮瓣图纸的蒂部固定于前臂,并予以标记;前臂携带图纸移至腹部,再将图纸固定于腹部,蒂部铺平后,用甲紫予以标记。至于腹部皮瓣及其蒂部在前臂和腹部的具体位置,均以调整到患者感到较舒适且转移过程中蒂部不过度扭转为宜。

2 切取与转移 转移手术分期施行。

(1)第一期手术:按设计将皮瓣的蒂部切开掀起,用蒂部断端创面在左前臂标记处印制一血迹标记,沿血迹的大小形成一向内侧翻转的皮瓣。将前臂移至腹部,将腹部皮瓣的蒂部与前臂创面和翻转的皮瓣缝合。缝合时,注意在蒂部与前臂创面的中央褥式缝合1~2针,以防死腔形成。术后将前臂与腹部妥善固定。

(2)第二期手术:前次手术2~3周后,皮瓣蒂部已与中间站(左前臂)愈合,经血流阻断试验确证蒂部血供已能维持皮瓣代谢时,进行第二期手术。切开、掀起腹部皮瓣,由前臂(中间站)携带皮瓣移植至颞部缺损区。通常将接近蒂部的一段皮瓣两侧创缘相互缝合,使蒂部无创面暴露,以减少术后皮瓣继发感染的机会。术后将前臂与头部固定。

(3)第三期手术:第二期手术后2~3周,皮瓣与颞部(受区)已建立良好的血液循环,经血流阻断试验确证后进行第三期手术。切断附着于中间站的蒂部,修复颞部缺损区。第一期手术时翻起的前臂皮瓣经剪除瘢痕组织后缝回原处。

在第一期和第二期手术后,作为中间站的肢体与腹部和受区的固定非常重要,必须妥善,防止皮瓣撕脱(图3-20~图3-24)。

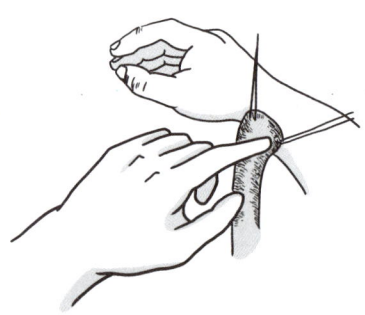

图 3-20　前臂(中间站)创面形成及皮瓣蒂部固定缝合(一)

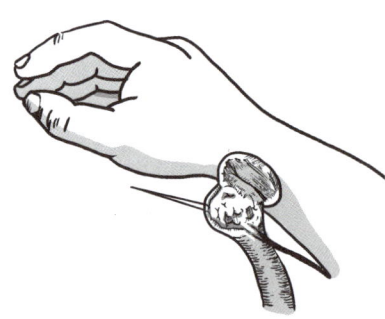

图 3-21　前臂(中间站)创面形成及皮瓣蒂部固定缝合(二)

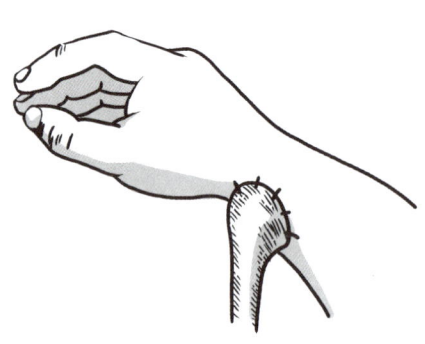

图 3-22　前臂(中间站)创面形成及皮瓣蒂部固定缝合(三)

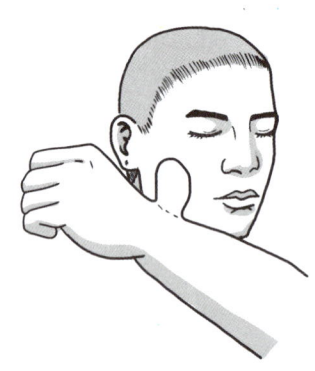

图 3-23　前臂(中间站)创面形成及皮瓣蒂部固定缝合(四)

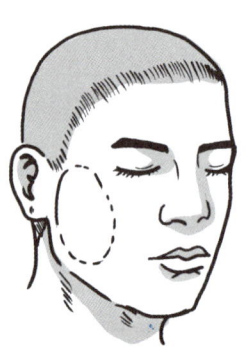

图 3-24　前臂皮管修复面部缺损术后情况

第三节　管形皮瓣

皮瓣在形成和转移过程中,将两侧创缘互相缝合,形成管状,故名管形皮瓣(简称皮管)(图3-25)。与之相对应,凡侧缘不缝合的皮瓣,其形扁平,统称扁平皮瓣。皮管与扁平皮瓣相比较,主要优点是在转移过程中无创面暴露,感染机会大大减少;缺点是需要多次手术方能完成转移的全过程,每做一次手术,即增加一次瘢痕的形成,在完成转移的过程中耗损的皮肤组织较多。

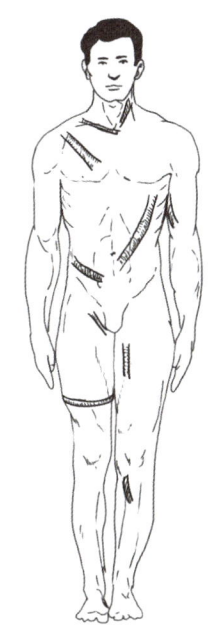

图 3-25　皮管制备的部位

一、皮管设计

在供区设计一长条形皮瓣,此皮瓣因有两个蒂,故长宽比例一般为 2.5~3:1;如供区在血供良好的部位,其长宽比例可放大到 5:1。如果因修复需要,所需皮瓣长度超过比例的限制时,可在皮管的中段增加 1~2 个蒂(称为"桥")(图 3-26~图 3-30)。在皮管转移过程中,手术次数多,每次手术均需切除蒂部瘢痕化的组织。手术次数越多,损耗的皮肤组织越多,因此皮管的设计面积一般应大于受区创面 30%。

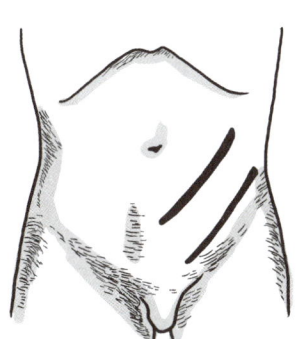

图 3-26　皮管形成术(一)

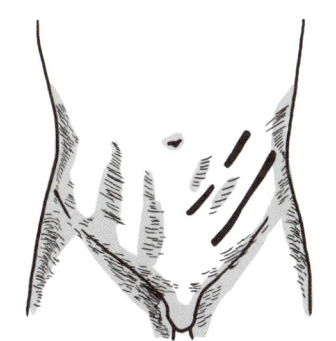

图 3-27　皮管中部的"桥"(一)

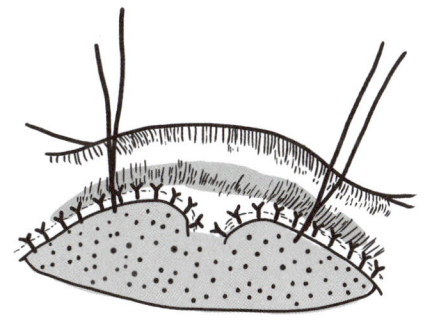

图 3-28　皮管中部的"桥"(二)

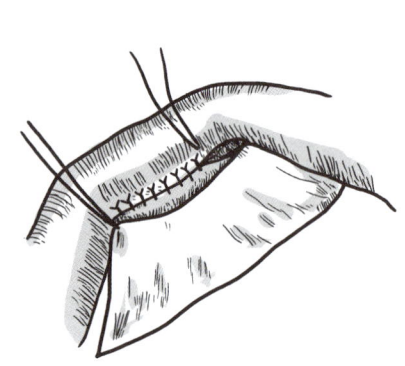
图 3-29　皮管形成术（二）

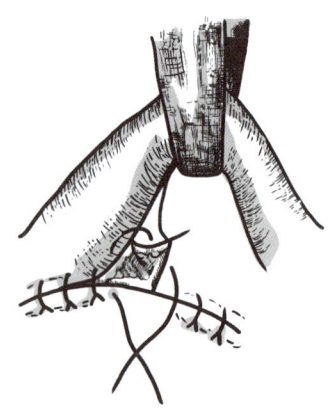
图 3-30　皮管形成术（三）

长条形皮瓣不必拘泥于长方形，可以设计成 S 形、C 形（图 3-31），以增加皮管的实际长度。

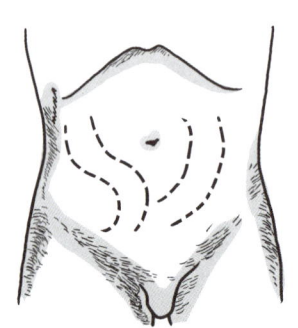

图 3-31　S 形、C 形皮管形成

二、皮管形成

按设计的切口线切开长条形皮瓣一侧的皮肤及皮下脂肪，沿深筋膜浅面剥离，直达皮瓣另一侧的切口线。剥离时注意在皮瓣的两端蒂部各保留一三角形皮下组织区（图 3-32），以防止皮管缝合后蒂部出现死腔。将已切开剥离的皮瓣边缘试行卷向另一侧未切开的切口线，估计皮瓣缝合成皮管后既无张力，又不会形成死腔，始予切开该侧切口线。否则，将未切开一侧的切口线位置进行调整，从而改变长条形皮瓣的宽度，然后沿调整后的画线切开皮肤和皮下脂肪。仔细止血后，采用全层间断缝合法将皮瓣缝合成皮管（图 3-33）。形成皮管的供区继发创面可直接缝合时，皮管两蒂部与供区相接处的创口须作褥式缝合（图 3-34），做到完全封闭创面；如不能直接缝合，另取断层皮片移植修复（图 3-35）。皮管形成后进行包扎前，在皮管两侧各放置一条与皮管同大、且略长于皮管的纱布卷，以防止皮管受压（图 3-36），纱布卷两端各用一针缝线固定于供区皮肤。

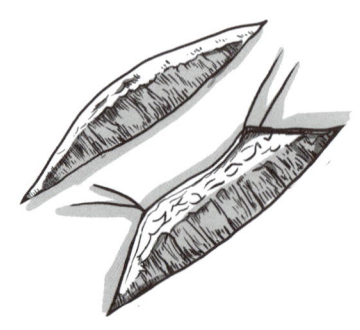

图 3-32　皮管形成

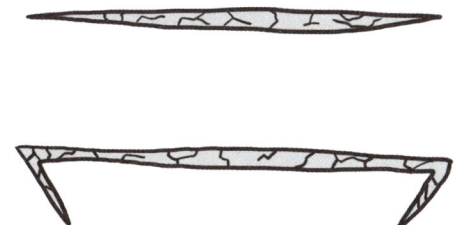
图 3-33　单侧附加切口缝合法（一）

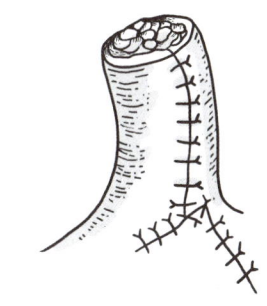
图 3-34　单侧附加切口缝合法（二）

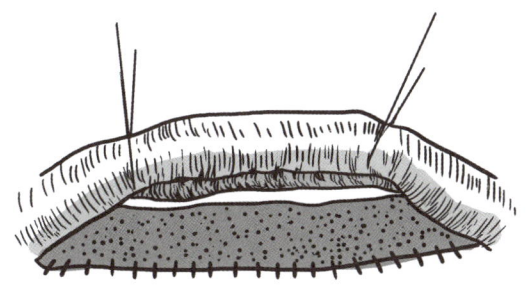
图 3-35　皮管下供皮区采用皮片

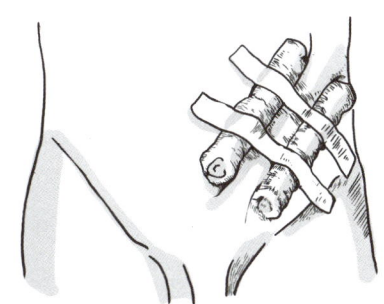
图 3-36　皮管成形后的包扎法

三、皮管转移

皮管形成术后3周即可进行转移手术。皮管的转移手术有直接转移和间接转移两种方式。

（一）直接皮管转移

皮管形成术3周后，经血流阻断试验提示皮管蒂部血供良好，足以维持整个皮管的营养代谢时，将进行血流阻断试验的一端自供区切断，如断端出血不活跃，或皮管苍白，均提示血供不良，应将皮管断端缝回原位，待3周后，重新进行血流阻断试验和皮管转移手术；如果断端出血活跃，表示血供良好，可以进行转移手术。根据修复需要，沿缝合瘢痕剖开皮管，切除瘢痕组织，舒平皮管，移植于受区修复缺损，间断缝合创缘。2～3周后进行断蒂术，将皮管蒂部切断、修整，分别缝合供区和受区的创口。

（二）间接皮管转移

间接皮管转移与扁平皮瓣的间接转移法相似。皮管采取间接转移时须有中间站作过渡，通常以手腕部为中间站。皮管形成3周后，经血流阻断试验提示蒂部血供良好，进行第一期转移术，将皮管蒂部切断，转移至中间站（参见图3-20～图3-24）。待与中间站建立良好血供后，进行第二期转移术，将另一端皮管蒂部切断，使皮管与供区完全脱离，剖开皮管，形成皮瓣，用中间站携带皮管至受区修复缺损。2～3周后，皮瓣与受区已建立良好血供，进行断蒂术，完成移植手术的全过程。在每次转移手术前，均需做血流阻断试验。

血流阻断试验有两种常用方法：①用不易退色的色剂或10%硝酸银标记出转移手术时拟切断处，以橡皮条沿标记线绕过皮管，结扎、收紧至血流被完全阻断。如扎紧橡皮条1h后皮管肤色无变化，提示皮管另一端蒂部已能提供良好的血液循环。②用气囊式血压计于携带皮管的肢体、中间站的近侧，充气至压力高于动脉压（收缩压）。如被缚肢体远端已发麻、发凉而皮管肤色无改变，皮温正常，提示皮管血供良好，可以切断与中间站相连的蒂。

血流阻断试验还可用于训练皮管血供。在皮管形成术后2～3周，开始第1天阻断血流2～3min，以后每天1次，逐日延长阻断血流时间，直至皮管血供良好。

超长的皮管可在其中段设计一个或多个"桥",每一个"桥"即为一个蒂,这样就增加了皮管的血供。在皮管转移时,应先对"桥"做断蒂手术,手术前后的处理与断蒂术相同,即术前需做血流阻断试验,术后2~3周方可进行下一期手术。

第四节 轴型皮瓣

轴型皮瓣又名动脉皮瓣,是以知名动脉为轴心动脉而设计的皮瓣。整个皮瓣由轴心动脉供血,皮瓣不受传统长宽比例的约束,而以轴心动脉灌注的范围为皮瓣的最大面积。为了扩大皮瓣的面积,可在轴型皮瓣的远端携带一个随意型皮瓣。

轴心动脉的存在是形成轴型皮瓣的首要条件,也是决定轴型皮瓣特性的主要因素,因此,轴型皮瓣的命名也应以构成皮瓣的轴心动脉为依据。随意型皮瓣可以所在部位来命名,如胸部皮瓣、腹部皮瓣等;也可以形状来命名,如叶状皮瓣、三角形皮瓣、管形皮瓣等,这些名称足可表明其特性。对于轴型皮瓣的命名,应在每一皮瓣名称中包含其轴心动脉,才能表明其特征,也可避免发生不同皮瓣同一名称或同一皮瓣多种命名等混淆情况。例如,前臂轴型皮瓣,若以桡动脉为轴心动脉,应命名为前臂桡动脉皮瓣;以尺动脉为轴心动脉,则应命名为前臂尺动脉皮瓣。又如,小腿前内侧轴型皮瓣可以采用胫后动脉为轴心动脉,也可选用胫骨滋养动脉皮支为轴心动脉。选用的轴心血管不同,皮瓣的特征也就不同。若以胫后动脉为血管蒂者,应称为小腿前内侧胫后动脉皮瓣。此皮瓣由于血管口径大,血管吻合操作容易,成功率高,但要牺牲一条小腿主要动脉,对于胫前动脉功能不良的患者应视为禁忌证。而以胫骨滋养动脉皮支为血管蒂的小腿前内侧皮瓣,皮瓣薄而质地优良,且不需要牺牲小腿主要动脉,供区创伤小,但血管口径不如胫后动脉粗大,吻合技术要求较高,宜将其称为小腿前内侧胫骨滋养动脉皮支皮瓣,以有别于小腿前内侧胫后动脉皮瓣。至于一个皮瓣有两个或两个以上名称者并非罕见,如同样以阴唇(阴囊)后动脉为轴心动脉的会阴轴型皮瓣,有称为会阴轴型皮瓣,也有称为阴股沟皮瓣,如在其名称中标明轴心动脉,不但其特征一目了然,也可避免发生名称混淆。

一、轴型皮瓣的分类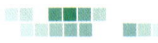

1 半岛状轴型皮瓣 半岛状轴型皮瓣通常称为带蒂轴型皮瓣。在移植过程中,蒂部除轴心血管外,还有皮肤和皮下组织与供区相连。这种皮瓣采用带蒂移植方式将皮瓣转移到受区,具体操作与随意型皮瓣局部移植术相似。

2 岛状皮瓣 岛状皮瓣在移植过程中,蒂部只有皮瓣的轴心血管束与供区相连。皮瓣形成后,切开蒂部近心端的皮肤,分离出轴心血管束,一般通过皮下隧道或切开供区与受区间的正常皮肤组织将皮瓣转移到受区。分离血管蒂时需保留少许疏松结缔组织,以防血管受损。转移时皮下隧道应有足够宽度,防止血管束受压。

3 游离皮瓣 在移植过程中,将轴心动脉和静脉切断,使皮瓣完全脱离供区,运用小血管吻合技术,将皮瓣血管蒂的动、静脉分别与受区的动、静脉吻合,使皮瓣立即从受区获得血供。

二、轴型皮瓣的优点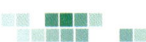

1 轴型皮瓣的血供丰富,抗感染力强,故可用于修复污染的或血供不良的皮肤组织缺损创面。

2 轴型皮瓣的面积不受长宽比例的限制，在轴心动脉灌注压所能到达的范围内均可形成皮瓣，因而设计灵活，可适应不同形状皮肤缺损的修复需要。

3 远位轴型皮瓣转移时，可将皮瓣的轴心血管束与受区的动、静脉分别进行吻合，一次手术即可完成皮瓣转移的全过程，能减少患者的痛苦，缩短住院时间。

4 根据受区修复的需要，可将两个或两个以上皮瓣的轴心动、静脉蒂分别互相吻合，形成多皮瓣共享的总血管蒂后，再将此血管蒂的动、静脉分别与受区动、静脉吻合，使多个皮瓣通过串联或并联的方式进行移植。

三、常用的轴型皮瓣

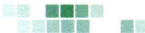

常用轴型皮瓣的带蒂或游离移植修复见表 3-2。

表 3-2 常用轴型皮瓣的带蒂或游离移植修复

皮瓣名称	主要轴型血管	修复部位
顶部皮瓣	颞浅动脉顶支	头皮、胡须和眉缺损
额部皮瓣	颞浅动脉额支	面、器官缺损，口腔洞穿性组织缺损
颞部皮瓣	颞浅动脉	面、耳鼻眼窝再造，游离移植修复手部软组织缺损及关节外露等
耳后皮瓣	耳后动脉及颞浅动脉-耳后动脉	额部、眼周、鼻部、面部或游离移植
胸三角皮瓣	胸廓内动脉穿支	颌颈部
侧胸皮瓣	胸外侧动脉	腋窝、胸壁
侧胸腹皮瓣	肋间动脉外侧皮支	乳房再造，胸背部、对侧前臂
脐旁皮瓣	腹壁下动脉脐旁支	对侧胸腹壁、对侧前臂和手部或游离移植
髂腰部皮瓣	腹壁浅动脉、旋髂浅动脉	前臂、手部、会阴、大粗隆部或游离移植
肩胛皮瓣	旋肩胛动脉	肩、腋窝、上臂或游离移植
臂内侧皮瓣	尺侧上副动脉	颌面颈、肩部、肘部或游离移植
臂外侧皮瓣	桡侧副动脉	肩部、腋部、肘部或游离移植
前臂(桡动脉)皮瓣	桡动脉	手部(逆行转移)或游离移植
食指背侧皮瓣	第1掌骨背动脉	拇指、虎口
股前外侧皮瓣	股前外侧动脉降支	腹股沟、会阴、大转子、逆行到膝、胫前上端或游离移植
股内侧皮瓣	股动脉皮支	游离移植修复足底、手等部位的软组织缺损
隐动脉皮瓣	隐动脉	胫前、膝、前臂、手及足底
小腿内侧皮瓣	胫后动脉	膝、小腿上部、踝、足底或游离移植
小腿外侧皮瓣	腓动脉	膝、胫前、小腿下段、踝或游离移植
足背皮瓣	足背动脉	踝部、足跟、胫前
足底内侧皮瓣	足底内侧动脉	足跟、踝部、手掌、虎口

第五节 游离皮瓣

一、概述

皮瓣由具有血液供应的皮肤和皮下组织构成。皮瓣与机体连接的部分称为蒂部，蒂部是皮瓣转移后的血供来源，在皮瓣切取时由没有完全离断的皮肤、皮下组织、深筋膜、肌肉或血管组成。皮瓣完全离断后，借助显微外科技术进行血管吻合重新建立血供，这种皮瓣即游离皮瓣。提供皮瓣组织结构的区域称为皮瓣的供区，接受皮瓣修复覆盖的区域称为皮瓣的受区。皮瓣转移的早期，其血液供应和营养完全依靠蒂部，后期，皮瓣还可以从受区底部和周边的组织获得血供。

游离皮瓣转移或移植始于1972年，是目前整形外科最为重要的治疗手段。皮瓣游离移植技术大大促进了整形外科、骨科、创伤外科、手外科及其他相关专业的发展，是20世纪后半叶外科技术的一项重大革新。吻合血管的游离皮瓣移植具有皮瓣设计灵活、组织成分多样、大小随意、血供丰富、手术次数少等特点。皮瓣游离移植在严重创伤的早晚期修复中，可以保全肢体，减少截肢，最大限度地恢复功能；可以使体表肿瘤切除的一期修复成为可能；可以满足创伤外科和肿瘤外科不同组织器官缺损的需求；可以最大限度地保证完整切除病变，保护和重建重要的组织和器官，并获得满意的外观效果，对某些病例来说，带蒂皮瓣具有不可替代的优点。但游离皮瓣移植需要熟练的显微外科技术，存在手术时间较长、需要较多人员和一定设备、技术操作复杂等不足，且游离皮瓣也的确存在一定的风险和失败率。

游离皮瓣移植前应详细检查与客观评估患者的全身与局部情况，血管情况尤其是重要动静脉系统的血液循环情况，血管直径、部位和距离以及血管本身及其周围组织的健康情况。术前应常规用多普勒血流仪探测皮瓣蒂部血流通畅情况和血管走向，以及受区血管情况，在患者体表要用亚甲蓝标记血管的走向，必要时行血管造影检查，以减少手术的盲目性。

二、游离皮瓣移植适应证

游离皮瓣主要用于远隔部位缺损的修复、功能重建及器官再造。但是显微外科手术操作复杂、费时、创伤大，如一旦失败，将给患者造成新的创伤或新的功能障碍，因此，必须严格掌握其适用范围。通常认为游离皮瓣移植的适应证包括：

1. 保护骨、关节、大血管、神经及眼球等重要组织、结构和器官。
2. 再造鼻、唇、耳、眼睑、眉毛及舌、食管等器官。
3. 面瘫、上睑下垂、跟腱等的功能重建。
4. 面颊、鼻、上腭及口底等部位洞穿性缺损的修复。
5. 修复慢性顽固性溃疡及慢性骨髓炎。
6. 修复深层的组织缺损创面。
7. 受区及附近有可供吻接的正常血管。
8. 患者能耐受较长时间的手术，无严重血管病变。

三、供区的选择

1. 供皮部位的皮肤外观正常,质地柔软,无瘢痕。
2. 血管位置恒定,易于解剖,血管蒂长度 2~3cm 以上,血管外径 1mm 以上。
3. 供区部位相对隐蔽并可供应足够大小的皮瓣。皮瓣的厚度、肤色能满足受区的需要。
4. 皮瓣最好有一根可供吻接的感觉神经。
5. 皮瓣切取后供区的功能及外观影响不大。
6. 复合皮瓣的供区可同时切取与皮瓣连在一起的神经、肌腱和骨骼等。

四、受区的准备

(一)受区创面的处理

对新鲜外伤创面应力求彻底清创,不遗留异物和失活组织,同时妥善修复已断裂的深部组织。对慢性感染创面,术中应彻底切除感染创面、窦道、瘢痕死骨以及炎症肉芽组织。慢性溃疡病灶中有骨骼外露者,应凿去表面一浅层骨质。病灶清除完成后再用苯扎溴铵液充分冲洗,使受区变成一个基本健康、相对无菌的创面。此后要更换手术器械、术者手套和消毒隔离衣。对无菌创面的处理包括切除病变组织,解剖出需要缝接的血管,修复已损伤的深部组织。

(二)受区血管的选择

1. 在慢性感染性病灶中,其附近血管长期受炎症侵袭,常致管壁增厚、管腔狭小,必须切除病变血管方能吻合。
2. 肢体经放疗或动脉插管药液灌注者,其局部血管遭受不同程度的损害,术中应先寻觅是否有合适的可供吻合的血管。
3. 如估计到主要血管截断后对患肢远侧血液循环有所影响,应行端侧吻合或选择其分支进行吻合,亦可利用某些主干血管纵贯皮瓣全长的特点,将之桥接于受区血管的远、近两端。
4. 小腿近段的主要血管位置较深,为了便于操作并避免术后血管吻合口受到肌肉等软组织夹压,可将移植之组织瓣逆向放置,使其血管蒂与肢体远侧比较表浅的血管进行吻合。
5. 如果肢体主要血管之一已经受损或断裂,应尽量利用该血管的近端进行吻合。

五、游离皮瓣的选择与设计

随着对皮肤血管的解剖研究的不断深入,使可供选择的游离皮瓣供区越来越多。临床上应根据受区缺损的范围、缺损的组织结构特点、修复的形态功能要求以及供受区血管口径等灵活选择合适的皮瓣(或筋膜瓣、肌瓣、骨瓣、骨膜瓣及复合组织瓣等)。但从临床实践中体会到,以胸背动脉为蒂的背阔肌肌皮瓣及以旋肩胛动脉为蒂的肩胛区皮瓣是最常选用的游离皮瓣,因其血管口径粗、蒂长、解剖恒定、可供切取面积大,一般在不超过 10cm 宽时可直接拉拢缝合,且供区隐蔽,对患者的功能及外形影响均较小。但在重要功能部位(如足底)应用时,感觉恢复较慢是其不足。以旋股动脉降支为蒂的股前外侧皮瓣也是较好的可供选用的皮瓣之一。前臂皮瓣及足背皮瓣代价较大,部分病例会出现肿胀、疼痛等,故在选择时应慎重。带伸肌腱的足背皮瓣是修复同时有肌腱缺损的手外伤的理想供区。另外,拇甲皮瓣及第 2 趾游离移植时也常携带足背皮瓣同用。皮瓣设计应遵循点、线、面的原则,根据不同皮瓣的血供特点决定皮瓣的位置、大小、解剖层次及血管蒂。

对于大型的头颈部复合缺损,特别是大型的口腔下颌骨复合缺损,单一的游离组织瓣移植往往无法同时满足恢复外形和功能的需要,对于这类缺损,最好的修复方法是双游离皮瓣移植技术。

目前较为常用的皮瓣组合为髂骨瓣+前臂皮瓣、腓骨瓣+前臂皮瓣、腓骨瓣+腹直肌肌皮瓣、腓骨瓣+股前外侧皮瓣。两块组织瓣的血管可以分别吻合于两套受区血管；也可以将一块组织瓣的血管吻合于受区血管，另一块组织瓣的血管与前一组织瓣的远端血管相吻合，形成串联皮瓣。肩胛下动脉系统复合瓣（肩胛骨瓣-肩胛瓣-背阔肌瓣）也可以达到双游离瓣修复的效果，但是其最大的缺点是组织瓣制备时需要变换体位，无法行双组手术。另外，与腓骨相比，肩胛骨骨量不足，无法满足牙种植体植入的条件；而且肩胛骨的塑形困难，较难达到下颌骨外形与功能的理想修复，因此我们通常不主张采用肩胛下动脉系统复合瓣行口腔下颌骨修复，而更喜欢采用双游离瓣移植的方法。双游离皮瓣技术是目前大型口腔下颌骨缺损修复的最佳方法，对于提高患者术后的外形和功能具有较好的效果，但是双游离皮瓣修复技术具有技术难度大、手术时间长、手术创伤大等特点，因此应严格选择好适应证，保证修复的成功。

对于受区创面巨大难以用单一游离皮瓣修复者，可设计联合皮瓣游离移植修复，如背阔肌与髂腰肌皮瓣联合游离移植。

六、游离皮瓣移植的注意事项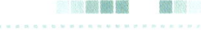

1. **皮瓣选择** 应根据受区修复的需要及血管条件选择血管口径合适的皮瓣、肌瓣或肌皮瓣。

2. **显微血管供体制备** 在显微吻合之前，解剖供吻合血管1～2cm，用浅蓝色或浅黄色硅胶薄膜片放在血管下面背衬，更显得血管清楚，便于缝合。吻合时用肝素盐水经常滴注，保持血管端湿润清洁。

3. **吻合血管的条件** 要求吻接的血管必须是正常的血管。正常的血管呈充盈状态，卧于软组织中，周围有疏松结缔组织，管壁柔软，血管切断后管壁呈乳白色，清晰，血管内膜与中膜紧密贴合。如术中发现供吻合的血管有损伤，应切除直至正常才能吻合，否则极易形成血栓。如血管长度不够，可另取健康的血管桥接。

4. **相吻合的血管口径要相似** 端对端吻合的血管其口径最好相近似，口径相差过大，不但缝合困难，而且缝合后的吻合处管径粗细悬殊，管壁不平整，血流通过时形成湍流，容易形成血栓。管径相差不超过其直径的1/4者，可以对端缝合。当口径相差超过其直径的1/3时，应将较小口径端剪成斜面或鱼嘴状，以增大口径。如口径相差超过其外径1/2，则应行端侧吻合。

5. **血管的张力应适当** 吻合血管张力太大，可致血管腔变细，缝合线孔扩大，易导致血管壁损伤，轻者仅损伤内膜，重者则引起吻合口撕裂，容易形成血栓；无张力则可能产生血管严重弯曲或折叠，血流不畅，故血管吻合处的张力要恰当。如果两断端间距3cm以上，实际缺损可达2cm以上，需采用血管移植桥接修复。

6. **操作要稳准轻巧** 在将皮瓣蒂部血管与受区血管吻合时，要求每一针线的缝合都要准确无误，针距、边距均匀一致，一针完成，尽量减少不必要的损伤，避免反复进针而增加管壁损伤。不过度牵拉、夹摄、挤压血管，避免拙笨和不必要的重复以及不顺手的动作。应避免任何器械进入管腔，最好不采用机械扩张，也不提倡对移植组织物灌洗，以免损伤血管内膜。

7. **无创伤操作** 由于血管细小，经不起夹轧、牵拉等创伤，因此，手术医师的每一个动作必须细致轻柔。在提拉血管时，只能用镊子轻轻夹住血管外膜，禁止夹持管壁及端口。分离解剖血管蒂要细心，若将动脉与伴行静脉分开时，最好在镜下操作，以防误伤血管或因粗暴分离造成损伤。缝合时线结不宜过紧，否则会使血管周边组织产生张力而引起缺血坏死。

8. **恰当的断端外膜修剪与断口冲洗** 去除血管吻合口的外膜，可防止血管外膜悬垂于血管腔内或从针眼随缝线进入管腔内，是预防吻合口栓塞的重要措施。因此，在吻合血管前，应常规将吻合口端 2～3mm 范围内的血管外膜清除。清除外膜的方法是在手术显微镜下,用镊子提起血管端口周的外膜,如脱袖子一样将外膜拉出吻合口外予以剪除,剪除后外膜自然回缩到离吻合口端 2～3mm 处。血管外膜不主张剥得太光,否则不利于吻合口的牢固和愈合。

9 保持血管床健康和平整　吻合后的血管必须位于比较平整健康的周围组织内,以利于通畅和愈合。血管床高低不平或周围被血供较差的软组织覆盖等,均可刺激血管发生痉挛甚至导致血栓。因此,在缝合血管之前,应在血管下面利用周围血供较好的肌肉、筋膜等铺平,或掩盖住骨骼或固定物,待血管缝合完毕,用周围健康的肌肉筋膜等软组织覆盖于血管上,不留死腔。

10 避免血管蒂受压或扭曲　皮瓣移植至受区后,先作皮瓣初步缝合固定。血管蒂通过皮下隧道时,需防止血管扭曲。皮下隧道要足够大,以防止因组织肿胀或血肿压迫血管蒂。调整好血管的位置,不使血管有交叉;若无法避免血管交叉时,应使静脉在动脉的上方通过。血管吻合前应将血管准确对轴、对位,防止扭曲及旋转,否则,血管吻合完毕、恢复血流后才发现血管扭曲,不得不拆开缝线重新吻合。

11 正确缝合　严格按微血管吻合的进针与打结要求准确操作,缝合血管的针序要恰当。

12 "三抗"治疗　即抗感染、抗血栓及抗痉挛治疗。

七、术后处理

术后如何监测和保持吻合血管的通畅至关重要。从预防为主出发,应采取如下措施:

(一)一般处理

1 皮瓣移植处包绕大块敷料,当中开窗,以便观察血供情况。患肢适当制动,并置于略高于心脏的位置。

2 由于术中不断用肝素溶液向创面滴注,且创面不断散热,使组织瓣的温度显著降低,微血管处于收缩状态,微循环受到影响,故在寒冷季节术后移植组织瓣复温甚为重要。患者回病房后患肢应盖上电毯或置放温度合适的热水袋,并保持室温于 25～30℃,这样移植组织约 2～3h 就能达到正常温度。此后,可停用局部保温设备,室温保持在 25℃。

3 密切观察皮瓣血液循环情况,术后 24h 内,应每半小时观察并记录一次;24～48h 内,每 1～2h 记录一次;3～10 天内,可 3～6h 记录一次。观察内容如下:

(1) 肤色:静脉回流受阻时先呈暗红色,随着受阻加重,肤色可由开始时的暗红变为红紫或青紫。动脉血受阻时肤色由红润变淡或苍白。

(2) 肿胀:肿胀程度可由皮纹来判断,皮纹消失说明肿胀严重,皮纹增多表示动脉供血受阻。

(3) 皮温:在室温 25℃时,正常皮温为 34～35℃。移植组织一般于术后 2～3h,皮温回升到与邻近部位或健侧相应部位相等或略高 1～2℃。若移植组织比邻近正常皮温低 1～2℃,或复温后又下降 2～3℃,提示可能即将发生血供障碍,必须严格密切观察。

(4) 毛细血管充盈现象:静脉回流受阻时毛细血管充盈加快,动脉供血受阻时变慢。如肤色已有变化,此现象则不易看清。

对上述四项指标的观察应当综合起来全面分析。另外可采用经皮氧分压测定仪和激光多普勒测定仪等来判断皮瓣血液循环情况。

4 患者术后要卧床休息 1～2 周,此期应做好一般基础护理工作。严禁吸烟。

(二)"三抗"治疗

术后注意抗血栓、抗痉挛和抗感染治疗。

八、术后并发症

闭塞性血栓形成和其他原因引起的血液循环障碍是最严重的并发症,若处理不当或不及时,将导致皮瓣坏死。

(一)血栓形成的有关因素

1. 血管壁损伤　手术造成血管壁不同程度的损伤,内皮细胞受损害以及内皮下的胶原纤维裸露,是血栓形成的主要原因。中膜肌层和内弹力膜因缝线贯穿、结扎或由于张力缝合均可造成不同程度断裂、坏死,也能促使血栓形成。外膜如过多剥离,则直接影响血管壁的血供及其修复过程。

2. 血液动力紊乱

(1) 流速缓慢:如血容量不足、血液黏稠度增加等,均易导致血栓形成。

(2) 湍流:亦称涡流。液体在管道内流动时一旦遇到管道由细变粗、分叉、转弯,管壁不光滑或流速改变等,均将形成一个在原处逗留和倒转的旋涡,此即为湍流。旋涡中的血流在原地不断地旋转所产生的离心作用使诱发血栓形成的各种物质凝聚,形成血栓。

3. 血液凝固性改变　包括:①创伤,包括手术本身,使促凝物质进入血液循环;②血液浓缩,血液黏滞度增高,红细胞、血小板过度增多,或纤维蛋白溶解系统和其他抗凝功能受抑制。

4. 血管受压与扭曲　包括:①动、静脉交叉特别是动脉压在静脉上,使静脉回流受阻。②皮肤缝合张力过大、皮下隧道太窄使血管蒂部或受区血管受压,或因创面继发血肿、组织水肿压迫血管。在止血带控制下切取组织瓣常易遗漏小出血点。③移植组织瓣位置不当,发生血管扭曲或张力过大。

5. 血管痉挛和术后感染　包括:血管壁的创伤及其他各种刺激均可引起血管痉挛,使管腔闭塞,导致血栓形成,而血栓形成又加重血管痉挛,如此构成恶性循环。术后感染不仅使伤口不能一期愈合,更严重的是炎症波及血管壁层,加剧血管壁的损害,导致血栓形成,甚至使血管壁坏死、吻合口出血。

(二)预防血栓形成的具体措施

1. 精确的血管吻合技术　这是显微血管手术成功的保证。每一操作要求轻柔细致,准确无误,争取一次成功。严禁用锐性器械进入血管腔,勿用镊子直接夹持血管壁,只能轻轻夹持部分外膜组织。为了防止血管旷置干燥,应不时用肝素生理盐水滴注,保持湿润。

2. 妥善处理血管周围的组织　包括:①避免动脉、静脉交叉,如实在无法避免时,则应将静脉置于动脉上方;②为了避免皮肤缝合后张力过大,设计皮瓣、肌皮瓣时要充分考虑受区和皮瓣弹性回缩情况,供血管蒂穿过的皮下隧道应有足够的宽度;③应避免吻合血管的扭曲或张力过大;④创面仔细止血,创口负压引流;⑤避免皮肤缝合处过紧、包扎过紧等。

3. 血管痉挛的防治　引起血管痉挛的原因多为疼痛、术中牵拉血管、创伤、血容量不足、室温过低、骨骼内固定不充分或肢体位置不当等,应针对原因采取相应措施。排除这些因素后,血管周围可用局部解痉溶液外敷。顽固性痉挛有时与血栓形成不易鉴别,应及时进行手术探查。

4. 预防感染　包括:①保持无菌环境,严格无菌操作;②术前周密设计,缩短手术时间;③受区彻底清创;④创面仔细止血;⑤合理应用抗生素。

5. 抗凝和解痉药物的应用　包括低分子右旋糖酐、双嘧达莫等抗凝药物,肌注抗血管痉挛药物。

(三)血栓形成的诊断与处理

1. 诊断要点

(1) 动脉血栓:皮色从红润逐渐变为苍白,创缘不出血,皮纹增多,毛细血管回流现象缓慢或消失,皮温下降,低于邻近正常皮肤 1~2℃。测定皮肤温度时,要排除是否因局部保温所造成的假象,或因受其基底温度的影响。

（2）静脉血栓:皮色由暗红而至青紫、肿胀或有水疱,创缘出血呈暗红色,毛细血管回流现象加快,皮温低于正常 1~2℃。

（3）血管痉挛与血栓形成的区别:血管痉挛的危象发生突然,经解痉处理后可恢复。血管痉挛多发生在术中和手术后晚期即 48h 以后,而闭塞性血栓则更多见于术后 48h 以内。此外,顽固而持久的痉挛往往发生在血栓形成的基础上,因此有时两者极难区别。

2 处理步骤

（1）首先打开敷料,观察皮下有无引流不畅、积血压迫血管等。皮肤张力大者可拆除部分缝线。

（2）立即给予解痉药,同时根据具体情况进行保暖或抬高患肢。

（3）若上述处理后经一段时间观察仍不见恢复,即应积极手术探查。

对动脉或静脉吻合口血栓,不能单纯将栓子取出了事,而要剪去此段后再吻合,如长度不够可行静脉移植。凡静脉有较长的栓子者(说明阻塞时间已较长),除对静脉进行处理外,动脉吻合口也要仔细探查,因为此时动脉吻合口并发血栓的机会非常大。如静脉有血栓,移植组织瓣淤血色紫,可用肝素生理盐水在适当压力下自动脉灌注,直至清亮肝素液流出为止

第六节 皮瓣移植术的并发症及其防治

皮瓣是具有带血供的一块皮肤和皮下组织,皮瓣的血供与营养在早期完全依赖蒂部。皮瓣的蒂部既可是含血供的皮肤及皮下组织,也可是单一的血管蒂(包括吻合血管蒂)。皮瓣转移到受区,待与受区组织创面建立新的血供后,始完成皮瓣移植的全过程,此时,有的皮瓣尚须断蒂修复。

皮瓣形成转移中最重要的是保证成活,然而在实践中却可发生皮瓣血供障碍、皮瓣坏死、皮瓣下血肿、皮瓣撕脱与皮瓣感染等严重并发症。此外,皮瓣臃肿、蒂部糜烂及皮肤皱褶、关节僵直和肌肉萎缩等也不容忽视。了解这些并发症及其原因,掌握其防治方法是非常重要的。

一、皮瓣血供障碍

皮瓣是否发生血供障碍,取决于动脉血供是否充分及静脉回流是否通畅,如果动脉血供丰富,静脉回流充分,单位时间内流经皮瓣的有效循环量相对恒定且能保证皮瓣的营养与代谢,皮瓣就会成活。反之,血供不足或回流障碍均降低单位时间内流经皮瓣的有效循环量,皮瓣就会出现血供障碍,导致皮瓣组织营养与代谢障碍,若不能及时改善皮瓣血供,可导致皮瓣局部或全部坏死。

皮瓣的血供障碍包括动脉供血不足及静脉回流障碍。动脉供血不足表现为皮瓣苍白,局部皮温下降,常为暂时性反应性血管痉挛所致。术中若出现此种情况,可用温盐水纱布湿敷一段时间即可恢复;若发生在术后,经补足血容量、保温、止痛、解痉药物等措施后不久即可恢复。如手术时不慎误伤皮瓣主要供血动脉而附近血管又不能代偿时,可造成组织干性坏死;若因血管变异或未将主要血管包含在皮瓣内,可导致动脉供血不足,后果亦不好。静脉回流障碍表现为皮瓣发绀、淤血肿胀,轻者表现为皮瓣出现淡红色或青紫色斑点,重者可出现水疱或血水疱,更重者为紫黑色。多发生在皮瓣远端,开始逐渐加重且范围扩大,5 天后逐渐不再发展。轻者表现为表皮脱落,对皮瓣成活不会造成大的影响,重者皮瓣部分坏死且需补充植皮,严重者皮瓣坏死脱落致手术失败。

（一）原因

1 内在原因

（1）供瓣区选择不当，如供瓣区组织不健全、有广泛的瘢痕或本身血管疾患。

（2）随意型皮瓣设计时长宽比例不当（一般部位长宽比例不应超过 2:1，面颈部不应超过 3:1），又未经预先延迟，致使皮瓣远侧血供不足。轴型皮瓣超越知名血管供养范围或因血管变异造成供血不足。

（3）皮瓣设计时，对静脉回流是否充分及皮瓣形成转移后是否处于有利于血液回流的位置或体位考虑不周。

2 外在因素

（1）手术操作时损伤了供养血管，或供养皮瓣的血管未包含在蒂部内，或剥离层次深浅不一。

（2）皮瓣或皮管内出现血肿，血肿的内压力作用使局部张力增大，压迫血管影响血供；此外血肿还有毒性作用，可引起皮肤血管痉挛，危及血供，造成皮瓣远端坏死。

（3）皮瓣转移时角度过大，蒂部形成扭转。

（4）缝合不当，针距太小、边距太大等造成皮瓣张力过大。

（5）包扎固定时，皮瓣蒂部张力过大，或蒂部折叠、压迫等影响皮瓣血供或导致静脉回流受阻。

3 术后处理不当 术后体位或局部制动不当，皮瓣蒂部张力过大，或扭转、折叠，造成皮瓣静脉回流不畅。伤口敷料的压迫及对蒂部过紧的缠绕使静脉回流受阻。引流不畅或完全阻塞，不能及时引流出创面渗出或渗液，皮瓣下积血或积液，其内压或毒性作用影响皮瓣血供。

术后皮瓣常有一水肿过程，肿胀形成张力影响血供时未及时进行处理，如拆除几针缝线或增放引流条等。术前受区处理不当或术中无菌操作不严使局部感染可造成或加重皮瓣血供障碍。

（二）预防

术前应正确选择手术时机、皮瓣的类型及供区，最好用多普勒探测皮瓣轴型血管的走行方向及分布，预先测量出皮瓣的大小范围，并且要求熟悉轴型皮瓣的解剖及安全血供范围。皮瓣设计时，对随意型皮瓣应充分考虑好长宽比例及安全度，轴型皮瓣不应超出轴型血管的安全供血范围。设计皮瓣的大小应大于缺损区 20%～25%，以避免转移后张力过大。若考虑有不安全因素，则应先行延迟术再行皮瓣转移术。手术操作过程中，严格遵循无菌技术及无创伤操作的原则，手术解剖层次清楚，避免损伤主要供养血管或神经。术中创面与皮瓣下面应彻底止血，皮瓣转移缝合时应防止皮瓣张力过大及蒂部扭转、折叠等。术后应留置引流，并保持通畅，用适宜的敷料包扎，妥善固定，并加强护理与监测，特别注意皮瓣血供、伤口及引流情况，以便及时发现问题并加以处理。因皮瓣血供障碍有严格的时间限制，应争取在数小时内消除血供障碍的原因，决不可拖延等待，贻误时机，否则将导致不良后果。

（三）治疗

术中发现损伤供养血管或其他原因而出现皮瓣血供障碍（皮瓣苍白或发绀等），最好的治疗方法是停止手术，将皮瓣缝回原处，相当于做一次延迟手术。若缝回原处后皮瓣仍无血流现象，需考虑将皮瓣取下，修剪成中厚或全厚皮片进行皮片移植覆盖创面。皮瓣转移后出现血供障碍，应仔细寻找和分析并及时消除导致血供障碍的原因。若为蒂部受压、牵拉或折叠，则应调整体位或重新局部制动；若为动脉痉挛，可用镇静止痛药物、保温、扩容或应用疏通微循环及扩血管药物，有条件时宜尽早进行高压氧治疗。对供区选择不当及皮瓣设计不合理等内在原因引起的静脉回流障碍，血流淤滞及皮瓣发绀，目前缺乏有效的措施。可试用一些有利于静脉回流的方法，如压迫敷料包扎、抬高患肢或皮瓣远端、手指轻轻由皮瓣远端向蒂端按摩、显微外科小静脉吻合移植等。也可试用可缓解静脉淤血的方法,如用小蛭吸血及拆除皮瓣缝线后用肝素-利多卡因生理盐水湿敷等。此外局部降温的方法可降低新陈代谢,有时有一定作用。尽管方法较多,但效果较差。

二、皮瓣下血肿

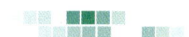

皮瓣下血肿不仅对皮瓣有内压力作用,而且对皮瓣有毒性作用,导致皮瓣内血管痉挛,是造成皮瓣坏死的原因。

(一) 原因

1. 患者本身方面的因素。主要是凝血机制问题,有的患者 BT、CT、PT、KPTT 等均正常,但术中常常出血不止。

2. 术中止血不彻底或止血方法应用不当,如局麻药内加入肾上腺素等缩血管药物,用盐水纱布或肾上腺素盐水纱布压迫止血、电凝止血、钳夹止血等。止血后术中看不出明显出血点,而术后由于肢体的固定、患者的搬送、患者血压回升等多种因素,均可使血管内压特别是静脉内压增加,暂时封闭的血管断口破裂而出血。

(二) 预防

1. 术前应尽量查明有无出血倾向,对凝血机制异常者应给予治疗。女患者月经期禁止手术,月经期前后 1~3 天不宜手术。

2. 术中采用可靠的止血方法,如对较大的血管采用结扎止血法,小出血点用双极电凝钳夹止血,少用或不用单极电凝止血,避免用盐水纱布或肾上腺素水纱布压迫止血。

3. 皮瓣边缘不要缝合得太紧。

4. 留置引流膜,最好留置负压引流管。

5. 必要时术中、术后可预防性应用维生素 K_1 及酚磺乙胺等止血药。

(三) 治疗

发现皮瓣下有血肿时,应立即拆除缝线,清除血肿,并用生理盐水纱布清洗干净。若发现仍有活跃的出血点,应进手术室彻底清除血块及止血,并留置引流膜或负压引流管。

三、皮瓣或皮管撕脱

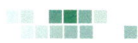

(一) 原因

皮瓣或皮管转移术后,没有很好地固定与制动,患者在睡眠中不自主地惊叫、肢体猛烈活动或从床上跌下等而造成皮瓣或皮管撕脱。年轻人打闹或不小心摔倒也可造成皮瓣撕脱。在皮瓣或皮管转移术后直至断蒂前的任何时间均有可能发生撕脱,有时甚至发生在消毒时,因此不可疏忽大意。

(二) 预防

在皮瓣或皮管转移过程中应妥善固定与制动,以预防肢体或头颈活动时造成皮瓣或皮管撕脱,特别在术后早期,如麻醉未完全清醒期及姿势不适应阶段,尤应注意。

(三) 治疗

发生皮瓣或皮管撕脱者,一般需进手术室清创后缝合伤口,妥善固定,手术至断蒂时间需重新计算。有时皮瓣或皮管部分撕裂或裂开,视情况在病房或手术室进行缝合固定。

四、皮瓣或皮管感染

(一)原因

一般来说,皮瓣或皮管在转移过程中较少发生严重感染,但在严重创伤患者,如电烧伤、严重热压伤或挤压撕脱伤等,可能因创面本身有感染或污染较重,或清创手术时对失活组织辨别不准而使创面残留坏死组织,导致液化感染,甚至皮瓣无法附着。皮瓣断蒂时,因蒂部下方有创面,断蒂手术后血供较差或有张力时勉强缝合等易致切口感染,甚至不易愈合。

(二)预防

预防感染既要重视患者的全身情况又要加强局部处理,采取各种措施,增强患者全身的抵抗力,如纠正贫血及营养不良,对糖尿病、免疫功能缺陷或低下的病进行治疗等。手术时应严格无菌操作,对受区创面清创应仔细,用大量盐水、3%过氧化氢溶液、1‰苯扎溴铵反复冲洗后再消毒,彻底清除失活组织并确切止血。皮瓣转移至创面前用盐水、苯扎溴铵,必要时用过氧化氢溶液清洗受区,特殊情况用抗生素溶液冲洗。皮瓣转移后,应放置引流膜或负压引流管,充分引流,防止血肿形成。此外应合理预防应用抗生素。

(三)治疗

术后及时观察,若发现有感染征象(红、肿、热、痛,伤口化脓等)应及时拆除缝线,加强换药,充分引流。可取分泌物涂片或细菌培养,选择有效抗生素治疗。

五、皮瓣臃肿

(一)原因

皮瓣包括皮肤和皮下组织,为了保证血供,在皮瓣制作时常伴有一定厚度的皮下组织,故转移愈合后尚存在皮瓣臃肿和不够平整的问题,影响外观,有时还影响功能。

(二)预防

根据受区选择供瓣区时应综合考虑,皮瓣的厚度也是选择因素之一。制作皮瓣时,在保证皮瓣血供及成活的前提下,尽量修薄皮瓣。

(三)治疗

皮瓣或皮管转移至受区后,若嫌皮瓣臃肿,可于皮瓣成活3~6个月进行皮瓣修薄手术(去脂术)。中型皮瓣常需两次皮瓣修薄手术,每次修薄皮瓣的一半;大型皮瓣常需多次修薄手术;小型皮瓣常可一次性修薄。皮瓣修薄时,切口选择宜与皮瓣纵轴方向一致,并沿原切口瘢痕外缘切开,依水平方向锐性剥离,用组织剪剪除皮瓣下的瘢痕组织及部分脂肪组织,在不影响血供的前提下,尽量剥离较大的范围和去除较多的脂肪组织,一般在皮下保留一薄层均匀的脂肪组织即可,彻底止血后将皮瓣边缘作适当修整,即剪除周边瘢痕及多余皮肤,盐水清洗,间断缝合伤口,置橡皮引流膜,必要时置负压引流管,适当加压包扎。

六、蒂部皮肤皱褶

(一)原因

皮瓣在转移过程中,蒂部的旋转及扭曲会形成皮肤皱褶,俗称"猫耳朵",常影响外观,应予以修整。

(二)防治

皮瓣血供早期完全由蒂部供给,修整"猫耳朵"应以不影响皮瓣血供为原则。对不影响皮瓣血运的"猫耳朵"在转移皮瓣的同时应予以修复;但对可能会影响皮瓣血供者,待3~6周皮瓣成活后再予以修整。具体方法是在皱褶缝合处切开,常切除一块多余的三角形皮肤,展平后缝合即可。小的皮肤皱褶,时间一长,可自行消失,可不予处理。

七、关节僵直

(一)原因

肢体皮瓣移植术后至断蒂前往往需要关节制动,且时间在3周以上,关节的长期制动可造成僵直。

(二)防治

对年龄大于45岁或有关节疾患者,一般不选用需关节制动的转移皮瓣。关节制动期间,对关节予以按摩、理疗。伤口拆线后,白天可解除制动稍微活动关节,皮瓣断蒂时,在麻醉下手术医师应适当被动活动相应肢体各关节,断蒂后应加强主动锻炼。这些措施有利于防止关节僵直及去除制动后功能的快速恢复。

第七节 肌皮瓣的分类及其优缺点

肌皮瓣是包含皮肤、皮下脂肪组织、深筋膜和肌肉的复合组织瓣,是以肌肉的优势动、静脉为蒂,以肌肉为载体,携带其上的皮肤组织转移修复缺损。肌皮瓣的开发应用研究已有近百年的历史,肌皮瓣的血供范围及肌肉血供类型的研究,为肌皮瓣的临床应用提供了解剖学基础,并促进了肌皮瓣的开发和临床推广应用。

一、肌皮瓣的血供

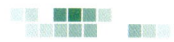

肌皮瓣肌肉的血供大多数是多源性的,各支动脉间吻合丰富,其中主要营养动脉是指管径最粗并能供给该肌大部分血供的一支动脉。临床上主要以营养血管为蒂进行皮瓣移植。根据分布于肌肉血管的多少及主次,将肌肉血供分为五类(详见"二、肌皮瓣的分类")。

肌皮瓣表面皮肤的血供来自肌皮血管穿支、肌皮血管缘支及皮下血管网与邻近皮肤血管的交通,但主要来自肌肉的肌皮穿支动脉营养。供应肌肉的肌皮动脉来源于节干动脉,这些动脉进入肌肉后逐级分支,互相吻合,构成肌肉的血液循环。其中一部分形成毛细血管,构成微循环,参与肌肉组织的代谢和营养;另一部分血管在分支过程中穿过深筋膜,进入皮下组织和皮肤,形成肌皮穿支动脉,参与真皮下血管网的构成,营养肌肉上面的皮下组织和皮肤。有的肌皮动脉主干在进入肌肉前发出缘支,沿着肌肉边缘进入皮下组织,也参与肌肉上面皮肤和皮下组织的血液循环。

肌皮瓣含有深浅两组静脉回流系统,这些静脉除头部静脉外都有瓣膜存在,借以控制血液流向。深组回流静脉为肌皮动脉的伴行静脉,多数有2条,是肌皮瓣的主要回流静脉;浅组回流静脉位于皮下脂肪组织层内,经交通静脉汇入深组静脉。肌肉的营养动脉常是多源性的,在多源的动脉中,如有一支口径较大,营养整条肌肉,则该支动脉为优势动脉,其余的动脉为次要动脉。

二、肌皮瓣的分类

(一) 肌皮瓣的血供类型

根据 Daniel(1973)研究,肌皮动脉是皮肤血供的主要来源。Mathes(1981)对肌肉血供的进一步研究,认为肌皮瓣的血供可分为五种类型。

1 第一类 仅一组血管蒂进入肌肉(图 3-37),如阔筋膜张肌肌皮瓣、股直肌肌皮瓣、内(外)侧腓肠肌肌皮瓣等。

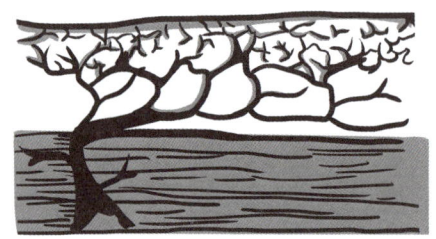

图 3-37 仅一组血管进入肌肉

2 第二类 由一组主要血管蒂紧靠肌肉的止端进入肌肉,另有数组节段性小血管紧靠肌肉的起端进入肌肉(图 3-38),如背阔肌肌皮瓣和胸大肌肌皮瓣等。在形成肌皮瓣移植时,结扎次要动脉,保留主要血管蒂即可保证肌皮瓣的成活。

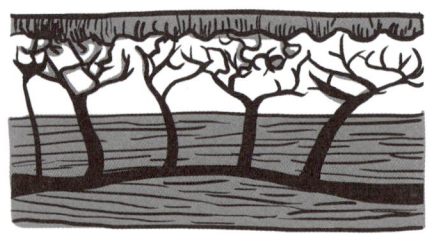

图 3-38 数组节段性小血管进入肌肉

3 第三类 由一组主要血管蒂和数组小血管蒂进入肌肉,如股薄肌肌皮瓣、股二头肌肌皮瓣、半腱肌肌皮瓣、胸锁乳突肌肌皮瓣、腓骨长肌肌皮瓣等。其主要血管蒂由一侧进入肌肉,供应肌肉的大部分血供;数组小血管蒂由肌肉的另一侧进入,供应肌肉另一侧小部分血供,小血管蒂切断后不影响肌皮瓣的血供。

4 第四类 有两组主要血管蒂进入肌肉,各自供应肌肉的一半血供,如臀大肌肌皮瓣、腓肠肌肌皮瓣等(图 3-39)。

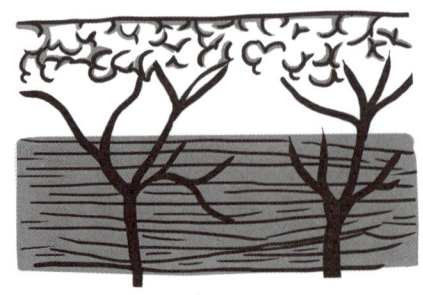

图 3-39 有两组主要血管蒂进入肌肉

5. 第五类　由多数小血管进入肌肉,呈节段性分布,如胫前肌肌皮瓣、缝匠肌肌皮瓣等。皮瓣移植时应保持肌肉和这些节段性血管的完整性,才能保证肌皮瓣成活。如肌肉的节段性血管来源于一根知名动脉,而该动脉远端切断后不影响肢体的血供,则该肌皮瓣可作局部转移或游离移植。

(二) 肌皮瓣的临床类型

1. 带蒂肌皮瓣　肌皮瓣的周缘,除蒂部保留皮肤、肌肉及主要血管外,其余三缘均切开游离。
2. 岛状肌皮瓣　将带蒂肌皮瓣的蒂部皮肤切断,使其呈岛状,称为岛状肌皮瓣。也可保留肌肉蒂或切断部分或全部肌肉蒂。
3. 游离肌皮瓣　在完全切断皮肤、肌肉蒂的岛状肌皮瓣的基础上,再切断血管蒂,通过与受区血管吻合,可修复远侧创面。

三、肌皮瓣的优缺点

(一) 肌皮瓣的优点

1. 肌皮瓣血供丰富,移植术后可以改善受区局部血供。
2. 肌皮瓣的抗感染力和生物清除作用都明显强于皮瓣。
3. 肌皮瓣面积大、组织量多,可修复大面积凹陷缺损。
4. 肌皮瓣解剖恒定,有较粗的血管蒂,带蒂转移或吻合血管的游离移植,常一次手术即可完成转移的全过程,且成活率高。
5. 肌皮瓣可携带支配肌肉的神经,与受区运动神经吻接,既修复组织缺损又改善局部功能。也可携带骨组织,修复伴有骨缺损的创面。
6. 肌皮瓣柔软,耐压耐磨,是修复褥疮的理想组织瓣。

(二) 肌皮瓣的缺点

1. 供区肌力减弱。
2. 供区有明显畸形。
3. 受区肌皮瓣臃肿。

第八节　肿瘤整形术的常用皮瓣

一、胸三角皮瓣

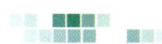

(一) 应用解剖

胸三角皮瓣的血供(图3-40)主要来自胸廓内动脉第1～4穿支、胸肩峰动脉的皮支。穿支动脉外径以第2穿支为最粗,胸三角皮瓣血管蒂应首选第2穿支动脉。第1～4穿支自胸骨旁1cm处穿出肋间隙,经胸大肌和胸大肌筋膜,在皮下浅筋膜内向外行10～12cm,各穿支之间、穿支与胸肩峰动脉皮支之间有广泛的吻合。

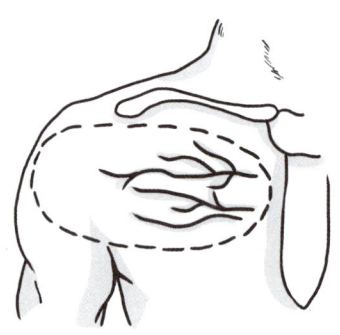

图 3-40 胸三角(胸廓内动脉穿支)皮瓣切取范围及血供

(二)适应证

带蒂皮瓣或岛状皮瓣转移可修复面颈部缺损及行咽和食管再造,游离皮瓣移植可修复躯干四肢软组织缺损。

(三)皮瓣设计

皮瓣范围:上界为锁骨下缘,下界至第5肋,内界为胸骨旁线,外界为肩峰。一般可设计长20~22cm,宽10~12cm。皮瓣旋转轴位于胸骨外缘第2~3肋间处。

(四)皮瓣切取

用亚甲蓝画出皮瓣轮廓及血管走行,标出胸廓内动脉穿支出肋间隙点。从肩峰端切开皮肤达深筋膜下,可见胸大肌、三角肌和颈阔肌。提起皮瓣外侧缘,在三角肌表面和深筋膜之间,从外侧缘向内锐性分离皮瓣。术中保护好三角胸肌沟内的头静脉、胸肩峰动脉的三角肌肌支及胸骨旁的第2、第3穿支动静脉和肋间神经前皮支。

二、侧胸皮瓣

(一)应用解剖

侧胸皮瓣血供来自腋动脉的腋胸皮动脉(15%)、肱动脉的肱胸皮动脉(37%)、胸背动脉的皮动脉(47%)和胸外侧动脉的皮动脉(77%)。体表投影:胸外侧动脉可沿腋前线与腋中线之间,向下行至第6~7肋间隙。腋胸皮动脉沿腋中线或此线略前向下行,可达第4肋间隙。胸背动脉的皮动脉沿腋后线或此线稍前向下行,至第6~7肋间隙。胸腹壁静脉向上注入腋静脉,向下与腹壁浅静脉吻合,向前与胸廓内静脉穿支吻合。临床上常用胸外侧动脉或胸背动脉作侧胸皮瓣的血管蒂。

(二)适应证

岛状转移适用于肩部、前胸、上臂、肘部较大范围组织缺损的修复。吻合血管的游离移植适用于大面积颅骨外露的头皮缺损,有骨、关节、肌腱、神经和血管等裸露的肢体创面的修复。联合皮瓣适用于大型组织缺损的修复。

(三)皮瓣设计

皮瓣范围:上界至腋动脉搏动处,下界为第8肋间隙,前界为胸大肌的外侧缘,后界为背阔肌前缘。如以胸外缘为中心设计皮瓣,或以胸背动脉为轴型血管,则应将后界外移,以背阔肌前缘或按胸背动脉走行为中心设计皮瓣。

(四)皮瓣切取

按设计画线切开皮肤,显露腋下胸廓部的深筋膜,结扎皮瓣边缘的皮动脉和静脉。皮肤切口达深筋膜下,提起皮瓣的下缘向上端逆行寻找血管蒂,直达皮瓣血管。小心分离出进入皮瓣内较大的皮动脉、皮静脉或解剖出胸外侧动脉,延长血管蒂的长度,有利皮瓣转移。

三、下腹部皮瓣

(一) 应用解剖

下腹部皮瓣血供为腹壁浅动脉,出现率为97%。一般在股动脉距腹股沟韧带下5cm处发出,外径约0.8～1.0mm。通常分为内、外两支,行于腹壁浅筋膜深面。内侧支出现率为68%,外径平均为1.0mm,分布到同侧下腹部内侧半;外侧支出现率为66%,外径平均为0.9mm,主要分布于同侧下腹部外侧半。静脉回流由腹壁浅静脉注入大隐静脉(图3-41)。

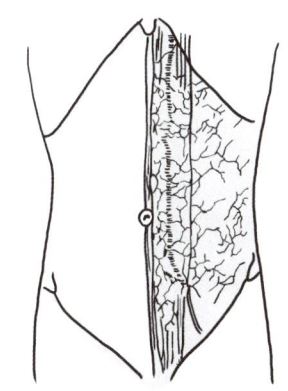

图 3-41　下腹部皮瓣应用解剖

(二) 适应证

修复腹股沟,会阴部,上肢的手、腕部及部分前臂的缺损。

(三) 皮瓣设计

在腹股沟韧带下方扪及股动脉搏动点,然后从该点至脐作一连线。此线为腹壁浅动脉的体表投影线,即为皮瓣的轴线。切取的皮瓣大小可根据受区需要的面积,一般内侧界不超过腹部中线,上界不超过脐,可切取范围在28cm×18cm。

(四) 皮瓣切取

按设计的皮瓣画线切开皮肤,显露出皮下浅筋膜内的腹壁浅动脉和腹壁浅静脉。切开下腹部浅筋膜,提起皮瓣的上端,在腹外斜肌腱膜表面向下游离皮瓣,并解剖暴露出腹壁浅动脉的主干和腹壁浅静脉,术中注意保护皮瓣的血管蒂。

四、腹股沟皮瓣

(一) 应用解剖

旋髂浅动脉是腹股沟皮瓣的主要血管,干长约1cm,外径平均为1.3mm。该动脉穿卵圆窝斜向外上方达髂前上棘,途中有分支与腹壁浅动脉分支吻合呈浅动脉网。伴行静脉外径平均为2.1mm,静脉回流汇入大隐静脉,后者与旋髂浅动脉紧密相伴,汇注于深静脉,有的汇入股部深静脉。体表投影:从股动脉起点下1.5cm处连一线至髂前上棘,为旋髂浅动脉浅主干走行的投影线。

(二) 适应证

岛状转移可修复会阴部及股骨大粗隆等邻近部位缺损。单蒂轴型皮瓣主要用于手、腕、前臂广泛及复杂的急诊创伤的一期修复,也适用于烧伤或创伤所致软组织缺损及继发畸形的晚期修复。游离移植可用于四肢、面、颈等缺损的修复,一般不作为首选。

(三) 皮瓣设计

从股动脉起点下 1.5cm 处连一线至髂前上棘,为旋髂浅动脉的体表投影,以此轴线设计皮瓣。皮瓣范围:上界在腹股沟韧带上方 5cm;下界在腹股沟韧带下方 6~10cm;内界在股动脉搏动处内侧 2~4cm;外界以髂棘为轴线,斜向骶棘肌外侧缘的连线,长度可达 26cm。

(四) 皮瓣切取

从远端掀起皮瓣,无须显露血管蒂;或显露血管蒂,确定血管走行及变异情况后再决定切取皮瓣的部位。

1 显露血管蒂法 在腹沟韧带下,股动脉搏动处稍内侧作长约 4~6cm 的纵行切口。找到大隐静脉,再沿股静脉外侧找到股动脉及向外上方发出的旋髂浅动脉主干及深、浅主支,明确其分支情况及有无变异。按显露血管所见特点,画出切取皮瓣的轮廓。先作上方切口,切开全层皮肤,直抵腹外斜肌腱膜,紧贴其上作锐性分离。在分离旋髂浅动脉干附近时,必须包括缝匠肌的肌膜及部分肌纤维,以避免损伤该血管。再作远端切口,在明视浅主干走行的条件下,皮瓣切取平面可以薄一些,在浅主支穿阔筋膜点以远切开筋膜,并全层切开下方组织,直抵筋膜下,将整个皮瓣完全掀起,只保留血管蒂。待受区准备好,即可行岛状转移,或切断血管蒂行吻合血管的游离皮瓣移植。

2 不显露血管蒂法 在腹股沟韧带下方 1cm 股动脉搏动处,向髂前上棘引一虚线,再由髂前上棘斜折向外上方,延伸至平脐高度。在此虚线上距动脉 1cm 处,画一纵行短线,作为旋髂浅动脉穿阔筋膜浅出点的标志。先作上方切口,切开全层皮肤直抵深筋膜,沿其浅面行锐性剥离。过腹股沟韧带后,可明视浅主支的走行,如无解剖变异,可将深主支在穿深筋膜处结扎,剥离超过轴心线,确认浅主支已包含在皮瓣内,即可作外侧及下方切口。

五、股前外侧皮瓣

(一) 应用解剖

股前外侧皮瓣以旋股外侧动脉降支(图 3-42)为血管蒂,该血管在股直肌与股中间肌之间行向外下方,在股外侧肌和股直肌(图 3-43)之间向下外走行,途经髂前上棘与髌骨外上缘连线中点处发出 4~9 支肌皮动脉,其中第 1 肌皮动脉穿支粗大,外径 0.5~1.0mm,是股前外侧皮瓣血供的主要血管。腹股沟中点至髂前上棘与髌骨外上缘连线中点作体表画线,该线的下 2/3 段即为旋股外侧动脉降支的体表投影。旋股外侧动脉各支起源的几种类型见图 3-44。

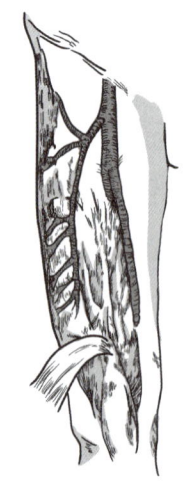

图 3-42 股前外侧(旋股外侧动脉降支)皮瓣血供

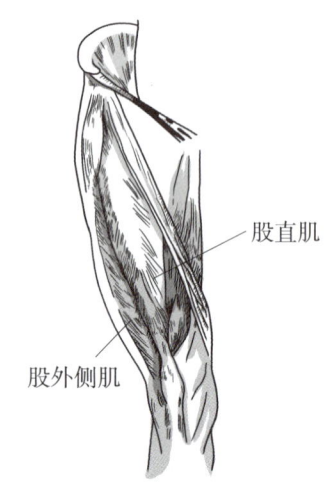

图 3-43 股直肌与股前外侧肌群

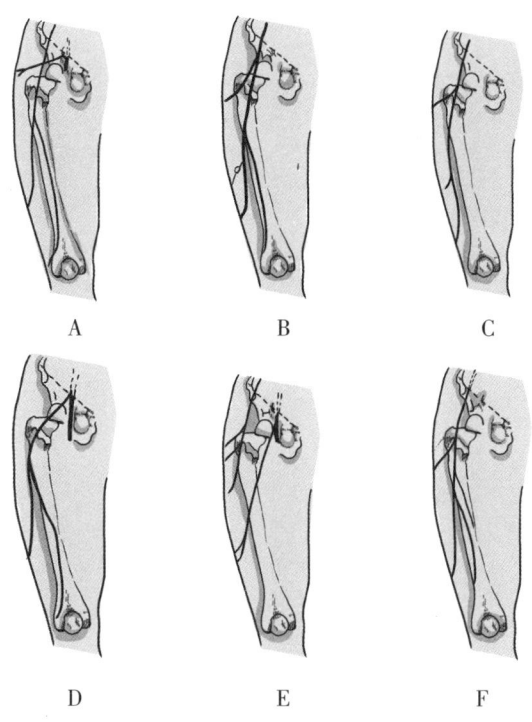

图 3-44　旋股外侧动脉各支起源的类型

（二）适应证

以旋股外侧动脉降支为蒂的顺行转移皮瓣用以修复下腹部、臀部、髋部的软组织缺损。以膝外上动脉为蒂的逆行皮瓣可逆行转移修复膝关节及其周围创面。吻合血管的游离皮瓣移植可修复远位软组织缺损。

（三）皮瓣设计

用甲紫标记出旋股外侧动脉降支的体表投影，并以髂前上棘至髌骨外上缘的连线中点为圆心，以 3cm 长为半径作圆，肌皮穿支和肌间隙皮支主要在此圆区内浅出皮下，且集中在该圆的外下 1/4 区（图 3-45）。根据修复需要设计成单纯皮瓣或携带部分股外侧肌、阔筋膜、神经、血管等制成复合组织瓣。

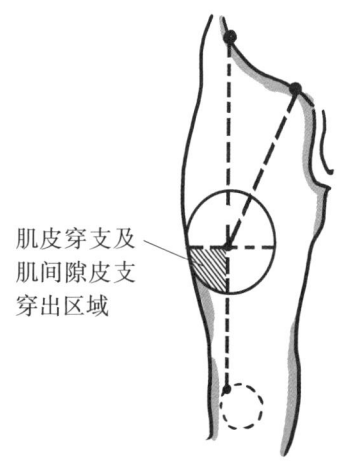

图 3-45　股前外侧皮瓣设计示意图

(四)皮瓣切取

沿旋股外侧动脉降支的体表投影线切开皮肤、皮下脂肪及深筋膜,并向皮瓣内侧缘延长,自股直肌外侧缘向肌间隙分离,于股直肌与股中间肌的间隙内分离出旋股外侧动脉降支及其伴行静脉,向近端分离血管束至其起始部。然后自皮瓣内侧缘开始,在深筋膜下作皮瓣分离(图3-46)。为防止筋膜与皮肤脱离影响血供,须将两者边缘作数针固定缝合。将皮瓣向外侧掀起,当分离至标记的圆形区时,注意由深层浅出的分支。再沿血管蒂分离,找出并解剖肌皮穿支,至与掀起的皮瓣相"会师",以确保包含2~3条动脉穿支。再切开皮瓣的下缘和外侧缘,分离并完全掀起整个皮瓣,根据手术方案进行带蒂或游离移植。

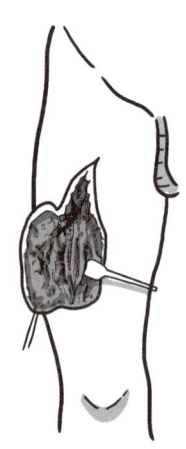

图3-46 股前外侧皮瓣的切取

六、股内侧皮瓣

(一)应用解剖

股内侧皮瓣(股动脉皮支皮瓣)主要皮动脉发自股动脉的内侧壁,皮动脉约1~3支,有静脉伴行,沿缝匠肌的深面斜向下内侧,于该肌内侧缘穿出达股内侧区皮肤。血管起始部外径1.0~1.2mm,血管蒂长2.1~2.2cm。大隐静脉在该皮瓣内通过。

(二)适应证

皮瓣质地优良,厚薄适中,部位隐蔽,可携带感觉神经,是修复头颈部、胸腹部、会阴部、足底、手部及其他部位中等面积皮肤组织缺损的良好皮肤组织瓣。

(三)皮瓣设计

自腹股沟股动脉搏动最明显处至膝关节内侧缘连线中1/3外侧2cm处作切口,切口与连线平行长约10cm。通常先解剖出皮动脉再设计皮瓣,皮瓣可切取面积为17cm×7cm。

(四)皮瓣切取

切开皮肤、皮下脂肪及阔筋膜,在缝匠肌浅面分离至其内侧缘,将肌肉向外侧牵开,暴露股内侧肌间隔内的股动脉干及其分支,仔细分离出股内侧主要皮动脉及其伴行静脉、股内侧皮神经。按皮瓣的设计范围切开皮瓣,在阔筋膜深面掀起皮瓣,将阔筋膜包含于皮瓣内。可带蒂转移或游离移植(图3-47)。

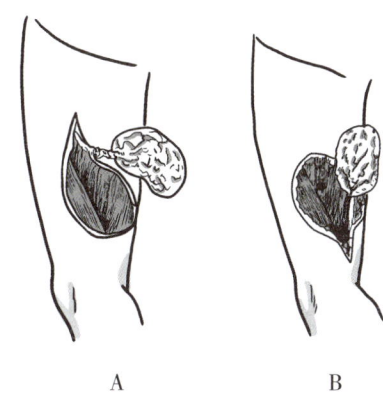

图 3-47 股内侧皮瓣成形术示意图
A. 股内侧皮瓣成形术　B. 股内侧逆行皮瓣成形术

七、膝内侧皮瓣

(一) 应用解剖

膝内侧皮瓣(隐动脉皮瓣)中的隐动脉发自膝降动脉,在膝上13cm平面发出后,穿过内收肌管随隐神经下行,至膝关节平面浅出皮下,走行于小腿内侧,沿途发出分支,营养皮肤组织。其伴行静脉及大隐静脉均可作为回流静脉。隐动脉起始部外径约1.7mm,皮瓣可切取范围上起膝上10cm,下达小腿内侧中下1/3交界处。

(二) 皮瓣设计

在膝关节内侧正中作平行于下肢纵轴的标记线,此线即为皮瓣的设计轴心线。沿轴心线的两侧旁开5cm,上起膝上10cm,下达膝下20cm范围内(图3-48),均可根据受区修复需要设计皮瓣。

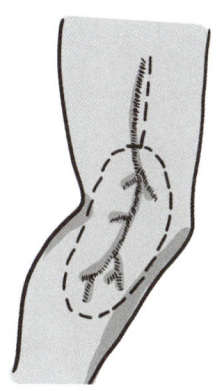

图 3-48 小腿内侧上部隐动脉皮瓣范围示意图

(三) 皮瓣切取

先在皮瓣近侧切开皮肤,沿缝匠肌前缘切开深筋膜,在缝匠肌与股内侧肌间隙内分离出隐血管及隐神经。将皮瓣前缘切开,在深筋膜下向后掀起皮瓣。分离解剖时,深筋膜缘与皮肤作数针暂时性缝合固定。切开皮瓣的远侧和后缘,分离皮瓣至蒂部,完全掀起整个皮瓣。

八、小腿内侧皮瓣

(一) 应用解剖

小腿内侧皮瓣(胫后动脉皮瓣)以胫后动脉为蒂,可逆行或顺行转移。胫后动脉外径2.5～

3.5mm,在肌间隙中向下走行,上段位于比目鱼肌的深面,位置较深;中段位于趾长屈肌与比目鱼肌之间,至内踝与跟腱之间浅出,至分裂韧带深面分为足底内、外侧动脉。足底外侧动脉与足背动脉的足底深支吻合形成足底弓。胫后动脉在走行过程中,沿途发出肌支和皮支,以中、下段交界附近发出的皮支最多。皮瓣回流静脉除大隐静脉外,还有与动脉伴行的两条静脉,向深部回流至胫后静脉,其余浅部属支在浅筋膜内汇入大隐静脉。皮瓣区有隐神经通过,该神经与大隐静脉伴行。

（二）适应证

带蒂顺行皮瓣转移可修复膝部附近缺损,带蒂逆行皮瓣用于修复踝部、足部缺损。吻合血管的游离移植可修复远处缺损或溃疡。

（三）皮瓣设计

自胫骨内髁至内踝与跟腱间中点作连线,此连线的中、下段即为胫后动脉各皮支浅出筋膜处的体表投影线,以此线为轴进行皮瓣设计。皮瓣可切取范围,上起小腿上、中1/3交界处,下达内踝上方平面,两侧为前后正中线。

（四）皮瓣切取

在内踝与跟腱之间作纵行切口,切口上起皮瓣下缘,下达分裂韧带上方,切开皮肤直至深筋膜,在跟腱与内踝之间疏松组织内分离出胫后动脉、静脉,沿血管近端分离至皮瓣下缘。将切口沿皮瓣后缘向上延长至其上端,切开皮肤直至深筋膜,皮瓣的深筋膜缘与其皮肤作数针暂时性缝合固定。在深筋膜下紧贴腓肠肌肌膜进行剥离直至比目鱼肌内侧缘,在皮支浅出筋膜的体表投影线附近可见2～7支皮动脉,外径0.5～2.0mm,经比目鱼肌与趾长屈肌间隙穿出、浅出小腿深筋膜。将肌肉牵向后侧,暴露趾长屈肌与比目鱼肌间隙,并在间隙内分离胫后动脉和静脉至适当长度,结扎、切断胫后动、静脉,保留胫神经。然后切开皮瓣前缘皮肤、筋膜,分离、掀起皮瓣,形成血管蒂在下端的逆行移植皮瓣(图3-49)。

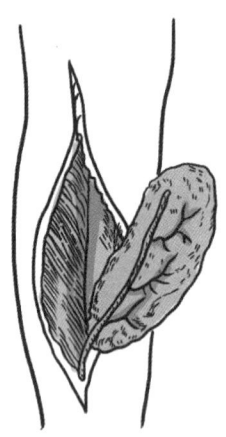

图3-49 小腿内侧逆行皮瓣成形术示意图

若需形成血管蒂在上端的皮瓣时,在比目鱼肌与趾长屈肌间隙内继续沿血管近心端分离,到达小腿中段以上,血管逐渐处于深面,并不再有皮支分出。分离至所需长度后,结扎、切断皮瓣下端的胫后动、静脉,掀起皮瓣,形成血管蒂在上端的顺行移植皮瓣(图3-50)。

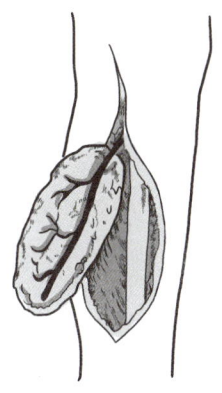

图 3-50　小腿内侧顺行皮瓣成形术示意图

九、小腿外侧皮瓣

(一) 应用解剖

小腿外侧皮瓣(腓骨皮瓣)以腓动脉为血管蒂,不牺牲下肢主要动脉干,皮瓣面积大,可携带部分肌肉和腓骨,可以带蒂转移,也可游离移植。腓动脉自胫后动脉发出后紧贴胫后肌向下外行,走行于腓骨后面、胫骨后肌的前面、跟长屈肌外侧面形成的间隙内,沿途发出肌支、腓骨滋养动脉支、弓状动脉、交通支和穿支。其中,在腓骨小头下方 4.7cm 处发出的腓浅动脉出现率为 100%,起始处外径为 1.0mm,行经趾长伸肌与腓骨长肌之间,在小腿外侧的中点穿出深筋膜后分为深、浅两支。浅支较短,分布于小腿外侧中段皮肤;深支细长,继续前行,沿途发出腓骨长肌肌支及腓浅神经的营养支后,其终末支与浅支、胫前动脉的皮支、腓动脉穿支的皮支,在小腿外侧形成丰富的吻合网。此外,腓动脉还发出数支较大的皮动脉,于腓骨头下方 9~20cm 范围内,沿腓骨缘与比目鱼肌间浅出皮下。这些分支互相吻合,并与邻近动脉分支也有丰富的交通吻合。

(二) 适应证

带蒂顺行皮瓣转移可用于修复膝部、胫骨前区皮肤组织缺损。带蒂逆行转移可用于修复踝部、小腿下段皮肤组织缺损。吻合血管游离移植可以修复远位中等面积的皮肤组织缺损。

(三) 皮瓣设计

作腓骨小头至外踝的连线,此连线为小腿外侧肌间隙的体表投影,连线的中点附近也是皮动脉浅出皮下的主要部位。设计游离皮瓣时,宜以此处为皮瓣中心,设计带蒂皮瓣时宜稍偏后,将小隐静脉包含在皮瓣内。皮瓣可切取的面积成人为 30cm×16cm。

(四) 皮瓣切取

切开皮瓣前缘直达深筋膜,在深筋膜下向后侧缘游离皮瓣,当分离至外侧肌间隙中点附近时,需注意发现有自肌间隙或比目鱼肌穿出的皮支或肌皮支。选择其中最粗的血管为皮瓣的中心,并调整皮瓣的设计。按设计切开皮瓣四周皮肤及深筋膜,在筋膜下向皮瓣中心部分离,沿已选择的血管周围分离肌腹,保留肌袖 0.5cm,结扎四周的细小血管支,直达腓动、静脉主干。

1. 作顺行转移时,沿血管主干近心端,继续分离至适当长度,以利转移。

2. 作逆行转移时,将腓动、静脉主干结扎、切断,沿血管主干向远端分离直达踝关节附近,以备转移。

3. 作游离皮瓣时,结扎血管干发出的肌支,沿血管主干向近端分离至从胫后动、静脉发出处,作为血管蒂。待受区准备就绪后,切断血管蒂。

4. 根据皮肤或黏膜缺损范围及骨缺损的长度设计确定皮瓣的大小及腓骨的长度。皮瓣设计在腓骨中段外侧,并把比目鱼肌外侧肌间隙设计在皮瓣内。从皮瓣前缘切口进入,到达腓骨后,保留腓骨上肌袖0.5cm,保护腓骨长短肌间隙,牵开胫前肌群,切开骨间膜。在预定切骨的下端切断腓骨,并于该处切断结扎腓动、静脉远端。然后切开皮瓣后缘,同法保留肌袖和比目鱼肌外侧肌间隙的完整。使皮瓣通过完整的肌间隙和部分肌肉与腓骨连成一体。将腓骨断端向外牵引,继续向上切开骨间膜,显露腓动、静脉近端,使之与腓骨相连,并保护好其分出的弓状动脉。在设计之上端切断腓骨,进一步游离腓动、静脉至胫后动脉分支处切断结扎腓动、静脉。在腓骨小头颈部游离切断腓浅神经。至此,腓骨皮瓣完全游离。

十、小腿前外侧皮瓣

(一) 应用解剖

小腿前外侧皮瓣是以腓浅动脉为血管蒂的肌间隔血管皮瓣。该动脉在腓骨小头下4.6cm处起于胫前动脉,下行走在小腿前外侧的腓骨长肌和趾长伸肌之间,并与腓浅神经紧密伴行。该动脉在腓骨小头下14cm处穿出肌间隙,于深筋膜内向下行,约距腓骨小头下22cm处浅出深筋膜进入皮瓣,血管外径约0.8~1.0mm。在皮下,腓浅动脉与来自胫前动脉的肌间隔皮动脉及腓动脉的肌间隔皮动脉形成广泛吻合。临床上也可用腓动脉本干作血管蒂,从而增大供区皮瓣的面积和血管蒂的长度。

(二) 适应证

顺行带蒂转移可修复膝部、胫前区皮肤软组织缺损。逆行带蒂转移用于修复踝部、小腿下段皮肤软组织缺损。吻合血管的游离移植用于修复远位中等面积的皮肤组织缺损。

(三) 皮瓣设计

以小腿前外侧肌间隔即腓骨小头与外踝连线为轴线。临床根据受区的面积和位置,在腓骨小头尖下方9~28cm范围内切取皮瓣面积为25cm×10cm。

(四) 皮瓣切取

按小腿前外侧肌间隔轴线,沿画线切开皮瓣的四周皮肤达深筋膜下,显露小腿外侧腓骨长肌、腓骨短肌和趾长伸肌。向前牵拉趾长伸肌,在小腿前外侧肌间隔内寻找出腓浅神经、腓浅动脉和静脉。沿腓浅动脉、腓浅神经向下解剖直至皮瓣,然后切开皮瓣后缘向前游离整块皮瓣,将腓浅动脉蒂向近端剥离至起始部,形成以血管近端为蒂的岛状皮瓣。术中注意保护进入皮瓣的皮动脉。

十一、内踝上皮瓣

(一) 应用解剖

内踝上皮瓣血供来源为胫后动脉,在内踝上方4cm和6.5cm处经趾长屈肌和小腿三头肌之间发出两条皮动脉达皮瓣,营养小腿内侧下1/3皮肤。皮瓣以这两条皮动脉为蒂形成内踝上皮瓣,可修复踝部及小腿远端创面。皮瓣内包含大隐静脉和隐神经。

(二) 皮瓣设计

先做胫骨内侧髁与内踝之间的连线,以此连线为皮瓣轴线,皮瓣的轴心一般在内踝上7cm处,皮瓣近端可达膝下10cm处。皮瓣切取范围可根据受区创面大小而设计。

(三) 皮瓣切取

按设计的画线切开皮肤和皮下浅筋膜达小腿深筋膜,显露出大隐静脉、隐神经和胫骨下端。在深筋膜下掀起皮瓣前缘,向后游离皮瓣至胫骨后缘和趾长屈肌表面。在趾长屈肌后缘处注意穿出深筋膜的皮动脉和皮静脉。紧贴胫骨后缘切开深筋膜,向前牵拉趾长屈肌,暴露出胫后动静脉和营养皮瓣的皮动脉、皮静脉。然后从皮瓣后缘的切口处于深筋膜下向前掀起该皮瓣,解剖其深部的胫神经和胫后动脉发出的皮动脉。

十二、外踝上皮瓣

(一)应用解剖

外踝上皮瓣血供来源为腓动脉,在外踝上 5cm 处穿过小腿骨间膜后,在外踝前上方分为升支和降支、两条皮动脉。升支在腓骨短肌与趾长伸肌之间穿过深筋膜,在皮下组织内上行,供应小腿下部外侧皮肤血供;降支向下与外踝前动脉的皮支吻合。皮动脉均有两条伴行静脉。腓浅神经从趾长伸肌的浅部通过皮瓣达足背,在外踝下方有足背外侧皮神经和小隐静脉通过。

(二)适应证

修复邻近组织缺损或游离移植修复远隔部位缺损。

(三)皮瓣设计

在小腿下段的胫腓骨之间设计皮瓣。先在外踝上 5cm 处,用超声多普勒测定外踝上皮瓣的腓动脉穿支穿出点,以此点为皮瓣的轴心。皮瓣上界可达小腿中部,下界可达外踝尖。

(四)皮瓣切取

沿皮瓣设计的画线切开皮瓣前缘,在深筋膜下向后掀起皮瓣至趾长伸肌与腓骨短肌之间的间隙,于肌间隙内寻找出腓动脉的穿支和外踝上皮动脉的升支。在外踝的前上方、趾长伸肌的表面可见腓浅神经斜行穿过皮瓣,术中应注意加以保护。向前牵开趾长伸肌和腓浅神经,显露出胫骨下端、腓骨下端、小腿骨间膜和腓动脉穿支及皮瓣动脉,然后在外踝上缘切开皮瓣后缘,向前解剖直至完全游离皮瓣,注意保护好血管蒂。

十三、足底内侧皮瓣

(一)应用解剖

胫后动静脉和胫神经经踝管进入足底,在姆展肌起点处分为足底内侧动脉和足底外侧动脉。足底内外侧静脉和足底内外侧神经与同名动脉伴行。足底内侧动静脉穿过姆展肌深面向前行,途中发出数条肌支和皮支供应足底内侧肌群和皮肤。

(二)适应证

带蒂转移修复足跟部缺损。游离移植修复手掌、虎口部缺损。

(三)皮瓣设计

以足底内侧动脉走行的体表投影线为皮瓣的轴线,在此轴线上切取皮瓣,范围一般为 11cm×7cm。皮瓣前端不应超过足底负重区的跖骨头,皮瓣内侧界为足底内侧缘,外侧界距足外侧缘 1.5cm(图 3-51)。

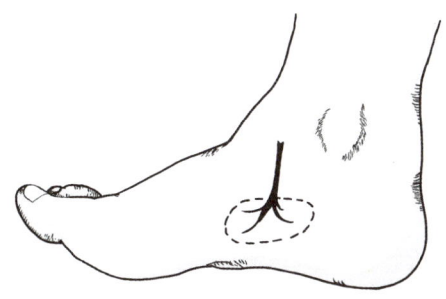

图 3-51　足底内侧皮瓣设计示意图

(四) 皮瓣切取

沿胫后动脉和足底内侧动脉的体表投影线切开踝管下端的皮肤，解剖出胫后动脉和静脉，在跖骨头近端作皮瓣远侧切口，切开皮肤和足底腱膜，在姆展肌和趾短屈肌之间的间隙内寻找出足底内侧动静脉和神经，提起皮瓣逆行游离至足底内侧血管的起始部，形成以足底内侧动静脉为蒂的足底内侧岛状皮瓣。在牵拉皮瓣时应避免皮动脉的损伤。

十四、前臂桡侧皮瓣

(一) 应用解剖

前臂桡侧皮瓣的血供主要为桡动脉发出的皮动脉分支(图 3-52)。桡动脉全长约 22cm，是前臂桡侧皮瓣的主要动脉干。桡动脉在前臂上 2/3 被肱桡肌所掩盖，称掩盖部；下 1/3 行于肱桡肌腱和桡侧腕屈肌腱之间，称为显露部。桡动脉显露部长约 10cm，外径 2.5mm，皮支较多，平均 9.6 支(4~18 支)；掩盖部皮支较少，平均 4.2 支(0~10 支)，外径一般在 0.5mm 以下。皮瓣多以头静脉为静脉回流主干，其次是两条较细的桡动脉伴行静脉。在前臂掌侧浅筋膜内可见桡动脉显露部的皮动脉和上端掩盖部的皮动脉，在前臂的尺侧依次可见尺动脉的皮动脉、骨间前动脉的皮动脉和肱动脉下端的皮动脉，各皮动脉在前臂掌侧面皮下相互吻合形成丰富的血管网。

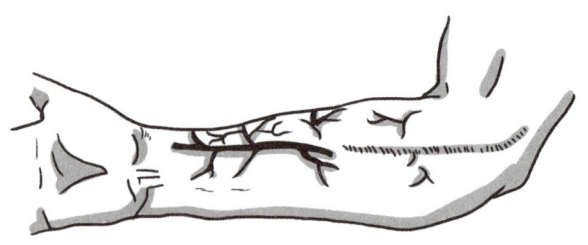

图 3-52　前臂桡动脉及皮支

(二) 适应证

逆行岛状皮瓣转移修复手部软组织缺损，特别是修复虎口及拇指再造。游离移植用于修复远隔部位缺损及器官再造。

(三) 皮瓣设计

前臂桡侧皮瓣取材范围，上界可达肘关节的肘横纹；下界至腕关节掌侧腕横纹，面积广泛，最大可达 35cm×15cm。此皮瓣既可进行游离皮瓣移植，又可做带血管蒂逆行移位皮瓣。

(四) 皮瓣切取

皮瓣以桡动脉、桡静脉、头静脉和前臂外侧皮神经为蒂。沿设计线切开皮瓣桡侧缘和尺侧缘皮肤，在深筋膜与前臂屈肌表面向桡动脉、桡静脉方向游离。应适当保留一些血管束周围的保护性软组织，以免损伤桡动脉主干发出的皮支。根据受区的位置和创面大小，可做桡动脉上端或桡动脉下端为血管蒂的移位皮瓣，也可做游离移植皮瓣。

十五、背阔肌肌皮瓣

(一) 应用解剖

背阔肌是全身最大的阔肌，位于腰背部和胸部后外侧的皮下，呈上窄下宽的三角形肌肉，以腱膜起于下 6 个胸椎和全部腰椎棘突、骶中嵴、棘上韧带以及髂嵴后部等处，止于肱骨小结节嵴。背阔肌的血供来源起于肩胛下动脉的胸背动脉。胸背动脉长 8.4cm(4~13cm)，外径 3mm，伴行的静脉多为1条,静脉的外径约4mm,血管解剖比较恒定。背阔肌肌皮瓣上界在肩胛下角上方3cm,下界在髂嵴上方5cm,内侧在脊柱正中线外侧5cm,外界在背阔肌外缘外5cm。

（二）适应证

顺行转移,向上转移可达头颈部,向前转移可达对侧胸部、同侧上臂和前臂,向后转移可达对侧背部;向下逆行转移可达骶髂部。是常用的游离移植肌皮瓣。还可携带胸背神经修复受区的功能,因而适应证范围较广泛。

1. 大面积皮肤组织缺损,合并有深部组织缺损,需要进行组织填充修复者。
2. 皮肤组织缺损合并有肌肉缺损,需要进行功能修复者。
3. 乳房再造。
4. 修复血供不良创面,如慢性溃疡等。

（三）肌皮瓣设计

根据受区创面大小、性状、所在部位,确定背阔肌肌皮瓣移植方法、具体切取部位和范围（图3-53）,用甲紫标记肌皮瓣的切口线。

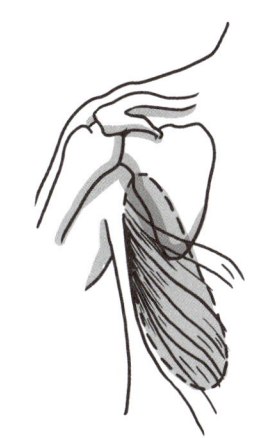

图3-53　背阔肌肌皮瓣体表投影

（四）肌皮瓣切取

自腋下沿背阔肌前缘切开皮肤组织,暴露背阔肌前缘,钝性分离出前锯肌的肌间隙,找到胸背血管蒂,然后根据设计大小,从背阔肌的前缘或后缘分别切开皮肤及肌肉。由于皮肤是通过肌肉垂直动脉穿支所供应,因此背阔肌肌肉上面的皮肤均与肌肉一起切取,为了防止皮肤与肌肉分离,术中将皮肤边缘与肌肉缝合数针固定。如果修复一个比较严重的凹陷缺损,需要的皮肤面积小,肌肉面积大,在背阔肌的表面形成一个皮岛和比较宽的背阔肌,首先沿设计皮瓣边缘切开皮肤,将皮瓣外侧周围的皮肤从肌膜表面进行游离,显露出背阔肌的边缘,按常规进行游离,分离和解剖在背阔肌与深面的前锯肌之间的间隙内进行（图3-54）。分离较易,在上部遇到前锯肌肌支时,给予切断结扎,近腋窝时,可以看到贴着背阔肌深面行走的胸背动静脉及神经。根据需要血管蒂的长度,经腋窝内沿着血管神经束向上游离到肩胛下动脉结扎旋肩胛动脉。

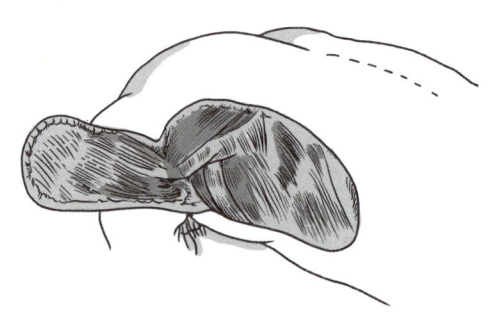

图 3-54 背阔肌肌皮瓣的切取

十六、胸大肌肌皮瓣

(一) 应用解剖

胸大肌位于胸前部,呈扇形,起始于锁骨内侧半、胸肋部及腹部,止于肱骨大结节嵴。胸大肌肌皮瓣的动脉主要来自胸肩峰动脉(外径 2.8mm,长 1cm)的胸肌支(外径 1.8mm,起点至肌门长 8cm)及三角肌支(外径 1.9mm,长 4.7cm)、腋动脉的胸肌支、胸廓内动脉的前肋间动脉和穿支。此外,胸最上动脉和胸外侧动脉也参加胸肌的血供。胸大肌肌皮瓣的静脉与同名动脉伴行,主要有三角肌支静脉(外径 2.4mm,长 3.4cm)、锁骨支静脉(外径 1.6mm,长 1.4cm)、胸肌支静脉(外径 2.1mm,长 3.7cm)。胸前神经是支配胸大肌肌皮瓣的主要神经。胸肩峰动脉的体表投影:自肩峰至剑突作一连线,该线的中 1/3 即为胸肩峰动脉胸肌支(上胸肌支)的体表投影。肩峰至乳头连线的下 1/2 为下胸肌支的体表投影。

(二) 适应证

带蒂转移修复头部、面部、口底、口咽部、上臂及肩部软组织缺损。游离肌皮瓣移植用于修复远位缺损。

(三) 肌皮瓣设计

按胸肩峰动脉的体表投影设计,胸大肌肌皮瓣切取范围上界为锁骨,内侧至胸骨外缘,外侧至腋前线,下界达剑突平面。

(四) 肌皮瓣切取

按体表投影方向设计,根据缺损的形状及大小画出肌皮瓣及蒂部切口线。自喙突处始,于锁骨下1cm 向内侧作 3~4cm 长的横切口,至锁骨中 1/3 处,向下至肌皮瓣上缘作纵切口,达筋膜下。将胸大肌锁骨部向两侧拉开,可见臂丛神经发出的胸前神经。在切口外上方找到胸肩峰动脉并加以保护。沿设计切口线切开皮肤和胸大肌,缝合皮缘和筋膜,在胸大肌内层筋膜下分离皮瓣,切断肌肉起始部,由下向上分离至蒂部。

十七、腹直肌肌皮瓣

(一) 应用解剖

腹直肌呈扁带形,位于腹部正中线的两侧,上宽下窄。起于胸骨剑突及第 5~7 肋软骨的前面,止于耻骨联合和耻骨嵴。腹直肌居于腹直肌鞘内,鞘前壁完整,而鞘后壁从半环线以下缺损。半环线的位置位于平脐下 5.8cm,距耻骨联合上缘 9.6cm 处。此区因腹直肌鞘后壁缺损,因此,在施术时应特别留意切勿伤及腹腔内脏。

腹直肌肌皮瓣的主要血供来源是腹壁上、下动、静脉及其分支。由于该肌皮瓣血供属多源性,除了主要血管供应外,还有其他血管如肋间动脉、腹壁浅部的血管参加供应(图 3-55,图 3-56)。

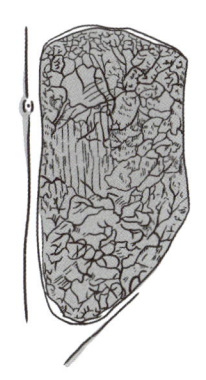

图 3-55　腹直肌区的皮肤血供

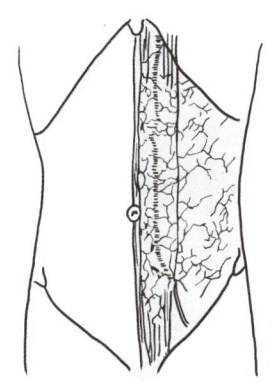

图 3-56　腹直肌肌皮瓣的血供

在腹直肌上部主要由腹壁上动脉供应。腹壁上动脉是胸廓内动脉的终支之一,于剑突与肋弓相交处自胸廓内动脉向下延伸,初沿腹直肌下行,从该肌后面进入肌质,行于肌质内,在脐附近与腹壁下动脉的分支吻合。腹壁上动脉的起点,即胸廓内动脉终支腹壁上动脉和肌膈动脉的分叉处,平对第5、6、7肋软骨的分别占8.8%、17.6%和29.4%,平对第5、6、7肋间隙者分别占8.8%、32.5%和2.9%。腹壁上动脉(起点处)外径为2.1mm(1.5～3.0mm),右大于左。腹直肌的下部由腹壁下动脉供应。腹壁下动脉由髂外动脉前内侧发出,呈弓状行向内上方,经腹直肌鞘进入肌质与腹壁上动脉吻合。腹壁下动脉自起点至入肌点全长约10cm,外径在起点、腹直肌鞘外缘、肌门三处分别为3.0mm、2.4mm和1.9mm。该动脉的起点存在变异,起于髂外动脉前壁者占14.7%,起于内侧壁者占85.3%,起于腹股沟韧带上方者占38.2%;距腹股沟韧带平均为0.9cm,平腹股沟韧带者占58.8%,在腹股沟韧带下方起于股动脉者占3%。腹壁上动脉和腹壁下动脉之间有较粗的交通支相通。

腹壁上、下动脉的体表投影:自剑突旁3cm向耻骨联合旁4cm作一连线,此线即为腹壁上动脉与腹壁下动脉的体表投影,两血管的终末支在脐上4cm处相交通。

(二)适应证

腹直肌肌皮瓣系利用腹壁上血管或腹壁下血管为蒂,可带蒂转移或吻合血管游离移植。但由于支配腹直肌的节段性脊神经前支细小,不宜作功能重建使用。根据修复需要选择腹壁上血管或腹壁下血管为蒂,以腹壁上动脉为血管蒂可用以修复胸壁的缺损和乳房再造,以腹壁下动脉为蒂可用于修复下腹部及会阴部的软组织缺损,以对侧腹壁上动脉为蒂的下腹部横行腹直肌肌皮瓣常用于修复较大面积的软组织缺损。远隔部位的缺损可行吻合血管的游离移植。

(三)肌皮瓣的设计和切取

由于腹壁上动脉和腹壁下动脉之间有较粗的交通支相通,肌皮瓣的切取范围可达整个腹直肌,上界平剑突,下界抵耻骨联合,内界为腹壁前正中线,外界为腹直肌外3cm。可根据受区修复需要,设计为同侧或对侧纵行腹直肌肌皮瓣、横行上腹直肌肌皮瓣、横行下腹直肌肌皮瓣以及岛状腹直肌肌皮瓣。

1　纵行腹直肌肌皮瓣　纵行腹直肌肌皮瓣是指以一侧腹直肌为蒂,连同其表面的皮肤组织形成的纵行肌皮瓣,可切取腹直肌全长。血供主要来自腹壁上、下动脉及其肌皮穿支,血供丰富,适于乳房再造、胸腹壁组织的修复以及四肢组织缺损的修复。

(1)肌皮瓣设计:肌皮瓣可切取的范围上起剑突,下达耻骨联合上方4cm平面,两侧为腹直肌内外缘,可切取的肌皮瓣面积为15cm×30cm。临床根据修复需要设计,可采用腹壁上动脉或腹壁下动脉为蒂。

(2) 肌皮瓣切取：沿设计线切开皮肤组织、筋膜及腹直肌鞘前层。如以腹壁上动、静脉为蒂，则于肌皮瓣远端横断腹直肌，结扎、切断腹壁下动、静脉，用手指在腹直肌深面与腹直肌鞘后层间的疏松组织中由远端向近端分离、掀起，边分离边作皮肤与肌肉的暂时性缝合固定，防止肌皮穿支受损，直至分离到肌皮瓣的蒂部。腹壁上动、静脉可在蒂部明确见到。如以岛状瓣方式转移，则分离血管蒂后，切断肌皮瓣近端的肌肉和皮肤组织；如为半岛状带蒂转移，可不必进行血管的分离。

切取肌皮瓣后引起的腹直肌和腹直肌鞘前层缺损应予修复，可将对侧腹直肌鞘前层自其外侧缘切开，自腹直肌浅面分离，以其内侧缘为蒂，翻转180°覆盖于供区遗留的腹直肌鞘后层上，缝合固定于腹外斜肌；也可将腹外斜肌腱膜减张分离后，推进修复之。皮肤缺损另取皮片移植修复。

2 横行上腹直肌肌皮瓣 以一侧腹直肌为蒂切取上腹部横行肌皮瓣，其轴心动脉为腹壁上动脉。腹壁上动脉肌皮穿支与腹壁下动脉的升支、外侧肋间动脉的分支间交通吻合丰富，因而横行上腹直肌肌皮瓣血供极为丰富，可切取面积大，适于修复大面积缺损。

(1) 肌皮瓣设计：可供设计肌皮瓣的范围上起剑突上部平面，两侧可达腋前线，下界达脐平面，最大面积可达到30cm×30cm。临床应用时，首先选定一侧腹直肌为蒂，再根据需要确定面积和形状，用甲紫标记肌皮瓣的皮肤切口线。

(2) 肌皮瓣切取：沿设计线切开肌皮瓣四周的皮肤组织，于腹外斜肌浅面分离掀起腹直肌两侧的皮瓣部分，直至用为蒂的一侧腹直肌内缘和外缘。切开腹直肌前鞘及其两侧，在腹直肌深面与后鞘间钝性分离，于肌皮瓣下缘切口切断腹直肌，结扎、切断腹壁下动、静脉，将皮肤、腹直肌鞘前层、腹直肌肌膜全层间断缝合，然后由远端向蒂部掀起肌皮瓣，切断外侧进入肌肉的神经纤维。操作中注意保护腹壁上动脉及其伴行静脉。如需进行吻合血管的游离移植，则将血管蒂向上游离，切断腹直肌起始部。根据吻合受区血管需要切取肌皮瓣血管蒂的长度。

供区创面修复参照纵行腹直肌肌皮瓣切取法进行。

3 横行下腹直肌肌皮瓣 以一侧腹直肌下部为蒂切取下腹部横行肌皮瓣，其轴心动脉是腹壁下动脉。进行带蒂转移时，可以腹壁下动脉为蒂，也可以腹壁上动脉为蒂。

(1) 肌皮瓣设计：可供切取肌皮瓣范围为脐平面以下，两侧达髂前上棘内侧三横指，下界视受区需要修复情况而定。最大可切取肌皮瓣的面积为20cm×15cm。在供瓣范围内按受区需要确定肌皮瓣形状与面积，用甲紫予以标记。此肌皮瓣可作游离移植，修复远隔部位的组织缺损；也可带蒂移植覆盖会阴、髂嵴、髂前上棘等部位的创面。

(2) 肌皮瓣切取：按标记切开皮肤及皮下组织，由外侧向选作蒂部的一侧腹直肌游离，直至其内缘和外缘，然后自肌皮瓣上缘切断腹直肌，结扎、切断腹壁动、静脉，于肌肉深面疏松组织中游离，向蒂部掀起肌皮瓣。供区创面修复参照纵行腹直肌肌皮瓣法。

4 对侧腹壁上动脉为蒂的岛状腹直肌肌皮瓣

(1) 肌皮瓣设计：根据血管走行方向及软组织缺损情况于下腹部画出皮瓣切取范围，剑突外侧3cm至皮瓣上缘连线为蒂部切口线。

(2) 肌皮瓣切取：按设计切口线切开皮瓣四周皮肤、皮下组织及腹直肌前鞘。注意保留1cm宽的内侧腹直肌前鞘，以便术后修复。用手指由外向内将腹直肌从腹直肌后鞘中游离出来，注意不要损伤行于肌肉深面的腹壁下动脉。在半月线处切断腹直肌及腹壁下动脉，小心向上游离肌皮瓣至肋缘下。

十八、带腹壁下动静脉的腹膜皮瓣

(一) 应用解剖

脐旁腹膜复合瓣实际上是由腹壁下动脉的不同穿支供养的两个瓣,它是由脐旁皮瓣和腹直肌后鞘腹膜瓣共构而成。脐旁皮瓣主要血供来源于腹壁下动脉穿过腹直肌前鞘近脐旁的外侧穿支。腹直肌后鞘腹膜瓣是由腹壁下动脉在进入腹直肌前发出的分支供养。腹壁下动脉于腹股沟韧带上方1cm处发自髂外动脉的内侧壁,于腹横筋膜后向内上方斜行,越过腹直肌外侧缘后在肌后方上升,于半环线的前方进入腹直肌鞘内,在腹直肌鞘后叶与肌质之间上行,至脐旁形成终末支,并与腹壁上动脉及肋间外侧动脉皮支吻合。

(二) 腹膜皮瓣的设计与切取

于脐旁开1cm为皮瓣内侧缘,皮瓣上缘可达脐水平上3cm,形成一长方形皮瓣。切开皮瓣外侧缘达腹外斜肌腱膜浅面,向脐分离皮瓣。于腹直肌前鞘浅面,可见2~3支较大穿支穿过前鞘进入皮瓣。此时,宜切开皮瓣下方沿腹壁下动脉体表投影而设计的附加切口,于穿支旁1cm切开前鞘直达下方,向外侧分离其前鞘,暴露腹直肌外侧缘、腹壁下血管、后鞘,在沿穿支切开部分腹直肌解剖出到总干的分支后,再辨认解剖出腹壁下动、静脉进入后鞘及腹膜的分支。按设计切开后鞘及腹膜,剪取所需大小后鞘腹膜瓣附于血管蒂上,同时将脐旁皮瓣从腹直肌间隙内及肋间神经下穿出,形成的复合瓣为一蒂双瓣形式。断扎血管蒂后,分层缝合腹膜、腹直肌、前鞘及腹壁皮肤,腹带加压包扎。术中要注意保护从外上方斜行入腹直肌的第10、11、12肋间神经,避免将其切断引起相应的功能障碍。

(三) 腹膜皮瓣的优缺点

1 优点

(1) 利用同一条血管蒂,可形成一蒂两瓣形式,再造后的颊部可基本恢复外为皮肤,内为黏膜的颊部特有结构。

(2) 供区仍遗留腹直肌及前鞘,保留了腹壁的主要屏障结构,大幅降低了腹壁膨出和腹壁疝的可能。

(3) 为唇颊复合缺损中红唇缺损的修复提供了一种可供探讨的方法。在以往的文献中,对于唇颊复合缺损中的红唇修复方法很少,大多由皮瓣重建出口裂的形态而已,而通常采用的舌瓣及邻近黏膜瓣方法也很难应用于此类缺损。

(4) 带腹壁下动静脉的腹膜皮瓣表面皮肤细腻,肤色较淡,比较适合修复面部软组织缺损。同时其皮瓣血管蒂也较长,可达10~13cm,血管口径也较大,利于吻合。此外由于该皮瓣不需折叠使用,所取皮瓣相对较小,供区可直接拉拢缝合。

2 缺点 但在临床观察中,我们也注意到腹膜皮瓣具有以下一些缺点:

(1) 由于后鞘及腹膜缺损,供区在围手术期出现腹壁裂开的可能性增大。因此,对于所取后鞘腹膜瓣在宽于4cm以上时,最好在腹膜供区处用补片修复,以降低腹膜张力,同时局部腹带保留3周以上。

(2) 后鞘腹膜瓣在3周后,其表面色泽明显变淡呈黄白色,同时出现明显的收缩,可能与其下方缺乏黏膜下结构有关。为避免张口受限现象出现,宜建议患者术后早期作张口练习。对怎样预防腹膜瓣术后挛缩的问题还需深入探讨。

十九、斜方肌肌皮瓣

（一）应用解剖

斜方肌位于颈部和背上部的皮下，为三角形的阔肌。起自枕外隆突、上项线、项韧带及全部胸椎棘突，止于锁骨外 1/3、肩峰及肩胛冈。由副神经和颈Ⅲ、颈Ⅳ脊神经支配。斜方肌区域的皮肤感觉由胸神经后支的皮支支配。斜方肌肌皮瓣的血供主要来源为锁骨下动脉发出的颈横动脉，只有一条颈横动脉的出现率为 75%，两条颈横动脉的出现率为 25%。其血管蒂长约 5cm，外径 2.3mm，伴行静脉外径平均为 3.4mm，静脉汇入锁骨下静脉或颈外静脉（图 3-57）。

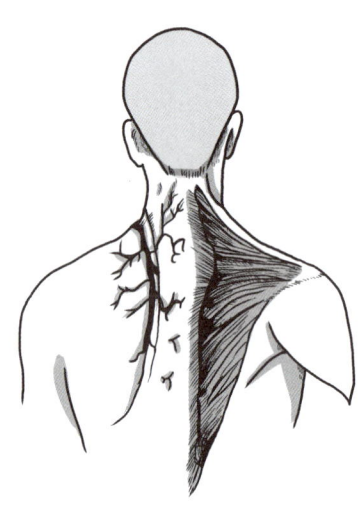

图 3-57 斜方肌血管分布

（二）适应证

临床上应用此肌皮瓣修复颈部、腮腺区和颌面部组织缺损。

（三）肌皮瓣设计

斜方肌肌皮瓣一般分为上部斜方肌肌皮瓣、中部斜方肌肌皮瓣及下部斜方肌肌皮瓣。上界可达肩胛骨上角，内侧界为胸椎棘突外侧 1cm，下界至第 10 胸椎棘突平面，外侧界达斜方肌外侧缘。

（四）肌皮瓣切取

按设计的皮瓣范围切开皮肤、皮下深筋膜达斜方肌表面，切断起自胸椎棘突部的斜方肌腱膜，将皮瓣边缘与皮肤一起缝合，避免肌皮瓣的皮肤与斜方肌撕脱。然后将皮瓣由下端向上方游离，结扎、切断肋间后动脉的肌支和肋间神经的肌支，暴露出竖脊肌和大菱形肌。将斜方肌肌皮瓣继续向上掀起，暴露出营养斜方肌的颈横动脉降支和伴行的两条静脉及支配斜方肌的副神经。在术野的深面可见到肩胛骨内侧缘、肩胛骨上角和肩胛提肌的止点。在肩胛骨内侧缘，可见肩胛下动脉的分支和肋间后动脉的分支均与颈横动脉降支相互吻合。

二十、臀大肌肌皮瓣

（一）应用解剖

臀大肌是髋外肌之一，位于臀部皮下，形状为不规则方形扁肌，以短腱起自髂骨臀后线以后的骨面、骶骨和尾骨的外侧面以及骶结节韧带，肌腹向下续连止腱，止腱呈扁而厚韧的腱膜。臀大肌的动脉有臀下动脉、臀上动脉、股深动脉的第 1 穿支等，主要是臀下和臀上动脉。

臀下动脉由髂内动脉前下起始后，经梨状肌下孔至臀部，发出分支至臀大肌的下份和中份，出梨状肌下孔处的外径为 3.52mm（0.5～5.1mm），长约 4.2cm。臀下动脉表面投影：从髂嵴作一条垂直线与坐骨结节相连，在连线中与下 1/3 交点处的稍内侧，即距髂嵴平均为 12cm，距坐骨结节 5.4cm，臀下动脉发出的分支与股深动脉第 1 穿支和臀上动脉吻合。

臀上动脉是供应臀大肌的重要血管，由髂内动脉发出后，经梨状肌上孔穿出至臀部，立即分为浅深二支。深支行经臀中肌深面，分支供养臀中、小肌等；浅支主要营养臀大肌，行于该肌深面，发出分支分布于臀大肌上份，并有分支与臀下动脉吻合。臀上动脉出梨状肌上孔处外径为 3.1mm（0.5～5.9mm）。臀上动脉浅支的外径为 2.4mm，主支长度为 3.2cm。臀上动脉的体表投影：从髂嵴与坐骨结节垂直连线之间的中点。臀上动脉深支与臀大肌无血供关系，唯有浅支在臀大肌（肌）皮瓣的应用中有实际意义。臀上动脉可作臀大肌上部肌皮瓣的血管蒂。

（二）适应证

修复骶尾部褥疮、邻近部位的组织缺损，进行乳房再造。

（三）肌皮瓣设计

1. 臀大肌肌皮瓣的切取范围　臀大肌肌皮瓣分为臀大肌上部皮瓣和臀大肌下部皮瓣。臀大肌上部皮瓣的轴点为脊柱旁 6cm 平行于脊柱的直线与髂后上棘与股骨大转子连线的交点。臀大肌下部皮瓣的轴点位于上部肌皮瓣轴点下 6cm。肌皮瓣切取范围 8cm×15cm，斜向外下方。

2. 臀上动脉和臀下动脉的体表投影　髂后上棘与股骨大转子连线的中、上 1/3 交点为臀上动脉浅支穿出点，该线中 1/3 段为臀上动脉浅支的体表投影。臀下动脉位于臀上动脉浅支下方 0.6cm 处，平行于臀上动脉走行。

3. 臀大肌肌皮瓣的应用方式　臀大肌肌皮瓣最常用的方式是局部旋转推进，修复腰骶部的褥疮。也可行吻合血管的游离移植。

（四）肌皮瓣切取

1. 肌皮瓣设计　以臀上动脉为轴设计皮瓣。先用甲紫画出髂后上棘与股骨大转子尖端的连线，连线上、中 1/3 交点为轴点。从轴点到皮瓣最远点的距离应稍大于从轴点到缺损最远点的距离。皮瓣远端大小与形状在旋转后应能较好地闭合创面。

2. 显露臀上动脉浅支　沿设计线切开臀部外上方皮肤，找到臀大肌与臀中肌间隙，在此间隙中钝性分离，找到臀上动脉的浅支。根据血管走行作皮瓣内下方切口，在臀上动脉与臀下动脉之间循肌纤维劈开臀大肌。

3. 掀起皮瓣　沿肌肉深面血管向内追踪，小心分离臀上动脉浅支血管蒂部，作内侧切口，形成以臀上动脉浅支为血管蒂的岛状肌皮瓣（图 3-58）。

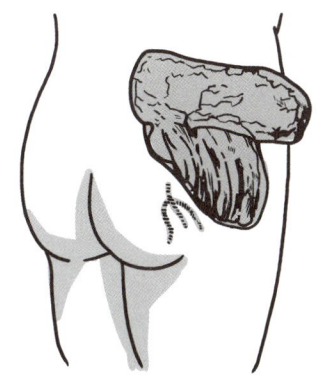

图 3-58　臀大肌肌皮瓣的切取

二十一、阔筋膜张肌肌皮瓣

(一)应用解剖

阔筋膜张肌位于大腿的前外侧,缝匠肌和臀中肌之间。起自髂前上棘,肌腹在大腿上、中 1/3 交界处移行为髂胫束,向下止于胫骨外侧髁。阔筋膜张肌的动脉多数来自股深动脉和旋股外侧动脉升支(占 81.82%),还可来自横支、臀上动脉深支或旋髂深动脉。旋股外侧动脉升支平均长4.4cm,起始部外径为 2.7mm。该动脉根部体表投影在髂前上棘垂直向下 9.6cm 再水平向内4.9cm 处,这是寻找旋股外侧动脉的标志。血管入肌点在耻骨结节水平线以下(占 61.3%),动脉均伴行两条静脉。

(二)适应证

用于修复臀部褥疮、下腹壁缺损、股内外侧软组织缺损。

(三)肌皮瓣设计

在髂前上棘至髌骨外缘连线的后方设计皮瓣,一般上界达髂前上棘上方 2cm,前后界可超过阔筋膜张肌前缘和后缘 2cm,下界在膝上 5cm。最大可切取范围 15cm×40cm。

(四)肌皮瓣切取

按画线切开皮肤和浅筋膜,显示大腿外侧的阔筋膜和皮动脉。皮瓣的蒂端位于髂前上棘的浅面。先切断阔筋膜张肌的肌腹与髂胫束移行部,提起阔筋膜张肌肌皮瓣的远端,沿阔筋膜张肌与股直肌之间向上钝性分离,在髂前上棘下 6~9cm 处股外侧肌的前方,解剖暴露出旋股外侧动静脉的升支和分布到阔筋膜张肌的肌支。然后将股直肌和缝匠肌向内牵拉,进一步暴露分离出阔筋膜张肌的血管蒂,使其适当延长(图 3-59)。术中注意勿伤及进入阔筋膜张肌后缘的臀上神经肌支和臀上动脉深支。

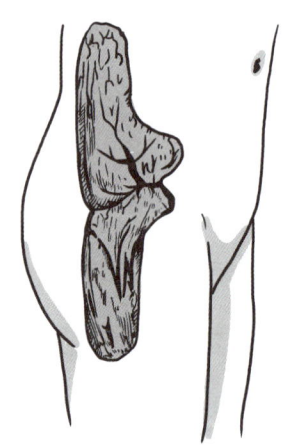

图 3-59　阔筋膜张肌肌皮瓣的切取

二十二、缝匠肌肌皮瓣

(一)应用解剖

缝匠肌位于大腿前面和内侧的皮下,为全身最长的带形肌肉。起自髂前上棘,止于胫骨粗隆。肌纤维自外上方斜行向内下方。肌腹长 40~60cm、宽 2.5cm、厚 1cm。该肌的血供呈节段性分布,来源由上而下有股动脉、股深动脉、旋股外侧动脉和膝降动脉的分支。其中在腹股沟韧带下8cm 处有一较大的动脉分支进入该肌,外径为 1.3mm,蒂长为 6.5cm,营养缝匠肌近端约 15cm 长的范围,并发出肌皮动脉供养缝匠肌表面皮肤,临床称此动脉为优势血管。该动脉均有 1~2 条伴行静脉,肌肉由1～3支股神经的分支支配。

(二)适应证

以近端优势血管为蒂的上半部缝匠肌肌皮瓣用于修复粗隆、耻骨区缺损。以远侧血管为蒂的下半部缝匠肌肌皮瓣用于修复膝部、腘窝及胫骨上端创面。

(三)肌皮瓣设计

缝匠肌肌皮瓣是以缝匠肌体表投影为轴线,皮瓣上界最高可达髂前上棘上方3～5cm,内侧界可达股前中线,外侧界至阔筋膜张肌前缘。皮瓣供区可设计6cm×16cm大小范围(图3-60)。

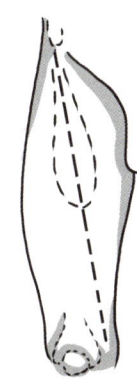

图3-60 缝匠肌肌皮瓣切口设计示意图

(四)肌皮瓣切取

在髂前上棘下方切开皮肤和皮下浅筋膜,显露出大腿前部的阔筋膜。切开大腿前部的阔筋膜,暴露出缝匠肌、股直肌和缝匠肌内侧缘处的股神经。在缝匠肌的内侧缘由上至下可见不同来源的肌支。在游离缝匠肌外侧缘时,应注意勿损伤髂前上棘下方的股外侧皮神经。将肌皮瓣切口远端暴露出的缝匠肌切断,于股直肌的浅部提起缝匠肌肌皮瓣,由内下方向外上方游离,并在腹股沟韧带下方8cm附近解剖出含有缝匠肌优势血管和股神经的缝匠肌肌支的血管神经蒂。有时为了使旋转角度更大一些,可切断近端皮肤和肌肉的起点,形成一岛状瓣供移位。

二十三、髂骨皮瓣

(一)应用解剖

旋髂深动脉是髂骨主要血供来源之一,起于股动脉(占40.5%)或髂外动脉(占59.5%),起始部在腹股沟韧带上方1.3cm至韧带下方2.4cm的范围内,起始处外径平均2.8mm。血管蒂起始后在腹壁肌深面、腹横筋膜浅层间、腹股沟韧带后方斜行走向外上,在距髂前上棘内侧约3cm处分为升支与终支,升支上行于腹横肌与腹内斜肌之间,营养腹壁肌肉;终支贴近髂嵴内唇下2cm处,在髂筋膜与髂肌之间弧形向后,沿途发出数个分支,供应髂嵴前部及表面皮肤,成为髂嵴前部的营养血管。血管蒂的长度平均为6.2cm(4.1～8.1cm)。旋髂深动脉的伴行静脉有1～2条,2条静脉在注入髂外静脉前汇合成一条主干,外径2～4mm。

(二)皮瓣的设计和切取

以腹股沟韧带中点(动脉搏动处)至肩胛下角边缘连线为轴,以髂嵴前部(髂骨瓣预切取区)为中心,根据接受区皮肤及骨缺损需要超过1～2cm标出皮瓣的切取范围。自髂嵴中部沿皮瓣内缘斜行至腹股沟韧带中点股动脉搏动处作切口,并沿股动脉走行方向再向下纵行延伸3cm左右切开皮肤、皮下组织及深筋膜。在髂前上棘下2.5cm处寻找及保护股外侧皮神经。自腹股沟韧带外1/3及近髂前上棘处切开腹外斜肌腱膜、腹内斜肌并向上翻转。在腹横筋膜与髂筋膜交界部的凹陷筋膜间隙处可见与腹股沟韧带方向平行走向的旋髂深动脉及其伴行静脉,游离旋髂深血管束并向近侧分离至起始部位,切断并结扎沿途发出的分支。在上缘于距髂嵴内唇约2～3cm处逐层切开腹外斜肌腱膜、腹内斜肌与腹横肌,将深筋膜与皮瓣的皮下缝合数针以免分离,保护皮瓣与髂嵴的联系,确保皮瓣血供。平行髂嵴内唇2cm向后沿后缘已游离的血管蒂向髂嵴前部方向分离,切断结扎走向腹肌的血管分支。保护旋髂深血管束主干及进入髂骨的终支至预切取髂骨的后缘,该处分离时注意勿损伤位于腹外斜肌与腹内斜肌间的髂腹下神经和髂腹股沟神经。根据骨缺损长度骨膜下显露髂骨,用骨刀截断骨块后,仔细切断与髂骨内板相连的髂肌,保护旋髂深血管,在血管蒂起始部位切断血管使骨皮瓣完全游离。供区创面冲洗后将切断的腹横肌及腹横筋膜与髂肌及髂肌筋膜缝合,将髂骨取骨处内侧的腹内斜肌、腹外斜肌与外侧的臀肌及阔筋膜缝合,缝合腹股沟韧带外1/3上切开上翻的腹外斜肌腱膜、腹内斜肌,防止腹壁疝发生。

第九节 穿支皮瓣

穿支皮瓣的概念始于20世纪80年代后期,Koshima等1989年首先报道了以肌皮穿支血管为蒂的游离皮瓣修复腹股沟缺损和舌缺损。自1997年起,国际上每年都召开一次穿支皮瓣学术交流会。经过这十几年的发展,如今穿支皮瓣的应用已基本成熟,并普遍应用于临床。

一、与穿支皮瓣相关的命名

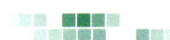

(一)相关名称

为了规范穿支皮瓣的相关名称,便于学术交流,推动穿支皮瓣的发展,国内部分从事穿支皮瓣研究的基础与临床专家于2010年7月30日～8月2日在银川召开了穿支皮瓣研讨会,就穿支皮瓣的命名与相关名称达成了共识。

1. **穿支皮瓣** 指以细小管径的皮肤穿支血管为蒂直接供血,而不是以深部主干血管供血的轴型皮瓣,否则便与传统的轴型皮瓣无异。其来源包括肌皮和肌间隔(隙)穿支血管。肌间隔(隙)穿支供养的皮瓣称为肌间隔(隙)穿支皮瓣,肌皮穿支供养的皮瓣称为肌皮穿支皮瓣。

2. **穿支血管** 指由源血管发出,穿经深筋膜达皮下组织和皮肤的细小血管,包括肌间隔(隙)穿支与肌皮穿支。前者经肌间隔(隙)穿过深筋膜到达皮下组织和皮肤,后者经过深层的肌肉后再穿过深筋膜到达皮下组织和皮肤。

3. **穿支体区** 指每一穿支血管及其分支所能分布的最大解剖学区域,即为该穿支皮瓣所能切取的最大范围。

4. **穿支血管吻合** 指相邻穿支血管分支之间的吻合。其类型有真性吻合、阻塞性吻合和潜在性吻合三种。

5. **链式血管丛** 指穿支血管在经过深筋膜向浅层走行的过程中,相邻的穿支间发出的分支,形成"环环相扣"的具有一定方向性的血管吻合。

6. **穿支血管的动态界限** 在相邻穿支供区的交界线上存在着一个血流压力的平衡点,当一侧穿支血管闭塞或被阻断引起血流压力下降时,另一侧穿支血管内的血流就会跨越原来的吻合部位,向压力低的一侧供血,由此跨越了解剖学上的供区。在临床上即为皮瓣成活的面积。

7. 穿支血管的潜在界限　将皮瓣扩大切取，超出血流动力学范围的限制时，而皮瓣仍可全部成活的区域。

8. 穿支皮瓣的外增压与内增压　临床切取超过一个血管体区的大面积皮瓣时，为保证其成活，必须在最远侧进行血管吻合建立辅助的血液循环。如将远侧的穿支血管与皮瓣以外的受区血管进行吻合，称为外增压（包括动静脉、单独的动脉、单独的静脉）；而与皮瓣近侧自身血管蒂的另外分支进行吻合，称为内增压。

（二）命名原则

2001年国际穿支皮瓣命名研讨会提出了命名的原则：

1. 一般以"源动脉＋穿支皮瓣"命名，如腹壁下动脉穿支皮瓣、胸背动脉穿支皮瓣、臀上动脉穿支皮瓣等。

2. 如果源动脉发出多个穿支血管，则以"解剖部位＋穿支皮瓣"、"深层肌肉＋穿支皮瓣"的方法命名。如旋股外侧动脉发出多个穿支血管，其穿支皮瓣的名称分别有阔筋膜张肌穿支皮瓣、股前外侧肌穿支皮瓣等。

二、穿支皮瓣的分布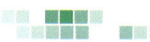

Taylor等应用血管造影技术对人体的皮动脉进行了详细研究，并提出了血管体的概念，计算出人体皮肤中口径≥0.5mm的穿支血管平均有374支，可切取近40个穿支皮瓣。杨大平等对10具新鲜尸体行放射造影解剖与电脑图像处理后观察，结果显示人体皮肤共有血管体128个，外径≥0.5mm的穿支总计440支，平均外径为0.7mm，其中肌皮穿支与肌间隔（隙）穿支之比为3:2。每侧头颈部有穿支20支，其中头部7支、面部5支、颈部8支。每侧躯干部有穿支60支，其中胸部13支、腹部17支、背部21支、腰部9支。每侧上肢有穿支49支，其中肩、臂部22支，肘、前臂部24支，腕、手部3支。每侧下肢有穿支91支，其中臀部21支、大腿部34支、小腿部30支、足踝部6支。其规律如下：

1. 躯干皮肤为肌皮穿支，在皮肤内的走行距离和分布范围大于肢体皮肤的穿支。

2. 肢体皮肤为肌间隙穿支，主要分布在深筋膜表面，皮神经和浅静脉周围。

3. 单位面积的穿支数量与皮肤的移动程度成反比；穿支的口径和走行距离与皮肤移动度成正比，与穿支的供应面积成正比。

三、穿支皮瓣的优缺点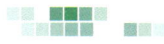

与传统皮瓣相比，穿支皮瓣的优点之一是供区的随意性，只要有穿支血管存在，即可以该穿支为蒂形成皮瓣；二是对供区的伤害减小，仅切取供区的穿支血管及皮肤，而保留了肌肉、深筋膜、神经等其他组织，通常可直接拉拢缝合；三是切取的皮瓣较薄使受区不那么臃肿，有利于功能活动。

穿支皮瓣的缺点主要是穿支血管的不稳定性，因此术前应尽可能采用超声多普勒双功探测、CT血管造影等技术确定穿支血管的穿出点和走行方向，据此设计皮瓣的轴心线与安全切取的最大面积。其次是穿支血管细小，术中易受到损伤，或出现血管的痉挛、栓塞，血管危象发生率较传统皮瓣为高，手术操作相对复杂，皮瓣制作需时更长。因此要求手术医师需要有更加娴熟、精确和轻巧的解剖技术，以及术后的严密监护。

四、临床常用的穿支皮瓣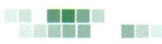

临床应用的穿支皮瓣主要为带蒂转移和游离移植两种形式。穿支皮瓣主要有以下特点：①有恒定的血供；②有 1 条以上的管径≥0.5mm 的穿支血管；③有足够长度的血管蒂；④供区可以直接缝合关闭。

（一）胸背动脉穿支皮瓣

是在背阔肌肌皮瓣基础上发展而来，于 1993 年由 Angrigiani 等报道。以胸背动脉肌皮血管穿支供血，不带背阔肌和胸背神经，可以带蒂或游离移植用于躯干和四肢的创面覆盖，也可以同时携带肩胛骨修复上颌骨缺损。

胸背血管起自肩胛下动脉，在背阔肌深面进入肌肉并分为内侧的水平支和外侧的垂直支。其中垂直支向下走行，距肌肉的外侧缘约 2～3cm。胸背动脉穿支皮瓣的血供既可来自血管主干的远端，也可起自垂直支。第 1 穿支位于腋后壁下 6～8cm。从垂直支发出的穿支可达 3 个，间隔 1.5～4cm，每个穿支斜行 3～5cm 穿过肌肉达皮肤。口径为 0.3～0.6mm，均有两条伴行静脉。

一般以第 1 穿支为中心设计皮瓣，皮瓣长轴平行于背阔肌外侧缘，皮瓣宽度可达 8～12cm，长度最长可达 25cm。用多普勒血流仪在腋后壁下 6～8cm 及背阔肌外侧边缘以内 2～4cm 处可探测到第 1 穿支。

（二）腹壁下深动脉穿支皮瓣

腹壁下深动脉穿支(deep inferior epigastric artery perforator, DIEAP)皮瓣最早于 1989 年由 Koshima 等报道，是在腹直肌肌皮瓣基础上的进一步完善。

腹壁下动脉于腹股沟韧带上方源于髂外动脉，向内上经半月线进入腹直肌鞘，在腹直肌深面上行。腹壁下动脉于脐水平发出终末分支 2～3 支，在脐上一个腱划水平与腹壁上动脉吻合。在行程中向外侧发出节段动脉与肋间动脉吻合，同时发出肌皮穿支供应腹部皮肤。

Alexandre 等观察到穿支血管穿出腹直肌前鞘常垂直排列成两排，一排位于腹直肌的外 1/3，另一排位于腹直肌的内 1/3；66% 的穿支血管位于内侧排，34% 位于外侧排。Heitmann 等发现腹壁的每侧总有 1～3 支直径大于 1mm 的穿支，其中有 3 支的占 10%，有 2 支的占 67.5%，有 1 支的占 22.5%。Hallock 推荐腹壁下动脉穿支的定位范围为：在腹部正中线外 1cm、6cm 处分别作一竖线，在脐上 2cm、脐下 4cm 处分别作一横线，每侧穿支大致位于其相应的矩形内。应用超声、彩超、CT 造影、三维成像等技术可协助术前穿支的定位。

皮瓣设计以穿支为中心，呈梭形或椭圆形，两侧至髂前上棘，上界位于脐上 2～3cm，下界可达耻骨结节上方。皮瓣切取时，先从皮瓣外侧于腹外斜肌腱鞘表面掀起皮瓣，显露脐旁肌皮穿支，切开腹直肌前鞘，钝性分离穿支，追寻穿支至腹壁下动脉的主干。

（三）臀部穿支皮瓣

1993 年由 Granzow 等首先报道。臀部穿支皮瓣分布广泛，主要来源于臀上、臀下动脉及第 4 腰动脉和(或)髂腰动脉的降支，绝大多数为肌皮穿支。整个臀区共有 20～25 个肌皮穿支和肌间隔穿支，是人体被覆组织内穿支最为密集的区域。胡斯旺等报道臀上动脉穿支管径≥0.5mm 者有 5±2 支，穿支血管分布区为 69±56cm^2，每支穿支血供为 21±8cm^2；臀下动脉穿支管径≥0.5mm 者有 8±4 支，穿支血管分布区为 177±38cm^2，每支穿支血供为 24±13cm^2。臀部穿支皮瓣定位多以臀上动脉穿支为蒂，在髂后上棘与股骨大转子的连线之内侧 2/3 处进行。

（四）桡动脉穿支皮瓣

桡动脉走行于肱桡肌与桡侧屈腕肌之间，在桡骨茎突上 6～8cm 左右发出一较大的恒定穿支，外径 0.6～0.8mm，称为桡动脉背侧浅支，约在桡骨茎突上 6cm 分为细短的升支和粗长的降支。其发出约 10 条细小的筋膜皮肤穿支，在桡骨茎突周围相互交汇，形成密集的吻合网。

皮瓣的轴线是桡动脉的体表投影线。皮瓣的旋转点在桡骨茎突上 1.5～2cm，蒂部的宽度大于

3cm 为宜。临床上多用于修复手部创面。

（五）旋髂深动脉穿支皮瓣

旋髂深动脉起自于髂外动脉，沿腹股沟韧带行向外上方至髂前上棘，沿髂嵴上缘、腹内斜肌与腹横肌止点之间行向后上方，于髂前上棘后方 5～10cm、髂嵴上方 1.2～3.5cm 处发出 1～2 个穿支营养该区域皮肤。血管内径 0.7mm，供血范围 30cm²。

术前先用笔式多普勒血流仪沿髂嵴上方 1.2～3.5cm 之间测定并标记穿支血管，皮瓣长轴与髂嵴平行，前端离髂前上棘 5cm。若单以旋髂深动脉穿支截取皮瓣，可以髂嵴最高点上方 2cm 处为中心截取 10cm×6cm 皮瓣；若需扩大切取范围，可利用旋髂深动脉与腰动脉前皮支之间的丰富吻合，向后上方切取包括腰动脉在内的供血区，可截取 20cm×10cm 大小的皮瓣。

（六）股前外侧穿支皮瓣

由旋股外侧动脉降支及其伴行静脉发出的穿支供血，少数情况下由旋股外侧动脉横支或旋股外侧动脉干或股深动脉发出穿支供血直接营养皮肤。穿支多数从股外侧肌内穿出，少数从股外侧肌与股直肌之间穿出。旋股外动脉降支在股直肌与股外侧肌之间行向外下方，于髂前上棘与髌骨外上缘连线中点处发出第 1 穿支，其外径 0.5～1.0mm，是股前外侧皮瓣的主要血管；然后在此连线上依次发出第 2～9 穿支。皮瓣血管蒂的长度为 8～12cm。

皮瓣设计以髂前上棘至髌骨外上缘连线为血管蒂的轴线，连线中点为第 1 穿支动脉的体表投影。术前先用多普勒血流仪在髌髂连线中点附近测出旋股外侧动脉降支第 1 穿支的位置并标记。根据创面形状及大小确定皮瓣的形状与大小，并将该穿支定点于皮瓣的上 1/3 部中央附近。若设计较大面积皮瓣，应保留第 2、3 穿支动脉。

皮瓣可切取的范围上界为阔筋膜张肌远端，下界为髌骨上缘 7cm，内侧不超过内侧缘，外侧可至股外侧肌间隔。

切开皮瓣内侧缘及血管蒂部达深筋膜下，分离股直肌与股外侧肌间隙，解剖肌皮穿支或肌间隙皮支血管。切开外缘及远端，在深筋膜下向内掀起皮瓣，仔细寻找穿支血管。沿穿支血管方向从肌肉内解剖出穿支，注意保护股神经肌支。切开皮瓣近端，游离股外侧皮神经。

（七）阔筋膜张肌穿支皮瓣

血供主要来自旋股外侧动脉。旋股外侧动脉发出升支、横支与降支，降支发出肌肉穿支或间隔穿支，营养股前外侧或股前内侧皮瓣；横支主要供养阔筋膜张肌，是该肌的主要血供来源。横支在肌肉前内侧面分支为上支、中支和下支，分别营养该肌的上、中、下部。这三个肌肉内分支均发出穿支血管从肌肉前半部进入其上皮肤，穿支数目 5～7 支，直径 0.8～1.0mm。单个穿支皮瓣的切取面积为 9cm×5cm，几个穿支的皮瓣切取面积可大于 15cm×12cm。

术前用多普勒血流仪确定穿支部位，根据创面需要确定皮瓣的大小和范围。在皮瓣前界作纵行切口，在股直肌与阔筋膜张肌之间显露旋股外侧血管及横支，沿横支从阔筋膜张肌中解剖出穿支血管，向近端解剖出横支主干和旋股外侧动脉，以穿支血管为中心确定所切取皮瓣的范围。供区缺损小于 5cm 时，可直接缝合，否则需行游离植皮修复供区创面。

（八）胫后动脉穿支皮瓣

该皮瓣于 1984 年首先由 Zhang 报道，血供直接来源于胫后动脉的肌间隙穿支。胫后动脉一般在内踝上 5～10cm 处，有 3～4 支较恒定，外径在 0.5～2mm，伴行静脉多为 1～2 支，以营养小腿内侧中下部的皮肤。这些穿支经比目鱼肌与趾长屈肌之间穿过小腿内侧深筋膜，浅出时分为前后两支，前支分布于胫骨内侧面皮肤，后支穿出肌间隙后到达皮肤。穿支动脉浅出筋膜处的体表投影为胫骨内侧缘中上 1/3 交界处至内踝后缘与跟腱中点的连线上。

术前用超声多普勒血流仪于穿支动脉的体表投影处探测胫后动脉穿支的穿出点并标记作为皮瓣旋转点。根据创面需要以胫骨内后缘为皮瓣纵轴线，设计皮瓣的形状和大小。首先切取设计皮瓣的前缘，确认穿支血管后向肌间隔深部游离至胫后动脉主干，再按术前设计切取皮瓣。

（九）腓肠肌内侧动脉穿支皮瓣

腓肠肌内侧动脉起自腘动脉内侧，主干斜向内下，在腓肠肌内侧头深面入肌，沿肌纤维的长轴下行，沿途发出数支肌支及皮动脉穿支，营养腓肠肌内侧头部肌肉及其表面皮肤。穿支数为2~7支，平均4支，其中有一支较为粗大。术前先用超声多普勒血流仪在距腘窝皱褶10~17cm、距后正中线2~5cm范围内探测腓肠内侧动脉的肌皮穿支，多数为1~4支，做好标记。选择较大的一支为皮瓣的旋转点，根据受区创面大小与形状设计皮瓣，并注意将穿支血管置于皮瓣上半部以增加皮瓣的旋转长度。动刀前宜先行充气止血便于术中辨认肌皮血管穿支。先切开皮瓣内侧缘至腓肠肌内侧头肌膜下，掀起皮瓣，可见穿支血管经腓肠肌内侧头穿出后垂直进入深筋膜至皮肤。然后顺血管穿支纵行分开肌肉，解剖出腓肠内侧动脉，达到受区要求后，再按设计切开皮瓣四周。放松止血带，观察皮瓣血供良好后可断蒂或经皮下隧道转移到受区。

（十）腓动脉穿支皮瓣

位于小腿外侧，主要血供来源于腓动脉的肌间隔穿支，直接由腓动脉发出，约4~8支，一般以第2、3、4支较大，动脉外径多在0.6~1.0mm。腓动脉穿支主要集中在腓骨头下10~20cm的范围内，最远一支多数从外踝尖上5~8cm处发出，穿支出现率为93%，穿支血管蒂长度4~6cm。各个穿支间与胫前胫后动脉的皮支血管相互吻合成网。腓动脉穿支一般有两条伴行静脉。

术前作腓骨小头和外踝后缘之间连线，用多普勒血流仪分别在该连线上距腓骨小头下15cm、20cm以及外踝尖上7cm处探测并标记出穿支血管穿出点，根据创面需要选择其中一点作为皮瓣的旋转点并设计皮瓣的大小与形状。皮瓣设计范围前缘可达腓骨前3cm，后缘可达小腿后正中线。手术在气压止血带止血，使皮瓣穿支血管怒张的情况下进行。在皮瓣的后缘切开皮肤皮下至深筋膜，向前掀起，仔细在比目鱼肌和腓骨长肌之间小心寻找腓动脉从肌间隔发出的穿支动脉，以此作为皮瓣旋转点，切开皮瓣周缘，于深筋膜下解剖向远端掀起皮瓣，注意保留蒂部3cm宽度的皮肤筋膜蒂，连同皮瓣向远端切开掀起。

（十一）膝降动脉穿支皮瓣

膝降动脉多数在距收肌结节10.5±1.7cm处起自股动脉，少数起自于腘动脉，并沿大收肌腱前方向下行走，起点外径2.0mm(1.0~3.0mm)，主干长1.2±0.5cm。有两支伴行静脉，外径略粗于动脉。膝降动脉通常发出粗大的隐支和关节支。关节支沿股内侧肌后内侧和大收肌腱之间径直下行，沿途发出股内侧肌支、大收肌腱支、骨膜支和皮穿支，终支移行为髌下支，经大收肌结节前外侧至内侧半月板平面，循半月板平面的关节囊表面横行向髌骨内下方，与膝下内动脉末端吻合后加入膝关节网。膝降动脉的皮穿支比较恒定，并发出众多的细小血管，与邻近的髌骨周围血管网、股内侧肌穿支、缝匠肌前缘及后缘的穿支血管吻合形成血管丛，大大增加了皮瓣的供血范围，形成跨区域皮瓣供血。皮瓣设计以缝匠肌前缘为中轴，股骨内侧髁下缘上4cm为旋转点（皮支穿出点），皮瓣切取范围上界可达大腿内侧中点，下界位于膝内侧三角内。按皮瓣设计线，首先切开皮瓣前缘直达阔筋膜下层，将皮瓣向后翻起至穿支穿出处，仔细解剖穿支血管蒂，按设计切取整块皮瓣。

（龙剑虹　杨兴华　周晓　王炜）

参考文献

[1] 王炜.整形外科学[M].杭州:浙江科学技术出版社,1999.

[2] 邢新.皮瓣移植实例彩色图谱[M].第2版.沈阳:辽宁科学技术出版社,2011.

[3] 侯春林.皮瓣外科学[M].上海:上海科学技术出版社,2006.

[4] 龙剑虹.烧伤整形外科学住院医师手册[M].北京:科学技术文献出版社,2009.

[5] 周晓,瞿吉保,李赞.舌骨下肌皮瓣静脉回流障碍的预防性处理[J].中国耳鼻咽喉颅底外科杂志,2003,9(3):155-157.

[6] 李赞,喻建军,黄文孝,等.游离上臂外侧皮瓣在头颈肿瘤术后缺损修复的临床应用[J].组织工程与重建外科杂志,2007,3(2):83-85.

[7] 唐茂林,章伟文,张世民,等.穿支皮瓣研究进展[J].中国临床解剖学杂志,2011,29(6):602-605.

[8] 徐达传,张世民,唐茂林,等.穿支皮瓣的发展与现状[J].中国修复重建外科杂志,2011,25(9):1025-1029.

[9] 戴捷,周晓,陈杰,等.穿支皮瓣移植修复头颈肿瘤术后洞穿性缺损[J].组织工程与重建外科杂志,2009,5(3):153-155.

[10] 李赞,周晓,喻建军,等.游离腹壁下动脉穿支皮瓣在头颈肿瘤术后缺损一期修复的临床应用[J].中国耳鼻咽喉颅底外科杂志,2008,14(1):25-28.

[11] 戴捷,周晓,陈杰,等.削薄股前外侧皮瓣游离移植修复舌癌术后缺损[J].组织工程与重建外科杂志,2008,4(3):157-159.

[12] Geddes C R, Morris S F, Neligan P C. Perforator flaps: evolution, classification, and applications[J]. Ann Plast Surg, 2003, 50(1): 90-99.

[13] Kroll S S, Rosenfield L. Perforator-based flaps for low posterior midline defects[J]. Plast Reconstr Surg, 1988, 81(4): 561-566.

[14] Koshima I, Soeda S. Inferior epigastric artery skin flaps without rectus abdominis muscle[J]. Br J Plast Surg, 1989, 42(6): 645-648.

[15] 杨大平,唐茂林,Christopher R,等.皮肤穿支血管的解剖学研究[J].中国临床解剖学杂志,2006,24(3):232-235.

[16] 陈铿,柴益民.穿支皮瓣研究进展[J].国际骨科学杂志,2008,29(6):370-371.

[17] 刘育凤,归来,张智勇,等.主干蒂与穿支蒂穿支皮瓣血流动力学的比较研究[J].中国修复重建外科杂志,2007,21(4):334-335.

[18] Woodworth B A, Gillespie M B, Day T, et al. Muscle-sparing abdominal free flaps in head and neck reconstruction[J]. Head Neck, 2006, 28(9): 802-807.

[19] Yan X Q, Yang H Y, Zhao Y M, et al. Deep inferior epigastric perforator flap for breast reconstruction: experience with 43 flaps[J]. Chin Med J(Engl), 2007, 120(5): 380-384.

[20] Van Landuyt K, Hamdi M, Blondeel P, et al. The compound thoracodorsal perforator flap in the treatment of combined soft-tissue defects of sole and dorsum of the foot[J]. Br J Plast Surg, 2005, 58(3): 371-378.

[21] 侯团结,高学宏,郑和平,等.胸背动脉肌皮穿支皮瓣的解剖学研究与临床意义[J].中华整形外科杂志,2007,23(5):202-205.

[22] Hyakusoku H, Ogawa R, Oki K, et al. The perforator pedicled propeller(PPP) flap method: report of two cases[J]. J Nippon Med Sch, 2007, 74(5): 367-371.

[23] 周晓,喻建军,李赞,等.应用带腹壁下动静脉的腹膜皮瓣修复面颊洞穿性缺损[J].组织工程与重建外科杂志,2008,4(2):101-104.

第四章 眼睑肿瘤术后缺损的修复

眼睑肿瘤包括良性和恶性两类。常见的良性肿瘤有眼睑皮肤乳头状瘤、钙化上皮瘤、角棘皮瘤、腺棘皮瘤、皮样囊肿、黄色瘤、色素痣、血管瘤等,常见的恶性肿瘤有基底细胞癌、睑板腺癌、鳞状上皮癌、恶性黑色素瘤、皮脂腺癌、恶性淋巴瘤、恶性肉芽肿等,肉瘤少见。肿瘤发生的部位多在下睑,尤以睑缘和眦角部常见。手术切除是首选的治疗方法。恶性肿瘤有区域淋巴结转移者,应配合区域淋巴清扫术。

恶性肿瘤的切除范围需根据病理类型及浸润情况而定,一般应在肿瘤外 5～10mm 处,通常都做眼睑全层切除。对眼睑部疑为恶性病变或眼睑癌前期皮肤病者亦应及早施行较广泛的切除术,切除范围应包括周围若干正常组织,活检和切除手术一次完成,这样可避免癌肿的扩散,同时避免二次手术及整复上的困难。术中切缘送快速切片,保证肿瘤切除干净。

眼睑为保护眼球的器官,所以眼睑肿瘤切除后所致的形态异常都需要进行整复,其手术大部分是矫形性质。

第一节　小缺损的修复

一、直接缝合法

此法适用于 4～6mm 全层小范围缺损,或缺损小于眼睑全长 1/4 者,或缺损小于或等于 1/3 眼睑全长的老年缺损者。局麻后,手术步骤如下:

1. 修整睑缘缺损区,使之呈梭形或三角形(图 4-1A、B)。
2. 先在睑缘唇间线处缝合一针,使睑缘对合整齐(图 4-1C)。
3. 分层间断缝合创缘,可做褥式缝合或 8 字缝合,皮肤创缘用 5-0 线缝合(图 4-1D、E、F、G)。

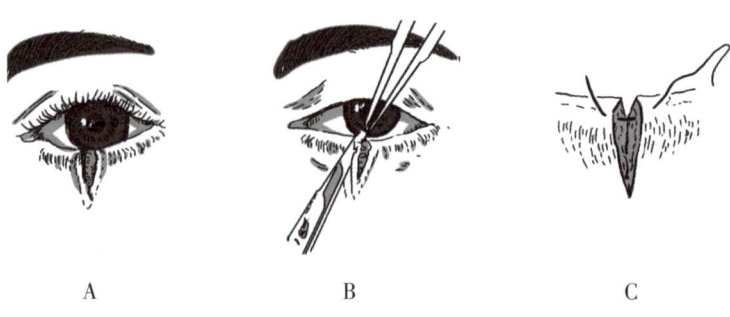

A　　　　　　　　B　　　　　　　　C

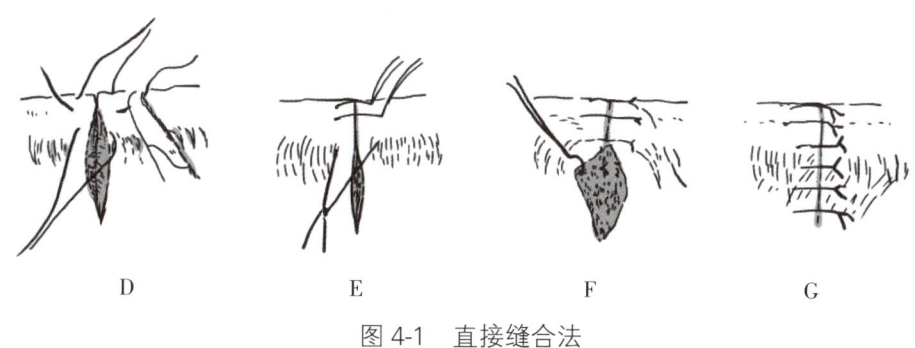

图 4-1 直接缝合法

二、眼睑前后层错位缝合法

此方法亦适用全层范围缺损。手术步骤如下：

1. 修整缺损创缘，使之呈三角形，沿虚线切开，形成前后两叶（图 4-2A）。

2. 在缺损创面的一侧，从睑缘向下切除一条宽约 2～3mm 的眼睑前层组织，再在对侧创缘也同样做相应的眼睑后层组织的切除（图 4-2B）。

3. 作一褥式缝合，缝线两端分别从眼睑后层组织的一侧的结膜面进针，穿过睑板，由前层另一侧皮肤面穿出，并穿过一橡皮片，然后根据缺损面积的大小，按照比缺损长度大一倍的长度切开外眦（图 4-2C）。

4. 结扎褥式缝线在小橡皮片上。外眦部缝线穿过深部组织，间断缝合（图 4-2D）。

5. 创缘均行间断缝合。用绷带包扎、压迫，隔日换药，1 周后拆线（图 4-2E、F）。

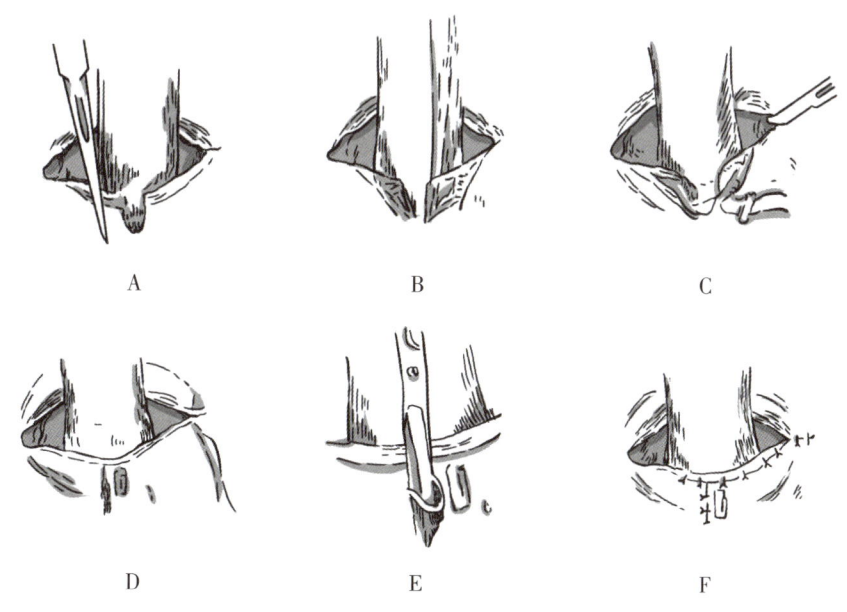

图 4-2 眼睑前后层错位缝合法

第二节　中等或较大上睑缺损的修复

一、Cutler-Beard 法

此法适用于长而不宽的上睑缺损,其手术步骤如下:

1. 在距下睑缘 3～4mm 处,与睑缘平行切透眼睑,长度与上睑缺损区相等。沿横行切口的两端与睑缘垂直向下剪开眼睑的全层,直剪到下睑穹隆的底部,长约 15mm,做成下睑瓣(图 4-3A)。

2. 将下睑瓣皮肤皮下组织与肌肉分离,将结膜与肌肉分离,使结膜与皮肤完全松动,以便能顺利地将其向上牵拉到上睑缺损区。下睑缘则成为一个两端与眦部相连的"桥"。

3. 将下睑瓣由"桥"状睑缘下向上牵拉,移植于上睑缺损区(图 4-3B)。将结膜与肌肉和残存的上睑后叶缝合,皮肌间断缝合。将下睑缘创口皮肤与结膜对拢缝合。

4. 用绷带包扎、压迫 2～3 天,7 天拆线。2 个月后,在与健眼同一高度上,连接内外眦部剪断植入的睑板瓣,缝合缘部创面,将在"桥"下的移植瓣断端复位(图 4-3C),重新分离下睑缘切口,对位缝合。

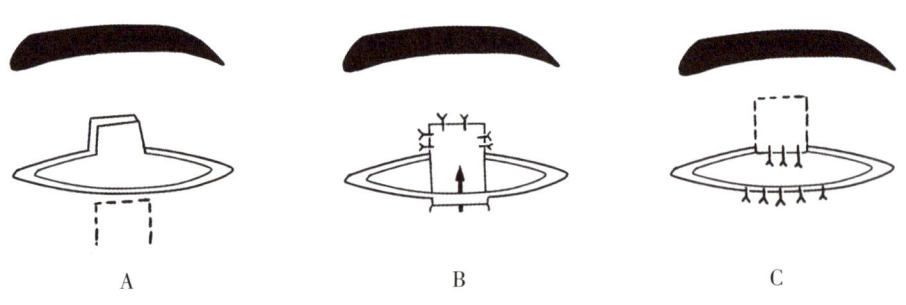

图 4-3　Cutler-Beard 法
A. 距睑缘 3～4mm 处,横行切透下睑,做成下睑瓣　B. 将下睑瓣通过"桥"状睑缘移植于上睑缺损区　C. 术后 2 个月,剪断移植瓣,做成睑裂,将在"桥"下的移植瓣复位

二、复合移植法

此法适用于上睑部分全层缺损者,其手术步骤如下:

1. 取下睑全层组织块,其宽度不超过 1cm,且呈三角形(图 4-4A)。

2. 将上睑缺损边缘修整,把移植块放置后作前后错位缝合。供区行直接拉拢缝合(图 4-4B、C)。

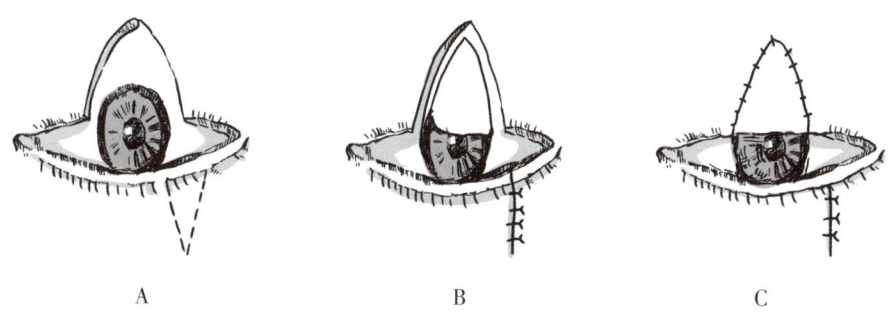

图 4-4 复合移植法
A. 按虚线框取下睑全层组织块　B. 供区直接拉拢缝合,将上睑缺损边缘修整　C. 在上睑将移植块放置后作前后错位缝合

三、邻近皮瓣修复法

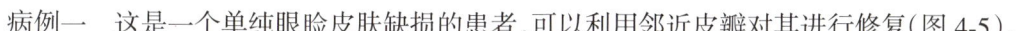

病例一　这是一个单纯眼睑皮肤缺损的患者,可以利用邻近皮瓣对其进行修复(图 4-5)。

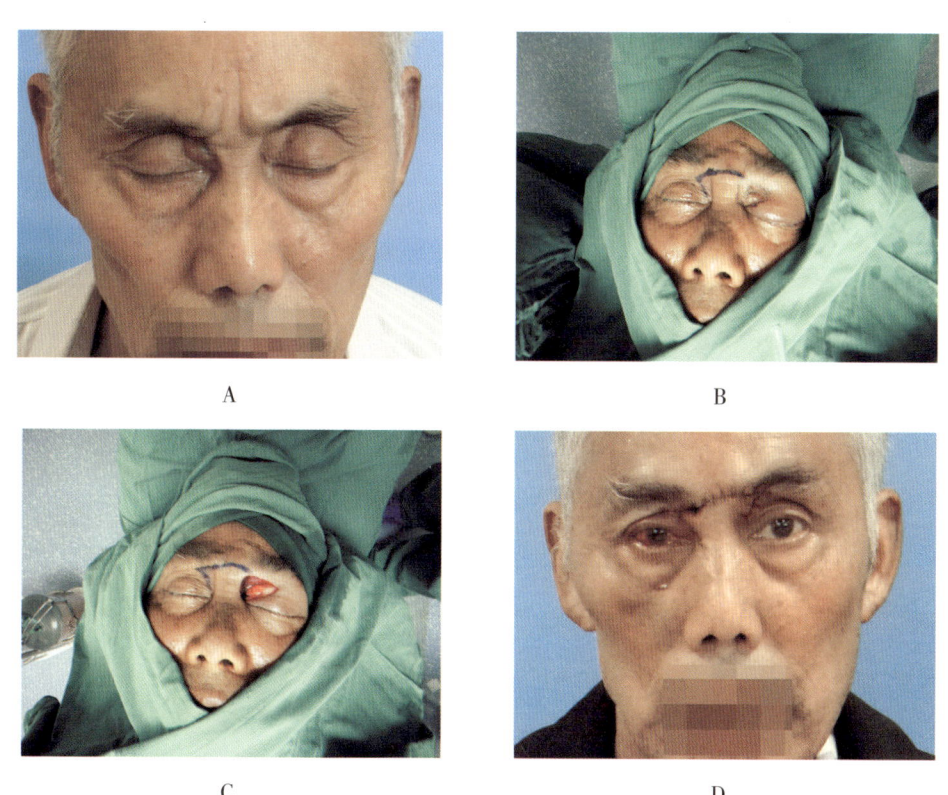

图 4-5　病例一
A. 右侧上睑基底细胞癌　B. 肿物切除范围及皮瓣设计　C. 肿物切除后上睑缺损　D. 术后 10 天,眼睑形态良好

四、额部皮瓣法

此法适用于修复肿瘤切除术后造成的上下睑皮肤缺损。

额部皮瓣的血液供应包括颞浅动脉额支和眶上动脉、滑车上动脉两个系统,两组血管之间有丰富的吻合支呈网状分布,静脉回流一般均为伴行的同名静脉。以任何一组为供应血管,均可供养皮瓣并确保皮瓣成活。

额部皮瓣可用于上、下睑缺损的修复,下睑宜用颞浅动脉为蒂;上睑根据缺损部位,采用颞浅动脉或者滑车上动脉均可。

病例二 这是一个上睑缺损的患者,采用额部皮瓣法进行修复(图 4-6)。

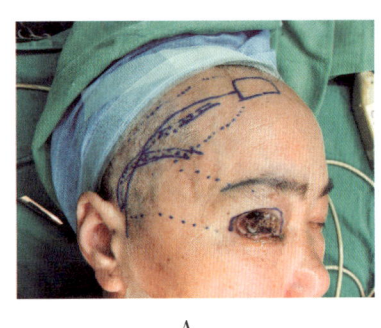
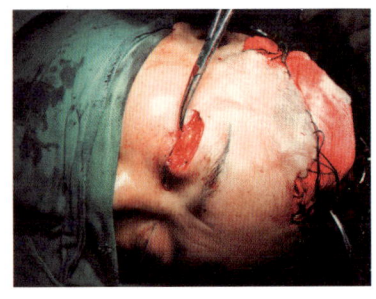
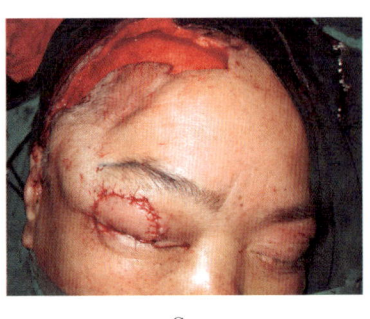

图 4-6 病例二
A. 上睑肿物及皮瓣设计　B. 上睑肿物切除后缺损　C. 额瓣经皮下隧道修复上睑缺损

第三节　中等或较大下睑缺损的修复

一、Mustard 法

此法适用于较大的下睑缺损(lower eyelid defect),其手术步骤如下:

1 按下睑缺损大小,先在鼻中隔处取一侧带有黏膜的中隔黏膜软骨片,做修补下睑后叶用。

2 由眼睑缺损缘分别向下外和下内作延伸切口,在相当于缺损区高度的两倍之处汇合,将切口之间三角形皮肤切除。

3 自上睑外眦上方 2~3mm 处作稍向上弯曲的弓形切口,并向后外延伸,到鬓角处切口转向下内,通过耳郭前 15mm 左右处向下至耳垂下方 1~1.5cm 处止(图 4-7A)。

4 剥离下睑缺损区至耳前切口之间的皮下组织,使之可移向鼻侧(图 4-7B)。

5 将备好的中隔软骨黏膜片(黏膜面朝向结膜的位置)植入下睑缺损区,将软骨黏膜片和皮瓣一起重建下睑,逐层缝合伤口(图 4-7C)。

6 术后包扎,轻压绷带,间断换药,第 10 天拆除皮肤缝线。

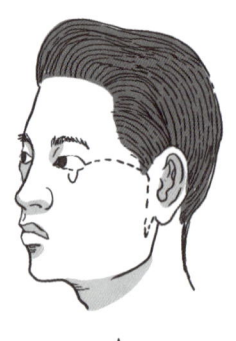
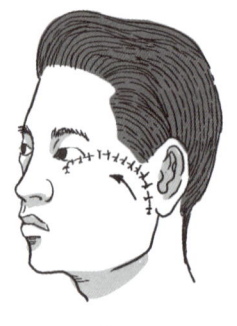
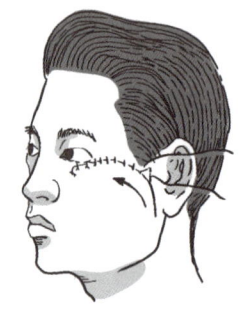

图 4-7　Mustard 法修复较大的下睑缺损
A. 切开线　B. 皮瓣旋转　C. 缝合后

二、以颞浅血管为蒂的耳后岛状皮瓣修复法

该法适用于眼睑恶性肿瘤扩大切除后所致全下眼睑缺损。

耳后动脉是一支较恒定的动脉,它与颞浅动脉顶支之间有丰富的吻合,这种吻合提供了以某一血管为蒂的转移皮瓣可并不局限于蒂血管所供养范围的解剖基础。基于此原理设计以颞浅动静脉为蒂的反流轴型耳后岛状皮瓣(亦称耳后乳突区反流轴型皮瓣),其静脉回流方向是由耳后静脉→吻合支→颞浅静脉。另外术中要保留血管周围的筋膜组织,其中的小静脉及未发育成熟的静脉均无瓣膜,这样都可保证皮瓣的静脉回流。因颞浅、耳后动静脉均位于颞浅筋膜内,在切取蒂部时应保证颞浅筋膜的完整性。耳郭上方至顶结节之间是吻合点较集中处,皮瓣蒂部应包含这一区域。

(一)手术方法

1 皮瓣设计 根据下睑缺损面积,在耳后乳突区画出要切取的皮瓣,在耳轮脚前及耳郭上方2~9cm处画出颞浅血管及其顶支与耳后动脉交通支的位置。

2 手术步骤 沿画线切开皮肤和皮下组织,显露颞浅血管及其顶支与耳后动脉的交通支。交通支可为2~4支,也可呈网状吻合(一般位于耳郭上方2~9cm的筋膜上,宽约3cm)。沿交通支向下显露耳后动脉直达要切取的耳后皮瓣,自皮瓣远端及两侧按画线切开皮肤和皮下组织,显露并结扎耳后动脉。在耳后动脉深面分离皮瓣后,向上将耳后动脉、交通支两侧的筋膜切开直达颞浅血管,在筋膜下分离形成岛状瓣。

自耳轮脚创缘至缺损缘作皮下隧道,将岛状瓣穿经皮下隧道,在无张力情况下到达缺损区,移植颊黏膜替代缺损的睑结膜,重建结膜囊,逐层缝合伤口修复下睑缺损,单眼绷带包扎。供区直接拉拢缝合或植皮。

3 注意事项

(1)该瓣蒂长瓣薄,色泽也好,供区隐蔽,疗效可靠。

(2)颞浅动脉顶支与耳后动脉的交通支位置可发生变异,术前需用多普勒等血管导航技术测定血管的情况。

(3)颞浅动脉顶支的位置表浅,交通支细小,术中慎勿损伤交通支血管蒂注意保留适当的宽度和连同筋膜一起切取。

(二)典型病例

1 病例三 患者,女,下睑基底细胞癌术后复发,下睑肿瘤切术后采用耳后岛状皮瓣修复法进行修复(图4-8)。

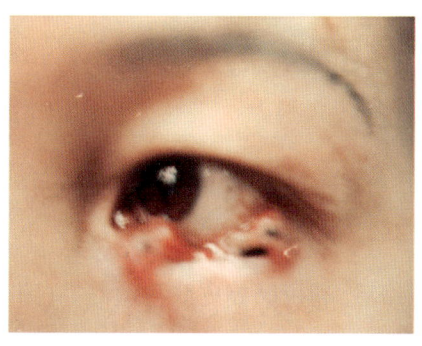
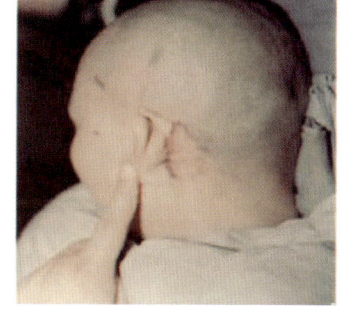

A   B

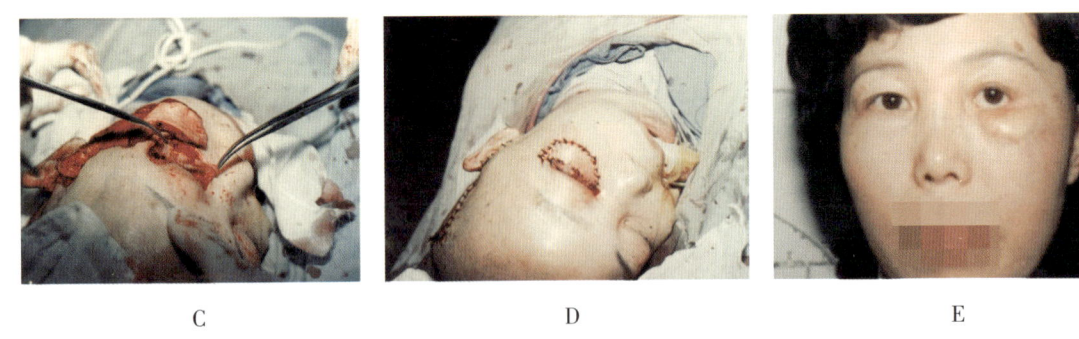

图 4-8 病例三

A. 下睑基底细胞癌术后复发表现　B. 耳后皮瓣的供区　C. 制备耳后皮瓣（游离口腔黏膜修复下眼睑结膜缺损）
D. 耳后岛状皮瓣修复眼睑缺损　E. 术后康复情况

2 病例四　患者，男，下睑基底细胞癌术后致全下睑缺损，采用额部皮瓣进行修复（图 4-9）。

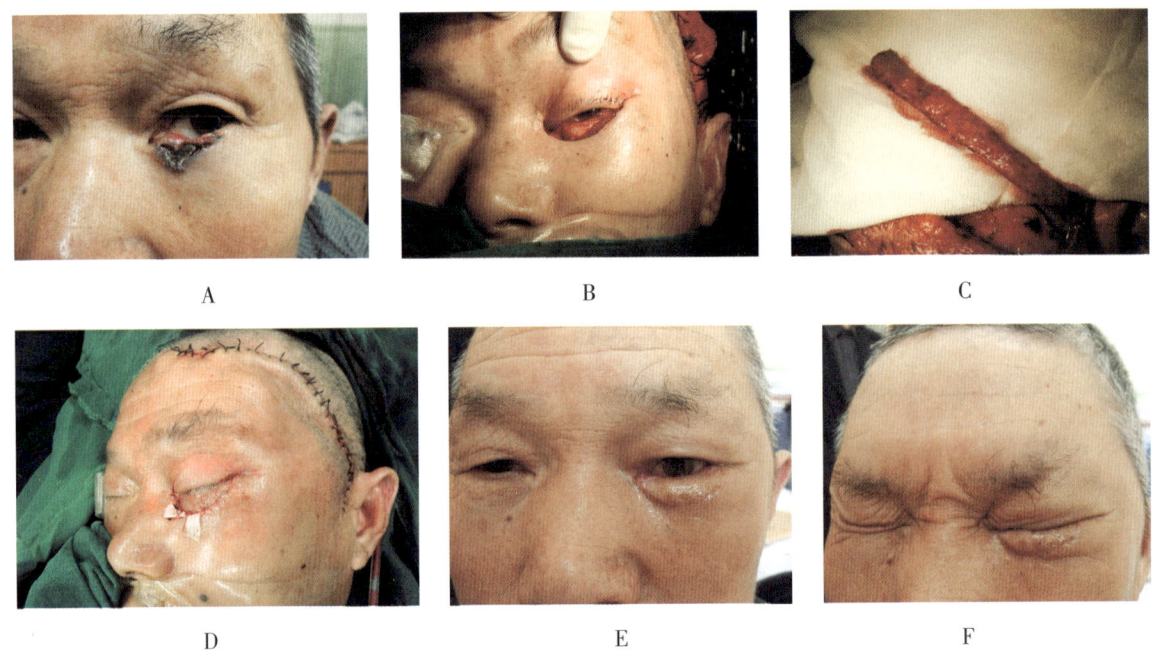

图 4-9 病例四

A. 下睑基底细胞癌表现　B. 下睑肿物切除后缺损　C. 制备额瓣　D. 缝合皮瓣　E. 术后 2 个月睁眼示无睑外翻　F. 术后 2 个月闭眼形态良好

第四节　眦部肿瘤的切除及修复

一、外眦部肿瘤

外眦部的肿瘤如为良性小肿瘤，可在切除肿瘤后，利用颞侧皮肤移位修补（图 4-10）或用游离皮瓣修补。对于恶性肿瘤，应作较广泛的切除，具体方法是：

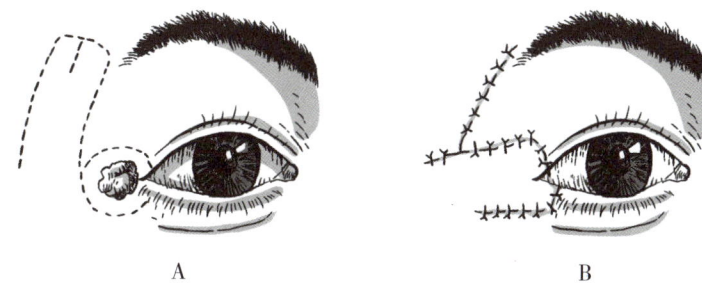

图 4-10　外眦部肿瘤切除后修复(利用颞额皮瓣)
A. 切除肿瘤分离皮瓣　B. 颞侧皮瓣移位修补

1 沿肿瘤外围安全区画线切开,把肿瘤连同外眦韧带一并切除(图 4-11A)。

2 在上睑缘之上 2mm 平行睑缘切开睑板,分离并剥出颞侧适当一段的睑板结膜层,用细肠线或丝线与下穹隆残留结膜缝合,作为待修复眼睑的衬里(图 4-11B)。

3 在上、下睑的内侧断端分别作一小切口,分离皮肤肌肉层与睑板结膜层。用一褥式缝线把从上睑移下的睑板结膜层的内侧缘揳入下睑剖开的板层裂隙内(图 4-11C)。此步骤亦可改用细尼龙线直接把从上睑移下的睑板结膜层的内侧缘与下睑板的断端作连续缝合(图 4-11D),而不劈开上睑内侧断端的皮肤肌肉层与睑板结膜层。

4 用剪刀剥离颞侧皮肤,从原外眦角稍下的眶缘处剥出一骨膜条带,反转此骨膜条带,用一褥式缝线嵌入上睑断端分离开的板层裂隙内,以代替原来的外眦韧带(图 4-11E)。

5 沿上睑皮肤切口断端向下延长切口,并在此切口下端的内侧作一三角形皮肤切除。剥离颞下方皮瓣后将其上移,用丝线分别与上、下睑创缘作间断缝合(图 4-11F)。

6 2 个月后沿睑缘剪开上、下睑联合。

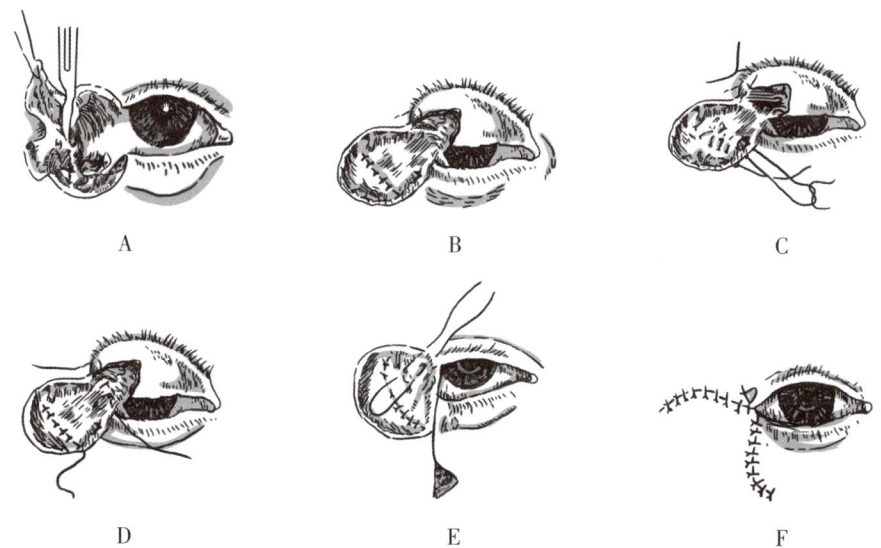

图 4-11　外眦部肿瘤较广泛切除后的修复(利用睑板结膜层作下睑衬里,用颞颌皮瓣覆盖创面)
A. 切除肿瘤及外眦韧带　B. 制作上睑衬里　C. 睑板结膜层揳入下睑剖开之板层裂隙内　D. 上睑移下的睑板结膜层的内侧缘与下睑板的断端作连续缝合　E. 剥出骨膜条带以代替外眦韧带　F. 间断缝合上下睑创缘

二、内眦部肿瘤

内眦部肿瘤应按良恶性区别对待。

1. 对内眦部的良性小肿瘤或未侵犯深层组织的基底细胞癌,手术切除肿瘤后,可利用鼻额部皮瓣作 V-Y 式缝合,利用皮瓣的一侧掩盖手术创面。

2. 对于恶性肿瘤,可如外眦恶性肿瘤一样做上、下睑全层切除(图 4-12A),移动上睑睑板结膜层缝于内下方结膜残端,作为衬里,再利用全厚游离皮片修补创面(图 4-12B)。皮片用纱布枕固定,上、下睑缘作一临时性皮肤缝合。在组织切除较多的情况下,可设计额鼻或额部皮瓣修补创面,用唇黏膜作衬里。

术后轻压迫绷带包扎,7 天后拆除皮肤缝线,8 周后剪开眼睑。

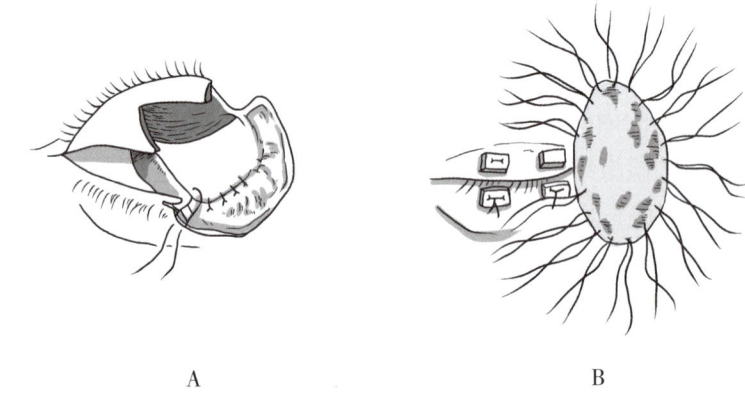

图 4-12 内眦肿瘤切除后的修复(利用睑板结膜层作衬里,用游离皮片覆盖创面)
A. 上、下睑全层切除 B. 全厚游离皮片修补

第五节　眼睑与眶周缺损的修复

眼睑与眶周软组织有较大缺损者适宜采用前臂游离皮瓣修复法进行修复,其具体手术步骤如下:

(一)皮瓣设计及制备

画出桡动脉(或尺动脉)、头静脉(或贵要静脉、前臂正中静脉等)及其属支的走行,按缺损形状设计一血管蒂较长、比受区大 10% 的皮瓣,用甲紫标记。常规制备前臂皮瓣。

(二)显露受区血管

在耳屏前及下颌下缘按常规切开皮肤,显露颞浅动脉、颈外静脉,并向受区做好皮下隧道。

(三)移植游离瓣

切断前臂皮瓣血管蒂,将其移植于备好的受区创缘固定数针,并使血管蒂穿经皮下隧道,在手术显微镜或放大镜下,用 8-0 或 9-0 单丝尼龙线,将前臂桡动脉与颞浅动脉、前臂正中静脉与颈外静脉作端端吻合,然后缝合受区创缘切口。创口内放置橡皮片引流,无张力包扎,露出部分皮瓣便于术后观察。供区行直接拉拢缝合或用皮片覆盖。

(四)注意事项

1. 在尺、桡动脉均正常的条件下,始可选用此瓣做游离移植。

2 该瓣供区需牺牲一主要动脉,且位于前臂外露部位有碍美容,目前多选用比较隐蔽、血管恒定、外径也较大的部位作为供区。

3 如选用颌外动脉、面前静脉作为吻合的血管,术中要注意保护面神经下颌缘支。该支在咬肌前缘走行于下颌缘上、下 1cm 的范围内颌外动脉和面前静脉的浅面,故以在下颌缘下 1.5～2cm 处作切口为宜。

根据实际情况,眼睑及眶周缺损还可采用锁骨上游离皮瓣、颞肌肌皮瓣等方法修复。

（戴捷　周晓　李赞）

参考文献

[1] 王炜.整形外科学[M].杭州:浙江科学技术出版社,1999.

[2] 周晓,李赞,喻建军,等.耳后皮瓣在眼睑恶性肿瘤切除术后缺损一期修复中的应用[J].现代肿瘤医学,2004,12(2):119-120.

[3] 周晓,李赞,喻建军,等.眼睑恶性肿瘤切除术后缺损一期修复19例临床研究[J].肿瘤学杂志,2004,10(2):95-97.

第五章 唇癌术后缺损的修复

第一节 概述

唇癌指唇红（唇自然闭合状态下外显的唇红黏膜组织）黏膜和口角联合黏膜（从口裂向后 1cm 范围）发生的癌。发生在唇内侧黏膜的癌属于颊黏膜癌范畴。唇红部发生的癌绝大部分为鳞癌，且大多数分化较好；也有少部分为基底细胞癌，系唇的皮肤发生侵入所致；腺癌很少见。

唇癌的发病率为 1.8/10 万，约占全身恶性肿瘤的 0.6%、口腔颌面部鳞状细胞癌的 9.57%。约 90%以上的唇癌发生于 40 岁以上的中老年人，其中一半以上发生于 60 岁以上的老年人，男性较女性多发。90%以上的唇癌发生于下唇，偶见发生于上唇。唇癌好发于下唇中、外 1/3 界处的唇红缘部黏膜，偶见发生于口角处者。唇癌多单发，病变进展缓慢，病程较长，一般为半年至 1 年以上。病变初起表现为小的疱疹、硬结、久治不愈的溃烂或局限性唇红黏膜增厚变硬，病灶缓慢增大扩展成唇部外突性肿物或边缘稍隆起的较深的溃疡，常无自觉症状，偶有轻度疼痛和少量出血。以后，病灶向周围的黏膜、皮肤扩展，并侵犯深层肌肉，形成边缘外翻的菜花状肿物或火山口样溃疡，肿物表面被覆有灰黑色痂皮，表面呈高低不平的细小结节状，撕去痂皮，可见糜烂创面和少量出血，常发生疼痛而且逐渐增重。晚期病变可蔓延至唇之大部甚至全唇、口腔前庭和颌骨，发生流涎、进食障碍和较剧烈的疼痛。

唇的血供分别由上、下唇动脉和面动脉的分支组成，唇动脉围绕口腔形成动脉弓，所以唇部的一侧病变由来自中部及一侧的血管供血。唇周皮肤和皮肤黏膜交界处的感觉由三叉神经上、下颌支的分支支配。口轮匝肌及口角上下的肌肉运动由面神经分支支配。

唇的淋巴引流有一定的方向性，下唇的淋巴首先引流至下颌骨表面的面血管前淋巴结及Ⅰ区淋巴结，然后再引流至Ⅱ、Ⅲ区淋巴结，故唇癌时Ⅳ、Ⅴ区淋巴结转移极少见。唇癌鲜见血行远处器官转移。

第二节　修复方法

一、唇部 V 形切除术

（一）适应证
唇部良性肿瘤和小而局限的唇癌，直径在 2cm 以下或切除范围不超过全唇的 1/3，且未累及口角者多可以采用 V 形切除术。

（二）手术步骤
1. 常规消毒，铺巾，以亚甲蓝画出需要切除组织的范围。良性肿瘤沿肿物边缘 2mm 作切线切除即可；若为癌，则须离癌瘤边缘 0.5～1cm 作切除。
2. 用唇夹或手指捏住切口两侧的唇部，以减少出血。切线应呈 V 形或 W 形，手术刀应与唇面皮肤呈直角，全层切开，唇动脉予以结扎。
3. 切除肿物后，用 0-1 丝线缝合黏膜层、肌层，皮肤创缘用 5-0 线缝合。为了得到唇部形态上的良好结果，应先准确地缝合唇红缘 1 针。缝合时，若唇组织张力大，可于两侧移行部做辅助切口。
4. 伤口用敷料覆盖，24h 后去除。

（三）注意事项
1. 保持创面干燥、干净。若有食物或结痂则可用 3% 过氧化氢液或 75% 酒精清洁处理。
2. 出现针眼脓点或表面感染时，可适当部分拆线，并用紫草油局部涂抹。
3. 抗生素应用 3～4 天。
4. 术后 5～7 天拆线。

二、唇片切除术

（一）适应证
适用于唇部的癌前病变，如唇黏膜白斑等。

（二）手术步骤
1. 沿唇红缘作唇部的全长切口。
2. 用组织钳提起组织潜行分离，达唇内侧黏膜下，将病变区全部切除。
3. 将唇内侧黏膜组织向前移行，使与皮肤缘接近，然后用丝线作间断缝合。

（三）注意事项
同唇部 V 形切除术。

三、唇交叉瓣转移术

唇交叉瓣转移术又称 Abbe-Estlander 手术。

（一）适应证
唇癌累及范围在 2cm 以上，切除后缺损范围达唇横径一半者可以采用此法（这种手术适用于病变部位位于上下唇中 1/3 及外 1/3 者），可以设计成各种形状，如三角形、矩形、方形等，要以供区能拉拢缝合为度。供区唇瓣的宽度为对侧唇缺损宽度的 1/2。

(二)手术步骤

如下唇缺损在正中部,也可以先在一侧邻近口角的下唇作附加切口,将唇瓣转移至中部,修复缺损,然后再将上唇邻近口角处的组织转移至下唇侧方缺损处缝合之(图5-1,图5-2)。这种方法不仅保证有足够组织,以修复下唇中部缺损,还可避免选用转移上唇中部组织,有损上唇人中外形轮廓的缺点。唇瓣转移后3~4周,应再行口角开大术,使两侧对称。

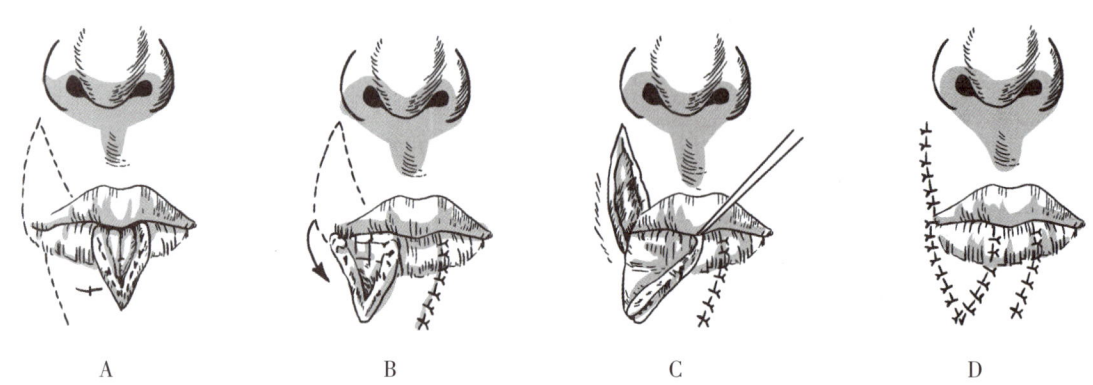

图 5-1　唇交叉组织瓣转移修复下唇正中缺损
A. 缺损及切口设计　B. 将下唇瓣向中部转移缝合　C. 将上唇瓣向下转移　D. 缝合后

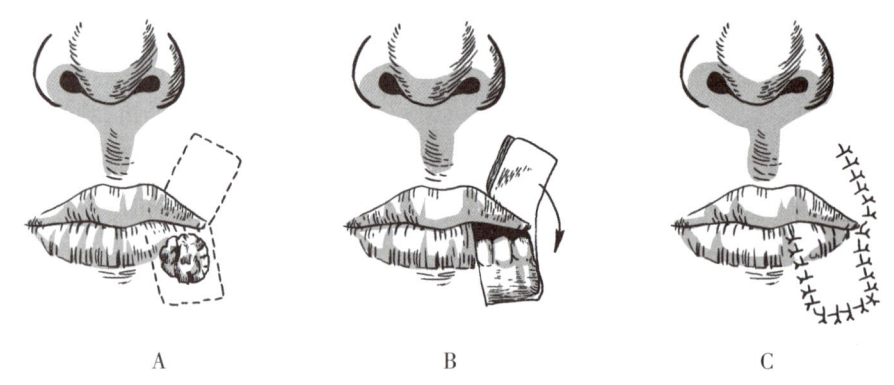

图 5-2　唇交叉组织瓣转移修复下唇肿瘤切除后缺损
A. 切口设计　B. 切除下唇病灶,将上唇瓣向下转移　C. 缝合后

四、鼻唇沟瓣加唇红(黏膜)滑行瓣或舌瓣修复下唇癌术后缺损

(一)适应证

唇癌累及范围较广,切除后缺损范围达唇横径3/4以上及全唇,上、下唇缺损均适用。

(二)鼻唇沟瓣的解剖

鼻唇沟皮瓣因为与唇部位置邻近,色泽、质地相近,血供丰富,并且供瓣区相对隐蔽等优点被长期应用。切取该处2~3cm皮肤后,切口可以直接拉拢缝合。鼻唇沟皮瓣血供丰富,其供血动脉属多源性,上有内眦动脉,下有面动脉,内侧有上唇动脉,外侧有面横动脉,这些血管的分支相互吻合,在皮内及皮下形成了密集的微动脉血管网,为鼻唇沟皮瓣奠定了良好的血管基础。鼻唇沟皮瓣的蒂设计在内、外、上、下均可,既可设计成随意型皮瓣,也可设计成皮下蒂或岛状皮瓣。

(三)手术步骤

1 常规消毒,铺巾。

2 在有足够安全切缘的前提下尽可能保存唇红组织,根据肿瘤切除术后缺损大小标记皮瓣切取范围,鼻唇沟皮瓣内侧切口应与鼻唇皮皱吻合。按标记线逐层切开皮肤、皮下组织及部分表情肌,形成以面动静脉为血管蒂的鼻唇沟皮瓣,供瓣区直接拉拢缝合。在供瓣区与缺损区之间打通隧道,皮瓣穿过隧道修复缺损区,再根据唇红部缺损的大小,应用双侧唇红滑行瓣或黏膜滑行瓣修复唇红缺损。

3. 如果唇红缺损面积较大,可设计蒂在前的舌瓣修复唇红。由舌尖沿舌缘向两侧延长切开至舌肌浅层,切口长度与唇红缺损长度一致,再沿舌肌浅层向舌根方向锐性剥离1.5cm,形成舌瓣,将舌切口下缘与舌瓣蒂部创缘缝合,封闭舌部创面,舌瓣蒂部保留,术后2周断蒂(图5-3)。

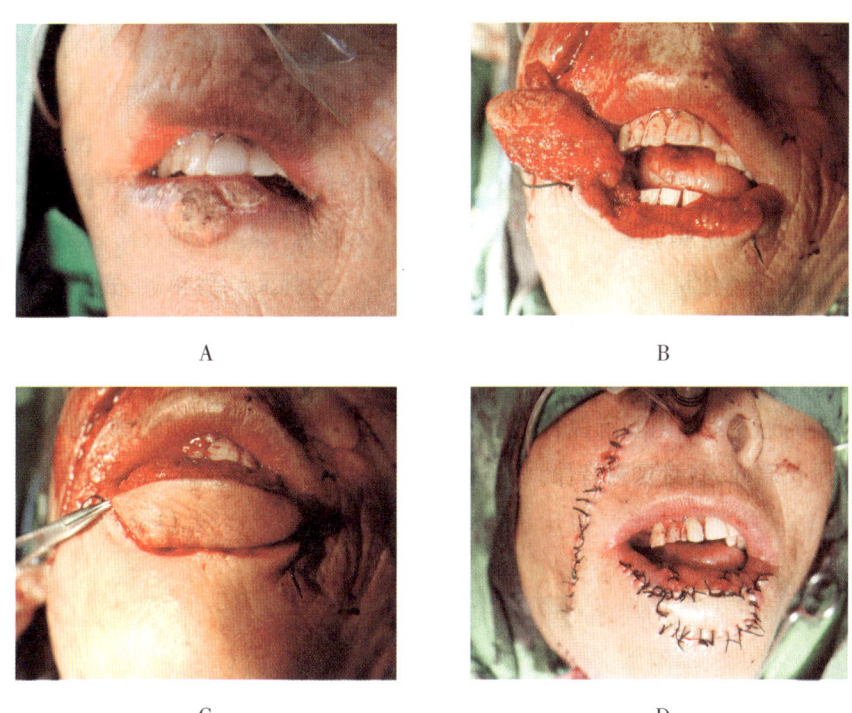

图5-3 下唇癌术后下唇缺损的修复(鼻唇沟皮瓣经隧道修复下唇,唇黏膜滑行修复唇红)
A. 术前情况,下唇癌范围超过唇横径的3/4　B. 肿瘤切除后下唇缺损　C. 鼻唇沟皮瓣经隧道修复下唇缺损　D. 唇黏膜滑行瓣修复唇红

五、口角开大术

(一)适应证

由于唇部手术而破坏了正常的口角形态,形成小口畸形,此时可做口角开大术,以使两侧口角对称。一般在第一期手术愈合3～4周以上再做口角开大术。

(二)手术步骤

1. 常规消毒,铺巾。一般在口角处沿唇红缘延伸,向外侧皮肤作长短、大小适宜的三角形切口。单侧口角开大术,以健侧作为标准(图5-4A);如为双侧小口畸形,则需确定新的口角位置。一般以瞳孔或眼裂内、中1/3交点向下画一垂直线,再由口裂向外画一水平线,两线的交点即为口角的位置,由该点向上、下唇红缘各作连线即为一个三角形。

2. 切除三角切口内的皮肤、皮下组织及适量肌肉(图5-4B),黏膜应予全部保留。沿原来口裂平分三角形黏膜平行切开,至近三角顶端时再加弧形直切口。将此三个黏膜瓣分别翻转向外,对合上下皮肤切口的边缘缝合(图5-4C),以形成新的唇缘部(图5-4D)。

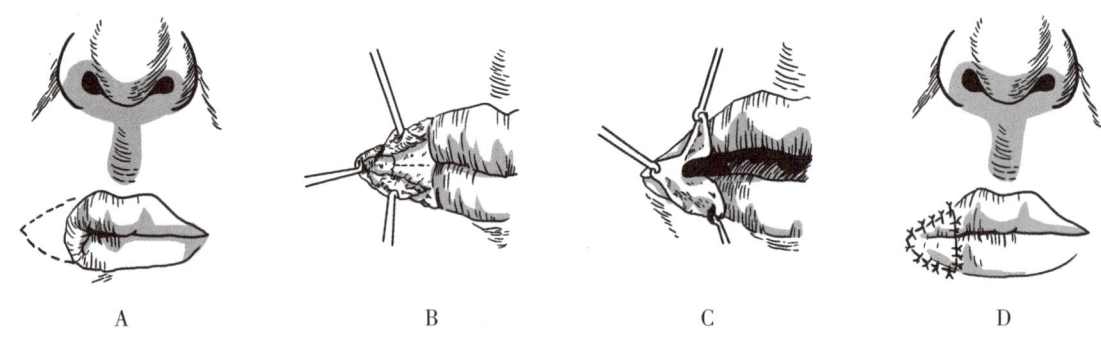

图 5-4　口角开大术
A. 切口设计　B. 切去切口内皮肤及部分肌肉　C. 将黏膜瓣翻转与皮肤缝合　D. 形成新口角

六、唇颊组织瓣滑行推进术

唇颊组织瓣滑行推进术又称 Burow 手术。

（一）适应证

下唇癌瘤累及唇中 1/3 但未达口角者，切除后缺损在 1/2 左右者。

（二）手术步骤

1　常规消毒，铺巾。用亚甲蓝在两侧口角部设计两底与口角延长线平行的等边三角形切口，两个三角形底的长度应为唇缺损宽度（图 5-5A）。

2　将三角形的两侧斜边全层切开，底边只切透肌层而保留黏膜，然后将三角形内的皮肤、肌肉全部切除（图 5-5B）。

3　再于下唇颊沟皱褶处平行向后作松弛切口，此时，残余的下唇组织瓣即可向中线滑行推进，在中线部对位分层缝合（图 5-5C）。

4　口角两侧留下的三角形黏膜瓣向外翻转，经修整后与皮肤缝合即形成新的下唇唇红缘（图 5-5D）。

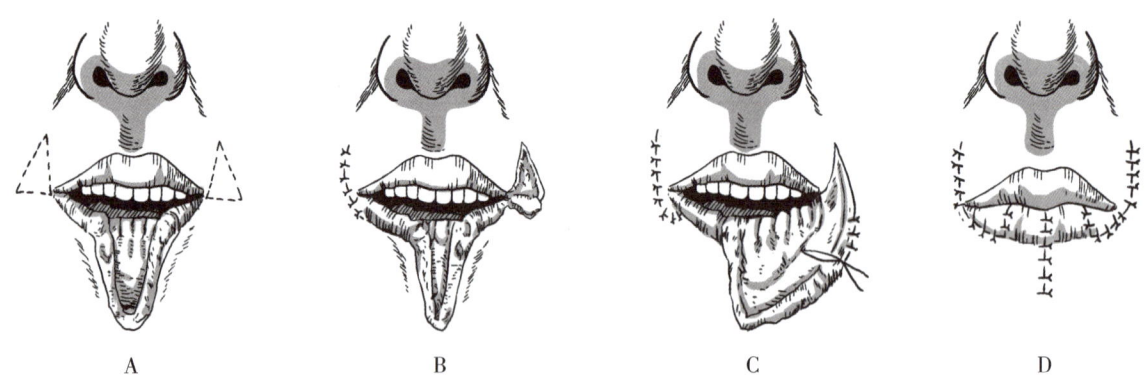

图 5-5　唇颊组织瓣滑行推进修复下唇缺损
A. 缺损及切口设计　B. 将三角形黏膜瓣外翻，修整缝合为新下唇唇红　C. 缝合颊沟　D. 唇瓣推进至中线缝合后

七、唇颊组织瓣旋围推进术

（一）适应证

下唇癌瘤切除后缺损在 2/3 以上或全下唇缺损。

(二)手术步骤

1. 常规消毒,铺巾。用亚甲蓝设计定点,以一侧为例,点"1"定在尽量可利用剩余唇缘或口角部,点"4"的位置在上唇皮肤及唇红黏膜交界处。应使"1"~"4"的距离相当于修复后下唇的1/2;"1"~"2"的距离等于或稍大于"3"~"4",此距离即欲形成下唇的高度;"2"~"3"的距离一般大于"1"~"4"。对侧用同法定点(图5-6A)。

2. 按上述连线,用尖刀片全层切开,将两个扇形组织瓣向下内旋转推进,在中线相互缝合各创缘,可分段、分层直接缝合关闭(图5-6B)。

3. 注意事项同 V 形切除术。

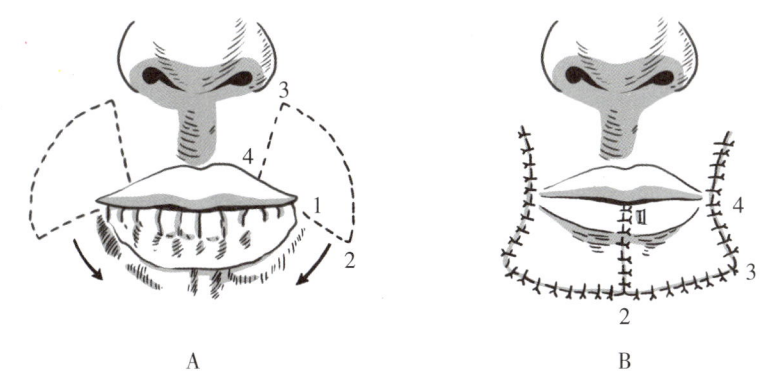

图 5-6 唇颊组织瓣旋围推进修复下唇缺损
A. 缺损及切口设计   B. 组织瓣转移缝合后

八、Szymanowski 手术

(一)适应证

癌肿累及范围接近或达到整个下唇,但未累及龈唇沟者。

(二)手术步骤

利用两个蒂在下方的垂直颊瓣修复肿瘤切除后的下唇缺损。瓣蒂位于下方,瓣宽相当于缺损高度。瓣内侧切口循鼻唇沟向上,外侧切口始于口角延长线之平面,向上止于内侧切口平面上方或者下方(图5-7A)。如果右侧颊瓣外侧切口上端在内侧切口上方,那么左侧颊瓣外侧切口上端就在内侧切口下方,反之亦然。随后作一条斜切口,将垂直切口连接起来。两瓣斜切口需彼此平行,这样有利于缺损修复。组织瓣包括颊部全层,切开时在瓣外侧多带一长条形颊黏膜,以便形成重建下唇的唇红。瓣形成后旋转至缺损处分层缝合,并利用长条形颊黏膜形成重建下唇的唇红,供瓣区潜行剥离后行拉拢缝合(图5-7B)。

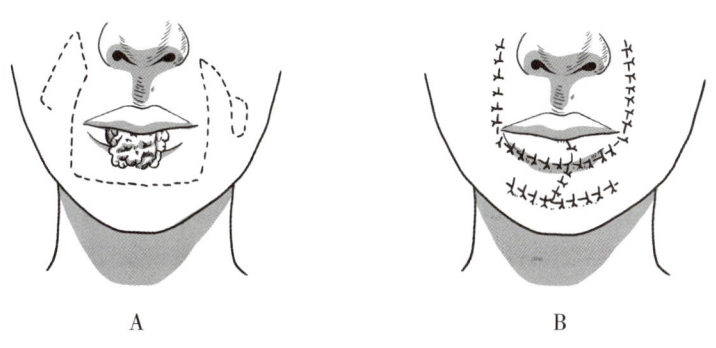

图 5-7 Szymanowski 手术
A. 切口设计   B. 缝合后

九、前臂尺侧腕屈肌肌皮瓣修复法

应用该瓣行下唇再造,其肌束两端可与双侧口角的轮匝肌残端缝合,通过上唇口轮匝肌的带动,使再造下唇可有一定的活动度。该瓣除具有前臂桡侧皮瓣的优点外,皮瓣质地更加细腻,少毛,部位更加隐蔽,是目前再造下唇较理想的供区之一。

(一)适应证

用于全下唇缺损以及口腔颌面部缺损的修复。

(二)皮瓣设计

根据下唇缺损的范围及形状,沿尺动脉和贵要静脉为轴心设计皮瓣。单纯下唇缺损可设计成矩形瓣,沿血管纵轴折叠修复。

皮瓣大小根据上唇的宽度而定,但要加大1cm。一般可设计成7cm×6cm;如合并颏部、牙槽嵴与前庭沟缺损,其宽度可增加至8~9cm。尺侧腕屈肌的长度要超过皮瓣1cm。尺动脉蒂长为6cm。贵要静脉为10cm,以便通过隧道与任何一侧颌下健康的血管进行吻合。

(三)手术步骤

手术分两组进行,以下唇癌术后缺损为例。

1 供区组 驱血上止血带,切开肌皮瓣远端(腕侧)皮肤,结扎切断贵要静脉缝合固定于皮瓣皮下。在尺侧腕屈肌与指浅屈肌之间解剖尺动脉,穿双线不结扎,需注意保护尺血管下方的尺神经。沿皮瓣内外侧边缘切开,直至深筋膜与肌膜之间,锐性向中央分离。尺侧分离至尺侧腕屈肌,结扎切断尺血管束及尺侧腕屈肌的腕侧头,分别缝合固定于皮瓣皮下。用以上三条缝合线提起皮瓣,解剖血管束,翻起肌皮瓣,待肌皮瓣全部翻起后放回原位。肘侧端沿贵要静脉与尺血管束之间作弧形延长切口,解剖贵要静脉,切开桡尺侧腕屈肌之间肌腱膜解剖游离尺神经束,其长度视需要而定。松开止血带,彻底止血,在皮瓣外1cm处(肘侧)结扎切断尺侧腕屈肌,除血管蒂外肌皮瓣完全游离,用温湿盐水纱布包敷,放于前臂旁,将延长切口缝合,前臂创面取下腹或侧胸全厚皮片修复。

2 受区组 下唇癌病灶切除与双侧舌骨上淋巴清扫,冲洗后一侧颌下伤口关闭,对侧颌下切口保留面动、静脉及颈外静脉,自颌下切口至下唇创面制备皮下隧道。结扎切断颌下区血管,修剪外膜备吻合用。

最后,将肌皮瓣断蒂,关闭延长切口。将肌皮瓣移植于下唇缺损区缝合数针,血管蒂通过隧道至颌下。面动脉、面静脉、颈外静脉分别与尺动脉、尺静脉、贵要静脉断端吻合,盐水纱布敷盖左颌下创面。将尺侧腕屈肌两端与两侧口角上唇处的口轮匝肌分别对位缝合。肌皮瓣折叠分层关闭唇颏伤口,口腔内侧皮瓣边缘与舌侧牙龈缝合,位于前庭沟处至颏下皮肤作数针贯穿缝合,以保持口内侧能形成前庭沟形态。然后分层缝合左颌下伤口,全下唇缺损再造完成。

十、足背皮瓣修复法

足背皮瓣是以足背动脉和大小隐静脉为血管蒂的皮瓣。其优点为皮瓣的动、静脉解剖位置恒定,易于解剖;血管管径较粗,易于吻合;皮下脂肪层较薄,组织致密,薄而柔软,又有一定的韧性,易于塑形且修复后无臃肿感;血管蒂较长,适于在受区的远位进行血管吻合;皮瓣内包含腓浅神经分支,移植后有感觉功能;供区创面植皮后,无功能活动障碍;可和𧿹短伸肌一起做复合组织瓣移植,对防止组织下坠非常有利。作为全下唇缺损的修复,足背皮瓣是较理想的供区之一。其缺点是皮瓣的颜色稍暗,供区的面积受到一定的限制。但仅从修复下唇组织缺损而言,足背皮瓣的供区已足够。

(一)适应证

全下唇缺损以及口腔颌面部缺损的修复。下唇修复时,因需防止下唇下坠和外翻畸形,用带肌肉的复合皮瓣游离移植效果较为理想。

(二)皮瓣设计

术前必须对足背动脉进行检查,确定其是否有足背动脉存在;检查胫后动脉有无损伤或阻塞,以及足背有无可供吻合的回流静脉等。皮瓣大小应根据受区的需要而定。皮瓣长宽比例一般为13cm×10cm~14cm×11cm,最大可在15cm×10cm以内。皮瓣设计时,以足背动脉的走向为基础,结合血管蒂所需要的长度确定皮瓣的切取范围,最后按缺损部位的形状进行设计。

(三)手术步骤

以修复全下唇缺损为例,手术分两组进行。

1. 供区组 沿术前皮瓣设计线,自皮瓣的远端与两侧切开,紧贴肌腱膜面解剖剥离,切断跗背静脉分别予以结扎。注意保护大小隐静脉和足背浅静脉。由远端将皮瓣掀起,因下唇修复需带有跗短伸肌,以便其肌腱与口轮匝肌缝合,防止皮瓣下坠,故应在跗短伸肌腱和跗伸长肌腱的汇合处将跗短伸肌腱切断,使跗短伸肌腱包含在皮瓣中。继在第1跖间隙中,由跗短伸肌腱的深面解剖分离,拉出跗短伸肌腱和跗长伸肌腱,由第1跖间隙的基底部结扎和切断足背动脉的足底深支及其伴行静脉,在足背动脉深面分离皮瓣。待分离至皮瓣近心端处,切开近心端的皮肤与皮下组织,并作足背动脉蒂延长切口,以便能切取足够长度的血管蒂。必要时可向小腿方向延长切开伸肌支持带,向上暴露胫前动脉。整块皮瓣保留好动、静脉血管蒂,其余血管均行结扎,等待断蒂。

2. 受区组 下唇癌病灶切除与双侧舌骨上淋巴清扫(或双颈淋巴清扫),保留一侧面动脉、静脉(或颈外浅静脉),从下唇创面制备皮下隧道到达颌下血管供区,修剪供区血管外膜备用。将断离的足背皮瓣移植于下唇缺损创面上,将皮瓣折叠成下唇缺损的形状,舌侧皮瓣与唇部残留的黏膜缝合数针定位后,将血管蒂由隧道内引至颌下区将足背动脉与面动脉、大隐静脉与面前静脉(或颈外浅静脉)分别做端端吻合。检查血管通畅后,将皮瓣内的跗短伸肌与肌腹分别缝合固定在左右口角的口轮匝肌上,对再造下唇起悬吊作用。其余创面依层间断缝合,完成下唇修复。

第三节 典型病例

(一)病例一

患者,男,42岁,发现下唇溃烂3个月。查体:一般情况良好,心、肺、肝、脾、肾均未发现明显异常。下唇溃烂面积1.5cm×1.5cm大小,质硬,表面覆盖痂皮,触痛明显。双侧颈部未扪及明显肿大淋巴结。病理:高分化鳞癌。入院诊断:下唇高分化鳞癌。全麻下行唇部V形切除术。术后病理:高分化鳞癌(图5-8)。

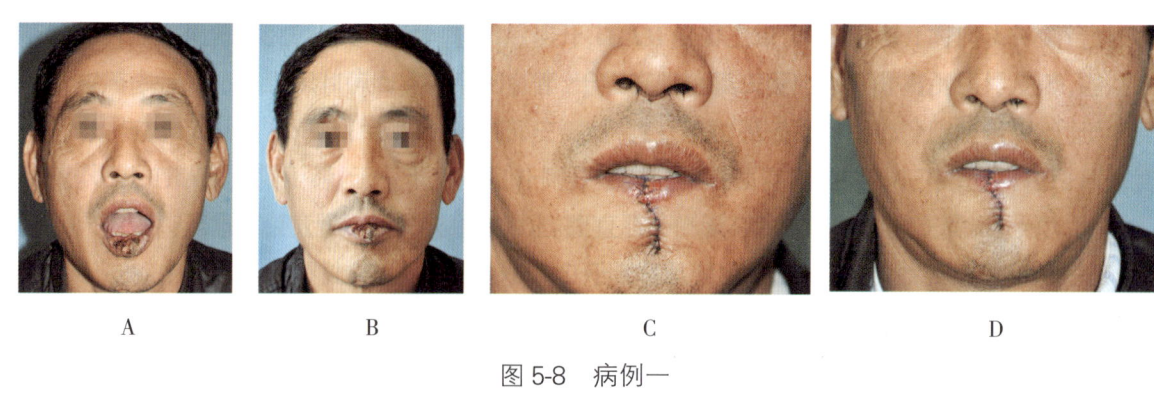

图 5-8 病例一
A、B. 术前　C、D. 术后第 6 天

（二）病例二

患者,女,51 岁,发现左侧上、下唇近口角处溃烂 1 个月。查体：一般情况良好,心、肺、肝、脾、肾均未发现明显异常。上、下唇溃烂面积 1.0cm×1.0cm 大小,累及左侧口角,双侧颈部未扪及明显肿大淋巴结。病理：高分化鳞癌。入院诊断：上、下唇高分化鳞癌。全麻下行唇癌切除术＋鼻唇沟皮瓣修复术＋唇红滑行瓣修复术。术后病理：高分化鳞癌(图 5-9)。

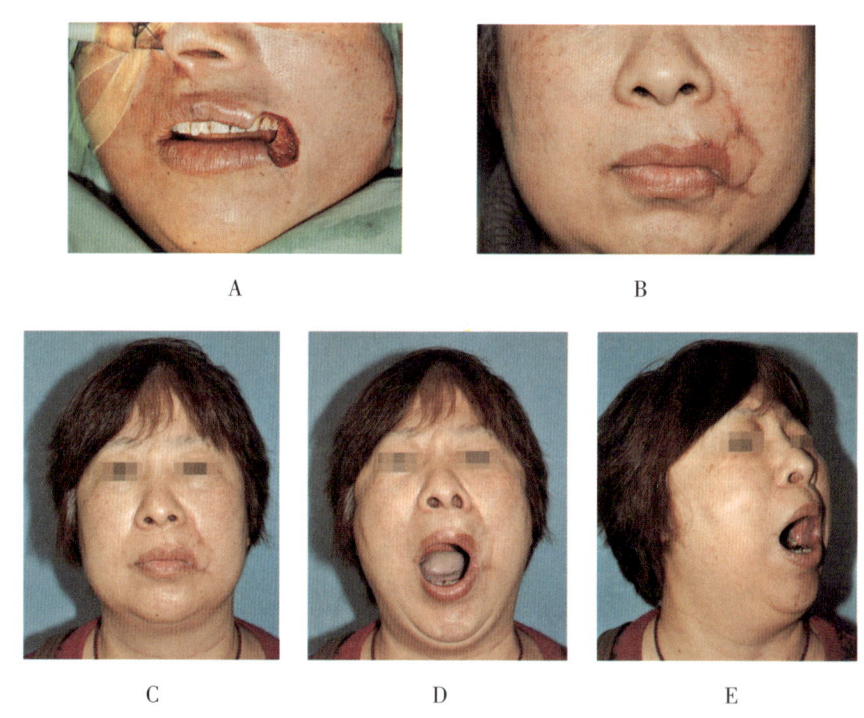

图 5-9 病例二
A. 肿瘤切除后上下唇及口角缺损　B. 术后 2 周　C、D、E. 术后 2 个月,张口度基本正常

（三）病例三

患者,男,49 岁,发现下唇溃烂 5 个月。查体：一般情况良好,心、肺、肝、脾、肾均未发现明显异常。下唇溃烂面积 1.0cm×1.0cm 大小,表面覆盖痂皮,触之易出血。双侧颈部未扪及明显肿大淋巴结。病理：高分化鳞癌。入院诊断：下唇高分化鳞癌。全麻下行唇癌切除术＋唇交叉瓣转移术。术后病理：高分化鳞癌(图 5-10)。

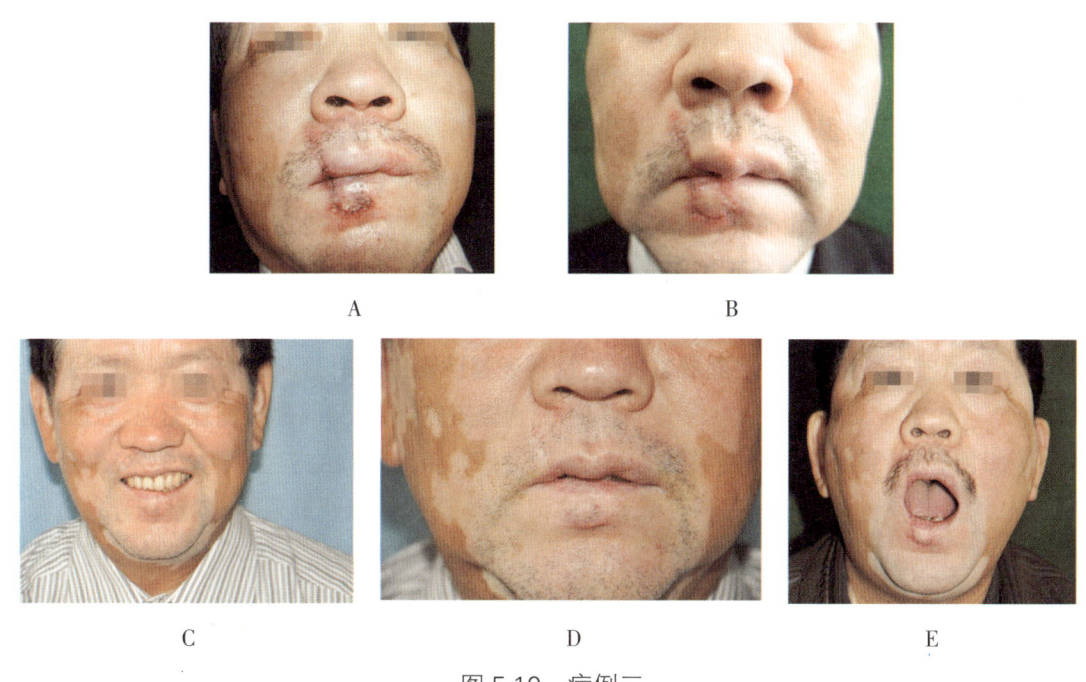

图 5-10　病例三
A. 断蒂前　B. 断蒂后　C、D、E. 术后2个月

（四）病例四

患者，女，62岁，发现右侧上唇及皮肤肿块3个月。查体：一般情况良好，心、肺、肝、脾、肾均未发现明显异常。右侧上唇及皮肤肿块1.0cm×1.0cm大小，双侧颈部未扪及明显肿大淋巴结。病理：高分化鳞癌。入院诊断：上唇高分化鳞癌。全麻下行唇癌切除术＋鼻唇沟皮瓣修复术＋唇红滑行瓣修复术。术后病理：高-中分化鳞癌（图5-11）。

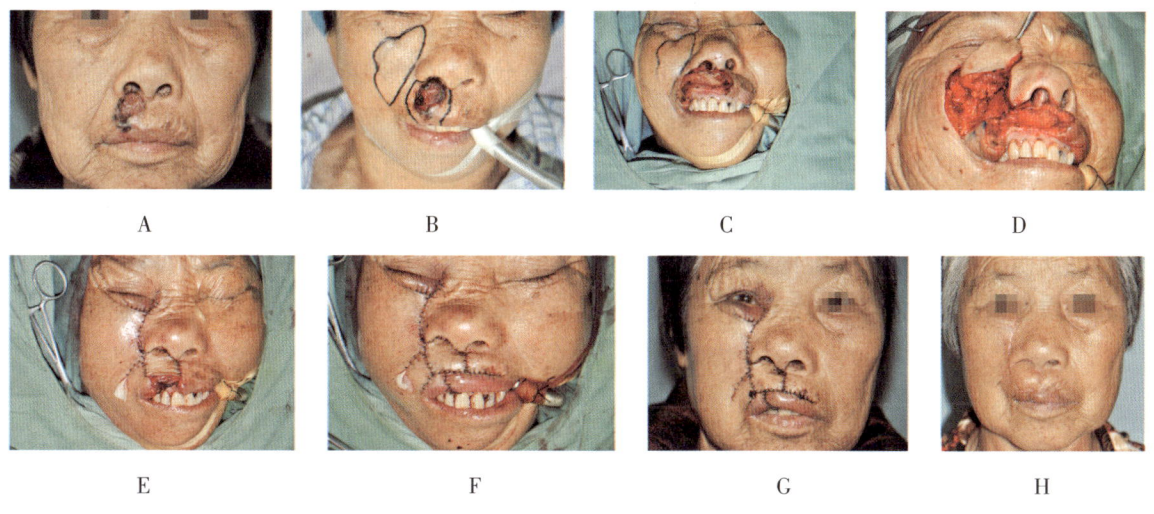

图 5-11　病例四
A. 术前　B. 术中切口设计　C. 肿瘤切除术后缺损　D. 制备鼻唇沟皮瓣　E. 鼻唇沟皮瓣修复上唇缺损　F. 唇红滑行瓣修复唇红缺损　G. 术后5天　H. 术后半年

（五）病例五

患者，男，45岁，发现上唇肿块1个月。查体：一般情况良好，心、肺、肝、脾、肾均未发现明显异常。上唇肿块1.0cm×1.0cm大小，双侧颈部未扪及明显肿大淋巴结。病理：高分化鳞癌。入院诊断：上唇高分化鳞癌。全麻下行唇癌切除术＋唇交叉瓣转移术。术后病理：高分化鳞癌（图5-12）。

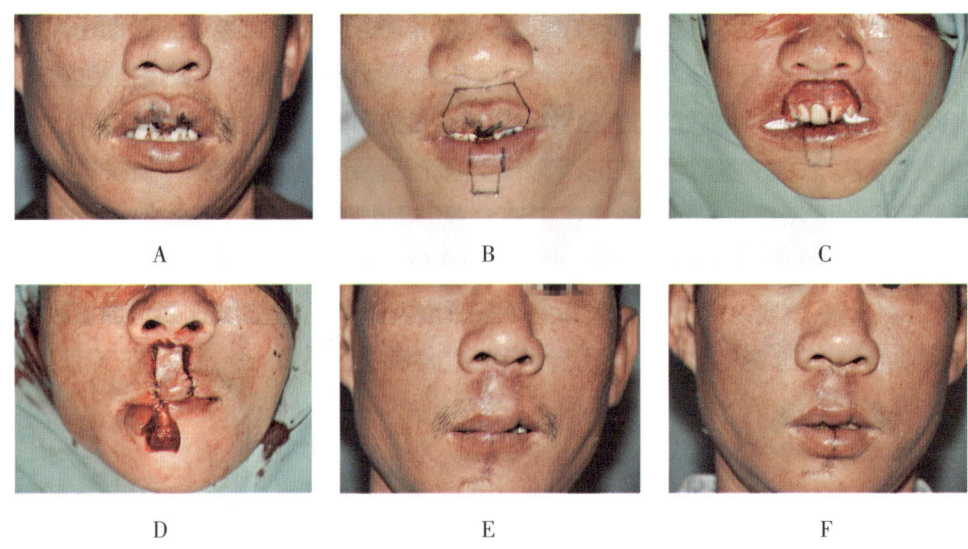

图 5-12 病例五
A. 术前 B. 手术切口设计 C. 肿瘤切除后上唇缺损 D. 唇交叉瓣修复缺损 E. 断蒂前 F. 断蒂后

(六) 病例六

患者,男,42岁,发现上唇肿块并溃烂5个月。查体:一般情况良好,心、肺、肝、脾、肾均未发现明显异常。上唇肿块 3cm×3cm 大小,边界不清,肿瘤侵犯鼻小柱及鼻尖、软三角。双侧颈部未扪及明显肿大淋巴结。入院诊断:上唇高分化鳞癌。全麻下行上唇癌扩大切除+前臂皮瓣修复术。术后病理:高分化鳞癌(图5-13)。

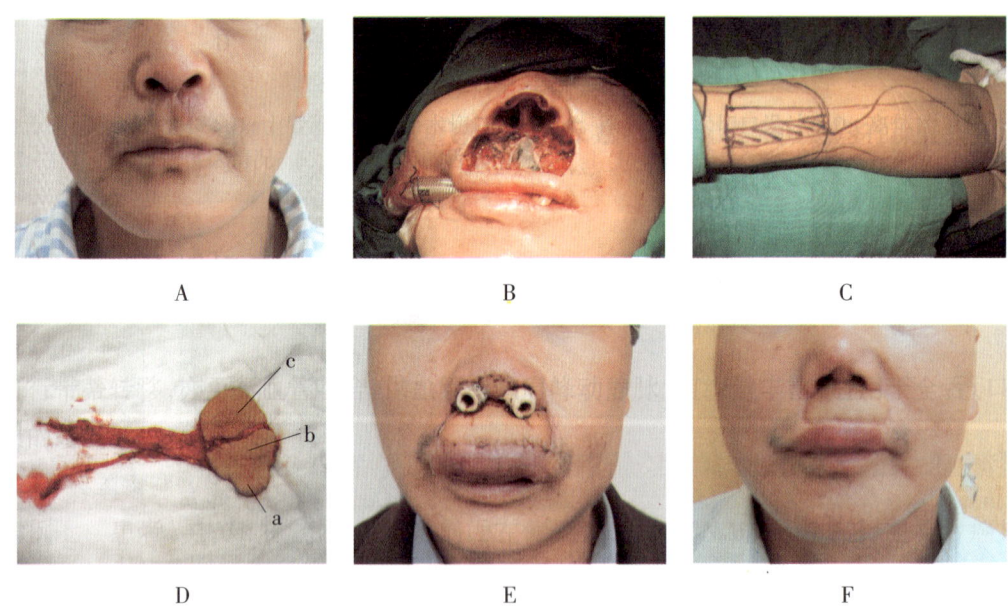

图 5-13 病例六
A. 上唇皮肤癌,侵犯鼻小柱、鼻尖 B. 术后上唇全层、鼻小柱、鼻尖、双侧软三角及部分上牙龈缺损,唇红予以保留 C. 根据缺损大小形状设计前臂桡侧皮瓣 D. 切取前臂皮瓣,去除部分表皮,其中a部分修复鼻小柱及双侧软三角缺损,b部分修复上唇皮肤面缺损,c部分修复上唇口腔面缺损 E. 一期修复上唇全层、鼻小柱、鼻尖及双侧软三角缺损 F. 术后1年

(七) 病例七

患者,女,70岁,发现下唇肿块并溃烂1年。查体:一般情况良好,心、肺、肝、脾、肾均未发现明

显异常。下唇肿块 3cm×2cm 大小，边界清，左侧颌下肿物 3cm×2cm 大小，质地硬，活动尚可。病理：高-中分化鳞癌。入院诊断：下唇癌伴左侧颈部转移。全麻下行上唇癌扩大切除＋唇颊组织瓣推进术。术后病理：高-中分化鳞癌（图 5-14）。

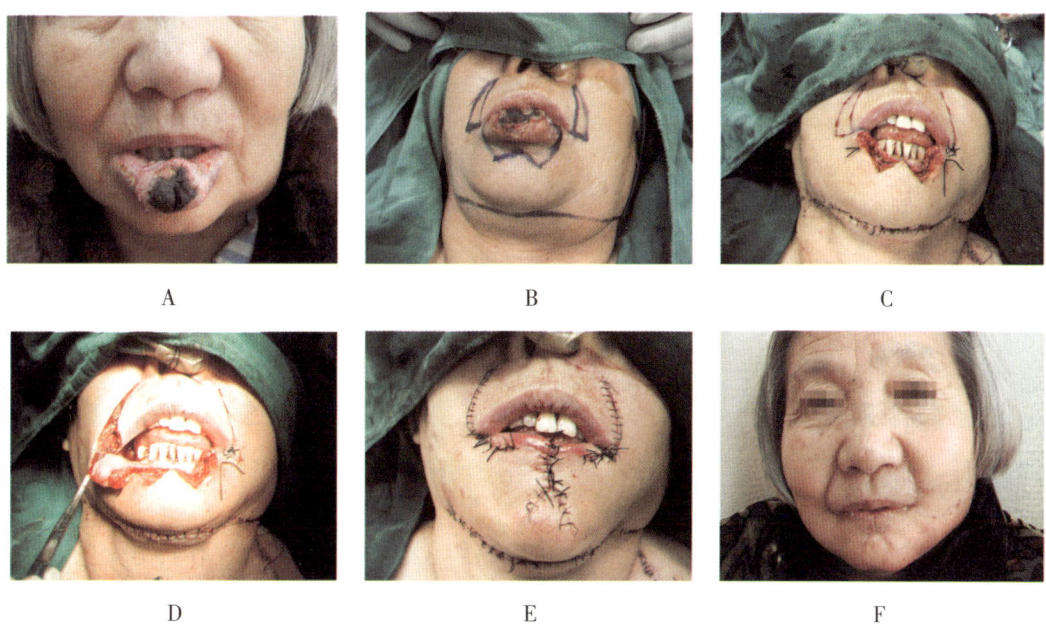

图 5-14　病例七

A. 术前　B. 术前设计，下唇大部分切除，保留双侧口角，为便于术后缝合方便及美观，下唇切除设计成 W 形；设计双侧唇颊组织瓣滑行推进术（Burow 手术）修复下唇缺损　C. 行双侧颈淋巴清扫，下唇肿物扩大切除，切除双侧鼻唇沟皮瓣内皮肤及肌肉组织，保留黏膜　D. 双侧形成唇颊组织瓣向内滑行推进，于中线缝合，颊黏膜瓣外翻形成新的唇红　E. 术后　F. 术后放疗后 1 年复查，外形满意，面部伤口隐蔽，张口度可，进食说话无影响

（吴汉江　李赞　周晓）

[1] 王炜. 整形外科学[M]. 杭州：浙江科学技术出版社，1999：584-694.

[2] Casal D, Carmo L, Melancia T, et al. Lip cancer: a 5-year review in a tertiary referral centre[J]. J Plast Reconstr Aesthet Surg, 2010, 63(12): 2040-2045.

[3] Zitsch R P 3rd, Lee B W, Smith R B, et al. Cervical lymph node metastases and squamous cell carcinoma of the lip[J]. Head Neck, 1999, 21(5): 447-453.

[4] De Visscher J G, Van der Waal I. Etiology of cancer of the lip: a review[J]. Int J Oral Maxillofac Surg, 1998, 27(3): 199-203.

[5] Hamahata A, Saitou T, Ishikawa M, et al. Lower lip reconstruction using a combined technique of the Webster and Johanson Methods[J]. Ann Plast Surg, 2012, Nov 1.

第六章 舌癌术后缺损的修复

第一节 概述

一、发病与诊断

舌癌是比较常见的口腔恶性肿瘤之一,占口腔癌的32.3%～50.6%。在国内,男女患病率之比为2:1;在国外,男性明显多于女性,约为55:1。本病好发于40～60岁,占70%左右;60岁以上者也不少见;初生婴儿和20岁以下者也有报道,但舌癌患者40岁以下者不足3%。舌癌发生于舌侧缘者占60%～70%,其次是舌腹、舌尖和舌背等处。

舌体部癌98%以上为鳞状细胞癌,在分化程度上属高分化Ⅰ级者约占60%,Ⅲ级者仅占2.3%。

二、临床症状与体征

舌癌可分为溃疡型、外生型与浸润型三种类型,有的病例的第一症状仅为舌痛,有时可反射至颞部或耳部。外生型可来自乳头状瘤恶变。浸润型表面可无突起或溃疡。溃疡型及浸润型癌常伴有自发性疼痛和程度不同的舌运动受限。外生型一般舌运动障碍不明显,较少自发痛。

舌癌进入晚期可超越中线或侵犯口底,亦可浸润下颌骨舌侧骨膜、骨质,向后则可延及舌根或咽前柱和咽侧壁。此时舌运动可严重受限、固定,涎液增多外溢;进食、吞咽、言语均感困难;疼痛剧烈,可反射至半侧头部。

三、应用解剖

舌体前1/3的淋巴引流主要向颏下及颌下淋巴结。舌体侧缘中份除向颌下淋巴结引流外主要引流至颈深上群二腹肌下淋巴结,亦可直接流向颈总动脉分支及颈深中群的肩胛舌骨淋巴结。

以往曾认为舌癌可通过下颌骨舌侧骨膜向颈部淋巴转移,近年对此理论进行了修正。程俊杰的研究进一步证明了舌侧缘的淋巴引流与下颌骨舌侧骨膜淋巴管并无通连关系,因而认为下颌骨骨膜淋巴有其自身的独立体系而与舌黏膜无关。

舌癌较多发生淋巴结转移,文献报告可高达40%～80%。转移的部位以颈深上淋巴结群最多,以后依次为颌下淋巴结、颈深中淋巴结群、颏下淋巴结及颈深下淋巴结群。转移率及个数随T分类而逐渐增加,T_4及晚期复发病例可转移至颈后三角淋巴结群(即横链与副链的淋巴结)。侵犯中线、越过中线或原发于舌背的舌癌则可发生双侧淋巴结转移。

舌癌至晚期可发生肺部转移或其他部位的远处转移。

四、治疗方案

术前应严格按照 TNM 分期,制定科学合理的治疗方案。

(一)原发癌的处理

早期高分化的舌癌可考虑放射治疗、单纯手术切除或冷冻治疗。晚期舌癌应采用综合治疗,根据各自的条件,采用放射治疗加手术,或化学治疗、手术加放射治疗的综合治疗。

T_1 病例可做距离灶外 1cm 以上的楔状切除直接缝合。T_2~T_4 病例根据局部情况可行患侧舌大部或半舌切除直至全舌体切除。舌癌侵犯口底者应连同口底一并切除。

除 T_1、T_2 病例的舌部分切除可直接在口内进行外,其余原发灶的切除均需切开下唇或下颌中线进行,因为手术野暴露的良好与否和手术的彻底性密切相关。

下颌骨切除的原则:

1. 未侵犯口底者应保存下颌骨。
2. 已侵犯口底,但未侵犯下颌骨舌侧黏膜者可行下颌骨边缘切除,以保留下颌骨的连续性。
3. 已侵犯下颌骨舌侧黏骨膜范围较广者,下颌骨不应保留,一般应做颏孔(或中线)至下颌角部的下颌骨体切除术。

舌为咀嚼、语言的重要器官,舌缺损 1/2 以上时,应行同期舌再造术。

(二)颈淋巴结转移癌的处理

由于舌癌的转移率较高,除对 T_1 病例外,其他均应考虑同期行颈淋巴清扫术。临床颈淋巴结阳性者,更应同期行治疗性颈淋巴清扫术。鉴于舌癌淋巴结转移的平面较广,因此在手术范围上应根据术中病理切片报告采用合适的颈淋巴清扫术。

第二节 舌癌原发灶的手术治疗

一、局部切除术

(一)适应证

小而有明显界限、分化良好的癌瘤,直径不超过 1.5cm,特别是在舌尖或舌前 2/3 边缘部分的肿瘤;深层无明显浸润的癌瘤;癌前病变或舌背部分化良好的癌瘤。

(二)手术方法

在舌尖穿一根粗丝线,将舌拉出口外,距病变范围以外 1~2cm 作楔形或梭形切口,完整切除肿瘤。止血后,用 4-0 线直接拉拢缝合伤口,或者采用组织工程补片修复。

二、半侧舌体切除术

(一)适应证

舌前 2/3 的癌瘤已波及舌肌,但病变范围不超过中线和轮廓乳头者;早期癌瘤分化程度高,临床上可以排除区域性淋巴结转移者。但 Irving M. Ariel 认为,局限于舌一侧的癌瘤,除很小而且早期高分化者外,应施行舌癌颌颈联合根治术。

（二）手术方法

1. 在舌尖的两侧各穿一针粗丝线，将舌牵出。为阻断舌体血液供应，可在肿瘤后方靠近舌根处用大弯圆针粗丝线穿过舌体中线，在舌边缘暂时结扎。

2. 在舌背正中线矢状切开舌全层，后界在距肿瘤 2cm 以外横断。结扎舌动脉及活跃出血点。口底受波及部分应一并切除。

三、全舌切除术

（一）适应证

舌前 2/3 的癌瘤已波及舌肌，病变范围超过中线和轮廓乳头者；舌癌广泛侵犯，舌体固定；舌根受侵犯，双侧舌动脉无法保留者，应施行全舌切除及颌颈联合根治术。如舌癌侵犯舌根，会厌受累不能保留时需同时行全喉切除，否则术后易误吸致严重的吸入性肺炎。

（二）手术方法

首先行气管切开后全麻，完成双侧颈淋巴清扫术，颈淋巴清扫标本与口底相连。裂开下唇，根据病变范围处理下颌骨，完成全舌及相关病变区域的切除，将全舌口底及颈部标本整块切除。

第三节 舌缺损的修复和再造

舌缺损修复的皮瓣选择：①舌的小缺损可以直接拉拢缝合或者采用组织工程皮肤补片修复；②半舌切除可以采用股前外侧皮瓣、前臂皮瓣、上臂外侧皮瓣、舌骨下肌皮瓣等；③全舌切除可以采用组织量较大的皮瓣如股前外侧肌皮瓣、胸大肌肌皮瓣、腹直肌肌皮瓣、腹壁下动脉穿支皮瓣、斜方肌肌皮瓣等。

一、舌骨下肌皮瓣修复法

该手术是在不破坏下颌弓连续性的情况下，整块切除舌原发灶、受累下颌骨和颈淋巴清扫标本（图 6-1，图 6-2），同时对手术缺损采用舌骨下肌群皮瓣进行修复的方法。

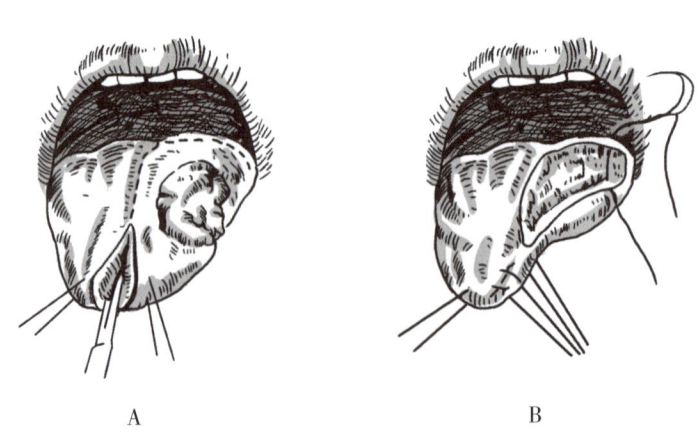

图 6-1 舌癌半侧舌体切除术

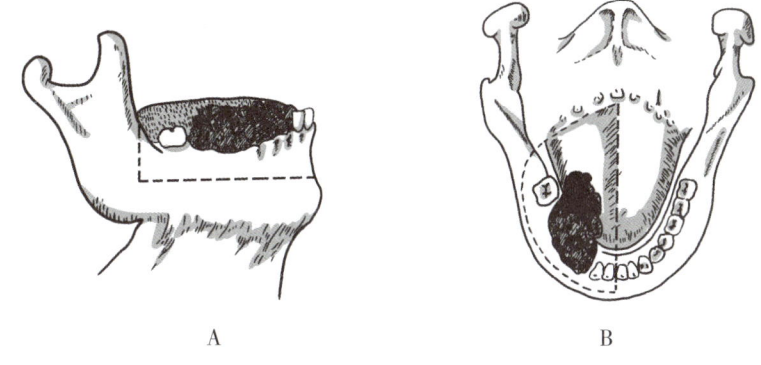

图 6-2　舌癌原发灶及颌骨切除范围

（一）适应证

1. 舌和（或）口底的直径大于 2cm，未达中线的舌缘或浸润范围未超过 V 形界沟的舌体、舌尖癌瘤。
2. 舌和（或）口底癌侵犯牙龈及下颌骨上 1/3 或疑有侵犯的癌瘤。
3. 舌和（或）口底癌颈部转移灶为 N_0，可做同侧功能性颈淋巴清扫和舌骨下肌皮瓣。

颈部转移灶为 N_1-N_2a 者，应做同侧根治性颈淋巴清扫和吻合静脉的舌骨下肌皮瓣，亦可用其他皮瓣修复舌缺损。若同侧颈部淋巴结阴性，对侧颈部发现转移灶者，应做同侧功能性颈淋巴清扫、对侧根治性颈淋巴清扫和舌骨下肌皮瓣，亦可用其他皮瓣修复舌缺损。

（二）手术方法

以 $T_2N_0M_0$ 舌癌，行舌癌联合根治术（功能性颈淋巴清扫）加舌骨下肌皮瓣法为例。

1. 术前准备

（1）明确诊断，术前有病理切片证实。

（2）进行全身检查，包括心、肝、肾、肺、骨及神经系统、血液系统的检查，除外重要脏器疾病及舌癌的远位转移灶。预测患者能否耐受手术。

（3）若肿瘤继发感染，则应先控制感染后，方可施行手术。同时应行牙周洁治，每日用 1.5% 过氧化氢液或其他漱口剂清洗口腔。

（4）准备足够输血量，供术中使用。

（5）术前可插入鼻饲管，以供术后营养。

2. 麻醉　经鼻腔气管内插管合并静脉复合全身麻醉。

3. 体位　平卧位，肩下垫枕，头偏向健侧，预置导尿管。

4. 消毒与铺单　两眼涂布金霉素眼药膏，双侧外耳道内塞入小棉球。用络合碘常规消毒头、颈、胸肩部手术区域三遍。铺无菌巾、中单、孔被。

5. 切口　先做舌骨下肌皮瓣上、下横切口线，长 4.5cm；内、外侧垂直切口线，长 6cm（图 6-3）。延长该瓣下切口线达肩关节内侧方。自下唇正中向下做阶梯形线交于该瓣的内侧切口线，术中再切开患侧的下龈颊沟切口，向患侧翻开面颈部皮瓣可以完成原发灶切除和颈淋巴清扫术。颈前舌骨下皮肤 6cm×4.5cm 备作舌骨下肌皮瓣用。一般皮瓣供区的皮肤缺损可直接拉拢缝合。锁骨下方皮肤备作胸横筋膜皮瓣，修复颈前供区较大的皮肤缺损用。

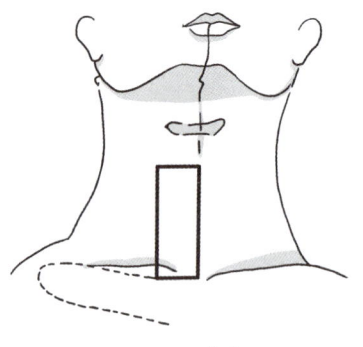

图 6-3　手术切口

6　面颈部皮瓣分离　沿下唇正中线向下至舌骨下肌皮瓣上切口线、外侧切口线达锁骨处切开皮肤，在锁骨水平横行切开胸横筋膜皮瓣的上切口标志线。沿颈阔肌深面颈深筋膜浅面，由面颈部皮瓣的下方、内侧方向上、向外侧翻开皮瓣，上达下颌下缘，外侧达斜方肌前缘。在下颌骨下缘水平断扎面动、静脉，注意保护面神经下颌缘支。沿下颌骨下缘切开骨膜，断扎颏下动、静脉，切断咬肌在下颌角的附着点。将面颈部皮瓣分离到龈颊沟和龈唇沟水平。

7　消除颈后三角　注意单独解剖和保护好颈外浅静脉及小的属支备用。沿斜方肌前缘切开，分离保留副神经，沿该神经之长轴向前内上方解离，向上达副神经分出胸锁乳突肌支处，向下达斜方肌内面。解剖锁骨上窝脂肪组织，切断锁骨上神经（2~3 支），游离肩胛舌骨肌肩胛端，钳夹后切断，切断颈横动、静脉，将断端双重结扎。沿椎前筋膜浅面，由下向上、由后向前清扫颈后三角至胸锁乳突肌后缘下方。在前、中斜角肌上部可见颈丛皮神经穿出深筋膜，自上而下依次为枕小神经、耳大神经、颈前神经和锁骨上神经，在其穿出 0.5cm 处切断。膈神经在前斜角肌表面由外上向内下方行走，臂丛神经自斜角肌间隙穿出，它们都位于椎前筋膜深面，应注意保护，免受损伤。结扎颈横动脉的近端时要注意不要损伤胸膜顶。

8　清除颈内静脉淋巴结链　在颈外静脉前后缘切开，将此静脉与胸锁乳突肌分离后保留。若在舌骨水平以上有走向颈前静脉的交通支应予以保留，以后留作舌骨下肌皮瓣的回流静脉。若颈外浅静脉没有与舌骨下肌皮瓣相交通的属支，亦应保留 1~2 个直径为 2mm 左右的小属支，若做吻合静脉的舌骨下肌皮瓣时，可作为受区回流吻合静脉。

自胸锁乳突肌的前缘锐性切开颈深筋膜浅层，并采用对胸锁乳突肌的翻转式解离法，在该肌中部自其内缘向外解离，使肌腹与深部软组织游离。然后用拉钩将胸锁乳突肌提起，在肌腹的深侧全程解离胸锁乳突肌，上近乳突端，下近锁骨。可将胸锁乳突肌胸骨头的肌肉切断，将其保留在舌骨下肌皮瓣上。将胸锁乳突肌向外牵拉，显露出颈血管鞘（颈深筋膜中层或称内脏筋膜），自颈内静脉内缘始切开颈血管鞘膜，分离出颈内静脉、颈动脉、迷走神经，完全裸露颈内静脉，以使清除彻底。在颈内静脉深侧达椎前筋膜，由此向外将颈内静脉外侧区的软组织块，包括上自二腹肌后腹，下到锁骨，外至斜方肌前缘，底为肩胛提肌和斜角肌，前为胸锁乳突肌深面的软组织予以清除。应该注意的是，解剖胸锁乳突肌时应保护甲状腺上动脉及静脉。左静脉角有胸导管注入，右静脉角有右淋巴导管注入，在注入之前它们各收集左、右锁骨下干和左、右颈干的淋巴液，处理这些软组织应先钳夹后切断，并予以缝扎，观察有淋巴液流出时要加缝几针，以防乳糜漏。在舌骨下肌皮瓣制备完毕后再清扫颈动脉三角区。

9　清除颏下及颌下三角　常规清除颏下三角与颌下三角，并将其标本与原发灶切除后一起清除。此外，平下颌角水平切除部分下极腮腺，其残端予以缝扎，以防术后腮腺瘘。

10　原发灶切除　在龈颊沟处剪开黏膜至磨牙后，进一步翻开面颈部皮瓣。剥离下颌骨内面的骨膜至下颌舌骨肌附着处并用电刀断其附着。做下颌骨体部矩形切除,舌及口底受侵组织切除。在舌尖的左右两侧各贯穿一条缝线,用它将舌尽量拉向口外,距肿瘤外缘 2cm 沿正中线直达轮廓乳头处,在安全范围内一并切除患侧口底组织至 V 形界沟处横断半舌;结扎舌动脉,切除的半舌、口底组织与矩形切除之下颌骨骨块相连。经患侧下颌内面之颊通道插入一把钳子夹住预置于患侧舌尖的缝线,把已游离的患侧舌及口底组织、下颌骨块经颊颈通道向下牵拉到颈部来。这样,患舌、口底组织、矩形骨块、颌下三角和颏下三角,就共同组成了一个整块的手术标本而被摘除。

11 制作舌骨下肌皮瓣　摘除手术标本后,仔细止血,用过氧化氢液及生理盐水冲洗术腔。根据缺损大小取舌骨下肌皮瓣修复。舌骨下肌皮瓣应设计在缺损侧颈前,皮瓣面积 7.0cm×4.5cm,再沿皮瓣的内侧切口、下切口切开皮肤、皮下,切取舌骨下肌皮瓣时先从远端分起,可将胸大肌筋膜及胸锁乳突肌胸骨头部分包括在肌皮瓣内,并应将胸锁乳突肌表层肌筋膜血管带到皮瓣上,保存胸锁乳突肌支血管。结扎切断颈前静脉,切断带状肌下端,将肌肉断端与皮肤缝合固定数针,防止皮瓣与肌肉撕开。沿甲状腺真包膜外分离,达甲状腺上极时,不要将上极甲状腺组织与前方的皮瓣肌肉过分分离,防止损伤小的供血动脉。将甲状腺上动脉的前支保留在胸骨甲状肌后方并在近中线处断扎。保留甲状腺上极血管及部分上极甲状腺组织位于皮瓣的血管蒂部。缝扎甲状腺残端。切断胸骨甲状肌在甲状软骨的止点,注意勿损伤喉上神经外支。继续向上分离时可将甲状舌骨肌浅面的肌膜一起保存在皮瓣上,这样可增加血供。

完成皮瓣制备工作后,将舌骨下肌皮瓣通过下颌骨内侧的颊颈通道移入受区缺损部位,测量皮瓣的长度是否可满足受区的要求。对皮瓣达到受区后其蒂部无张力者,做带动静脉蒂的舌骨下肌皮瓣,该皮瓣有颈外浅静脉和甲状腺上静脉两条回流静脉。相反,对甲状腺上静脉短皮瓣不能达到受区者,或皮瓣达到受区时蒂部张力大引起甲状腺上静脉回流障碍者,需将甲状腺上静脉从颈内静脉上剪下,用无损伤针线缝合颈内静脉破口,做吻合甲状腺上静脉和颈外浅静脉(面静脉)的舌骨下肌皮瓣。

12 修复舌及口底缺损　将制备好的舌骨下肌皮瓣近端缝合于舌根,并修复患侧口底,远端做舌前部,缝合颊黏膜及下唇。颈前缺损可采用滑行法直接缝合,也可用同侧横行胸部筋膜皮瓣修复。切取胸筋膜皮瓣的要点是要将胸大肌筋膜包括在皮瓣内,宁可损伤胸大肌肌纤维而不可损伤其肌筋膜。

(三) 讨论与剖析

根据我们的经验,采用舌骨下肌皮瓣不同的回流静脉,皮瓣的制备可分为三种类型:①经典的舌骨下肌皮瓣;②保留变异静脉的舌骨下肌皮瓣;③切断静脉再吻合的舌骨下肌皮瓣。

1993 年 3 月～1999 年 9 月,我们针对部分甲状腺上静脉回流障碍,设计了切断静脉再吻合的舌骨下肌皮瓣的手术方法,改良了传统手术切口的设计,采用同侧舌骨下肌皮瓣一期修复口腔肿瘤手术后缺损 38 例,包括切断静脉再吻合的舌骨下肌皮瓣 6 例、带动静脉蒂舌骨下肌皮瓣 32 例。32 例中,以颈外浅静脉和甲状腺上静脉为回流静脉的有 5 例,以面总静脉和甲状腺上静脉为回流静脉的有 3 例,以单一甲状腺上静脉为回流静脉的有 24 例,临床获得了较满意的疗效。

1 改良手术方法　以保留颈外浅静脉和甲状腺上静脉为蒂的舌骨下肌皮瓣为例,参照传统舌骨下肌皮瓣的手术步骤,但有以下不同:

(1) 根据修复缺损大小设计皮瓣面积。先作舌骨下肌皮瓣上、下横切口线,然后作内、外侧垂直切口线,延长该瓣下切口线达肩关节内侧方。自下唇正中向下作阶梯形线交于该瓣的内侧切口线。术中再切开患侧的下龈颊沟切口,向患侧翻开面颈部皮瓣可以完成原发灶切除术和颈淋巴清扫术。

(2) 针对部分舌骨下肌皮瓣易发生甲状腺上静脉回流障碍,手术中注意保留同侧颈外浅静脉(面静脉)备用。先完成皮瓣制备工作,测量皮瓣的长度是否可满足受区的要求。对皮瓣达到受区后其蒂部无张力者,做带动静脉蒂的舌骨下肌皮瓣,然后完成功能性颈淋巴清扫术和口腔癌原发灶切除术。相反,对甲状腺上静脉短皮瓣不能达到受区者,或皮瓣达到受区时蒂部张力大引起甲状腺上静脉回流障碍者,需将甲状腺上静脉从颈内静脉上剪下,用无损伤针线缝合颈内静脉破口,做吻合甲状腺上静脉和颈外浅静脉(面静脉)的舌骨下肌皮瓣,然后完成功能性颈淋巴清扫术和口腔癌原发灶切除术。此外口腔癌伴颈淋巴结转移需作颈内静脉切除者,可将甲状腺上静脉从颈内静脉上剪下,切除颈内静脉,做吻合甲状腺上静脉和颈外浅静脉的舌骨下肌皮瓣,术中注意保留颈外浅静脉终端汇入颈内静脉处通畅。然后完成根治性颈淋巴清扫术和口腔癌原发灶切除术。

2 皮瓣坏死的原因探讨　国内外文献报告舌骨下肌皮瓣坏死率在7%～47%,分析其原因主要是肌皮瓣静脉蒂短引起静脉回流障碍。因此设计该瓣时有以下三点考虑:

(1) 肌皮瓣设计时,一般保留本侧一个甲状腺上静脉蒂即可。但是,本组病例中,有8例患者保留两根回流静脉,占21.1%,术后肌皮瓣完全成活。这类有颈外浅静脉或面总静脉作为回流静脉的肌皮瓣,甲状腺上静脉一般比较短小,保留舌骨下肌皮瓣非常见型静脉有利于肌皮瓣成活。

(2) 从手术中观察,甲状腺上动脉起始点位于甲状腺上静脉汇入颈内静脉处的内上方,其行程一般呈乙字形,加上该动脉血压较高,管壁弹性大于伴行静脉。舌骨下肌皮瓣静脉蒂实际可利用的长度短于动脉蒂,而且甲状腺上静脉长度变化较大。其原因是甲状腺上静脉汇入点有四种不同形式:①以独立干注入颈内静脉;②以甲面总干注入颈内静脉;③与咽喉静脉汇合汇入面总静脉;④先注入面后静脉,再经面总静脉注入颈内静脉。

有些独立干形式的甲状腺上静脉注入颈内静脉的位置偏低和静脉行程短,制备的皮瓣不能移植到受区。本组6例切断静脉再吻合的舌骨下肌皮瓣的甲状上静脉均为独立干形式,术中观测甲状腺上静脉长度为1.5～2.5cm。根据受区需要皮瓣短2～4cm,通过吻合静脉后皮瓣延长2～5cm。术后6例肌皮瓣完全成活。切断静脉再吻合的舌骨下肌皮瓣,解决了部分舌骨下肌皮瓣因甲状腺上静脉短引起该皮瓣的静脉回流障碍的问题,提高了皮瓣的成活率。其他三种形式的甲状腺上静脉注入颈内静脉的位置高,行程较长,通过结扎切断与该瓣静脉回流无关的属支,游离静脉干,一般静脉蒂的长度可满足受区的需要。

(3) 本组以一支甲状腺上静脉作为回流静脉的舌骨下肌皮瓣有24例,术中将皮瓣移到受区均无张力,皮瓣红润。术后23例完全成活;1例皮瓣远心端皮肤坏死约5%,剪除坏死皮肤后皮瓣成活。分析皮瓣边缘坏死的原因是皮瓣较大,边缘折叠挤压造成。

颈部根治性放疗术后、同侧甲状腺切除术后、同侧颈部感染、同侧颈深上淋巴结转移累及甲状腺上动脉和静脉的患者忌用舌骨下肌皮瓣,根据具体情况可选用胸大肌肌皮瓣、斜方肌肌皮瓣、游离前臂皮瓣、游离股外侧肌皮瓣等方法修复口腔部缺损。

3 改良手术切口设计的优点

(1) 减少了传统手术切口设计的颌下切口,术中切开患侧的下龈颊沟切口,翻开面颈部皮瓣,手术视野暴露好,适用于舌、口底口颊黏膜、舌根等部位缺损的修复。

(2) 术后减少了颌下切口的手术瘢痕,有利于容貌的改善。

(3) 皮瓣下界可延长到锁骨上缘下方2cm处,有利于延长肌皮瓣的长度。

切断静脉再吻合的舌骨下肌皮瓣,根据需要可以切除颈内静脉作同侧根治性颈淋巴清扫术,克服了带动静脉蒂舌骨下肌皮瓣只能部分切除颈内静脉的缺点,扩大了手术适应证,其临床应用价值有待进一步深入研究。

使用带颈横神经的舌骨下肌皮瓣,术后舌部皮瓣的皮肤有感觉,保留该神经对舌功能的影响和帮助也有待进一步研究。

全麻手术应注意清醒前护理,及时吸出口内分泌物。做预防性气管切开者,应注意气管切开护理。肺功能减退的患者应进行预防性气管切开。

在我们没有全面开展游离皮瓣修复肿瘤术后缺损之前,舌骨下肌皮瓣是修复舌及口腔肿瘤术后缺损的重要修复方法之一。但是舌骨下肌皮瓣制备时供血血管变异较大,颈部淋巴结转移较多、较大时影响颈淋巴清扫的速度甚至不易清扫干净,晚期颈淋巴结侵犯颈内静脉需行根治性颈淋巴清扫者需行静脉搭桥。另外,术后颈前的直线伤口及供瓣区拉拢缝合后伤口存在张力,术后普遍有明显的颈部瘢痕。在我们全面开展显微外科后,该皮瓣逐步被各种游离皮瓣取代。在尚未开展显微外科的单位,舌骨下肌皮瓣仍不失为非常实用有效的修复手段。

(四) 典型病例

病例一 患者,男,31岁,舌右侧溃烂并疼痛2个月,在外院行舌右侧肿物活检显示高分化鳞癌。查体:一般情况好,心、肺、肝、脾、肾均未发现明显异常。舌右侧肿块3.0cm×2.0cm大小,质硬,浸润性生长,累及口底,颈淋巴结无肿大。入院诊断:舌右侧鳞癌,$T_2N_0M_0$。全麻下行右侧半舌、口底切除,下颌骨矩形切除,颈右侧功能性淋巴清扫术,带颈横神经的舌骨下肌皮瓣修复术。手术顺利,术后颈部伤口积液并感染,经换药治愈。术后病检:右侧舌高分化磷癌,一个颈淋巴结见转移癌灶。术后1周再造舌即开始恢复感觉,并有颈部异位感觉。3个月后感觉恢复良好,冷热刺激恢复,两点感觉辨别距离1cm,颈部异位感觉消失,舌活动良好,进食、语音恢复良好,面部外形良好。缺陷:颈部供瓣区瘢痕明显(图6-4)。

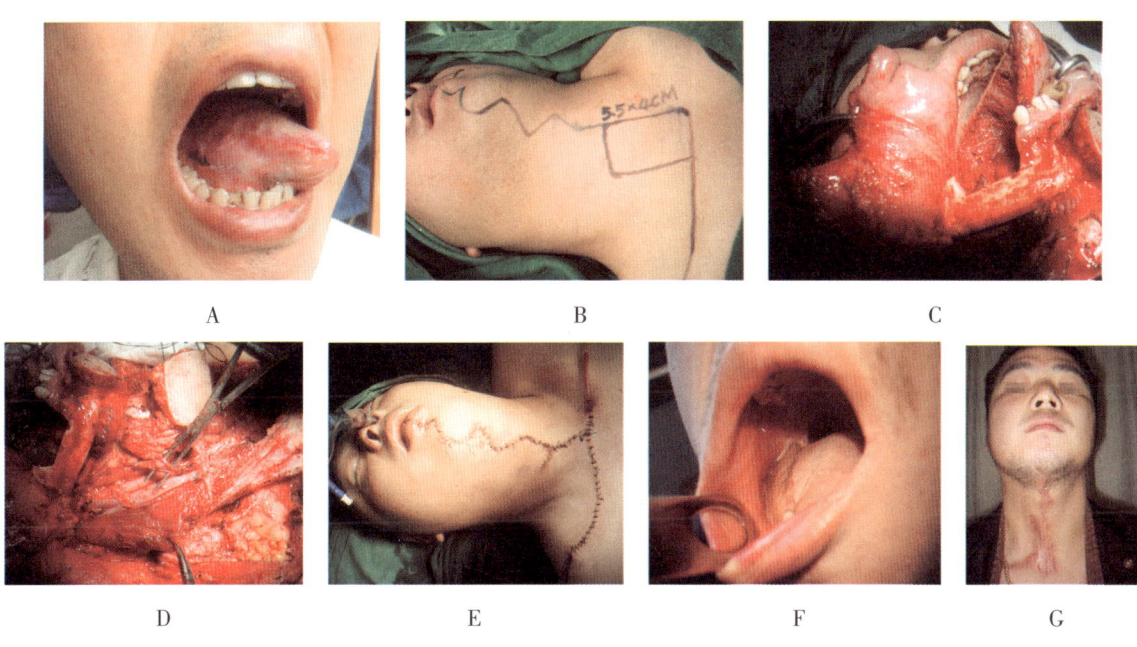

图 6-4 病例一

A. 右侧舌癌累及口底,舌运动尚可 B. 手术切口设计,舌骨下肌皮瓣大小5.5cm×4cm C. 完成原发灶的根治手术,行右侧半舌切除+下颌骨边缘切除+右侧颈淋巴清扫 D. 颈淋巴清扫同时制备保留颈横神经的舌骨下肌皮瓣 E. 手术完成时,舌骨下肌皮瓣供瓣区直接拉拢缝合 F. 术后1年复查,皮瓣愈合良好,略有萎缩,皮瓣感觉恢复良好,进食尚可,语言清楚 G. 颈前供瓣区由于术中拉拢缝合有张力,术后瘢痕明显

二、前臂皮瓣修复法

前臂桡侧或尺侧游离皮瓣行舌缺损修复或再造术,被认为是在游离皮瓣移植中较为常用的方法,因其可用于多种舌缺损的修复。

(一) 适应证

对舌体各类大型缺损,如舌体一半、舌大部、舌横断或全舌缺损等均适用,但以舌体一半或舌横断缺损的修复效果最好。

(二) 手术方法

1 皮瓣设计 根据舌体组织缺损的范围和大小(图6-5),前臂桡侧皮瓣的形状可设计为以下三种形式:

(1) 血管蒂与皮瓣长轴平行的长方形皮瓣:适用于舌体横断切除后缺损的修复(图6-6A)。

(2) 血管蒂与皮瓣长轴垂直的长方形皮瓣:适用于舌体一半或大部切除后缺损的修复(图6-6B)。

(3) 血管蒂与皮瓣长轴呈一定角度的肾形皮瓣:适用于全舌切除后舌腹及舌尖的修复(图6-6C)。把肾形皮瓣的近端做舌腹与口底前创面的修复,皮瓣远端做舌尖修复。可单用一块皮瓣修复,亦可视情况再设计一块舌形皮瓣覆盖其上,作瓦合修复。

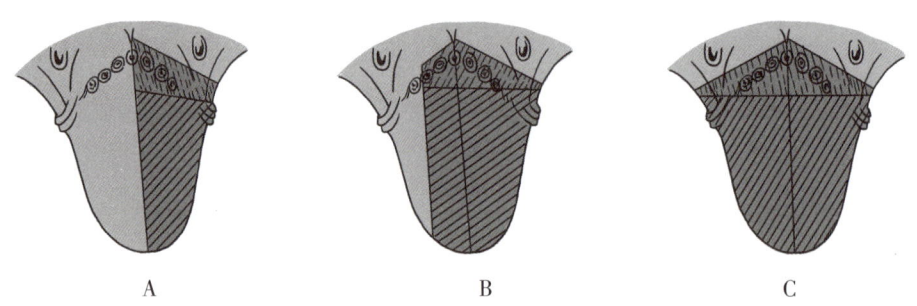

图6-5 三种舌体缺损(图中虚线阴影表示可以扩大的切除区)
A. 一半切除　B. 大部切除　C. 全部切除

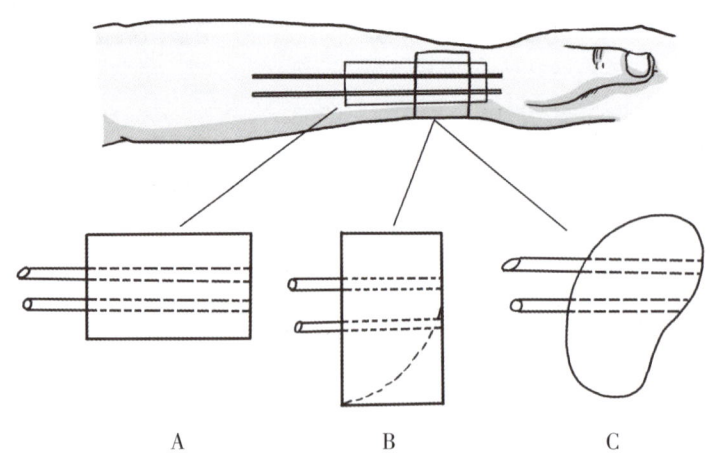

图6-6 前臂桡侧皮瓣设计
A. 血管蒂与皮瓣长轴平行　B. 血管蒂与皮瓣长轴垂直　C. 血管蒂与皮瓣长轴成一定角度

把血管蒂与皮瓣设计成一定的角度,有利于血管蒂与面部动、静脉吻合时不发生扭曲,且容易在舌再造时折叠造形。

皮瓣的大小应根据患者原来的舌体大小而定。根据尸体测量舌体平均长度为6.9cm,舌根平均长度为 2.8cm,舌体最大宽度为 5cm。

皮瓣的宽度和长度以 4～5cm 和 6～9cm 较为适宜,稍小无大影响,过大可影响患者的语言及吞咽动作。

皮瓣血管蒂的长度可根据血管吻合的部位而定,如在患侧,血管蒂的长度一般为 7～9cm;如在健侧可延长 2～3cm。头静脉如与颈外静脉吻合,桡侧皮神经如与耳大神经吻接,一般均应较动脉蒂为长。

受区吻合血管的检查较之供区更为重要,因供区解剖关系多属正常,而受区常因放射治疗、化学治疗、手术或外伤性瘢痕等因素使血管变硬,管壁内膜增厚,无法利用。对此术前应详细检查,并做好充分的预测。

2 手术步骤 以舌癌舌体一半切除为例,手术分两组同时进行。供区组进行前臂桡侧皮瓣切取,受区组常规行舌癌一侧舌颌颈联合根治术。

最后,供区将前臂皮瓣血管蒂离断,先切断头静脉看头静脉血液回流情况,回流好证明头静脉可用,回流不好证明头静脉不能用作回流血管,只能吻合桡动脉伴行静脉后切断桡动脉。前臂延长切口分层缝合,供瓣区常需切取腹部或腿部的中厚或全厚皮片植皮,妥加包扎。受区组将前臂皮瓣血管蒂用肝素液处理后,将血管神经蒂由口底隧道导入颈部,导入时避免血管扭转或损伤。先将皮瓣边缘与正常舌体边缘做数针固定缝合,然后在手术显微镜下进行血管吻合。一般采用患侧血管吻合,我们常用甲状腺上动脉吻合,静脉与颈内静脉行端侧吻合。如患侧需行根治性颈淋巴清扫,可吻合在对侧。当确认吻合血管通畅后健侧颌下伤口缝合,放置引流,植入口内的皮瓣进行缺损修复和折叠造形,完成舌再造术。前臂皮瓣由于皮下组织少延展性不大,切取皮瓣后常需植皮,增加了供皮区手术创伤。在切取皮瓣不需太大时我们尝试将皮瓣分成两部分,切取皮瓣后再将两块皮瓣拼合起来修复创面,这样供瓣区就可直接拉拢缝合,减少了手术创面。另外,前臂皮瓣切取了一根主要的供血血管,势必影响手的血供,这也是前臂皮瓣的缺点之一。

(三)典型病例

病例二 患者,男,44 岁,1 年前因右侧Ⅰ期舌癌($T_1N_0M_0$)行右侧舌局部切除+组织补片修复,1 个月前发现右侧舌溃疡,经久不愈。查体:一般情况可,心、肺、肝、肾、脾未发现明显异常,舌右侧原手术部位后方溃疡性肿物 2cm×2cm 大小,口底尚可,舌活动欠佳,左颈颌下Ⅰ区淋巴结 1 枚,2cm×2cm 大小,活动尚可,质地硬,无压痛。入院诊断:右侧舌癌术后复发。病理:高分化鳞癌。全麻下行右侧半舌及口底切除+下颌骨右侧体部颏孔前裂开,钛板内固定+双侧颈功能性淋巴清扫术+右侧前臂皮瓣游离移植。术后病检:舌高分化鳞癌,左侧颈Ⅰ区一枚淋巴结见癌转移。术后 3 个月复查:外形良好,开口度 4cm,再造舌外形尚可,进食正常,语音基本清晰,口腔卫生良好,无食物残渣存留(图 6-7)。

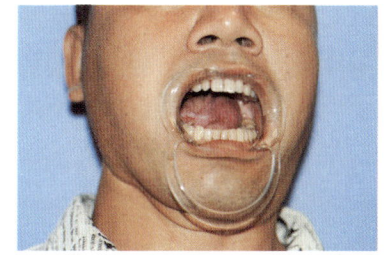
A

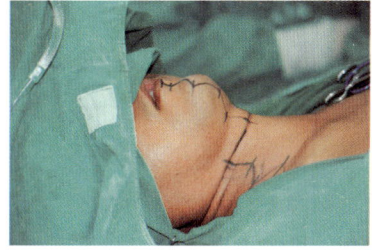
B

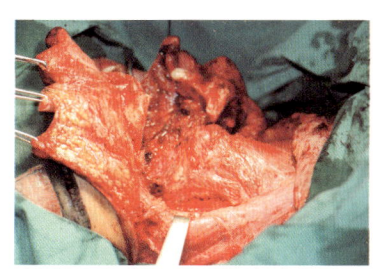
C

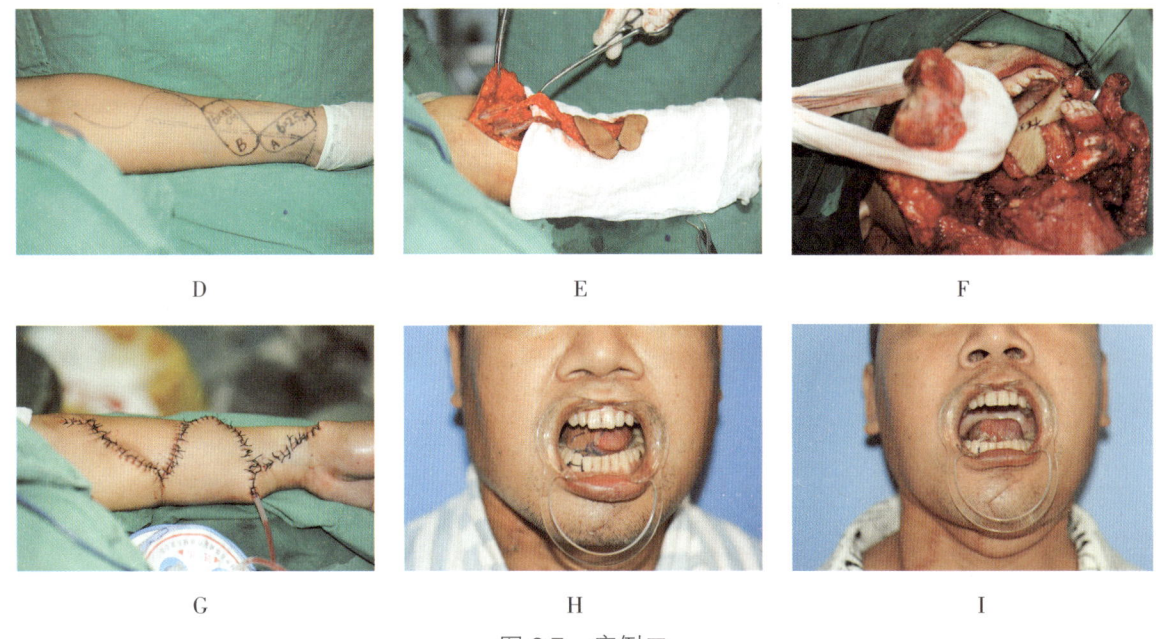

图 6-7 病例二

A. 右侧舌癌术后局部复发 B. 头颈部手术切口设计 C. 行双侧颈淋巴清扫,正中裂开下唇,于右侧颏孔前方切断下颌骨体部,行右侧半舌及口底切除 D. 设计左侧前臂皮瓣,将皮瓣分成两部分,右瓣 6cm×2.5cm 大小,左瓣 6cm×3.5cm 大小 E. 切取前臂皮瓣 F. 前臂皮瓣两瓣拼合,右瓣修复右侧口底缺损,左瓣修复右侧半舌缺损,下颌骨复位后用两块 4 孔钛板固定 G. 前臂供瓣区皮下游离后直接拉拢缝合 H. 术后 7 天口内情况 I. 术后 3 个月,皮瓣及伤口愈合良好,张口度可,语言较清楚,进食尚可

三、股前外侧皮瓣修复法

（一）适应证

供血血管为旋股外侧动静脉降支,组织量丰富,适用于舌、头颈等全身各部位的缺损。

（二）优点

股前外侧皮瓣修复具有以下优点：

1. 股前外侧皮瓣供瓣区巨大,可带部分股前外侧肌,便于术中塑形,特别适合于全舌再造。
2. 皮瓣可携带感觉神经,做成带感觉神经的游离皮瓣,对术后语音及进食恢复起很大作用。
3. 皮瓣的血管蒂——旋股动脉降支及伴行静脉血管恒定,管径较粗,适宜吻接。且该血管为非主干血管,切取后不会对供区血供造成影响。
4. 大腿外侧供瓣区大多数可直接拉拢缝合,无需植皮,日后供区仅遗留线性瘢痕。
5. 手术可以分两组同时进行,节省了手术时间。

（三）典型病例

1. 病例三 患者,男,41 岁,舌右侧溃烂 3 个月。查体:一般情况好,心、肺、肝、肾、脾无异常发现,舌右侧缘近轮廓乳头处肿物约 3cm×3cm 大小,表面溃疡,口底正常,舌活动尚可,颈部未扪及明显肿物。入院诊断:右侧 Ⅱ 期舌癌（$T_2N_0M_0$）。病理:高分化鳞癌。全麻下行右侧半舌及口底切除＋下颌骨右侧体部颏孔前裂开,钛板内固定＋右侧颈功能性淋巴清扫术＋右侧股前外侧皮瓣游离移植。术后病检:舌高分化鳞癌,颈淋巴结未见癌转移。术后 3 个月复查:外形良好,开口度 4cm,再造舌外形尚可,进食正常,语音基本清晰,口腔卫生良好,无食物残渣存留（图 6-8）。

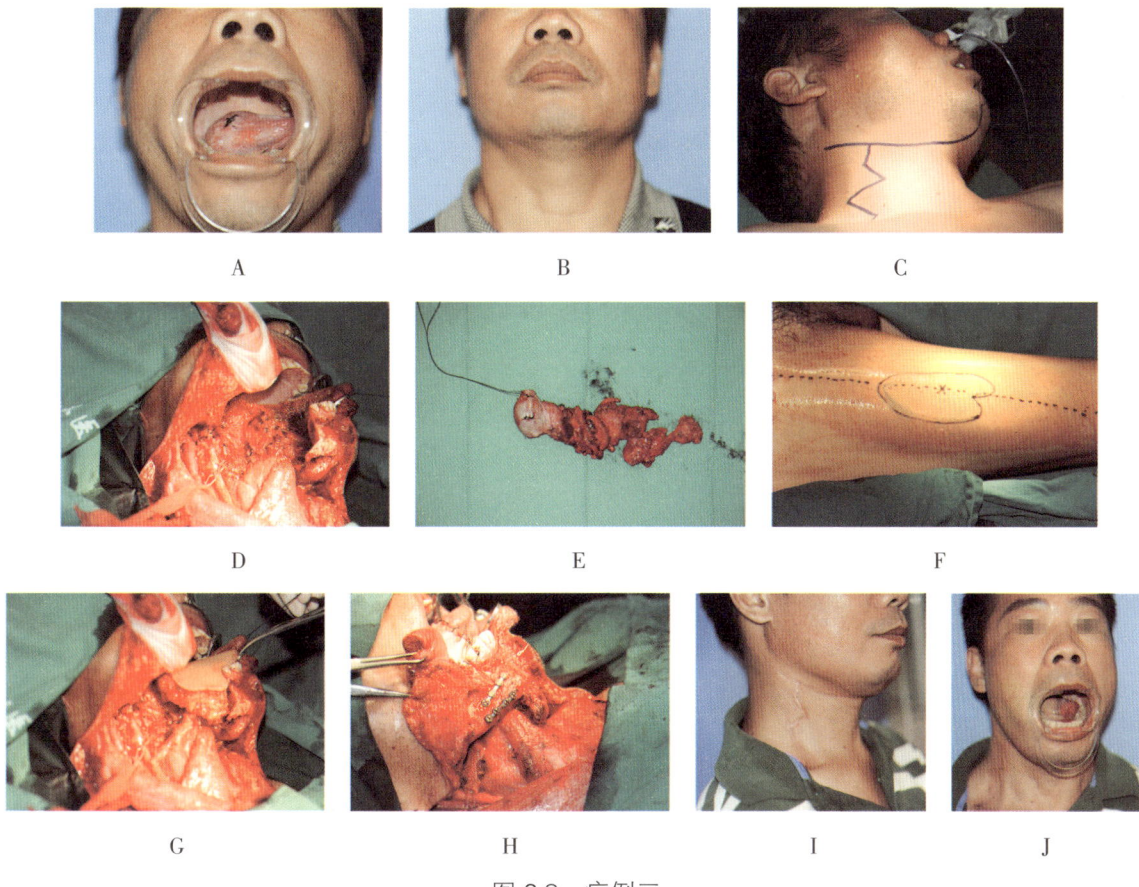

图 6-8 病例三

A. 舌右侧肿物 3cm×3cm 大小,舌活动尚可　B. 术前　C. 头颈部手术切口设计　D. 行右侧颈部功能性淋巴清扫,正中裂开下唇,下颌骨右侧颏孔前裂开行右侧半舌及部分舌根、口底整体切除　E. 手术标本　F. 设计右侧股前外侧皮瓣,9cm×6cm 大小　G. 切取股前外侧皮瓣,修复右侧舌及口底缺损,血管蒂经口底引至右侧颈部,动脉与甲状腺上动脉行端端吻合,静脉与颈内静脉行端侧吻合　H. 皮瓣缝合好后,下颌骨复位,钛板固定　I. 术后 6 个月,颈部伤口愈合良好　J. 皮瓣愈合良好,张口度正常,进食正常,语言较清楚

2 病例四　患者,男,13 岁,舌右侧及右侧颈部肿物 3 个月。外院行右侧舌肿物及右侧颈部肿物活检病理均为恶性肌上皮瘤。查体:一般情况好,心、肺、肝、肾、脾无异常发现,舌右侧缘近轮廓乳头处肿物约 3cm×3cm 大小,表面见活检后改变,口底正常,舌活动尚可,右侧颈部术后瘢痕,双侧颈部可扪及多枚肿物,最大者约 2cm×2cm 大小。入院诊断:右侧舌恶性肌上皮瘤伴双侧颈部转移。全麻下行右侧半舌及口底切除+双侧颈功能性淋巴清扫术+右侧股前外侧皮瓣游离移植,术后保留鼻腔插管 24h,并拟行化疗。手术后 1 年复查:外形良好,张口正常,再造舌外形尚可,进食正常,语音基本清晰,未见复发(图 6-9)。

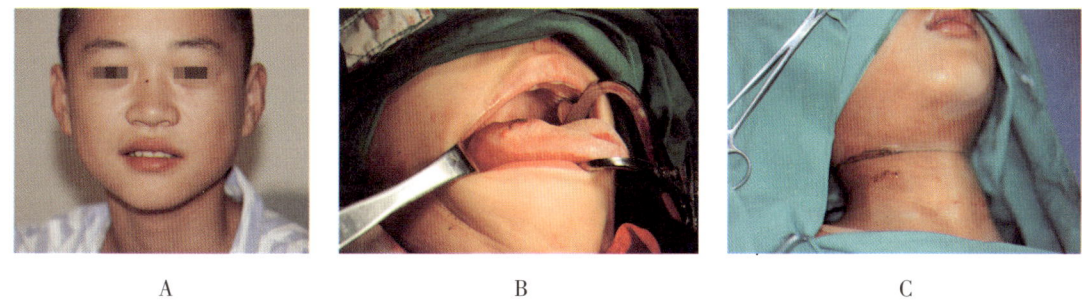

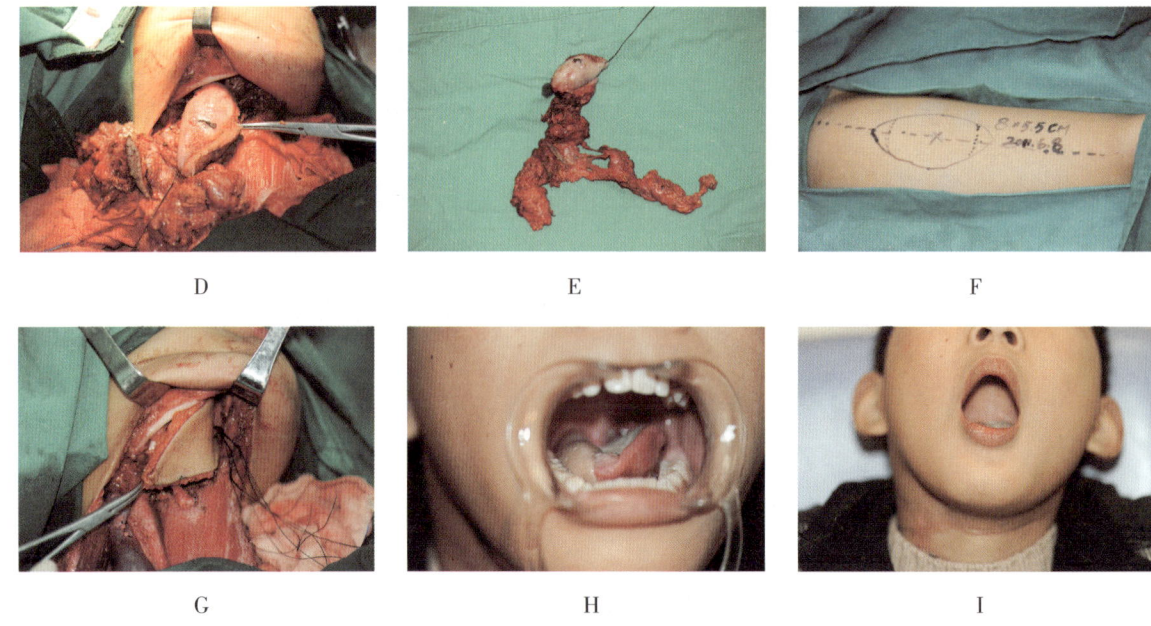

图 6-9 病例四

A. 术前　B. 舌右侧肿物 3cm×3cm 大小,后至轮廓乳头,口底黏膜正常　C. 颈部手术切口,切除上次手术瘢痕　D. 行双侧颈淋巴清扫,不裂开下唇及下颌骨,行右侧半舌及口底、部分右侧舌根、下颌骨内侧骨膜及双侧颈淋巴清扫标本整体切除　E. 右侧半舌、口底、双侧颈淋巴清扫整体标本　F. 设计右侧股前外侧穿支皮瓣 8.0cm×5.5cm 大小　G. 切取股前外侧皮瓣,转移修复右侧舌及口底缺损,先在颈部缝合舌根及口底,再将皮瓣送入口内,在口内缝合皮瓣内侧及前部　H. 术后 1 年,皮瓣愈合良好,残舌活动尚可,张口正常,进食尚可,语言基本清楚　I. 术后 1 年,外形良好

四、腹壁下动脉穿支皮瓣修复法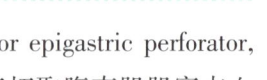

仅以腹壁下动脉穿支为蒂的穿支皮瓣称为腹壁下动脉穿支(deep inferior epigastric perforator, DIEP)皮瓣。该皮瓣由于保留了腹直肌及其前鞘及支配腹直肌的肋间神经,仅切取腹直肌肌穿支血管作为供血血管,具有腹直肌瓣的所有优点而避免了术后腹壁薄弱及腹壁疝的风险。

(一)适应证

该皮瓣组织量丰富,适用于舌、口底、舌根大范围缺损的修复,也可做成很小的皮瓣修复小的缺损。

(二)典型病例

病例五　患者,女,51 岁,舌左侧反复溃烂 5 年。查体:一般情况好,心、肺、肝、肾、脾无异常发现,舌左侧溃疡性肿物 5cm×4cm 大小,侵犯左侧口底,内侧超过舌体中线,舌固定,左颈Ⅱ区淋巴结 1 枚,2cm×2cm 大小,活动尚可,质地中等,无压痛。入院诊断:舌癌 $T_3N_1M_0$。病理:高分化鳞癌。全麻下行全舌切除+左侧口底切除(仅保留右侧口底)+下颌骨左侧体部边缘切除+左侧颈淋巴清扫术+腹壁下动脉穿支皮瓣游离移植,术后行放疗(DT 60Gy)。术后病检:舌高分化鳞癌,左颈淋巴结 3 个有转移癌灶。术后半年复查:外形良好,开口度 4cm,再造舌外形尚可,进食正常,语音基本清晰,口腔卫生良好,无食物残渣存留(图 6-10)。

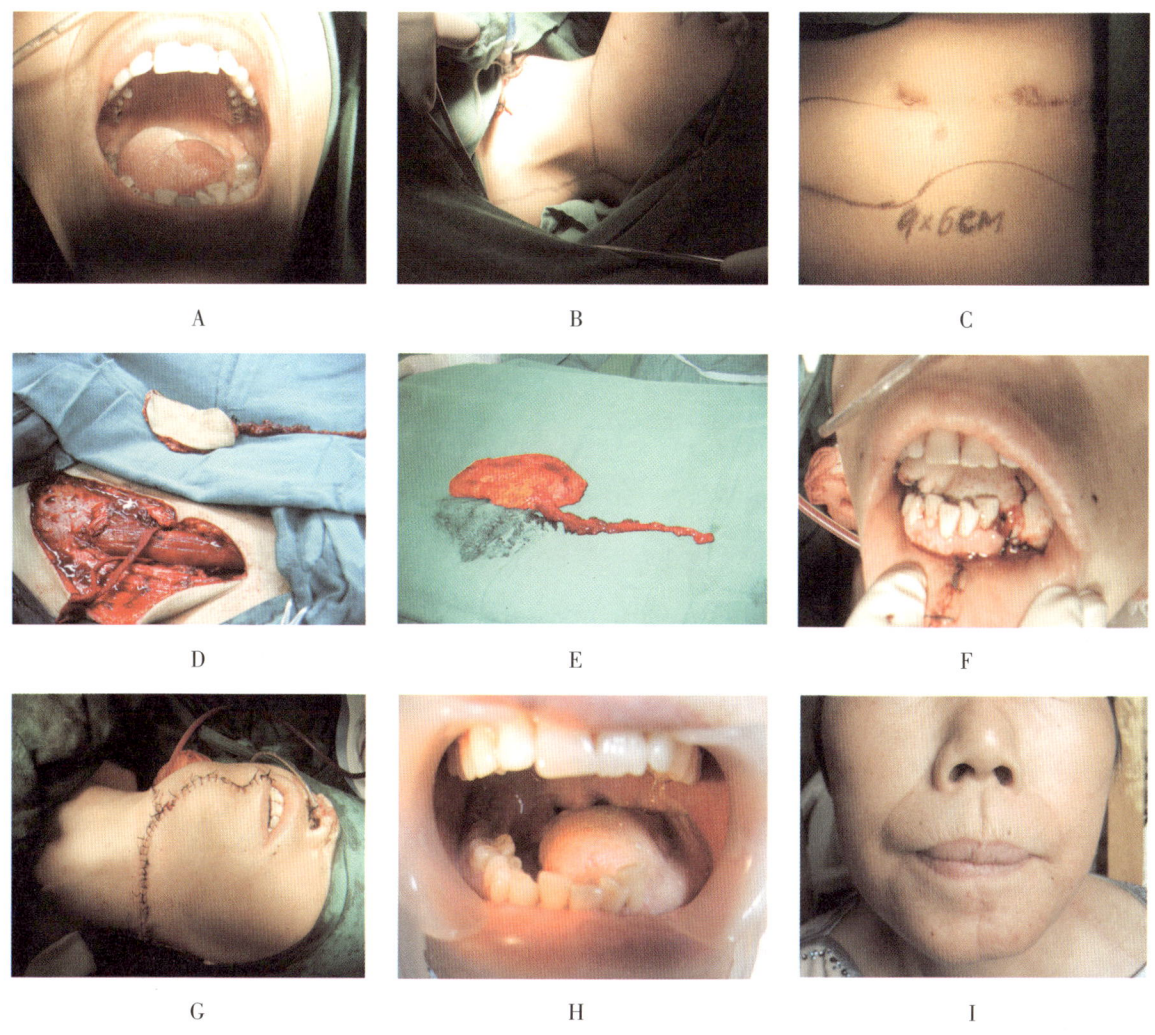

图 6-10 病例五

A. 左侧舌癌,内超中线,后侵犯舌根,左侧口底受侵,舌固定 B. 头颈部手术切口设计,行全舌切除,仅保留右侧部分舌根,下颌骨左侧边缘切除 C. 于右侧脐旁设计 DIEP 皮瓣,9cm×6cm 大小 D. 切取以腹壁下动脉为蒂的穿支皮瓣,保留腹直肌及前鞘及支配腹直肌的肋间神经 E. 切取 DIEP 皮瓣,仅切取皮肤、皮下组织,不带腹直肌及前鞘 F. DIEP 皮瓣全舌再造 G. 手术结束时,缝合下唇及颈部 H. 术后放疗后 4 年半,肿瘤无复发,再造舌体积可,进食正常,语言表达清楚,口腔卫生好,无食物残留 I. 术后放疗后 4 年半,外形满意

五、上臂外侧皮瓣修复法

(一) 优点

上臂外侧皮瓣具有以下优点:

1 上臂外侧皮瓣较薄,皮肤弹性好,适宜修复保留下颌骨的舌部分切除。

2 供瓣区部位隐蔽,可直接拉拢缝合,无需植皮,且皮瓣供血血管为桡侧副动脉后支,为非主干血管,切取后对上肢血供无影响。

3 可携带感觉神经,制备成带感觉神经的游离皮瓣,将感觉神经与舌神经吻合可获得部分感觉恢复。

(二) 缺点

上臂外侧皮瓣具有以下缺点:

1 皮瓣血管蒂较短,管径较小,需要较好的显微外科技术水平。

2 供瓣区取材有限,不适宜大面积缺损修复。一般取瓣 6cm 宽可直接拉拢缝合,术后仅遗留线性瘢痕。如不能拉拢缝合需植皮,将留下非常明显的瘢痕。

(三) 典型病例

病例六 患者,男,43岁,舌右侧溃烂3个月。查体:一般情况好,心、肺、肝、脾、肾均未发现异常。右侧舌肿块3cm×2cm大小,质硬,呈浸润性生长,口底正常,舌活动正常。病理:高分化鳞癌。入院诊断:右舌癌$T_2N_0M_0$。全麻下行右侧半舌切除+右侧颈Ⅰ、Ⅱ、Ⅳ区淋巴清扫+上臂外侧皮瓣游离移植。术后病检:舌高分化鳞癌,颈淋巴结无转移癌灶。术后1年复查:面颈部外形良好,再造舌外形良好,舌活动尚可,语音清晰,进食正常(图6-11)。

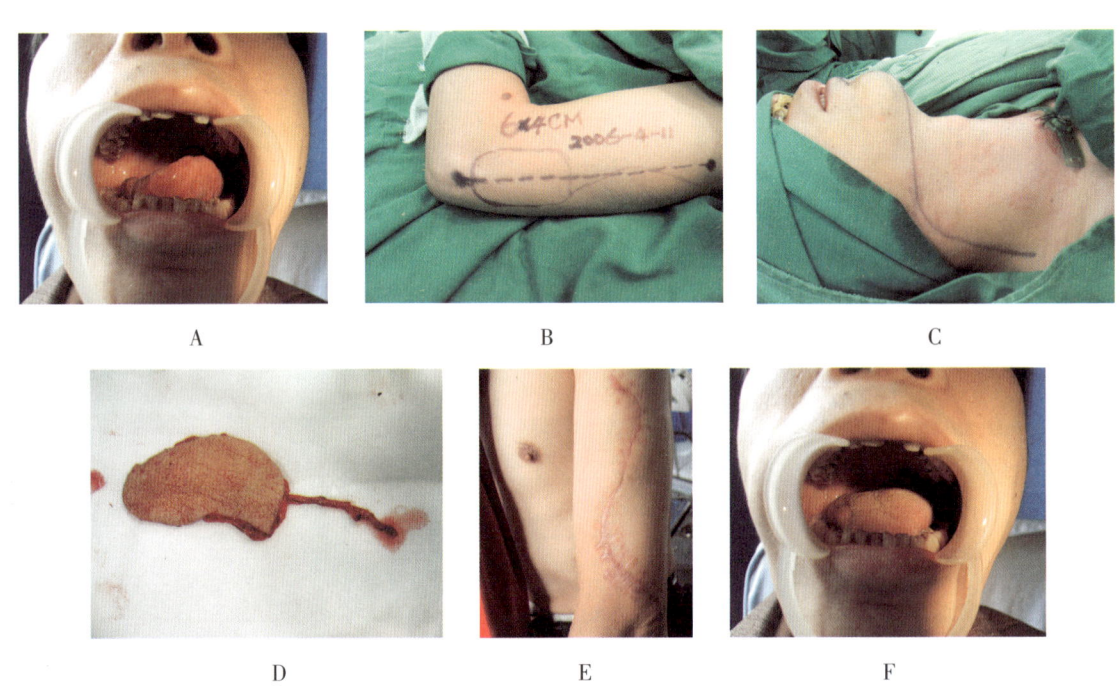

图6-11 病例六
A. 右舌癌呈浸润性生长 B. 上臂外侧皮瓣手术切口设计 C. 原发灶手术切口设计 D. 离体的上臂外侧皮瓣 E. 上臂外侧皮瓣供区情况 F. 术后1年的舌部情况

六、胸大肌肌皮瓣修复法

(一) 适应证

可行带蒂转移,亦可行血管吻合。供血管为胸肩峰动静脉。组织量丰富,适用于全舌、口底、舌根缺损的修复。

(二) 典型病例

病例七 患者,男,71岁。患者4个月前因左侧Ⅱ期舌癌($T_2N_0M_0$)于外院行左侧舌癌根治手术+颈阔肌肌皮瓣修复+下颌骨裂开后钛板内固定术,术后一直感左侧颞部疼痛,1个月前行MRI检查发现左侧舌癌局部复发并侵犯左侧舌根。查体:一般情况尚可,心、肺功能轻度异常,舌左侧原手术部位皮瓣后方质硬肿物3cm×2cm大小,压痛明显,肿物与下颌骨左侧关系密切,舌固定,左颈颈部呈术后改变,皮肤张力大。入院诊断:左侧舌癌术后复发。病理:高分化鳞癌。全麻下行气管切开+近全舌及左侧口底、舌根切除+下颌骨左侧体部切除+钛板支撑+胸大肌肌皮瓣修复。术后病检:舌高分化鳞癌。术后2个月复查:外形良好,开口度4cm,皮瓣愈合良好,进食仍有呛咳,故而未拔胃管,气管套管已拔除,语音能听懂,口腔卫生可(图6-12)。

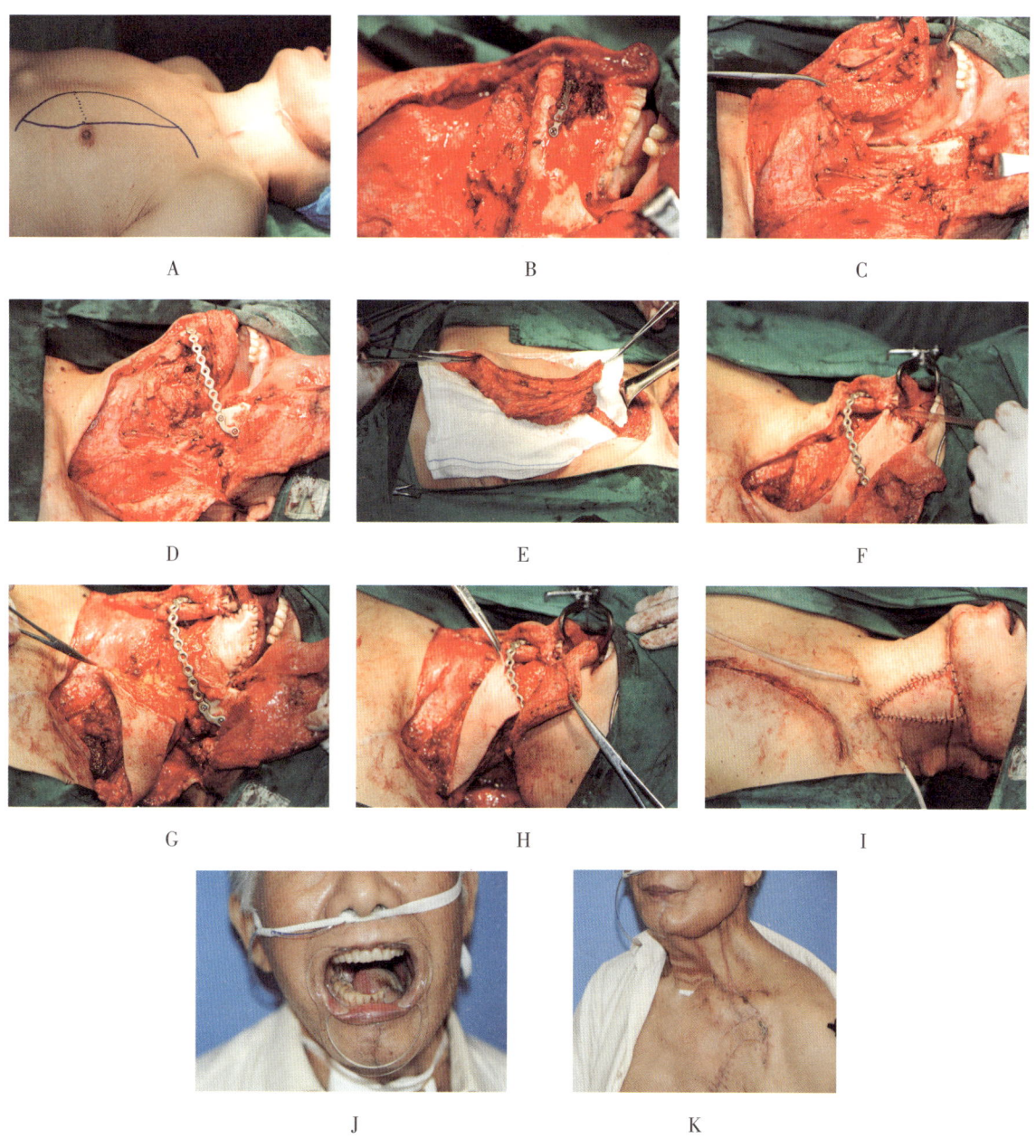

图6-12 病例七

A. 术前,左侧舌癌术后复发,颈部切取颈阔肌肌皮瓣后缝合致颈部皮肤张力大,设计胸大肌肌皮瓣 B. 切开颈部原伤口瘢痕,正中裂开下唇翻瓣,见原术后下颌骨裂开后固定钛板 C. 左侧下颌骨体部、左侧舌及舌根、口底肌群、咽旁组织一并整体切除,暴露会厌 D. 成型钛板固定下颌骨左侧升支及右侧,恢复下颌骨支撑 E. 切取左侧胸大肌肌皮瓣,保留胸大肌锁骨部 F. 将胸大肌肌皮瓣从胸大肌深面,经左侧锁骨下隧道,转移至左侧口内,与残余舌及左侧口咽缺损缘缝合 G. 将胸大肌肌皮瓣切开皮肤皮下至肌肉表面,使之充分分开成为两个皮瓣 H. 胸大肌肌皮瓣口内部分修复左侧舌、舌根及左侧口咽缺损,外面部分修复颈部切开后缺损 I. 颈部无张力缝合,胸壁供瓣区直接拉拢缝合 J. 术后2个月,张口度可,皮瓣及伤口愈合良好,进食仍有呛咳故保留胃管,语言表达尚清楚 K. 术后2个月,颈部胸壁伤口愈合良好,左臂活动正常,已拔气管套管

七、岛状斜方肌肌皮瓣修复法

(一)适应证

可带蒂转移,供血管为颈横动静脉或枕动脉、耳后动脉及上部斜方肌组织。组织量丰富,适用于舌、口底、舌根缺损的修复。

(二) 典型病例

病例八 患者,男,60岁,舌部肿块1年。查体:一般情况好,心、肺、肝、肾、脾未发现明显异常。舌肿块6.5cm×4.5cm大小,质硬,侵犯全口底,舌固定,肿块与左侧下颌骨颏部内侧粘连紧密,双颈淋巴结无肿大。入院诊断:舌癌$T_4N_0M_0$。病理:高分化鳞癌。全麻下行全舌切除+全口底+下颌骨颏部切除+双颈功能性淋巴清扫术+双蒂斜方肌肌皮瓣修复术+气管切开术。术后病检:舌高分化鳞癌,双颈淋巴结无转移。术后行放疗(DT62Gy)。术后半年拔除气管导管,进食正常,语音基本清晰。术后2年局部肿瘤复发,行口腔部肿瘤扩大切除+胸大肌肌皮瓣修复,术后康复顺利,随访2年健在(图6-13)。

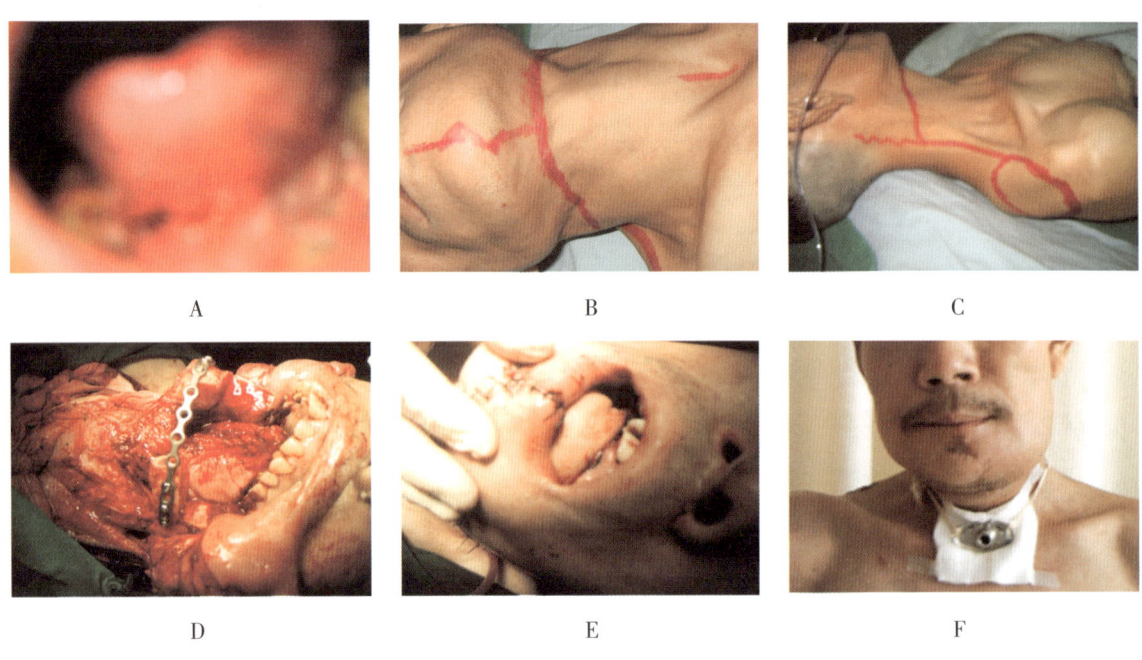

图6-13 病例八
A. 舌癌累及口底及下颌骨颏部 B. 手术切口设计 C. 双蒂斜方肌肌皮瓣切口标记 D. 肿瘤根治性手术完成后,下颌骨的连续性用钛板修复 E. 用双蒂斜方肌肌皮瓣修复舌、口底缺损 F. 术后1个月

八、腹直肌腹膜瓣修复法

病例九 患者,男,50岁,舌部肿块半年。查体:一般情况好,心、肺、肝、肾、脾无异常发现,右舌肿块2.5cm×2cm大小,质硬,双颈淋巴结无肿大。入院诊断:舌癌$T_2N_0M_0$,病理:高分化鳞癌。全麻下行右半舌切除+下颌骨部分切除+右颈淋巴清扫术+腹直肌腹膜瓣修复术。术后病检:舌高分化鳞癌,右颈淋巴结无转移。术后恢复良好,进食正常(图6-14)。

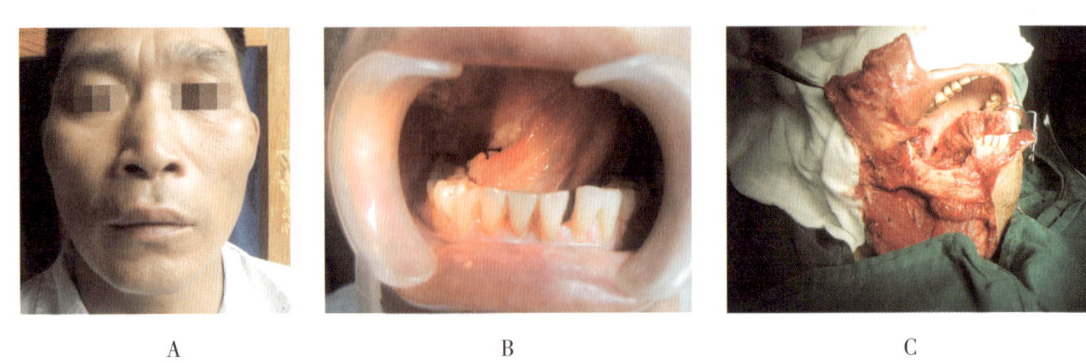

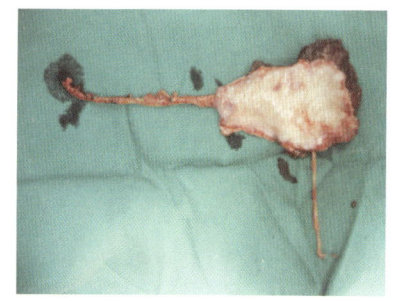
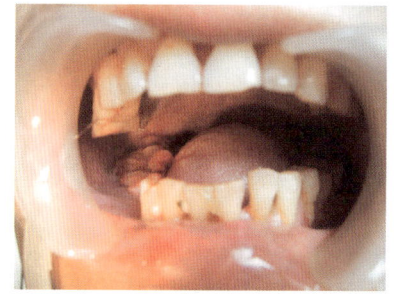
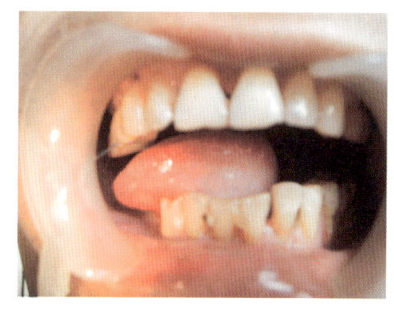

图 6-14　病例九
A、B. 术前　C. 完成舌癌联合根治术后　D、E. 制备腹直肌腹膜瓣　F、G. 术后半年

九、其他修复方法

根据手术医师的技术能力还可选择其他的修复方法：

1 腹直肌肌皮瓣游离移植　供血血管为腹壁下动静脉,组织量丰富,适用于舌、头颈部缺损的修复。

2 背阔肌肌皮瓣游离移植　供血血管为胸背动静脉,组织量丰富,适用于全舌、口底缺损的修复,可同时携带肩胛骨或肋骨修复颌骨缺损。

（周晓　李赞　杨丽嫦）

参考文献

［1］周晓,彭大文,瞿吉保,等.应用舌骨下肌皮瓣的经验[J].中华显微外科杂志,1994,17(4):285-286.

［2］周晓,彭大文,瞿吉保,等.切断静脉再吻合的舌骨下肌皮瓣的临床应用[J].中华显微外科杂志,1998,21(2):137-138.

［3］周晓,瞿吉保,李赞.舌骨下肌皮瓣静脉回流障碍的预防性处理[J].中国耳鼻咽喉颅底外科杂志,2003,9(3):155-157.

［4］李赞,周晓,喻建军,等.游离腹壁下动脉穿支皮瓣在头颈肿瘤术后缺损一期修复的临床应用[J].中国耳鼻咽喉颅底外科杂志,2008,14(1):25-28.

［5］李赞,陈杰,周晓,等.舌根癌术后缺损的一期修复[J].湖南医学高等专科学校学报,2002,4(4):4-6.

［6］戴捷,周晓,陈杰,等.削薄股前外侧皮瓣游离移植修复舌癌术后缺损[J].组织工程与重建外科杂志,2008,4(3):157-159.

［7］戴捷,周晓,陈杰,等.穿支皮瓣移植修复头颈肿瘤术后洞穿性缺损[J].组织工程与重建外科杂志,2009,5(3):153-155.

第七章 口腔颌面部洞穿性缺损的修复重建

第一节 概述

口颊癌、牙龈癌、舌癌、口底癌、腭癌等是常见的口腔恶性肿瘤,由于解剖位置和生物学特点,晚期肿瘤侵犯口颊后一般生长较快,向深层浸润穿过颊肌至皮肤,向四周蔓延到颌骨、翼下颌韧带等处;术后复发性的口腔癌由于解剖结构的紊乱及自然屏障的消失,肿瘤生长范围常常更广更隐蔽。对该类肿瘤的治疗是以手术为主的综合性治疗,行根治性手术或扩大切除后常可导致面颊、口底、颈部或腭部形成洞穿性缺损,其中以颊部洞穿性缺损最为常见。口腔颌面部是人体最重要的部分之一,承担着人的外貌、进食、语言、吞咽、分隔鼻腔与口腔等重要功能,口腔颌面部洞穿性缺损如不修复会导致患者严重的外貌畸形及语言、咀嚼、吞咽、呼吸等功能障碍,给患者的生理和心理带来灾难性的创伤,严重影响患者的生存质量,因此一期修复意义重大。

由于口腔颌面部与上颌骨、下颌骨、鼻、舌根、喉、腮腺等关系密切,口腔颌面部洞穿性缺损涉及面部皮肤、肌肉及口颊黏膜,甚至涉及口角、上下唇、上下牙槽突及颌骨、腮腺、眶内容、颅底、鼻、颈部血管等复杂缺损,修复难度很大,因此,口腔颌面部洞穿性缺损的修复尤其是功能重建一直是口腔颌面、头颈外科、整形外科和修复重建外科医师所面临的一项极具挑战性的课题。

一、应用解剖

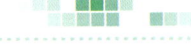

颊是口腔前庭的侧壁,由外至内可分为六层,即皮肤、皮下组织、颊咽筋膜、颊肌、黏膜下层及黏膜层。口颊的上下分别以口腔的上下穹隆为界,前界为口角,后界为翼下颌韧带。在颊脂垫中,有颊神经、血管及腮腺导管通过,皮下组织中有面神经、三叉神经的分支以及面动脉、面前静脉通过。颊黏膜略成矩形,邻接咽腔与软腭,借紧连的结缔组织固着于颊肌的内筋膜,并随颊肌的收缩而相应移动。在颊黏膜组织内含有丰富的黏液腺和混合腺,腺体位于黏膜的固有弹力层和颊黏膜之间。腮腺导管在咬肌前缘转向内侧,穿越颊脂垫及颊肌,在正对上颌第二磨牙冠相应的颊黏膜处开口于口腔,形成腮腺导管乳头。

颊黏膜的深面由颊肌支撑。颊肌起于翼下颌韧带及上下颌骨的毗邻部分,肌纤维向前掺入口轮匝肌中。在颊肌与皮下组织之间有颊筋膜紧贴并覆盖颊肌浅面,颊筋膜后份与咽筋膜相连续。在颊肌的后外侧面与咬肌、笑肌和颧大肌之间,含有由薄层筋膜包裹的颊脂垫,颊脂垫向内延伸至翼突上颌裂,贴于上颌骨骨膜及颊肌后份;向前伸入颊间隙,有腮腺导管、面神经颊支、面静脉通过;向后延伸入翼腭凹,交绕翼腭凹内的血管神经并与周围的结缔组织相连;向上于颞浅及颞深间隙内延伸至颞肌前缘和颧骨颞面之间;下后方进入翼颌间隙。颊脂垫通过与各间隙内的脂肪及结缔组织相连,成为颊部恶性肿瘤侵犯深部后迅速扩散的通道,有些分期较早的颊癌术后迅速复发并广泛侵犯就是基于这些解剖通道的播散。

颊淋巴结有1~5个不等,位于颊筋膜深面与颊肌浅面之间,约在腮腺导管下方1cm处,主要收集上颌后区淋巴。面淋巴结位于下颌骨下缘上约1cm处的咬肌前缘、面动脉的前后,收集下颌后区及颊部淋巴,其输出管主要至颌下淋巴结或颈Ⅱ区淋巴结。颊部的血液供应主要来自面动脉、眶下动脉和面横动脉,彼此之间有众多的吻合支。颊部运动由面神经上、下颊支支配,感觉则为三叉神经上、下颌支管理。

二、病理

口腔黏膜由复层鳞状上皮覆盖,富含黏液腺和混合腺。颊癌和牙龈癌以鳞癌为主,占90%左右,其次为腺源性上皮癌,以腺样囊性癌居多。口腔疣状癌好发于颊黏膜。腭癌由于腺体较多,易发生腺源性上皮癌以黏液表皮样癌最多,鳞癌第二。

颊癌极易侵犯黏膜下层而累及肌层,并呈浸润性生长,扩展至颊部各层组织,甚至穿透皮肤,同时向紧邻的唇、牙龈、牙槽、颌骨、软硬腭、咽侧、舌根、喉及翼颌间隙扩展。

三、临床表现

口腔癌常在白斑或黏膜下纤维性变的基础上发展而来,患者常有嚼食槟榔的习惯。有溃疡形成时患者极易以为一般溃疡而忽略,往往出现张口受限或颌下出现淋巴结时才就诊。溃疡型肿瘤常伴有感染、疼痛、出血等;外生型肿瘤可长得很大,影响咀嚼、吞咽、呼吸等;疣状癌发展较隐蔽,早期常无自觉症状。

四、治疗

术后形成洞穿性缺损的患者往往病变较晚期,一般采用以手术为主的综合治疗。术前常采用化疗,术后行放疗。

手术为治疗口腔癌最主要的手段。手术原则及要点如下:

1. 切除达到足够的深度 口颊癌或牙龈癌累及颊部肌层者,应常规做口颊的洞穿性切除。硬腭癌侵犯骨质者应做硬腭的洞穿性切除,软腭癌常常需做全层切除。

2. 切除达到足够的边界 应在癌瘤可判断的边界以外2~3cm的正常组织处切除。癌瘤位于口颊前份者,应包括口角的上、下唇一并切除;邻近上龈颊沟者,应含上颌牙槽突一并切除;邻接下龈颊沟者,应含自下颌骨乙状切迹至下颌骨体部的边缘一并切除;有张口受限或侵犯下颌骨者,应包含下颌骨升支或体部的一并切除;侵犯上牙龈者,应做上颌骨部分或全切;波及翼颌韧带区者,应包括下颌支前份及上颌结节部一并切除,并注意清除咽侧前份及翼区受累组织。术中肿瘤边缘常规送快速冰冻切片检查。

3. 颈淋巴清扫术 临床未发现淋巴结者,行颈Ⅰ、Ⅱ、Ⅲ区功能性淋巴清扫术;发现颈淋巴结肿大而无节外浸润者,行全颈功能性淋巴清扫术;颈淋巴结较大并有节外浸润者,行根治性淋巴清扫术,并探查对侧颈部Ⅰ、Ⅱ、Ⅲ区,送快速冰冻切片检查,如有淋巴转移,则行对侧颈淋巴清扫术。在施行颌颈根治术时,应特别注意清除面动脉旁、下颌舌骨肌深面、翼内肌深面、甲状腺上动脉旁、咽旁的淋巴结,这些部位淋巴结隐蔽,容易转移,往往是术后很快复发的根源。

4. 尽量保留正常的组织 尽量保留悬雍垂、口角、未被肿瘤侵犯的神经等。腮腺导管如长度足够则于修复后边缘重新开口,尽量保留长度不够则结扎导管,术后如有腮腺瘘可于腮腺部位行放疗（3Gy/5次）。

5 修复时机 单纯的硬腭缺损可采用一期修复，也可采用术后赝复体覆盖分隔口鼻腔。软腭缺损、口颊洞穿性缺损原则上均采用一期修复，如同时合并颌骨的缺损，可以采用腓骨-皮瓣一期修复，或一期以软组织瓣修复洞穿性缺损，骨缺损留待二期修复。

第二节 口腔颌面部洞穿性缺损修复重建的方法

口腔颌面部洞穿性缺损常常包含多种组织或器官的缺损，修复重建难度非常大，必须考虑到修复后颊部口内外两层组织均应有完整的上皮覆盖，还要注意修复缺损后组织的厚度和皮肤质地，以期达到重建颊部的功能与外形最大程度的恢复。在修复口腔洞穿性缺损的同时，应尽量减少供区的损伤及供区的数量，最大限度地保护供区的功能与外形，同时供区部位的选择应更加隐蔽，如以往常用的额瓣由于外形的影响如今已很少应用。以往供瓣组织常用各种带蒂皮瓣，具有一定的局限性。由于不同组织同一血供的解剖特点以及显微外科技术的发展，使许多癌症的根治性手术加洞穿性缺损的一期修复获得了成功。经过手术、放射治疗、化学治疗等综合治疗后，患者的生存率和生存质量得到了较大的提高，这是口腔颌面部肿瘤治疗历史上一次十分重要的进展。目前对洞穿性缺损的修复方法有多种多样，各有优缺点，可根据患者的局部缺损情况及全身状况、手术医师的业务水平选择合适的修复手段，如带蒂或游离皮瓣，一瓣或二瓣。目前，临床上常用的有以下几种修复方式。

一、一瓣折叠修复

（一）可供选择的皮瓣及其特点

这是临床上常用的修复方式。由于皮瓣折叠，故需要较大的组织量，一般选用游离皮瓣，也可选用皮瓣、肌皮瓣以及骨肌皮瓣。有文献报道用带蒂胸大肌或斜方肌肌皮瓣折叠修复，但血管蒂常不够长。一般情况下以股前外侧皮瓣、腹直肌肌皮瓣、腹壁下动脉穿支皮瓣、前臂皮瓣、背阔肌肌皮瓣应用最多。

股前外侧皮瓣由于其位置隐蔽、不需改变体位、可同时实行双组手术显著缩短手术时间、取材量大、血管蒂较长较恒定等诸多优点成为修复口颊洞穿性缺损最常用的皮瓣。湖南省肿瘤医院头颈外科自2005年开始应用该皮瓣以来共完成1000余例，远远超出其他皮瓣，显示了该皮瓣在修复肿瘤术后缺损中的强大生命力。该瓣有2~4个主要穿支，因此可以保留2个以上穿支，这样皮瓣即使做得很长折叠或全层切开皮肤也可以保证充足的血供，此外该瓣还可携带股外侧肌用以充填上颌骨或颅底缺损。对于皮瓣太厚可采取修薄皮瓣的办法。该皮瓣修复前口颊洞穿性缺损或腭部缺损还是显臃肿，故累及前口颊、口角或腭部的洞穿性缺损最好挑选较薄的皮瓣。

腹直肌肌皮瓣是以腹壁下动脉为蒂的肌皮瓣，具有位置隐蔽、可双组手术、取材量巨大、血管蒂较长较恒定、供瓣区能直接拉拢缝合而不需要植皮等优点，适合于口颊巨大洞穿性缺损或上下颌骨、颅底、眶内容等复合缺损的修复。缺点是需切取部分或一侧的腹直肌，削弱了腹壁力量，增加了腹壁疝的可能性；皮瓣常太厚（尤其是女性）。为保证腹壁的强度，常常采用组织补片加固缝合腹直肌后鞘及腹膜。

腹壁下动脉穿支皮瓣是以腹壁下动脉穿支为蒂的皮瓣，由于该瓣仅切取穿支支配的皮肤及皮下脂肪,保留了腹直肌、前鞘及其支配肌肉的神经,最大限度地保留了腹壁的完整性,因此该瓣具有腹直肌肌皮瓣的所有优点而克服了其缺点,可以取代部分腹直肌肌皮瓣。但该皮瓣对操作者的要求很高,切取较复杂。

前臂皮瓣较薄、血管恒定、血管蒂较长、取瓣简单,多被用作修复唇颊部的全层洞穿性缺损、前口颊缺损或合并鼻翼的颊部洞穿性缺损。可将皮瓣分为内外两块,一块充作黏膜,另一块充作皮肤,去除此两瓣之间的表皮,与创缘缝合而使洞穿性缺损封闭。由于前臂皮瓣较薄,注意只能去除表皮而不能全层切除皮肤,否则有可能影响前端皮瓣的血供。修复全层上、下唇或软腭时,只需将皮瓣本身对折即可完成黏膜与皮肤层的修复或软腭的修复,折叠处因充作唇缘或软腭缘,故无需去除表皮或皮肤。前臂皮瓣修复口颊洞穿性缺损的缺点是牺牲了一条主要动脉而影响了手部的血供;若口颊缺损范围较大,特别是修复后口颊或者复合缺损时,前臂皮瓣取材量常不够,修复后常有局部凹陷影响外形;另外,供瓣区植皮后瘢痕明显影响外观,很多要求较高的患者不能接受,且增加了一个取皮的创面。

背阔肌肌皮瓣及肩胛皮瓣也可作为口颊洞穿性缺损一期修复的供瓣,可形成双岛修复。所不同的是,由于皮瓣较厚,在折叠处可全层切去皮肤或切开皮肤皮下而不致影响血供,肌肉可以填塞口底颈部或颅底等处的死腔。缺点是需翻动体位,无法行双组手术,延长手术时间,供瓣区如不能拉拢常需植皮。

对于口底区及颈部皮肤的洞穿性缺损,可以选用胸大肌肌皮瓣,因其肌肉量较大,可用以填塞口底及上颈部的死腔,皮瓣的双岛交界处皮肤也可全层去除或切开皮肤皮下达肌肉层,使两块皮瓣分开较远活动度增大而不至于牺牲皮瓣组织量,以利于创缘缝合。胸大肌肌皮瓣是修复头颈部缺损最经典最实用的皮瓣,其优点是血供丰富可靠、操作简便、取材量大、不需吻合血管、容易在基层医院开展,修复面颊或口颊一面缺损一般没问题,但是皮瓣折叠修复口颊全层缺损,特别是靠近较上位置的缺损,胸大肌肌皮瓣血管蒂长度常显不够。皮瓣也较厚,不适合修复前口颊缺损。年轻女性不太适合用胸大肌肌皮瓣。

在设计折叠组织瓣的大小时,应注意将折叠区所消耗的组织面积计算在内。为使折叠后远端皮瓣不受影响,应尽可能将折叠处设计在受区创缘的最厚处,务必使其折叠部创缘能呈钝圆形而不是尖角形,这就要求将折叠部创缘的表皮或皮肤切除部分稍宽一些,至少应达 1.5~2cm 或者更多。行骨肌皮瓣折叠式修复,设计时要注意骨段放置的方向与皮瓣位置的关系,特别要注意口内皮瓣的位置设计。只有精确的设计才能保证移植组织的正确就位,不致扭曲,同时能将骨段及固定钛板妥善包裹保护。

游离折叠组织瓣一期修复洞穿性缺损的安全度很高,其成功率达95%以上。

软腭缺损的修复可采用较薄的前臂、足背、颏下等皮瓣折叠,也可采用在皮瓣背面植皮修复鼻腔面创面,还可利用股前外侧皮瓣的阔筋膜修复软腭鼻腔面。

(二) **典型病例**

1 病例一 患者,男,63岁,左侧舌癌术后放疗后8个月,左侧颌下肿物3个月。舌复发性肿物侵犯全舌、左下颌骨、左侧口咽及梨状窝、会厌根部、左侧室带,左颈转移淋巴结侵犯左颈总动脉及颈内静脉、颈部皮肤,右颈淋巴结转移。术前行左颈内动脉球囊阻断试验显示阴性,提示可做左颈总动脉切除术。病理诊断:高分化鳞癌。全麻下行全舌、全喉、左侧下颌骨切除+左面颈部皮肤及软组织切除+左颈总动脉切除+左颈根治性淋巴清扫+右颈功能性淋巴清扫+气管造瘘+游离腹直肌肌皮瓣修复术(图7-1)。

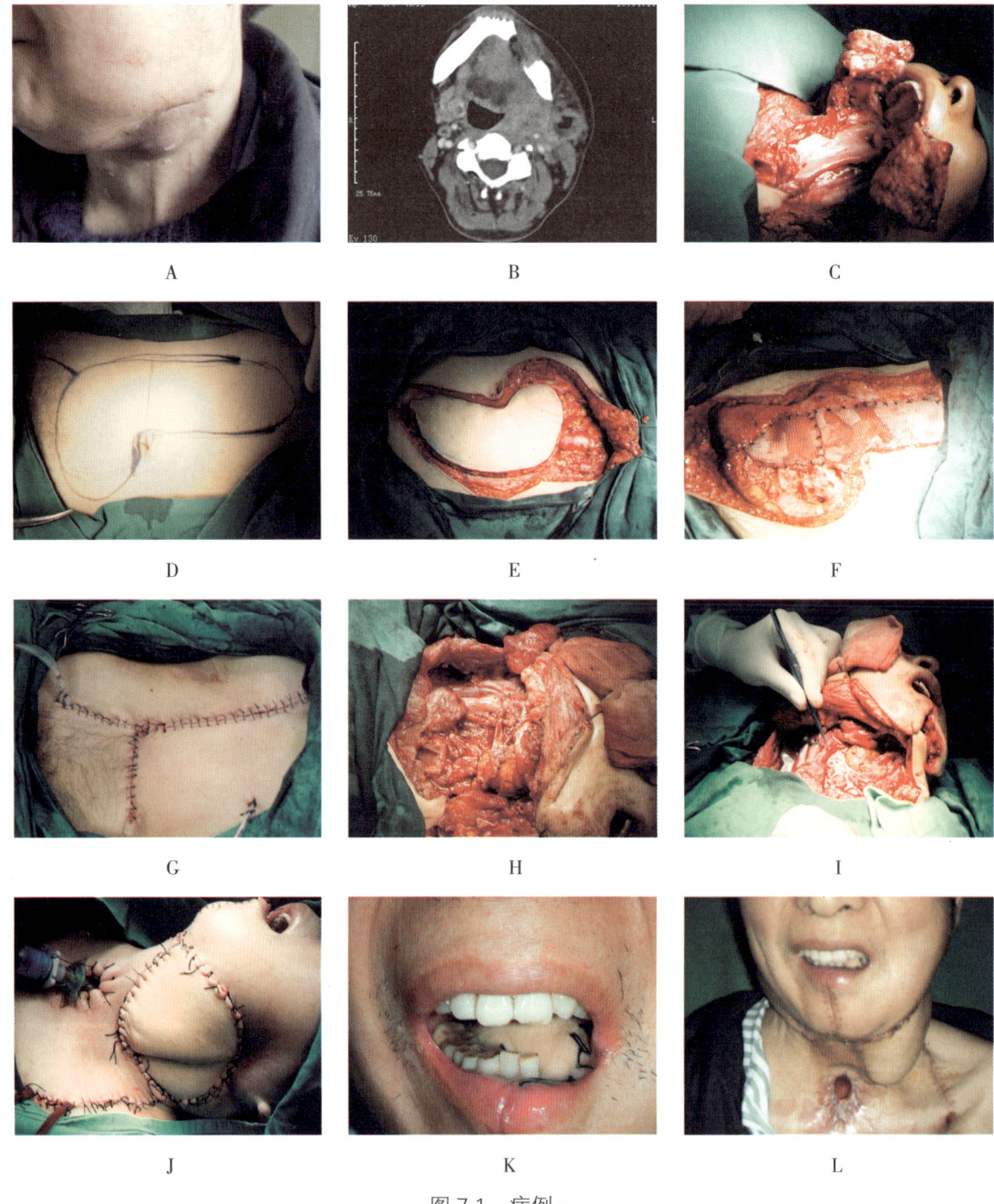

图 7-1 病例一

A. 术前舌癌复发表现　B. 肿瘤侵犯全舌、左下颌骨、左侧口咽及梨状窝、会厌根部、左侧室带,左颈转移淋巴结侵犯左颈总动脉及颈内静脉、颈部皮肤,右颈淋巴结转移　C. 行全舌、全喉、左侧下颌骨+左面颈皮肤及软组织切除+左颈总动脉切除+左颈根治性淋巴清扫+右颈功能性淋巴清扫+气管造瘘术　D. 腹直肌肌皮瓣设计(皮瓣25cm×10cm 大小)　E. 皮瓣制备,切取以腹壁下动脉为蒂的腹直肌肌皮瓣　F. 组织补片加固腹壁　G. 皮瓣供区直接拢缝合　H. 术中用皮瓣修复缺损,将皮瓣切开皮肤皮下分成两部分,一部分修复下咽及口腔缺损,一部分修复颈部及面部缺损　I. 吻合血管,血管吻合于右侧甲状腺上动脉及颈内静脉　J. 手术完成时情况　K、L. 术后2个月,伤口愈合可,皮瓣愈合良好,气管造瘘口光滑,能进半流饮食

2 病例二　患者,男,47岁,右侧口颊癌外院术后半年,右侧面部肿物 2 个月。查体:张口受限,右侧口角见术后瘢痕,右侧面部见结节状肿物,表面红肿,边界不清,肿物固定。MRI 示肿瘤侵犯右侧口颊全层、上下颌骨。病理诊断:高-中分化鳞癌。全麻下行右侧颊部大范围切除+右侧腮腺切除+右侧上下颌骨切除+游离股前外侧肌皮瓣修复术(图7-2)。

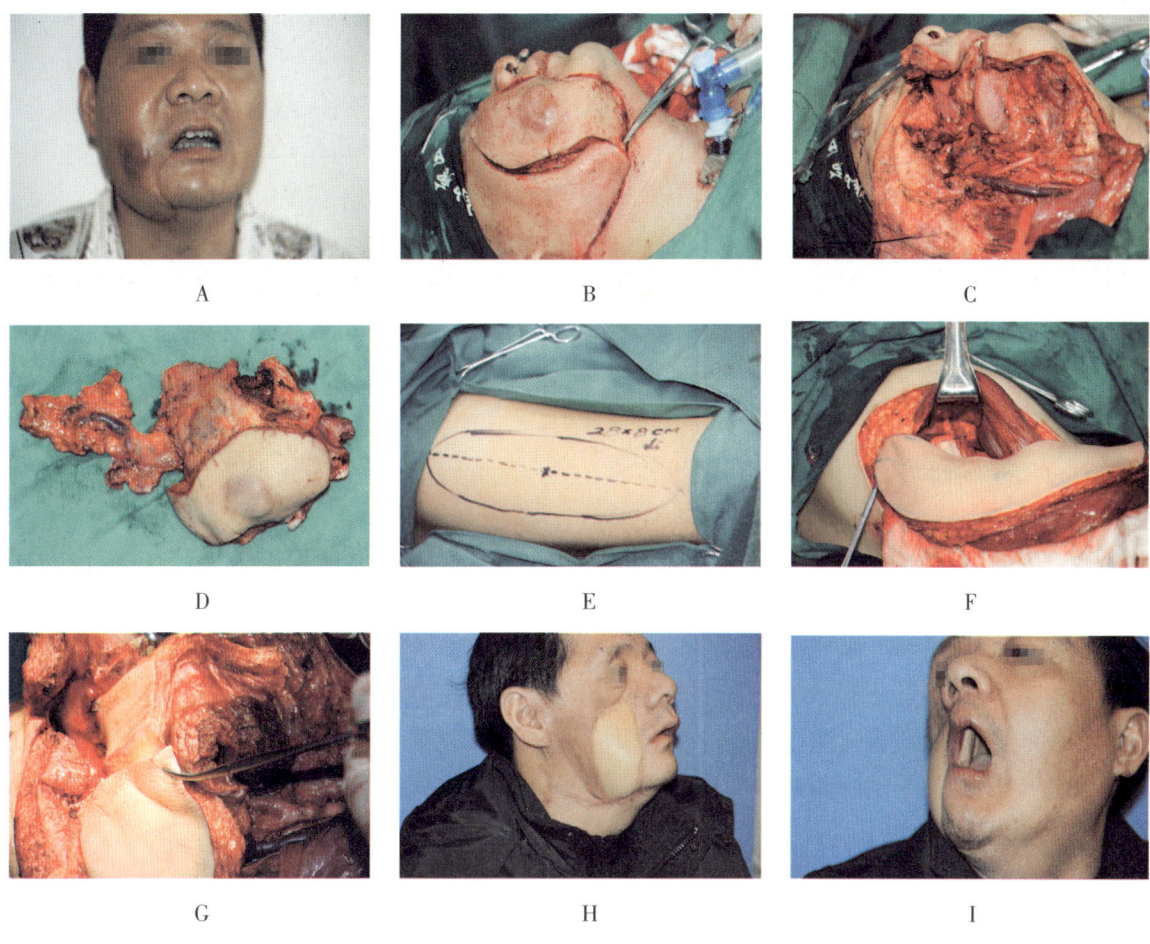

图 7-2 病例二

A. 术前　B. 行右侧颊部大范围切除、右侧上下颌骨切除　C. 术后右侧口颊巨大洞穿性缺损,右侧上下颌骨缺损,缺损上达侧颅底　D. 切除标本　E. 设计右侧股前外侧皮瓣 28cm×8cm 大小　F. 切取股前外侧肌皮瓣游离移植　G. 将股前外侧皮瓣部分切开,折叠后一部分修复口颊及右侧上颌骨、侧颅底缺损,一部分修复面颊部缺损　H、I. 术后半年,伤口愈合良好,皮瓣愈合良好,张口度可,语言清晰,可进半流饮食

3 病例三　患者,男,51 岁,左侧下牙龈肿物 6 个月,左侧面部红肿 1 周。查体:左侧面颊部红肿约 3cm×2cm 大小,可扪及皮下质硬肿物,固定。张口度可,左侧下牙龈颊侧菜花状肿物,侵犯左侧口颊。病理诊断:高分化鳞癌。全麻下行左侧牙龈癌根治+左侧颊部全层切除+腹壁下动脉穿支皮瓣修复术(图 7-3)。

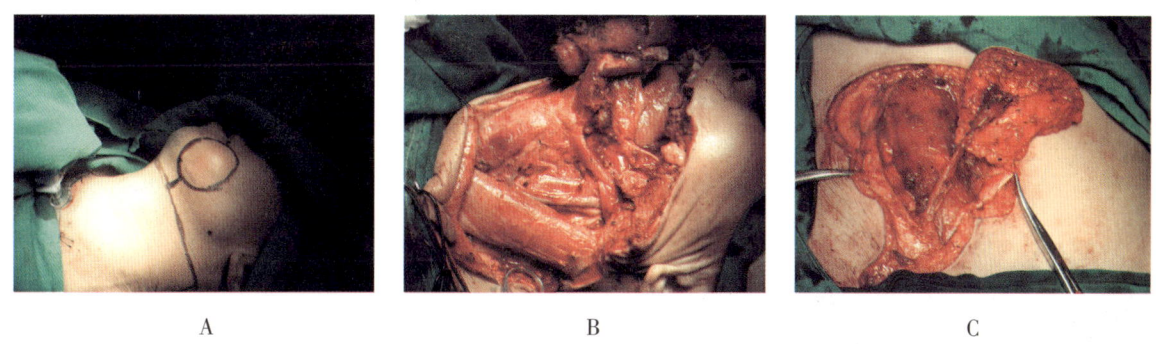

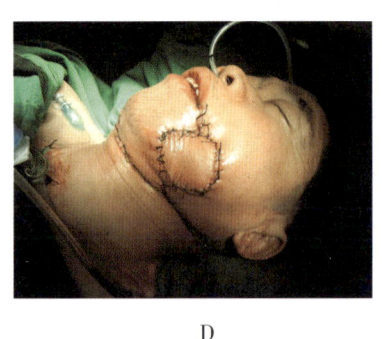
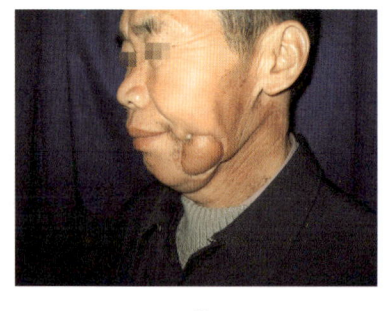
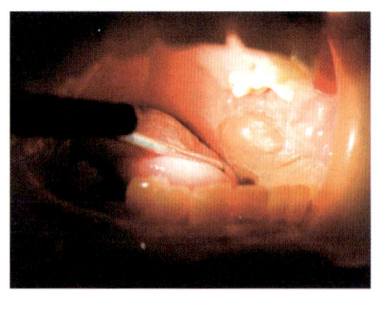

D　　　　　　　　　　　E　　　　　　　　　　　F

图 7-3　病例三

A. 左侧下牙龈肿物侵犯左侧下颌骨及口颊,面部皮肤受侵　B. 行左侧口颊全层切除＋下颌骨左侧体部部分切除＋左侧颈部功能性淋巴清扫　C. 切取以腹壁下动脉为蒂的穿支皮瓣　D. 将皮瓣中间去除部分皮肤折叠,一部分修复口颊缺损,一部分修复面颊缺损　E、F. 术后 3 年,皮瓣愈合良好,张口可,无复发,口腔内皮瓣黏膜化

二、一游离瓣、一带蒂瓣移植修复

(一) 可供选择的皮瓣

对面上部、唇颊部的洞穿性缺损,可用额瓣(轴型带蒂瓣)加前臂或肩胛游离皮瓣的方法修复,前者多用做衬里,后者多用做外层覆盖。对面下部及颈上部洞穿性缺损,可用带蒂胸大肌肌皮瓣加前臂游离皮瓣修复,有时亦可用颈项皮瓣(或上斜方肌肌皮瓣)加肩胛游离皮瓣修复。对洞穿性缺损合并下颌骨缺损的患者,可采用腓骨-腓动脉穿支皮瓣,腓骨瓣修复下颌骨缺损,所带腓动脉穿支皮瓣修复口颊及牙龈缺损,面颊部采用邻近皮瓣或另一块游离皮瓣修复。

(二) 典型病例

病例四　患者,男,49 岁,右侧下牙龈肿物 3 个月。查体:右侧面部隆起,可扪及皮下质硬肿物,活动差。张口度可,右侧下牙龈颊侧及前庭沟菜花状肿物,右下牙 4、5 Ⅲ度松动。CT 示右下牙龈肿物侵犯下颌骨及颊肌,皮下脂肪间隙消失。病理:高-中分化鳞癌。全麻下行右下牙龈癌根治＋下颌骨右侧体部切除＋右侧颊部全层切除＋游离腓骨皮瓣及颏下邻近皮瓣修复术(图 7-4)。

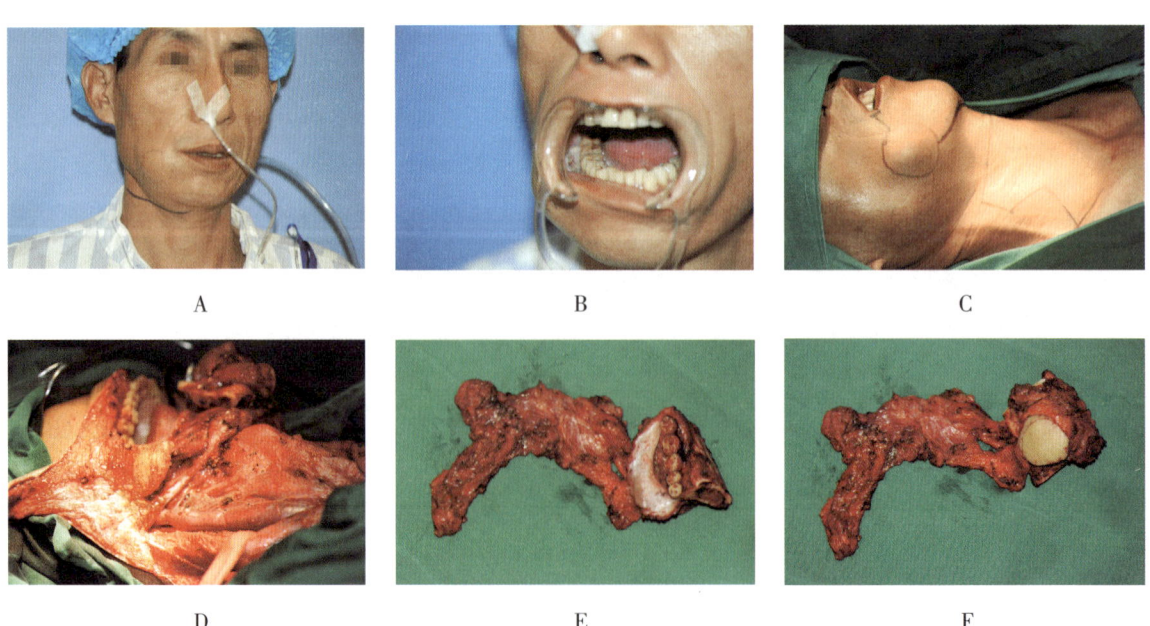

A　　　　　　　　　　　B　　　　　　　　　　　C

D　　　　　　　　　　　E　　　　　　　　　　　F

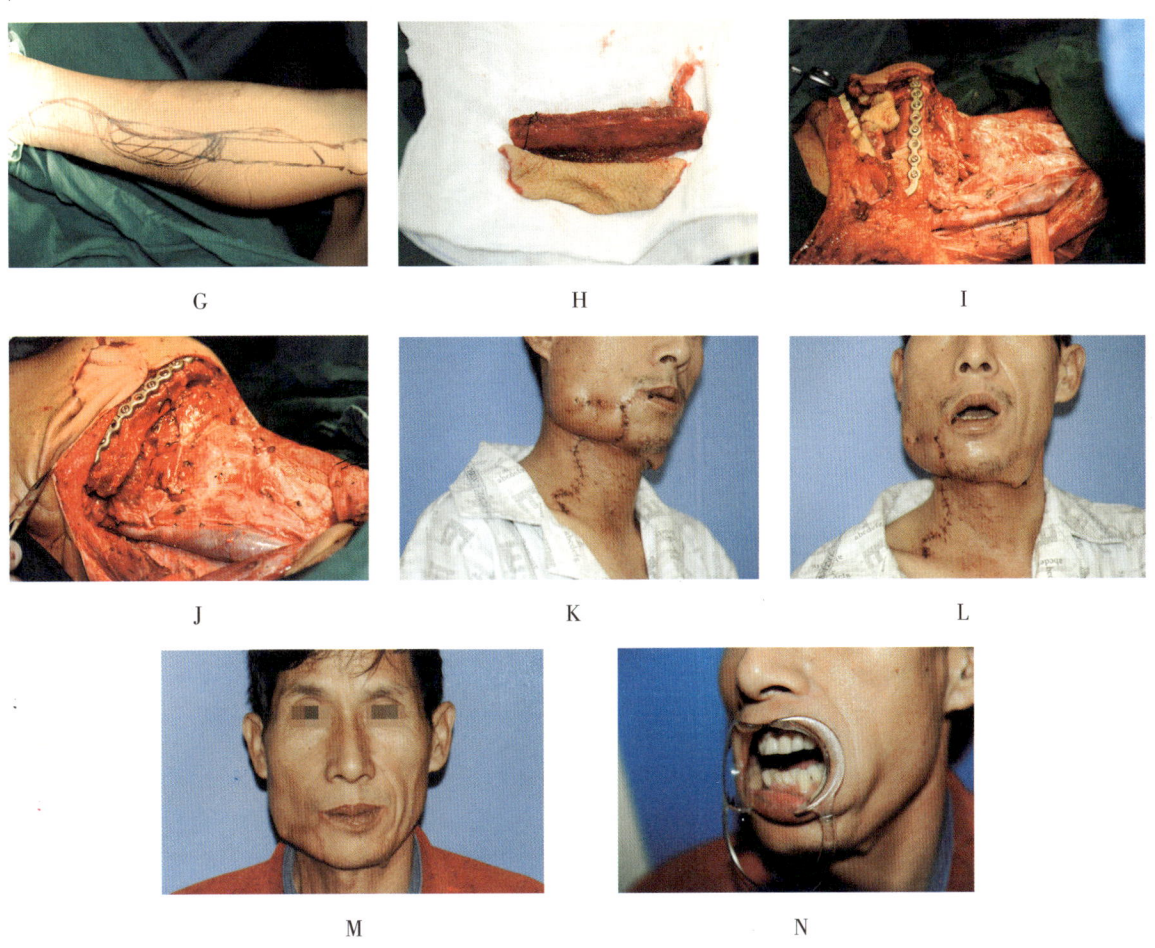

图 7-4 病例四

A、B. 术前观　C. 切口设计,注意保留口角完整性,不在口角切口而切开下唇,设计蒂在后的颏下颈阔肌肌皮瓣　D. 右下牙龈癌根治术,右侧面颊切除约 4cm×4cm 大小,右侧口颊及下颌骨体部切除,术后形成右侧颊部洞穿性缺损　E、F. 根治术标本　G、H. 切取左侧小腿腓骨-腓动脉穿支皮瓣　I、J. 腓骨瓣塑形后修复下颌骨缺损,钛板固定,腓动脉穿支皮瓣修复口颊及牙龈缺损,颏下颈阔肌肌皮瓣转移修复面颊部缺损　K、L. 术后 8 天拆线,伤口愈合良好,皮瓣愈合良好,张口可,面颈部仍有肿胀,语言清楚　M、N. 术后 3 个月,张口度 4cm,口内皮瓣愈合良好,见少量毛发生长,外形满意,语言进食尚可

三、双游离组织瓣移植修复

（一）可供选择的皮瓣

双游离组织瓣移植常用于修复口腔洞穿性缺损合并其他组织的复合缺损,如合并有上下颌骨的缺损、合并有鼻的缺损。这种复杂缺损用一块皮瓣折叠常很难修复满意,常采用双游离组织瓣移植修复。双游离组织瓣移植在某种程度上意味着至少必须吻合四条血管,即两根动脉、两根静脉。无疑,为了保证成功,对血管吻合的技巧要求更高。临床上亦多选择腓骨皮瓣加股前外侧皮瓣,或背阔肌肌皮瓣加前臂皮瓣。此法特别适用于颅颌联合根治术后的缺损,既可充填死腔保护脑组织,又可形成新的腭部及恢复面部缺损。这种方法需要有两根动脉、两根静脉以供吻合。对于受区供血管不足的患者来说,如果只有一根动脉、一根静脉可供选用,则可选择以前臂皮瓣作为中间桥梁瓣,将前臂皮瓣一端的动、静脉与另一前臂皮瓣或其他肌皮瓣吻合,此种皮瓣亦可称为串联皮瓣（图 7-5）。在众多的皮瓣中,前臂皮瓣最适宜作为串联皮瓣的桥梁瓣（或称中间瓣）,因它是一种动脉网干型皮瓣,其血管两端管径大致相似。另外,股前外侧皮瓣的供血血管旋股动脉降支、腓骨瓣的供血血管腓动脉远端亦可作为桥接血管。大部分皮瓣末端血管管径纤细,很难作为吻合的血管。

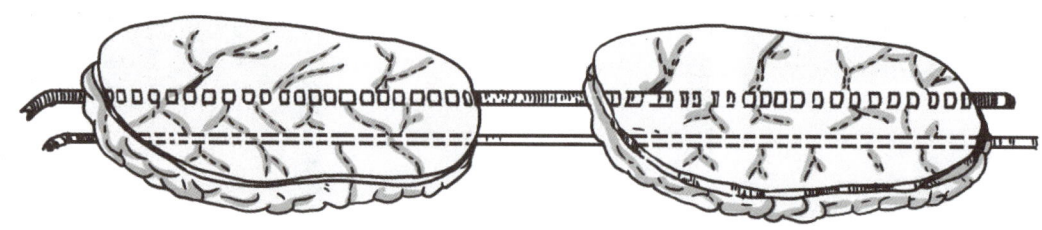

图 7-5　串联皮瓣示意图

（二）典型病例

病例五　患者，女，67 岁，右侧鼻翼面部肿物并溃烂 3 年。查体：右侧鼻翼、鼻底、鼻小柱、面颊、上唇及唇红见溃疡，表面覆盖干痂，边缘不规则隆起，边界不清。病理诊断：高分化鳞癌。全麻下行右侧鼻翼、面颊、上唇癌扩大切除＋游离前臂皮瓣＋游离复合耳轮组织瓣修复术（图 7-6）。

A

B

C

D

E

F

G

H

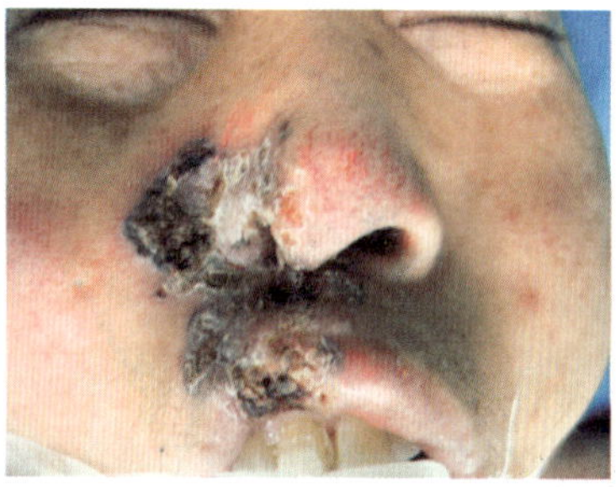

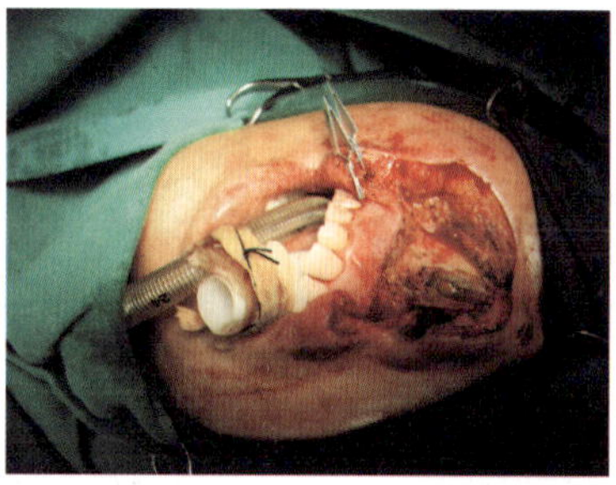

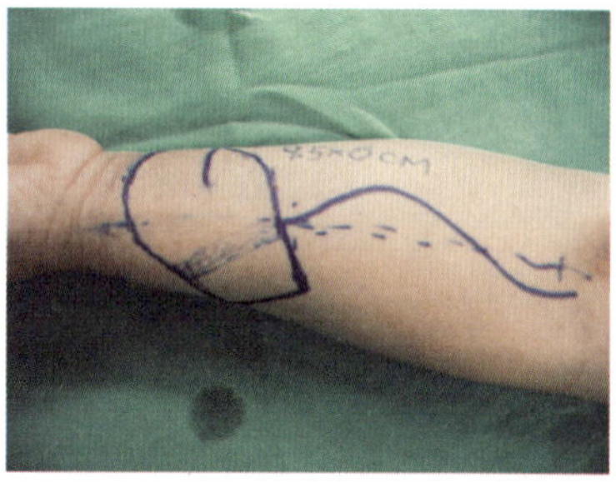

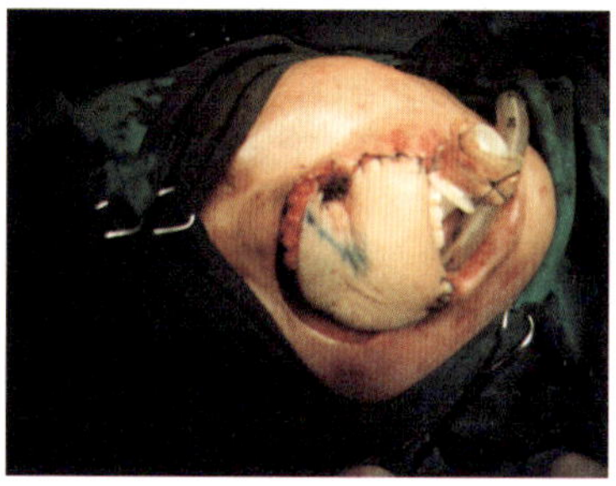

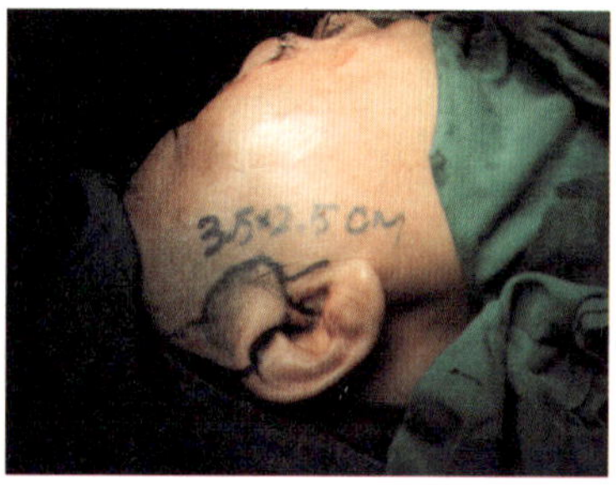

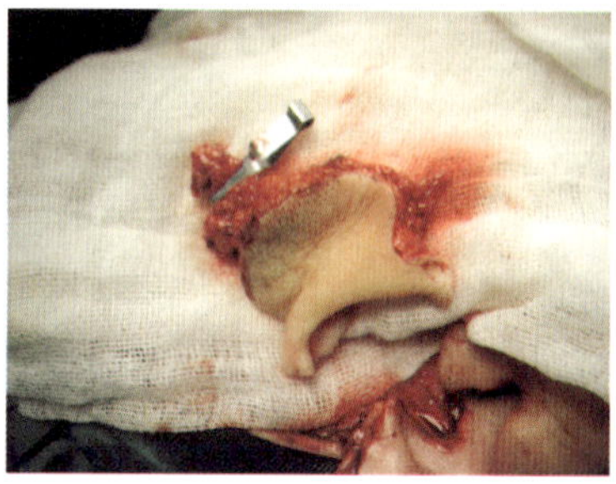

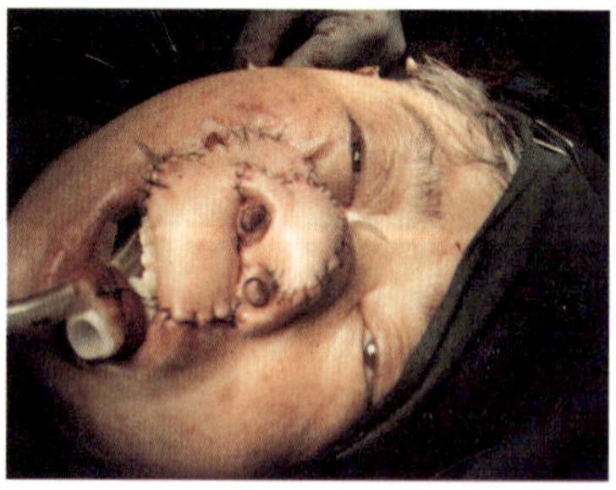

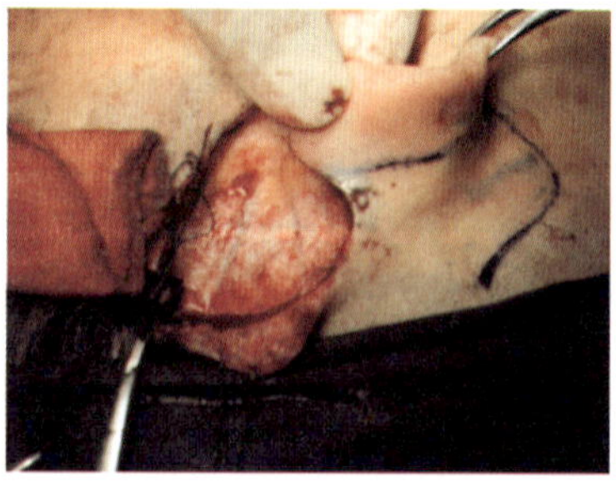

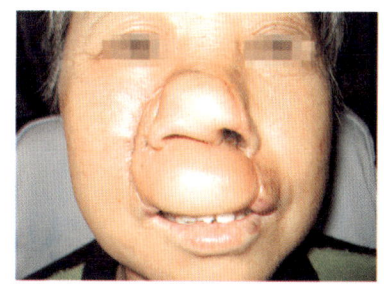 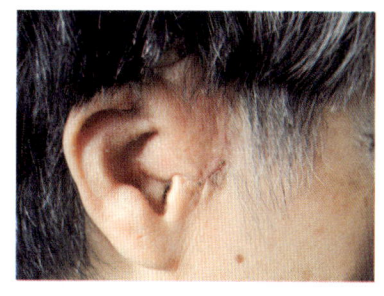

I J

图7-6　病例五

A. 右侧上唇、面颊、鼻翼、鼻尖、鼻小柱、鼻底皮肤癌表观，右侧鼻孔显著缩小　B. 行面部皮肤癌扩大切除，形成上唇、右侧颊部洞穿性缺损，右侧鼻翼、部分鼻中隔、鼻小柱、鼻尖、双侧软三角缺损；右侧鼻骨及梨状孔外侧部分上颌骨切除，上颌窦未开放　C. 根据上唇及颊部缺损设计前臂皮瓣，分三部分分别修复上唇口内部分缺损、鼻底缺损、右侧面颊缺损　D. 前臂皮瓣折叠修复上唇、鼻底及颊部缺损，血管蒂通过皮下隧道至颈部与面动静脉吻合　E. 根据鼻缺损设计耳轮复合组织瓣　F. 切取以颞浅动静脉为蒂的耳轮复合组织瓣　G. 耳轮组织瓣修复鼻翼、鼻小柱、鼻尖及上唇软三角缺损，皮瓣供血血管颞浅动静脉与前臂皮瓣供血血管桡动静脉远心端吻合，鼻孔用塑胶管支撑塑形　H. 以耳后皮瓣转移修复耳轮复合组织瓣切取后遗留的缺损，耳后供瓣区直接拉拢缝合　I, J. 术后8个月复查，皮瓣愈合良好，鼻部、上唇、面颊外形基本满意，张口度可，进食正常，语言清楚，鼻通气可，右侧耳轮供瓣区外形满意

四、双轴型带蒂瓣移植修复

这种方法在没有开展显微外科的医院临床实际应用较多，皮瓣的选择可根据患者具体洞穿性缺损的情况设计。对面颊部或口底颈部的洞穿性缺损，修复口腔黏膜可选择颈阔肌肌皮瓣、舌骨下肌皮瓣、额瓣、颏下皮瓣等作为衬里；对面颈部皮肤的外层覆盖可采用胸三角皮瓣、胸大肌肌皮瓣、斜方肌肌皮瓣等。某些情况下亦可设计颈部滑行皮瓣修复面颈的中小型皮肤缺损。

五、一蒂二瓣或多瓣移植修复

随着解剖学的发展及穿支皮瓣临床应用越来越广泛，一蒂二瓣或多瓣移植的方式得到越来越多的临床应用，可以采用一根主干血管的多个分支或多个穿支根据缺损的需要设计成一蒂二瓣或多瓣形式。典型的是以肩胛下血管为总血管蒂，可同时制备一块肩胛皮瓣和一块背阔肌肌皮瓣甚至肩胛骨瓣，以肩胛下血管的分支胸背血管及旋肩胛血管分别维持血供。股前外侧皮瓣也可根据不同的穿支设计成一蒂二瓣。这种皮瓣的优点是只需吻合一套血管，两个皮瓣之间的自由度大，适用于颌面颈部的各种洞穿性缺损，同时整复两层组织及其间的组织缺损（图7-7）。另外，由于两个皮瓣可单独设计，在切取较大皮瓣时供区仍可直接拉拢缝合，最大限度地保护了供区的外形和功能。为适应面颊部外为皮肤、内为黏膜的独特构造，我们于2006年开始应用带腹壁下动静脉的腹膜瓣-穿支皮瓣进行面颊洞穿性缺损的修复，取得了较好疗效。

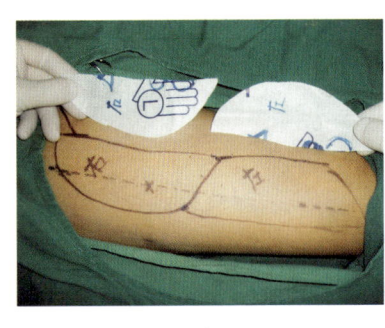 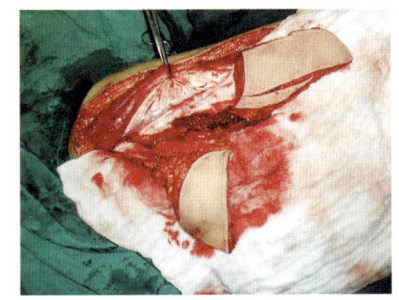

图 7-7　一蒂二瓣设计实例
A. 以旋股动脉降支的两个穿支制备成一蒂二瓣　B. 两瓣由于拥有各自的穿支供血,可自由拼合修复大面积缺损或瓦合折叠修复洞穿性缺损

(一)手术方法

根据缺损的大小于脐旁设计皮瓣。切开皮瓣外侧缘达腹外斜肌腱膜浅面,向脐分离起皮瓣,于腹直肌前鞘浅面可见1～2支较大穿支穿过前鞘进入皮瓣,切开皮瓣下方沿腹壁下动脉体表投影而设计的附加切口,于穿支旁切开前鞘直达下方,向外侧分离起前鞘,暴露腹直肌外侧缘、腹壁下血管及后鞘,再沿穿支切开部分腹直肌,解剖出到总干的分支后,再辨认以解剖出腹壁下动静脉进入后鞘及腹膜的分支,按设计切开后鞘及腹膜,剪取所需大小后鞘腹膜瓣附于血管蒂上,同时将脐旁皮瓣从腹直肌间隙内及肋间神经下穿出,形成的复合瓣为一蒂二瓣形式。

断扎血管蒂后,分层缝合腹膜、腹直肌、前鞘及腹壁皮肤,腹带加压包扎。术中要注意保护从外上方斜行入腹直肌的第10、11、12肋间神经,避免将其切断引起相应的功能障碍。原发灶手术结束后将复合瓣置于缺损处,脐旁皮瓣朝皮肤侧修复面颊部缺损,后鞘腹膜瓣置于口腔侧修复口颊黏膜缺损,两瓣瓦合修复颊部洞穿性缺损,两瓣间置橡皮引流条以避免积液,腹壁下动静脉分别与颈部血管吻合。

(二)优缺点

1　优点　与其他组织瓣相比,该瓣修复颊部复合性洞穿性缺损具有一些优点:利用同一条血管蒂,可形成一蒂二瓣形式,再造后的颊部可基本恢复外为皮肤内为黏膜的颊部特有结构;供区仍保留腹直肌及前鞘,保留了腹壁的主要结构,降低了腹壁膨出和腹壁疝的可能;为唇颊复合缺损中红唇缺损的修复提供了一种新方法。

在以往的文献中对于唇颊复合缺损中的红唇缺损的修复方法很少,大多由皮瓣折叠出口裂的形态而已,而通常采用的舌瓣及邻近黏膜瓣方法也很难应用于此类缺损。带腹壁下动静脉的腹膜皮瓣表面皮肤细腻肤色较淡,比较适合修复面部软组织缺损,同时其皮瓣血管蒂也较长,可达10～13cm,血管口径也较大,利于吻合,此外由于该皮瓣不需折叠使用,所取皮瓣相对较小,供区可直接拉拢缝合而无需植皮增加新的手术创面。

2　缺点　在临床观察中,我们也注意到该瓣具有以下一些缺点:

(1)由于后鞘及腹膜缺损,供区在围手术期出现腹壁裂开的可能性增大。因此,对于所取后鞘腹膜瓣在宽于5cm以上时最好在腹膜供区处用人工补片修复,以降低腹膜张力,同时局部腹带保留3周以上。

(2)后鞘腹膜瓣在3周后其表面色泽明显变淡呈黄白色,同时出现明显的收缩,可能与其下方缺乏黏膜下结构有关。为避免张口受限现象出现建议患者术后早期做张口练习。

(三) 典型病例

1. **病例六** 患者,男,38岁,右侧口颊癌外院术后9个月(局部切除+植皮),右侧口颊肿物3个月。查体:右侧面颈部见术后瘢痕,张口度2cm。右侧口颊结节状肿物约3cm×2cm大小,侵犯面颊部皮肤及口角。入院诊断:右侧口颊癌术后复发。病理诊断:高分化鳞癌。全麻下行右侧颊部扩大切除+上颌结节切除+下颌骨右侧边缘切除+以腹壁下动脉为蒂的腹膜穿支皮瓣游离移植修复右侧颊部洞穿性缺损(图7-8)。

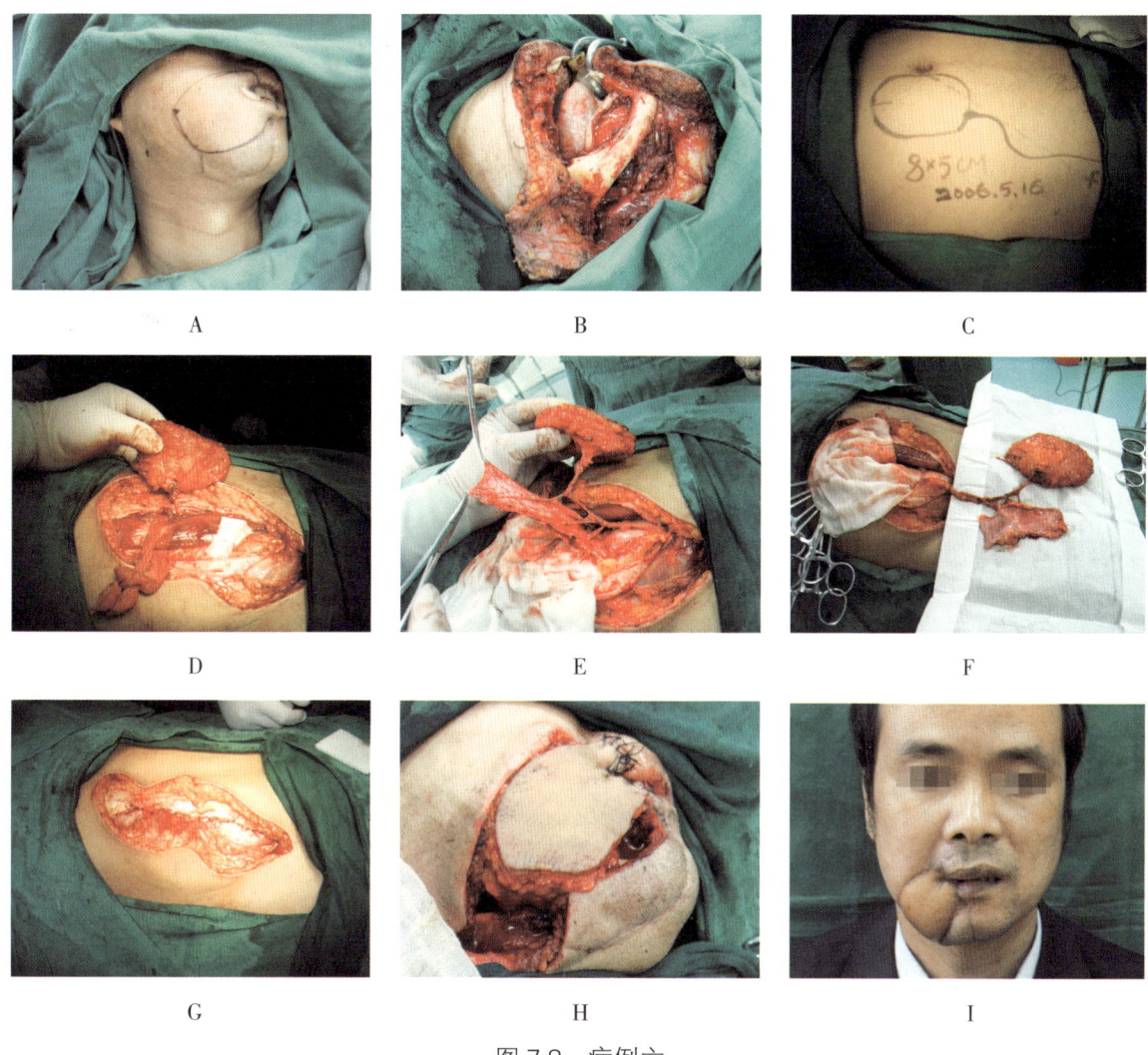

图7-8 病例六

A. 右侧口颊癌术后复发,侵犯面部皮肤及口角 B. 行右侧口颊癌扩大切除+上颌结节切除+下颌骨体部边缘切除术,术后右侧颊部洞穿性缺损 C. 于脐旁设计以腹壁下动静脉为蒂的腹膜穿支皮瓣 D. 制备腹壁下动脉穿支皮瓣,保留腹直肌及前鞘及支配神经,仅以脐旁穿支供血 E. 制备带血管的腹膜瓣(包含腹直肌后鞘) F. 制备好的以腹壁下动脉为蒂的腹膜穿支皮瓣(一蒂二瓣) G. 供区腹膜及腹直肌后鞘直接拉拢缝合,腹直肌前鞘加固缝合,皮肤直接拉拢缝合 H. 皮瓣修复面颊皮肤缺损,腹膜瓣修复口颊缺损 I. 术后半年,伤口愈合可,皮瓣愈合良好,张口度3cm,进食尚可,语言较清楚

2. **病例七** 患者,男,70岁,右侧面部、上下唇、口颊黑色肿物1年,生长加速1个月。查体:右侧面颊部、上唇、唇红见多处黑色肿物,侵犯上前牙龈。病理诊断:恶性黑色素瘤。全麻下行右侧颊部、上下唇肿物扩大切除+以腹壁下动脉为蒂的腹膜穿支皮瓣游离移植术修复右侧颊部、上下唇复杂缺损(图7-9)。

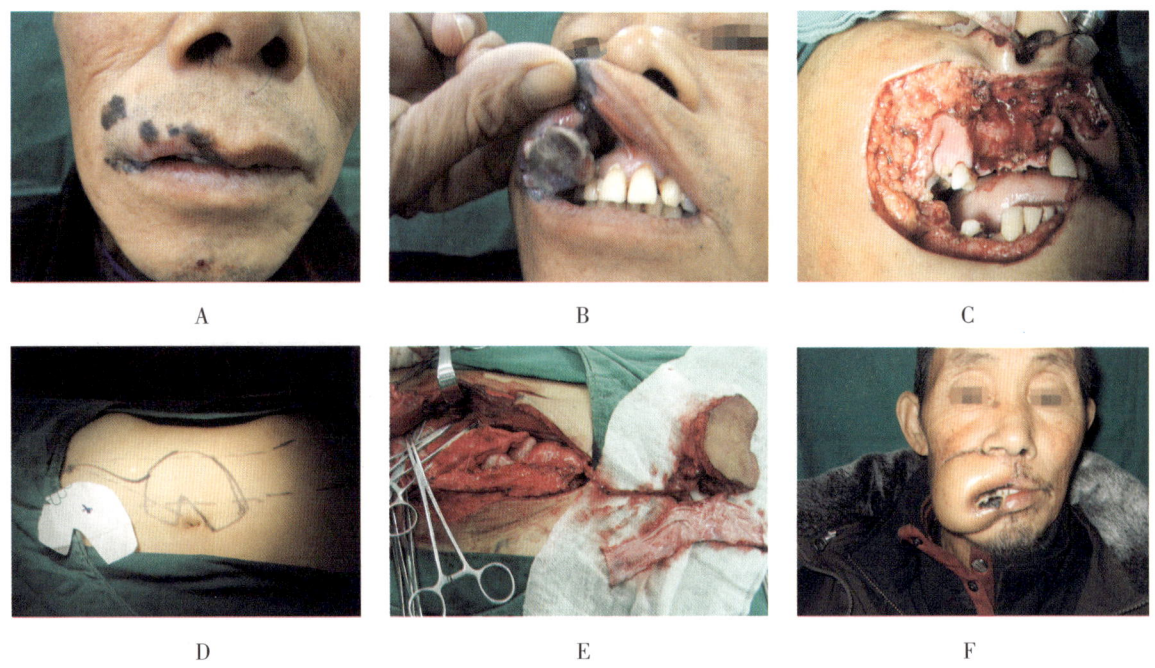

图 7-9 病例七

A、B. 原发灶位于右侧口颊、上唇外 1/2、口角、右侧面部　C. 行右侧颊部黑色素瘤扩大切除术＋右侧上牙龈部分切除＋右侧颈淋巴清扫，术后右侧上下唇部分全层缺损及颊部洞穿性缺损　D. 根据原发灶缺损范围及大小，设计脐旁腹膜穿支皮瓣　E. 切取以腹壁下动脉为蒂的腹膜穿支皮瓣，保留腹直肌、前鞘及其支配腹直肌的肋间神经，腹膜瓣修复口颊、上下唇口内侧缺损，穿支皮瓣修复面颊及上下唇外侧缺损　F. 术后 2 周，皮瓣愈合良好，仍有肿胀

3　**病例八**　患者，女，38 岁，硬腭癌术后 6 年，硬腭肿物 6 个月。查体：张口度正常，硬腭见术后小的洞穿性缺损，原缺损前及右侧见肿物隆起，表面欠光滑。入院诊断：硬腭癌术后复发。病理：黏液表皮样癌。全麻下行硬腭癌扩大切除术＋腹壁下动脉为蒂的腹膜穿支皮瓣游离移植修复腭部洞穿性缺损（图 7-10）。

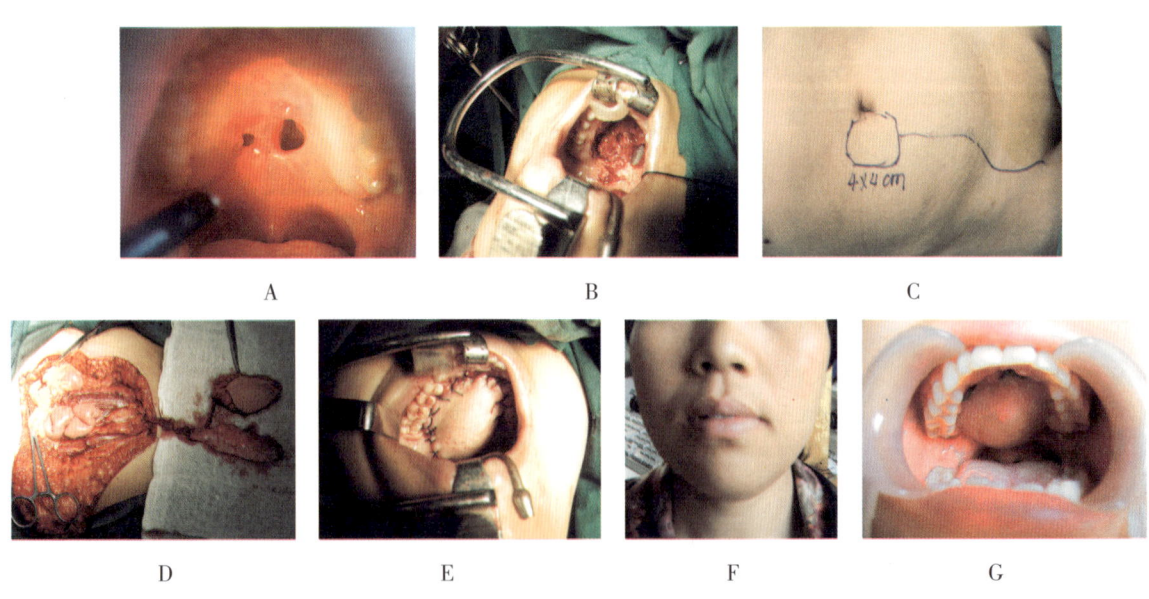

图 7-10 病例八

A. 硬腭术后改变，洞穿性缺损旁见肿物　B. 行硬腭全层切除，鼻底暴露　C. 设计以腹壁下动脉为蒂的腹膜穿支皮瓣　D. 切取以腹壁下动脉为蒂的腹膜穿支皮瓣，保留腹直肌及前鞘及支配腹直肌的肋间神经，腹直肌后鞘及腹膜直接拉拢缝合，腹壁缺损直接拉拢缝合　E. 腹膜瓣修复腭部鼻腔面缺损，穿支皮瓣修复腭部口腔面缺损，血管蒂通过隧道引至颈部与面动静脉吻合　F、G. 术后 3 个月，皮瓣愈合良好，语言清晰，进食正常无鼻腔反流，鼻底愈合良好，双侧鼻腔通气良好

六、腹壁全层复合组织瓣

(一)适应证

对于口颊的洞穿性缺损,可以采用以腹壁下动脉为蒂的腹壁全层复合组织瓣修复,利用复合组织瓣的腹膜面修复口颊面黏膜缺损、皮瓣皮肤面修复面部皮肤缺损。但此方法只适用于腹壁比较薄的患者,而且此术式牺牲了腹直肌及腹直肌前后鞘,造成术后腹壁薄弱,易发生腹壁疝,一般需用组织补片加固腹壁。

(二)典型病例

病例九 患者,男,40岁,右侧颊部肿物5个月。查体:张口度3cm,右侧口颊及磨牙后区见菜花状肿物,CT示肿物累及颊肌和皮肤。病理:高分化鳞癌。全麻下行右侧口颊癌联合根治+右侧上颌骨牙槽突切除+右侧下颌骨边缘切除+以腹壁下动静脉为蒂的腹壁全层复合组织瓣游离移植修复右侧颊部洞穿性缺损(图7-11)。

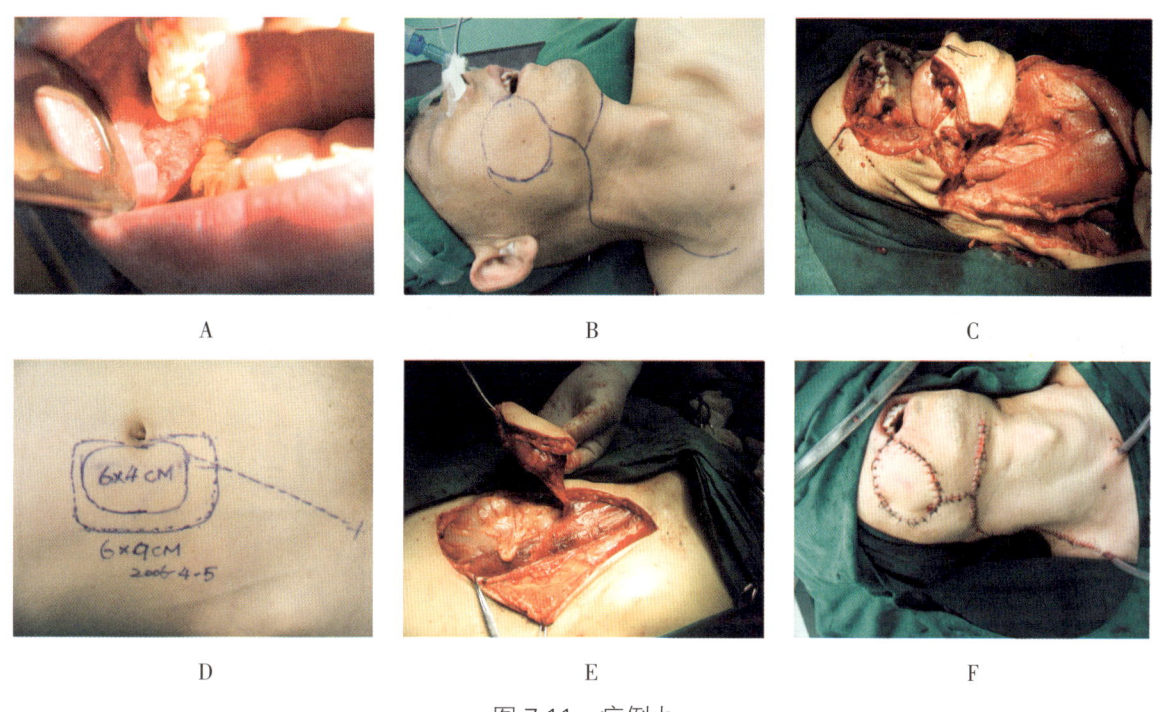

图7-11 病例九

A. 右侧口颊及磨牙后区肿物累及上下牙龈、面部皮肤 B. 手术切口设计 C. 行右侧口颊癌联合根治+双侧颈淋巴结清扫+右侧上颌骨牙槽突切除+右侧下颌骨边缘切除术修复右侧颊部全层洞穿性缺损 D. 设计以腹壁下动静脉为蒂的腹壁全层复合组织瓣,皮肤切取6cm×4cm大小,腹膜瓣切取9cm×6cm大小 E. 切取以腹壁下动脉为蒂的腹壁全层复合组织瓣(复合组织瓣包含皮肤、皮下、腹直肌前鞘、部分腹直肌、腹直肌后鞘、腹膜) F. 腹壁全层复合组织瓣游离移植修复右侧颊部洞穿性缺损,皮肤面修复面颊部,腹膜面修复口颊部

七、单一皮瓣加植皮

(一)适应证

修复腭部洞穿性缺损时,皮瓣折叠或双皮瓣瓦合常显臃肿,可采用单一皮瓣修复,在皮瓣的组织面植皮修复鼻腔面,还可利用股前外侧皮瓣深面的阔筋膜或前臂皮瓣、足背皮瓣的筋膜面作为鼻腔面的衬里。此种方法修复时一定要注意血管蒂穿入皮瓣位置靠近皮瓣边缘,这样易于将血管蒂很好地包埋于咽侧的软组织内。如皮瓣血管穿支部位暴露于鼻腔侧,很容易导致血管痉挛致皮

瓣坏死。还有人提出仅行一瓣移植,另一面创面打包任其自行愈合的手术方法,因皮瓣术后感染坏死导致手术失败和术后出现瘢痕挛缩的机会较多,一般不宜采用。

（二）典型病例

病例十 患者,男,41岁,软腭溃烂7个月。查体:张口度可,软腭右侧见溃疡性肿物约3cm×3cm大小,边缘不规则隆起,外达翼颌皱襞,内达悬雍垂,软腭活动尚可。病理:高分化鳞癌。全麻下行软腭癌扩大切除＋下颌骨右侧边缘切除＋右侧功能性颈淋巴清扫术＋带蒂颏下皮瓣修复术＋植皮术(图7-12)。

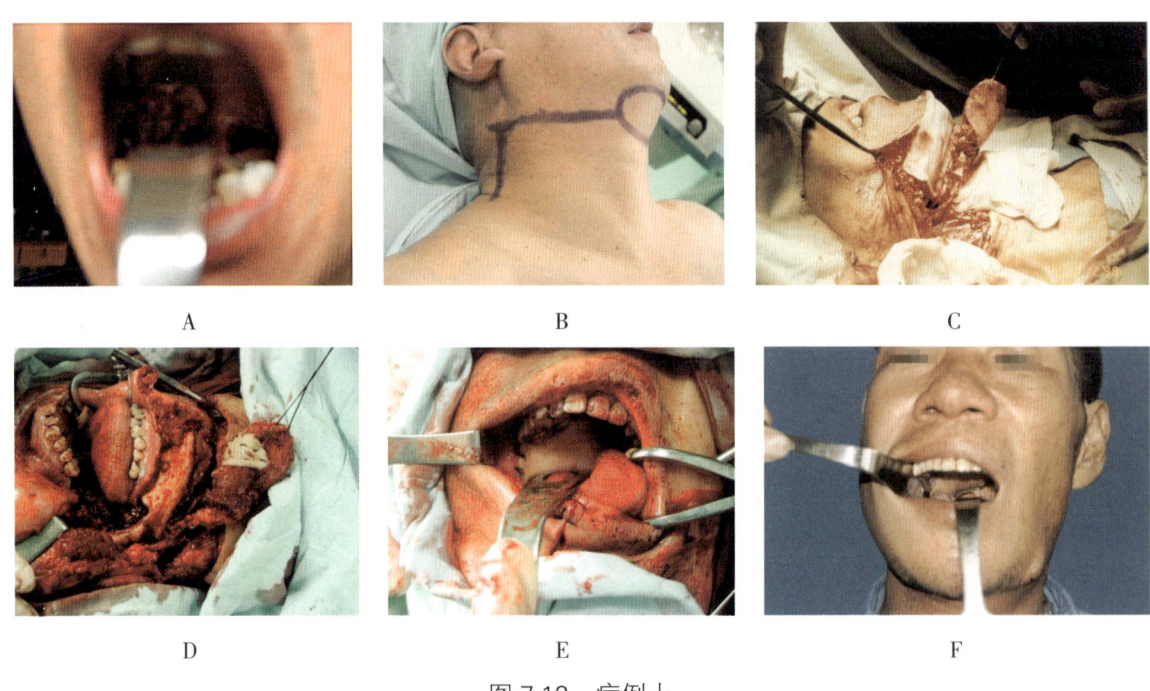

图7-12 病例十

A. 术前 B. 皮肤切口,设计颏下皮瓣约6cm×4cm大小 C. 制备以颏下动静脉为蒂的颏下皮瓣 D. 行软腭癌扩大切除＋下颌骨右侧边缘切除＋右侧功能性颈淋巴结清扫术修复软腭洞穿性缺损,颏下皮瓣背面植皮,植皮缝合数针使皮片与颏下皮瓣紧贴 E. 颏下皮瓣血管蒂自下颌骨表面通过,转移至软腭处,修复软腭缺损,皮瓣面修复软腭口腔面,皮瓣背面植皮区修复鼻腔面缺损 F. 术后3个月复查,软腭皮瓣愈合良好,腭咽闭合良好,语言清楚,进食尚可,无鼻腔反流

虽然目前口腔颌面部洞穿性缺损的修复方法比较多,但由于口腔颌面部洞穿性缺损的复杂性,常涉及多器官多组织的缺损,现在所有的修复方法远未达到功能的重建,特别是大面积的复合缺损,术后皮瓣挛缩致张口受限、骨组织大量缺失致术后面部塌陷、唇的修复、口角的修复、下睑外翻等问题都有待进一步解决。

（李赞 周晓 喻建军）

参考文献

[1] 张志愿. 口腔颌面肿瘤学[M]. 济南:山东科学技术出版社,2004:323-333.

[2] 李树玲. 新编头颈肿瘤学[M]. 北京:科学技术文献出版社,2002:692-720.

[3] 李赞,赵素萍,陈杰,等. 舌根癌的手术治疗[J]. 中国耳鼻咽喉颅底外科杂志,2003,9(2):79-81.

[4] 李赞,赵素萍,周晓,等. 软腭癌术后缺损一期修复的临床研究[J]. 现代肿瘤医学,2006,14(8):944-946.

[5] 李赞,喻建军,黄文孝,等.游离上臂外侧皮瓣在头颈肿瘤术后缺损修复的临床应用[J].组织工程与重建外科杂志,2007,3(2):83-85.

[6] 李赞,周晓,喻建军,等.游离腹壁下动脉穿支皮瓣在头颈肿瘤术后缺损一期修复的临床应用[J].中国耳鼻咽喉颅底外科杂志,2008,14(1):25-28.

[7] 周晓,喻建军,李赞,等.应用带腹壁下动静脉的腹膜皮瓣修复面颊洞穿性缺损[J].组织工程与重建外科杂志,2008,4(2):101-104.

[8] 周晓,李赞,喻建军,等.颏下皮瓣行软腭贯通缺损一期修复[J].中国现代手术学杂志,2003,7(6):460-462.

[9] Shah J P, Gil Z. Current concepts in management of oral cancer-surgery[J]. Oral Oncol, 2009, 45(4-5): 394-401.

[10] Agostini T, Agostini V. Further experience with adipofascial ALT flap for oral cavity reconstruction[J]. J Plast Reconstr Aesthet Surg, 2008, 61(10): 1164-1169.

第八章 上颌骨缺损的修复重建

第一节 概述

上颌骨是面中部外观和功能的基石，承担着支撑颅底、眼球和面中部，负担咀嚼力，分隔口腔和鼻腔等重要功能。导致上颌骨缺损的原因主要有肿瘤切除手术和严重的创伤等引起的后天性缺损以及先天性发育性畸形等。上颌骨缺损对患者面容及功能的影响举足轻重，它往往伴随周围重要结构的破坏或缺失，因此将造成面部畸形及口腔功能的严重丧失，给患者的生理和心理带来灾难性的打击，严重影响患者的生存质量。

由于上颌骨与面中、上部邻近诸骨相连，上颌骨的缺损常伴有筛骨、鼻骨、颧骨、腭骨、眶骨以及颅底等骨的缺损。因肿瘤而施行的上颌骨切除术，切除范围常包括部分颧骨在内，有时视具体情况的不同，还要包括鼻骨、筛骨、眶骨等在内；上颌骨次全或全切除术后常导致腭颌缺损，如行颅颌面联合切除术，常常需要切除颅底的骨质，包括颅前凹、颅中凹，甚至偶尔还可向后涉及颅后凹；面中部晚期恶性肿瘤的扩大根治术，其术后缺损通常都是洞穿性缺损；而外伤或战伤性缺损，可依伤因、伤情和伤道的不同而合并有不同程度的软、硬组织缺损，这些均在一定程度上增加了上颌骨缺损修复重建的难度。因此，上颌骨缺损的修复尤其是功能性重建一直是口腔颌面-头颈外科、整形外科和修复科医师所面临的一项极具挑战性的课题。

迄今为止，国内外学者对上颌骨缺损的重建仍存有争议，其治疗则停留在赝复治疗与复合游离组织瓣修复这一水平。近年来，随着医患双方对提高生存率与生存质量的共识的提高，加之显微外科技术的日趋成熟，医用生物材料的广泛应用，数字医学的引入，特别是快速原型技术的发展，使得国内外学者提出并实施理想或接近真正意义上的功能性上颌骨重建成为可能。为此，他们在经过多年来的不懈努力获得诸多成功经验的基础上，逐步推动了此领域的深入研究。有鉴于此，本章旨在以外科重建为基调，兼顾外形与功能并结合笔者的经验和认识，着重介绍上颌骨肿瘤术后缺损的重建与修复，并就共同关心的问题展开讨论。

一、上颌骨缺损的分类

由于肿瘤切除或严重创伤所致的上颌骨缺损的部位和内容往往不尽相同，因此，术者所选择的上颌骨缺损重建的方法以及重建后的外观和功能效果也有所区别。同时，上颌骨重建的方法种类繁多，目前尚无统一的规范可循，因而有必要对上颌骨缺损进行归类，以寻求一种既能有利于临床医师诊断、制定治疗计划乃至术后进行功能性评价，又有助于在同一平台上对上颌骨缺损及重建进行讨论，进而建立各种上颌骨重建方法的选择规范，同时还可有效地进行疗效的评价和比较的方法。根据国内外报道,上颌骨缺损的分类方法主要有 HS 分类、樊森分类、赵铱民分类、Brown 分类、Cordeiro 和 Santamaria 分类、Okay 分类、Triana 分类、Yamamoto 分类等。在这些分类方法中,前三种分类法均是从赝复体修复角度出发,因而应用相对局限;后几种分类法则从外科重建角度由外科医师提出。鉴于篇幅有限,本章仅介绍目前较为流行并被广为应用的 Brown 分类(2000)及 Brown 改良分类(2010)。

Brown 分类(2000)是英国学者 Brown 等根据上颌骨在垂直和水平面上的各自缺损提出的分类系统(图 8-1)。

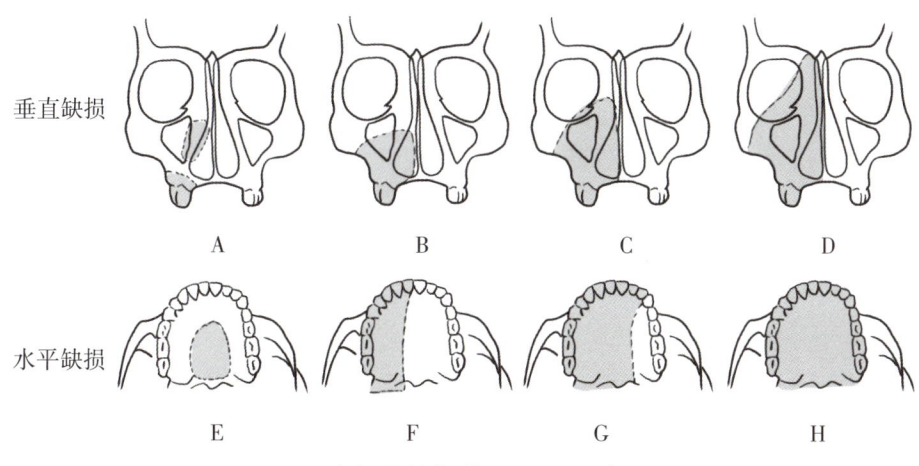

图 8-1　上颌骨缺损的 Brown 分类(2000)
A、E. 1 类　B. 2 类　C. 3 类　D. 4 类　F. a 亚类　G. b 亚类　H. c 亚类

(一) 垂直缺损的分类

垂直缺损按照一侧上颌骨缺损的情况分为 4 类,其中按是否存在口鼻瘘区分 1 类和 2 类,按眼眶受侵犯的程度区分 3 类和 4 类。具体分类如下:

1. 1 类缺损　包括不涉及窦腔的上颌骨切除。
2. 2 类缺损　即低位上颌骨切除,包括保存眶底和眶下缘的上颌窦壁和牙槽突的切除。
3. 3 类缺损　即高位上颌骨切除,包括眶底或部分眼眶组织在内的上颌骨切除术,可涉及颅底,但保存眼球。
4. 4 类缺损　包括眶内容物在内的根治性上颌骨切除,前颅底切除可以包括或不包括在内。

(二) 水平缺损的分类

水平缺损根据牙槽骨和腭部的切除程度分为 3 个亚类:

1. a 亚类　为不超过中线及不涉及鼻中隔的单侧牙槽骨及腭部切除。
2. b 亚类　为超过中线并涉及鼻中隔牙槽骨及腭部切除。
3. c 亚类　为全牙槽骨和腭部切除。

上颌骨的垂直缺损将对面中部的外形造成巨大的影响,而水平缺损则更多引起咀嚼、吞咽和发音等功能障碍。

Brown 分类涵盖了上颌骨缺损所造成的面中部(鼻及鼻旁窦、眼球)畸形和功能障碍(牙拾、咀嚼、发音)这两个方面。

Brown 分类经过多年的临床应用后,Brown 等(2010)在此基础上又提出了一个改良分类(图 8-2)。垂直缺损除了原来的 4 类外,又增加了眼眶及上颌骨缺损,但牙槽突和腭突完整的 5 类缺损和鼻腔及周围上颌骨缺损的 6 类缺损;水平缺损则增加了不足或达到硬腭一半的横向缺损这一亚类。由于该改良分类为最新提出的分类,尚未得到各国学者的认可,本章仍然采用 Brown 分类(2000)。

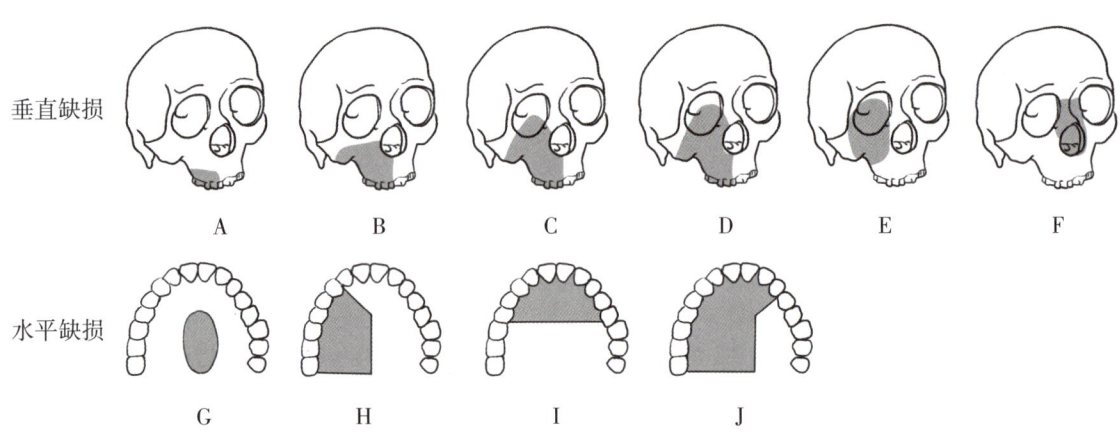

图 8-2 上颌骨缺损的 Brown 改良分类(2010)
A. 1类 B. 2类 C. 3类 D. 4类 E. 5类 F. 6类 G. a亚类 H. b亚类 I. c亚类 J. d亚类

二、上颌骨修复重建的原则

(一)原发性上颌窦癌与高度恶性肿瘤应采用开放式修复

原发性上颌窦癌因侵及范围与邻接部位的重要性和复杂性,且其生物学行为差,生存率低,所以,对根治性切除与安全缘的把握具有一定难度。鉴于此类上颌骨恶性肿瘤术后如有复发便于早期及时发现和处理的原则,笔者建议,对于原发性上颌窦癌及骨肉瘤等一些恶性程度较高的上颌骨肿瘤且窦壁有破坏者,可在肿瘤根治的同时先采用钛网等人工支架维持面中部的外形并佩戴赝复体等开放式修复方法,外科重建则可在术后 2 年以后局部无复发、远处无转移时再实施。

(二)肿瘤能彻底根治者可采用即刻闭合式修复重建

上颌骨肿瘤根治性切除术后,由于眶骨、颧骨、鼻骨等骨组织常同时缺损,可不同程度地影响患者的外貌。随着 CT、MRI 及内镜技术的发展,逐渐消除了过去认为即刻用自体组织进行上颌骨修复重建会影响肿瘤复发检查的顾虑,而且也没有资料支持外科重建患者的预后差于非重建者。因此,对于原发于腭、牙龈部恶性程度较高的肿瘤,病变较局限而且未侵及上颌窦者;对肿瘤能完全彻底切除者或一些低度恶性肿瘤患者,虽侵及上颌骨,但未突破窦壁者,笔者提倡采用闭合式修复一期行功能性重建,并可根据上颌骨与邻近骨质缺损的情况,采用人工假体(生物材料或钛网)作为支架解剖构筑其外形,在口腔面和(或)鼻腔面上再覆以游离复合组织瓣以恢复牙槽嵴及腭部并重建鼻道,分隔口鼻交通,种植体植入可即刻或延期进行,以最终恢复患者的咀嚼功能。

三、上颌骨缺损修复重建的目标和要求

上颌骨缺损的修复重建应同时兼顾功能和外形的恢复,根据缺损的原因、部位、范围和类型采取有效的针对性措施。理想的修复重建方法必须能达到以下的目标和要求:

1. 填补肿瘤术后或外伤造成的缺损。
2. 分隔口腔和鼻腔的交通。
3. 恢复上颌骨的支柱结构。
4. 恢复面中部组织器官的功能,如咀嚼、发音和吞咽等功能。
5. 重建眼球的位置或填充并美化眼球摘除后的眼眶。

6 维持特定的鼻腔通气道。

7 提供面中部组织如上唇、鼻、颊等必要的骨性支持,包括避免下睑外翻。

8 修复重建面中部的外形。

然而,到目前为止,还没有任何一种重建方法能够达到所有这些上颌骨重建的目标。为此,各国学者仍在不断地探索较为理想的重建方法。

四、上颌骨缺损修复重建的依据与意义

目前,对于上颌骨肿瘤切除术后缺损的修复,在其修复的方式和时间上仍存有争议。在过去很长一段时间里,传统赝复体在上颌骨修复中占据着主导位置。其优点在于手术创伤小,可避免供受区的损伤,赝复体可以充填死腔,将鼻腔和口腔分隔,恢复一定的咀嚼功能,且可以随意摘戴,对观察肿瘤有无早期复发十分有利。但其缺点也显而易见,由于其固位条件差,与周围组织又不密合,它的黏附力和附着力相应降低,往往产生漏气和翘动,因而影响吮吸、咀嚼和语音功能,也不利于口腔环境的清洁;赝复体长时间压迫可引起继发性创伤,形成创伤性溃疡等,使患者术后功能恢复不尽如人意。

近年来,血管化游离组织移植修复上颌骨缺损已为越来越多的医师和患者所接受,这些技术也从根本上弥补了赝复体修复上颌骨缺损的缺陷。因此,出现了应用游离复合组织瓣结合骨内种植体的即刻修复,这不仅使患者能即刻关闭口鼻瘘,也因有质量较好的移植骨和种植体的修复,使患者术后的咀嚼功能、语音功能、鼻通气功能得到不同程度的恢复。以往反对即刻修复的主要顾虑是担心由于组织瓣覆盖了上颌骨切除术后的死腔,倘若日后肿瘤复发,无法肉眼直接观察到复发灶,从而有可能耽误患者的诊断和治疗。随着鼻内镜、CT、MRI等现代影像医学的不断发展和普及,已可以越来越早地发现肿瘤的复发灶,有利于疾病早期复发的监控。同时,目前没有任何文献表明即刻重建的患者的生存率低于未重建者;相反,即刻重建者的生存质量要高于不重建者。

对于上颌骨缺损理想的修复重建时间,笔者认为应尽可能在外科手术后即刻进行,因为术后即刻修复有利于早期功能恢复及防止术后瘢痕挛缩,否则将给二期外科重建造成不利影响,而瘢痕挛缩在术后放疗期间将更为严重。术后眶下区长期的瘢痕挛缩且无硬组织支撑,往往导致患者面中部的塌陷畸形,这也给二期重建手术带来一定困难。对伴有口腔内黏膜尤其是位于后方的软腭缺损,如果由于术中组织未予有效固定,肌束未予准确对位,术后也会发生明显挛缩,使软腭功能逐渐下降甚至丧失,引起继发性腭咽闭合功能不全,导致患者术后过度鼻音的产生,对此类患者即使进行二期手术,要改善术后的软腭功能也是相当困难的。因此,笔者认为在严格掌握手术适应证和保证其安全缘的基础上,应提倡对上颌骨缺损应用血管化复合骨组织瓣进行即刻修复。

第二节 上颌骨缺损修复重建的方法

由于累及上颌骨的各种肿瘤的病理类型和大小范围不同,以及上颌骨本身复杂的解剖结构,使上颌骨切除手术的种类以及所涵盖的内容不同,因此导致上颌骨缺损也并非单一局限,而是包括从小的口鼻腔交通乃至大的颅颌面部复合性缺损等一系列复杂的多元化的范畴。不同类型和不同部位的缺损需要不同的修复重建方法,从事于修复重建的外科医师应该依据每一类缺损和每个患者的各自需求来选择最合适的上颌骨重建方法,并尽可能达成医患共识。迄今为止,已有诸多的

修复重建方法被各国学者用于上颌骨缺损的修复重建，并经过了时间和实践的考验，尤其是术后效果的远期评价。在严格选择适应证的前提下，恰当地选用每种修复重建方法，都将会发挥其各自的效能。这些方法主要包括皮片移植和赝复体修复、局部组织瓣修复、区域组织瓣修复、人工植入材料、游离骨（自体骨、同种异体骨、异种骨等）移植、血管化游离组织瓣（筋膜皮瓣、肌皮瓣、骨肌皮瓣、三明治式组织瓣、穿支皮瓣、预制或预成组织瓣等）。当然，上述所提及的一些方法目前已经逐渐被淘汰，而另一些方法则正在被各国学者大力提倡。

一、上颌骨缺损修复重建的传统方法

赝复体修复主要用于 Brown 分类中的 1 类缺损等局限性的上颌骨缺损，以及不适合行血管化组织瓣修复而遗留牙有足够支持力的患者。局部组织瓣，如腭部岛状瓣、颊脂垫瓣等，允许修复重建医师能够以最小的损伤来换取较小的上颌骨缺损的修复；一些区域组织瓣，如颞肌系统瓣、颏下岛状瓣等，都曾经被成功地用于重建相对较大的面中部和上颌骨缺损。但由于区域组织瓣常常缺乏足够的组织量来充填缺损，以及血管蒂的长度不足难以到达缺损区，从而使其在大型上颌骨缺损修复重建中的应用受到一定的限制。

在用于上颌骨重建的人工植入材料中，有钛网、钛板、生物材料等，其中以钛网的应用最为广泛而可靠。而采用钛网重建上颌骨的安全性也早已被广大学者所认同，因为钛和钛合金的理化与生物性能稳定，具有良好的生物相容性，重量轻，强度大，耐腐蚀，低传导，且具有其他金属所不具备为 X 线所透射的优点。钛网应用于修复重建，最早可追溯到被用于修复肿瘤或创伤导致的颅骨、颅底和眶底缺损，随后一些学者将其用于上颌骨缺损的重建，可以单用钛网，也可以联合软组织瓣或游离骨移植。由于钛网在 CT 和 MRI 中的影像质量较好，因而采用钛网重建上颌骨并不会影响对肿瘤复发的监控。钛网的另一个优点是有足够的强度支持面中部和眶内容物。Tideman（1993）首先开展了铸造钛网支架并以自体髂骨块充填、颞肌筋膜瓣包裹的方式修复上颌骨缺损，应用 4 例近期获得满意效果。但因铸造钛网的成形精度及弹性较差，术中如需作较大调整则有一定难度，加之单一颞肌筋膜瓣组织量不够充分，有可能导致术后钛网外露等原因，故该项技术并未得以推广。此外，尽管钛网的术后外形通常令人满意而且操作相对简便，但是，如果术者的经验不足以及局部血供支持和减张不力，会导致术后伤口感染、形成瘘管以及增加钛网外露的概率，特别是对于 Brown 分类的 3～4 类缺损，或既往接受过放疗或需要术后放疗的患者应慎用。

二、血管化游离组织瓣重建上颌骨缺损

血管化游离组织瓣能够同时重建上颌骨和面中部的复合性、复杂性缺损，而不受供区位置的影响。血管化游离组织瓣包括软组织瓣和硬组织瓣两类。软组织瓣主要起到覆盖或充填缺损、消灭死腔的作用，但由于软组织瓣不能对上颌骨缺损进行骨性重建，因而无法达到种植义齿修复的目的。软组织瓣修复的新牙槽嵴比较圆钝，同时较难恢复出龈颊沟和腭弓的形态，呈现出蹦床样的形态，多数患者术后无法佩戴局部或半口义齿。另外，尽管近期效果往往令人满意，但由于肌肉萎缩和重力作用等因素，软组织瓣重建的远期效果尤其是外形的恢复将远不如预期。从 20 世纪 90 年代起，随着血管化复合骨肌（皮）瓣被各国学者用于重建上颌骨缺损，血管化复合骨肌（皮）瓣结合种植技术的广泛应用揭开了上颌骨修复重建的新篇章。血管化复合骨肌（皮）瓣重建上颌骨的优势在于能够重建面中部的骨性支柱和外形，弥补软组织瓣远期萎缩以及不能作为支撑的缺点，结合种植义齿技术能够重建咀嚼功能，从而实现真正意义的上颌骨功能性重建。

(一) 血管化游离组织瓣重建上颌骨的适应证

有关血管化游离组织瓣行上颌骨重建的适应证是一个很值得探讨的问题。尽管早期采用各种带蒂或游离软组织瓣充填或覆盖上颌骨缺损所致的死腔,但笔者认为这只能称之为修复;而现代应用复合骨肌(皮)瓣结合种植体植入,恢复了上颌骨的咬合关系和咀嚼功能,由于其兼顾了功能和外形的恢复,才能称之为重建。

以下情况可考虑采用血管化游离组织瓣进行上颌骨重建:

1. 同时伴有相邻部位口腔黏膜(皮肤)缺损且缺损较大的患者 如对于伴有颊黏膜(皮肤)、软腭、咽侧壁等部位的大型缺损,可采用背阔肌、胸大肌、腹直肌肌皮瓣或股前外侧皮瓣等进行缺损的修复。

2. 肿瘤范围比较局限,如 Brown 分类 2 类缺损、年龄较轻的患者 笔者认为采用腓骨复合瓣修复;如为双侧,也可考虑应用髂骨骨肌(皮)瓣或肩胛骨肌皮瓣,并可即刻或二期完成种植体的牙列修复。

3. 切除范围较大,如 Brown 分类 3 类以上缺损的患者 笔者推荐可将钛网作为上颌窦前壁及眶下壁的支撑,齿槽部可应用腓骨复合瓣同时关闭口鼻交通。如软组织缺损过大,必要时可采用串联前臂游离皮瓣折叠修复,同时关闭口腔和鼻腔。

4. 上颌骨切除术后经过 2 年随访,无肿瘤复发且患者要求做自体组织修复者。

(二) 血管化游离组织瓣重建上颌骨的常用方法

如前所述,目前常用的血管化游离组织瓣重建上颌骨的方法分为软组织瓣和硬组织瓣两类,软组织瓣包括桡侧前臂皮瓣、股前外侧皮瓣、胸大肌肌皮瓣、背阔肌肌皮瓣以及腹直肌肌皮瓣等,硬组织瓣包括腓骨肌皮瓣、髂骨肌瓣、肩胛骨肌皮瓣以及桡侧前臂骨皮瓣,各种方法都有其各自的适应证和优缺点。鉴于篇幅有限,本节将主要介绍在国内临床上较为常用的桡侧前臂皮瓣和腓骨肌皮瓣重建上颌骨。

三、计算机辅助设计/计算机辅助制作技术在上颌骨重建中的应用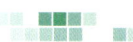

尽管血管化复合骨组织瓣已经在上颌骨缺损重建中占据了主导地位,但对于移植骨块的塑形及面部外形的构筑,以往术者除了依据头颅标本外,均根据个人的临床经验来估计,其主观性可想而知,因而其重复性差,难以恢复理想的面中部形态,这与重建颌面部外形及功能的要求存在一定的距离。那么,如何才能达到优化组合,并在术前有良好的构建和预测呢?快速原型技术和计算机辅助设计(computer aided design, CAD)/计算机辅助制作(computer aided manufacturing, CAM)技术的出现和应用,为构筑理想的新上颌骨形态,使其恢复原有的外形和功能,真正意义上实现个体化重建提供了可靠的保证。快速原型是 20 世纪 80 年代末开始商品化的一种高新制造技术。由于 CAD/CAM 系统具有精确、可视化、操作性强的特点,这一技术不久便被引入外科,而且在口腔颌面外科领域也渐渐显现出优势。如 Tideman 等(1993)对上颌骨切除术后缺损,以 CAD/CAM 技术铸造纯钛网支架、自体髂骨骨块填塞、颞肌筋膜瓣转移覆盖支架的内、外层等联合方法立即修复,近期获得满意效果。笔者于 2000 年起应用 CAD/CAM 技术作为上颌骨大型缺损(Brown 分类 2～3 类缺损)重建的模型外科手段,术前预制钛网恢复上颌骨外形,通过对上颌骨形态的解剖构筑,获得了良好的重建效果,具体手术方法将在后文作详细介绍。

CAD/CAM 技术在上颌骨缺损重建中的应用,与传统方法相比其有以下优点:首先,它能够较为精确地恢复上颌骨外形,从而有效地进行解剖构筑。其次,术前根据模型设计截骨导板以明确截骨线、钛网与钛板的固位等,有利于术中引导移植骨准确摆位以及种植体植入的轴向,避免术后偏位。再次,可有效节省手术时间,达到事半功倍的效果。但目前仍存在诸如制作周期稍长、骨质薄弱区域不利于支架弯制、费用略高等缺点。

四、桡侧前臂皮瓣结合 CAD/CAM 预制的钛网重建上颌骨

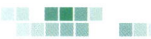

桡侧前臂皮瓣是由我国学者杨果凡教授(1978)创立的。由于其具有血管蒂长、管径粗、可切取的皮肤和筋膜范围较大以及制备较简单等优点,被认为是重建口腔黏膜的上佳选择而应用广泛。在上颌骨重建中,桡侧前臂皮瓣以往主要被用于重建软腭缺损及局限性的 Brown 分类 1 类缺损。笔者于 2000 年起应用 CAD/CAM 技术作为上颌骨大型缺损(Brown 分类 2~3 类缺损)重建的模型外科手段,术前预制钛网恢复上颌骨外形,以游离桡侧前臂皮瓣折叠修复口、鼻腔创面的方法,一期解剖构筑上颌骨的形态,恢复咀嚼、语言和通气功能,至 2002 年临床应用 19 例,获得了令人满意的效果。该法使上颌骨大型缺损后的三维重建更为精确,更具个体化。以下将以重建 Brown 分类 3 类缺损为例详细介绍该方法。

(一)术前准备

1. 除常规进行术前检查,排除系统性疾病等手术禁忌证外,对于上颌骨肿瘤患者应行三维 CT 检查明确病变范围及邻近组织受侵犯情况,恶性肿瘤患者还应检查颈部淋巴结是否转移,并排除远处转移。

2. 前臂行 Allen 试验,检查掌浅弓和掌深弓回流,以及头静脉回流是否通畅。选择回流更好且既往无手术、外伤和静脉注射化疗药物史的一侧作为供区,并进行保护。

3. 将上颌骨三维 CT 数据刻录成光盘,由工程技术人员经 CAD/CAM 软件读取数据,在计算机上模拟上颌骨切除手术而形成患侧上颌骨缺损图像。应用镜像对称原理将健侧上颌骨复制至患侧,制作出患侧重建后的镜像图像即康复图像。根据计算机图像,运用快速原型技术制作出相应的康复模型。术前在上颌骨康复模型上预制包括眶底、鼻腔内侧、上颌骨前壁及底壁在内的三维钛网支架。

4. 术前口腔洁治,术区备皮,备血 400~600ml。

(二)手术步骤

1. 气管插管全麻,常规消毒铺巾。

2. 切口设计 口外切口自口角内侧 1cm 的下唇唇红缘起始,沿唇红缘向外侧至口角,再自口角起平行鼻唇沟(相当于三角肌后缘的体表投影)斜向下越过下颌骨下缘至其下方 2cm,继而在颈部作下颌骨下缘下方 2cm 的平行切口,绕过下颌角下方。颈部切口可根据需要延长至乳突尖下方,或附加颈部纵行切口行颈淋巴清扫。口内切口起点与下唇唇红缘口外切口起始点相延续,斜向下至下颌龈颊沟上方,继而平行下颌龈颊沟,并沿翼下颌皱襞绕过上颌结节,再沿上颌龈颊沟越过中线(图 8-3)。

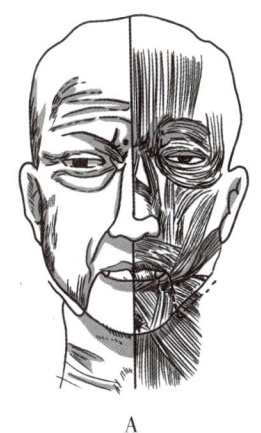
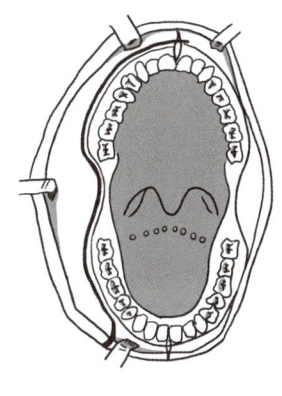

图 8-3 切口设计
A. 面部切口　B. 口腔内切口

3. 先切开颈部和面部切口,沿颈阔肌深面翻瓣至下颌骨下缘。在下颌角上、下约 1cm 的范围内解剖出面神经下颌缘支。保护面神经下颌缘支,并追踪至其进入下唇处,在其上方切开口轮匝肌,结扎上唇动脉。

4. 全层切开口内下唇切口,并切开下颌龈颊沟、翼下颌皱襞切口和上颌龈颊沟切口,将整个颊部皮瓣沿腮腺咬肌筋膜浅面和上颌骨前外侧壁骨膜下向上翻起直至眶下缘,结扎眶下神经血管束,显露上颌骨前外侧壁。

5. 分离鼻腔黏膜、眶下缘上方骨膜,切开腭部中线黏骨膜,并沿硬腭后缘绕过上颌结节而与唇颊侧切口相延续。用电锯自腭中缝、鼻颌缝和颧颌缝处分别锯开,并用骨凿凿断翼板根部,将病变上颌骨完整切除。结扎颌内动脉,翼丛填塞压迫止血。

6. 将预制的钛网置于患侧缺损区,选择鼻根、颧骨以及对侧牙槽骨作为固定部位,钻孔后用钛钉固定,恢复面中部的三维结构。固定钛钉以每处 2～3 枚为宜。

7. 另一组制备前臂皮瓣,根据缺损大小设计皮瓣。先标出桡动脉、头静脉的体表投影和肘窝中点,以桡动脉和头静脉的中线为轴设计皮瓣,远端不超过第一腕横纹,近心端设计长约 10cm 的 S 形切口以显露血管蒂,肘窝中点在其延长线上。

8. 上驱血带或气囊止血带暂时阻断前臂血流。先切开皮瓣近端切口和 S 形切口,钝性分离出头静脉。全层切开 S 形切口显露头静脉,并向两侧翻瓣,便于后面显露桡动脉。

9. 沿皮瓣两侧设计切口切开,先内侧后外侧。切开皮肤和皮下组织,直抵深筋膜与肌膜之间,内侧至桡侧腕屈肌肌腱,外侧至肱桡肌腱。术中慎勿损伤自桡动脉发出的细小分支。切开皮瓣远端皮肤与皮下组织,将皮瓣远端的桡动脉、伴行静脉与头静脉分别予以结扎切断。游离保护桡侧皮神经,使其与皮瓣分离;如携带桡侧皮神经,可将此神经包括在皮瓣内。

10. 沿肌膜浅面掀起皮瓣,防止桡动脉、静脉血管蒂和皮瓣脱离。分离血管蒂部,逐个结扎桡动脉的穿支。待血管蒂完全游离后,连同皮瓣用温热盐水纱布包敷,血管蒂暂不断离。去除驱血带,观察皮瓣血供情况。

11. 受区血管准备　分离解剖面动脉、面静脉,以备与供区血管吻合用。

12. 断蒂前再一次检查血管蒂所需的长度,先结扎动脉,后结扎静脉。断蒂时间与皮瓣植入受区的时间尽量缩短。断蒂后供区创面彻底止血,自腹部切取全厚皮片植皮,加压包扎。

13. 将前臂皮瓣转至受区,根据缺损形态摆位后覆盖钛网,分别与缺损周围黏膜缝合修复口腔侧腭部软组织缺损。将桡动脉、头静脉血管蒂由口内引出至颌下,防止血管蒂扭转,显微镜下依次吻合动、静脉,勒血试验确认静脉回流良好。

14 颈部伤口彻底止血,放置引流后,将颊部皮瓣复位,分别缝合口内、口外切口。

(三)术后护理

患者一般在重建后 6～12 个月可佩戴可摘局部义齿。

自 2000～2002 年,笔者按照上述方法重建 Brown 分类 2～3 类的上颌骨缺损共 19 例,其中 2 类缺损 9 例,3 类缺损 10 例。所有游离桡侧前臂皮瓣全部成活,患者面部外形满意,发音清晰,张口度为 2.5～4.0cm,其中 16 完成可摘局部义齿修复者可进普食或软食。10 例患者经术前术后𬌗力和咬合功能检测提示义齿恢复咬合后其全口𬌗力的恢复率在 27.05%～74.06%之间,语音清晰度测试显示患者的语音清晰度值在 92.5%～99.5%之间,与由正常人组成的对照组(99.0%±0.71%)无显著性差异。

五、腓骨肌皮瓣结合 CAD/CAM 技术制作钛网重建上颌骨

笔者自 2001 起设计了腓骨肌皮瓣结合钛网用于上颌骨 Brown 分类 2～3 类缺损的新的个体化三维闭合式重建方法,一期或二期行种植义齿修复,现简要介绍如下:

(一)制作钛网重建上颌骨的方法

1 制作上颌骨模型及预制钛网　CAD/CAM 技术制作上颌骨模型及预制钛网的操作同前,在此不再赘述。

2 腓骨肌皮瓣制备　一般选用同侧下肢的腓骨肌皮瓣,以利血管蒂的摆放。切取的腓骨长度参照术前在上颌骨模型上确定的长度,皮岛通常设计在下肢的下 1/3 处,沿下肢深筋膜深面切取,仔细保护皮岛的穿支。皮肤缺损用腹部全厚皮片移植关闭。

3 腓骨塑形固定　术前制作的𬌗板用于指导腓骨的截开和摆位以及确定种植体的植入位置。对于 Brown 分类 2a 和 3a 类缺损,腓骨截为 2 段,分别重建患侧颧牙槽嵴和颧上颌支柱;而对于 Brown 分类 2b～2c 和 3b～3c 类缺损,腓骨截为 2～3 段,分别重建双侧颧牙槽嵴和患侧翼上颌支柱(图 8-4)。腓骨与对侧牙槽嵴或颧骨、同侧牙槽嵴用微型钛板固定。对于 Brown 分类 3 类缺损,加用钛网固定于腓骨和剩余的面中部支柱上以重建上颌窦外侧壁和眶底。

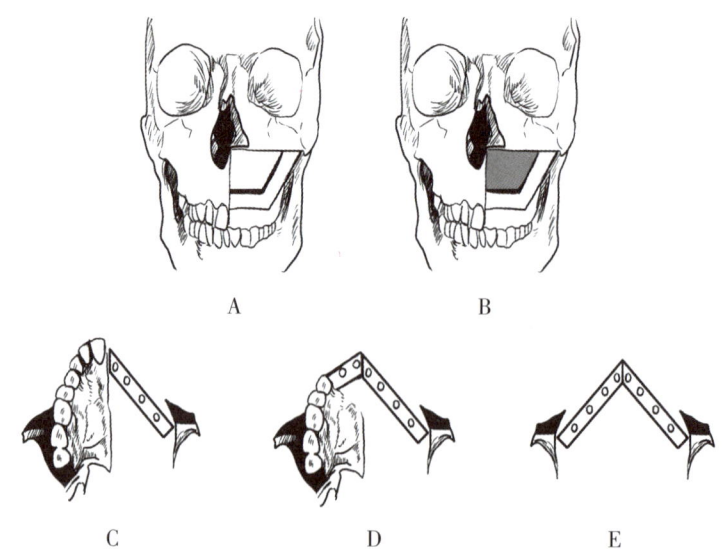

图 8-4　腓骨肌皮瓣结合钛网重建上颌骨 Brown 分类 2～3 类缺损的腓骨及钛网塑形
A. 2 类缺损　B. 3 类缺损　C. a 亚类缺损　D. b 亚类缺损　E. c 亚类缺损

4. 重建软腭和鼻道 将腓骨肌皮瓣的皮岛切为两部分，各自携带独立的穿支，分别重建软腭和鼻腔通气道。如果软组织缺损量较大，则可切取游离桡侧前臂皮瓣与腓骨肌皮瓣串联修复。受区血管通常选用颌外动脉和面前静脉进行吻合；在颌外动脉和面前静脉无法利用时，也可考虑甲状腺上动脉、舌动脉或颞浅动脉、面总静脉、颈外静脉等其他血管。

5. 咀嚼功能重建 完成上颌骨的重建后，为恢复完整的咀嚼功能，可根据需要同期或二期植入种植体。若行同期种植，则种植体的植入方向和角度参照术前制作殆板时所预留的种植体植入位置以及对殆牙的方向和角度来确定。二期种植可在重建6个月以后进行，植入种植体前需对较厚的软组织进行修整处理。对于没有条件行种植义齿修复者，可在术后半年行可摘局部义齿修复。

（二）典型病例

1. 病例一 上颌骨Brown分类3类缺损即刻重建。

（1）切口设计：与前述一致，本例仍采用侧唇劈开进路，口外切口自口角内侧1cm的下唇唇红缘起始，沿唇红缘向外侧至口角，再自口角起平行鼻唇沟（相当于三角肌后缘的体表投影）斜向下越过下颌骨下缘至其下方2cm，继而在颈部作下颌骨下缘下方2cm的平行切口（图8-5A）。

（2）切开显露上颌骨：先切开颈部切口，沿颈阔肌深面翻瓣至下颌骨下缘，在下颌角上、下约1cm的范围内解剖出面神经下颌缘支，保护面神经下颌缘支，并对其进行追踪。切开面颊部皮肤切口，追踪面神经下颌缘支至其进入下唇处，保护面神经下颌缘支。切开口轮匝肌，结扎上唇动脉。全层切开口内下唇切口，并切开下颌龈颊沟、翼下颌皱襞切口。将整个颊部皮瓣沿腮腺咬肌筋膜浅面向上翻起至上颌龈颊沟水平，此过程中若遇到面神经颊支亦应注意保护。分离解剖面动脉、面静脉，以备与供区血管吻合用。设计切开上颌龈颊沟和腭侧切口，分离显露上颌骨前外侧壁，结扎眶下神经血管束（图8-5B）。

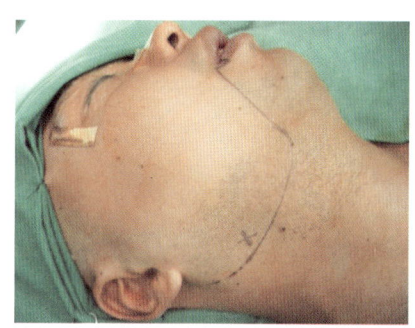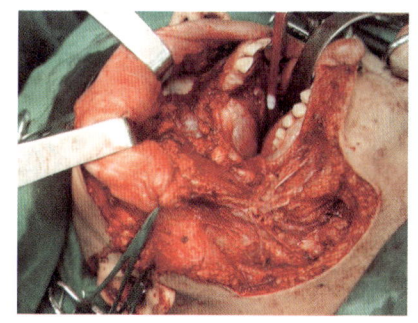

图8-5 设计切口，切开翻瓣，分离显露上颌骨前外侧壁
A. 切口设计 B. 显露上颌骨前外侧壁

（3）上颌骨全切手术：分离鼻腔黏膜、眶下缘上方骨膜，切开腭中缝切口至软硬腭交界处水平转向外侧，并与颊侧切口相连续。用电锯自腭中缝、鼻颌缝和颧颌缝处分别锯开，并用骨凿凿断翼板根部，将病变上颌骨完整切除。结扎颌内动脉，翼丛填塞压迫止血。冲洗伤口后显露右上颌骨缺损情况（图8-6）。

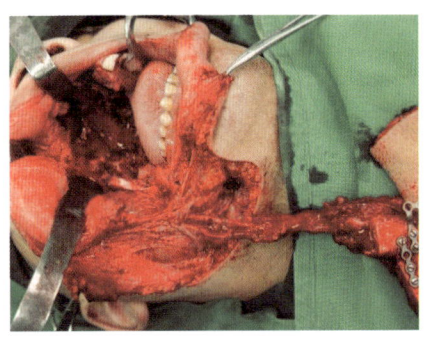

图 8-6　上颌骨切除后的缺损情况

(4) 切取腓骨肌皮瓣：作下肢切口（图 8-7A），沿术前超声标记的皮肤穿支位置设计皮岛。逐层切开下肢切口，沿腓骨长肌、腓骨短肌和比目鱼肌之间的间隙分离，剥离腓骨长肌、腓骨短肌，显露腓骨，注意保护穿支。制备完成腓骨肌皮瓣后，待受区准备完毕后断血管蒂，取下移植的腓骨肌皮瓣（图 8-7B）。

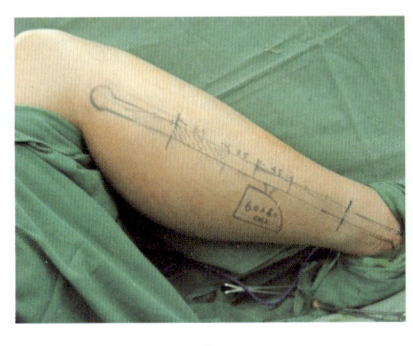
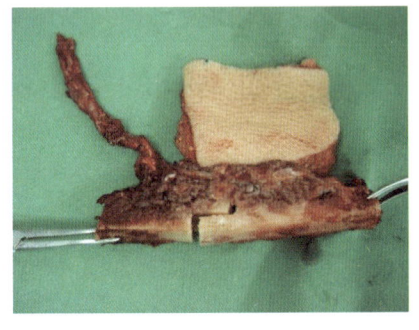

A　　　　　　　　　　　　　B

图 8-7　切取腓骨肌皮瓣
A. 设计下肢切口　B. 制备完成的腓骨肌皮瓣

(5) 固定：将切取的腓骨截为两段，分别与对侧上颌骨和同侧颧骨固定重建右侧上颌骨牙槽嵴和颧牙槽嵴，两骨段之间亦需互相固定（图 8-8A）。用在模型上预制的钛网重建上颌骨前外侧壁，钛网与重建牙槽嵴的腓骨、同侧额骨上颌突、颧骨分别固定，固定钛钉以每处 2~3 枚为宜（图 8-8B）。将腓动、静脉血管蒂由口内引出至右颌下，防止血管蒂扭转。显微镜下依次吻合面动脉和腓动脉、面静脉和腓静脉，勒血试验三次确认静脉回流良好。腓骨肌皮瓣皮岛置于腭部，与周围黏膜缝合，修复软组织缺损。颈部伤口彻底止血，复位后分层缝合，颌下置橡皮引流片一根。

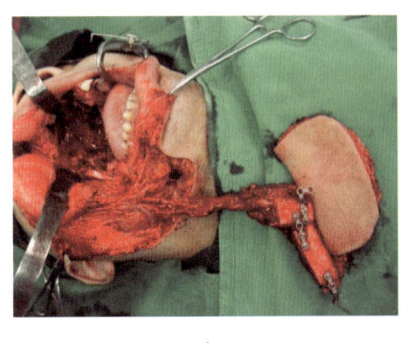
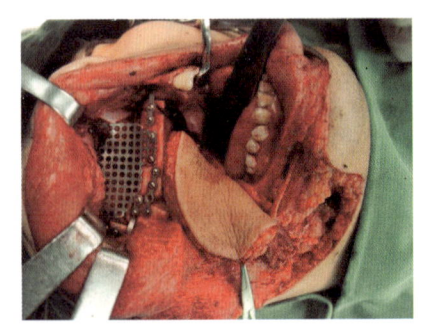

A　　　　　　　　　　　　　B

图 8-8　右侧上颌骨牙槽嵴、颧牙槽嵴和上颌骨的重建
A. 腓骨重建上颌骨牙槽嵴和颧牙槽嵴　B. 钛网重建上颌骨前壁

（6）术后处理：术后头部制动7天，常规抗感染、抗凝及支持治疗，鼻饲流质。颌下橡皮引流片于术后3~5天左右拔除，伤口术后7~10天拆线。

（7）术后1年半患者复查时正侧面像显示双侧颞面部对称，三维CT右上颌骨重建后形态满意，双侧对称（图8-9）。

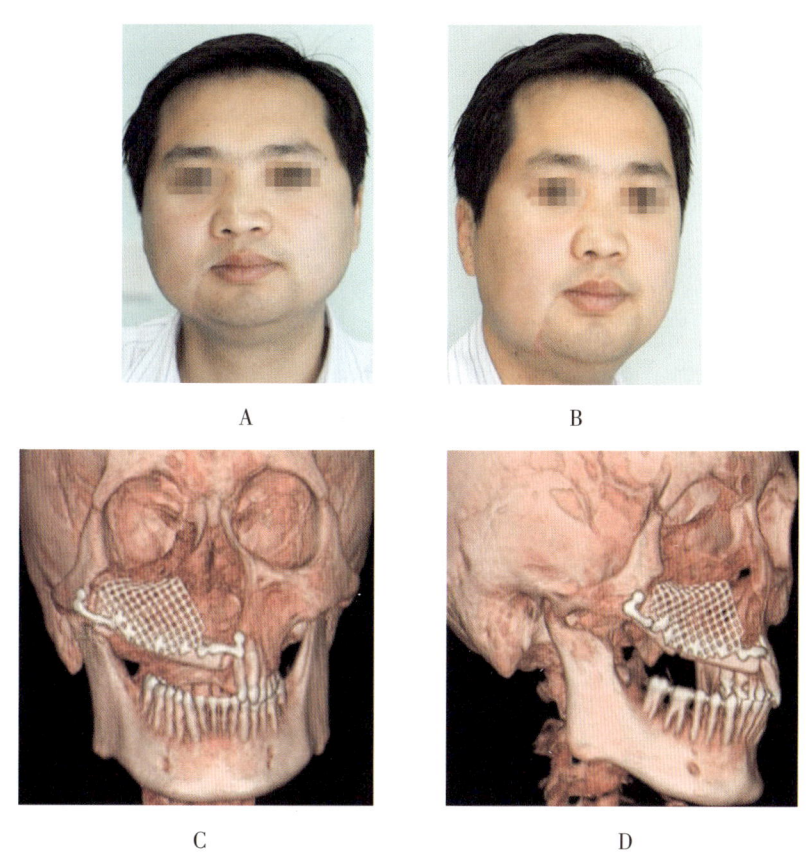

图8-9 术后1年半正侧面像及三维CT右上颌骨重建后形态
A. 正面像 B. 侧面像 C. 三维CT右上颌骨正面形态 D. 三维CT右上颌骨侧面形态

2 病例二 上颌骨Brown分类3类缺损二期重建。

（1）切口设计：因患者原有左侧上颌骨全切手术史，本次拟行右上颌骨次全切除术，故选择右侧侧唇劈开进路结合左侧原鼻侧切口瘢痕，以右侧颌下作为受区（图8-10A）。先切开右侧口外切口，沿颈阔肌深面翻瓣至下颌骨下缘。在下颌角上、下约1cm的范围内解剖出面神经下颌缘支，保护面神经下颌缘支，并对其追踪至进入下唇处（图8-10B）。

（2）继而切开口内切口，详细手术步骤同病例一，行右上颌骨次全切除术。注意保护鼻插管，松解瘢痕，抬起塌陷的上唇和鼻翼（图8-10C），切除残余腭骨（图8-10D）。

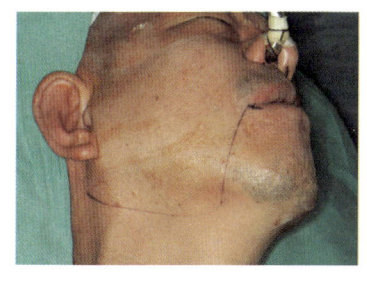
A

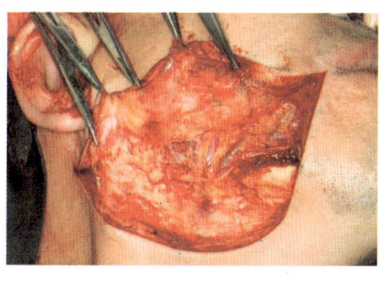
B

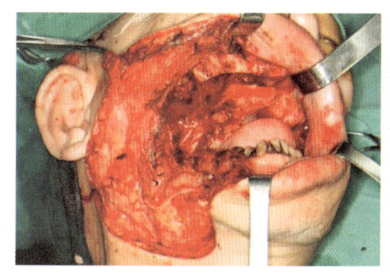
C

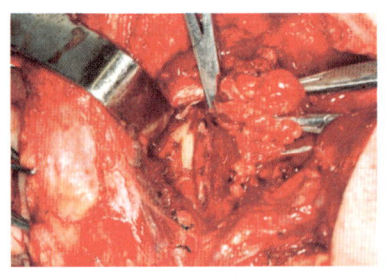
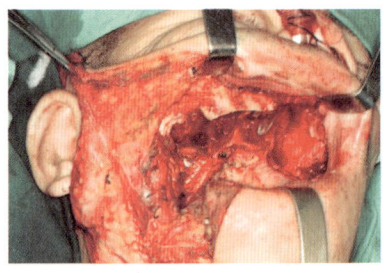

图 8-10 设计切口，行右上颌骨次全切除术
A. 切口设计 B. 切开右侧口外切口，沿颈阔肌深面翻瓣至下颌骨下缘 C. 抬起塌陷的上唇和鼻翼 D. 切除残余腭骨 E. 上颌骨缺损情况

（3）切取腓骨肌皮瓣：沿术前超声标记的皮肤穿支位置设计皮岛。设计切口（图 8-11A）及皮瓣切取步骤同病例一。待受区准备完毕后断血管蒂，取下移植的腓骨肌皮瓣（图 8-11B）。

（4）同时，沿左面部原手术瘢痕切开，翻瓣显露左侧上颌骨缺损区。将切取的腓骨截为 4 段，分别与双侧颧骨固定重建双侧上颌骨牙槽嵴和颧牙槽嵴，各骨段之间亦互相固定。用预制的钛网重建左上颌骨前外侧壁，钛网与重建牙槽嵴的腓骨、同侧颧骨分别固定，固定钛钉以每处 2~3 枚为宜（图 8-11C）。将腓动、静脉血管蒂由口内引至右颌下，防止血管蒂扭转。显微镜下依次吻合面动脉和腓动脉、面静脉和腓静脉，勒血试验三次确认静脉回流良好。

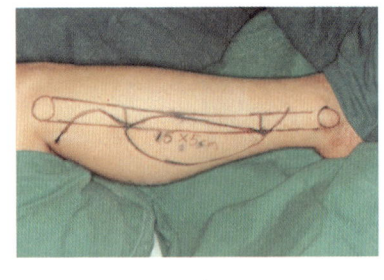
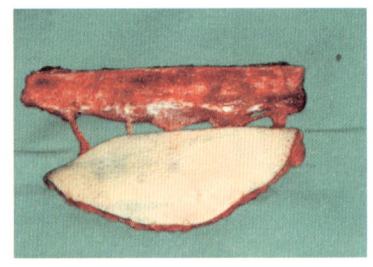
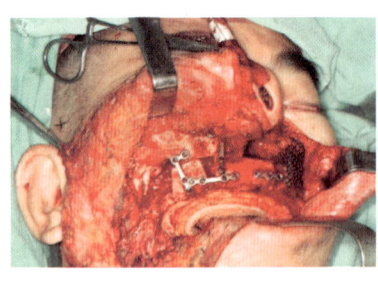

图 8-11 切取腓骨肌皮瓣，重建双侧上颌骨
A. 切口设计 B. 断蒂后的腓骨肌皮瓣 C. 腓骨塑形后固定重建上颌骨

（5）将腓骨肌皮瓣皮岛置于腭部，与周围黏膜缝合，修复软组织缺损。颈部伤口彻底止血，复位后分层缝合（图 8-12），颌下置橡皮引流片一根。

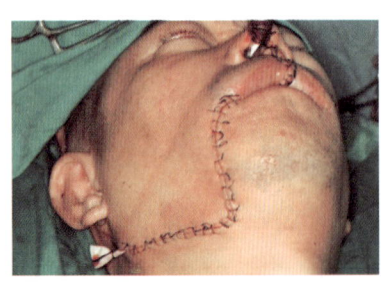
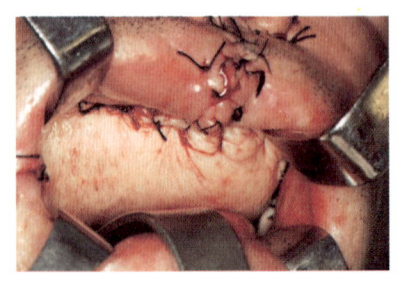

图 8-12 缝合后
A. 缝合后正面观 B. 缝合后口内观

（6）术后 3 个月正侧面像显示双侧颧部对称，三维 CT 示双侧上颌骨重建后形态满意（图 8-13）。

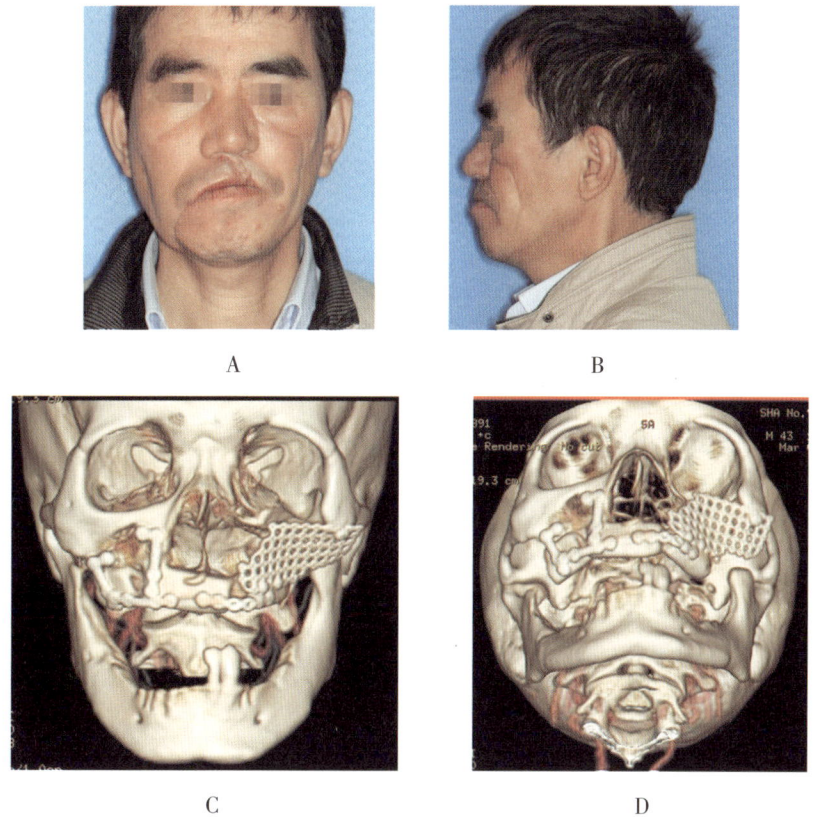

图 8-13　术后 3 个月正侧面像及三维 CT 双侧上颌骨重建形态
A. 正面像　B. 侧面像　C. 三维 CT 示正面上颌骨重建形态　D. 三维 CT 示仰视上颌骨重建后形态

3　病例三　虚拟手术计划辅助下的上颌骨 Brown 分类 2 类缺损二期重建。

（1）术前计算机模拟手术，设计手术方案。

1）通过医学图像处理软件 Surgicase5.0（比利时 Materialise 公司）读取颌面部 CT 扫描数据，对扫描的断层序列图像进行三维重建。患者的颌骨三维重建图像如图 8-14A、B、C 所示。

2）用 Surgicase5.0 软件读取下肢 CT 扫描数据，对扫描的断层序列图像进行三维重建。在三维重建图像上模拟腓骨切取手术，确定拟切取的腓骨长度。将计算机切取的腓骨骨段转至患侧上颌骨，参照镜像修复后的上颌骨牙槽嵴形态进行调整，确定切取腓骨的塑形曲线，并参照镜像后上颌牙的牙体长轴，设计种植体的位置和方向。腓骨重建及种植体植入后正、侧面和底面观如图 8-14D、E、F 所示。最后将完成塑形的移植腓骨与原始模型相比较，调整后得到计算机模拟手术的最终效果图，并按照最终效果图制作快速原型。

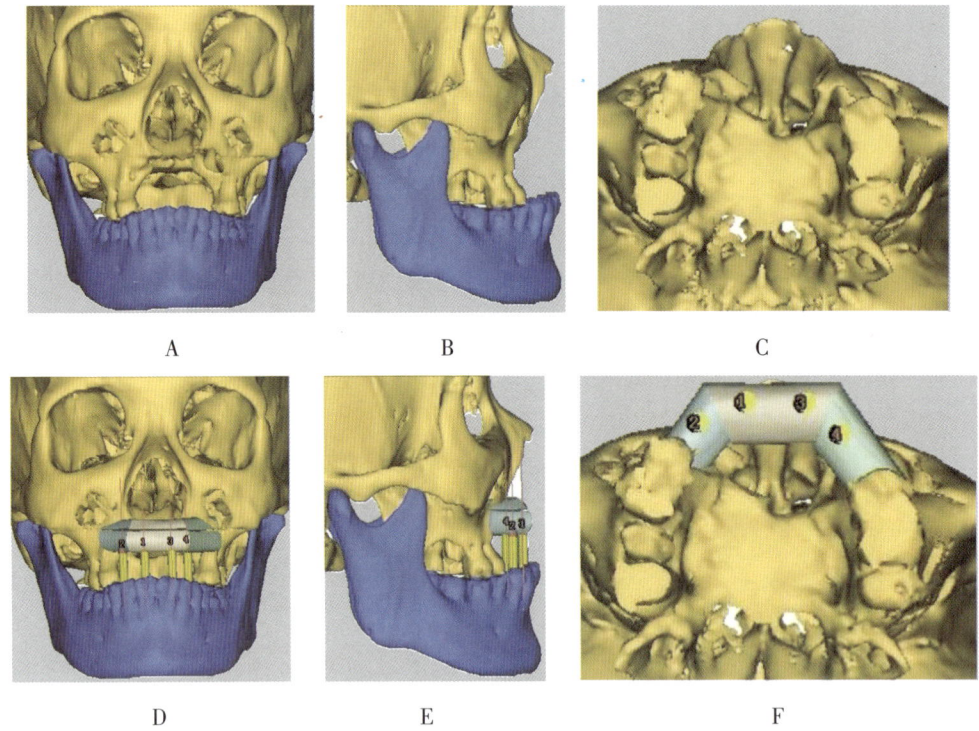

图 8-14 患者的颌骨三维重建、腓骨重建及种植体植入后的图像
A. 正面观 B. 侧面观 C. 底面观 D. 重建后正面观 E. 重建后侧面观 F. 重建后底面观

（2）按照术前计算机设计手术方案进行手术。

1）缺损显露：沿原手术瘢痕设计切口（图 8-15A），全层切开翻瓣显露双侧上颌骨缺损区，松解瘢痕（图 8-15B、C），抬起塌陷的上唇和鼻翼。

2）用电锯修整两侧断端至有血渗出，避免穿通上颌窦。沿左耳屏前设计切口切开翻瓣，解剖并保护颞浅动、静脉作为受区血管（图 8-15D）。

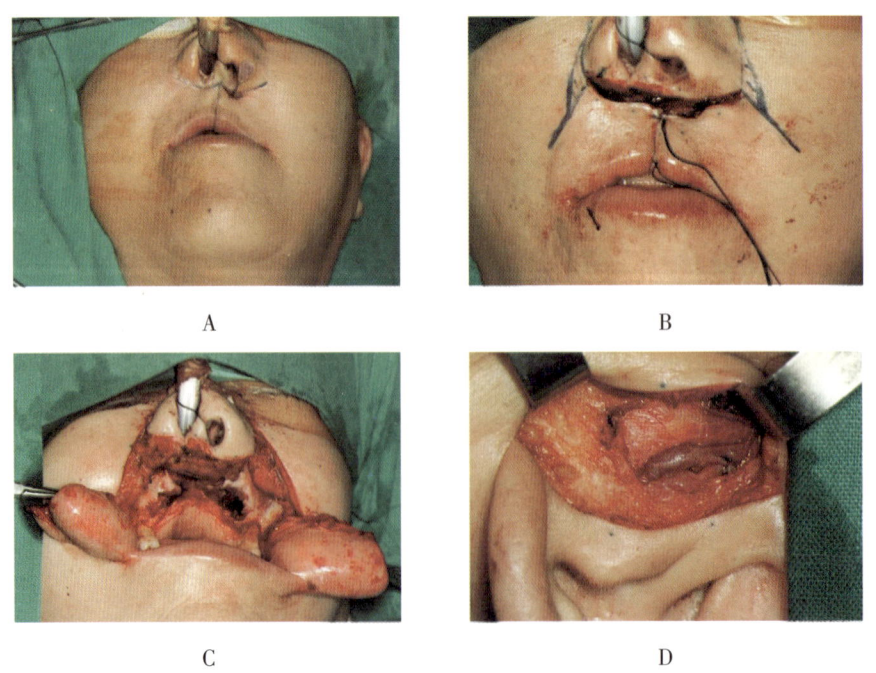

图 8-15 沿原手术瘢痕设计切口，松解瘢痕，显露缺损区，用电锯修整两侧断端至有血渗出，沿左耳屏前设计切口，切开翻瓣，解剖并保护颞浅动、静脉作为受区血管
A. 沿原手术瘢痕设计切口 B. 松解瘢痕 C. 瘢痕完全松解后的缺损区 D. 解剖受区血管

3) 在通过快速原型技术制作的上颌骨重建模型上预制钛板,并确定钛板固定的位置(图8-16A)。根据在模型上确定的钛板固定位置,用预制的钛板在上颌骨颊侧骨皮质钻孔固定,连接两侧上颌骨断端(图8-16B)。

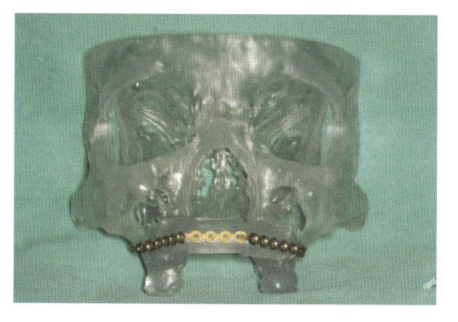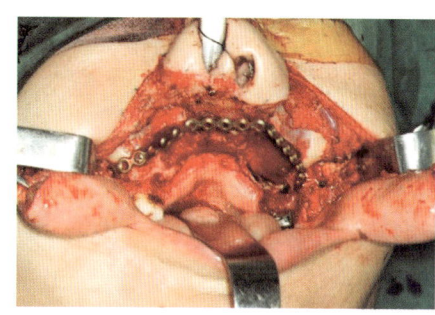

图 8-16　利用上颌骨重建模型,预制钛板并确定钛板固定的位置
A. 确定钛板固定的位置　B. 用钛板钻孔固定,连接两侧上颌骨断端

4) 另一组制备腓骨肌皮瓣,根据术前计算机模拟所需腓骨长度切取。设计切口(图8-17A)及皮瓣切取(图8-17B)步骤详见前文。

5) 待受区准备完毕后断血管蒂,取下移植腓骨肌皮瓣(图8-17C)。按照塑形导板,对制备的腓骨肌皮瓣塑形截为三段。将塑形完成的腓骨肌皮瓣置于上颌骨缺损区域就位,并钻孔固定(图8-17D)。

6) 显微镜下依次吻合颞浅动、静脉和腓动、静脉,勒血试验三次确认静脉回流良好(图8-17E)。皮岛修复口内黏膜缺损(图8-17F)。

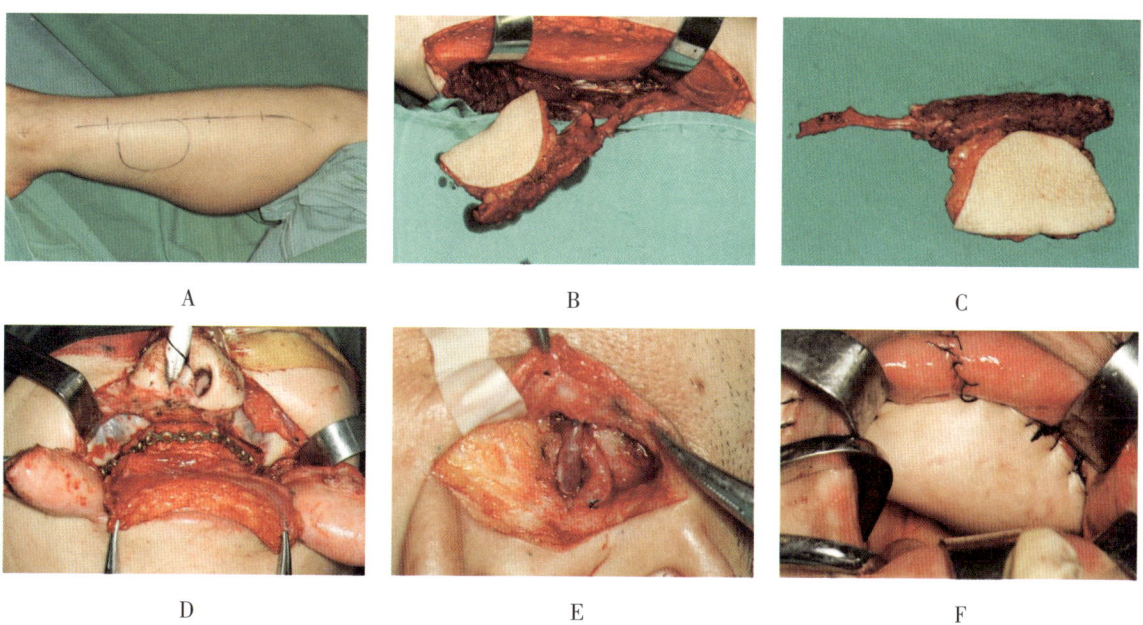

图 8-17　制备腓骨肌皮瓣,将塑形完成的腓骨肌皮瓣置于上颌骨缺损区域就位,并钻孔固定
A. 切口设计　B. 已制备完成的腓骨肌皮瓣　C. 断蒂的腓骨肌皮瓣　D. 腓骨肌皮瓣塑形固定　E. 血管吻合,并确认静脉回流良好　F. 皮岛修复口内黏膜缺损术后外观

7) 双侧上唇伤口彻底止血,复位后分层缝合(图8-18),左耳前置橡皮引流片一根。

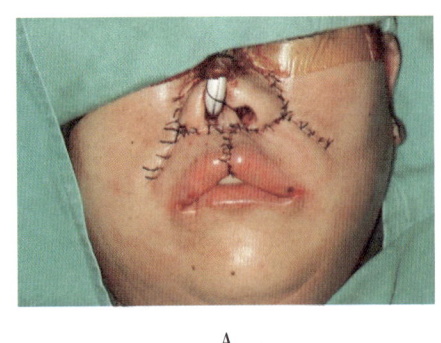
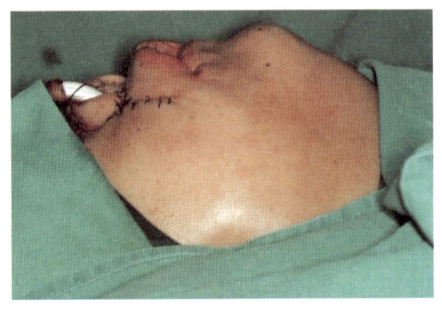

图 8-18　缝合后
A. 缝合后正面观　B. 缝合后侧面观

8）术后 3 个月正、侧面像显示双侧上唇无塌陷，口内伤口愈合好，三维 CT 及全景片显示上颌骨重建后形态满意，双侧对称（图 8-19）。

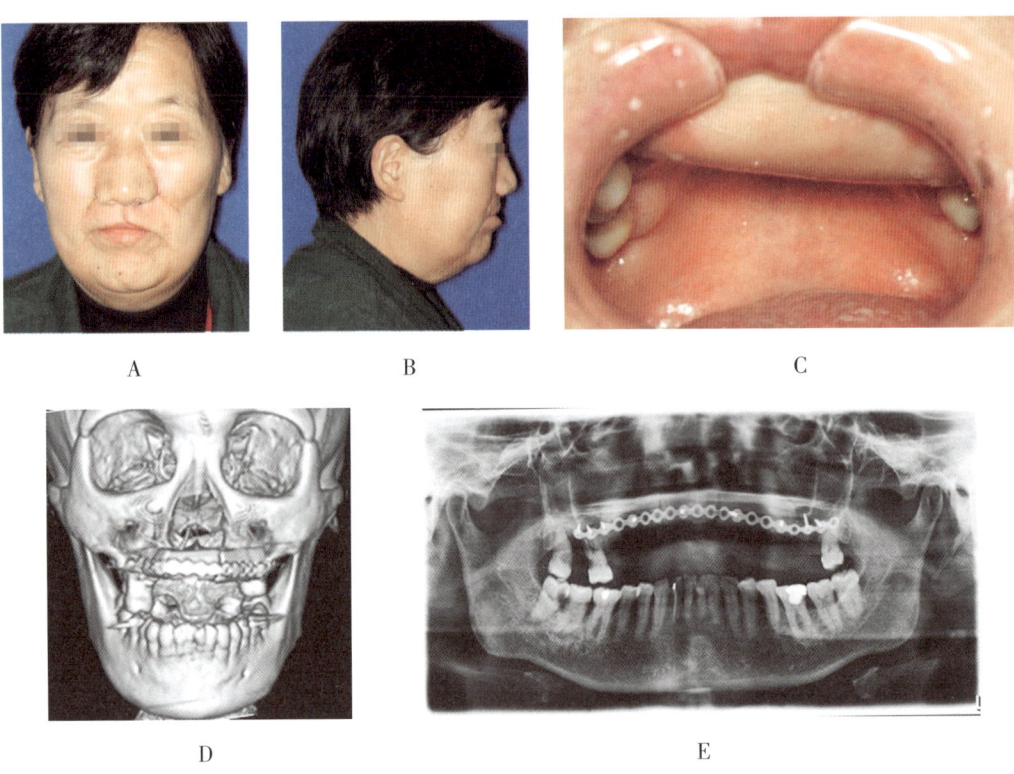

图 8-19　术后 3 个月正侧面像、三维 CT 及全景片
A. 正面像　B. 侧面像　C. 口内伤口愈合好　D. 三维 CT　E. 口腔全景片

自 2001～2008 年，笔者共按上述方法重建 Brown 分类 2～3 类上颌骨缺损共 28 例，其中 2 类缺损 9 例，3 类缺损 19 例，有 6 例因软组织缺损广泛而串联游离桡侧前臂皮瓣修复。除 1 例因皮岛穿支受压，于术后 1 周发生皮岛坏死外，其余 27 例腓骨肌皮瓣和 6 例游离桡侧前臂皮瓣全部成活。影像学检查显示腓骨各骨段及相邻骨质之间骨质融合良好。经过 9～72 个月的随访，患者面中部形态满意，双侧基本对称，口鼻腔完全分隔，发音清晰。经语音清晰度测试，患者的语音清晰度值与正常人对照组无显著性差异。所有患者均能进普食或软食，3 例行种植义齿修复，15 例行可摘局部义齿修复。经术前及术后𬌗力和咬合功能检测提示，义齿恢复咬合后其全口𬌗力的恢复率在 42.50%～79.28% 之间，平均 61.35%，高于用钛网支架结合游离桡侧前臂皮瓣重建的患者（50.15%±

14.59%)。15例Brown分类3类缺损而用钛网重建上颌骨外侧壁和承托眼球者,除2例二期重建者分别于术后4个月和36个月出现内眦下方和口内龈颊沟部分钛网外露而行二次手术去除外露的钛网外,其余13例未发现钛网外露,钛网外露的概率为13.3%(2/15),明显低于前述钛网结合腹直肌肌皮瓣或股前外侧皮瓣重建后的概率(27.8%,5/18),亦低于钛网结合游离桡侧前臂皮瓣重建后的概率(21.1%,4/19)。

笔者的经验表明,腓骨肌皮瓣结合钛网能够有效地重建Brown分类3类上颌骨缺损。腓骨重建牙槽嵴和翼上颌支柱,钛网重建上颌窦外侧壁和眶下缘、眶底,其中牙槽嵴、眶下缘和眶底是面中部的水平支柱,而颧上颌支柱则是面中部的垂直支柱。除鼻上颌支柱外,维持面中部形态和功能的几大支柱均得到了有效的恢复。完成种植义齿或可摘局部义齿修复后,咀嚼时的应力不仅分布于新的牙槽嵴和翼上颌支柱上,而且钛网重建的上颌窦外侧壁也能起到传导部分应力的作用,这与正常上颌骨的应力分布极为相似。由此可见,腓骨肌皮瓣结合钛网是一种相对简单而又合理的重建Brown分类3类上颌骨缺损的方法。但对于Brown分类4类缺损患者来说,该方法是否适用或是否需要结合其他方法,仍然需要进一步研究和探讨。

第三节　上颌骨重建的相关问题与展望

一、功能性外科理念在上颌骨重建中的应用

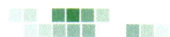

口腔颌面功能性外科是指对口腔颌面部因肿瘤或外伤所造成的组织缺损或器官丧失进行立即或延期整复,以期恢复功能和外形为目的的一种新的外科内涵与范畴。口腔颌面部功能性外科主要表现为以下三个方面:①在不违反肿瘤外科原则的前提下去除病变组织,保存正常组织;②切除病变组织所造成的缺损后应立即修复或重建;③在组织修复解剖构筑的基础上,应提倡功能性修复,包括感觉或动力性重建。笔者认为功能性外科的理念在上颌骨缺损中的应用,应遵循以下几个方面并结合患者的需求综合考虑:

（一）面部外形

将患者术前CT信息输入CAD系统,通过快速原型技术制造缺损的上颌骨模型,并按照面部对称原则设计出康复后的骨模型,从而精确地指导个体化上颌骨的塑形与摆位。上颌窦上、前壁可以预制钛网加以支撑,并可加强固位力,从而有效地恢复患者的面容。

（二）咀嚼功能

运用游离复合骨肌皮瓣结合CAD/CAM技术实施上颌骨功能性重建,在解剖上精确重筑面中部的三维骨性结构,恢复上颌骨牙槽嵴原有的形态,使重建组织能够承受一定的咀嚼压力。对Brown分类3类以上缺损,还可应用穿颧种植体植入以增强并有效传导殆力。CAD/CAM技术还能引导术者术前根据模型设计截骨线、固定部位等,有利于术中引导移植骨准确就位,从而最大限度地防止术后行使功能时可能出现的应力集中区;而种植技术可为义齿提供可靠的固位、稳定和支持作用,使上颌骨重建后的咀嚼效能发挥至最佳。

（三）语音功能

游离桡侧前臂皮瓣或复合骨肌皮瓣可完整密合地修复上颌骨底壁,并同时关闭口腔面和鼻腔面,防止口鼻瘘的发生。桡侧前臂皮瓣有时也克服了单纯用腓骨肌皮瓣修复较大软组织创面时组

织量不足的限制,它足够的长度保证了软腭的良好附着,也确保了发音过程中舌腭接触的准确性,同时可使软腭不至于向后收缩,最大限度地避免腭咽闭合功能不全的发生,可大大降低上颌骨切除患者术后过度鼻音的发生率。

(四)通气功能

由于游离桡侧前臂皮瓣能按需被制备成足够长度,其摆放也具有相当的灵活度,因此,应用前臂皮瓣不但能关闭口腔侧的创面,还能通过皮瓣折叠恢复患者的鼻通气道,恢复患者术后鼻通气功能。

二、上颌骨重建应考虑的因素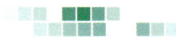

上颌骨重建是一个极具挑战性的复杂问题,修复重建医师制定手术计划时应全面考虑多方面的因素,例如上颌骨缺损的部位、体积,是否合并周围组织缺损,遗留骨结构的状况;患者的全身状况、是否需要辅助放疗,手术者的技术水平;拟取组织瓣的部位、可取范围、血管蒂的情况等等。表8-1列举了上颌骨重建时需要全面考虑的相关参数,可供修复重建医师制定手术计划时进行权衡,以选择最有效和最合适的修复重建方法来获得最佳的美观和功能效果。

表8-1 上颌骨重建时需要全面考虑的相关参数

缺损	皮瓣	相关情况
部位	位置	全身状况
体积	大小	系统性疾病
是否三维缺损	体积和厚薄	放疗
骨结构支持	组织结构(骨、肌肉、皮肤)	既往手术
患者外形	血管蒂长度、直径	患者要求
细菌感染	供区并发症	经济

三、上颌骨功能性重建的展望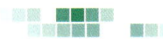

目前对于上颌骨缺损修复重建已有了长足的进步,对上颌骨缺损患者术后基本的口腔功能和美学要求问题也已得到较好解决,复合骨肌皮瓣结合种植技术已日渐确立了其在上颌骨功能性重建中的主导地位,并将在今后不断完善。当然,联合运用复合骨肌瓣、局部组织瓣和赝复体等多种修复方式重建上颌骨缺损能获得比单一技术重建更理想的效果,但目前的上颌骨功能性重建尚存在以下不足有待改进:如何进一步恢复上颌骨内的窦腔结构,如何解决以黏膜组织代替目前皮肤组织修复口内缺损的难题,如何更精确地构筑面中部的骨性支柱、表面软组织覆盖以及相关的义齿等。这些难题的解决不但有赖于现有生物材料、技术的不断改进和升级,同样也寄希望于一些目前尚处于试验阶段的课题被逐一解决,如异体组织的血管化移植、原位组织成形技术的应用等。上颌骨的功能性重建仍然需要认真细致的计划和肿瘤外科医师、修复重建外科医师、修复科医师以及放疗科医师之间的密切合作以获得功能和外形满意的远期疗效。为此,各国学者正不断努力,大家目标是一致的,即重建上颌骨的形态与功能,重现患者原有的面中部结构和口颌系统。

(孙坚 沈毅)

[1] Gullane P J, Arena S. Palatal island flap for reconstruction of oral defects[J]. Arch Otolaryngol, 1977, 103(10): 598-599.

[2] Martin D, Pascal J F, Baudet J, et al. The submental island flap: a new donor site: anatomy and clinical applications as a free or pedicled flap[J]. Plast Reconstr Surg, 1993, 92(5): 867-873.

[3] Tideman H, Samman N, Cheung L K, et al. Immediate reconstruction following maxillectomy: a new method[J]. Int J Oral Maxillofac Surg, 1993, 22(4): 221-225.

[4] Muzaffar A R, Adams W P, Hartog M J, et al. Maxillary reconstruction: functional and aesthetic consideration[J]. Plast Reconstr Surg, 1999, 104(7): 2172-2183.

[5] Triana R J, Uglesic V, Virag M, et al. Microvascular free flap reconstructive options in patients with partial and total maxillectomy defects[J]. Arch Facial Plast Surg, 2000, 2(2): 91-101.

[6] Brown J S, Roger S N, McNally D N, et al. A modified classification for the maxillectomy defect[J]. Head Neck, 2000, 22(1): 17-26.

[7] Uglesić V, Virag M, Varga S, et al. Reconstruction following radical maxillectomy with flaps supplied by the subscapular artery[J]. J Craniomaxillofac Surg, 2000, 28(3): 153-160.

[8] Futran N D, Wadsworth J T, Villaret D, et al. Midface reconstruction with the fibula free flap[J]. Arch Otolaryngol Head Neck Surg, 2002, 128(2): 161-166.

[9] Brown J S, Jones D C, Summerwill A, et al. Vascularized iliac crest with internal oblique muscle for immediate reconstruction after maxillectomy[J]. Br J Oral Maxillofac Surg, 2002, 40(3): 183-190.

[10] 孙坚,李军,张志愿,等.钛网与前臂游离皮瓣闭合式三维重建上颌骨缺损[J].实用口腔医学杂志,2002,18(4):291-293.

[11] 李军,孙坚,马宏涛.个体化钛支架在构筑颌骨三维形态中的应用[J].口腔颌面外科杂志,2003,13(1):17-20.

[12] 孙坚,李军,张志愿,等.上颌骨大型缺损的个体化三维闭合式功能性重建[J].中国口腔颌面外科杂志,2003,1(1):3-8.

[13] 孙弘,孙坚.颌面功能性外科学[M].上海:第二军医大学出版社,2003:366-390.

[14] 马宏涛,孙坚,李军,等.上颌骨三维重建术后患者咀嚼功能的评价[J].华西口腔医学杂志,2005,23(1):29-31.

[15] 翁雁秋,孙坚,陈阳,等.上颌骨缺损手术重建与赝复体修复的语音功能评价[J].中国口腔颌面外科杂志,2005,3(1):43-47.

[16] 孙坚.上颌骨缺损的修复与重建[J].口腔颌面外科杂志,2005,15(1):5-7.

[17] Bidros R S, Metzinger S E, Guerra A B. The thoracodorsal artery perforator-scapular osteocutaneous(TDAP-SOC) flap for reconstruction of palatal and maxillary defects[J]. Ann Plast Surg, 2005, 54(1): 59-65.

[18] Yazar S, Cheng M H, Wei F C, et al. Osteomyocutaneous peroneal artery perforator flap for reconstruction of composite maxillary defects[J]. Head Neck, 2006, 28(4): 297-304.

[19] Arce K. Buccal fat pad in maxillary reconstruction[J]. Atlas Oral Maxillofac Surg Clin North Am, 2007, 15(1): 23-32.

[20] Sun J, Shen Y, Weng Y Q, et al. Lateral lip-splitting approach for total and subtotal maxillectomy[J]. J Oral Maxillofac Surg, 2009, 67(6): 1197-1205.

[21] Brown J S, Shaw R J. Reconstruction of the maxilla and midface: introducing a new classification[J]. Lancet Oncol, 2010, 11(10): 1001-1008.

[22] Sun J, Shen Y, Li J, et al. Reconstruction of high maxillectomy defects with the fibula osteomyocutaneous flap in combination with titanium mesh or a zygomatic implant[J]. Plast Reconstr Surg, 2011, 127(1): 150-160.

[23] Shen Y, Sun J, Li J, et al. Special considerations in virtual surgical planning for secondary accurate maxillary reconstruction with vascularized fibula osteomyocutaneous flap[J]. J Plast Reconstr Aesthet Surg, 2012, 65(7): 893-902.

第九章
下颌骨缺损的修复重建

第一节 概述

口腔颌面部是构成人类颜面部外形的主要因素之一。下颌骨位于面下部 1/3 处,对一个人的容貌特征有重要影响。面部外貌在人体外形中占有主要的地位,面部出现较小的变化都会引起别人的注意。若占据面部下 1/3 的下颌骨缺损,就将出现明显的面部畸形,除了出现一系列生理功能的损害外,而且会因为面部不同程度的毁容而导致患者生活质量下降,严重影响患者的各种社交活动,从而带来不同程度的心理精神创伤。

头颈部肿瘤手术导致的下颌骨缺损,常伴有周围软组织如口底、舌、颊等的缺损。首先出现的是对咀嚼功能的影响。由于缺失周围软组织的协调配合,也会导致发音改变,出现语言模糊,吞咽、吮吸和呼吸功能都会不同程度地受到影响。面下部复合组织缺损对患者面容的影响更大,由此而导致的心理、精神创伤也是非常大的。因此对下颌骨修复重建必须予以高度关注。在治疗过程中,不但要考虑下颌骨及相关组织的功能重建,也应重视面部外形的改善和修复,尽最大努力应用现有的颌面外科技术及整形外科技术,使每一例患者都能得到完美的修复和重建,为他们将来重返社会打下良好的基础。

下颌骨的修复重建,其主要内容之一就是𬌗关系的重建,没有𬌗关系的恢复和重建,下颌骨修复只是完成了部分外形及功能的恢复。𬌗关系的缺失,一方面带来咀嚼功能的丧失,另一方面由于缺失牙齿的支持,面部软组织会有不同程度的内陷,使人的面容较实际年龄显得苍老。因此,下颌骨修复重建的目的不仅在于恢复下颌骨的连续性和完整性,而且还必须建立由义齿固位、承受咬合力量和行使咀嚼功能的条件,以恢复口腔生理功能。临床中下颌骨修复重建术后,局部往往出现唇颊沟、颌舌沟变浅或消失,牙槽嵴缺失或重建的颌骨高度不足,均给术后口腔义齿修复带来困难,无法恢复有效的咀嚼功能。自 20 世纪 70 年代以来,国内外学者相继开展了以骨内种植体为固位和承载基础的义齿修复技术,以及为增高重建的颌骨在手术技术上的不断创新,使下颌骨缺损的修复重建水平不断得到提高,在很大程度上达到了外形恢复和功能重建的双重目的。因此下颌骨修复重建技术在肿瘤外科临床的开展和普及是非常必要的,它能造福于广大肿瘤患者。

一、下颌骨缺损的分类

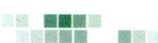

为便于对由肿瘤、外伤等原因所致的下颌骨缺损进行分类梯度分级和随访统计分析,同时也便于临床指导治疗,国内外多位学者于 20 世纪 80 年代以来提出了多种不同的下颌骨缺损分类方法。

国外相对应用较多的有 HCL（Jewer 等，1989）和 CRBS（Urken，1991）分类法。国内多位学者也从不同的角度提出了不同的分类方法，其中张陈平等提出一种以功能划区为特点的新的功能性下颌骨缺损分类方法。

张陈平等根据下颌骨缺损的发生频率，将下颌骨缺损分为三大类：

1. Ⅰ类缺损　局限于下颌骨体部（殆区）的缺损。
2. Ⅱ类缺损　肌区-殆区的缺损。
3. Ⅲ类缺损　髁状突-肌区-殆区的缺损。

其中还用亚类 1、2 来表示临床上各种类型的下颌骨缺损：Ⅰ1，齿槽部缺损；Ⅰ2，殆区节段性缺损；Ⅱ1，喙突区缺损；Ⅱ2，肌区节段性缺损；Ⅲ1，髁状突缺损；Ⅲ2，髁状突及肌区缺损。

为了进一步细化殆区缺损的描述，规定单侧殆区分前、后两个牙位区，a（anterior）表示前牙区 3 个牙位，p（posterior）表示后牙区 3 个牙位，即将双侧殆区分为四个象限。这样双侧殆区缺损的记录可以表示为 pa-ap，"-"表示跨越中线。此外，为反映相邻提颌肌群以及相邻器官如唇、舌的缺损形态，规定分别用斜体字母 m（muscle group）、l（lip）、t（tongue）表示提颌肌群、唇、舌的缺损形态，分别标记在上述分类的末尾。

该分类法较全面地反映了下颌骨缺损的形态，在利于临床比较研究的同时有助于选择不同的修复重建方法。

二、下颌骨缺损修复重建的适应证、目标及术前准备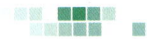

（一）适应证

在头颈肿瘤缺损修复重建领域，下颌骨的修复重建一直是焦点之一。在显微外科技术开展以前，下颌骨的修复重建一直处于较低的水平。随着技术的进步，使其修复重建的水平得到很大的提高，以前很多需要多次手术才能完成的下颌骨重建，如今基本都能一次性完成，而且重建的外形、功能均较以前有质的飞跃。对于头颈部软组织或下颌骨恶性肿瘤的手术治疗，由于显微技术的开展，不再担心口腔颌面部缺损存在修复困难，因此，手术的安全缘较之过去更有保证，也大大扩展了下颌骨重建的手术适应证。

目前对于下颌骨良性肿瘤术中缺损基本都主张采取不同的方法进行即刻修复重建。在下颌骨修复重建适应证方面存在争议的主要是关于恶性肿瘤术后缺损是否同期修复的问题。传统观点认为应该在术后观察 2 年，如无复发再行修复重建；但随着保证生活质量的观点日益得到认同，越来越多的学者更趋同于术中一期重建的观点。毕竟修复后无论外形、功能都明显优于不修复或用其他替代用品者。同时一期重建较二期重建手术有明显的优势，主要体现在：

1. 无明显的瘢痕组织。
2. 局部血管条件好，利于显微外科操作。
3. 下颌骨的位置无明显变化，利于重建殆关系。
4. 更容易恢复患病前的外形与功能。

但前提必须是肿瘤切除有足够的安全缘，同时能耐受较长时间的手术。

（二）修复重建的目标

1. 恢复下颌骨的连续性。
2. 同时或二期重建殆关系并重建牙列。
3. 重建面下 1/3 的骨、软组织外形及正常的解剖标志。
4. 恢复咀嚼、吞咽、呼吸等生理功能，提高生活质量。

恢复下颌骨的连续性从功能的角度来看是非常重要的,因为下颌骨是口底、唇、舌等软组织的支持结构,一旦丧失,将产生不同程度的功能障碍,如咀嚼、吞咽、发音障碍等等。从面容的角度考虑,因为骨性下颌骨及相邻的组织共同形成面下 1/3,鼻、唇、颌关系构成个人面容的主要特征之一,恢复下颌骨的连续性有助于恢复面部的对称和平衡,同时通过骨结合式种植体或者通过术后行龈颊沟成形术行义齿修复恢复患者的咀嚼功能,也完善了面部外形的恢复。

(三)术前准备

口腔下颌骨恶性肿瘤的根治性切除常常伴有邻近软组织的缺损,同期行软组织修复对恢复软组织外形、保障颌骨重建的愈合至关重要,术前的综合考虑必须是从头颈外科的角度和口腔颌面部修复重建的角度出发的。

下颌骨肿瘤术后缺损的修复重建是一项精细的手术,它要求手术者不但具有很好的显微外科技术,还要具有良好的审美观并掌握正常人面部外形的结构特征,对𬌗关系的概念有较深入的了解。同时还要对患者的病史、全身情况及局部病灶的范围,术中软组织及骨组织的缺损情况进行评估,以了解是否需要同时用其他软组织肌皮瓣行缺损的修复重建。对受区血管情况等,必须在术前有清醒的认识,并做好相应的准备。

术前的准备包括对患者全身情况的完善检查,如心、肺功能检查,手术耐受力指标的检查等,并排除肿瘤的远处转移。同时,术前须进行下颌骨的曲面断层片和 CT 检查,这两项影像学检查是术前确定颌骨切除范围的依据。对下颌骨周围软组织评价,可以做磁共振检查,以便更好地确定软组织的切除范围。同时,注意患者的口腔卫生情况,口腔卫生不良者,可术前行牙周洁治。同时要检查颞下颌关节的情况,全口牙列及𬌗关系,对于无牙𬌗患者,术前要做相应的准备,如临时固位板等。对于已有下颌骨移位的困难病例,可用 CAD/CAM 技术术前预制患者的个性化下颌骨模型,使重建后的下颌骨与其相协调。

第二节 血管化骨肌皮瓣在下颌骨重建中的应用

骨移植作为下颌骨各类缺损的修复重建是最多采用的一种方法。有关骨移植的实验研究和临床应用已有近 200 年的历史。对骨移植的生物生理学的认识、植骨的免疫学概念、异体骨的处理和库存、异质材料的应用以及手术的改进等方面虽已有较大的进展,使下颌骨缺损后功能和外形的整复获得了较为理想的效果,但在诸多方面,如骨移植后的延迟愈合、不愈合、骨吸收等并发症仍然存在,不尽如人意。20 世纪 80 年代初随着显微外科技术的发展,血管化骨移植的临床应用,标志着下颌骨缺损修复已进入到一个功能性修复的阶段。血管化移植具有能一期修复大型复合缺损、不受受区血管条件的限制、抗感染能力强、移植骨吸收少、生物机械性能强等优点,使骨移植的适应证范围不断扩大。因此可以说,血管化骨移植是下颌骨缺损治疗上的一个里程碑。

而在骨移植的供体选择方面,自体骨移植仍然是下颌骨重建应用最广泛的骨移植术。腓骨和髂骨是主要的供骨区,此外还有肋骨、胫骨、肩胛骨、下颌骨、颅骨等。自体颗粒性骨髓-骨松质移植、自体冷冻病变骨再植在临床上也有应用。近年来,组织工程骨也在临床上开始试用并取得初步成果。异质材料如钛质重建板在某些情况下仍然有使用价值。但在各种方法中,血管化的自体骨移植目前仍是下颌骨修复重建的主要方法。笔者在此简要介绍目前在临床上常用的一些方法。

一、髂骨肌（皮）瓣在下颌骨重建中的应用

髂骨肌（皮）瓣在下颌骨缺损的修复重建中占据非常重要的地位，是目前最常使用的供区之一。Manchester 最早报告髂骨前部弯曲的外形与人体的单侧下颌外形十分相似，同时由于其骨量充足，早期成为了非血管化骨块、皮质松质骨的最常用供区。而 1979 年由澳大利亚的 Taylor 和英国 Magou 通过各自的研究，确认旋髂深动脉（deep circumflex iliac artery, DCIA）和旋髂深静脉（deep circumflex iliac vein, DCIV）是髂骨血管化移植最可靠的血管蒂。Taylor 的研究表明，旋髂深动静脉系统供给整个髂骨和骨膜的血供，范围从髂前上棘至骶髂关节。DCIA 还供应髂骨表面的皮肤。1984 年 Ramasamty 的研究表明，DCIA 的升支是供给腹内斜肌的主要血管，由此而出现了改良的髂骨肌皮瓣。其主要特点就是除髂骨瓣外，还包括腹内斜肌瓣，大部分情况下可形成一蒂两瓣的形式。肌瓣的移动度较好，非常利于口腔颌面部软组织缺损的修复重建。

（一）应用解剖

髂骨位于髋骨的上部，为不规则扇形骨，以松质骨为主，表面为较薄的密质骨。髂骨分为下部肥厚的髂骨体和上部外展扁阔的髂骨翼。髂骨体主要构成髋臼，参与髋关节的组成；髂骨翼的后下方为粗糙的耳状面，参与骶髂关节的组成。髂骨翼的上缘肥厚，略呈弓形，称为髂嵴，其前后两端较厚，中部稍薄。髂嵴的形态与下颌骨下缘相似，髂嵴的前方向前下方突出，为髂前上棘（anterior superior iliac spine, ASIS），有腹股沟韧带、缝匠肌和阔筋膜张肌附着；其后方 5～7cm 处有一突起为髂结节，此处接近体表，表面平坦，骨质松厚，是游离植骨的首选取骨部位；髂嵴的后端为髂后上棘（posterior superior iliac spine, PSIS）。我国成年人髂前、后上棘之间的长度平均为 24.4cm（20.1～28.8cm）。临床取骨范围一般为 ASIS 向后的 10～12cm 以内，避免向后破坏髂骨翼后份而影响骶髂关节的稳定性。

髂骨翼的内侧面为一浅窝即髂窝，是髂肌的附着部位，DCIA 和 DCIV 即行于髂窝的内侧。髂窝的下界为一圆钝形的骨嵴，称为弓状线，为大小骨盆的骨性分界。髂骨翼的外侧为臀面，有臀肌附着，外侧的臀大肌的上半部臀中肌及其下方的梨状肌、臀小肌，内侧的髂肌均主要参与髋关节的运动。髂嵴的前端有阔筋膜张肌和缝匠肌的附着，前者参与髋关节的运动；后者止于胫骨，参与膝关节的运动。取骨后这些肌肉均应复位缝合，避免影响上述关节的活动。髂嵴的上方是腹肌的附着，由浅入深分别是腹外斜肌、腹内斜肌和腹横肌。髂嵴的前端是肌肉移行的腱膜所组成的腹股沟韧带的止点，后端则是背阔肌腱膜的附着。其中，腹内斜肌通常用于联合髂骨瓣修复头颈部复合缺损。腹内斜肌是位于腹外斜肌和腹横肌之间的扁阔肌肉，起自胸腰筋膜、髂嵴和腹股沟韧带，附着于第 10～12 肋骨肌腹直肌鞘。DCIA 的升支为其主要血供，此外还接受腹壁下动脉和腰动脉、胸动脉分支的供血。发自 DCIA 的升支直径为 1～2mm，穿腹横肌后到达腹内斜肌的深面。据有关研究发现，约有 80% 的人其腹内斜肌有一支发自 ASIS 内侧的主要血管供血，因此可以将腹内斜肌作为一轴型瓣来操作；剩下的 20% 的人因无单独的分支，而只是一些在 ASIS 外侧的小分支进入腹内斜肌，操作中肌肉就只能附着在髂嵴内板上。

DCIA 在腹股沟韧带上方发自髂外动脉的外侧面，其下方有腹壁下动脉发出。DCIA 自发出后即向外上行走，行于腹肌和髂肌之间，即腹横肌膜和髂筋膜融合而成的纤维通道之间，距离髂嵴内板 0.4～2.2cm，沿途发出多支穿支，供应髂肌各层腹肌和髂嵴，其终末支与髂腰动脉和第 4 腰动脉吻合。DCIA 的直径为 2～3mm，从髂外动脉的连接处至 ASIS 长为 5～7cm，其起始部变异较大，最高可达腹股沟韧带上方 1.3cm，最低至腹股沟韧带下方 2.4cm（即起自股动脉）。

DCIV 通常由两根伴行静脉组成，在距髂外静脉之前汇合成一根 DCIV，其与 DCIA 伴行在腹股

沟韧带处,股静脉恒定于股动脉的内侧。

根据 DCIA 的走行和沿途发出穿支的情况,在制备髂骨瓣时,必须注意保留通过血管穿支的腹外斜肌、腹内斜肌和腹横肌的肌袖,即保留距髂嵴内板约 3cm 之内的肌袖而避开上述血管穿支。

同时,在取瓣区主要涉及髂腹下神经、髂腹股沟神经、股外侧皮神经和股神经,它们都是腰丛发出的混合性神经。前三者主要支配腹壁肌肉的运动和下腹部、腹股沟区、大腿前外侧及臀外侧的皮肤感觉,损伤后主要表现为腹股沟区肌张力的下降和相应区域皮肤感觉的减退。股神经在腹股沟韧带的深面行于股动脉的外侧深面,参与髋、膝关节的运动和腿部的皮肤感觉。因此,对这些神经的走行要有清晰的认识,便于术中辨认和保护。

(二)设计和应用

由于髂嵴的解剖特点在许多方面都与下颌骨相似,且骨松质丰富,多用于修复一侧的下颌骨节段性缺损。

目前,髂骨瓣主要包括非血管化髂骨瓣、血管化的游离髂骨瓣、带腹内斜肌或腹横肌或皮肤的髂骨肌(皮)瓣。临床上在设计皮瓣时,根据具体情况要考虑以下一些因素:①切口的设计、骨瓣和肌瓣的设计以及皮瓣位置和形状;②如果是血管化的骨肌皮瓣,则首先要考虑血管蒂的走行;③设计皮肤切口时,可与股动脉搏动点的腹股沟韧带上方偏内侧作为切口的起点,向上呈 S 形走向,至髂嵴拟取骨的部位。

如果需要制备成骨肌皮瓣时,首先要想到皮瓣的血供特点,因其血供来自 DCIA 的肌皮穿支,故皮瓣方向必须与髂嵴内缘平行,以保证包含足够数量的肌皮穿支在内。皮岛通常设计为梭形,以利于创面的直接拉拢缝合。此外,为了保证皮岛的血供,须在髂嵴和皮瓣之间保留 3cm 宽的腹内外斜肌及腹横肌作为肌袖。根据我们的经验,如此臃肿的皮瓣放在口内,几乎所有患者都需要进行二次手术。因此最好是应用于伴有口外皮肤缺损的修复。

一般髂骨瓣的长度视下颌骨体部缺损而定。髂嵴部取骨的长度一般在 11~12cm,最长不超过 15cm,这样才能防止供区产生明显并发症。骨瓣高度一般在 2~3cm 之内,必要时可将骨瓣从外侧面截断,重新塑形以恢复颌骨的形态,裂开骨缝中要填充骨松质以防止骨不连接的发生。

如果需要同时修复不包括髁状突的下颌骨升支,则可以将髂骨瓣设计成 L 形。如取同侧髂骨则将下颌支设计在骨瓣的前端,可将 ASIS 重建下斜角的形态,也可以保留 ASIS。为避免髂嵴前端缺损过多而导致供区畸形和功能障碍,也可取对侧髂骨,将下颌支设计在骨瓣的后端,下颌支的高度设计视缺损而定,一般为髂嵴上缘向下 4~6cm,注意尽量不要剥离过多的肌附着。

(三)腹内斜肌-髂嵴瓣的制备

一般准备工作同前述髂骨瓣。取股动脉搏动点内侧至髂嵴连线的 S 形切口,如需同时取用皮肤瓣,可以 ASIS 与肩胛下角的连线为中轴,设计包含有主要肌皮穿支的皮瓣。切开皮肤、皮下组织、腹外斜肌及其腱膜,保留 3cm 宽的肌肉组织与髂嵴相连,以保护肌皮穿支。随后,将腹外斜肌翻至肋缘水平,以暴露整个腹内斜肌。根据受区缺损大小设计好肌瓣大小,切开腹内斜肌将其从腹横肌表面翻起。在 12 肋附近,腹内斜肌和腹横肌之间的平面最易辨认和分离,因两者肌纤维走向不同。必须在该平面仔细操作,以将腹内斜肌瓣完全翻起,在此过程中必须保持腹横肌的完整性,同时要仔细解剖以辨认和保护 DCIA 的升支,以及从外向内横过此平面的神经血管束。在下方的神经血管束的终末支与升支交错在一起,必须切断。腹内斜肌的深面可见到 DCIA 的升支,升支的主干穿过腹横肌后汇入 DCIA 和 DCIV,随后可以解剖 DCIA 和 DCIV 至髂外血管处。此时,髂肌和股外侧皮神经即可被显露。DCIA 和 DCIV 走行于腹横肌和髂肌筋膜融合而成的纤维鞘内,为保护之,应在髂骨的内板处保留 2cm 的肌袖。在完成髂骨内侧的操作后,即可作外侧的解剖。锐性分离暴露髂骨外板以备截骨,同时在 ASIS 附近解剖出股外侧皮神经,并加以保护。仔细切断髂骨内侧的髂腰肌及缝匠肌。完成解剖分离后,保护好腹部内容物、DCIA 和 DCIV。

如果腹内斜肌由单一的升支供血,可以通过髂嵴平行切开腹内斜肌,由外向内至升支血管处,从而使腹内斜肌瓣进一步游离。同时要注意保留外侧 3cm 宽肌袖,避免损伤穿经腹肌的肌皮穿支。

为了防止切口疝的出现,取瓣后创面必须彻底止血并冲洗后,分三层缝合关闭,第一层是将腹横肌与髂肌缝合,第二层是将腹外斜肌及其腱膜与阔筋膜张肌肌腱和臀中肌肌腱相对缝合,最后放置负压引流后缝合皮肤和皮下组织。术后一段时间须在供骨侧的臀下和腘窝处垫枕,保持屈髂位和膝关节屈曲位,5~6 天后逐步恢复下床活动。

(四)典型病例

病例一 患者,男,51 岁,临床诊断为右下牙龈癌,$T_3N_1M_0$。全麻下行右下牙龈癌根治术,右下颌骨原发灶行节段性截骨,下颌骨缺损用髂骨肌皮瓣修复重建(图 9-1)。

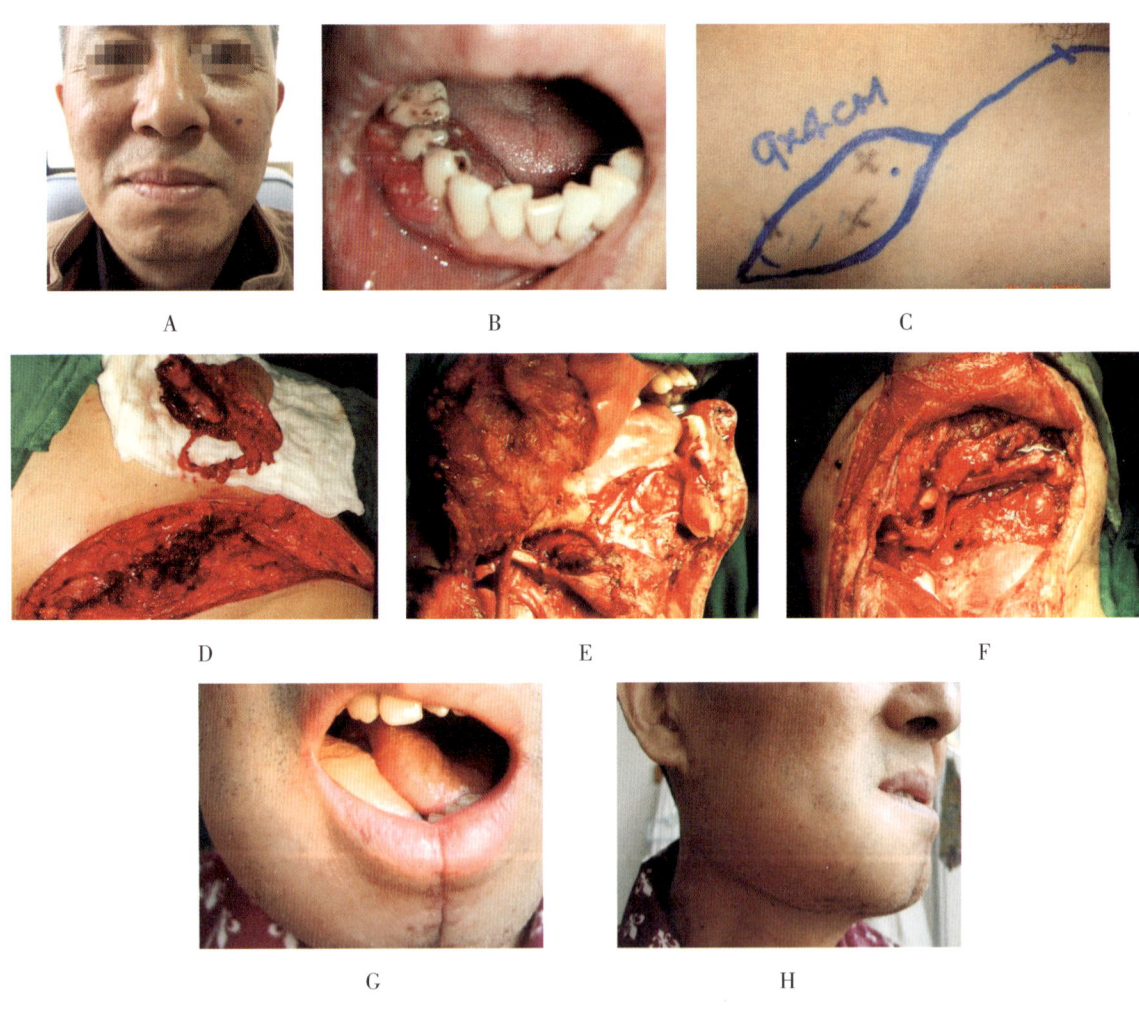

图 9-1 病例一
A. 术前正面像 B. 术前原发灶 C. 髂骨肌皮瓣切口设计 D. 术中制备髂骨肌皮瓣 E. 术中切除原发灶 F. 髂骨肌皮瓣就位固定 G. 术后 10 天皮瓣存活良好 H. 术后 10 天侧面像

(五)常见并发症及其预防

髂骨作为下颌骨缺损的供骨区已有 30 余年的历史,因其骨量大,髂嵴与下颌骨下缘的形态相似,修复单侧下颌骨缺损可取得较满意的外观效果,也有利于术中或术后的种植,以恢复术后的咀嚼功能。但其也有一定的供区并发症,据统计,髂部取瓣后,腹外疝的发生率约为 9.7%,局部长期的疼痛不适为8.4%,此外还有周围神经变性、术后跛行等。另外,分布于手术区域的髂腹下神经和髂腹股沟神经穿越腹壁三层肌肉,其损伤也经常发生,引起相应区域的皮肤麻木。因此,在手术过程中必须考虑到上述因素,尽量避免损伤相关神经,充分缝合好取瓣后的供区创面,术后一段时间内制动,避免过早负重,局部可适当理疗,促进恢复。

二、腓骨肌皮瓣在下颌骨重建中的应用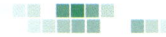

(一)应用解剖

腓骨位于小腿外侧,是小腿非重要承重骨,其下1/4参加踝关节的组成,有加强关节稳定的作用。腓骨平均长度约34cm,腓骨上端膨大为腓骨小头,并不直接参与膝关节的组成,临床上可将之用作髁状突的重建。腓骨的最大可切取长度为26cm。腓骨具有双重骨皮质,其横截面上段呈四边形,下段呈三角形,外形恒定。中国人腓骨中段的直径分别为12.8±2.4mm(男)和11.1±2.0mm(女),可以满足种植体固位的需要,双皮质结构还可以增强种植体的稳定度。

腓骨骨皮瓣的血供主要来自腓动脉及其伴行的两根静脉。一般情况下,腘动脉分叉为胫前和胫后动脉,而胫后动脉又分出腓动脉,腓动脉及其伴行静脉在腓骨的内侧沿小腿的踇长屈肌和胫后肌之间下行。但根据国内外学者的研究,腓骨血供有时存在一些解剖变异,了解这些解剖变异后有助于避免出现足部的缺血性并发症。

吴永沐等对100例中国人的研究表明,腓动脉根据起点不同分为四型:Ⅰ型发自胫后动脉,占90%;Ⅱ型、Ⅲ型分别发自胫前动脉和腘动脉,各占1%;Ⅳ型腓动脉缺如,由胫后动脉代替,约占8%。如果盲目结扎血管,可能会出现小腿后肌群血供障碍;如果同时伴有胫前动脉管径细小的情况,则可能会出现足部的缺血现象。

腓骨血供的特点是骨膜、骨髓双重供血系统,即分别通过腓骨滋养动脉和弓形动脉到达腓骨的骨髓腔、骨膜和骨皮质。腓骨滋养动脉多为1支,通过腓骨内侧的滋养孔进入骨髓腔构成腓骨的骨髓供血,营养骨髓及部分骨皮质。弓形动脉4~15支,沿腓骨紧贴骨膜的表面呈节段性分布,构成骨膜动脉血管网,是邻近骨膜和肌肉血供的来源。即使只保留弓形动脉的骨膜支血供来源,腓骨仍可存活。这也是临床上腓骨瓣可以多节段楔形切开,每个骨段仍有充足血供的解剖基础。

腓动脉及其静脉除供应腓骨的滋养动脉及肌肉-骨膜血管外,还发现走行于小腿后肌间隙内的筋膜皮肤穿支以供应该区域的皮肤。其中在腓骨头下方9~20cm之间有3支较为粗大而恒定的皮支,外径约1.6mm,这使其成为临床上制备腓骨皮瓣的解剖基础。很多学者的深入研究证明,小腿外侧皮肤的营养来源于腓动脉的肌间隙穿支,这些穿支分为如下三型:A型,为肌穿支,穿经腓骨长肌达小腿外侧面皮肤,无肌肉分支,大多位于小腿近中1/3;B型,也为肌穿支,穿经腓肠肌与腓骨长肌,达皮肤前发出肌分支;C型,其走行与B型相似,但不发出肌穿支,为间隙穿支,大多位于小腿中远1/3处。

Beppu对23例小腿外侧皮肤血管穿支的分布进行的研究表明,其中有一穿支十分恒定地位于腓骨小头和外踝之间连线的中点处。23例中,有21例被发现有一皮肤穿支位于该点附近2cm以内的部位,腓动脉对小腿外侧近中1/3段皮肤的血供并不恒定。在23例解剖中,有5例见腓动脉没有供应小腿外侧近中段皮肤的穿支。而在23例的解剖研究中,小腿中1/3处至少有一个隔皮穿支。但也有一些作者的解剖研究表明,有约20%的标本没有隔皮穿支存在,有6%~25%的标本同时没有肌肉及隔肌血管。故目前大家认为腓骨皮瓣的绝对可信度为93%~94%。尽管对皮岛的血供可靠性仍有争议存在,但据Wei的报告,在其利用腓骨皮瓣重建80例肢体和27例下颌骨中,皮岛取得了100%的成功率。作者将皮岛的中心设计在腓骨中1/3和远1/3的交界处,并强调小腿后肌间隙必须包含在皮岛内,在皮瓣的制备和创口关闭过程中不应过分牵拉,以免损伤皮岛的血供。目前,大多数学者还是采用了Fleming的方法制备腓骨瓣的皮岛,即从前向后在筋膜下平面解剖。为了能够适应和容纳肌间隙内血管穿支位置的可能变异,可以设计一较长的皮岛。如果没有隔皮穿支的存在,则必须寻找供应皮肤的肌皮穿支。如没有发自腓动脉的肌皮穿支,则表明需要选择另外单独软组织瓣修复软组织缺损。在有隔皮穿支的病例中,也应带有部分的跨长屈肌和比目鱼肌的肌袖,因为这些穿支在汇入腓血管时有可能穿过这些肌肉,但切取的肌袖大小要适当。

对腓动脉染料注射的研究结果表明皮肤染色的区域平均宽度为9.9cm,长度为21.4cm。Fleming通过切开皮肤而不切开筋膜的方法,可以成功将皮岛分成两个部分。

小腿外侧皮肤感觉来自腓肠外侧皮神经,其来自于腓总神经,而腓总神经在腓骨颈处分出腓深神经和腓浅神经,分别支配小腿前肌群和外侧肌群。腓总神经在腘窝外侧向下分出一对皮神经,即腓肠外侧皮神经和腓肠交通神经,腓肠外侧皮神经支配小腿外侧及后方的皮肤。但有学者研究报道,腓肠外侧皮神经的变异较大,有22%的人该神经缺失。腓肠交通神经是横行过腓骨瓣区域的第二支感觉神经,它与腓肠内侧皮神经结合成腓肠神经。临床上可以根据此解剖方式,将腓肠外侧皮神经或腓肠神经与舌神经或者下齿槽神经进行吻合,可能恢复感觉功能。

解剖变异有三类:

1 腓骨变异 可以出现腓骨的缺失或大小明显改变而由韧带取代者,常伴有胫骨的异常。

2 血管变异 国内外学者的研究表明,未见有腓动脉缺失的现象,同样也未见胫前动脉缺失的报道。但胫前动脉有可能发生管径的显著缩小,在这种情况下,只能由来自腓动脉的1个交通支为变细或缺失动脉的远端肢体供血,因此,结扎腓动脉可能会造成足部的缺血现象。

3 神经变异 腓肠外侧皮神经和腓交通支神经的变异很大,多个学者报道这两种神经均有相当比例的缺失。

(二) 设计原则

因为腓骨肌皮瓣切取后需要采用重建板或钛板固定,而腓骨只有其外侧面可以固定。同时因为腓骨皮瓣的血管蒂相对较短,需要尽量设计在近下颌角的位置。因此在一般情况下,一侧下颌体的修复需要采用对侧小腿作为供区,下颌前部缺损则选择缺损多的一侧小腿,如为双侧缺损则采用颈部供血管侧的小腿为供区。这种定位可以满足外侧行坚固内固定,上缘植入种植体不损伤血管的要求。

由于解剖结构的限制,腓骨肌皮瓣的血管蒂一般较短,临床上一般采用切取更远端的骨肌皮瓣,同时将近中端的骨膜及血管蒂向下剥离,去除一段近中骨质,即可以达到延长血管蒂的作用。Hidadgo报道采用此方法可以获得约13cm长的血管蒂。此外,腓动静脉近、远端的口径无明显的差别,这种特点使得腓骨瓣可以作为一种桥瓣。在腓动静脉的远端再连接一块游离软组织形成串连皮瓣,从而可以修复更大范围的软组织缺损。同时桥接的软组织瓣也可以作为观察腓骨瓣的窗口。

为了满足术后义齿修复要求或骨融合式种植体的植入要求,国内外学者采用双层腓骨重叠放置固定的方法增加牙槽嵴的高度,使得修复后的面部外形及功能要求均达到满意的效果。此外,国内张陈平将牵引成骨技术用于腓骨瓣的牵张,设计出融合种植和牵引成骨两项技术优势的腓骨内置式牙种植垂直牵引,达到了增加牙槽嵴高度的目的,取得了较理想的效果。

如果需要制备带感觉神经的腓骨肌皮瓣,还可以制备带腓肠神经的骨肌皮瓣,将神经的交通支与下齿槽神经吻合,以恢复腓骨肌皮瓣的感觉。

(三) 腓骨肌皮瓣的制备

根据小腿外侧的解剖结构特点,先在其外侧面标记出各相应的解剖标志。肌间隙的标志点是小腿上方的腓骨小头及小腿下方的外踝,两点之间的连线即为小腿后肌间隙的位置。如同时需要皮岛,则将其设计为梭形,其中线为肌间隙的位置。由于主要的隔皮穿支通常位于小腿稍远端的位置,故皮瓣的中央点通常被设计在小腿中 1/3 和远中 1/3 的交界处。

画好标志点后,即在大腿部上 350mmHg 气囊或止血带后开始解剖(上止血带时间控制在 1~1.5h 内)。根据设计切口切开皮肤和皮下组织及腓骨长短肌浅面的筋膜,在此筋膜的深面由前向后,朝肌间隙方向解剖,此时很容易发现由腓骨下缘附近发出的肌皮穿支,可以根据皮瓣穿支的位置来重新确定皮岛的位置。然后,沿着腓骨的外侧骨膜浅面锐性分离,翻起腓骨长肌、腓骨短肌及𤟎长伸肌。在腓骨的近中和远中分别完成截骨,再沿着腓骨的内侧面进一步解剖暴露并切开骨间膜,牵拉腓骨解剖出腓动静脉的远端部分,断扎之。然后在腓肠肌、比目鱼肌的表面作皮瓣后缘的切开,达肌筋膜的深面,沿此平面解剖,即可制成一带肌皮穿支的皮岛。可以将该皮岛暂时用针固定在腓骨瓣上,以免穿支受牵拉而影响皮岛的存活。然后向外牵拉骨瓣,沿腓动静脉内侧朝近中方向切开相互交错的胫后肌肌纤维,同时断扎其间至肌纤维内腓动静脉分支,至腓动脉于胫后动脉发出分叉处。在此过程中须切断𤟎长屈肌,只保留部分肌袖于腓骨上,切断血管蒂,即形成带一根腓动脉和两根伴行静脉的腓骨肌皮瓣。因为须保护血管蒂的关系,该组织瓣带有部分𤟎长屈肌及胫后肌肌袖。

在制备腓骨瓣时,为了避免损伤腓总神经以及维持踝关节的稳定性,必须在腓骨的近端和远端各保留约 7cm 长的骨段,在腓骨前内侧分离时要注意及保护从邻近通过的腓深神经。

如需要制备神经感觉性腓骨肌皮瓣,则在切开皮瓣后缘前,先朝近中方向追踪腓总神经发出的腓肠外侧皮神经,发现该神经后,即可顺该神经至皮岛处,腓肠交通支神经也可以从此部位由腓总神经发出,但该神经并不支配该皮岛的感觉功能,腓肠交通支神经可以包括在皮岛内用于血管化神经的移植。

(四)腓骨的塑形以及血管吻合

1 腓骨的塑形 为了与下颌骨的形态相匹配,腓骨必须通过其外侧面的内楔形闭合式截骨术塑形,腓骨通过塑形后可更加准确地模仿下颌骨的形态,骨外膜如果没有受损伤,则腓骨多处截骨仍不会影响其远端的血液循环。Jones 等的研究表明,腓骨截骨后可自身折叠而成双管形血管化移植,远端腓骨的血供通过骨外膜的完整性得以保留。Sodare 和 Powell 对该项技术做了改进,他们将中间的骨段在骨膜下去除,使剩余的近中和远中骨段可以在两个不同的三维空间作旋转和摆放,完成塑形后的腓骨可以采用钛板或重建钛板作坚固内固定。为了确保塑形的准确性,常借助于手术切除的标本或术中预制好的钛板或模板。在腓骨肌皮瓣断蒂前,必须先完成受区动静脉血管的准备。受区动脉一般选择面动脉,少数选用甲状腺上动脉。受区静脉选择颈内静脉的属支或颈外静脉,如静脉距离不够,还可以选用静脉搭桥的方式延长受区静脉。一般情况下尽量吻合两根静脉,如条件不够也可以只吻合一根直径较大的静脉。

2 血管吻合 关于塑形和吻合血管的先后顺序,国内外学者均有不同的观点,目前主要由以下三种:

(1)塑形-断蒂-吻合:这种方法的优点是骨瓣缺血的时间短,有足够的时间进行血管吻合,缺点是没有相邻上下颌骨参照,塑形操作较困难。

(2)断蒂-塑形-吻合:其优点是塑形最为方便,便于塑形摆位等操作;缺点是骨瓣缺血的时间长,对塑形的技术和血管吻合技术要求较高。

(3)断蒂-吻合-塑形:其优点是骨瓣缺血的时间短,缺点是吻合后血管蒂会对塑形有一定的限制。

目前国内学者大部分采用后两种方法,也可根据术者的习惯和经验以及熟练程度来作选择。

3 典型病例

病例二 患者,男,58岁,因下颌肿块10年至笔者所在医院就诊,临床诊断为下颌骨成釉细胞瘤。完善术前检查,并将术前CT数据输入CAD系统,设计制作出康复后的下颌骨模型,并在该模型上弯制好成形板。

在全麻下行下颌骨次全切除,下颌骨切除范围为左侧下颌骨全部至右下7。下颌骨缺损利用腓骨肌皮瓣进行修复重建。术后1个月复查,患者面部外形恢复满意(图9-2)。

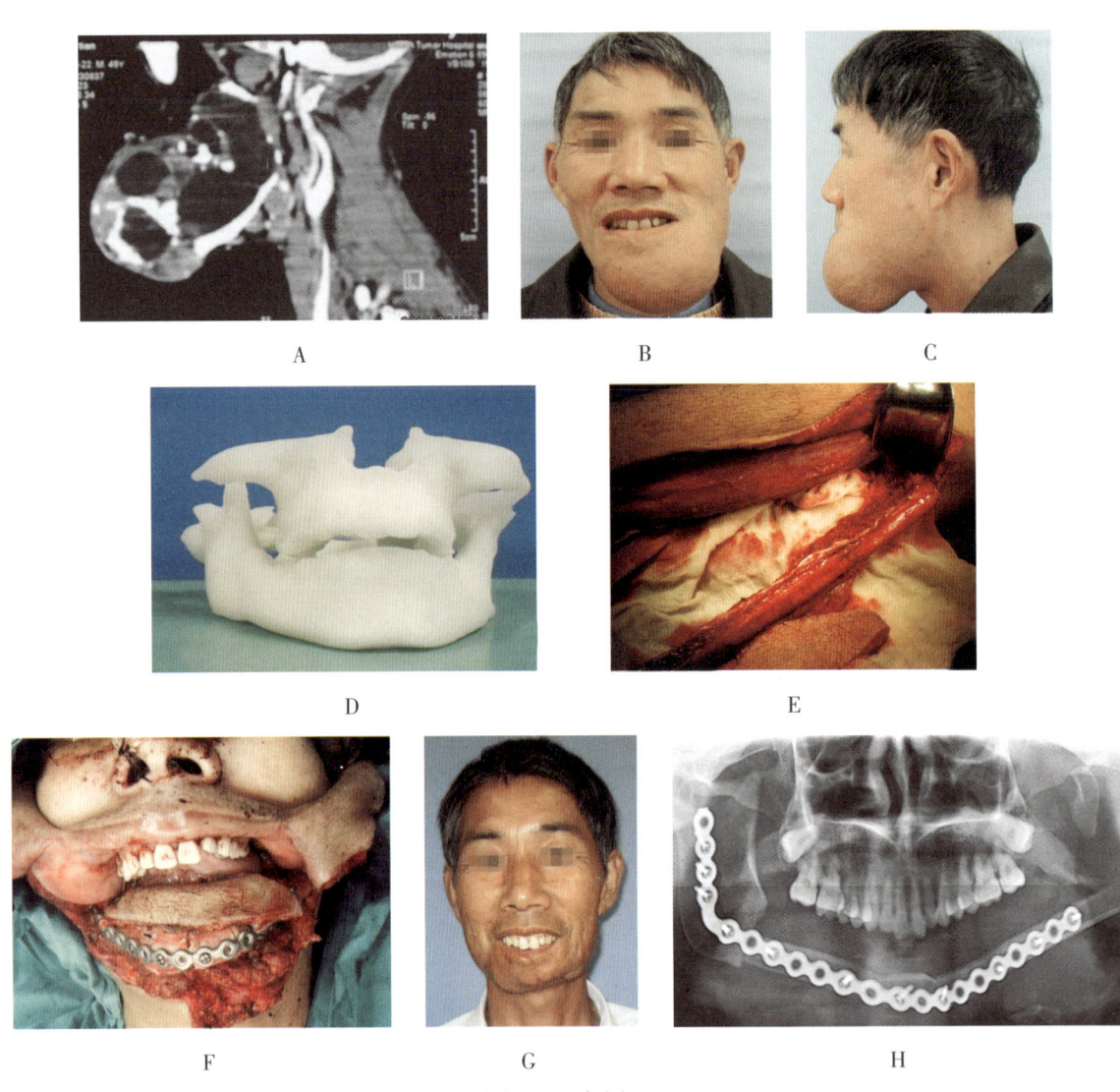

图9-2 病例二
A. 术前CT片 B. 术前正面像 C. 术前侧面像 D. 术前CAD制作康复后模型 E. 术中制备腓骨肌皮瓣
F. 术中腓骨塑形后固定 G. 术后1个月正面像 H. 术后1个月下颌骨全景片

(五)供区的处理

小腿供瓣区的处理与皮岛的宽度相关,如果腓骨瓣皮岛的宽度小于4~6cm时,供区创口可直接拉拢缝合,但皮岛的位置越接近远中,则拉拢缝合的难度越大。对于供区较大的皮肤缺损,应作中厚皮片移植关闭创面。缝合皮肤前应于术腔内置一根负压引流管,缝合后轻加压包扎,术后抬高患肢,减轻供瓣侧足部的水肿。

(六)常见并发症及其预防

1 足部缺血、坏死 其主要原因是足部缺乏侧支循环,从而导致足部在腓动脉阻断后出现缺血的现象。术前详细的检查、评价有助于避免出现这种危险。多数学者主张术前对两侧小腿进行详细的检查,判断有无各种因素导致的解剖变异,术前对小腿血管造影,对于确定有无腓动静脉解剖变异有重要意义。也有学者认为术前血管造影不必列为常规,如果胫后动脉和足背动脉搏动均正常且小腿无外伤时,只需要做彩色超声多普勒血流仪探查,了解腓动脉的供血情况以及小腿外侧皮肤腓动脉穿支情况即可。若术中发现腓动脉代替胫后动脉,应试行阻断腓动脉,在确认足尖端血液循环正常后方能继续手术。此外术前做小腿的磁共振血管造影可以提供与血管造影术相同的解剖信息。

2 腓总神经损伤　不正确的解剖或过分的牵拉可致该神经损伤,导致患者出现足内翻畸形及小腿前部、外侧及足背的麻木。在手术中仔细定位和显露该神经可避免这种情况的出现,对小腿解剖非常熟悉及操作精细是避免该并发症的关键。

3 小腿骨间隔综合征　在缝合供瓣区皮肤时要避免过度的张力,可以通过植皮一期关闭创面,也可以小腿埋植扩张器,二期作创口的关闭。

4 其他不良现象及功能障碍　如对寒冷的无法忍受和水肿、姆趾背侧弯曲能力的减弱,此与腓神经分支的损伤或肌肉,特别是姆长屈肌瘢痕的收缩有关。有的患者在术后几个月内有步行时疼痛和无力的现象,肌肉的无力被认为是由于附着于腓骨及骨间膜上肌肉被剥离失去附着点所致,详细的步态分析发现患者有步伐、关节角度及地面反应力量的异常,与肌肉的无力及负荷传导改变有关。

三、肩胛骨瓣在下颌骨重建中的应用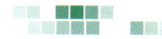

肩胛骨瓣应用于头颈缺损的历史较短,始于20世纪80年代,但由于该区域可同时供应皮瓣、肌肉组织瓣和骨瓣,从而使肩胛区的组织瓣具有很强的修复能力,在头面部,特别适用于修复下颌骨体部、舌、口底、面颈皮肤等复合组织缺损的修复,即主要应用于需要较大体积的软组织,而骨缺损不大的复合组织缺损的修复重建。但就目前国内外应用的情况来看,在下颌骨修复方面其主要用于伴有较多软组织缺损的下颌骨升支缺损的修复,因此,对大多数下颌骨重建而言,肩胛骨瓣不是首选方法。

(一) 应用解剖

肩胛骨为一不规则的三角形扁骨,分两面、三缘和三个角。腹侧面或肋面与胸后上壁相对,为一大浅凹,称为肩胛下窝;背侧面有一横嵴,为肩胛冈。向外侧延伸的突起称为肩峰,上缘与脊柱缘会合处称为上角,平对第2肋;下角为脊柱缘与腋缘会合处,平第7肋或第7肋间隙;外侧角为腋缘与上缘的会合处。上缘短而薄;内侧缘薄而锐利,又称脊柱缘;外侧缘肥厚邻近腋窝,又称腋缘。由于肩胛骨的腋缘较肥厚,供骨量较大,在下颌骨缺损修复时通常会选择肩胛骨的腋缘作为供骨区。

肩胛骨的血液主要由肩胛下动脉(subscapular artery, SA)的分支旋肩胛动脉(circumflex scapular artery, CSA)供应。SA发自腋动脉的第三段,自发出后向下行走2~4cm分成CSA和胸背动脉(thoracodorsal artery, TA)。TA是背阔肌肌皮瓣的供血动脉。CSA是肩胛骨及其附着肌肉和皮肤的供血动脉。CSA经三边孔后绕行于肩胛腋缘分为深、浅两支,即皮支和骨支。深支(骨支)进入肩背部深层,供应肩胛骨、冈上肌、冈下肌、大小圆肌等;浅支(皮支)分为水平支和降支,支配肩胛部的皮肤。旋肩胛动脉主干从骨缘到肩胛下动脉的长度为4~6cm,起始处外径2~3mm。旋肩胛静脉有两条,与同名动脉伴行,管径粗于动脉。肩胛骨的下角处骨组织一般由胸背动脉的分支——肩胛下角支提供营养,可以联合背阔肌肌皮瓣一起应用。

(二) 设计原则

肩胛区血管系统的分布特点,决定了该区域既可以作为单独的肩胛骨瓣的供区,又可以制备成肩胛骨瓣联合肩胛皮瓣、背阔肌瓣和前锯肌瓣等应用。如果单独采用肩胛骨瓣,可采用以旋肩胛血管为蒂的肩胛骨外侧缘的骨瓣,长宽可达到 10～14cm×2～3cm,用于修复下颌骨体部的缺损。利用胸背动脉供血的肩胛角处骨瓣可以用于修复下颌角及升支缺损。但总体来看,临床上很少单独应用肩胛骨瓣来进行下颌骨缺损的修复,大部分情况下还是采用复合组织瓣来进行修复。根据下颌骨及颌周软组织缺损的情况,评估软组织瓣的大小及体积以决定采取哪一种软组织瓣。临床上大部分情况下,多采用以 SA 为蒂的复合组织瓣,如果选择肩胛皮瓣和肩胛骨瓣的联合,则可以 CSA 为蒂;如果以背阔肌肌皮瓣或前锯肌肌皮瓣与肩胛角处骨瓣联合,则可以 TA 为蒂。在设计皮瓣时,要考虑到供区能否直接拉拢缝合,尽量避免植皮关闭供区创面。

(三) 肩胛骨肌皮瓣的制备

制备该皮瓣时,患者要取供区向上的侧卧位。术者要对该区域的解剖非常熟悉。在皮瓣切取前须标示出肩胛骨的内侧缘、外侧缘及下角和肩胛冈,此外还须标记三头肌长头、小圆肌和大圆肌。小圆肌、大圆肌、三头肌长头围成的间隙即为三边孔,也就是 CSA 的发出处,也可以用超声多普勒探明三边孔及 CSA 的走向。如果复合瓣的皮瓣采用肩胛皮瓣,则皮瓣应设计成以 CSA 浅支的水平支为长轴,与肩胛冈平行,皮瓣的外侧达三边孔处,内侧可达背部中线,上可达肩胛冈,下可达肩胛骨下角;如为肩胛旁皮瓣,皮瓣应以 CSA 的降支为长轴,上界为三边孔,下界达肩胛骨下角。皮瓣均应设计为梭形,以便于直接拉拢缝合。

1 手术方法 首先切开皮瓣内侧缘,达冈下肌肌筋膜浅面,沿此平面向外分离翻瓣,达肩胛骨的外侧缘后,找到小圆肌(表面由发光的筋膜覆盖)、大圆肌(肌纤维多且筋膜覆盖少)及三头肌长头围成的三边孔,拉开大小圆肌,就可在三边孔的脂肪结缔组织中扪及到 CSA 的搏动。显露分离 CSA 及伴行静脉,辨认出 CSA 发出的肌支和骨膜分支,断扎肌支,保护骨膜支,向下分离大圆肌,暴露血管蒂,在肩胛骨外侧缘约留 2～3cm 的肌袖,切断肩胛骨外侧缘附着的肌肉,此时更易暴露肩胛下血管蒂。如果不需要肩胛骨下角的骨瓣,则应结扎胸背动脉,如需要胸背动脉则需要切断大圆肌,在该肌深面解剖出肩胛角分支血管蒂,该分支既可由胸背血管分出,又可由胸背血管至前锯肌内的血管分出。

皮瓣及血管蒂分离好后,于肩胛骨外侧缘内侧 2～3cm 处切开小圆肌和冈下肌达骨面。剥开截骨线处骨膜,用往复锯平行于外侧缘 2～3cm 处切开至关节窝下方,再行横行截骨。此时,要小心保护好血管蒂及肩关节的结构。同时,为保证血供,骨瓣的背面和腹面均应留一薄层肌纤维,骨瓣游离后,即可在肩胛下血管起始处断扎其动静脉至受区。

2 典型病例 这是血管化肩胛骨肌皮瓣修复下颌骨缺损的病例(由上海交通大学医学院附属第九人民医院口腔颌面-头颈肿瘤科孙坚教授提供)。

病例三 患者,女,67 岁,因下颌骨成釉细胞瘤外院肋骨移植术后复发并侵犯右舌体,在我院于全麻下行下颌骨节段性切除+右半舌切除,肩胛骨肌皮瓣重建。术后 3 周患者面部外形恢复满意(图 9-3)。

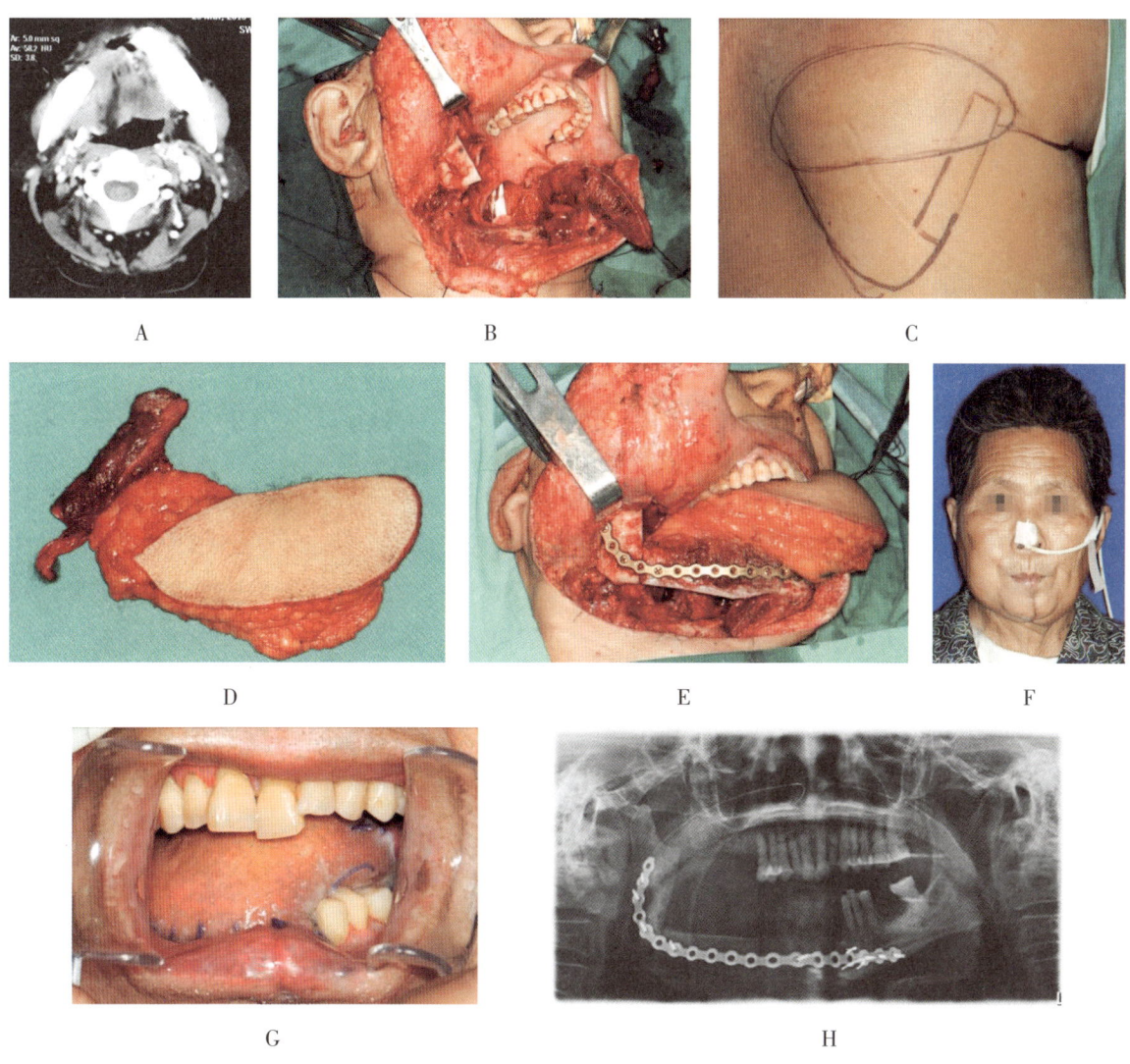

图 9-3　病例三

A. 术前 CT 示肿瘤侵犯右舌体　B. 肿瘤切除后缺损范围　C. 肩胛骨肌皮瓣设计　D. 制备完成的肩胛骨肌皮瓣
E. 肩胛骨重建下颌骨　F. 术后 3 周正面像　G. 术后 3 周口内观　H. 术后 3 周全景片

(四) 供区的处理

制备肩胛骨肌皮复合瓣后，由于术中需切断较多肌肉附着，术后可能会对上臂的功能造成影响，其中以大圆肌最为明显。因该肌是上臂内旋、外展和内收的肌肉，切断后不可避免地会影响功能。因此，必须在肩胛骨断端打孔，将切断的肌肉附着用不吸收缝线固定在骨孔上，达到固定肩胛骨和防止其飘移的目的。软组织瓣切取后，皮肤缺损范围在 12～15cm 范围内可直接拉拢缝合，并置负压引流。术后供区肩膀制动 1 周，1 周后再逐渐活动肩部。术后一段时间，再逐渐增加肩部的力量训练和上肢的训练，但要避免剧烈的外展和外旋运动。

第三节　其他方法在下颌骨重建中的应用

一、非血管化骨移植

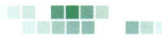

目前,血管化的自体骨移植修复下颌骨缺损已经是临床上最常选用的方法,包括吻合血管的腓骨肌皮瓣、髂骨瓣、肩胛骨肌皮瓣、胫骨瓣等等。此外,临床上还有一部分情况可以选用非血管化自体骨移植来修复下颌骨缺损,还有自体颗粒性骨髓-骨松质移植、自体冷冻病变骨再植等在临床上也有应用。但相对于血管化的骨移植,这些骨移植的存活率明显低于前者,尤其是应用于放疗后创口时。有作者报道,在这些病例中,移植骨外露、吸收及感染的发生率至少为58%,放疗后局部并发症的发生率可高达80%,而导致失败的主要原因还是术后的感染,因此本方法只适用于那些局部血供良好,有足够的软组织覆盖骨质,同时缺损较短(5cm左右),局部无放疗史的病例。由于非血管化骨移植技术简单,易于推广,手术时间短,在临床上也有一些应用,目前应用较多主要有髂骨、肋骨等。

(一) 髂骨移植

髂骨是骨移植中较多使用的供骨区,具有丰富的骨松质,其中有许多的空隙和存活的细胞,能迅速再血管化和成骨,移植后第十天便可以观察到有新的骨小梁形成。成人的髂骨可提供约10cm×5cm的骨块。选择髂骨移植时,一般选择同侧的髂嵴,因为髂嵴的弧度与同侧下颌下缘的弧度基本一致,而与对侧的弧度稍相反。同时,髂前上棘的形态与下颌角十分吻合,当下颌骨缺损累及下颌角时,可用髂前上棘修复下颌骨角部的缺损。

目前非血管化的髂骨主要用于修复下颌骨的颏、体部缺损,修复长度一般限制在5～8cm之内。但也有一部分国内外学者选择将之推广至跨中线的双侧体部缺损病例,也取得不错的效果。但一定要注意选择局部血供好、没有软组织缺损的病例。

髂骨块植入与固定的注意事项:植骨前用过氧化氢溶液、生理盐水冲洗伤口,充分止血。在缝合口腔黏膜前,要注意将两侧骨断端骨质稍降低高度,使周围口腔黏膜及黏膜下组织缝合时没有大的张力。缝合口腔黏膜须分层缝合,即先缝合黏膜层,再用3-0可吸收线作黏膜下层的缝合,缝合完毕后,再次用生理盐水冲洗及止血。修整骨断端的创面及植骨块两端使之能端端贴合,用钛板固定后,局部放置引流,分层缝合。

(二) 肋骨移植

对于同时有下颌骨体部与升支缺损的病例,或者下颌骨的大部分缺损,如果不能采用血管化的骨移植技术,用肋骨移植也是一个较好的方法,因为肋骨长度足够,且易于弯曲成形,供肋区也很少见并发症。一般临床上常取第7、8、9肋之中的一条肋骨作为移植骨,如用于下颌骨缺损的修复则以取对侧肋骨为宜。目前肋骨肋软骨被认为是最适合做髁状突再造的组织。

1. 切取方法　于肋软骨前端顺肋骨缘向后作弧形切口,切开皮肤皮下及深筋膜,暴露覆盖于肋骨浅面的肌层,切开稍分离即可暴露肋骨,于骨外侧面沿肋骨的中央作骨膜切口,至两端时再作一垂直切口,用骨膜剥离器紧贴骨面,自骨膜下仔细剥离肋骨的各面。剥离骨膜时,剥离子应顺着肋间隙的方向进行,以免造成剥离困难和损伤周围结构以及穿破胸膜,同时操作尽量要找好支点,避免操作过猛使剥离子滑脱,导致胸膜或肺组织损伤。剥离后,按照所需长度切断肋骨。如术中胸膜已被穿破应及时采取措施进行修补,如转邻近肌瓣等。供骨区止血、冲洗后,放置引流分层缝合,用胸带加压包扎。术后应该鼓励患者咳嗽,避免产生呼吸道的并发症。

2 肋骨植入与固定 在植入前应明确使硬肋部修复下颌骨的体部,软肋部修复升支及髁状突。其与剩余下颌骨结合的方式有镶嵌式和插入式两种方法,前者就是将下颌骨断端处颊侧去除一部分骨皮质,将去除相同大小骨皮质的肋骨与之镶嵌贴合,用钛板或钢丝固定;后者即将肋骨端修成尖锐形式插入下颌骨骨断端预先制备好的空隙内,一般要求至少插入 1cm 深,断端固定好后,须用可吸收线将舌侧软组织固定在肋骨上,使植入骨舌侧无空隙存在,之后术腔再置引流管分别缝合口内软组织和外侧软组织。

二、重建板在下颌骨缺损修复中的应用

自 20 世纪 80 年代以来,重建板即刻桥接修复下颌骨的缺损在世界上得到广泛的应用。最初这一技术是基于人们对下颌骨及颌周恶性肿瘤根治术后即刻修复是否会掩盖肿瘤复发等考虑而产生出来的一种保持残余下颌骨位置、维持患者面容、维持部分口腔功能的临时性修复手段,在维持骨外形为二期植骨创造条件、防止残余颌骨断裂或移位以及降低气管切开率等方面发挥了很大的作用。

但人们在临床实践当中逐渐发现,重建板桥接修复下颌骨节段性缺损很容易在一段时间后出现各种临床并发症,如螺钉松动、脱落,重建板疲劳断裂,重建板外露等等,较易引起医患纠纷。随着显微外科技术的进步和普及,以及当前对肿瘤治疗更加积极地强调术后生活质量,因此,对于重建板即刻桥接修复下颌骨节段性缺损适应证相对更加严格一些,目前这一技术主要用于恶性肿瘤预后不佳的节段性骨缺损修复重建,也适用于血管条件不好或全身情况差、不能耐受显微外科手术以及为防止因下颌骨刮骨治疗和边缘性的切除导致术后骨折而预防性使用重建板的病例。

(一) 手术基本原则

重建板分为直型、左右单弯型和双弯型,单弯型和双弯型重建板可以附带人工髁状突用于关节重建。一般重建板厚 2.0~2.5mm,固位螺钉直径为 2.4mm。目前还有一种钉头锁定型重建板,主要靠螺钉与板孔间的螺旋锁定实现板钉间稳定,可以防止板与螺钉间产生摩擦,避免靠螺钉将重建板压在骨面上获得固定而产生的压迫性缺血现象,同时也避免了无钉头锁定重建板对残余骨质产生的移位作用。重建板的选择一般是根据骨缺损的部位和范围来确定的。术中须沿下颌骨下缘和升支后缘的外表面进行弯制成形。但先用模板在骨面上成型,再比照模板来弯制重建板相对要容易一些。术前如果有计算机辅助设计/计算机辅助制作(CAD/CAM)预成的下颌骨模型,就可以在术前弯制好重建板,这样可以大大缩短手术时间,同时也使预先弯制的重建板更加容易贴近骨面。

此外,如果病变部位下颌骨外侧及下缘无病变性隆起,则可以在病灶切除之前根据下颌骨的形态弯制成型,并在切除标志性的外侧钻孔每侧至少钻两孔,固定螺钉后再取下重建板,像这种情况最好使用锁孔螺钉,避免截骨后再固定螺钉时,由于螺钉的加压使重建板失去原来的位置而导致两侧骨段的移位。

如果截骨位置受肿瘤侵犯而变形,则可用一根重建板弯制成拱形,跨越截骨区连接剩余骨段,并作定位固定,取下之,截骨后,再将之复原残余两侧骨段的位置,同时再用另外一根重建板,沿残余骨段的下缘做桥接固定,再取下固位重建板。

在弯制重建板时,要避免在同一部位反复折弯和线性折弯,避免在重建板上出现折痕而导致重建板的过早折断,同时在颏部和下颌角区域要适当减小重建板的外形凸度,以避免由于软组织

的张力较大而产生的褥疮、溃疡,进而穿破软组织暴露在外。

在螺钉固定时,要保证螺钉穿透对侧骨板,把持在双层骨皮质上,在主要承力骨段上至少要求3颗和3颗以上的螺钉固位,以分散负载应力避免螺钉松动。此外,重建板固定后必须进行适当口底肌悬吊恢复口底肌群原位置,避免软组织后退而引起呼吸不畅。

(二)软组织修复

下颌骨及颌周软组织恶性肿瘤切除必然带来软组织的缺损,而重建板要求无张力缝合和覆盖,因此,必须同时考虑软组织缺损的修复和重建。我们通常采用胸大肌肌皮瓣或游离股前外侧皮瓣修复软组织缺损,覆盖重建板。

(三)常见并发症及其相关因素

术后并发症主要包括术后感染、软组织破溃、重建板断裂以及螺钉松动等,而与之相关的因素主要有以下几点:

1. 放疗 术后放疗常常引起钛板周围软组织血供障碍,同时软组织出现水肿、纤维化等表现,这些都是皮肤黏膜溃破的主要原因。同时放射性损害和局部血供障碍还可以降低骨再生能力,研究表明40Gy以上的放疗量即可引起骨组织的不可逆改变,使骨组织活性下降,使钛板植入后不能如期产生骨钉融合,随着功能负载的作用,螺钉周围逐渐发生骨吸收,最终导致螺钉松动和局部的慢性感染。有研究表明,接受放疗和未接受过放疗的病例之间钛板外露、螺钉松动的发生率有显著性差异。

2. 固位的稳定性不足 出现固位的稳定性不足主要有两方面的原因,一方面是操作不当,如钻骨孔时温度过高造成骨孔表面骨坏死,影响钛钉植入后的骨钉结合,或固位螺钉长度不够,不是双皮质固定;另外一方面是固位装置的固位稳定性存在结构差异。

3. 不适当的应力集中 重建板在下颌骨运动时需要替代缺损骨段承受和传递功能负载。负载作用力通过固定结构转移到接骨端,在骨内产生复合应力,这种应力主要集中在固位螺钉周围的骨组织上,当应力超过骨耐受限度时,便会造成钉周骨质吸收,导致固位螺钉松动。此外重建板的折角区和弯曲段也是应力集中的部位,如下颌角和颏部,长期反复的应力积累可造成该部位的机械疲劳,导致重建板断裂。

第四节 肿瘤术后下颌骨缺损修复重建的展望

肿瘤术后下颌骨缺损的修复重建在世界各国专家、学者近百年来的不断努力下,已取得很大的进步,在治愈患者疾病的同时,能修复下颌骨缺损,不同程度地重建患者的口腔功能,恢复患者面下1/3的正常形态。近年来,一种新的数字模拟技术结合CAD/CAM已经应用于下颌骨缺损的修复重建,不管哪种下颌骨缺损,均可以利用数字模型模拟出理想的下颌骨形态,并制造出实体模型。术前通过在电脑上模拟手术,可根据缺损的范围设计移植骨的截骨线位置及角度,设计制造出移植骨切割导板,使下颌骨修复重建手术过程更加程序化和规范化,从而明显地缩短手术时间,使下颌骨重建在实现精细化和个体化这个目标方面又迈出了重要的一步。

但目前下颌骨修复重建还存在一些有待解决的问题,如移植材料主要为自体的血管化骨骼,给患者带来了新的创伤。同时,伴随着颌骨缺损还存在不同程度的肌动力丧失的问题。怎样解决大型、复杂下颌骨缺损修复后的肌动力恢复问题一直是各国学者的研究方向之一。

在替代自体骨的材料方面，目前的研究主要集中在组织工程骨和植入性假体方面，在这些方面各国学者经过长期的努力都取得了一些进展，但在修复下颌骨节段性缺损方面仍有大量的基础研究工作要做。尽管如此，随着科学技术的不断发展，我们相信在不久的将来，在这些领域必将出现新的突破，给患者带来福音。

（喻建军　李军　周晓）

参考文献

[1] Adekeye E O. Reconstruction of mandibular defects by autogenous bone graft: a review of 37 cases[J]. J Oral Surg, 1978, 36(2): 125-128.

[2] Hidalgo D A. Fibula free flap: a new method of mandible reconstruction[J]. Plast Reconstr Surg, 1989, 84(1): 71-79.

[3] Hidalgo D A, Disa J J, Cordeiro J G, et al. A review of 716 consecutive free flaps for oncologic surgical defects: refinement in donor-site selection and technique[J]. Plast Reconstr Surg, 1998, 102(3): 722-732.

[4] Koshima I, Hosoda S, Inagawa K, et al. Free combined anterolateral thigh flap and vascularized fibula for wide, through-and-through oromandibular defect[J]. Reconstr Microsurg, 1998, 14(8): 529-534.

[5] 毛驰,彭歆,俞光岩,等.超声多普勒血流仪在游离腓骨瓣皮岛设计中的应用[J].现代口腔医学杂志,2001,15(6):422-444.

[6] Boyd J B, Gallane P J, Rotstein L E, et al. Classification of mandibular defects[J]. Plast Reconstr Surg, 1993, 92(7): 1266-1275.

[7] Jewer D D, Boyd J B, Manktelow R T, et al. Orofacial and mandibular reconstruction with the iliac crest free flaps: a review of 60 cases and a new method of classification[J]. Plast Reconstr Surg, 1989, 84(3): 391-403.

[8] 竺涵光,郑家伟,顾章愉,等.腓骨瓣再造下颌骨时血管蒂的位置及吻合方法[J].口腔颌面外科杂志,1998,8(4):235-238.

[9] 胡永杰,李思毅,徐立群,等.血管化髂骨肌瓣同期牙种植体修复下颌骨体部缺损[J].中国耳鼻咽喉头颈外科杂志,2004,11(5):289-292.

[10] Kimata Y, Uchiyama K, Sakuraba M, et al. Deep circumflex iliac perforator flap with iliac crest for mandibular reconstruction[J]. Br J Plast Surg, 2001, 54(6): 487-490.

[11] Kimata Y. Deep circumflex iliac perforator flap[J]. Clin Plast Surg, 2003, 30: 433-448.

[12] 胡永杰,钟来平,徐立群,等.髂深血管蒂髂骨-腹内斜肌同蒂双岛状瓣修复下颌复合组织缺损[J].中华整形外科杂志,2007,23(4):273-276.

[13] Hidalgo D A. Fibula free flap: a new method of mandible reconstruction[J]. Plast Reconstr Surg, 1989, 84(1): 71-79.

[14] 张陈平.下颌骨重建术[J].口腔颌面外科杂志,2005,15(3):215-217.

[15] 竺涵光,张陈平,孙坚,等.腓骨肌皮瓣重建下颌骨的方法和经验[J].口腔颌面外科杂志,2003,13(2):158-161.

[16] Bahr W, Stoll P, Wachter R. Use of the "double barrel" free vascularized fibula in mandibular reconstruction[J]. Oral Maxillofac Surg, 1998, 56(1): 38-44.

[17] Dos Santos L F. The vascular anatomy and dissection of the free scapular flap[J]. Plast Reconstr Surg, 1984, 73(4): 599-604.

[18] Swartz W M, Banis J C, Newton E D, et al. The osteocutaneous scapular flap for mandibular and maxillary reconstruction[J]. Plast Reconstr Surg, 1986, 77(4): 530-545.

[19] Ugurlu K, Sacak B, Huthut I, et al. Reconstructing wide palatomaxillary defect using free flaps combining bare serratus anterior muscle fascia and scapular bone[J]. Oral Maxillofac Surg, 2007, 65(4): 621-629.

[20] Schleier P, Hyckel P, Fried W, et al. Vertical distraction of fibula transplant in a case of mandibular defect caused by shotgun injury[J]. Int J Oral Maxillofac Surg, 2006, 35(9): 861-864.

[21] 李军,孙坚,马宏涛.个体化钛支架在构筑颌骨三维形态中的应用[J].口腔颌面外科杂志,2003,13(1):17-20.

[22] 季彤,张陈平.下颌骨节段性缺损541例临床回顾性研究[J].中华口腔医学杂志,2006,42(12):705-708.

[23] 李祖兵,李智,刘凯.同种异体冻干下颌骨移植修复下颌骨缺损的临床应用[J].口腔医学研究,2003,19(6):488-490.

[24] 陈新群,方厂云,蒻新春,等.髂骨移植术供区疼痛的临床研究[J].口腔医学研究,2002,18(4):253-254.

[25] 瞿吉保,彭大文,周晓,等.10种移植物修复头颈缺损的体会[J].中国耳鼻咽喉颅底外科杂志,1995,1(3):103-106.

[26] 周晓,曹谊林,崔磊,等.组织工程化骨修复下颌骨缺损(附3例报告)[J].组织工程与重建外科杂志,2010,6(4):183-187.

[27] 周晓,左朝晖,曹谊林.组织工程骨修复骨缺损的研究进展[J].中国现代手术学杂志,2006,10(4):316-320.

第十章
外鼻肿瘤术后缺损的修复

第一节 概述

对于整形外科医师来讲,鼻部修复重建是最有挑战性的工作之一,因为这不仅要求重建一个视觉上重要的面部标志性器官,而且要求重建一个功能性器官。

鼻部修复重建术有着悠久的历史,可以追溯到公元前 600 年的印度。婆罗门史书第一次详细记载了应用额部皮瓣修复一例因割鼻致鼻缺损患者的鼻修复术。虽然正中额部皮瓣的起源并不清楚,但 Kanghiara 家族宣称其自公元前 1000 年就开展此术式。印度鼻再造术在欧洲的第一次应用和推广是由意大利的 Branca 家族在文艺复兴时期完成的,意大利人不仅应用了额部皮瓣,他们还最先报道应用上臂皮管来进行全鼻部再造(Gaspar Tagliacozzi,1597),该方法包含很多目前整形外科修复重建的基本技术,包括皮管制备、断蒂、转移、延迟、固定等。后来在 19 世纪,法国人在此基础上又增加了局部额部皮瓣来进行鼻部修复重建。印度的额瓣法在 18 和 19 世纪在英美得到了推广和广泛报道(Madras Gazette,1793;Carpue,1816;Kazanjian,1946)。

从 1840 年至一次世界大战期间,随着创伤修复的患者增多,整形外科医师们逐渐认识到,没有合适的鼻衬里结构和支撑结构,重建的鼻部其外形会随着时间逐渐改变,并使得鼻部气道发生阻塞。1956 年 Converse 首次介绍了将鼻中隔黏骨膜复合瓣用于鼻衬里及支撑结构的重建。骨组织移植用于支撑结构的重建是由 Ollier 于 1864 年第一次报道,他在额部皮瓣中携带了一块额骨骨片进行鼻再造。后来其他作者相继报道了利用尺骨、胫骨、颅骨、肋骨和髂骨骨片进行鼻再造的病例。在 20 世纪末,Von Mangoldt 第一个报道了应用肋软骨移植作为鼻部支架的病例。其他流行的作为软骨支架的供区还有耳软骨和鼻中隔软骨。

一、适应证

印度额部皮瓣首先用于修复那些因外伤性鼻切除造成鼻缺损的病例。虽然外伤仍是鼻部修复重建手术的适应证,但目前最常见的是肿瘤切除术后鼻缺损的病例。随着 Mohs 外科手术的推广应用,越来越多的肿瘤切除术后鼻缺损患者要求整形外科医师进行二期重建修复。其他鼻部重建修复术的适应证还有鼻部感染后缺损、可卡因等毒品滥用后鼻缺损、肥大性酒渣鼻以及先天性鼻畸形。

鼻部缺损的外科重建手术没有绝对的禁忌证,包括年龄、病史(例如糖尿病、高血压)甚至既往吸烟史。然而在这些病例中,手术技巧和手术时机需要根据具体情况进行调整。可以初期先待缺损创面愈合后再考虑二期修复,一些病例甚至可以在数年后再进行已愈合缺损区的修复。当遇到其他突发病情,如外伤、需等待最终病理结果等非外科禁忌以及鼻部黑色素瘤切除时,鼻部修复重建术也应该推迟进行。

二、鼻部解剖生理学

在修复重建手术计划的制定中,精确分析鼻缺损区皮肤、骨骼支架以及衬里结构是必需的。鼻部根据其深部的骨骼支架可以分为三部分:上 1/3 由锥体形的骨性结构支撑,中 1/3 由两侧成对的鼻外侧软骨支撑,下 1/3 由鼻翼软骨支撑(图 10-1)。鼻翼软骨经由内侧脚支撑鼻小柱,经由外侧脚支撑鼻翼。鼻翼的外侧半或后侧半以及软三角结构处没有深部软骨支撑。鼻孔的底面为鼻部的基底。从仰视方面观察,理想的鼻孔应占据整个鼻翼高度的 1/2~2/3。

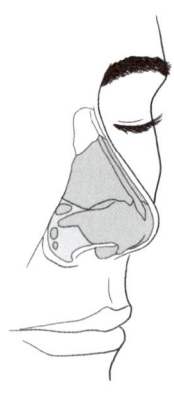

图 10-1　鼻部根据其深部的骨骼支架可以分为三部分

鼻部修复重建术的一个目标是提供一条有功能的、开放的、潮湿的气道,这意味着不仅外气道,而且内部鼻腔瓣膜也必须保持开放。鼻腔内鼻阈是气道在中部穹隆的一个组成部分,在此处,鼻外侧软骨与中隔软骨以 10°~15°角相汇合。当重建这个区域时,提供一个足够薄的衬里结构非常重要,它不仅能保持气道开放,而且能够为任何软骨移植物提供合适的血管床,以便重建鼻部的骨性支架。鼻腔内鼻阈或鼻孔区域的瘢痕会影响鼻的通气性。一般而言,鼻部重建的困难程度随着鼻内衬里结构的复杂性而增加,如果没有足够的鼻内衬里,重建修复的鼻部会不可避免地发生收缩。

在分析鼻部缺损区结构时需要考虑的另一个因素是鼻上下部分皮肤厚度的不同。鼻部上 2/3 的皮肤薄,厚度约 1300μm,光滑而且有移动性;鼻部下 1/3 的皮肤厚,平均厚度约 2400μm,富含皮脂腺并且与深部结构粘连(表 10-1)。

表 10-1　鼻上下部分及身体不同部位皮肤的厚度

部位	皮肤厚度	部位	皮肤厚度
鼻背	1300μm	锁骨上	1800μm
鼻小叶	2400μm	颏下	2500μm
耳后	800μm	鼻唇沟	2900μm

如果没有骨性支架,只有衬里和外覆盖皮肤,重建的鼻会发生塌陷和狭窄,因此重建软骨或骨片等骨性支架是为了避免术后的纤维化和挛缩塌陷。

三、亚单位原则

面部美学单位的概念是 Gonzalez-Ulloa 于 1956 年首先提出来的，他强调在修复面部创面时，需根据美学单位进行修复,而该美学单位是由皮肤厚度、组织学特点以及隐藏瘢痕于交界区的特点来决定的。

为了更好、更为精确地修复这一独特的组织，Burget 和 Menick(1985)根据鼻的形态和结构提出鼻部修复重建亚单位的原则，这是一个全新的和更加精益求精的规范。他们扩展了 Gonzalez-Ulloa 关于面部修复美学单位的原则，在鼻部划分了六个亚单位：鼻背、鼻尖、鼻小柱、鼻侧壁、软三角以及鼻翼（图 10-2）。他们进一步提出，如果鼻尖或鼻翼的缺损面积超过 50%，整个亚单位均应该切除，并将最终的瘢痕隐藏于阴影处或相邻亚单位的交界处。目前临床上对于鼻部缺损的评估和手术修复也是依此来作为理论指导依据的。因此了解鼻亚结构的组织学和解剖学特点，是准确修复鼻亚结构组织，恢复这个特殊的美容器官的形态的关键。

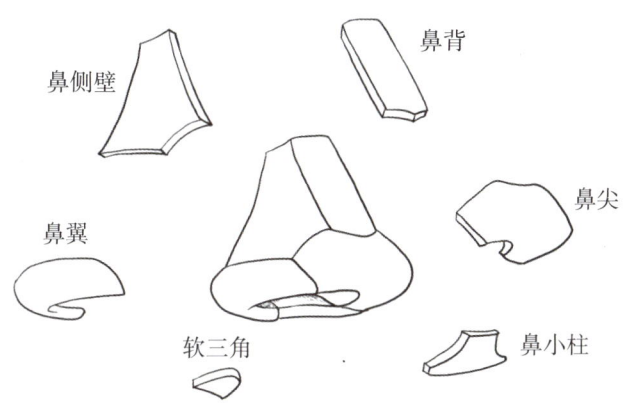

图 10-2　鼻修复的亚单位原则（Burget 和 Menick,1985）

近期 Singh、Bartlett 和 Rohrich 等报道了他们对此亚单位原则提出的进一步的改良，除了在亚单位和各层次（皮肤、支架结构、衬里）两方面来评估缺损区域外，还应该考虑其他影响因素，如皮肤颜色、质地、厚度以及光化学损伤的程度。他们提出，鼻部重建修复手术需建立在患者个体的基础上，考虑局部软组织的不同、缺损的位置和范围以及患者的既往病史，这些均可影响修复手术的复杂程度。其中患者对修复方式的选择是一个主要影响因素，尤其在东方人群，常不愿意在面部遗留额外的瘢痕，故额部皮瓣的应用常受到了限制。

四、鼻修复原则

1. 在每种鼻部修复重建手术的尝试中，必须牢记三种解剖结构：皮肤覆盖、支架结构和衬里。
2. 应该将 Burget 和 Menick 提出的鼻部亚单位原则作为鼻部修复重建术的指导性原则，但是在皮肤颜色、质地和鼻外形轮廓能保留的前提下，通常不必严格坚持鼻部亚单位原则。
3. 在重建修复方式的选择中，应该考虑患者个体的具体条件，不仅要考虑其所患疾病、皮肤颜色、质地，而且要考虑缺损区的范围。严格遵守亚单位原则并不是必需的。
4. 在术中要遵循整形外科组织修复的组织相近原则，应用近似的组织来进行替代。在局部皮瓣、额部皮瓣以及游离皮瓣的选择中，皮肤厚度、质地的近似，形态的相似都是重要的考量因素。
5. 在鼻修复重建术中，精确的计划和细致的手术操作可以获得功能和美观兼顾的修复效果。

第二节 鼻的覆盖组织重建

一、小面积缺损的修复

鼻部小的缺损可以通过许多方法来修复,包括植皮、局部皮瓣、复合移植等。鼻部、颊部或者额部的局部皮瓣通常在皮肤色泽和质地上具有最好的匹配。

(一) 皮片移植

对于鼻部小的、表浅的缺损,皮片移植是一个简单且并发症少的方法。鼻部下 1/3 的皮肤厚且含有较多脂肪,其上 2/3 的皮肤相比之下较薄、可移动且含有较少脂肪,这些基本的参考标志非常重要。

鼻部较薄且较平的上 2/3 区域的缺损,应用全厚皮片移植是较好的方法,供皮区最常用的包括耳前和耳后皮肤、锁骨上区域以及上额部,然而植皮片的色素沉着,愈合时可能会出现外观明亮平整和皮片的二次挛缩,常限制其临床应用。

(二) 局部皮瓣

1 旗形皮瓣 旗形皮瓣(banner flap)由 Elliot(1969)提出,该方法适用于鼻上部,皮肤组织较为松弛的部位。

其方法为沿着缺损切线设计单个三角瓣或者旗帜形皮瓣,皮瓣为横向设计,利于供区的关闭,瘢痕可以藏在横纹线里,也保持了鼻两侧的相对对称。此皮瓣可用于鼻部任何部位直径小于 1.2cm 的缺损(图 10-3)。

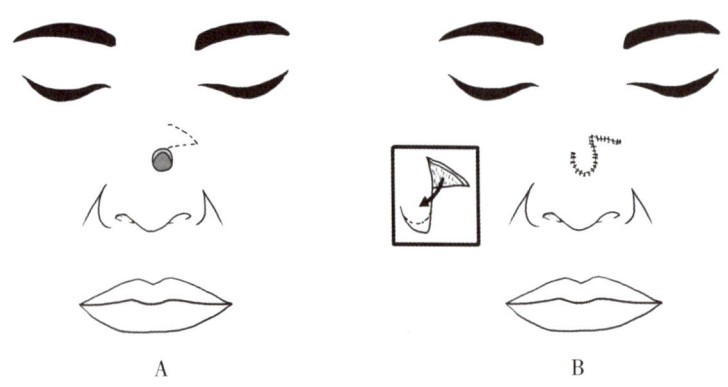

图 10-3 旗形皮瓣

切取皮瓣时,其蒂部等同于缺损的直径,其长度应该超出缺损直径的 1/3。在肌下、软骨膜和骨膜上的层面充分游离,以利于皮瓣的旋转,接着将皮瓣插入缺损区,此时通常去掉远端的小三角。

2 双叶皮瓣 双叶皮瓣(bilobed flap)常用于鼻部下 1/3 缺损的修复,也适用于鼻背部或者鼻侧部缺损的修复。这种皮瓣仅仅用于修复直径小于 1.5cm 的缺损,需要利用鼻部上 2/3 的组织。

最早由 Esser、Zimary 提出,其方法为设计一个总旋转弧度 180°的双叶皮瓣。但是这样的设计是有缺陷的,它会导致一个明显凸起的"猫耳朵"或者在旋转点的位置出现突起,将之切除后,皮瓣的基底部和蒂部会变窄,将会影响到皮瓣的血供。

1989 年 Zitelli 提出了双叶皮瓣的最佳设计方法:双叶皮瓣每一叶最大的旋转角度为 45°~50°,

总旋转弧度为 90°~100°。沿着缺损的边缘将设计中包括的 Burow 三角切除,之后将皮瓣的第一叶向下推进,并将 Burow 三角的顶点作为双叶瓣旋转的轴点。第一叶和最近的缺损直径相同;第二叶略窄(一般是第一叶瓣的 80%),但必须保证旋转后留下的缺损能够直接关闭,同时最后的切口需留在张力最小的部位以利于减小瘢痕,一般在鼻侧壁。皮瓣在肌下、软骨膜和骨膜表面的层面作充分的游离,确保皮瓣的血供。创面彻底止血后,第一叶旋转 45°~50°覆盖原始的创面,接着,第二叶旋转 45°~50°填充第一叶旋转后留下的缺损。第二供区利用可吸收缝线直接关闭(图 10-4)。一般旋转轴不要靠近鼻翼缘和下睑,避免扭曲。

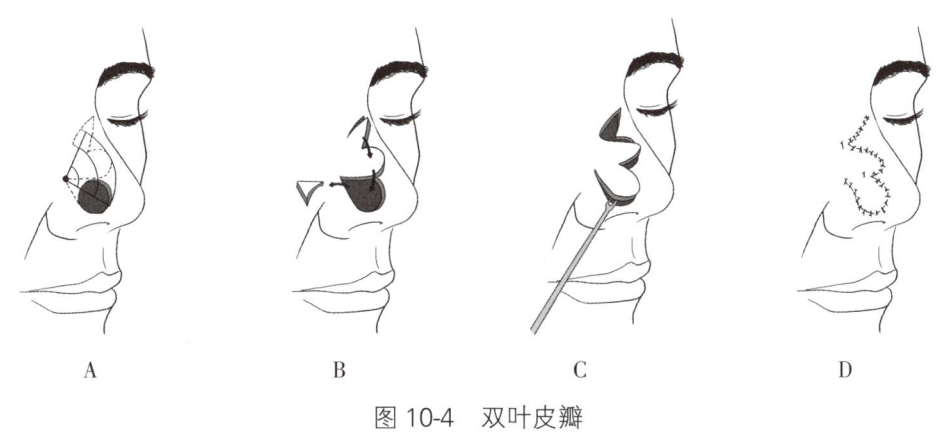

图 10-4 双叶皮瓣

病例一 患者女,21 岁,鼻翼肿物 21 年,生长加速 1 年。行肿物扩大切除,邻近双叶皮瓣修复(图 10-5)。术后病理:皮内痣。

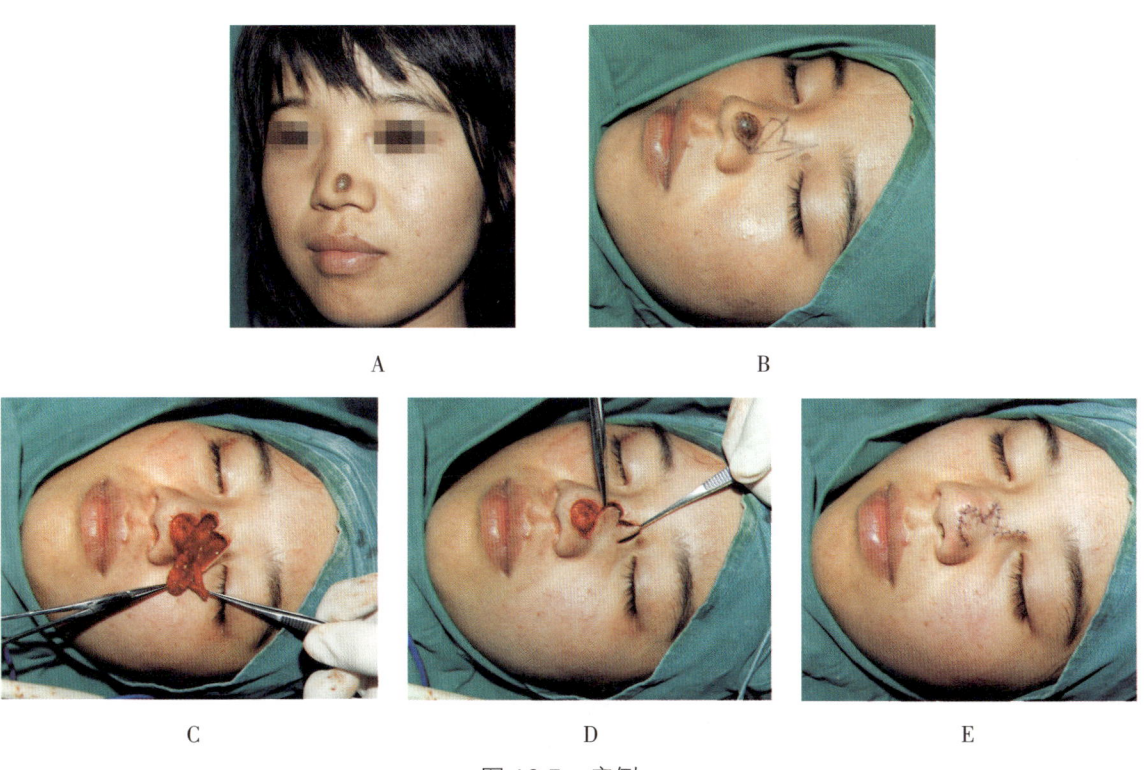

图 10-5 病例一

A. 鼻尖、鼻翼交界处皮内痣,大小约 1.5cm×1.5cm B. 双叶瓣设计,夹角 90°~100°,第二叶皮瓣设计在组织相对松弛的鼻侧壁,以利于直接伤口闭合 C. 痣切除后,制备双叶皮瓣 D. 双叶皮瓣在鼻部肌肉下分离 E. 双叶皮瓣修复鼻翼创面

3. 类菱形皮瓣 类菱形皮瓣(rhomboid flap)来自邻近颊部,最初是用于鼻侧部缺损的修复。沿着鼻唇沟设计皮瓣的第一条边,另一条边位于缺损的边缘,最后一条边横过面颊。掀起皮瓣,在皮下层作广泛的游离,通过充分的游离,皮瓣易于推进并覆盖缺损,不必行"猫耳朵"切除(图10-6)。术后的瘢痕位于鼻唇沟内,或者在鼻翼折痕处,或者在鼻侧部和颊部的交界处。因为张力线没有在垂直方向上,故造成下睑外翻、唇部或鼻翼缘上抬的可能性最小。

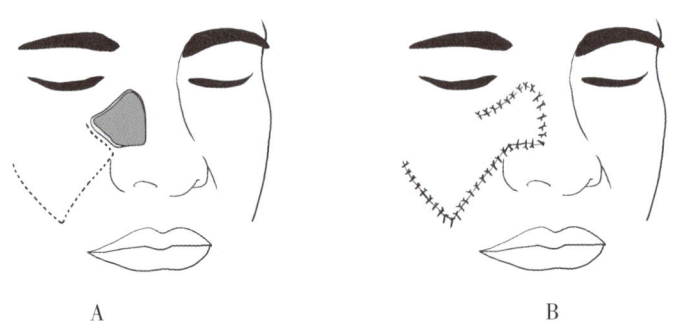

图 10-6 类菱形皮瓣

颊部组织也可作为简单的推进皮瓣用于鼻缺损修复。在鼻唇沟处切开皮肤至皮下层面,在邻近缺损的颊部向上2.5cm处行充分游离并推进覆盖鼻侧部的缺损,供区直接关闭。颊部推进皮瓣也可以和其他皮瓣联合应用于全鼻再造中,比如正中额部皮瓣。

病例二 患者女,70岁,右侧鼻旁面部肿物2年。行右侧鼻旁面颊部肿物扩大切除,邻近颊部皮瓣推进修复(图10-7)。术后病理:高分化鳞癌。

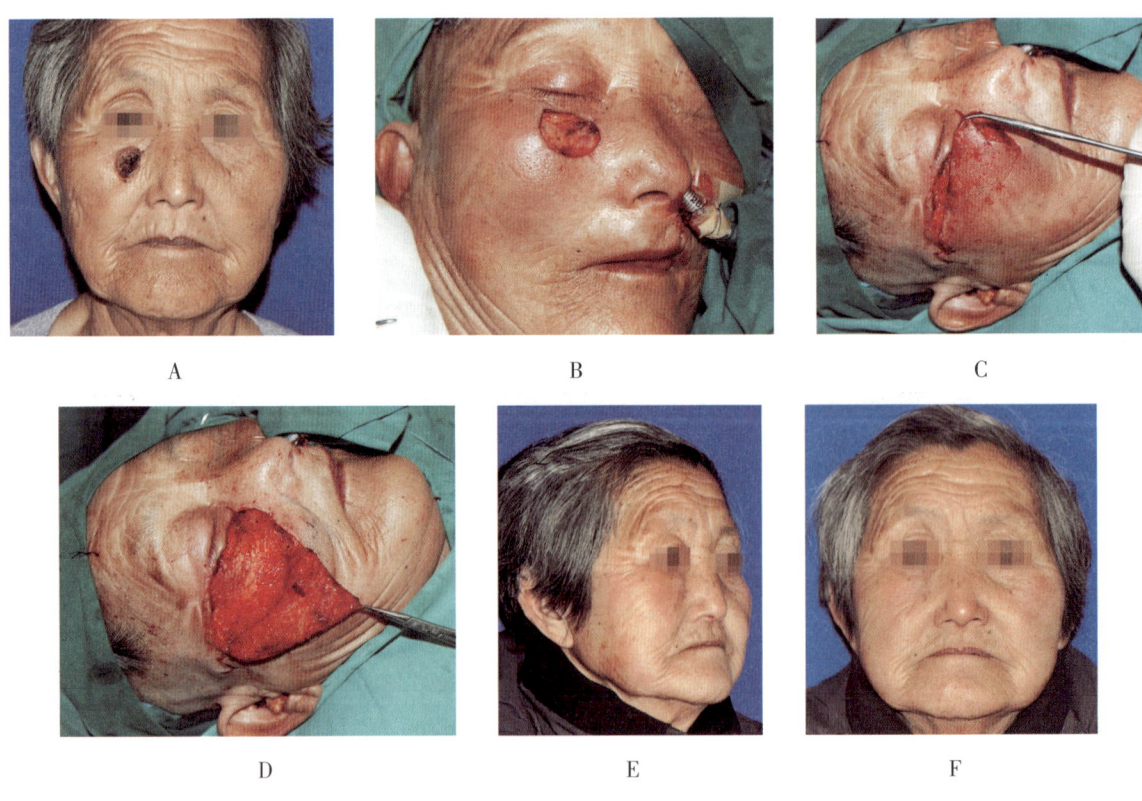

图 10-7 病例二
A. 右面部鼻旁鳞状细胞癌 B. 术中扩大切除,病理检查周缘与基底均阴性,创面约2.5cm×2cm C. 面颊部推进皮瓣切口设计 D. 皮瓣皮下游离范围 E、F. 术后1年正侧面像

4. 鼻背推进皮瓣 鼻背推进皮瓣(Rieger法)适用于鼻尖及鼻背远端直径小于2cm缺损的修复。通常,皮瓣用于修复距离鼻翼缘上至少1cm,并且不能低于鼻尖点的缺损,如果修复过于远端,将会导致术后鼻尖部旋转或者鼻翼牵拉。

Rieger法:切口线从缺损的外侧,沿着鼻侧部和颊部的交界处向上延伸至眉间区,止于对侧内眦附近(向下到内眦韧带),切取皮瓣后形成一个长外侧蒂的任意旋转皮瓣。在双侧内眦上方的皮下层面掀起皮瓣的近端,接着向前在肌层下向皮瓣远端分离,将皮瓣推进到适合的位置缝合。皮瓣推进后在眉间区留下的缺损直接关闭,使整个鼻背皮瓣形成一个V-Y推进皮瓣(图10-8)。

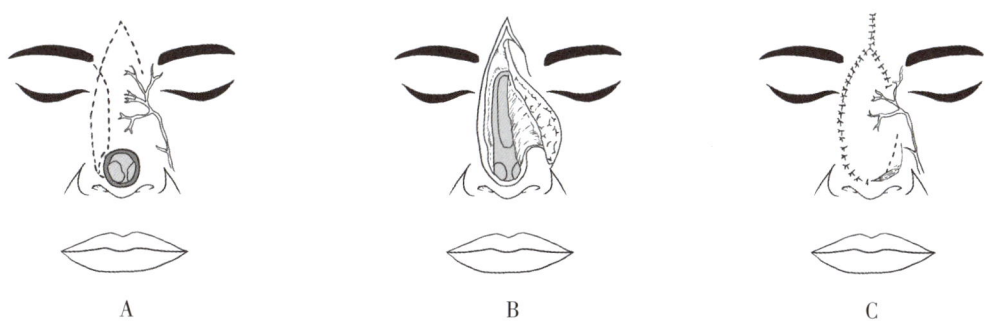

图 10-8 鼻背推进皮瓣(V-Y推进皮瓣)

Marchac和Toth将Rieger的任意推进皮瓣改良为一个基于在内眦附近发出的角动脉分支的轴型皮瓣。这样的设计使蒂部变得狭窄,使皮瓣的移动度更大。

之后Ercocen又设计了基于双侧角动脉的全鼻背岛状皮瓣,眉间的供区利用V-Y方法关闭。这样的皮瓣设计很容易推进并覆盖到鼻翼缘处、鼻背远端、鼻尖、软三角和鼻小柱上2~3cm范围内的缺损。

5. 鼻唇沟皮瓣 鼻唇沟皮瓣(nasolabial flap)是修复直径小于2cm的鼻翼缺损的一个主要技术,也可以用于鼻小柱的重建,并且可以作为鼻衬里供区组织。

(1)鼻唇沟皮瓣的设计方法和转移方式:鼻唇沟皮瓣有两种设计方法:①作为随意性皮瓣,其血供来自真皮下血管网;②作为轴型皮瓣,其血供来自角动脉和面动脉的分支。其转移方式也有两种:

1)带蒂岛状瓣转移:设计鼻唇沟岛状皮瓣或穿支皮瓣,沿鼻唇沟设计一个比缺损长两倍的椭圆形。考虑到术后瘢痕和挛缩,皮瓣的大小比缺损的任何方向都要超出1mm。皮瓣从远端向近端开始切取,注意避免损伤上唇提肌和肌穿支。近端蒂部的皮肤可以完全保留作为一个狭窄的桥或者完全切开只要皮下蒂部维持皮瓣的血供。皮瓣有足够的移动度,使其能够旋转约150°修复鼻翼的缺损,供区通过分离推进邻近的颊部组织来关闭。3周后断蒂,皮瓣掀起后,进行修薄、塑形,插入形成鼻翼基底。如果是全层缺损,就要从鼻中隔或者耳郭切取软骨移植,必须包括鼻翼支撑的重建。如果鼻翼基底与面部的自然交界没有被破坏,术中应该注意保护,因为这个沟的重建很困难。对于鼻翼全层缺损,皮瓣的远端可以反折作为衬里,缝在邻近的鼻腔黏膜上。

2)鼻唇沟翻转皮瓣:最适用于鼻翼外侧的全层缺损,大小如3/4的鼻翼缺损可以通过这种方法来修复。皮瓣血供来自面动脉、眶下动脉、眼动脉的穿支,它们在接近鼻翼基底处汇合。基于这种丰富的血供,在切取皮瓣时,其基底宽度为10~15mm,其长度可以达到宽度的4倍。皮瓣在缺损的外侧标记,跨过鼻唇沟,使皮瓣基底部的位置尽可能地接近鼻翼缺损处。皮瓣从远端切开并向近端掀起,保留皮下脂肪层(2~3mm),注意保护内侧皮下蒂。掀起皮瓣后,将其转移翻转入缺损区,皮瓣的内侧面缝合形成衬里,接着将皮瓣的远端折叠在自身的表面形成鼻翼缘,修剪后插入(图10-9)。在反折层之间插入移植的鼻翼软骨。在二期手术时,通过V-Y推进将鼻翼基底向内侧移动,创造出更好的鼻面交界的轮廓。鼻唇沟皮瓣在远期有一个自然收缩的趋势,这在鼻翼重建中是有用的,可以让再造的鼻翼更为自然逼真。

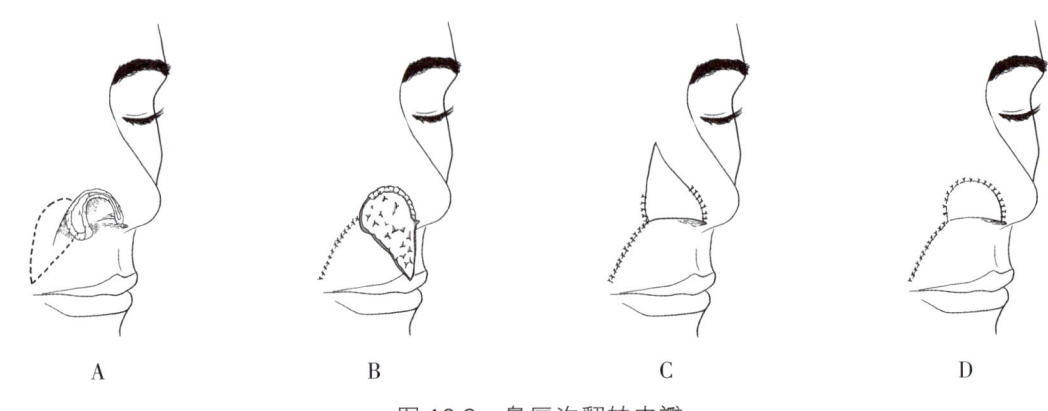

图 10-9　鼻唇沟翻转皮瓣

(2)典型病例:

1)病例三:患者,男,45岁,左侧鼻翼肿物5年。行肿物扩大切除,鼻唇沟皮瓣修复(图10-10)。

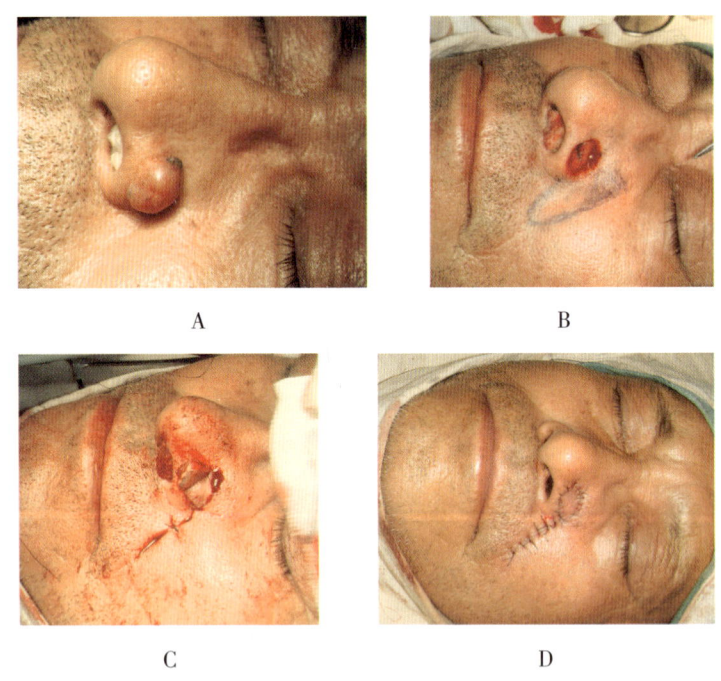

图 10-10　病例三
A. 鼻翼外侧良性肿物,约1cm×0.8cm　B. 切除肿物后,采用蒂在上鼻唇沟皮瓣修复　C. 鼻唇沟皮瓣切取后,供区稍作游离后直接缝合,瘢痕位于鼻唇沟内　D. 鼻唇沟皮瓣转移修复鼻翼缺损

2)病例四:患者,男,68岁,右鼻旁基底细胞癌。行扩大切除,鼻唇沟面动脉穿支皮瓣修复(图10-11)。

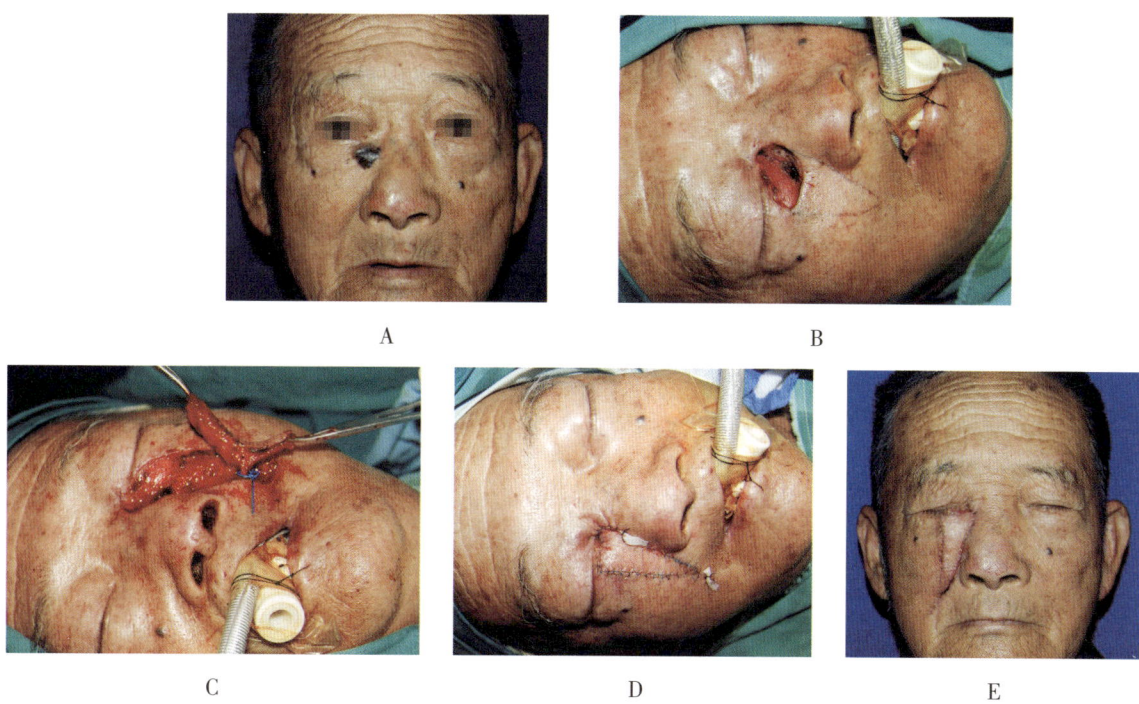

图 10-11　病例四

A. 右鼻旁基底细胞癌　B. 肿物扩大切除后,周缘及基底均阴性,遗留创面约 2.5cm×1.5cm　C. 采用鼻唇沟面动脉穿支皮瓣修复,术中见发自角动脉的穿支血管,将穿支游离　D. 将基于鼻唇沟穿支的皮瓣行 V-Y 推进后修复创面　E. 术后 7 天

6　耳郭复合组织瓣　不带血管的耳郭复合组织移植只适合修复小于 1cm² 的鼻部缺损。因受血供限制,复合组织的移植随着体积的增加其移植的成活率逐渐降低。耳郭复合组织可以从耳轮脚、耳郭缘、耳甲腔或耳垂部切取获得。耳轮脚是常见的供区,因为它可以提供皮肤、骨架支撑和衬里三层结构,而且留下的瘢痕不是很明显。直径 1cm 或小于 1cm 的耳郭复合组织移植通常用于鼻翼全层缺损和鼻小柱缺损,联合切取耳轮脚和耳后皮肤的复合组织,可以一期修复鼻翼的全层缺损或仅涉及软组织的鼻侧壁缺损。由于缺乏血供,致使移植组织面积不能超过 1.0cm×1.5cm,限制了该组织供区的进一步应用。1993 年 Julia J. Pribaz 首先报道了血管化的耳郭复合组织修复鼻翼缺损;同年 Tanaka Y. 报道了以逆行颞浅血管为蒂的耳郭复合组织修复鼻全层缺损。1999 年,Bakhach Joseph 用颞浅血管额支与眶上血管和滑车上血管的交通网,设计了逆行耳郭复合瓣带蒂转移修复鼻翼缺损。2008 年上海市第九人民医院的钱云良、章一新等报道了 63 例利用带颞浅血管的复合耳前、耳郭组织瓣修复鼻多个亚单位的全层组织缺损,扩展了该手术方法的临床应用并获得了很好的治疗效果。这些研究和临床应用解决了传统非血管化耳郭组织移植面积的限制,使耳郭复合组织作为最佳的供区成为事实。

(1) 耳郭复合组织瓣的解剖学研究:Houseman N. D. 和 Taylor G. I. 通过对头颈部血管灌注的研究发现,外耳主要有两套血供来源,颞浅血管和耳后血管系统分别营养外耳的前面和背侧部分。颞浅动脉从耳前腮腺浅叶深面穿出在面部皮下浅筋膜下向颞部走行的过程中,在耳轮上脚处发出数支血管供应耳郭,其血供范围大约为耳郭上 2/3 部分。

我们对于颞浅动脉的尸体解剖研究和中国墨染料血管灌注发现也再次证实,颞浅动脉在耳前相当于耳轮脚位置发出 1～3 支细小分支至耳郭,灌注范围集中于耳郭上 2/3 及耳前无发区部位,供养层次以真皮下血管网为主,该范围可作为临床上皮瓣设计的范围。由于颞部静脉没有静脉瓣,因此皮瓣还可以设计成以颞浅血管远端为蒂的逆行皮瓣(图 10-12)。

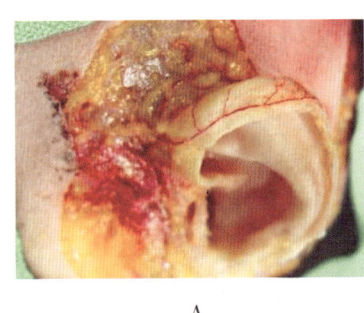
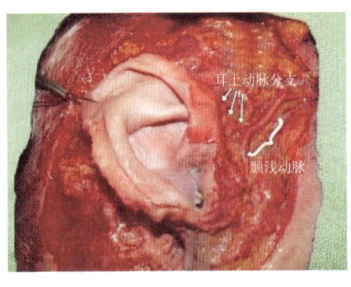
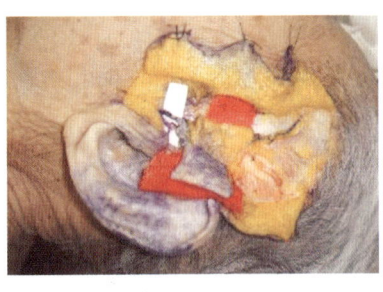

图 10-12 以颞浅血管远端为蒂的逆行皮瓣
A. 耳的颞浅血管的耳前及耳郭分布　B. 颞浅动脉在耳前腮腺浅深叶穿出的分支　C. 颞浅动脉用中国墨染料在尸体上灌注后的显示

（2）手术方法：

1）耳郭复合组织瓣的设计：

①顺行皮瓣：习惯上，以近端颞浅血管为蒂获取顺行的耳郭复合组织瓣。这种设计常用来修复对侧的鼻部缺损，那样有利于皮瓣塑形和血管蒂位置的放置。顺行皮瓣可获取的血管蒂较短，为2cm左右，无法直接和鼻旁血管吻合，必须通过血管桥（常选择旋股外侧血管降支为血管桥）吻合于缺损侧的受区血管如面动静脉、颞浅动静脉（图 10-13）。

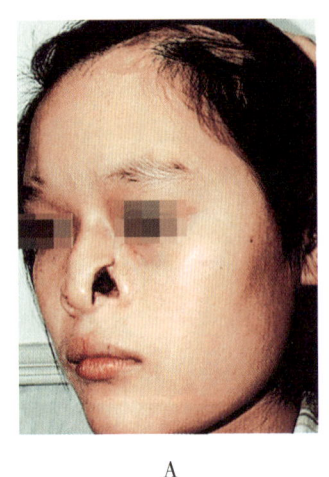
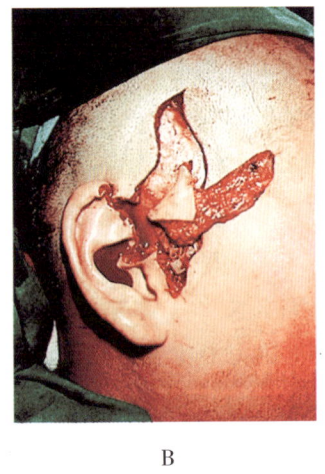
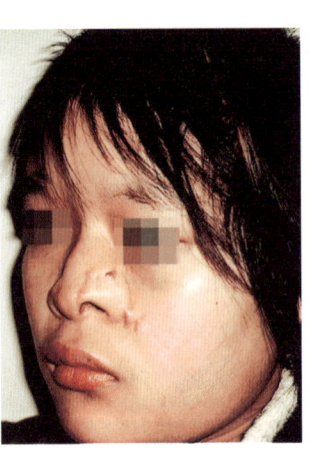

图 10-13 顺行皮瓣移植
A. 术前　B. 对侧顺行耳郭复合组织瓣　C. 术后

②逆行皮瓣：由于颞部静脉缺乏静脉瓣，还可以设计以远端颞浅血管为蒂的逆行供血的复合组织瓣。同样，由于皮瓣塑形和血管蒂位置摆放的需要，这种设计常用来修复同侧的鼻部缺损（图10-14）。以颞浅血管远端为蒂，相比近侧为蒂有三个优点：①因远端血管口径要小于近端，可以获得和鼻旁血管相接近的血管管径；②可以获得足够长的血管蒂；③皮瓣切取后，颞浅血管近端还可保留作为受区血管进行搭桥吻合，这样将不需要再另找受区血管如面动静脉。由于这些优点，临床上多采用缺损同侧的逆行组织瓣作为供区。

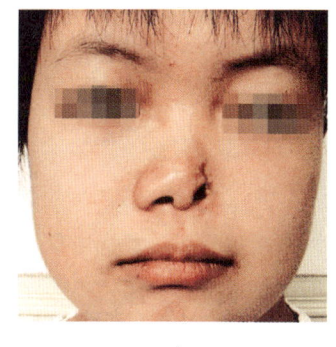 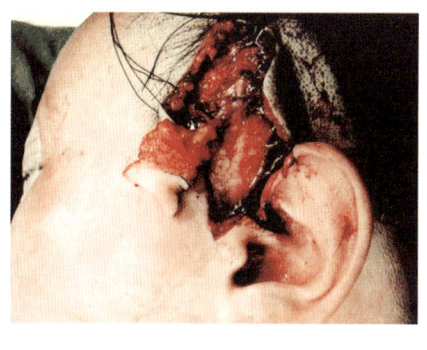 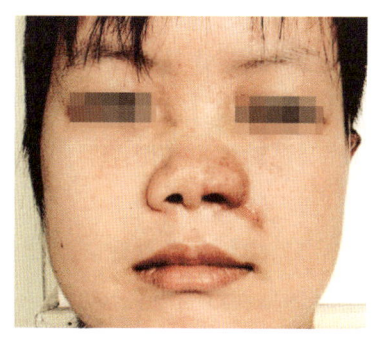

　　　　A　　　　　　　　　　　　B　　　　　　　　　　　　C

图 10-14　逆行皮瓣移植
A. 术前　B. 术中　C. 术后

2）手术过程和耳郭复合组织瓣的切取：手术在全麻下分组同时进行，一组准备受区和切取耳前及耳郭瓣，另一组切取旋股外侧血管降支。其中后一组按股前外侧皮瓣手术方法，在大腿相当于髂前上棘至髌骨上缘中点连线中上1/3处作长约8～10cm皮肤S形切口，在股直肌与股外侧肌肌间隙中解剖游离旋股外侧血管束，切取所需长度的血管备用。同时受区组将鼻缺损周缘的瘢痕组织切除，松解挛缩，使扭曲变形的鼻尖或鼻小柱等组织复位，对照正常的鼻形态和大小确定缺损的实际范围和程度，然后在耳前无发区和耳轮脚按实际修复需要设计耳前和耳郭瓣切口。

在耳前设计的复合组织瓣切口线近端切开皮肤和皮下组织找到颞浅血管束，并沿血管向近端解剖游离出腮腺上缘，然后按原设计的切口掀起耳前和耳郭瓣。在掀起耳郭时须特别注意防止损伤颞浅血管进入耳郭瓣的细小血管分支，由于这些分支非常纤细，难以用肉眼辨识，因此在掀起耳郭瓣时，保持组织解剖深度在颞浅血管深面。耳郭瓣解剖完成后，断蒂前应仔细检查血液灌注情况，确认无误后切断血管蒂。将耳前和耳郭瓣移植至鼻缺损处，经塑形缝合到位。在鼻缺损同侧下颌骨下缘、咬肌前缘解剖面动静脉，或在同侧耳前解剖颞浅动静脉，将切取的旋股外侧血管束通过皮下隧道搭桥至耳郭复合组织瓣血管与受区血管，在手术显微镜下端端吻合血管。术后按显微外科常规处理和观察。

皮瓣通过以旋股外侧血管降支为血管桥，将供血的颞浅血管与受区侧的面动静脉或颞浅动静脉吻合，移植的血管桥最长14cm，最短10cm。由于血管的变异和血管管径的限制，在少数情况下，在鼻旁区可以以角动静脉作为受区血管来吻合。

(3) 供区修复：在切取较大耳前和耳郭组织瓣后，供区往往会造成耳前和耳郭外耳轮的组织缺损，直接拉拢缝合伤口将造成耳郭明显的缺损畸形。虽然有头发可以遮盖，但是大块缺损时畸形非常明显。通过局部的解剖学灌注研究，发现颞浅血管和耳后血管在耳后的后上区域有着非常丰富的吻合交通支，我们设计了蒂在上方的大块耳后皮瓣转移修复再造外耳轮上脚。耳后皮瓣设计要长，以利于皮瓣的旋转和塑形，长宽比例可以达到4:1，最大可以切取7cm×2.5cm。皮瓣切取的深度在软骨膜上。皮瓣塑形时，尖端必须插入耳甲腔。根据患者的要求和手术时间，供区可以一期直接修复，也可二期修复。大部分患者对术后供区的耳郭外形表示满意。

(4) 耳郭复合组织瓣的优缺点：应用吻合颞浅血管的耳前和耳郭复合组织瓣修复鼻亚单位缺损的优点主要有：

1）手术可切取较大面积的耳前和耳郭瓣，一期修复单一或伴有其他缺损畸形的病例(图10-15A)，克服了以往手术方法存在的耳郭瓣面积限制和成活率问题，扩大了修复范围。

2）耳前皮肤组织菲薄，质地柔软，耳郭耳轮脚弧度形态更接近于鼻翼，塑形和修复位置较为灵活,再造的鼻翼、鼻尖形态逼真,组织厚度适宜,色泽自然。

3) 颞浅血管解剖位置恒定,血管口径较大,供血范围稳定,因此耳郭瓣的设计和切取较为简便,只要显微外科血管吻合技术熟练,手术成功率较高。

4) 对严重面部畸形伴有鼻部分缺损的病例,可根据手术需要采用耳前耳郭瓣联合其他组织瓣进行一期修复。

5) 应用旋股外侧降支血管搭桥移植血管吻合的方法可减少面部手术切口瘢痕,血管供区无明显的功能影响。由于移植血管条件良好和省去了在面部寻找鼻旁血管的步骤,手术时间可以缩短。

缺点是为了保证皮瓣的血供,有时皮瓣蒂部较为臃肿,需要二期修复。供区耳郭虽经修复后,仍会遗留部分轻度的变形(图10-15B)。另外,与额部皮瓣相比,这个术式会产生三个额外的瘢痕,但都比较隐蔽。还有,该手术时间相对较长,手术要求也较高(相对于额部皮瓣),但是相对于术后获得的鼻重建效果还是值得的,尤其在年轻、健康的患者人群。

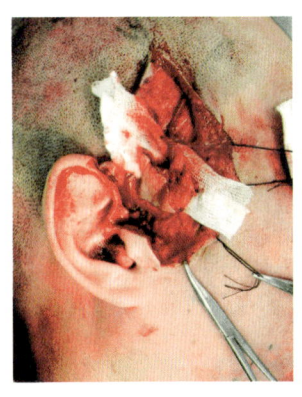 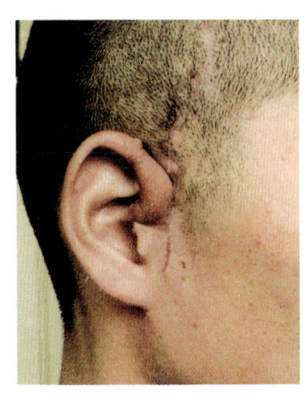

A　　　　　　　　　　　B

图 10-15　耳郭复合组织瓣的切取和修复
A. 切取耳前和耳郭瓣　B. 经修复后的供区耳郭

(5) 典型病例:

1) 病例五:患者,女,18岁,先天性左鼻翼血管瘤,核素治疗后导致全鼻翼缺损。采用带颞浅动静脉的复合耳轮组织瓣修复(图10-16)。

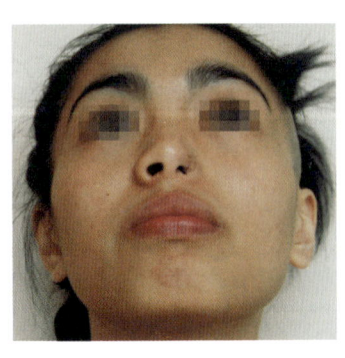 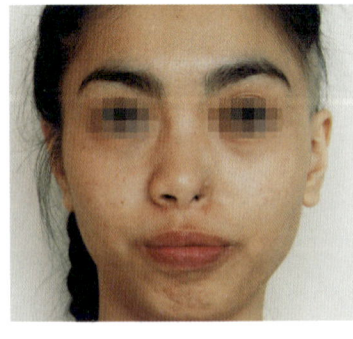 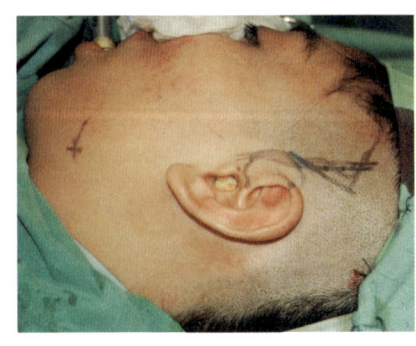

A　　　　　　　　　B　　　　　　　　　C

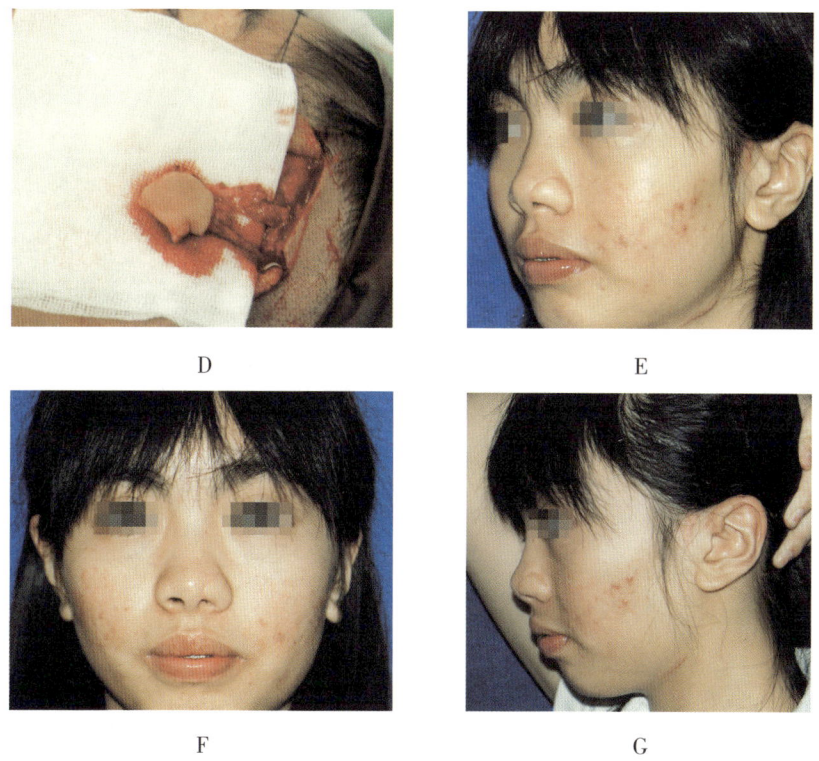

图 10-16　病例五
A. 术前仰位观　B. 术前正面观　C. 采用同侧耳郭复合组织瓣带血管移植
D. 术中切取以同侧逆行颞浅血管为蒂的耳郭复合组织约 2.5cm×1.8cm　E. 术后侧面观　F. 术后 1 年正面观　G. 供区采用同侧耳后皮瓣修复

2）病例六：患者，男，50 岁，外院鼻翼鼻尖高-中分化鳞状细胞癌不全切除术后 10 天。采用游离耳轮复合组织瓣修复（图 10-17）。

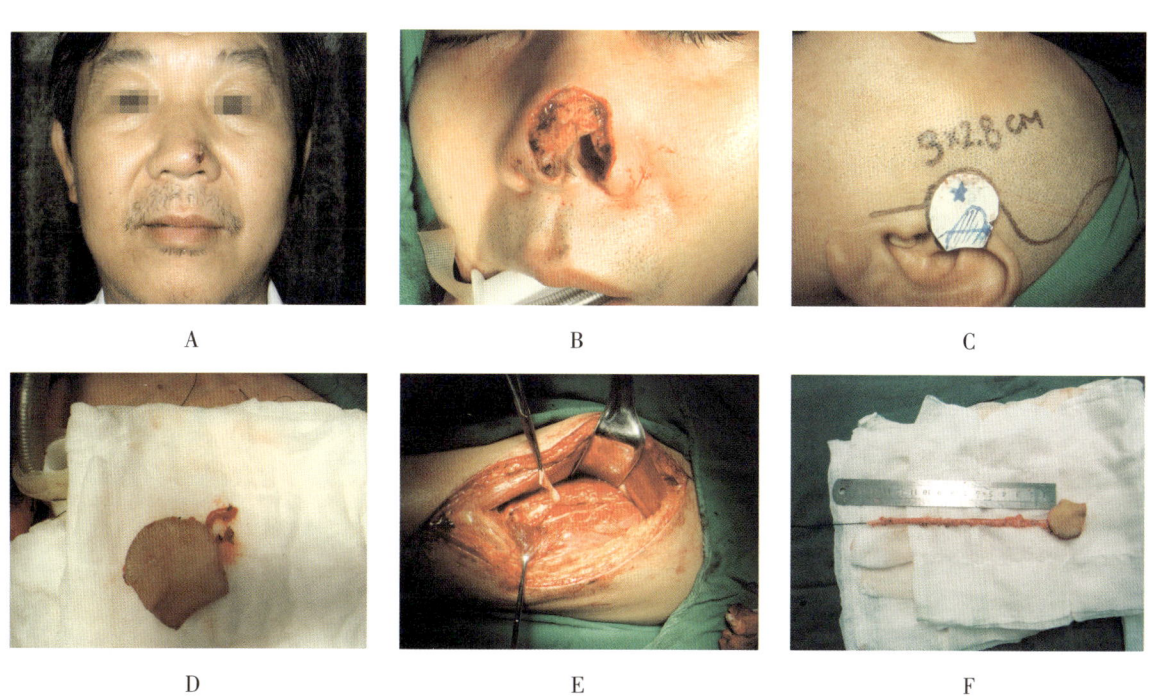

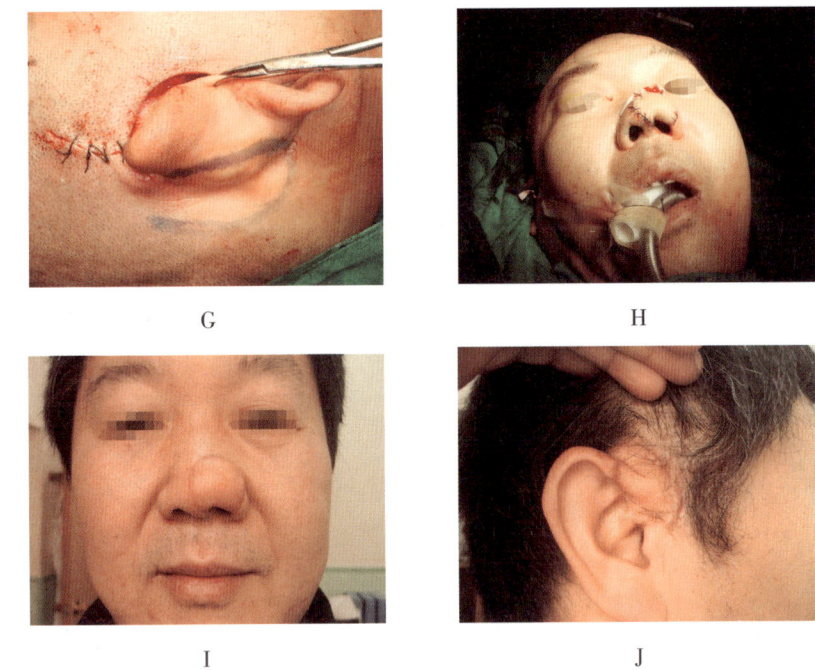

图 10-17　病例六

A. 鼻翼鼻尖皮肤鳞癌　B. 术后左侧鼻翼、鼻尖软三角缺损　C. 设计带颞浅动静脉的耳轮复合组织瓣　D. 取下皮瓣　E、F. 左大腿切取旋股动脉降支血管束，长约 12cm　G. 设计耳后皮瓣修复耳前供区　H. 耳轮复合组织瓣修复鼻缺损，血管蒂通过皮下隧道与面动静脉吻合　I. 术后 6 个月外形　J. 术后 6 个月耳轮供瓣区

二、大面积缺损的修复

（一）旁正中前额皮瓣

目前的临床实际应用中，前额部皮瓣是鼻重建的主要方法。由于前额皮瓣的皮肤色泽、质地与鼻部相近，血供丰富及位置毗邻受区等原因，使其成为鼻重建中最受欢迎的方法。如果必要，同一患者可安全地多次切取前额瓣。

最初的印度正中前额皮瓣是基于两侧滑车上动脉。Millard 证实若将前额皮瓣设计在旁正中位置，单一血管蒂即可维持皮瓣活性。后来 McCarthy 及其同事通过尸体解剖研究发现，旁正中前额瓣的血供来源于滑车上动脉、眶上动脉、眶下动脉、面动脉的鼻背动脉及角动脉分支，以及颞浅动脉分支，以上血管构成了一个有着丰富吻合的血管丛，这些大量的血管分支汇聚在内眦周围。他们推断，由于存在广泛的侧支血供，即使滑车上动脉或眶上动脉被结扎（这种情况可见于颅颌面手术前），前额瓣仍能够存活。前额瓣可单独靠面动脉中的角动脉分支供养，但是在分离的时候要注意保留滑车上血管蒂。皮瓣分离后，沿着眶上缘下方一点进行旋转可到达鼻小柱位置。皮瓣的基部要保证至少 1.2~1.5cm 宽。若将皮瓣远端折叠，还可用作鼻衬里。

当所取皮瓣在 1.25~1.5cm 宽时，前额供区可一期闭合；然而，当皮瓣宽度达到 3cm 时，一般在老年患者皮肤较松弛的情况下供区才能一期闭合。如果供区不能一期关闭，可以遗留创面等待延期自行愈合。2cm 以下的前额创面可通过肉芽组织生长，周围上皮爬行修复，最终结果并不遗留显著瘢痕。创面愈合及挛缩一般需要 3~5 周。

额部皮瓣行鼻重建一般分为两个阶段进行，第一阶段，将前额瓣掀起，远端修薄并插入受区；3 周后（第二阶段），再将皮瓣蒂部分离离断。这种两阶段法的缺点在于一期皮瓣远端的修薄可能会使该处血供受损而致皮瓣坏死或纤维性愈合。为了克服这些缺点，Millard 在 1974 年首次提出三阶段额部皮瓣鼻再造，后来 Menick 亦描述了该过程。在额部皮瓣原先的两个阶段中再增加一次中期手术，即在皮瓣断蒂前进行皮瓣结构的修整，外形的雕塑及修薄，基本上皮瓣所有的塑形均可在第二阶段完成。第二阶段手术也给一期手术存在的不足，如衬里的缺失、皮瓣组织量不足等提供了补救的机会，保证了覆盖组织及衬里皮瓣或皮片最大程度血管化。Menick 10 年中给 90 例患者用此三阶段法进行治疗，仅有不到 5% 的患者需要再次修整。

在第一阶段，包括皮肤、皮下脂肪和额肌的全厚前额组织瓣被掀起、转移及固定。如果鼻衬里是完整的或已通过血管化的鼻黏膜瓣修复，此时可行一期软骨片移植；如果皮片或前额瓣远端被折叠用于重建缺损的衬里，软骨片则需等第二阶段移植。前额皮瓣供区创面可分层关闭。

3 周后行第二阶段手术，将前额瓣的皮肤及 3～4mm 厚的皮下脂肪（与正常鼻部覆盖软组织厚度相近）在尚未瘢痕化的皮下组织平面掀起，皮瓣蒂部及远端固定部位除外。此时，该前额瓣可被看做一个双蒂皮瓣。皮瓣掀起的程度根据打算切除的软组织（额肌和皮下脂肪）及所需移植软骨片的量而进行调整。前期放置的软骨片也可在此期进行位置的调整或再次进行雕塑以改善鼻外形的轮廓。如果前期进行了皮片或前额皮瓣远端折叠修复鼻衬里，延迟软骨片移植可在此期进行以重建鼻骨性轮廓。连续褥式缝合法缝合皮瓣和受区创面。

二期手术结束 3 周后（即皮瓣转移 6 周后）行第三阶段手术，此期进行皮瓣断蒂、边缘修整及固定。此期还可对皮瓣近端和远端行进一步的雕塑。

建议吸烟者在鼻重建术前戒烟 2～4 周。对于吸烟者或近期戒烟者来说，延期行皮瓣手术对其更有利。Rohrich 等也建议，对于吸烟患者，可将皮瓣转移至断蒂的间隔时间延长至两倍，以确保皮瓣存活和获得充足的血供。

对于前额皮肤完整的患者，通常不建议通过前额皮肤扩张进行鼻重建；然而，对于前额较窄或发际线较低的患者，或者前额因外伤或烧伤而缺乏正常组织时，前额皮肤扩张是必要的（尽管皮瓣可能会延伸至发际线内）。Mutaf 等建议对以前接受过前额皮肤放射线照射的患者进行前额皮肤的扩张，这么做的目的不仅是为了获得更大面积的皮瓣，也是为了获得更有效的延迟皮瓣。如果前额存在广泛瘢痕，任何残留的正常皮肤经扩张后都可用于鼻重建。相反，Burget 在文章讨论中强烈反对利用皮肤扩张获得重建所需的大量供区组织，他认为扩张的前额组织通常会收缩回扩张前的体积，在这种情况下无论从美观上还是功能上都严重削弱了重建的效果。Menick 也指出扩张皮肤术后的收缩是不可预计的，这将导致术后任何时候都不能获得最佳效果。然而，我们的观点是扩张皮瓣如果能得到下方软骨片良好的支撑，且将扩张器取出后再设计皮瓣，可以最大限度地减少皮瓣的收缩。

若根据以上指征进行皮肤扩张，可在发际线后方 3～4cm 处作冠状切口，将扩张器置于帽状腱膜下、肌下或皮下分离的腔隙内。其中置于帽状腱膜下的方式出血最少，因此也减少了发生血肿及皮瓣蒂部损伤的风险，但是这使皮瓣厚度较皮下扩张的皮瓣大得多。Adamson 强调了薄皮瓣的重要性，他将扩张器通过冠状切口置于皮下层，注水阀门一般置于远离扩张器的位置，以免硬性的扩张阀门对薄的皮瓣直接施压或施加压力过大。扩张器植入术后 10～14 天即可开始扩张，5～6 周内完成扩张。大约 200～250ml 的扩张容积才能提供足够的组织覆盖量。

1 病例七 患者，男，49 岁，外院右侧鼻翼基底细胞癌不全切除术后 1 个月。行肿瘤扩大切除，额瓣修复（图 10-18）。

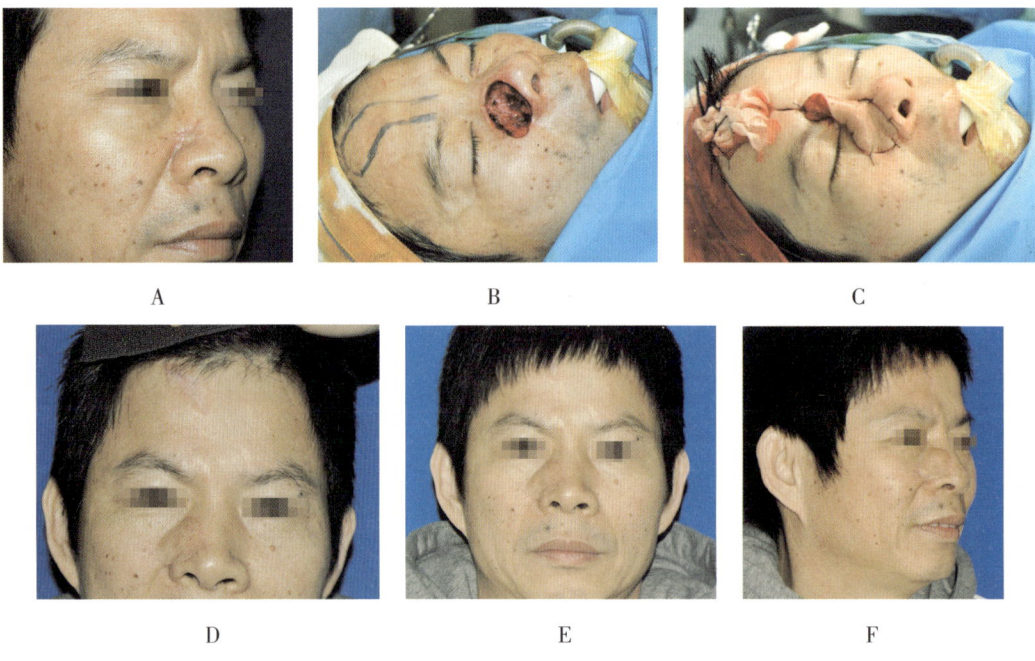

图 10-18 病例七

A. 右侧鼻翼基底细胞癌　B. 术中扩大切除,直至切缘和基底阴性。创面约 3cm×2.5cm,涉及鼻侧壁、鼻翼及鼻旁组织。设计同侧滑车上动脉额部皮瓣进行修复　C. 额部皮瓣切取后翻转覆盖鼻部创面,额部创面不直接进行植皮,采用局部油纱覆盖,创面自行上皮化。术后 3 周断蒂　D. 6 个月后额部供区上皮自行爬行愈合　E. 术后半年正面观　F. 术后半年侧面观

2 病例八　患者,女,17 岁,先天性鼻部黑毛痣,幼时行黑毛痣切除加中厚皮片移植,移植后色泽、质地较差,要求再次整形手术。采用右侧滑车上血管额部皮瓣修复全鼻缺损,左侧滑车上额部皮瓣修复右侧鼻旁缺损。采用硅胶假体行鼻背和鼻小柱支撑。采用耳甲腔软骨行右侧鼻翼支撑(图 10-19)。

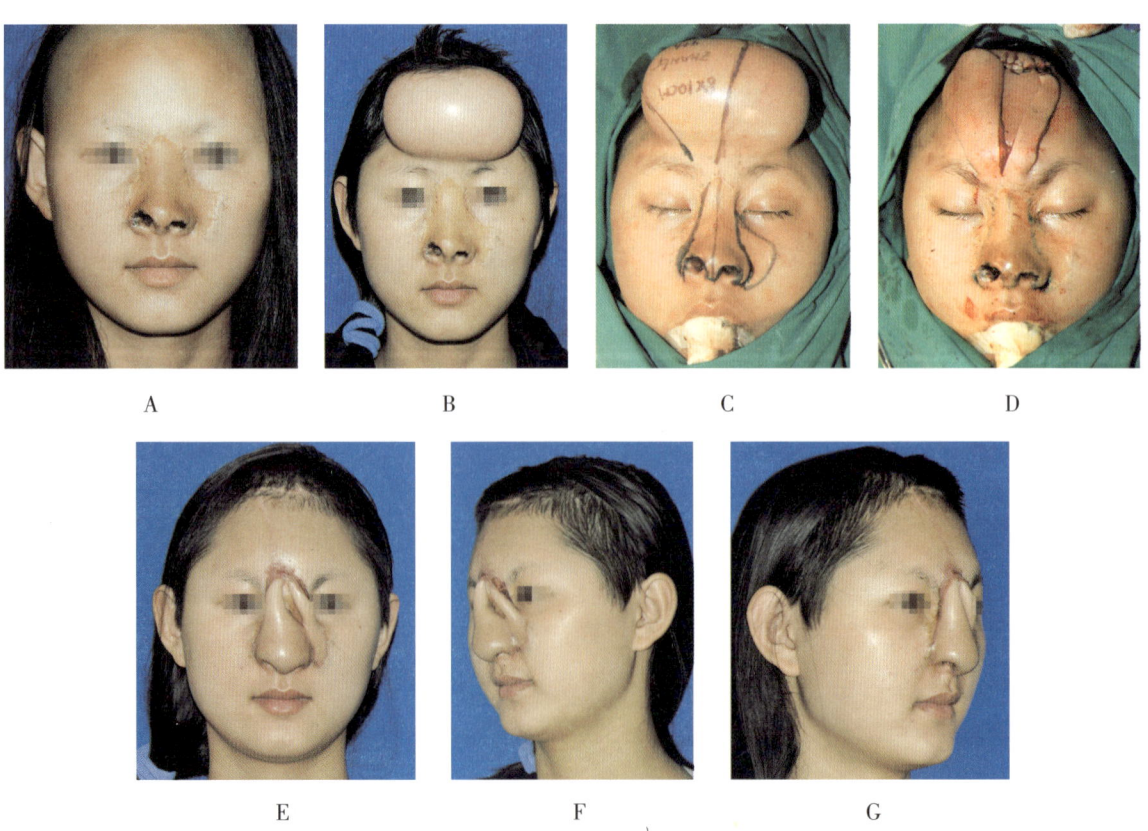

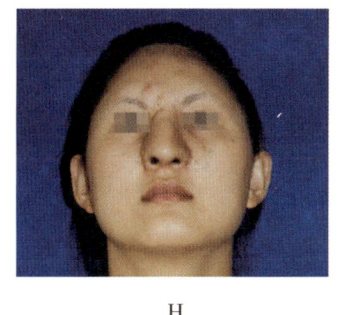 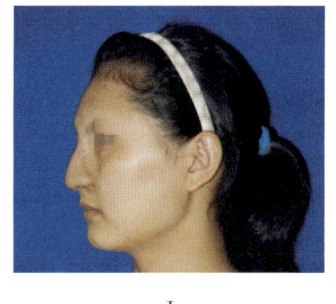 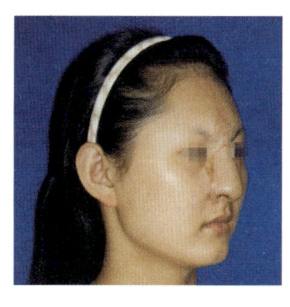

图 10-19 病例八

A. 术前正面观　B. 一期手术,在额部放置 100ml 扩张器,注水至 250ml 左右行二期手术　C. 术中切除整个鼻部植皮区,包括左侧鼻旁植皮区　D. 根据面部亚单位原则,采用右侧滑车上血管额部皮瓣修复全鼻缺损,左侧滑车上额部皮瓣修复右侧鼻旁缺损。采用硅胶假体行鼻背和鼻小柱支撑。采用耳甲腔软骨行右侧鼻翼支撑　E. 一期手术后 4 周正位观　F. 一期手术后 4 周左侧位观　G. 一期手术后 4 周右侧位观　H. 二期手术后 1 年仰位观　I. 二期手术后 1 年左侧位观　J. 二期手术后 1 年右侧位观

(二) 其他鼻覆盖方法

其他鼻覆盖方法包括带毛发的头皮皮瓣、基于颞浅动脉和耳后动脉的由耳后及乳突部皮肤构成的 Washio 皮瓣、镰形皮瓣或利用前臂纵行游离皮瓣通过显微手术进行重建。这些方法目前都不常用。

第三节　骨架结构重建

重建骨架的目的在于以提供保持鼻部形态的结构和专属气道,其中重点包括稳固的鼻背支撑和鼻部结构、鼻尖的塑形和两侧充足的鼻侧壁组织、保持开放的内部鼻瓣膜区和外部气道。正常鼻的框架分成上 1/3(鼻骨)、中 1/3(由上侧鼻软骨和鼻中隔支撑)和下 1/3(下侧鼻软骨即鼻翼软骨)。

过去已有多种材料可以提供鼻部支撑结构,包括自体移植、经过放射照射的同种异体或异种的软骨、骨。异种材料的使用会引起很高的感染风险、破溃和排异,经过放射照射的同种异体材料则很容易吸收。近年来,更多的医师提倡使用自体软骨、骨或两者联合使用。软骨的优点在于其质软而柔韧,与正常鼻部组织相近。然而,使用软骨的主要缺点在于移植物会随着时间的推移发生卷曲或塌陷;软骨组织不会与受区组织联合,且不足以支撑鼻背。使用骨性组织的优点在于它提供了足够的支撑力,但是部分有被吸收的风险。目前骨的来源很多,常用的有肋骨和颅骨。

最常用的鼻背部中线支撑手段是鼻中隔黏膜软骨膜瓣 L 形支撑及鼻梁骨移植。L 形移植由 Gillies 发明和 Millard 普及,他们采用自体肋骨重建鼻背中线。纵向的骨或软骨组织正对头部固定于鼻根部并向鼻尖延伸。如果鼻骨是保留的,那个新增加的组织将改善鼻根不正常的高度。为了使得鼻梁骨适应移植的软骨,通常需要使用骨凿修正鼻骨。移植存活的关键在于最初的骨性连接和最后的骨性联合。恰当的移植物固定可以通过使用克氏针或显微螺钉达到。

除了鼻背支撑外,鼻翼结构的支撑也是保证患者气道通畅的重点。虽然鼻翼的前半部分由软骨支撑而后半部分由纤维脂肪连接组织构成,移植的鼻翼替代物需要重建鼻翼全层缺损,同对侧鼻翼轮廓相匹配,防止鼻翼塌陷、瘢痕引起的畸形或凹陷。软骨移植应该在 1mm 厚,5~7mm 宽,25mm 长。这些软骨可以从中隔软骨或耳软骨中获得。

一、耳软骨移植

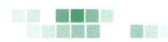

耳软骨的形状轮廓同鼻尖鼻翼相似,是最常用的软骨移植物,可以通过后内侧或前外侧入路取得。后内侧法需要沿着外耳郭后方表面切开,从乳突区游离软骨和上方覆盖的软组织,切取大约2cm×4cm的软骨。前外侧法需要在对耳轮内侧与耳郭连线内侧处作切口,该方法会留下明显的瘢痕。术前注射肾上腺素可以帮助手术易于分离。只要邻近部位完整,部分耳郭软骨的切取并不引起外观的缺损。软骨瓣分离完毕后,切取后塑形,移植至受区,并固定。

二、鼻中隔复合皮瓣

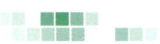

在几乎所有的鼻缺损中,鼻中隔通常保存完整,可以作为鼻中线支撑的良好供区。剩余的鼻中隔软骨呈L形切取,其脚与黏膜相连。L形的黏膜软骨瓣在黏膜处切断,鼻中隔软骨从犁骨处游离。皮瓣宽度必须大于1cm,以维持血供。松解以后将皮瓣移出鼻腔。软骨暴露区域需要修剪,使黏膜能无张力地覆盖软骨边缘。L形瓣通常足够于鼻背和鼻尖的塑形,但是如果需要更多组织,L形瓣也可以作为其他移植物的支架,如肋骨等。L形瓣也可以作为表面覆盖和衬里组织的支架。鼻部框架的重建应在其他软骨和软组织重建鼻部结构之前完成,尤其是额部皮瓣。

三、自体骨移植

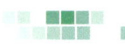

自体骨移植两个最常用的供区是肋骨和颅骨。

(一)肋骨

肋骨综合了骨和软骨的优点,同时将两者的缺点最小化了。肋骨瓣可通过肋下缘3～4cm的切口切取。通常骨瓣由50%的软骨和50%的骨组织构成,这可以使骨瓣血供重建较好,又易于固定,而软骨部分可以重建鼻尖。较少的软骨部分可以减少弯曲的趋势。去除骨皮质,帮助骨组织与受区更好地连接,使用克氏针固定于鼻额骨上。

部分第9和第10肋骨常被使用,因为它们比第5～8肋骨更直,可减少塑形的工作。第9肋可切取5cm的骨软骨瓣和4cm的软骨瓣移植于鼻小柱,移植的鼻小柱可选择与鼻背相连或不相连。Gurley等报道了儿科患者自体软骨移植重建鼻部并随访15年以上,证明了使用肋软骨可以获得更多的鼻尖高度和长度、更小的鼻唇角。Horton等随访了2例鼻再造患者超过40年,发现其移植的软骨的尺寸厚度基本保持不变。

(二)颅骨

有些学者认为颅骨移植可以提供更好的效果,因为颅骨在血供较好的受区不容易被吸收,远期吸收率仅为15%～20%。其另一个优点在于供区较为隐蔽且骨组织强度更大。颅骨瓣可以用作鼻梁骨移植,其缺点在于其骨瓣中没有软骨组织,对于鼻尖的塑形显得僵硬,并有被侵蚀的风险。

第四节 鼻腔衬里重建

鼻腔衬里的重建非常关键,没有足够的衬里,重建的鼻部结构会发生挛缩畸形,导致内外鼻阈区变狭窄。理想的衬里供区组织必须保持延展性好且薄,覆盖软骨移植物后可以保证鼻腔通气。若采用的是鼻腔内黏膜组织作为衬里,可以一期植入软骨移植物;若是利用皮肤或薄的远端额瓣作为衬里,就需延期植入软骨以保证受区的血供。可以用作鼻腔衬里的组织包括皮片、黏膜推进瓣、中隔旋转式或枢轴式黏膜瓣、翻入式皮瓣以及黏软骨膜复合瓣。

一、中隔黏软骨膜瓣

鼻腔内黏膜组织是重建鼻腔衬里的首选。中隔黏骨膜瓣可以携带或不携带中隔软骨,一般蒂部保留 1.3mm 宽,其血供以上唇动脉中隔支为蒂。该皮瓣自鼻底向上达内眦水平,自前端的中隔支向后越过筛骨板(图 10-20)。

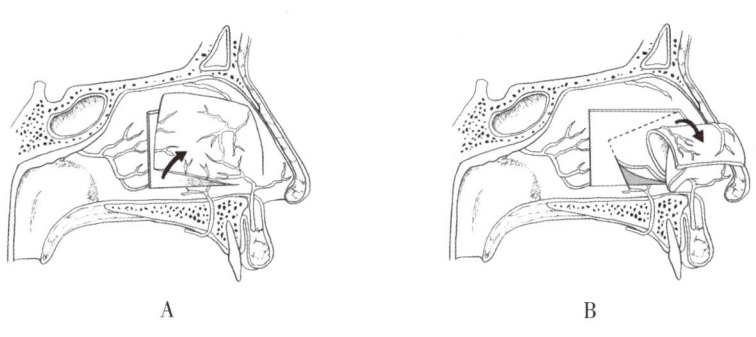

图 10-20　中隔黏软骨膜瓣

二、中隔门形瓣

当鼻翼缘缺损区过大但仅涉及一侧鼻部时,可将对侧黏骨膜瓣同单侧瓣结合起来。对侧黏骨膜瓣的分离是在鼻背区,并穿过位于中隔的小窗,翻向缺损区作为上部或中部鼻顶的衬里;同侧的黏软骨膜瓣则用于覆盖缺损区的下部鼻翼缘。对侧瓣的血供来自于前筛动脉的分支。供区遗留的中隔软骨及筛骨可切取用作移植物。若鼻部缺损不累及中隔,中隔是完整的,则需保留至少 1cm 宽的 L 形软骨支架以支撑鼻背。

Millard 描述的门形瓣将中隔软骨及黏膜从中线转移至侧壁,这一特殊的黏膜瓣既可以作为支撑也可用作鼻顶上中部的衬里。在中隔上设计方瓣,除鼻背边保留外其余三边全层切开。将此瓣自鼻背翻转向侧壁的缺损区,置于上颌骨缘并缝合固定于此重建缺损的鼻侧壁。该中隔瓣携带有对侧中隔黏膜,正好用作重建鼻侧壁的新衬里(图 10-21)。

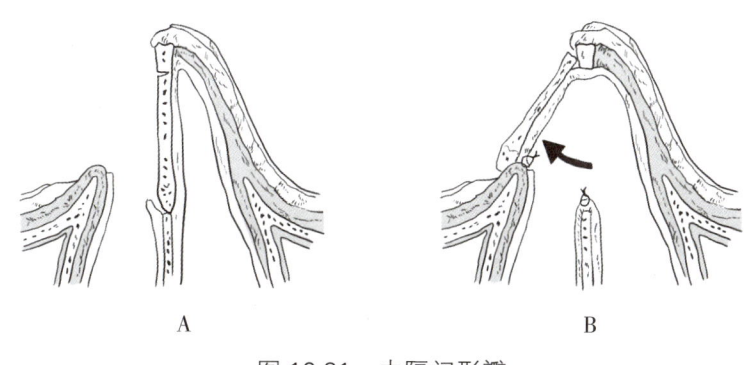

图 10-21　中隔门形瓣

三、皮肤移植物

全厚皮片可用于重建缺损的鼻腔衬里。由于创伤或早期鼻整形手术造成的鼻腔内黏膜组织血供差而使之无法成为良好供区,便可采用皮肤组织移植物来作为鼻腔衬里。对于较大缺损,可以选用全厚皮片简单地缝至缺损区并以褥式缝合固定于前额鼻瓣的内面,而后选用支架行短期的支撑。应延期植入软骨性支撑移植物。

皮片移植操作简单,手术过程短,对不能耐受长时、复杂或延期手术的年老体弱患者尤其适用。其缺点包括组织血供差、不能同期植入软骨移植物。若整个鼻翼缘衬里都是由皮片移植而成,则术后外形轮廓感不强,略显臃肿。

四、翻入式皮瓣

翻入式皮瓣是指任何位于缺损区周围的组织都可以向内翻入作为衬里。若手术需重建整个鼻部外形,且鼻旁的皮肤完好无损,此法便尤为适用。将鼻旁的皮肤分离,保留位于缺损缘的皮下组织蒂,将皮瓣向内翻转构成鼻部衬里(图10-22)。皮瓣的创面向外,可同额瓣或其他用于作为皮肤覆盖的组织创面相贴合。若鼻旁组织由于前期手术或创伤而瘢痕化,皮瓣的血供会受到影响。这种皮瓣较厚,质地硬且血供差,在使用翻入式皮瓣时需仔细权衡利弊,尤其是设计小皮瓣时。

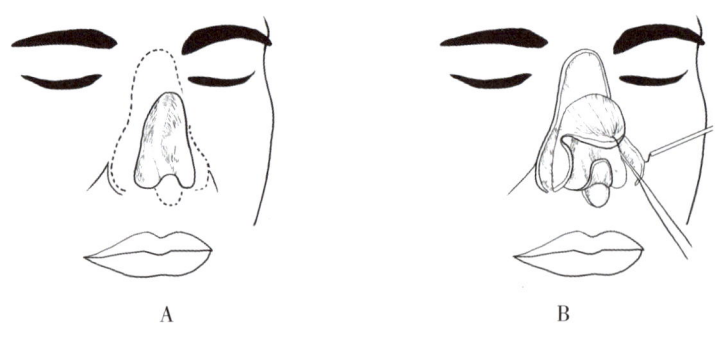

图 10-22 鼻背部翻转皮瓣重建鼻衬里

五、改良前额皮瓣

旁中线前额皮瓣的远端可进行折叠,既能作为衬里又能重建外形。折叠作为衬里时皮瓣就会显得太厚并缺血,导致术后鼻腔通气差,鼻翼缘外形欠佳。在设计既能用作衬里又能用作覆盖的额部皮瓣时需将其延长,斜跨至整个额部或将其延伸至发际。

六、鼻唇沟瓣

鼻唇沟瓣可经鼻翼沟隧道穿入修复鼻部缺损,皮肤面对鼻前庭。

七、显微皮瓣

鼻腔衬里的显微外科重建常作为一种前期手术失败或局部组织不够的补救措施。Walton等近期报道了采用游离前臂皮瓣重建治疗可卡因引起的鼻腔衬里坏死患者,因鼻腔内容积较小,故采用分期前臂皮瓣修薄和延迟手术获得较薄的衬里组织。其他方法还包括掌背侧皮瓣、第一足背皮瓣、腹壁下动脉皮瓣、肋骨及背阔肌复合组织瓣或以上皮瓣的组合。前臂桡侧皮瓣最为实用,常需进一步修薄以及在转移前需要多次层压处理。

第五节 鼻整形的相关问题

一、并发症

通常,局部皮瓣用于修复部分鼻的小范围缺损时皮瓣坏死较少见,而对于全鼻再造,因皮瓣制备较大或通过游离显微移植,常有部分远端坏死的可能。常见的鼻再造并发症包括伤口延迟愈合或愈合不良、皮瓣坏死和鼻通气功能障碍,另外,瘢痕增生、再造鼻的不对称、颜色色差和形态不规则也是常见的术后并发症,因此,常常需要多次术后鼻外形的修整才能获得最佳的鼻再造外形和效果。术前要充分告知患者使之理解。

二、术后护理

可以预防性的给予抗菌药物。鼻衬里重建后,合适的鼻腔内填塞和支撑物是必需的。同时,必须告诉患者鼻再造术后,肿胀期有可能需要一些时间,等待伤口愈合后,还有可能需要多次的修整才能完成整个鼻再造整形。同时还需要进行较长时间的瘢痕治疗和保持鼻腔通气。

三、后期矫形

6个月后,随着伤口(瘢痕)逐渐成熟,必要时可进行后期矫形。通过软组织部分切除或V-Y推进加强鼻唇沟或鼻翼褶的轮廓。若鼻孔缘太肥厚可进行修薄。二期愈合的前额瘢痕或增生性瘢痕可进行修复。为了进一步调整最终效果,任何数量的后期修复都是有可能的。

鼻是面部的重要美容结构,在鼻的重建过程中,要牢记鼻的正常结构,仔细分析需要修复的缺损情况,如缺损了哪些组织,还留有哪些组织,哪些组织还可以用来重建缺损的结构。

一个成功的鼻重建手术依赖于精确的肿瘤组织切除、合适的鼻缺损覆盖、支架和衬里组织的重建。最佳的重建效果不仅依赖于最佳的术式选择,同时还包括最佳通气功能的保持和恢复。最后,手术方式的选择和手术效果的评估还依赖于每个患者的不同要求和期望值的高低。

(章一新　钱云良　李赞)

参考文献

[1] Gonzalez-Ulloa M, Castillo A, Stevens E, et al. Preliminary study of the total restoration of the facial skin[J]. Plast Reconstr Surg, 1954, 13(3): 151-161.

[2] Burget G C, Menick F J. The subunit principle in nasal reconstruction[J]. Plast Reconstr Surg, 1985, 76(2): 239-247.

[3] 张涤生. 张涤生整复外科学[M]. 上海:上海科学技术出版社,2002:333-337.

[4] McLaren L R. Nasolabial flap repair for alar margin defect[J]. Br J Plast Surg, 1963, 16: 234-238.

[5] Menick F J. Nasal reconstruction: forehead flap[J]. Plast Reconstr Surg, 2004, 113(6): 100-111.

[6] Kobayashi S, Yoza S, Sakai Y, et al. Versatility of a microsurgical free-tissue transfer from the forearm in treating the difficult nose[J]. Plast Reconstr Surg, 1995, 96(4): 810-815.

[7] Song R, Song Y, Qi K, et al. The superior auricular artery and retroauricular arterial island flaps[J]. Plast Reconstr Surg, 1996, 98(4): 657-667.

[8] 韩岩,艾玉峰,雷永红,等. 耳后游离皮瓣移植修复鼻部分缺损[J]. 中华整形外科杂志,2002,18(4):204-205.

[9] Parkhouse N, Evans D. Reconstruction of the ala of the nose using a composite free flap from the pinna[J]. Br J Plast Surg, 1985, 38(3): 306-313.

[10] Lin S D, Lin G T, Lai G S, et al. Nasal alar reconstruction with free "accessory auricle"[J]. Plast Reconstr Surg, 1984, 73(5): 827-829.

[11] Shenaq S M, Dinh T A, Spira M. Nasal ala reconstruction with an ear helix free flap[J]. J Reconstr Microsurg, 1989, 5(1): 63-67.

[12] Pribaz J J, Falco N. Nasal reconstruction with auricular microvascular transplant [J]. Ann Plast Surg, 1993, 31(4): 289-297.

[13] Tanaka Y, Tajima S, Tsujiguchi K, et al. Microvascular reconstruction of nose and ear defects using composite auricular free flaps[J]. Ann Plast Surg, 1993, 31(4): 298-302.

[14] Bakhach J, Conde A, Demiri E, et al. The reverse auricular flap: a new flap for nose reconstruction[J]. Plast Reconstr Surg, 1999, 104(5): 1280-1288.

[15] Zhang Y X, Yang J, Wang D, et al. Extended applications of vascularized preauricular and helical rim flaps in reconstruction of nasal defects[J]. Plast Reconstr Surg, 2008, 121(5): 1589-1597.

[16] Houseman N D, Taylor G I, Pan W R. The angiosomes of the head and neck: anatomic study and clinical applications[J]. Plast Reconstr Surg, 2000, 105(7): 2287-2313.

[17] Park C, Lineaweaver W C, Rumly T O, et al. Arterial supply of the anterior ear [J]. Plast Reconstr Surg, 1992, 90(1): 38-44.

[18] Uchinuma E. Nasal alar reconstruction using a reverse composite island flap[J]. Eur J Plast Surg, 1990, 13(5): 229-331.

[19] Antia N H, Buch V I. Chondrocutaneous advancement flap for the marginal defect of the ear[J]. Plast Reconstr Surg, 1967, 39(5): 472-477.

[20] Converse J M. Reconstruction of the auricle[J]. Plast Reconstr Surg, 1958, 22: 150-163.

[21] Hata Y, Hosokawa K, Yano K, et al. Correction of congenital microtia using the tissue expander[J]. Plast Reconstr Surg, 1989, 84(5): 741-753.

第十一章 肿瘤术后面神经瘫痪的修复

第一节 概述

一、病因与诊断

面神经瘫痪简称面瘫,是以面部自主运动丧失、表情功能丧失为主要特征的症候群的统称。由于失去对面部表情肌的支配,患者不仅无法表露情感,而且造成面部的形态畸形和功能障碍。面瘫的后果无疑是灾难性的,患者常因表情怪异造成心理扭曲、性格孤僻,严重影响正常的社交活动。特别对肿瘤术后的面瘫患者,修复显得尤为重要,因为除了原有的肿瘤手术造成的伤害以外,继发的面瘫后果更加重了患者身体和心理上的创伤。而及时修复肿瘤术后患者的面瘫,不仅能明显改善患者的面部状况,修复心理的创伤,而且能增强其战胜疾病的力量和信心。由于面神经损伤后,其支配的面肌也将发生萎缩、变性,最终因纤维化而成为无收缩功能的纤维组织等一系列变化。要恢复面部的活动就必须尽早修复面神经,甚至需要移植肌肉到患侧面部,重建动力以修复面瘫。由于面部的表情肌较多,瘫痪的部位和程度也可能各不相同,因此,必须先将面瘫后遗症进行精细和准确的分类,然后再结合患者原有疾病的特性及体格条件、心理素质、康复愿望等制定合适的修复方法。对面瘫进行个性化修复和面部畸形的系列化修复,应该是修复肿瘤术后面瘫后遗症的方向。

二、应用解剖

(一)面神经的组成

面神经是第Ⅶ对脑神经,为混合神经,含有三种成分:

1. 运动纤维 支配表情肌、颈阔肌、镫骨肌、二腹肌后腹和茎突舌骨肌。
2. 分泌纤维 控制泪腺、舌下腺、下颌下腺以及腭和鼻腔黏膜的腺体。
3. 感觉纤维 支配舌前 2/3 的味蕾。

(二)面神经在颅外的分支

面神经出脑后入内耳门,穿过内耳底,入颞骨岩部的面神经管。在面神经管内,先向前外,继而后外,转折后主干再向下行,出茎乳孔向前进入腮腺(图 11-1)。

1. 耳后神经 在靠近茎乳孔处发出,向后支配枕肌和耳周围肌。
2. 二腹肌支和茎突舌骨肌支 与耳后神经并列,支配同名肌肉。

以上是三个小分支。面神经主干从乳突的深面向前,从腮腺深部进入腺体实质,大多先分上、

下两支后在腮腺内编织成丛,走行于腮腺深浅叶之间,再自腮腺前缘呈放射状发出以下分支:

3. 颞支　支配额肌和眼轮匝肌。
4. 颧支　支配眼轮匝肌和颧肌。
5. 颊支　支配颊肌、口轮匝肌及其他口周围肌。
6. 下颌缘支　沿下颌骨下缘下行,支配下唇方肌和三角肌。
7. 颈支　支配颈阔肌。

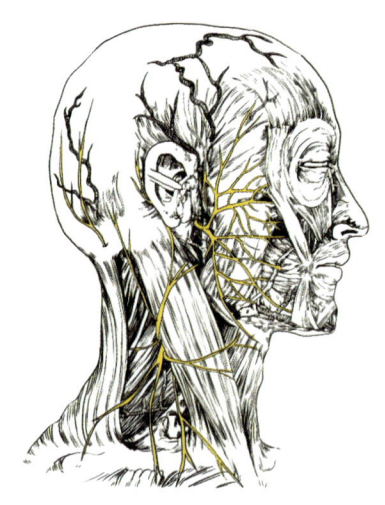

图 11-1　面神经的解剖

由于面神经的终末分支解剖变异很大,这对面神经分支的手术探查带来了很多困难,但是只要在手术时充分考虑到变异的可能,把每一例患者都看成是一个新的变异的病例,进行认真、仔细的操作,就能安全地迅速显露,并可防止手术操作误伤面神经的发生。有关面神经分支的局部解剖及手术注意事项,将在相关章节里作详细描述。

三、临床分类

面瘫可按病程、部位、范围、程度、病因等进行分类。单以病因进行分类就可分为先天性、外伤性、神经源性、感染性、代谢性、肿瘤性、毒性、医源性、自发性等,但鉴于本章的主题范围,在此仅讨论与肿瘤相关及肿瘤手术所致的面瘫。

常见的与肿瘤相关的面瘫有如下几种:

1. 因肿瘤直接侵蚀面神经引发的面瘫　如面神经瘤。
2. 因肿瘤生长压迫邻近的面神经所致的面瘫　如脑听神经瘤、中耳鳞状细胞癌、脑膜瘤、神经鞘瘤或其他恶性肿瘤。
3. 因肿瘤手术切除时将面神经及面肌切除所致的面瘫　如面颊部恶性肿瘤切除术、外耳肿瘤切除术、乳突根治术、听神经瘤摘除术、腮腺肿瘤摘除术、面部血管瘤切除术、神经纤维瘤切除术。
4. 因手术操作意外,损伤面神经所致的面瘫　多见于颊部手术、腮腺手术、乳突手术等。

然而,无论是何种肿瘤术后引发的面瘫,在临床工作中所面临的,其实都是对已发生的面神经和(或)面部表情肌的损伤的修复,以及对部分丧失或完全丧失的面肌功能进行修复。

四、面部神经、肌肉功能状况分类

面肌的功能状况直接关系到面部表情的表达,而面肌的收缩是由面神经支配的。因此,面瘫的治疗也就是对面神经及面肌功能的修复,通过对面神经和面肌功能状况进行分类,就可直接反映出面神经和面肌的功能状况。因此,按表情肌的解剖(图11-2)、面神经的解剖(参见图11-1)及其功能状况进行分类,对指导面瘫的治疗与修复具有显著的临床意义。总结多年来面瘫修复临床工作中的体会,笔者提出如下分类:

(一)面神经功能状况分类

1. **神经完全离断**　手术或外伤造成的面神经完全性损伤。
2. **神经不全离断**　手术或外伤造成的面神经部分性损伤。
3. **面神经完全变性**　颅内肿瘤(听神经瘤多见)切除术后,造成面神经损伤变性。
4. **面神经缺如**　先天、外伤所致的完全或部分面神经缺损。
5. **神经轴突迷路**　神经断裂后,因手术缝接造成神经束支错位吻合或神经轴突再生发生迷路。由于神经轴突的错位生长,在传递动作电位时就出现错误,引发其所支配的相应面肌动作失调或使不同的面肌发生联动、误动,造成表情异常。

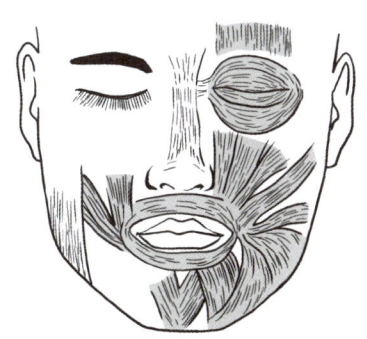

图 11-2　面部表情肌的解剖

(二)面肌功能状况分类

1. **面肌缺如**　先天面肌完全缺如或部分缺如,手术、外伤所致部分面肌缺如。面肌在失神经后逐渐变性,发生纤维化而失去收缩功能。
2. **面肌完全瘫痪**　面神经损伤早期,面肌肌力全无,但面肌尚未完全变性。当神经再生后,瘫痪的面肌可再神经化而恢复收缩功能。
3. **面肌部分瘫痪**　部分面肌失神经支配。
4. **面肌肌力不足**　面肌只有部分肌力,两侧面肌的肌力不平衡,造成面部表情不对称。
5. **面肌痉挛**　面肌呈不自主痉挛样收缩。
6. **面肌联动、误动**　面肌可以收缩但活动失控,不能协调活动或只能呈板块状联动、误动。最常见是患侧眼轮匝肌与颧肌、笑肌的联动,当患者闭眼时,就引发患侧颧肌、笑肌收缩,造成口角向患侧歪斜;而在微笑时,患侧口角却不能收缩,引发口角歪向健侧。
7. **面肌附着点异常**　先天性或创伤造成面肌附着点异常,由于面肌两侧的附着点不对称,引发口角歪斜、表情怪诞。

由面瘫的临床分类就能看出,各部位的面肌和面神经都有可能分别发生损伤,而且不同的损伤组合就会表现出各种各样的面瘫形式。因此,治疗前必须尽可能详尽地了解病史和进行严格认真的体检,包括病因的确定、发病时间、损伤位置的确认、损伤程度的判断,然后根据患者的康复要求和体质条件、原有疾病的特性、复发率、疾病的预后等选择合适的方法进行面瘫的修复。

五、治疗方案

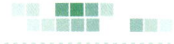

面瘫修复术的术式繁多,但基本上分为静态修复与动态修复两类。由于静态修复仅能维持面部静态时的左右对称,一旦面部活动,如说话、微笑、口角出现表情活动时,面部畸形仍将显现,故目前临床上仅将静态修复作为动态修复的辅助手段而不单独应用。动态修复又可分为生理性动态修复与非生理性动态修复两类。

(一)生理性动态修复

1. 将面神经损伤断裂断端直接缝接或经神经移植后断端缝接 患侧可能恢复原有的面神经支配,恢复原有的面肌功能。本法适合于面神经远近端都良好的早期病例。

2. 跨面神经移植 是根据面部运动绝大部分是两侧同步运动的原理,将健侧的神经冲动通过神经移植转移到患侧,支配患侧面肌与健侧同步运动。此种修复方法仅适合于面神经分支及面肌尚未萎缩变性的早期面瘫病例。

3. 将带血管神经的肌瓣移植于患侧替代瘫痪的面肌 肌瓣的支配神经跨面后同健侧的面神经分支吻合,以健侧的面神经来支配移植肌肉的收缩,从而拉动口角,并能与健侧同步活动,恢复对称的笑容,达到与面部表情的正常生理活动相似的目的。该术式适合于面神经分支及面肌已萎缩变性的晚期面瘫病例。

4. 现有术式无法达到自然微笑的原因 现有的术式仍无法得到自然随意的微笑,有以下几种原因:

(1)支配一侧口角精细活动的面肌就有十块之多,而仅靠移植一块肌肉是不可能恢复面部所有的细腻表情的。

(2)在面部表情肌中,神经轴索和其支配的肌纤维的比值是1:25,而和移植的骨骼肌肉的比值是1:200~1:150。每根神经纤维支配的肌纤维越少,控制的活动就越精细,所以面部表情肌能表现出的细腻表情无法通过骨骼肌的收缩来表现。虽然如此,但是仍可以通过单一肌肉的移植来恢复面部的某一个特定的表情(例如微笑)以供患者社交活动之需。

(3)如果要以健侧的神经来支配患侧的肌肉活动,就必须作神经移植。由于术中移植的神经较长,神经再生的通过率低(仅20%~50%的轴索通过),神经移植的效果就难以预料。在神经再生的调控机制尚未完全破译的今天,由于不能保证神经再生能获得肯定的结果,也不能使切取的神经准确地支配移植的供肌,所以手术效果就无法肯定。

(4)现有术式的技术要求较高,需要2~3组具备熟练显微技术的医师共同完成。因此,虽然生理性动态修复是修复面瘫的方向,但因手术创伤大,术后恢复缓慢,效果不确定,技术要求高,面部可能出现误动、联动活动等缺陷,使医师和患者对手术效果存有疑虑而影响推广应用。

(二)非生理性动态修复

1. 局部肌瓣转位 将患侧的面部肌瓣转位与同侧的口角缝合固定,当肌瓣收缩时即可牵拉口角而重建患侧笑的面部表情。目前多以颞肌和咬肌为动力肌。此类修复术后,动力肌的收缩和健侧的面肌活动并不同步,必须经过训练才能与健侧的活动协调。以颞肌或咬肌为动力肌的非生理性修复,由于其肌瓣是带蒂转移,避开了神经再生的过程,所以术后恢复快,效果稳定。但是这种微笑要经过一定的训练,而且只有在咬牙、咀嚼时才能显现,同时会使患者的微笑呈咬牙切齿样,进食咀嚼时又伴有口角不自主的异样抽动而难以被患者接受,因此目前已很少被采用。尽管如此,非生理性动态修复具有术后恢复快、效果稳定、易操作、风险小等特点,因此临床上亟待进一步改进现有术式。

2 胸锁乳突肌转位术 笔者在1999年设计应用胸锁乳突肌作为动力源,避开原有术式的不足来修复晚期面瘫,收到了很好的临床效果。

(三)面瘫个性化修复方法

由于面瘫修复的术式繁多,所以如何选用合适的术式来修复各类面瘫,是每一个临床医师必须解决的首要问题。根据面肌及面神经的功能状况的分类,就能按其损伤的状况设计相应的个性化的修复手术方案。笔者根据多年的临床经验总结出面瘫修复手术的设计方案可供施术者参考,以获得较好的修复效果。

1 面神经主干损伤面瘫的修复法

(1)面神经主干损伤的主要原因:临床最常见的面神经主干损伤多发生在颞骨岩部的面神经管至腮腺部的范围,多由肿瘤切除手术或手术操作误伤所致。一旦发现有面神经主干损伤,即刻完成神经断端的对接是所有的修复术中最为简单的方法,也可望获得最佳的恢复效果。延期的神经断端手术常因神经断端的瘢痕形成和挛缩而无法达到直接对接缝合,断端间隙常需神经移植。由于增加了神经通过的断面(每增加一个神经通过的断面,将减少约30%的神经再生轴束的通过),其结果将减少神经再生轴束通过的数量,直接影响了手术效果。

(2)常用手术方法及其效果:

1)神经对接缝合:适合于神经近侧端和远侧端均完好的神经断裂病例。由于神经直接对接缝合,其效果最为理想。

2)神经移植:对神经断端缺损的病例可行神经移植。由于增加了神经通过的断面,其效果受到很大的影响。

3)跨面神经移植:如果神经的近端已损坏,神经远端及面肌完好,可通过跨面的神经移植,将健侧面神经部分分支的近侧端的神经冲动传递到患侧面神经分支的远侧端,以恢复患侧面肌的肌张力和表情活动。要使跨面神经移植获得成功,移植术必须在面瘫早期进行。要确认患侧的神经远侧端及面肌的完整,在再生的神经轴束到达前,可以通过神经寄养的方法来保持面肌不萎缩,这样,再生的神经就有可能与运动终板接通。可应用舌下神经转位至面神经来进行寄养,当跨面移植的神经长到后,再将面神经的远侧与舌下神经分离。由于神经再生的轴束要通过两个断面,且神经再生还要通过15cm以上的距离,恢复的时间较长,大约要1年以上。手术一旦成功,患侧的面肌能获得与健侧同步运动的效果,但是大多数病例的效果不甚理想。

4)副神经、舌下神经转位的神经替代术:应用舌下神经或副神经的近侧端替代面神经与面神经的远侧端连接,同样适合于面神经远侧端完好的病例。该术式应用最为广泛,其优点是操作方便,神经再生只通过一个断面,恢复较快,大约4~6个月就可恢复患侧的运动;缺点是由于舌下神经或副神经供区的损害,患侧的面部运动大多有板块状的联动,在术后早期当患者耸肩(副神经转位)或咀嚼动舌头时(舌下神经转位)患侧面部会出现扭曲。最终的效果要视患者长期训练的结果而定。

(3)病例一:患者,女,腮腺肿瘤切除术后出现面瘫,做了面神经修复术(图11-3)。

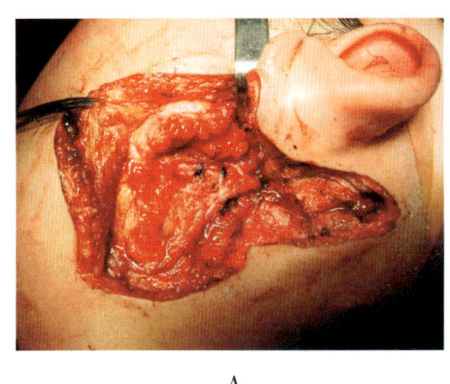 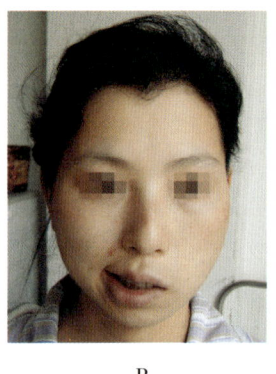 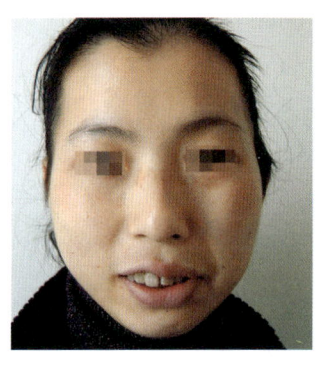

图 11-3　病例一

A. 腮腺肿瘤切除术后面神经主干、分支离断　B. 左侧面瘫面神经修复术前　C. 面神经修复术后 4 个月,左侧面瘫已修复

2 面神经分支损伤面瘫的修复法

(1) 面神经分支损伤的常见原因:临床上多因腮腺肿瘤、面颊部肿瘤的生长将面神经分支包裹在瘤体内,瘤体切除时只能将面神经的分支一并切除。另外,手术野内瘤体与面神经过于靠近,手术野内出血多、视野不清也易造成面神经分支的误伤。

(2) 常用手术方法及其效果:

1) 神经吻合:立即将神经分支断端直接对接缝合是效果最好的修复方法。

2) 神经移植:神经分支断端间隙过大无法直接缝合时,可以行自体神经游离移植。神经移植的供体可以选用耳大神经、颈丛皮支、桡神经皮支、腓肠神经等。与神经直接吻合相比,效果稍差。

3) 跨面神经移植:通过神经移植将健侧的神经冲动传导到患侧,使两侧面部肌肉恢复同步活动。当然,患侧的面肌必须完好,如果面肌已有损伤,则要改换其他术式。

3 面肌损伤面瘫的修复法

(1) 面肌损伤的常见原因:大多因肿瘤的生长将面肌包裹在瘤体内,瘤体切除时只能将面肌一并切除。此外,面神经近端或分支损伤的晚期,面肌由于失神经支配而变性成为纤维组织,失去了收缩功能。

(2) 常用手术方法及其效果:

1) 吻合血管神经的游离肌肉移植:属于生理性动态修复。效果比较肯定的一期肌肉移植的供体有背阔肌、股薄肌、股直肌等,其中以背阔肌移植修复面瘫较多见。该术式的优点是神经仅有一个吻合口,与二期肌肉移植相比面部恢复较快;缺点是手术创伤大,手术技术要求高,当神经定位不准时,移植肌肉可能发生误动作。手术中,如果移植肌肉的神经分支解剖失误或血管缝合不当都易造成手术失败。

2) 带蒂胸锁乳突肌转位术:属于非生理性动态修复。将患侧的胸锁乳肌带蒂转位到患侧的口角,重建患侧的口角运动。该术式的优点是效果肯定,创伤小,恢复快;缺点是术后颈部有切口瘢痕,要经过简单的训练才能实现恢复微笑的面容。

3) 带蒂颞肌转位术:属于非生理性动态修复。将患侧的颞肌附着点从颞顶部剥离,连带顶部腱膜、骨膜一起向下翻转,经皮下隧道与口角缝合,当颞肌收缩时带动口角活动。其优点是效果肯定,恢复快;缺点是颞部凹陷明显,笑时需做咬牙动作才能带动口角活动,且笑容欠自然。

4) 面肌直接缝合:对于面肌断裂的病例,面肌直接缝合可以收到良好的效果。特别是眼外眦到口角连线内侧的面肌断裂,可能同时伴有面神经分支断裂,由于该局部的神经分支已十分细小,显露相当困难,而肌肉缝合后有利于肌肉断端近侧内的神经分支再生,使远侧的失神经肌肉再神经化,从而恢复面肌的功能。

4. 伴有面部软组织缺损面瘫的修复法 面部软组织缺损多指腮腺区的皮肤缺损。面部软组织缺损多见于面颊部已侵害到皮肤的血管瘤、神经纤维瘤、恶性肿瘤等患者,切除肿瘤的同时必须切除已被侵蚀的皮肤组织。局部皮肤的缺损可以用局部皮瓣转移、局部带蒂肌皮瓣或吻合血管的游离肌皮瓣来修复。常用手术方法如下:

(1) 颈部局部皮瓣转移:适合于仅有腮腺区皮肤缺损而无面肌和面神经缺损的病例。手术切取耳后及颈部皮瓣,向前旋转覆盖创面,颈部供区如不能直接缝合可以游离皮片移植修复。

(2) 游离背阔肌肌皮瓣移植:适合于肿瘤切除后遗有面瘫及面颊部皮肤缺损面积较大的病例。

1) 手术设计与皮瓣切取:按面颊部皮肤缺损的大小、形状,稍作放大后切取皮瓣,皮瓣下附带的背阔肌肌皮瓣按需要切取,缝合固定在颞筋膜与口角之间,用于修复面瘫。皮瓣的胸背动静脉可与面动静脉吻合,支配神经可与同侧的面神经吻合,以恢复患侧面部的部分活动。

2) 肿瘤切除术后面部巨大缺损的修复原则及手术方法:对面部软组织巨大缺损的病例,面瘫的修复已不是重点,可行背阔肌肌皮瓣覆盖创面。颜面部的巨大肿瘤常累及额顶部至同侧下颌,当病灶清除后留下的创面可达 25cm×15cm。对如此巨大的创面,用有良好血供的组织进行覆盖是首要的难题。由于创面有骨外露、腔穴裸露,因此带血管的肌皮瓣游离移植是唯一的选择。而目前人体上能选择的肌皮瓣只有背阔肌肌皮瓣。由于背阔肌肌皮瓣面积大、血供丰富、抗感染能力强、操作容易、位置隐蔽,临床上最常采用。手术中可以不必考虑面瘫的修复,仅以单纯覆盖为主。由于肌皮瓣有相当的厚度,所以设计皮瓣面积时要适当放大已覆盖皮瓣四周的截面。供区的血管可用面动静脉,也可用甲状腺上动脉和颈外侧浅静脉。胸背神经可与面神经吻合。由于背阔肌肌皮瓣过于肥厚且沉重,术后皮瓣易发生下垂变形,需要多次修整以尽量改善外观。

3) 病例二:患者,女,左侧面部血管瘤,创面已溃烂化脓。扩大切除肿瘤后左侧面部缺损,利用背阔肌肌皮瓣修复左侧面部,术后伤口愈合良好(图 11-4)。但由于背阔肌肌皮瓣过于肥厚且沉重,术后皮瓣易发生下垂变形,需要多次修整以改善外观。

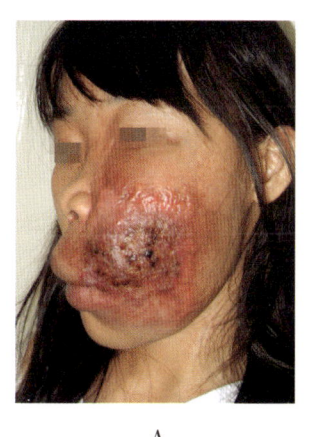 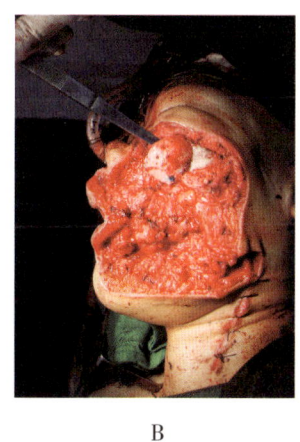 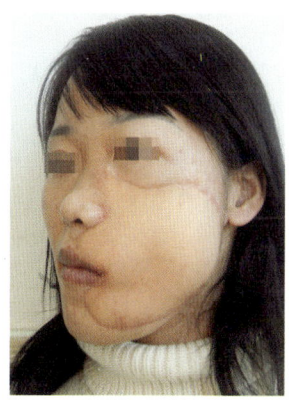

A　　　　　　　　　　　　B　　　　　　　　　　　　C

图 11-4 病例二

A. 左侧面部血管瘤术前观　B. 肿瘤切除术后左侧面部组织缺损　C. 背阔肌肌皮瓣修复左侧面部术后

(3) 带蒂胸锁乳突肌肌瓣一期修复术:适合于肿瘤切除术后面神经主干和分支缺损,不能做神经移植修复的病例。

1）手术设计：根据修复面瘫的需要，制备适当长度的胸锁乳突肌肌瓣，旋转到面部，将肌瓣的末端分别固定到眼轮匝肌、口轮匝肌等部位，帮助矫正面瘫。神经支配依靠分离出的副神经胸锁乳突肌支，或者将残存的面神经主干与副神经胸锁乳突肌支吻合。当面部皮肤有缺损时，可用带蒂胸锁乳突肌肌皮瓣一期修复面瘫和面部的皮肤缺损。

2）病例三：患者，女，腮腺癌术后复发伴右侧面瘫。术中见面神经被肿瘤侵犯和破坏，扩大切除肿瘤，根据修复需要制备适当长度的胸锁乳突肌肌瓣，旋转到面部，将肌瓣的末端分别固定到眼轮匝肌、口轮匝肌等部位。将残存的面神经主干与副神经胸锁乳突肌支吻合。完成腮腺癌根治手术后，采用保留副神经胸锁乳突肌支的胸锁乳突肌肌瓣一期修复面瘫（图11-5）。

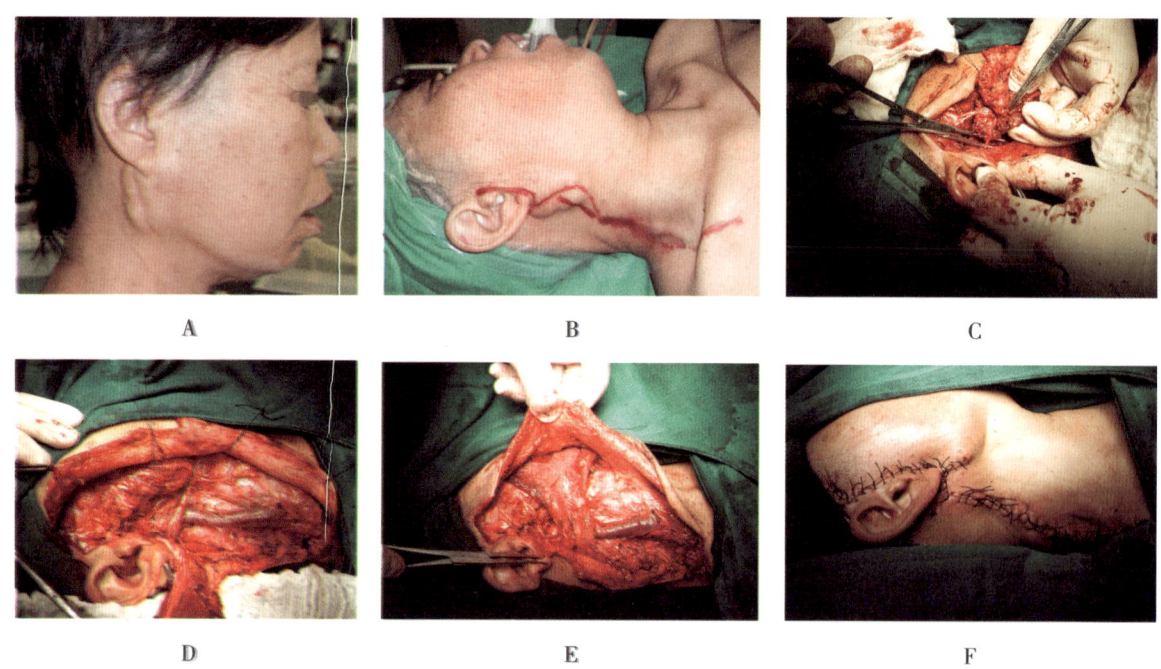

图 11-5 病例三

A. 术前观 B. 手术切口设计 C. 术中见面神经被肿瘤侵犯和破坏 D. 完成腮腺癌根治手术后 E. 采用保留副神经胸锁乳突肌支的胸锁乳突肌肌瓣一期修复面瘫 F. 手术完成

（4）带蒂胸锁乳突肌肌皮瓣转移：适合于肿瘤切除后遗有面瘫及面颊部皮肤缺损面积较小的病例。

1）手术设计：按面颊部的皮肤缺损大小、形状及胸锁乳突肌肌腹的长度设计切取恰当的皮瓣，以防因皮瓣距乳突过近，当肌皮瓣转移后因旋转的半径过小使皮瓣无法覆盖面颊部创面。

2）病例四：患者，女，右面颊肿瘤切除术后组织缺损。设计并切取胸锁乳突肌肌皮瓣，利用胸锁乳突肌肌皮瓣修复组织缺损，术后创面愈合良好（图11-6）。

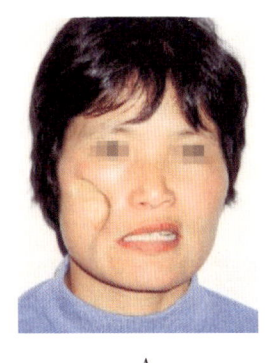 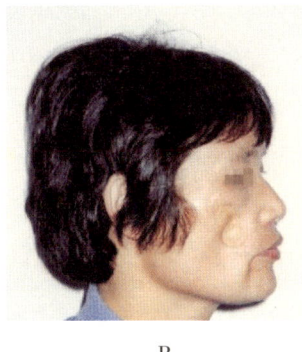 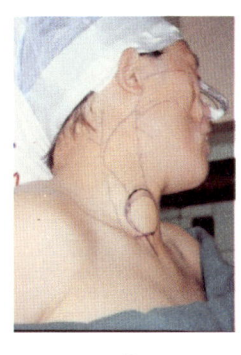 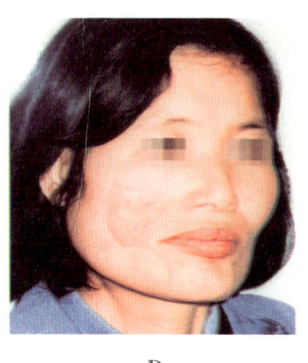

图 11-6　病例四

A. 术前正面观　B. 术前侧面观　C. 胸锁乳突肌肌皮瓣设计　D. 胸锁乳突肌肌皮瓣修复术后

第二节　面神经瘫痪常用的修复术式

面瘫修复对于整形外科医师而言是一个具有挑战性的难题。为了修复这种复杂的疾病，熟悉各种可以改善功能和修复外观的手术是十分必要的。通过仔细检查，综合分析，认真考虑，周密地制定修复计划，使每一个患者都得到个性化的修复方法，以期获得理想的功能和外形的恢复。

一、面神经吻合修复术

（一）适应证

面神经吻合修复术适宜于早期面神经损伤断裂的病例。面神经断裂后应尽早进行断端缝合，但常因各种情况和侥幸心理而延误了最佳修复时期。一般在伤后 6～12 个月内进行手术缝合，依然有可能获得较好的效果。

（二）手术方法

1　显露面神经　由于面神经的解剖变异较大，特别是面神经各分支间不断发出分支后又相互融合，临床上很难看到解剖学完全相同的病例。根据笔者多年的临床经验，如要在手术中显露面神经，建议按以下的基本方法进行：

（1）显露面神经一级分支：面神经一级分支（主干）在乳突前方的深面从茎乳孔内穿出，在二腹肌后腹的浅面向前向下，在胸锁乳突肌的深面进入腮腺的深面。为了显露方便，可将胸锁乳突肌的部分附着点从乳突上剥离，仔细截除乳突前下端的骨质 1.5cm，在其深面就能显露。

（2）显露面神经二级分支：面神经二级分支（颞面干和颈面干）从腮腺深浅叶之间呈丛状穿过腮腺。

（3）显露面神经三级分支：面神经三级分支（颞支、颧支、颊支、下颌缘支、颈支）略呈放射状由腮腺前缘穿出。

（4）显露面神经四级分支：面神经四级分支（终末支）除支配颊肌的分支是从浅面进入肌肉外，大多由其支配的面部表情肌深面进入肌腹。手术显露时，可先由正常组织间寻找出面神经的近端，再按相同的解剖层次向远端仔细寻找。

2　缝合断端　手术时需按面神经不同部位的解剖层次方能显露神经断端。在切除神经断端的毁损部分或已生成的神经瘤后，只要神经断端间无大段缺损，缝合的张力不是过大，大多数神经断端可以直接拉拢缝合。缝合时,建议在手术显微镜下,注意神经轴束方位的正确对合,避免神经断端的扭转而错位缝合。采用 9-0 微创单丝缝针线,缝针应只缝合神经的鞘膜,如神经直径较大可以穿过神经的束间膜缝合,以期缝合对位准确。面神经主干可缝合 4~6 针,分支可缝合 2~4 针,而较细的末梢支缝合 1 针即可。手术的要点在于局部止血彻底,断端对合准确,缝合无过大张力,操作细腻柔和。

3 术后处理 局部引流,防止积血、积液,应用抗生素预防感染,建议应用神经营养药物 3 个月以上。

4 注意事项 儿童的面神经较为纤细,神经的显露十分困难,一旦损伤,修复的难度倍增。此外,儿童的乳突尚未发育完全,面神经主干显露时的定位与成人稍有不同,由于面神经没有乳突的遮盖,极易损伤,术时更应充分注意。

对切除腮腺肿瘤造成面神经被误伤切断的病例,应立即吻合。由于腮腺已被切除,神经断端可在无张力的情况下吻合,常可获得良好的恢复。如术中未能即刻缝合,应在 2 周内尽早修复。时间拖延过长,局部瘢痕粘连明显,可导致神经显露困难,不仅增加了手术难度,也影响了修复的效果。神经再生相当缓慢,儿童术后的效果明显优于成年人,而老年人的再生能力弱,手术的效果相对较差。所以有关神经手术的效果应当在术前与患者谈明。

(三)典型病例

病例五 患者,女,左侧腮腺肿瘤切除术后面神经断裂导致面瘫。由于腮腺已被切除,神经断端可在无张力的情况下吻合,常可获得良好的恢复。术后 6 个月,左侧面瘫面神经修复,恢复情况良好(图 11-7)。

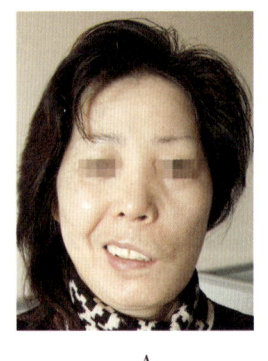 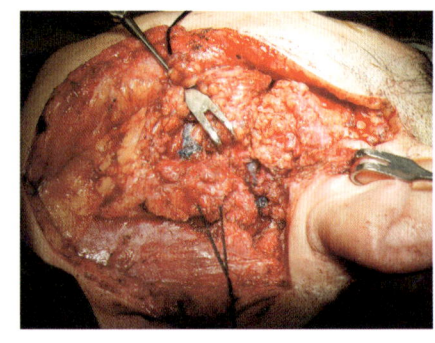 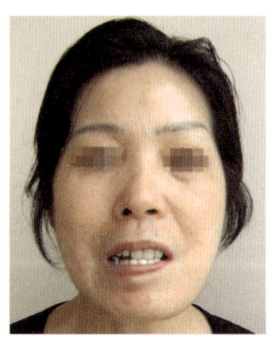

A   B   C

图 11-7 病例五
A. 术前正面观 B. 术中探查面神经情况 C. 左侧面瘫面神经修复术后 6 个月

二、面神经移植修复术

(一)适应证

早期面神经损伤断裂,面神经远、近端都完整,但断端间有大段神经缺损无法直接拉拢缝合时,可做面神经移植修复术。临床最常见是腮腺肿瘤切除术后面神经缺损的修复。

(二)手术方法

供区神经的选择应视神经移植的长度而定。当移植神经长度小于 10cm 时可选用耳大神经,当移植神经的长度超过 10cm 或更长时建议选用腓肠神经。

1 耳大神经的切取 耳大神经由胸锁乳突肌中上 1/3 后缘的 Erb 点穿出后,朝外耳道及腮腺方向行走，可作为确认的标记(图11-8)。切取耳大神经后可能出现耳周局部的感觉减退。

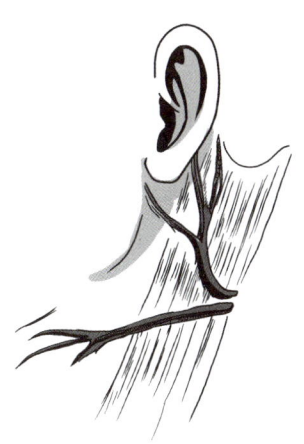

图 11-8　耳大神经的解剖

2 腓肠神经的切取　腓肠神经位于外踝的后侧、跟腱的前外侧方，与小隐静脉伴行(图11-9)。切取时先在小腿外踝作一横切口，显露并确认腓肠神经后向近端解剖，轻轻提起该神经，按其走向在其近端约5cm处另作一个小横切口，显露该神经。解剖出腓肠神经后，在其近端再作一个小横切口，逐段向上行进，直到获得足够的长度。

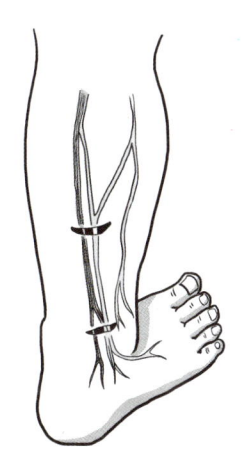

图 11-9　腓肠神经的解剖

（三）术后处理
同面神经吻合修复术。

（四）注意事项
移植神经的长度应合适，缝合要无张力，但也不宜过长，以免延长恢复时间。建议移植神经的远端与受区神经的近端缝合，移植神经的近端与受区神经的远端缝合，这样符合神经的电位传导规律，对减少再生神经轴束发生迷路可能有所帮助。由于移植神经没有血供，因此要有良好血供的移植床，同时还需要有良好血供的局部组织瓣的覆盖，这样才有可能使移植神经再血管化而恢复血供，从而使之成活。移植神经后受区局部放置负压引流，减少积液、积血的发生。由于神经组织纤细柔弱，术后要避免局部受压，防止吻合口发生断裂。神经移植后，面颊局部活动的幅度要减小，如大笑、大口进食、用力搓揉颊部等都应尽量避免。

三、改良舌下神经与面神经端侧吻合术

(一) 适应证

改良舌下神经与面神经端侧吻合术适用于早期面神经损伤的修复,特别是面神经的近端神经损伤无法寻觅,而远端神经分支及面肌完好的病例。

(二) 手术方法

舌下神经转位术可通过腮腺切除术的切口进行。先显露面神经的远侧端,以此预测转位舌下神经的长度。在迷走神经外侧,颈内静脉和颈内动脉之间可显露舌下神经,向下解剖至足够长度。通过神经移植体将舌下神经与面神经吻合,具体方法如下:舌下神经显露后,切除吻合处的神经外膜和神经鞘,先将其横截面的1/3切开,用神经刺激仪检查舌下神经的运动轴束是否完好。如没有明显损伤,可以继续切开达横截面的1/2,以显露更多的轴束(图11-10)。

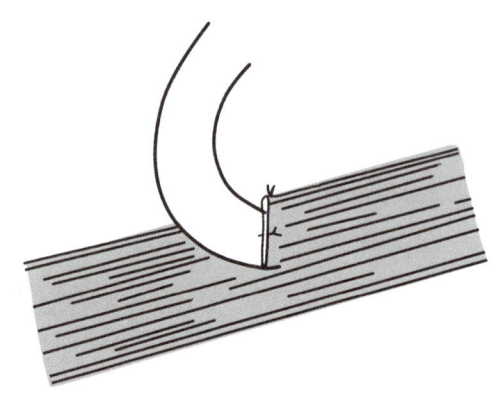

图 11-10　舌下神经与面神经端侧吻合示意图

耳大神经可以作为舌下神经与面神经之间的移植体。将移植体与舌下神经显露的轴束缝合两针(端侧吻合),另一端与面神经的远侧端吻合(图11-11),这样不仅可使瘫痪的面肌重获神经支配,同时也可尽量减少对舌下神经的损伤。该手术的临床疗效和操作规程有待进一步深入研究。

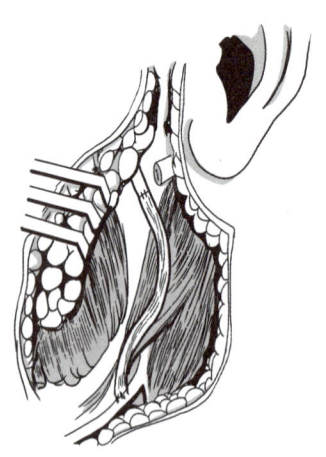

图 11-11　神经移植体接舌下神经(端侧吻合)与面神经(端端吻合)

四、跨面神经移植修复术

(一)适应证

此法是生理性动态修复,适合于早期面神经损伤断裂,面神经的近端神经损伤无法修复或难以寻觅,而远端神经分支及面肌完好的病例。

(二)手术方法

手术分两期进行:

1 第一期手术 作健侧耳前切口,为显露良好,切口上端可向前发际内弯曲以延长切口。在腮腺筋膜浅层向前分离,在腮腺前缘将面神经的颧支、上颊支、下颊支的三级分支显露。选择合适的分支,经神经刺激仪检查其支配的范围符合要求,保留健侧功能的重要分支,同时将原支配范围无明显损害的其他约50%的分支备用。另从小腿切取15~20cm长的腓肠神经,劈开成两束备用。从健侧的耳前切口将移植神经与选定的神经分支的近端吻合,以两侧鼻唇沟的小切口为中转过渡,通过跨面的皮下隧道,小心将移植神经导管引导至患侧耳前皮下(图11-12)。术后6~10个月后,经电生理检测,当有再生的神经轴束已长至患侧时,可行第二期手术。

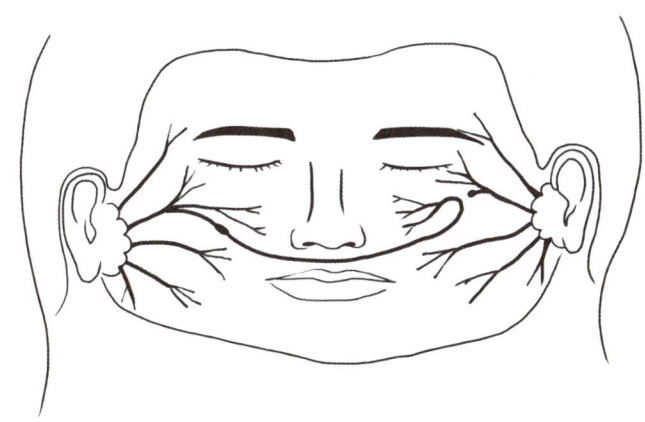

图 11-12 跨面神经移植修复术示意图(右侧为供区,左侧为受区)

2 第二期手术 仍用耳前切口,显露神经方法同健侧。显露患侧的面神经相应分支后,视吻合位置切除过长的移植神经,将缝合处的神经外膜切开,清楚显露神经轴束,仔细地将轴束在无张力下缝合即可。

(三)术后处理

同面神经吻合修复术。

(四)注意事项

跨面神经移植修复术系生理性修复。由于健侧能提供的神经极其有限,所以不可能按1:1的比例移植。跨面神经移植建议按照以下原则进行:

1 以一对多 供区的一根四级神经分支可与受区的三级神经分支吻合。

2 上下分开 供区的颧支、上颊支的神经分支与受区的上面部神经吻合,供区的下颊支的神经分支与受区的下面部神经吻合。

3 功能恢复 上面部神经功能恢复以闭眼为主,下面部神经功能恢复以微笑为主。

健侧神经部分三级分支切断后,对健侧相应肌肉的影响只是肌力有所减弱,但却能改善两侧面部的对称性,即以少量的神经移植来获取尽可能多的关键部分的神经功能恢复。但由于神经的再生规律现在人类还未完全掌握,术后神经恢复有可能发生面肌联动。

(五)典型病例

病例六　患者,男,右侧听神经瘤切除术后致右侧面瘫,行跨面神经移植修复术(图 11-13)。

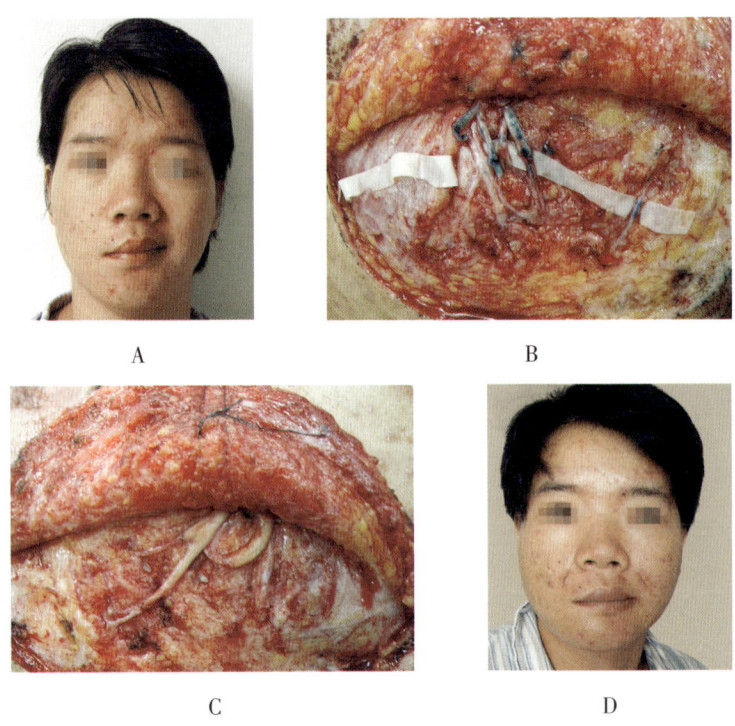

图 11-13　病例六
A. 术前正面像　B. 左面部跨面神经移植(供区)　C. 右面部跨面神经移植(受区)　D. 跨面神经移植修复术后

五、眼-口角联动症的面神经调控术

在面瘫后遗症中,以面肌联动症最为常见,其中又以眼-口角联动症多见。眼-口角联动症对患者面部表情活动的影响最大,患者每次闭合眼睑时都伴有患侧口角的抽搐上提;而每当微笑时患侧口角却不能正常地上提,从而引起口角歪斜。如此怪诞的表情常造成患者的社交困难,这也是患者最为常见的就医原因。以往对面肌联动症无修复方法,笔者在 2003 年设计的面神经调控术应用于临床并获得成功。

(一)适应证

面瘫后,面肌功能有恢复,但面部表情肌有联动、误动,健侧面肌肌力偏强,笑时口角向健侧歪斜,而闭眼时患侧面肌收缩,口角向患侧歪斜,表情怪诞呈苦笑样。由于设计本术式旨在恢复患侧面部的微笑,所以对闭眼时患侧的颧肌及笑肌有足够的肌力使口角上提,有强烈愿望要求修复的年轻患者才有手术指征;对患侧面部联动呈抽搐样抖动的患者,由于肌力不足,效果有限。

(二)手术方法

1　第一期手术

(1)健侧面神经分支的选择:健侧耳前切口,在腮腺筋膜浅层分离,在腮腺筋膜前解剖出面神经的颧支或上颊支(视面神经分支的变异情况而定)(图 11-14A)。为了减少健侧的肌力,先在神经电刺激仪的定位下,将与患侧误动肌肉相应的健侧面神经的三级分支的部分分支高选择地切断待用,大多以颧大肌和笑肌的支配神经为主。

(2) 跨面自体神经移植：切取自体腓肠神经约 15～20cm 作为移植体，将移植神经远侧端与切断的面神经分支近侧端吻合，通过皮下隧道，将健侧近侧端的神经动力经跨面神经移植到患侧，用黑丝缝线标记后置于患侧耳屏前皮下（图 11-14B）。10～12 个月后，确认移植的神经已再生至患侧时就可行第二期手术。

2 第二期手术

(1) 患侧联动神经的分离：目的是使患侧口角恢复与健侧同步的表情活动。手术仍用耳前切口，显露跨面的移植神经及面神经的分支同健侧，先在神经电刺激仪的定位下，高选择地将患侧联动面神经的四级分支（大多是颧支的分支）切断分离，让连动的面肌与支配其连动的神经离断（图 11-14C）。此时，用神经刺激仪刺激颧支的主干，可发现闭眼的动作已与口角的上提动作完全分离。

(2) 患侧面神经分支与移植神经吻合：将患侧离断的神经分支的远侧端与健侧跨面转移来的移植神经吻合，当神经再生后，由健侧神经提供动力可支配患侧的部分面肌，使该面肌获得与健侧同步的动作。也就是通过跨面神经移植来调控健侧的肌力，并让患侧联动面肌的动作分离，使患侧的颧大肌与笑肌的收缩活动与健侧同步（图 11-14D），从而可望恢复对称的面部活动及自然的微笑表情。

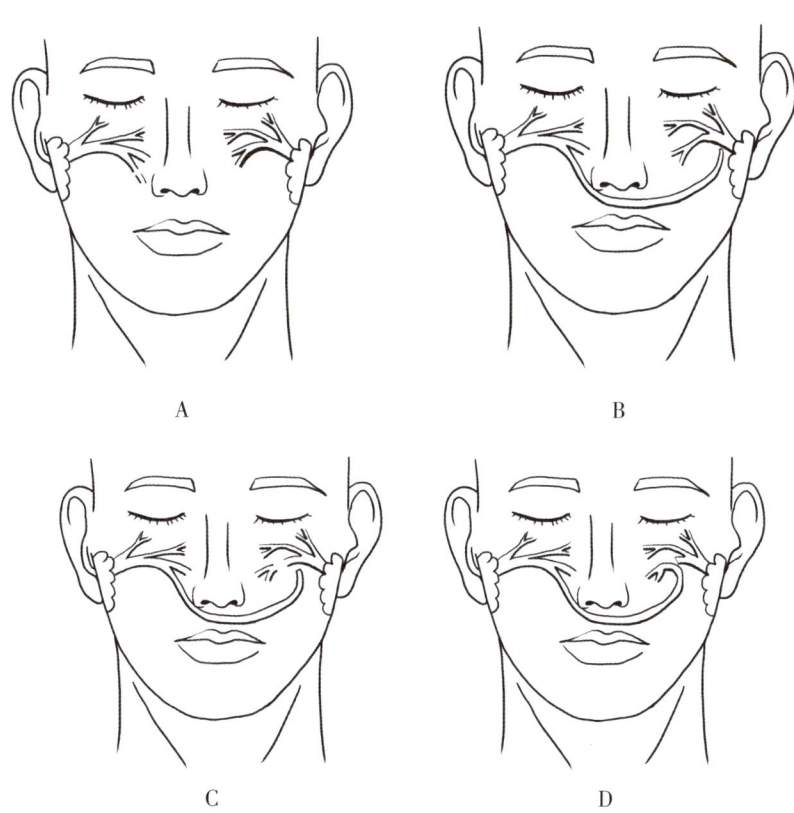

图 11-14 眼-口角联动症的面神经调控术
A. 显露健侧（右侧）面神经选定的分支　B. 跨面移植神经到患侧（左侧）　C. 跨面移植神经再生已长到患侧，离断左侧联动神经　D. 跨面移植神经与已离断的联动神经远端吻合

（三）术后处理

同面神经吻合修复术。

（四）面神经调控术的几点说明

1 面神经发生错误连接（迷路）定位十分困难　临床上，面肌联动症常有不同的表现：静态时

患者左右口角尚对称,但在微笑时患侧口角不能上提而歪向健侧;当患侧闭眼时,口角又歪向患侧,闭眼越是用力,口角歪斜越是厉害,甚者每次眨眼时都伴有不自觉的患侧口角抽搐。其发病机制不外是面神经分支的错误连接所致。面神经因外伤断裂或轴束损伤后,原支配眼轮匝肌的神经分支(颧支)的部分再生轴束,除恢复了眼轮匝肌的神经支配外,另有部分轴束在再生过程中发生迷路,误入了颧肌、笑肌的支配神经,并与患侧的颧肌、笑肌发生错误连接。因此,每当进行闭眼(眼轮匝肌收缩)时,颧肌与笑肌也同时发生收缩(严重者可发生患侧整个面部的抽搐),从而引发眼-口面肌联动。由于发病原因复杂,神经再生时发生迷路的部位定位十分困难。因此,眼-口角联动症的修复相当困难且具有挑战性。

2 面神经调控术的最终效果取决于患者的自身条件及神经再生状况　面神经调控术的目的是分离眼与口角的联动,使患侧口角能恢复与健侧同步的笑容,因此,手术病例的挑选对手术的最终效果具有决定性的影响。如果患侧面肌的联动范围广泛而肌力较弱,手术后仅能分离联动改善笑容,对面部对称性的改善仍不尽如人意。只有面瘫部分恢复后保留了较多的面肌,患侧肌力较强的患者,术后联动被分离,却仍能保持较大的肌力,就能有较理想的对称笑容。最终的效果取决于患者的自身条件及神经再生的状况,术前必须与患者谈明。由于神经迷路的部位难以确定,所以本术式避开了面神经的主干及二、三级分支,而在神经入肌前的四级分支上进行切断分离,如此不仅神经分离完全,而且减少了正常的神经损伤。

3 手术过程较长,恢复缓慢　手术过程因要移植神经且要通过两个吻合口,即使有最佳的神经再生轴束通过率也仅能有不足50%的轴束可达到面肌,医患双方都要对手术效果有确实的认知。一期手术后神经再生可能需要12个月的恢复。4～6个月后,可通过Tinel试验估计神经再生轴束的生长,方法是沿着移植神经在皮下隧道的走向,从远端向近端轻轻叩击,直到叩击处出现麻木针刺的感觉,此处的位置即为再生轴束生长到的部位,一般误差在2～3cm以内。如已生长到需要的部位,一般认为仍要再延迟3个月才能进行二期手术。

估计患者从一期手术开始到二期手术结束大约要经历1年的等待时间。二期术后要有4～6个月的恢复期,此间联动的面肌由于原错误连接的支配神经被离断而瘫痪,要等待跨面移植的神经再生长入后,瘫痪的面肌才有功能性收缩。因此,恢复期可能长达24个月,患者必须了解手术后面神经再生的缓慢与困难。

4 神经定位准确的重要性　由于面部表情的细腻多彩,而神经的轴束又极其复杂,所以必须认真仔细地对神经的支配情况进行精确的定位与操作,否则不可能获得理想的效果,而且一旦失误就可能造成无法弥补的后果。

5 术后面肌功能锻炼的重要性　手术成功后,由于联动面肌支配神经的改变,要恢复协调自然的微笑,仍要求患者在修复后面对镜子,对恢复神经支配的面肌进行面部微笑表情的训练,使成功的手术效果变得更好。

(五)典型病例

病例七　患者,女,面肌联动症,闭眼时口角右歪斜,行面神经调控术(图11-15)。

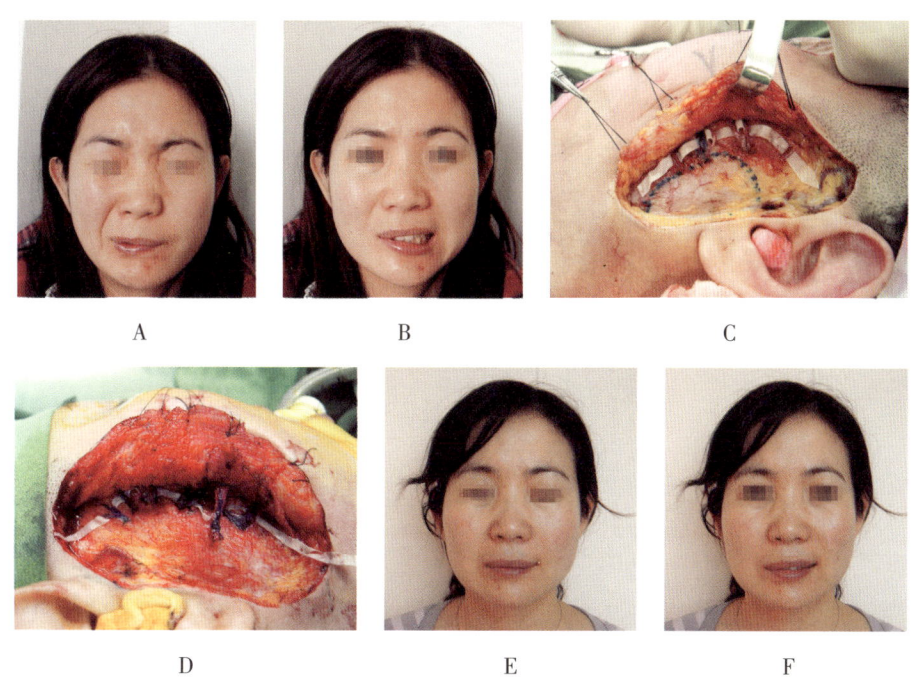

图 11-15　病例七
A. 术前观（闭眼时口角向右歪斜）　B. 术前观（微笑时口角向左歪斜）　C. 左侧面神经供区　D. 右侧联动神经分离后与跨面移植神经缝合　E. 面神经调控术后 1 年 6 个月（闭眼时口角无歪斜）　F. 面神经调控术后 1 年 6 个月（微笑时口角对称）

六、带蒂胸锁乳突肌转位面瘫修复术

笔者在解剖学研究的基础上，设计出应用胸锁乳突肌转位术修复晚期面瘫的术式，已于 1999 年开始用于临床。

该术式适合于面神经及面肌已完全变性的晚期面瘫病例。术中将患侧的胸锁乳突肌带蒂转移到患侧面部，替代瘫痪的面肌，重建面部表情活动。由于该术式操作不复杂，手术成功率高，效果好，在此作为重点予以介绍。

（一）适应证

晚期完全性面瘫的患者，只要其患侧胸锁乳突肌功能正常，都可应用该术式修复面瘫。

（二）应用解剖

胸锁乳突肌起自胸骨及锁骨内侧端，向后上方斜跨颈部全长，止于颞骨乳突（图 11-16）。其起始部多为腱性，个别人腱性部分约占全长的 1/3。该肌被颈阔肌所覆盖，其后缘中点有颈丛皮神经及锁骨上皮神经穿出，分布到颈前下部及胸前壁皮肤。颈外静脉越过其表面，其深方有颈静脉。胸锁乳突肌的血供有多源性和节段性，上部主要来源是枕动脉发出的分支，中部主要为甲状腺上动脉和颈外动脉的分支，下部由甲状颈干和颈横动脉的发出的分支供应。以上各支血管之间的吻合十分丰富，带蒂转移时只要保留枕动脉的胸锁乳突肌支就能保持该肌血供。胸锁乳突肌的神经支配主要来自副神经，也有来自颈丛的小分支。副神经下行多与枕动脉的胸锁乳突肌支伴行。副神经下行分为两支，按分支的部位可分成肌外分支型（占 59%）及肌内分支型（占 41%）两型。

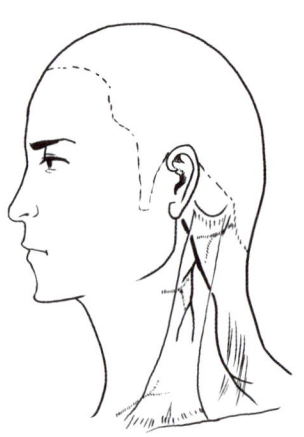

图 11-16　胸锁乳突肌的局部解剖

1 肌外分支型　副神经在进入该肌前分为两支，胸锁乳突肌支于该肌上 1/3 处进入肌门后发出分支，斜方肌支则继续下行至斜方肌。两分支易分离，常可由分叉处向近端劈开 1～2cm 以利肌肉转位。

2 肌内分支型　副神经在进入该肌的肌门后分为两支，胸锁乳突肌支发出多个分支支配该肌，而斜方肌支在胸锁乳突肌深面穿出后继续下行至斜方肌。由于斜方肌支穿过胸锁乳突肌深面部分的肌束受到牵制而影响肌肉转位，术中可切断该部分肌束，将斜方肌支松解，就可使肌肉转位得以顺利进行。

在对胸锁乳突肌解剖学和临床应用两方面进行研究后认为，根据胸锁乳突肌的解剖学特征，应用该肌瓣作为动力肌来修复晚期面瘫仍然具有可行性，特别是胸锁乳突肌收缩时无需咬牙、咀嚼等动作可使患者的微笑动作更自然、更协调，与其他动力肌相比，有明显的优越性。在术式上进行反复研究，针对以往手术失败的原因，对术式进行相应改变：①保留肌肉的乳突附着点，以枕动脉的胸锁乳突肌支保持该肌血供；②切断该肌的胸骨头及锁骨头，增加肌肉转位的幅度；③适当劈开副神经的胸锁乳突肌支和斜方肌支的分叉处，以增加神经的游离度以利肌肉转位；④肌肉转位时通过颊部的弧形隧道以改变收缩方向，使口角活动的方向符合要求；⑤适当修薄肌腹，以减少过分臃肿。目前已设计出新的术式并成功用于临床。

（三）手术方法

1 手术切口设计　切口从患侧耳轮前脚开始，沿耳屏、耳垂向下，自下颌骨后缘下行至下颌角，再从耳垂下极切向耳后，近发际线呈弧形转向颈侧方，过胸锁乳突肌后缘继续下行，沿锁骨上缘向内终止于同侧胸锁关节（图 11-17A）。该切口能充分显露胸锁乳突肌的全长，同时让颈部切口偏向颈后方使瘢痕较为隐蔽。切口下端与颈部皮纹一致，瘢痕并不明显。但在下颌角处仍有一段切口与皮纹垂直，为减少切口瘢痕，该段切口可尽量偏后。为便于胸锁乳突肌与口轮匝肌缝合，沿患侧鼻唇沟作一附加切口，通过该切口可以提升患侧口角，并重建鼻唇沟。

2 手术操作　按设计切开皮肤，沿颈阔肌深面潜行剥离，掀起皮瓣后即可显露胸锁乳突肌全长。术中应注意避开颈外侧浅静脉，尽可能保留颈丛神经。在切断胸锁乳突肌的胸骨、锁骨的附着点时，要充分止血。将胸锁乳突肌掀起，沿该肌深面向近端分离，注意保护深部的颈静脉。在中下部遇到小的滋养血管可予以结扎，但对上段遇到的滋养血管应尽量保留。在该肌中部后缘仔细解剖出副神经，沿该神经向近端分离，在胸锁乳突肌上部深面可显露副神经的胸锁乳突肌支及伴行的由枕动脉发出的胸锁乳突肌滋养动脉，要注意保护，切勿损伤。为减少肌肉转位时受到副神经的牵制，可将胸锁乳突肌支从副神经主干上小心劈开 1～2cm，以增加肌肉转位的幅度。现有的手术中有近 40% 的病例，其副神经是进入胸锁乳突肌后在肌内分叉发出胸锁乳突肌支的，此种解剖结构无疑将增加手术的困难。此时,应显露副神经的入肌处及出肌处,仔细观察,细心切断神经深面的部分肌束,充分显露神经分叉并向近端劈开 1～2cm 以便肌腹转位。从耳前切口沿腮腺筋膜浅层向下斜向鼻唇沟切口,潜行分离出一弧形的隧道(图 11-17B),将胸锁乳突肌由隧道穿出,恰当调节肌肉的张力后,与口角的口轮匝肌仔细缝合(图 11-17C、D)。

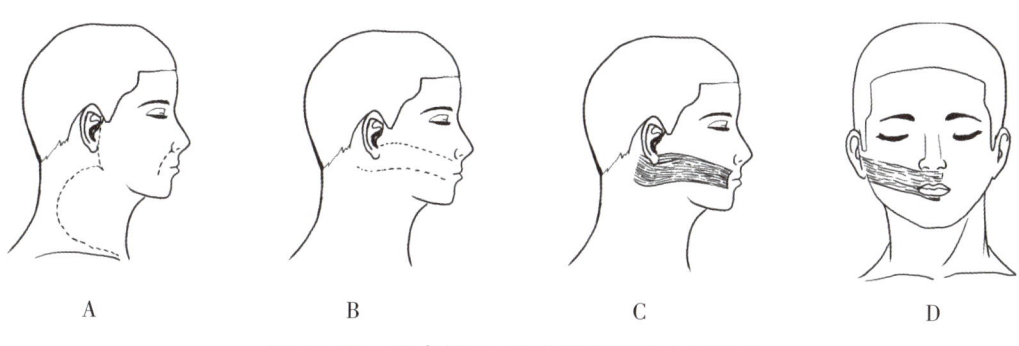

图 11-17　手术切口、手术隧道及肌肉的移位

如果因病程过长,患侧已无口轮匝肌,可将胸锁乳突肌的胸骨头与锁骨头分别缝一针褥式缝线,通过上唇和下唇皮下隧道超过中线与健侧口轮匝肌接触,收紧缝线,经皮用油纱布钉打结缝合固定。将口角处黏膜下的残留口轮匝肌与胸锁乳突肌胸骨头的深部缝合数针,可使口角呈微笑状。在耳前处,应提紧肌腹后与颞部深筋膜和颧突的骨膜缝合固定数针,使肌腹收缩的方向更理想并可防止肌腹向下移位。

此时,应能保持左右口角对称或患侧稍过。由于患侧口角被抬高,患侧鼻唇沟处多余的皮肤应予以切除,可以进一步提升口角。将切口处皮下与深部的肌膜缝合数针,以重建鼻唇沟。对面瘫时间较长,患侧面部松弛明显的病例,可在耳前发际处作一水平切口,将面部皮瓣向上提紧后切除多余的楔形皮瓣,缝合切口,放置负压引流,48h 后可以拔除。

3 典型病例　病例八:颈部皮瓣经颊部隧道矫正口角不对称(图 11-18)。

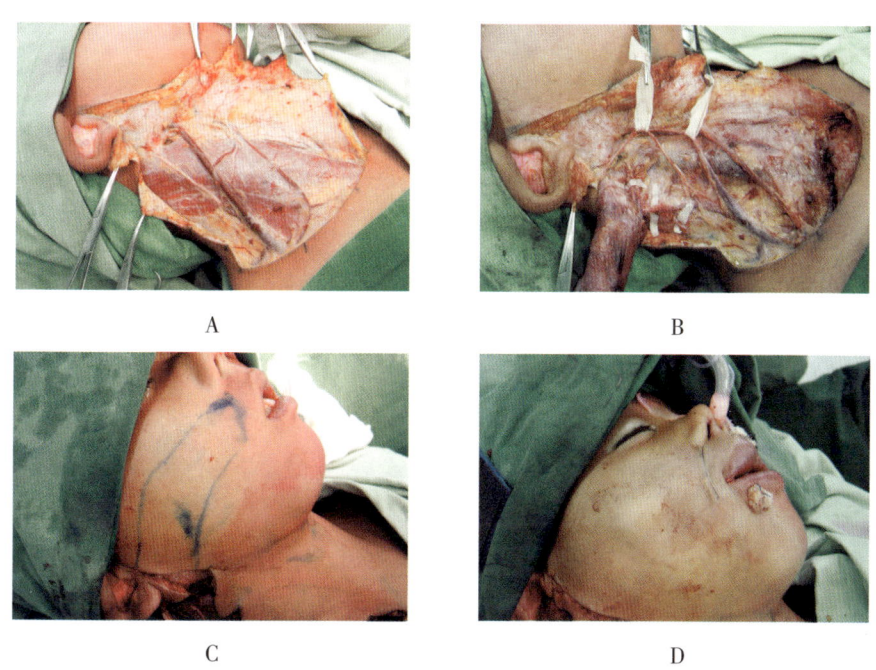

图 11-18　病例八
A. 颈部皮瓣掀起显露颈部血管神经　B. 显露胸锁乳突肌　C. 颊部皮下隧道　D. 术后矫正口角成微笑状

(四)术后处理

术后常规抗感染治疗,7天后间断拆线。如肌腹与健侧口轮匝肌缝合固定,此处拆线应在12～14天后。早期应避免过早和用力活动口角、抬头及旋转颈部。1个月后复查,开始进行移位肌肉的功能锻炼。

(五)带蒂胸锁乳突肌转位术的几点说明

1 非生理性动态修复 带蒂胸锁乳突肌转位术修复面瘫是一种非生理性动态修复。本术式是通过移位的胸锁乳突肌收缩来替代部分面肌的收缩功能,由于胸锁乳突肌带神经转位无需神经吻合,因此手术效果肯定。只要患侧胸锁乳突肌功能正常即有手术指征。由于其手术适应证广,操作技术不复杂,该术式已在多家基层医院推广。

2 胸锁乳突肌转位术是口角恢复活动的解剖学基础 由于胸锁乳突肌的肌腹较长,滋养血管系多源性、节段性。由副神经发出的支配神经在肌腹中上1/3交界处入肌,因此,切断其胸骨、锁骨的附着点后很容易向上移位至口角处。该肌收缩时,即可牵动口角活动,并维持静态时口角与健侧对称。经解剖学研究后发现:①肌肉移位的方向可通过转移时隧道的方向来改变,使其符合微笑时口角的移动方向;②由于国人胸锁乳突肌的体积明显较白色人种细薄,且可适当将肌肉远端修薄,因此,术后外形并不显臃肿;③在显微外科技术支持下,将支配神经从主干上适度劈开后就不会影响肌肉移位。由于解决了上述三个操作上的问题,因此该术式才得以实施并获得成功。

3 胸锁乳突肌移位方向的设计 术前应详细检查患者微笑时的口形特征,在将患侧口角拉至正常位置时嘱患者微笑,以确认正常侧口角移位的方向和距离。一般人微笑时口角移向外上方与水平线呈25°～30°夹角,移动约1.5～2.0cm;有的人微笑时口角向外侧移动为主。所以术前了解患者微笑时的特征,以便在术中调整移位肌肉的收缩方向与张力大小,将有助于术后获得更为自然的微笑效果。

4 移位后胸锁乳突肌的神经再训练的重要性 当颈部转向健侧时,胸锁乳突肌呈现收缩,这是术后患侧口角活动的基础。由于患者对此并不了解,因此,在术前就应教会患者如何使患侧供肌灵活收缩,不然术后再让患者学会如何支配转位后的供肌将会增加很多困难。在术后早期,患者旋转颈部时,配合健侧口角微笑,虽可呈现出回眸一笑的效果,但总使人感到不自然。经指导,让患者在镜前反复训练,使之在不转动颈部仅通过主观意念稍作低头状也能使该肌收缩,使面部的微笑更显自然,可给患者一个始料不及的惊喜。只要坚持训练,使之微笑动作习惯后,笑容将更加自然。

5 口周肌肉的再神经化 带神经血管的胸锁乳突肌具有使瘫痪的口周肌肉再神经化的作用。以往的研究证实,当带神经血管的肌束植入瘫痪肌肉后,可使瘫痪的肌肉恢复神经支配。随访患者中,经电生理检查发现,胸锁乳突肌移位时,肌腹与瘫痪的口周肌肉紧密接触能使瘫痪的口周肌肉逐渐恢复神经支配。在现有的病例中,病程短的患者由于口周多块肌肉的再神经化可使口角更对称,获得较好的手术效果;而病程长、口周肌肉已完全消失的患者,术后仅有单块转位的肌肉收缩,手术效果及口角的对称性就不如前者。特别是自幼面瘫的病例,由于患侧长期受到健侧的牵拉及单侧咀嚼的影响,两侧面部发育有较大的差异,术后口角虽有改善但面部整体的对称性还需要在术后行局部手术修复。

6 胸锁乳突肌移位后对原功能的影响 该术式虽然转移了患侧的胸锁乳突肌,但由于颈部的活动可通过其他颈项部肌肉来代偿,因此术后患者均无明显的颈部活动障碍,也无明显的外观畸形。只是患者在颈部旋向健侧时,或在仰卧抬头时有口角收缩,这是转位后胸锁乳突肌收缩时的正常表现,可在术前与患者讲明。除此以外,尚未发现有不良后果。但对儿童而言,胸锁乳突肌移位后是否会影响其颈部功能及发育尚不明确,建议儿童患者暂不考虑采用该术式。手术对颈部外观的影响主要是切口瘢痕,偶有患者因顾虑瘢痕而拒绝手术。为此,现已考虑应用内镜行微创供肌切取,切口缝合可应用生物组织黏合胶替代,以尽量减轻切口瘢痕。单侧胸锁乳突肌转位后对颈部旋转功能无大妨碍,但个别患者在手术后早期仰卧抬头时感到费力,数月后就能适应。

7. **胸锁乳突肌转位术的特点** 生理性动态修复晚期面瘫的手术较复杂,技术要求较高,因此,手术适应证相当严格,受到年龄及体质的限制,适合手术的患者并不多。由于手术的效果不能肯定,患者对手术效果多有疑虑而无法广泛开展。胸锁乳突肌转位术是通过移位的胸锁乳突肌的收缩来替代面肌的收缩功能,虽属非生理性动态修复,但由于避开了神经再生的不稳定因素,因此手术的近期效果是令人满意的。目前我们仍在对患者进行随访,术后最终能达到何种效果还有待时间来评判。但就总体来讲,该术式手术适应证广,操作技术不复杂,凡训练有素的整形外科医师都能掌握。同时该术式对患者的损伤小、效果明显可靠、术后恢复快、住院时间短、费用少等特点也易被患者所接受,相信该术式易被推广应用。

8. **晚期面瘫的修复是一个系统工程** 晚期面瘫因表情肌的瘫痪,表情功能丧失的同时继发额、眼眉、口鼻、面颊等的多样畸形出现。由于面肌瘫痪的范围、程度各不相同,面部畸形的表现也多种多样。因此,企求仅应用某一种术式就能修复晚期面瘫的全部畸形显然是错误的,也是不可能实现的愿望。面瘫治疗手术的个体化、面瘫畸形修复的系列化,其目的是希望术前能在仔细检查的基础上选择合适的术式,在修复口周畸形的基础上逐步、系列地修复患侧面部的多发畸形,使修复晚期面瘫的工作做得更好。

(六) 典型病例

病例九 患者,女,28岁,1999年2月因颅内神经鞘瘤切除术后致右侧面部完全性面瘫。2005年11月行右侧胸锁乳突肌转位术修复。2006年6月复查,右侧面部恢复口角活动(图11-19)。

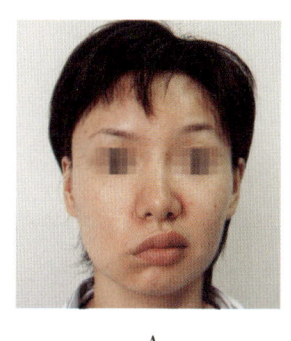
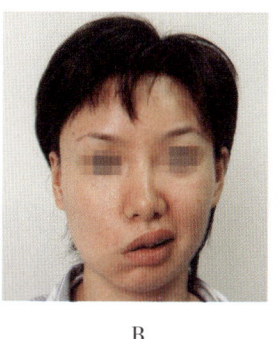
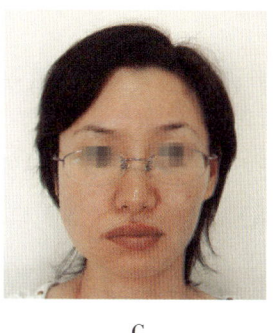
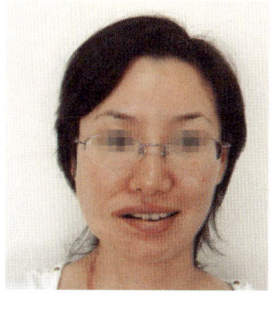

A　　　　　　　　B　　　　　　　　C　　　　　　　　D

图 11-19　病例九

A. 术前(静态时口角歪斜)　B. 术前(微笑时口角歪斜明显)　C. 右侧胸锁乳突肌转位术后(静态口角对称)
D. 右侧胸锁乳突肌转位术后(微笑时表情自然)

七、带蒂颞肌转位面瘫修复术

(一) 适应证

带蒂颞肌转位术修复面瘫系非生理性动态修复,适合于面神经及面肌都已损害的病例。但该术式仅对保持面下部的静态对称效果较好,面部活动的恢复并不理想。

(二) 手术方法

先作一耳前切口,从耳轮脚向上约10cm至颅顶部;再作与之垂直的弧形切口约8cm,逐层切开,翻开头皮皮瓣,显露颞深筋膜及颞顶部的骨膜(图11-20A)。沿颞肌的起点向上,约2~3cm切开颅骨骨膜,用电刀直达骨膜切开,将肌肉从颞部到颧骨的上缘掀起,制成带有颞肌中1/3肌腹的骨膜、颞筋膜、颞肌的复合组织瓣,从颧弓上向下翻转(图11-20B)。将此复合组织瓣的远端切开2cm,使其一分为二,沿颧弓至口角鼻唇沟的SMAS筋膜和皮下注入生理盐水后用钝性剥离,制作一宽松的隧道,将复合组织瓣由鼻唇沟切口穿出(图11-20C)。上下两瓣分别与口角的上下唇口轮匝肌缝合,使两侧口角静态时适当矫枉过正,以露出第二磨牙为度。口角黏膜下与两瓣的中缝深面缝合固定数针(图11-20D),使口角略呈微笑状。鼻唇沟切口皮下与复合组织瓣的肌膜缝合数针,以重建鼻唇沟。颞肌翻转后的缺损凹陷处可用硅胶假体充填。全层缝合头皮,在耳前发际处楔形切除松弛的多余皮肤,以提紧患侧。切口放置负压引流,适度加压包扎。

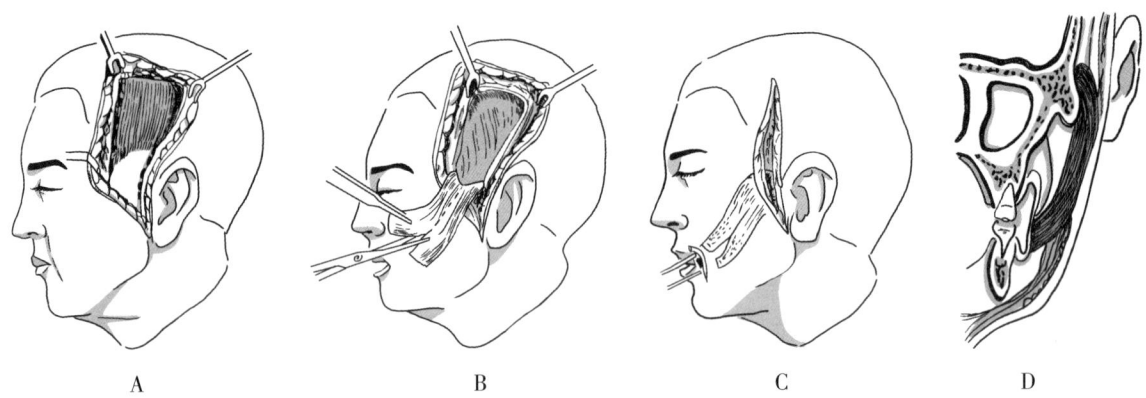

图 11-20 带蒂颞肌转位面瘫修复术
A. 患侧颞顶部切口,显露颞肌、颞筋膜、骨膜 B. 切取颞肌中1/3复合组织瓣向下翻转 C. 颞肌复合组织瓣通过皮下隧道至口角 D. 颞肌复合组织瓣通过皮下隧道至口角黏膜深面

(三)术后处理

3周内进软食,避免用力咀嚼,1个月后可以开始功能锻炼。

(四)注意事项

由于复合组织瓣直接与口角缝合,切取足够长度的颅骨膜是必需的。术时要有充分的估计,一旦长度不够,只能移植髂筋膜来弥补。颞部到口角的隧道要有足够的宽度,一般要求宽度在两指以上,才能使肌瓣平整地铺开,以免面部的不对称。肌瓣与口角的缝合要求可靠,缝线松脱必将影响手术效果。术后早期可能有患侧口角矫枉过正,但远期能有较好的效果。该术式是在颞肌收缩的同时带动口角移动的,因此在进食咀嚼时也必然有口角的抽动,而笑容的展现也靠不同的咬牙力度来实现,患者对此一定要有充分的了解,以便进行自主的功能锻炼获得理想的结果。

(五)典型病例

病例十 患者,男,59岁,2004年因右侧腮腺肿瘤清除术后致右侧完全性面瘫。2006年5月行带蒂颞肌转位术修复面瘫,2007年4月复诊时口角对称,能展现微笑面容(图11-21)。

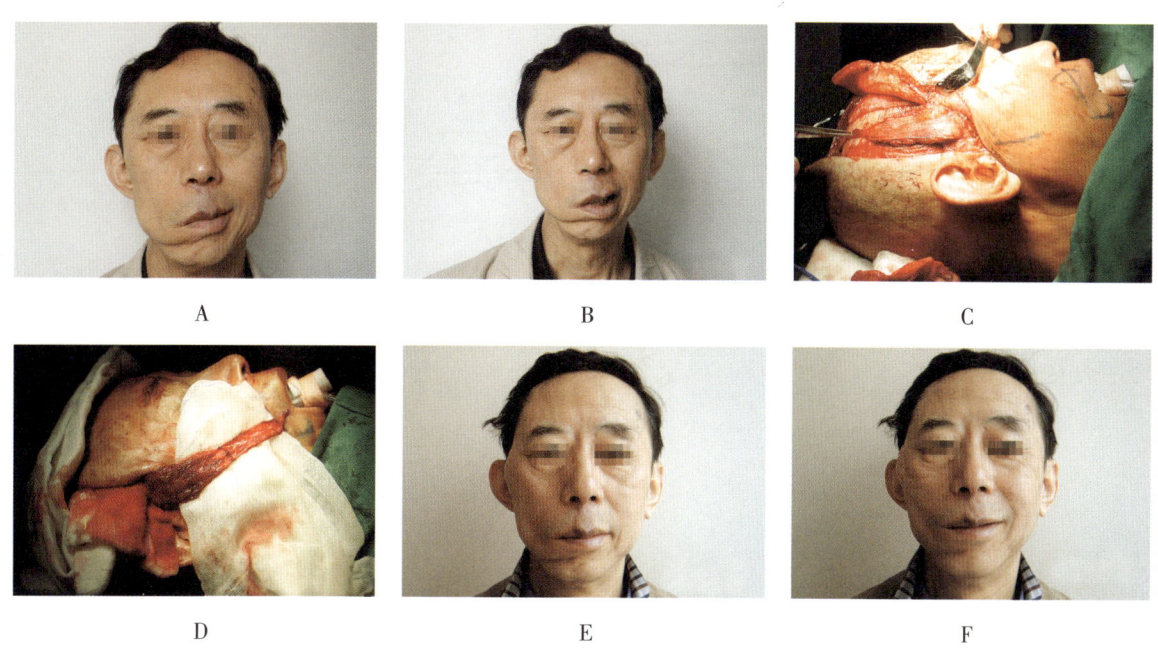

图 11-21 病例十

A. 术前(静态时,口角歪斜) B. 术前(微笑时,口角歪斜明显) C. 颞肌筋膜骨膜复合组织瓣切取 D. 颞肌复合组织瓣翻转至口角 E. 术后(静态时,口角对称) F. 术后(微笑时,口角基本对称)

八、带血管神经的游离背阔肌肌束移植面瘫修复术

(一)适应证

该术式系生理性动态修复,适宜面神经损伤1年以上,面肌已纤维化变性,无法恢复的晚期面瘫病例。术中切取带血管神经的游离背阔肌移植患侧,替代瘫痪的面肌,将血管神经束通过跨面隧道与健侧面动静脉及相应的面神经颊支分支的近端吻合,让健侧的面神经来支配移植的肌束,使其恢复与健侧同步的活动。据笔者多年的临床经验,设计采用一块特殊形态的背阔肌肌束进行移植,既能作为动力重建,又能使患侧的与肌束接触的多块失神经肌肉再神经化,并恢复一定功能的术式,收到较好的效果。

(二)手术方法

手术分受区和供区两个手术组进行。

1 供肌的显露 以左侧面瘫切取左侧背阔肌为例。在气管插管麻醉下,取右侧卧位。以背阔肌前缘为纵轴作S形切口,切开皮肤及皮下组织,显露背阔肌前缘约25cm。将背阔肌前缘向后掀起,显露其深面由腋动脉发出的肩胛下动脉及向下延续的胸背动脉及伴行的静脉、胸背神经。

2 带血管神经的背阔肌肌束制备 显露肩胛下动脉、静脉及胸背神经后,逐段结扎、切断血管的分支。在结扎、切断旋肩胛动脉后仔细辨认胸背动静脉及其伴行胸背神经的走向,逐步结扎、切断各分支。在切断神经分支时要用神经电刺激仪对肌束进行定位,以确认切取的肌束有良好的神经支配及血供。根据患者左侧口角到右侧(健侧)下颌骨下缘面动脉的距离设计血管神经蒂,长度大约为14~15cm,按设计切取带有肌束主体及近、远端肌束的背阔肌肌束(图11-22)。切取时注意沿肌纤维间隙逐步分离肌肉的全层,使神经分支尽可能多地保留在肌束内。在血管神经蒂的远端入肌束处的四周保留锥形的肌纤维,以保护纤细的血管神经免遭误伤。此时,再次用电刺激仪检验肌束的神经支配情况。在刺激神经近端时,肌束会有节奏地收缩,证实其神经支配完好,背阔肌肌束制备完毕备用。

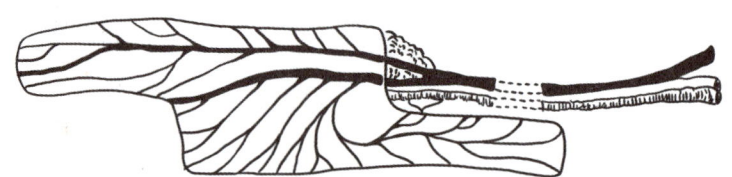

图 11-22 背阔肌肌束制备示意图

3. 健侧(右侧)面神经及面动静脉的显露 沿耳前及下颌缘作弧形切口,在颈阔肌(面部)的浅面向中线潜行分离,掀起颊部皮瓣。该层次易分离,出血少,且不会误伤面神经分支。于腮腺前缘显露面神经腮支的各分支。应用电刺激仪选择一支受刺激时使右口角向上向外侧移动的颊支备用。在咬肌前缘的下方显露面动静脉供吻合。

4. 患侧(左侧)肌束移植床的准备 切口同健侧。沿颈阔肌深面分离,另在左鼻唇沟内侧作一个附加切口约 3cm。将颊部皮瓣掀起与鼻唇沟切口相通,从颞浅筋膜至左口角广泛剥离,形成一个宽松的肌束移植床。再从左侧口角,沿口轮匝肌向下唇口轮匝肌间分出一个间隙,供近端肌束植入。从左眼外眦下眼睑眼轮匝肌间向内眦方向另分出一个间隙,供远端肌束植入。

5. 背阔肌肌束移植 通过健侧上唇皮下作一隧道,穿过上唇口轮匝肌与患侧肌束移植床相通。背阔肌肌束断蒂后,以直径 8mm 硅胶导管为引导,将血管神经蒂从患侧导入,无创地通过上唇隧道,自健侧颊部皮瓣下穿出,保持肌束的血管神经在肌束的深面以防误伤。分别将肩胛下动静脉与健侧面动静脉吻合(图 11-23)。通血后,肌束切面及胸背神经断端立即有渗血,可稍作压迫止血。用电刺激仪选择胸背神经中能使肌束活跃收缩的束支与健侧面神经颊支的分支作束膜缝合。肌束主体的近端与患侧口角及口轮匝肌缝合固定。近端肌束通过下唇皮下间隙植入患侧口轮匝肌,经皮缝合固定。肌束主体远端按原有张力与颧弓表面及颞筋膜缝合固定。远端肌束通过下睑皮下间隙植入患侧下睑眼轮匝肌,经皮缝合固定。鼻唇沟切口皮下与肌束的肌膜固定数针,以便形成鼻唇沟皱褶。再次用电刺激肌束的胸背神经近端,可见患侧口角向上向外侧移动呈微笑状。必要时切除患侧松弛的皮肤,使两侧面部对称。间断缝合切口,放置负压引流,用棉垫松松包扎。

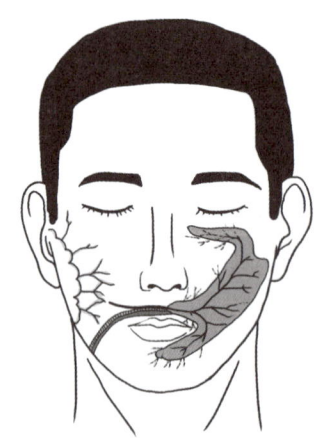

图 11-23 带血管神经的背阔肌肌束移植修复面瘫示意图

(三) 术后处理

术后 10%低分子右旋糖酐 250ml 每日两次静脉注射,预防性应用抗生素 5 天,神经营养药物应用 4 个月以上。术后 3 个月开始每月复查一次,了解神经再生情况。如一切顺利,移植肌束在 4~

6个月开始有功能恢复,术后2年以上恢复才能稳定。此后,方可根据患者恢复情况及要求再作调整面部对称的整形手术。

(四)有关手术的说明

1. 以往的游离肌肉移植都是作为单纯动力重建,然而本术式中,带神经血管肌束不仅能提供动力重建,而且经恰当的设计,保留尽可能多的神经在肌束内,使肌束各断面上裸露的大量神经分支断端在移植后能与瘫痪肌肉紧密接触,便能通过神经-神经再生、直接神经-肌肉再生、肌肉-神经再生三种模式使瘫痪的肌肉重获神经支配。

2. 出于上述的考虑,笔者设计了由主体、近端、远端肌束组成的带血管神经的背阔肌肌束移植术修复晚期面瘫。除了主体肌束自身可提供动力,重建颧肌及笑肌功能,使患侧口角恢复功能外,而且通过近端肌束使口轮匝肌、上唇方肌重获神经支配并恢复功能,通过远端肌束使眼轮匝肌重获神经支配,以达到仅通过一对动静脉及一根神经为蒂的背阔肌肌束的移植,使多块瘫痪肌肉恢复功能的目的。

3. 从术后恢复情况来看,如一切顺利,术后4个月左右口轮匝肌开始恢复,然后肌束主体逐渐出现功能性收缩,且力量逐渐增大;1年左右眼轮匝肌开始有恢复,表现为下睑肌张力加大,眼裂恢复正常,闭眼时兔眼消失。由于眼轮匝肌功能恢复较迟缓,仅起支持下睑作用,而闭眼又与健侧同步,患者常忽视了自己患侧兔眼的消失。由于神经蒂长达15cm,神经的再生需要较长的时间,因失神经而萎缩的肌纤维重获神经支配后也要经锻炼才能完全恢复。因此,肌电图监测到诱发运动单位电位,只能说明有神经支配,而功能性收缩的出现则需要更长的时间。曾有患者术后3年在患侧原瘫痪肌肉中记录到新生电位,提示仍有再神经化的过程,所以对肌肉再神经化的延续时间要充分了解。

4. 虽然在术中已尽可能利用神经电刺激仪对健侧面神经颊支进行定位,然而要对每一条神经束进行精确定位是十分困难的,而神经再生并不完全按术者的愿望进行。因此,神经再生时就可能发生迷路和错位,使面部协调对称的动作受到影响,患侧修复后,有限的面部表情仍无法与正常侧丰富多彩的表情变化相比,可以说这将是今后面瘫修复有待深入研究的难题。尽管如此,目前所能获得的效果与百多年来各种修复方法相比已有极大的进步。因此,让患者了解术后可能的结果并配合治疗,对再生的神经进行再教育,这对取得满意的疗效是十分必要的。

5. 选择有适应证的病例十分重要。对单纯动力重建的病例只要重建口角的运动功能即可,无肌肉再神经化的问题,而要使口周及眼轮匝肌再神经化则要求这些肌肉无严重萎缩及纤维化。通常认为在失神经后1年,面肌纤维已发生不可逆的变化,重获神经支配也不能恢复功能。但在临床上常将失神经支配的时限延长到2年,因为病程在1年内的患者大多采用保守治疗,不愿意接受面部大手术,而病程在3年以上的患者中,也有术后多块瘫痪面肌重获神经支配恢复功能的病例。因此,手术适应证可适当放宽,即使瘫痪的肌肉没有发生再神经化,而移植的肌束主体仍能作为单纯动力重建获得修复效果。

6. 一期手术虽能修复患侧的部分功能,然而两侧面部不对称的矫正尚需二期手术调整。术后2年,待病况稳定后,让患者对一期手术后的效果进行评价,再对面部不对称的部位作手术调整,包括患侧眉部的上提、兔眼的修复、患侧面部松弛皮肤提紧等。

(五)典型病例

病例十一　患者,女,16岁,左面颊部血管瘤术后致左侧面瘫12年。行带血管神经背阔肌肌束游离移植修复面瘫,术后患侧恢复微笑表情活动(图11-24)。

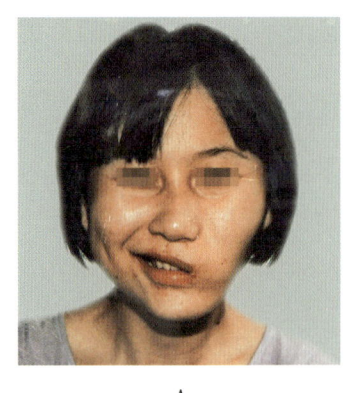
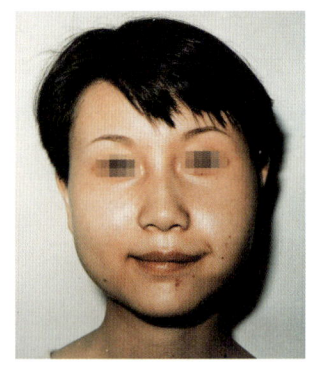

图 11-24 病例十一
A. 术前（微笑时，口角歪斜明显） B. 术后 2 年（微笑时，口角对称）

九、面瘫所致眼部畸形的修复

面瘫常导致眼部出现兔眼及睑外翻畸形，而眼周组织的松弛也引发眼的外形改变。以下将介绍有关的整形术，这些修复方法在上睑和下睑应分开单独完成，以避免上下睑的互相影响，从而产生良好的手术效果。

（一）上睑修复术

由于面瘫患者的眼轮匝肌瘫痪，使眼睑的关闭功能受到影响，就不能提供良好的覆盖和保护作用，导致兔眼的发生，同时由于眼泪分泌减少，容易发生角膜干燥症而损害视力。除了经常于眼部应用眼膏、眼药水保护以外，上睑的金片植入，利用金片的重力效应来闭眼是修复上睑的方法中最为有效和简单的术式。

1 手术方法 首先要确定植入的金片重量，一般使用的重量为 0.6～1.5g。可应用不同重量的金片粘贴在上睑睫毛上方，要求患者闭眼，选择能使眼睛闭合的最轻的金片即为植入金片的重量，经常使用的重量约 1.0～1.3g。结合国人眼睑的特点，可将金片设计成长椭圆形，长约 15mm，宽约 5mm，厚度因重量而异，但要求制作成中心稍厚、四周逐渐变薄的形状，其弧度要与眼球的角膜弧度一致。金片上缘钻直径 1mm 的圆孔 4 个，以便与睑板缝合固定。手术可在局麻下进行，在上睑重睑皱褶处及睑板上注射麻药，沿重睑皱褶线切开约 2cm，分离睑板前组织直达睑板，从睑板上到离睫毛约 2mm 处形成放置金片的囊袋。将金片置入囊袋中，通过金片上缘的小孔，用 6-0 可吸收缝线将金片与上睑提肌的腱膜缝合固定。用睑板前的组织包括退化的眼轮匝肌覆盖金片，逐层缝合（图 11-25）。

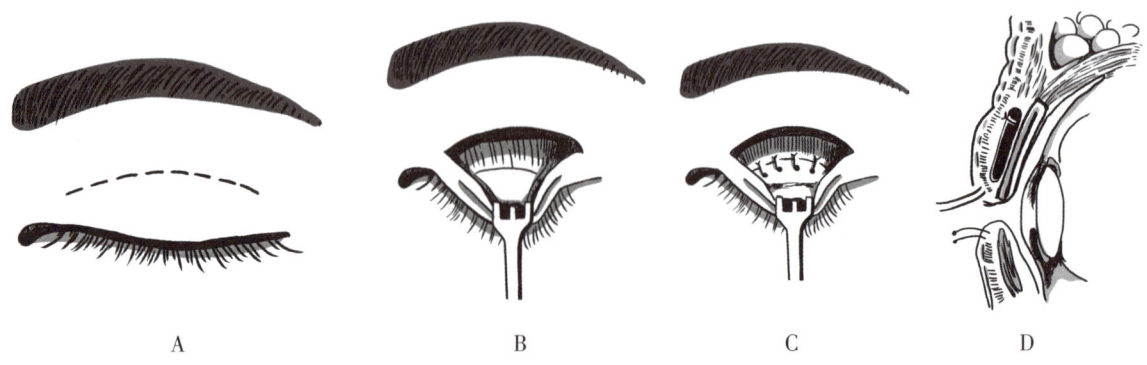

图 11-25 上睑修复术
A. 上睑重睑切口 B. 显露睑板 C. 金片植入，缝合固定 D. 金片植入层次

2. 术后处理 如金片弧度与眼角膜的弧度不一致,会导致上睑显露出金片局部的隆起而影响外观,应对金片的弧度作调整,使其与睑板更贴合。局部敷料包扎1天,术后1周可拆线。

3. 注意事项 金片的化学活性低,生物相容性好,植入人体后机体组织反应小,但是金片是一种异物,仍然有可能因机体排异而外露,手术时要防患于未然。金片重量一般不宜超过1.5g,一定要用成色为24K的纯金(纯度为99.99%)制成,以减少组织反应。金片的弧度要与眼角膜弧度一致,以改善上睑外观。金片的边缘圆钝而不可锐利,以减少金片外露和显形。金片术前可用高温退火,不仅可以消毒而且金片退火后更柔韧,便于术中调节弧度。

金片要放置在睑板前侧的上缘,由于上睑的下缘近睫毛处皮肤菲薄,金片易由此外露,因此制作的金片不宜过宽,放置不可离睫毛过近。制作囊袋时,眼轮匝肌应保留,不可切除,不然金片由于缺少组织覆盖不仅要显形,更因皮肤过薄而易穿出。患者在站立时眼睑的闭合是通过金片的重力作用实现的,个别患者接受该术式后睡眠中有闭不拢眼的现象,应注意睡眠时角膜的保护。

4. 典型病例 病例十二:患者,女,面神经肿瘤切除术后,右侧闭眼时呈兔眼畸形,行上睑修复术(图11-26)。

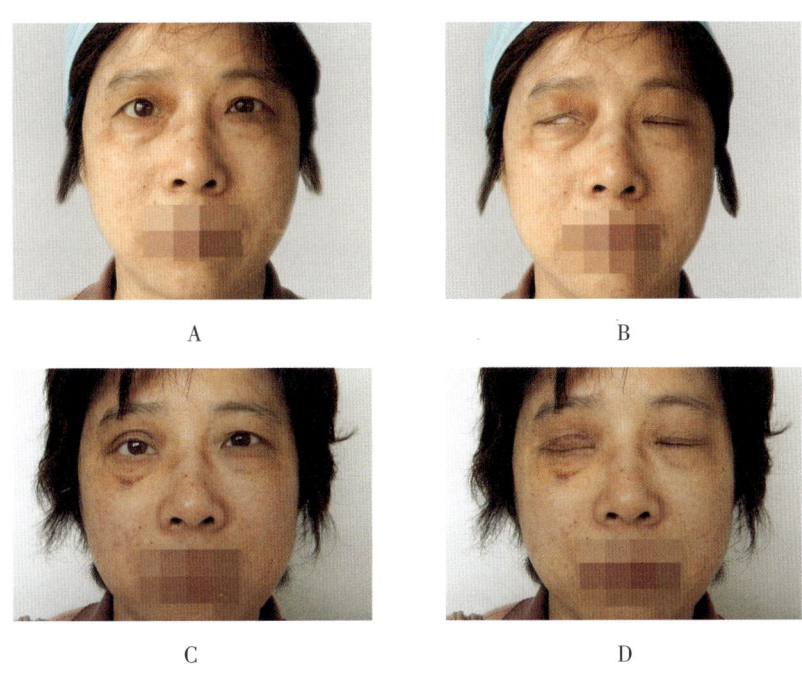

图 11-26 病例十二
A. 术前(睁眼时右侧眼裂偏大) B. 术前(闭眼时呈兔眼畸形) C. 术后1周(睁眼时两侧眼裂相近) D. 术后1周(闭眼时兔眼畸形消失)

(二)下睑松弛修复术

在下睑修复前要对瘫痪的下睑进行评估,可用提捏下睑的方法估计下睑松弛的程度。在修复睑外翻时,是否需要对下睑的内眦进行修复,取决于下睑泪小点的位置和功能影响的情况。下睑外翻时导致泪小点外翻,而泪小点不与眼球接触时,泪道就不能将泪水引入鼻腔,泪水在下睑部位潴留和过多积聚就造成溢泪。另一方面,由于下睑外翻时睑板与眼球分离,使睑板不能通过闭眼来湿润角膜,因角膜的干燥刺激而产生过多的泪水,溢泪也就频繁发生。修复下睑松弛常用下睑内眦韧带成形术、下睑外眦韧带提紧术。

1. 手术方法

(1)下睑内眦韧带成形术:在角膜麻醉下,用眼药膏保护角膜。先设计手术切口,局麻后沿内眦韧带水平切开,解剖皮瓣显露内眦韧带的上下眦韧带,将下睑内眦韧带的外侧部分提紧折叠与内眦韧带的内侧部分缝合,将切口下缘的皮瓣提紧后切除多余的皮肤,缝合切口(图11-27)。

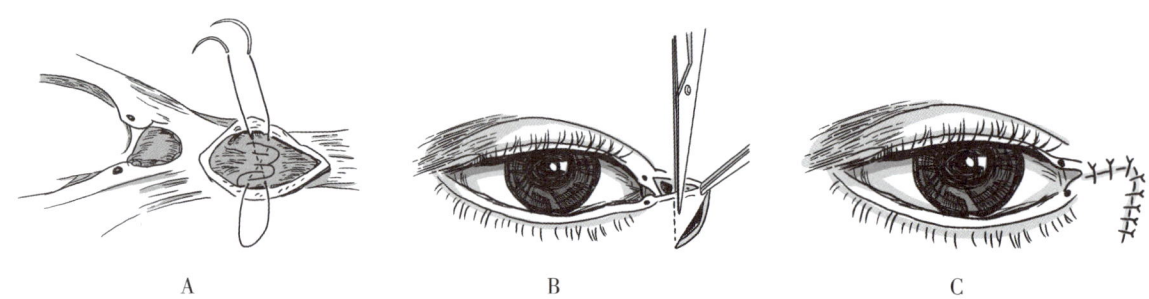

图 11-27 下睑内眦韧带成形术

A. 将下睑内眦韧带的外侧部分提紧折叠与内眦韧带的内侧部分缝合　B. 将切口下缘的皮瓣提紧后切除多余的皮肤　C. 缝合切口

(2)下睑外眦韧带提紧术:先设计手术切口,局麻后沿外眦韧带水平切开,解剖皮瓣显露外眦韧带的上下眦韧带,将外眦韧带的下睑部分切断,其内侧部分提紧后,视下睑复位的情况,在适当部位插入并穿出外眦韧带的上睑部分,将多余的皮肤和睑结膜切除后,与外眦韧带眶外侧缘附着点上方的内侧骨膜缝合固定,缝合切口(图11-28)。

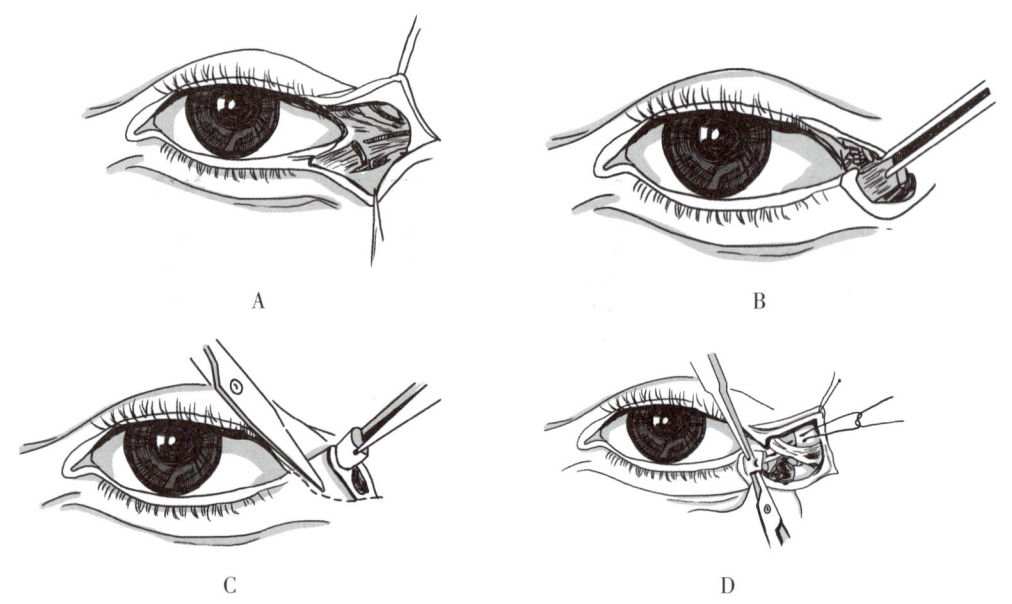

图 11-28 下睑外眦韧带提紧术

A. 沿外眦韧带水平切开,解剖皮瓣显露外眦韧带的上下眦韧带　B. 将外眦韧带的下睑部分切断,其内侧部分提紧　C. 将多余的皮肤和睑结膜切除　D. 在适当部位插入并穿出外眦韧带的上睑部分,与外眦韧带眶外侧缘附着点上方的内侧骨膜缝合固定

2 术后处理　注意切口清洁,眼药膏保护,1周拆线。

3 注意事项　由于眼轮匝肌瘫痪,下睑失去眼轮匝肌的支持,数年后下睑可能再次松弛。

十、面部不对称的修复

（一）眉下垂的修复

肿瘤侵犯或者肿瘤术后导致面瘫，由于额肌的瘫痪，使患侧的眉毛发生下垂，可以通过单侧或双侧的眉毛上提修复。双侧眉上提适合于老年人，单侧眉上提在年轻患者效果较好。患侧眉毛上提的高度应在静态时进行设计，关键的问题是眉毛上提不能过头，否则会加重患侧眼睛闭合不全。可以和金片放置同时进行，但手术的设计应做好充分的估计。

病例十三　患者，男，肿瘤切除术后右侧额肌瘫痪致右眉下垂，用眉上提术修复（图11-29）。

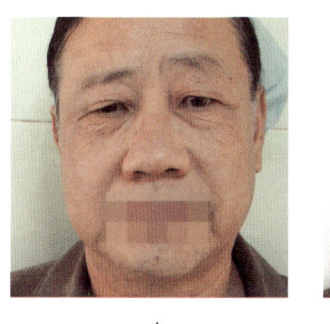 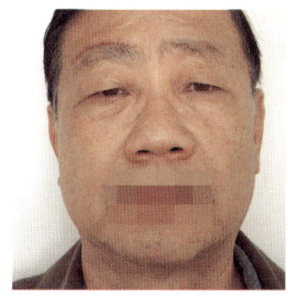 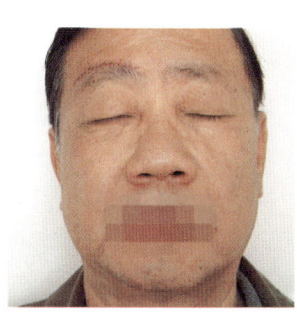

　　　A　　　　　　　　　B　　　　　　　　　C

图 11-29　病例十三
A. 术前　B. 眉上提术后效果（平视）　C. 眉上提术后效果（闭眼）

（二）颊部松弛的修复

面瘫患者由于面肌瘫痪后导致面部皮肤松弛，患侧面部畸形明显，特别是老年患者，由于体质虚弱，难以接受重大手术，面部拉皱术能明显改善面部的对称，应视为一种标准的修复术。由于该术式在各种美容外科学书籍中都有详细描述，故在此仅简介临床病例的手术效果，不再赘述。

病例十四　患者，女，左侧脑瘤切除术后完全性面瘫，术前左眉下垂、颊部松弛，左眼暴露性眼结膜炎充血，闭眼时左侧兔眼畸形，进行颊部松弛修复（图11-30）。

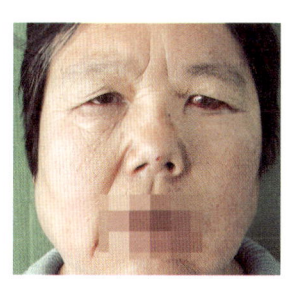 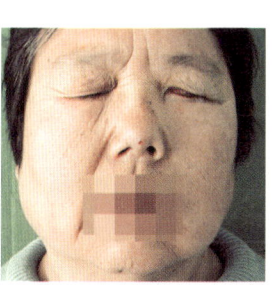 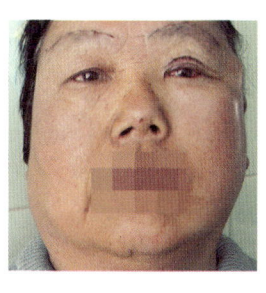 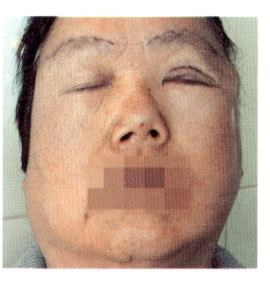

　A　　　　　　　B　　　　　　　C　　　　　　　D

图 11-30　病例十四
A. 术前，睁眼时　B. 术前，闭眼时左侧兔眼畸形　C. 双侧提眉，左上睑放置金片，左颊部提紧术后睁眼时眼裂两侧相近，面部对称性明显改善　D. 术后，闭眼时左侧兔眼畸形消失

（三）口唇畸形的修复

口的对称性和功能的修复可以通过唇部整形修复。口轮匝肌的瘫痪萎缩表现为患侧唇红变窄，降口角肌及降下唇肌的瘫痪更加重了患侧口唇的畸形。手术整复可于患侧口角内侧 7～10mm 作切口，向下切除长约 2cm、宽 2.0～2.5cm 的楔形唇组织。宽度应视唇的三维形态设计，向下的切

口不宜超过唇颊沟。手术时可以先作外侧切口,将下唇向外侧牵拉,估计出下唇的切除量。对下唇过窄畸形,可沿患侧下唇唇红向内切除一条梭形的皮肤,使唇红轻度外翻(图11-31)。

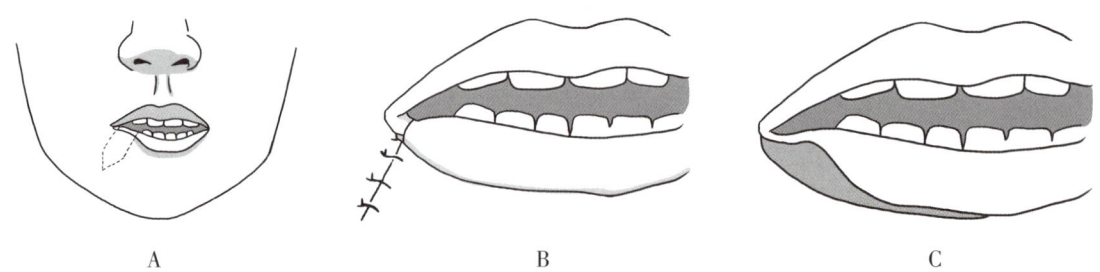

图 11-31　口唇不对称的修复
A. 患侧下唇部分切除　B. 患侧下唇拉拢后分层缝合　C. 下唇过窄畸形可沿患侧下唇唇红向内切除一条梭形的皮肤,使唇红轻度外翻

病例十五　患者,男,右下唇过窄畸形,进行口唇修复(图11-32)

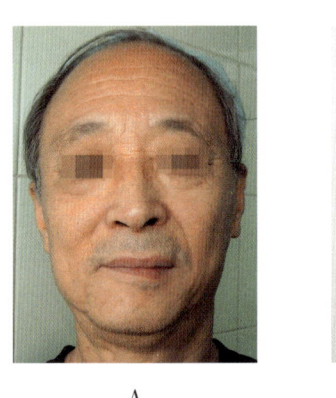 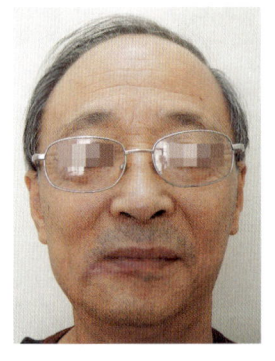

图 11-32　病例十五
A. 术前右下唇过窄畸形　B. 术后双侧下唇对称

（杨川　周晓）

参考文献

[1] 王炜. 整形外科学[M]. 杭州:浙江科学技术出版社,1999.

[2] Bianchi B, Ferri A, Sesenna E. Facial reanimation after nerve sacrifice in the treatment of head and neck cancer[J]. Curr Opin Otolaryngol Head Neck Surg, 2012, 20 (2): 114-119.

[3] Terzis J K, Anesti K. Experience with developmental facial paralysis: part Ⅱ: outcomes of reconstruction[J]. Plast Reconstr Surg, 2012, 129(1): 66-80.

[4] Stankiewicz J A. A review of the published data on steroids and idiopathic facial paralysis[J]. Otolaryngol Head Neck Surg, 1987, 97(5): 481-486.

[5] 顾晓明,周树夏,刘宝林,等. 动力性肌肉游离移植治疗面瘫的前瞻性研究[J]. 中华口腔医学杂志,1994,29(6):323-325.

[6] Papel Ira D. 面部整形与重建外科[M]. 曹谊林,主译. 济南:山东科学技术出版社,2004:618-640.

[7] 杨川,王炜,钟斌,等. 带神经血管的肌束使失神经肌肉恢复神经再支配的实验研究[J]. 中国修复重建外科杂志,1991,3:175-178.

[8] 杨川,王炜.带神经血管的肌束使瘫痪肌肉恢复神经支配的进一步实验研究[J].中国修复重建外科杂志,1992,6(4):232.

[9] 杨川,蔡佩佩.带神经血管肌束植入术治疗肌肉瘫痪的临床应用[J].中国修复重建外科杂志,1994,8(2):98-100.

[10] 杨川,蔡佩佩,董佳生,等.带神经血管肌束移植术在晚期面瘫修复中的应用[J].中国修复重建外科杂志,1995,9(2):84-87.

[11] 杨川,董佳生,蔡佩佩,等.吻合血管神经的游离肌肉移植修复面瘫48例[J].中华显微外科杂志,1996,19:19-22.

[12] 杨川,崔磊,王炜,等.带蒂胸锁乳突肌移位术修复晚期面瘫[J].中国修复重建外科杂志,2002,16(1):48-52.

[13] 杨川,王炜,张群.改进的胸锁乳突肌移位法修复晚期面瘫[J].中华整形外科杂志,2005,21(2):104-106.

[14] 杨川,王炜,李伟,等.面瘫的临床分类及个性化治疗的研究[J].组织工程与重建外科杂志,2005,1(4):189-191.

[15] 杨川,王炜,李伟,等.面神经调控术修复面瘫后面肌联动的初步报告[J].组织工程与重建外科杂志,2006,2(1):35-37.

[16] Zhang B, Yang C, Wang W, et al. Repair of ocular-oral synkinesis of postfacial paralysis using cross-facial nerve grafting[J]. J Reconstr Microsurg, 2010, 26(6): 375-380.

第十二章 头皮恶性肿瘤术后缺损的修复

第一节 概述

一、诊断

最常见的头皮恶性肿瘤有基底细胞癌、鳞状细胞癌、恶性黑色素细胞瘤、纤维肉瘤等。头皮癌位于体表时一般诊断比较容易，常表现为菜花状肿物或经久不愈的溃疡，侵犯硬脑膜时有脑膜刺激症状，侵入颅内时可有颅高压症状。特别要注意的是，头皮癌常发生于瘢痕部位，如瘢痕处出现反复不愈的溃烂最好行活检。CT或MRI是头皮癌必须做的检查，可准确评估肿瘤侵犯的范围和深度，指导下一步的治疗。

二、应用解剖

头皮是一层覆盖于颅骨表面，由各种不同组织结构组成的致密软组织。头皮内含有丰富的毛囊、皮脂腺和汗腺，头皮表面生长有浓密的头发。

头皮范围包括：前后从枕部的颈项发迹线到额部的眉弓，两侧到颧部全部软组织。除额部以外，头皮表面均被毛发覆盖。

头皮由浅至深分别由皮肤、皮下组织、帽状腱膜、疏松结缔组织和颅骨膜组成。皮肤、皮下组织和帽状腱膜之间有致密的筋膜纤维束连接，形成一层厚而致密的软组织解剖层。皮下组织层内含有丰富的血管和淋巴管。帽状腱膜位于头顶部，前与额肌相连，后与枕肌相连，分别作为上述肌肉的附着部；两侧在颅骨颞线与颞浅筋膜连接，形成整个头皮部的肌腱膜层。额肌前部止于眉毛下方，与皱眉肌、眼轮匝肌相连，它的活动由面神经颞支的额支控制。枕肌的后部止于枕骨粗隆和颈项线，主要神经支配是面神经及其耳后分支。帽状腱膜与颅骨间有一层疏松间隙，亦可称为帽状腱膜下层，该层血管稀少，头部手术头皮切开后，剥离在该层次内进行。同时，该层次也成为头皮外伤性撕脱、血肿和感染的潜在好发部位。骨膜覆盖于颅骨表面，在颅骨缝与颅骨紧密相连。

头皮的血供主要来自颈外动脉系统的颞浅动脉、耳后动脉和枕后动脉，以及颈内动脉系统的眶上动脉和滑车上动脉，上述动脉均有同名伴行静脉。这些血管主要位于头皮皮下组织层内，相互之间有丰富的血管网吻合。头皮的血管可穿过骨膜和颅骨与脑膜血管吻合，并营养颅骨。

头皮的感觉神经非常丰富，各感觉神经分布于相应的区域并互相重叠，跨区支配。头皮的主要感觉神经有三叉神经的眶上支、滑车上感觉神经、枕大神经、耳大神经、耳颞神经和颧颞神经等。

三、头皮恶性肿瘤切除的范围和深度

各种头皮恶性肿瘤切除的范围和深度主要依据术前的临床症状、影像学检查和病理组织学检查结果来确定。病变切除的范围需包括周围和深部的部分正常组织。

常见的皮肤恶性肿瘤如基底细胞癌、鳞状细胞癌和恶性黑色素细胞瘤,常规外科手术切除周围正常组织的范围分别是5～10mm、10～20mm和20～30mm,切除的深部组织包括未受侵犯的皮下深筋膜层。然而这种常规手术会受到病变周围组织器官的解剖和切除术后可能引起的器官畸形、功能障碍等一系列影响手术并发症和术后生存质量等因素的限制。因此有经验的外科医师会根据术前的临床诊断,对肿瘤的生长方式、厚度、侵犯深部组织的程度、有无溃疡形成以及术中对不同肿瘤组织病理变化的了解,判断切除肿瘤周围正常组织的安全范围,并同时修复缺损的组织和器官。皮肤恶性肿瘤手术切除后的预后与肿瘤的性质、厚度、侵犯皮肤组织的深度范围以及手术切除的范围、程度有很大的关系。如皮肤恶性黑色素瘤,厚度超过1.5mm,侵犯皮下组织深度达到5级则预后较差,病变切除时需要进行扩大根治术,包括周围淋巴结的切除。术中切缘常规冰冻切片检查有助于肿瘤的彻底切除。

头皮恶性肿瘤的切除范围和深度除应遵循皮肤恶性肿瘤手术的原则外,还要根据肿瘤组织侵犯头皮的组织层次和肿瘤的性质来决定,不能因为考虑到肿瘤切除术后造成头皮和颅骨的缺损修复困难而采用姑息的局部肿瘤切除。我们在临床上曾碰到过因头皮恶性黑色素瘤局部切除不彻底,术后2个多月就复发的病例,经过扩大的复发肿瘤包括周围5cm的正常头皮及颅骨和硬脑膜切除术后,5年内未见局部肿瘤复发。我们认为,当头皮恶性肿瘤较表浅、帽状腱膜未被浸润时,外科手术切除应深至帽状腱膜下层,保留颅骨膜;如果肿瘤组织已侵犯至帽状腱膜,切除的范围和深部组织必须包括颅骨膜和颅骨外板;当恶性肿瘤侵犯颅骨时,必须包括颅骨全层和硬脑膜的切除,该种切除手术需要请神经外科医师共同参与。

第二节 头皮单纯缺损的修复

头皮恶性肿瘤切除术后的组织缺损可分为头皮单纯缺损和复合性头皮缺损,头皮单纯缺损主要是指缺损创面保留有完整的颅骨膜、颅骨和硬脑膜,复合性头皮缺损是指涉及头皮、骨膜、颅骨或硬脑膜等多种组织的缺损。两种类型的头皮缺损修复要求和方法不同,但基本要求缺损创面被一期闭合,术后不遗留明显的秃发畸形。

头皮单纯缺损的创面修复方法主要有下列三种:

一、直接缝合法

该方法适用于头皮缺损创面直径小于3cm的病例。由于头皮组织非常致密,缺乏弹性,直接拉拢缝合张力较大,因此须在创缘两侧正常头皮帽状腱膜下作充分剥离,充分松弛头皮后,将两侧创缘直接拉拢间断缝合。缝合时,缝针应穿过创缘全层头皮,使两侧头皮的创缘密切贴合,防止术后创缘出血和头皮下血肿形成。

二、游离植皮法

该方法适用于头皮创面缺损面积较大,创口不能直接拉拢缝合或局部头皮瓣转移后供区创面仍不能完全直接闭合的病例。由于头皮创面留有完整的颅骨膜,采用游离皮肤移植可达到早期创面修复的目的。游离皮肤移植可选择全厚皮片移植,伤口愈合后耐磨程度较好。该法的缺点是术后头皮有片状的秃发,但后期可通过头皮扩张手术修复秃发畸形。该法简单实用,易于外科医师掌握。

三、头皮瓣转移法

头皮瓣转移方法是临床较常用的头皮缺损修复技术,可达到避免患者术后头皮秃发,或覆盖颅骨修复暴露创面的目的。在临床实践中,头皮瓣转移法最大能修复占头皮20%左右的缺损面积。该法在整形外科适用于能一期闭合原发和继发头皮缺损病例。本手术技术要求高,手术范围广泛,手术中出血较多,因此需要整形外科医师具有熟练而精巧的手术技术,并需要患者健康的条件。根据头皮瓣转移的方法主要分为头皮瓣旋转法和头皮瓣推进转位法。

(一)头皮瓣旋转法

该方法适用于头皮缺损创面位于有头发的头皮内,并且周围有充足的正常头皮。手术方法是在缺损创面周围,根据创面大小设计一个或数个旋转皮瓣,皮瓣的面积应超过缺损面积,皮瓣的长度要充足,皮瓣的蒂部最好位于头皮知名血管范围内,皮瓣缝合时应避免过度的张力。缝合皮瓣旋转后的继发创面时,可在创面一侧头皮下作潜行剥离,并可将帽状腱膜顺创面方向多条切开,以松弛头皮,减少缝合张力。在作帽状腱膜切开时,应注意防止损伤头皮血管网。

病例一 患者,男,32岁,因额顶部瘢痕慢性溃疡恶变为鳞状细胞癌,颅骨已被侵犯破坏而入院。术前体检全身情况可,颈项部未扪及肿大淋巴结。在全麻下行额顶部溃疡癌变组织扩大切除术,同时切除已被侵蚀破坏的颅骨。术中病理检查局部硬脑膜亦已被肿瘤细胞侵犯,切除硬脑膜后造成额顶部巨大的头皮、颅骨和硬脑膜缺损。应用补片修补硬脑膜后,在缺损相邻部位的颅顶枕部设计以右侧颞浅血管为蒂的头皮瓣。首先切开头皮瓣血管蒂部头皮,在颞浅筋膜浅面将头皮向切口两侧游离,在游离解剖头皮过程中必须小心,防止破坏头皮毛囊和损伤颞浅血管。在颞浅血管周围留有充分宽度的颞浅筋膜组织,形成较宽的皮下筋膜血管蒂。此种技术能防止皮瓣转移过程中血管的牵拉和扭曲,减少血管张力,同时亦可增加皮瓣的血供。然后沿着头皮瓣设计切口线,切开头皮深至颅骨骨膜,在此平面掀起整块皮瓣,皮瓣掀起后,显示皮瓣血供良好。将皮瓣转移至额顶部,完全修复缺损创面后供瓣区用中厚皮片移植覆盖,并打包固定。术后3周转移的头皮瓣完全成活,伤口一期愈合,患者康复出院(图12-1)。术后1年随访,患者未出现局部或全身肿瘤复发转移。

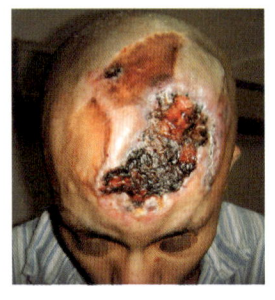
A

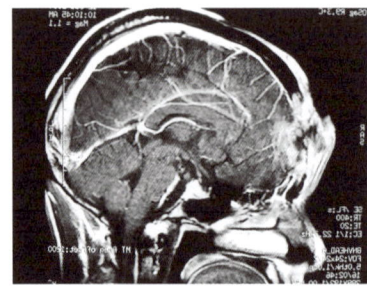
B

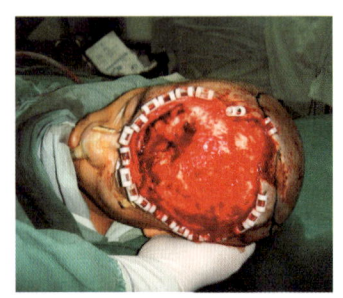
C

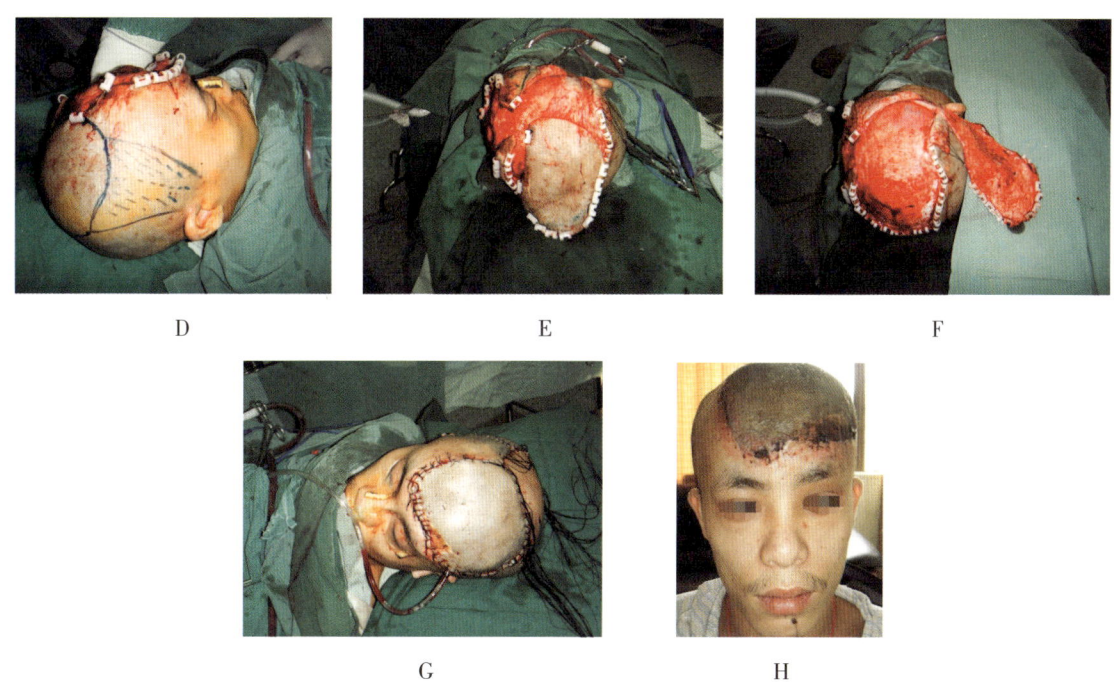

图 12-1 病例一

A. 额顶部鳞癌术前 B. CT示肿瘤侵犯颅骨全层及硬脑膜 C. 行额顶部癌变组织扩大切除术,同时切除已被侵蚀破坏的颅骨、硬脑膜 D. 设计以右侧颞浅血管为蒂的头皮瓣 E. 在颞浅血管周围留有充分宽度的颞浅筋膜组织,形成较宽的皮下筋膜血管蒂 F. 切取以右侧颞浅血管为蒂的头皮瓣 G. 带蒂头皮瓣转移修复额顶部头皮缺损 H. 术后2个月

(二)头皮瓣推进转位法

头皮瓣推进转位法最常应用于修复位于发际线处的头皮缺损创面。转位的头皮瓣内含有头皮部的知名血管,头皮瓣的面积不受长宽比例限制,它属于血管轴型皮瓣。典型的颞浅血管分支供血的颞顶枕部头皮瓣转位可修复额部及颞部发际处的头皮缺损,长度可到达对侧区域。在发际线处较大头皮缺损的病例中,可同时应用双侧颞顶部头皮瓣推进转位法予以修复,供瓣区通过两侧缘头皮剥离松弛直接拉拢缝合或植皮修复。

第三节 复合性头皮缺损的修复

一、修复方法

当头皮恶性肿瘤局部扩散侵犯至深部颅骨膜或颅骨时,肿瘤切除的范围应扩大至被侵犯的头颅各层组织包括全层的头皮、骨膜和颅骨,甚至包括硬脑膜。这是一种临床上较为严重的复合性头皮颅骨缺损,手术须同时修复硬脑膜、颅骨和头皮缺损创面,以有效保护暴露的脑膜和脑组织。早期进行颅骨和头皮缺损创面的修复是现代整形再造外科追求的目标之一。硬脑膜的修复最常采用自体阔筋膜移植,亦可采用人造脑膜、异体脑膜等。修复颅骨缺损的材料除自体肋骨等骨组织以外,常应用替代颅骨的生物材料如钛合金网、Medpor等。这些材料除应具有良好的生物相容性外,还应具有可靠的硬度和可塑性,修复后的颅骨硬度能达到有效保护大脑的目的,并兼有美观的颅骨外形。在修复颅骨缺损的同时,应用具有良好血供的软组织瓣移植覆盖再造的颅骨,这些软组织瓣可以来自上述的局部头皮瓣转移或通过显微外科技术游离移植皮瓣进行修复,临床常采用斜方肌肌皮瓣、游离背阔肌肌皮瓣、股前外侧皮瓣等。如头皮缺损范围太大,切取游离皮瓣时供瓣区太宽而不能直接缝合时,供区必须植皮,然而植皮又会增加取皮区新的创面,延长愈合时间,这种情况下可以将供瓣区皮瓣根据血管不同的穿支设计成 2~3 块皮瓣,切取皮瓣后将皮瓣拼合后修复创面,这样供瓣区可直接拉拢缝合,最大限度地减少了供瓣区的损伤。

二、典型病例

1 病例二 患者,女,52 岁,因颅顶枕部头皮平滑肌肉瘤术后 3 个月复发而入院。术前检查发现顶枕部偏右侧有一手术植皮区,植皮片中央有数个结节性肿块,局部皮肤有溃破,整个皮片与深部骨膜紧密粘连无移动性。术前体检未发现肿瘤转移灶。在全麻下行复发头皮肿瘤扩大切除根治术,沿原植皮区边缘扩大 2cm 作全层头皮和骨膜切除。在切除过程中对切除的各层组织逐层进行术中冰冻切片检查以指导切除范围和层次,结果发现肿瘤组织已侵犯至脑膜,切除全部肿瘤病变组织后形成一头皮、颅骨、硬脑膜缺损,脑组织暴露的 12cm×12cm 创面。我们取背阔肌肌瓣的同时切取部分前锯肌筋膜游离移植覆盖脑组织,切取大腿阔筋膜修复硬脑膜缺损,应用 Medpor 生物材料修补颅骨缺损,显微血管移植游离背阔肌瓣覆盖 Medpor,最后在移植背阔肌上进行中厚皮片游离移植修复头皮创面。术后患者身体恢复良好,伤口一期愈合。切除组织经石蜡病理切片检查后确诊为头皮平滑肌肉瘤,术后患者坚持服用中药治疗。随访 4 年半时,原手术部位出现溃破,右耳后发现肿块,经切除病检诊断为头皮黑色素瘤复发淋巴结转移,患者及其家属坚决要求再次手术。术中发现肿瘤组织已侵犯原修复组织、局部脑组织和矢状窦,无法全部切除病变组织,故对累及脑组织和矢状窦的浅表面组织进行电凝烧灼,并切除原修复组织,应用显微游离背阔肌肌皮瓣移植修复头皮缺损。术后肌皮瓣成活,但瓣下不断有炎性组织渗出,形成经久不愈的慢性炎性窦道,临床仅能长期换药,保持创面清洁和瓣下引流通畅(图 12-2)。术后 1 年患者因肿瘤全身转移,多组织器官衰竭而死亡。

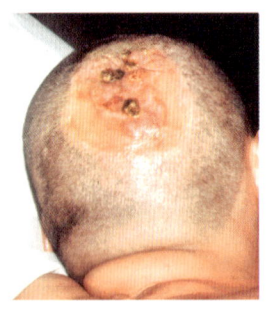

A　　　　　　　　　B

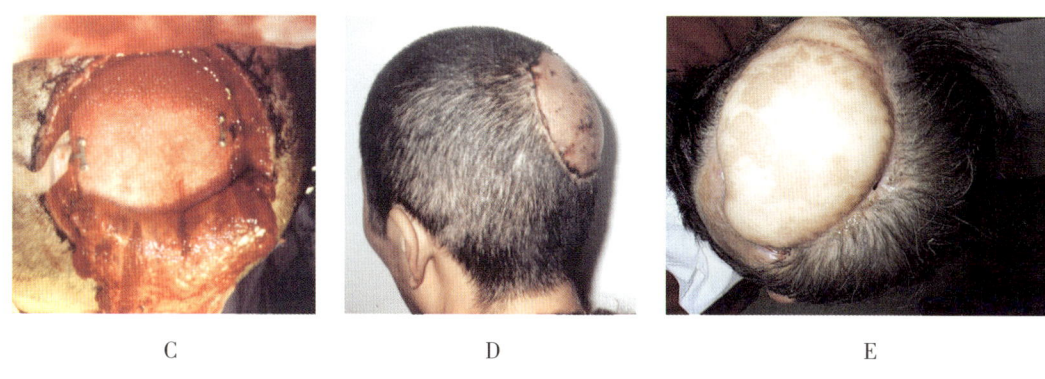

图 12-2 病例二

A. 颅顶枕部头皮平滑肌肉瘤术后 3 个月,顶枕部偏右侧手术植皮区,植皮片中央有数个结节性肿块,局部皮肤有溃破,皮片与深部骨膜紧密粘连无移动性　B. 行头皮肿瘤扩大切除根治术,形成一头皮、颅骨、硬脑膜复合缺损,脑组织暴露的 12cm×12cm 创面　C. 用大腿阔筋膜修复硬脑膜缺损,应用 Medpor 生物材料修补颅骨缺损,钛板固定　D. 游离移植背阔肌肌瓣覆盖 Medpor,在背阔肌上植皮,术后伤口一期愈合　E. 术后 4 年半,原手术部位出现溃破,肿瘤复发,再次手术,应用显微游离背阔肌肌皮瓣移植修复头皮缺损,术后肌皮瓣成活,瓣下形成经久不愈的窦道

2 病例三　患者,女,43 岁,因头枕顶部鳞状细胞癌伴溃疡 7 年入院。手术行扩大切除肿瘤组织,去除部分颅骨和脑膜组织,暴露创面约 12cm×12cm。采用双叶背阔肌肌皮瓣修复,根据皮肤张力,在右侧背部设计双叶分别为 12cm×6cm 和 12cm×6cm 的背阔肌肌皮瓣,双叶皮瓣之间有深部的背阔肌相连,并保持一定宽度保证远侧端皮瓣血供。切取时注意皮瓣和下方肌肉不要过分游离,避免影响皮瓣尖端的血供。切取双叶皮瓣后将其旋转拼接成一个大皮瓣转移至头部,将胸背血管与右侧颞浅动静脉相吻合。该设计可以使背部供区直接拉拢缝合,术后皮瓣全部成活,供区愈合良好(图 12-3)。

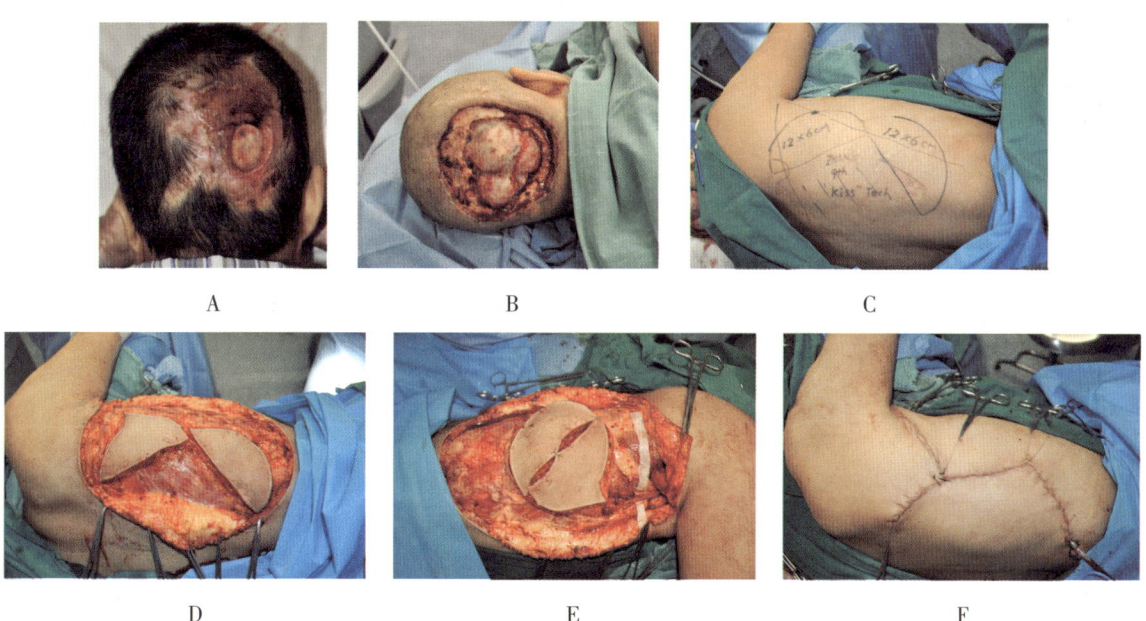

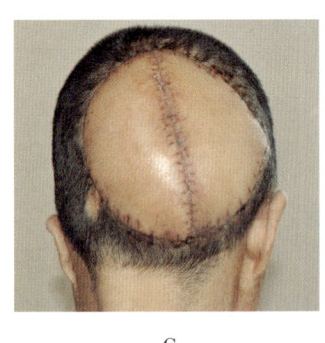
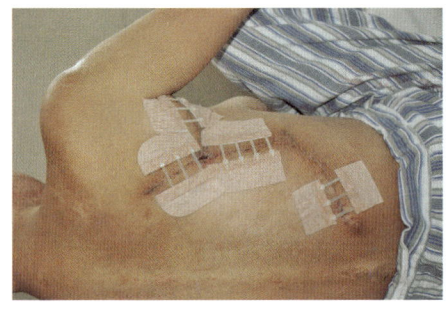

图 12-3　病例三

A. 头枕顶部鳞癌术前　B. 术中头皮全层缺损,用人工脑膜修复脑膜缺损,Medpor 材料修复颅骨缺损　C. 设计双叶背阔肌肌皮瓣　D. 双叶背阔肌肌皮瓣制备　E. 将双叶背阔肌肌皮瓣拼合成一块大皮瓣　F. 供瓣区直接拉拢缝合　G. 术后 2 个月,头皮缺损区皮瓣愈合良好　H. 背阔肌肌皮瓣供瓣区伤口愈合良好

3　**病例四**　患者,女,16 岁,头枕顶部慢性瘢痕性溃疡 13 年,经久不愈。入院病理检查示鳞状细胞癌,手术行扩大切除肿瘤组织,去除部分颅骨和脑膜组织,暴露创面约 17cm×19cm。采用三叶背阔肌肌皮瓣修复,根据皮肤张力,在右侧背部设计三叶分别为 16cm×6.5cm、17cm×6cm 和 16cm×6cm 的背阔肌肌皮瓣,三叶皮瓣之间有深部的背阔肌相连,并保持一定宽度保证皮瓣远侧端血供。切取时注意皮瓣和下方肌肉不要过分游离,避免影响皮瓣尖端的血供。切取三叶皮瓣后将其旋转拼接成一个大皮瓣转移至头部,将胸背血管与右侧颞浅动静脉相吻合。该设计可以使背部供区直接拉拢缝合,术后皮瓣成活(图 12-4)。

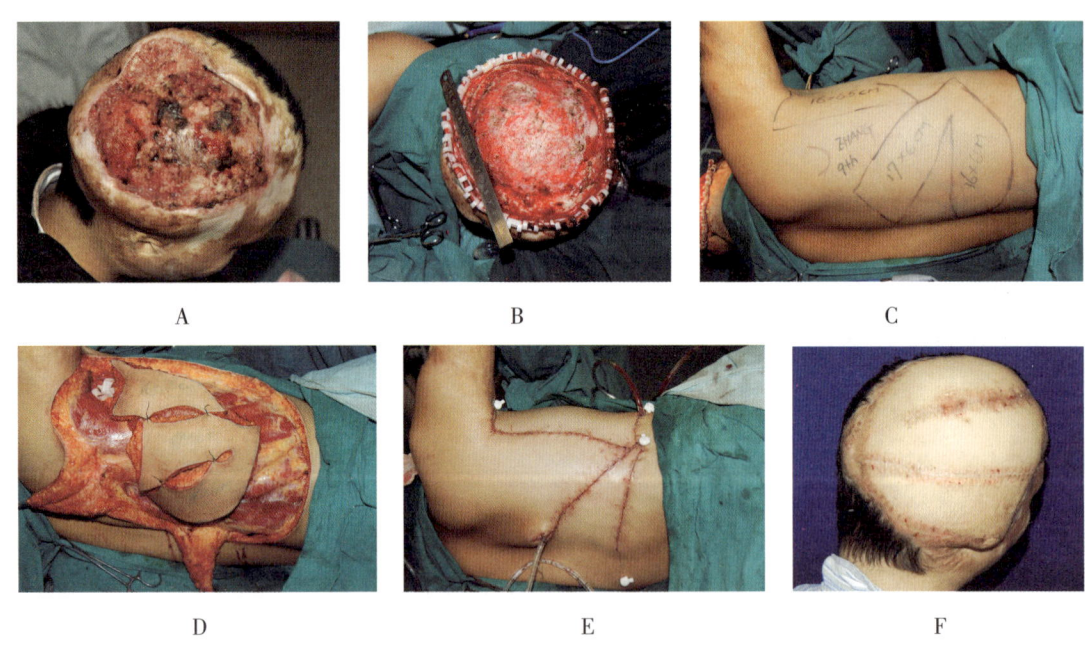

图 12-4　病例四

A. 头枕顶部慢性瘢痕性溃疡术前　B. 术中头皮、颅骨、脑膜组织缺损　C. 设计三叶背阔肌肌皮瓣　D. 制备背阔肌肌皮瓣,将三叶背阔肌肌皮瓣拼合成一块皮瓣　E. 背阔肌供瓣区直接拉拢缝合　F. 术后 2 个月,头皮缺损区皮瓣愈合良好

4　**病例五**　患者,男,67 岁,因头皮鳞癌术后 1 年,颅骨外露,头皮边缘溃疡经久不愈入院。病理活检:高分化鳞癌。行头皮癌扩大切除＋部分颅骨全层切除,钛网修复颅骨缺损,设计股前

外侧皮瓣,血管与右侧颞浅血管吻合,游离移植修复头皮缺损(图 12-5)。

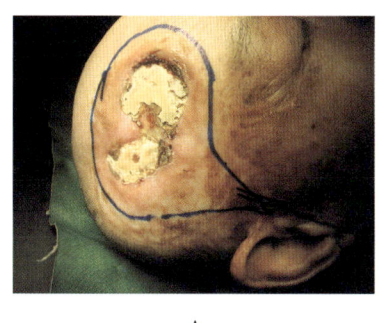
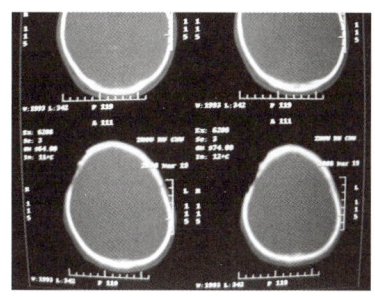

A　　　　　　　　　　　　　　　B

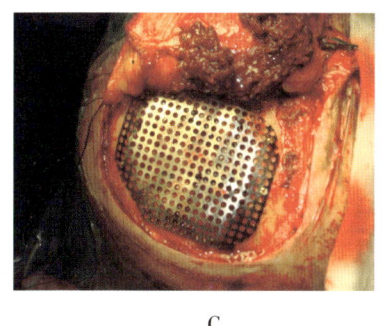
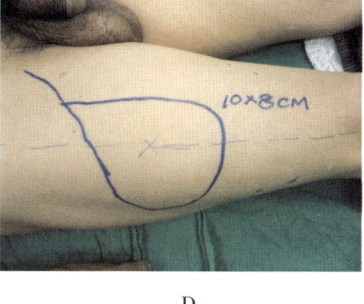
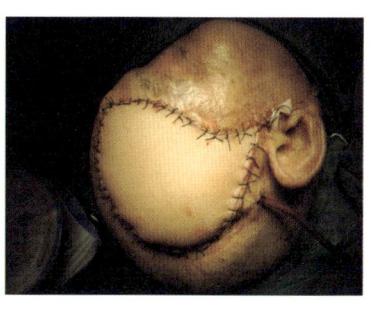

C　　　　　　　　D　　　　　　　　E

图 12-5　病例五

A. 头皮鳞癌术后 1 年,颅骨外露,边缘经久不愈溃疡　B. CT 示颅骨全层破坏　C. 头皮癌扩大切除,部分颅骨全层切除后钛网修复颅骨缺损,钛钉固定　D. 切取右侧股前外侧皮瓣　E. 股前外侧皮瓣修复头皮缺损,皮瓣血管与右侧颞浅动静脉吻合

（钱云良　章一新　李赞）

参考文献

［1］王炜. 整形外科学［M］. 杭州:浙江科学技术出版社,1999.

［2］宋宜良,孙洪勋. 三蒂皮瓣转移修复大面积头皮缺损三例报告［J］. 中华神经外科杂志,1989,5(1):58-59.

［3］喻建军,瞿吉保,周晓. 头皮癌 90 例临床分析［J］. 湖南医学,2001,18(3):213-214.

［4］Editorial Board of Plastic and Reconstructive Surgery. Management of a complex scalp defect［J］. Plast Reconstr Surg, 2008, 122(2): 623-625.

第十三章
颅颌面缺损的修复重建

第一节 概述

在早期颅颌面联合切除手术开展的20世纪60年代，对颅颌面联合切除后遗留的颅底及颅颌面缺损，如硬脑膜暴露或缺损，以Ketcham等（1963，1966）为代表者采用直接拉拢缝合或游离皮片移植的方法。游离皮片移植成活率低，易发生脑脊液漏，严重者可导致颅内感染甚至危及生命。据Ketcham等（1966）报道，游离皮片移植修复硬脑膜缺损后，脑脊液漏的发生率和死亡率均较高。随后，邻近局部组织瓣如额瓣、颞肌瓣和各种颅骨瓣等被用于修复各种颅底缺损。尽管邻近局部组织瓣修复颅底或颅颌面缺损的成功率较高，但由于组织量有限而仅能修复中、小型缺损。如我科曾采用全额皮瓣重建颅底缺损13例，尽管颅底缺损都得到了良好的修复，但对于额部皮瓣转移后的新创面，采用游离植皮或头皮皮瓣修复后，有多例因皮片或部分皮瓣坏死而并发颅骨骨髓炎。而且，额部皮瓣重建中颅底缺损修复效果不佳，难以完全覆盖缺损。20世纪70年代，带蒂的胸大肌肌皮瓣、背阔肌肌皮瓣和斜方肌肌皮瓣等区域组织瓣被用于修复大型的颅底或颅颌面缺损，但由于受蒂部位置的限制，区域组织瓣常难以完全转移而覆盖颅底缺损，因而修复的效果并不尽如人意。

随着显微外科的兴起和发展，20世纪80年代起，各种血管化的游离组织瓣移植如背阔肌肌皮瓣、腹直肌肌皮瓣和股前外侧皮瓣等被用于即刻修复大型的颅底或颅颌面缺损，取得了令人满意的效果。颅颌面复合缺损即刻修复的成功，有力地促进了颅颌面联合切除术的进一步推广应用。加拿大多伦多医院的Neligan等（1996）发表了他们超过10年的修复90例颅底不同类型缺损的经验，该文被认为标志着血管化的游离组织瓣移植在颅底大型缺损或颅颌面复合缺损修复中确立其主导地位，亦即现代颅底重建观念的建立。他们的研究显示，局部组织瓣和游离组织瓣的总并发症发生率分别为38.8%和33.5%，而区域组织瓣的总并发症发生率则高达75%；游离组织瓣与区域组织瓣相比，主要优势在于伤口一期愈合、皮瓣成功率、脑脊液漏和脑膜炎以及脓肿的发生率等方面。孙坚等（2001）报道了我科自1980～1999年，采用32块血管化的游离组织瓣修复25例侵及颅底的恶性肿瘤根治术后缺损的经验，游离组织瓣成功率为93.8%，除1例死于急性脑水肿外，无其他严重并发症发生，有效地提高了生存质量。由此可见，对于中、小型的颅底缺损应首选邻近局部组织瓣修复；而对于大型的颅底缺损或颅颌面复合性缺损，则应选用血管化的游离组织瓣修复。目前，对于大型颅底缺损或颅颌面复合性缺损的功能性重建已经发展到采用血管化的复合组织瓣结合钛网、Medpor等生物性植入材料，以及种植技术和赝复技术进行三维立体修复的全新阶段，极大地提高了颅颌面肿瘤术后的生存质量。本章将就颅颌面不同区域和不同类型缺损的修复方法作简要介绍，并提倡在颅颌面联合切除术适应证、缺损修复方法和供区的选择上均应综合考虑肿瘤根治和患者术后功能、生存率以及生存质量平衡的理念。

第二节 颅颌面肿瘤术后缺损的范围及分类

颅底肿瘤或颅颌面肿瘤行颅颌面联合根治术后,由于手术范围较广,往往累及多个器官和不同的解剖区域,因而将导致多个器官的联合缺损,或是包括脑实质、硬脑膜、颅底骨、黏膜、肌肉、皮肤等在内的不同范围的复合性组织缺损。如果不及时修复缺损,一方面可引发巨大的颅面部畸形和功能障碍;另一方面如果硬脑膜暴露于鼻咽腔、口腔或鼻旁窦等窦腔内可发生脑膜炎、脑炎等严重并发症,甚至危及患者的生命。

简而言之,颅颌面肿瘤术后缺损修复重建的困难主要有以下几点:

1. 缺损组织量多,范围大。
2. 缺损部位解剖结构极其复杂,与生命攸关的神经血管关系密切。
3. 手术范围内包括多种窦腔结构,为污染性手术。
4. 缺乏可用以修复的邻近组织材料。
5. 存在隐性死腔和脑脊液漏的可能。
6. 局部感染易引起致命性的颅内感染。
7. 缺损区域因放疗和(或)多次手术,组织条件差。

因此,颅颌面肿瘤术后缺损的重建是一项技术复杂而又风险巨大的挑战。

一、颅底分区

为了明确病变部位和范围,正确选择手术进路,有必要对颅底进行分区。颅底以颅底骨板为界可分为颅内颅底和颅外颅底,也称为颅底上面和颅底下面。目前,多数学者均赞同 Irish 等(1994)提出的将颅内颅底分为三个区域(图 13-1)的分区法,其中Ⅰ区为前颅窝(anterior cranial fossa),Ⅱ区为中颅窝(middle cranial fossa),Ⅲ区为后颅窝(posterior cranial fossa)。颅外颅底的分区方法目前尚未完全统一。Krespi 等(1984)以两侧颈内动脉横过颞骨岩部处各画一条矢状线而将颅外颅底分成中间的中颅底和两侧的侧颅底(图 13-2)。

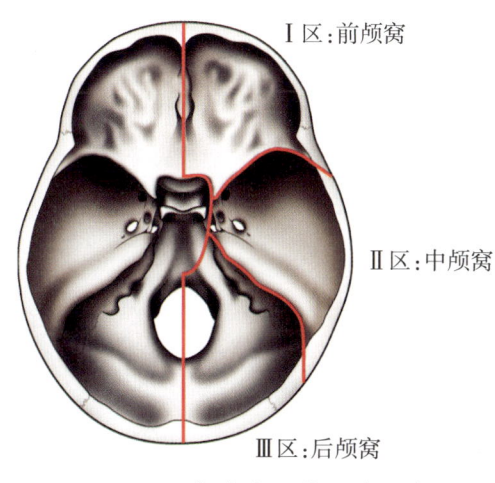

图 13-1 颅底上面的三分区法

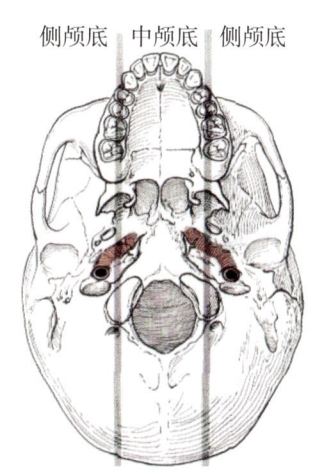

图 13-2 颅底下面的 Krespi 分区法

二、颅颌面肿瘤术后缺损的范围

如前所述,颅颌面肿瘤术后缺损往往是包括不同范围的复合性组织缺损,在不同的思考角度下,复合性组织缺损所包含的内容也有所区别。从组织类型的角度来讲,颅颌面肿瘤术后缺损可以包括脑实质缺损、颅底硬脑膜缺损、颅底骨结构缺损、颅颌面骨组织缺损、上呼吸道黏膜缺损、口腔黏膜缺损以及皮肤软组织缺损,颅颌面肿瘤术后缺损往往是由上述组织类型中的不同种类构成的复合性缺损。从冠状位的角度上看,颅颌面部可以划分为额区、颞区、眶区、颧区、眶下区、鼻区、面侧区等不同的解剖区域,颅颌面肿瘤术后缺损往往是涉及上述区域中的多个区域的复合性缺损。从颅底分区的角度看,前颅窝缺损可以包含有硬脑膜、颅底骨、眶内容物、鼻腔、上颌骨和腭部;中颅窝缺损可以包含有硬脑膜、颅底骨、上颌骨、耳前及腮腺区软组织、下颌骨、外耳和颞骨,后颅窝缺损可以包含有硬脑膜、颅底骨、枕骨、耳后区软组织、外耳和颞骨。颅颌面肿瘤术后缺损往往是由上述分区中的不同区域构成的复合性缺损。

三、颅颌面肿瘤术后缺损的分类

由于颅颌面肿瘤术后缺损比较复杂而且范围较广,目前,国内外关于颅颌面肿瘤术后缺损的分类很少。绝大多数文献都是根据颅内颅底或颅外颅底分区来评估颅颌面肿瘤术后的缺损。由于颅外颅底的分区方法并未统一,因而按照颅底分区的方法来对颅颌面肿瘤术后缺损进行分类反而会引起颅颌面肿瘤术后缺损分类的混乱,不利于选择合适的修复方法,以及统一比较分析不同资料的疗效和生存参数。此外,通常颅底分区的方法并未包括紧邻颅底的颅脑、眼眶、鼻腔、鼻旁窦、上下颌骨等解剖结构,而与临床实际上有一定的差异。美国 Memorial Sloan-Kettering 癌症中心(2007)根据颅颌面肿瘤术后缺损的不同范围,提出了一种相对简单的颅颌面肿瘤术后缺损分类方法(图 13-3)。他们先在水平向上将颅底上面分为前颅窝和中颅窝两部分,前颅窝又分为侧方缺损、中央缺损和前外侧缺损三类。在冠状位方向上,任何一类的前颅窝和中颅窝缺损都可以包括鼻腔、上颌骨、眼眶、下颌骨、皮肤和黏膜中的一种或几种解剖结构的缺损。该分类方法相对简单,但是并未将后颅窝以及邻近的外耳、腮腺等组织缺损考虑在内。

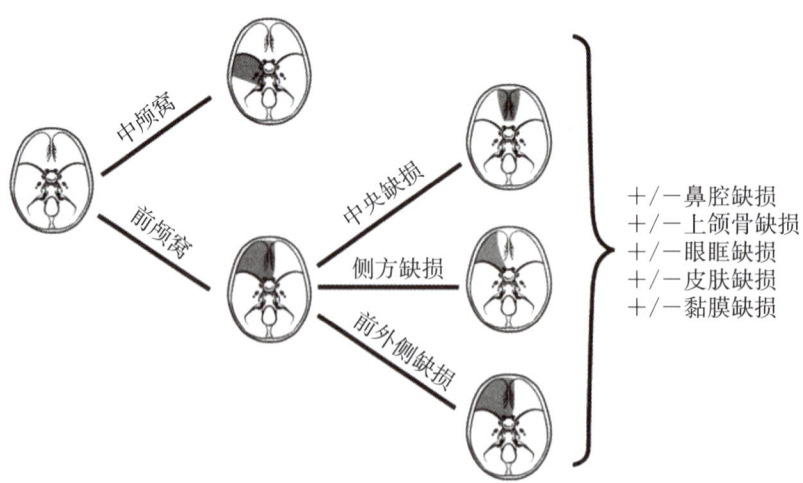

图 13-3　美国 Memorial Sloan-Kettering 癌症中心的颅颌面肿瘤术后缺损分类方法

第三节　颅颌面肿瘤术后缺损的功能性重建

无论过去还是现在对于颅颌面肿瘤的治疗均十分强调首次治疗的彻底性,并先后出现了整块或大块切除、超根治或扩大根治等概念以及颅颌面联合根治术、颈动脉切除术、全舌-全喉切除术等术式。然而,上述超根治或扩大根治手术一方面为手术的彻底性提供了一定的保证,另一方面却造成了颅颌面颈部组织的大量缺失、继发畸形和功能丧失,严重影响患者的生存质量。随着技术的进步和恶性肿瘤治愈率的提高,医患双方在追求肿瘤治愈的同时也迫切希望恢复原有的外形和功能,这种理念的改变促进了颅颌面肿瘤切除与修复重建的发展。颅颌面肿瘤术后缺损的功能性重建就是对颅颌面部因肿瘤切除术后所造成的组织缺损或器官丧失进行立即或延期整复,以期恢复功能和外形为目的的一种外科内涵与范畴。颅颌面肿瘤术后缺损的功能性修复与重建是在颅颌面肿瘤外科的基础之上发展起来的新兴技术,是整复外科技术迅速发展,医用生物材料广泛应用,特别是显微外科技术、牙种植技术的应用与肿瘤外科技术相结合的成果。随着穿支皮瓣、筋膜皮瓣和感觉皮瓣的发展,以及可吸收的重建板、螺钉、种植体等材料的使用,现代修复与重建理念要求修复重建外科医师用最小的组织损伤和并发症进行量体裁衣、因人而异的个体化的修复重建,以最大限度地恢复颅颌面部的外形和功能,提高患者的生存质量。本节将介绍不同范围和不同类型的颅颌面肿瘤术后缺损的修复重建。

一、颅颌面肿瘤术后缺损功能性重建的优点和目标

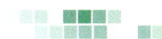

自 20 世纪末起,尤其是近 10 年以来,颅颌面肿瘤术后缺损的即刻修复已经成为主流和首选术式,这是由于即刻修复具有更多的优点。

(一) 颅颌面肿瘤术后缺损即刻修复重建的优点

1. 对缺损立即修复有助于保护重要的、暴露的组织或器官,如颈动脉、脑组织等,以减少手术后并发症的发生。

2. 使患者早期恢复基本解剖结构和形态,有助于其他后续综合疗法的早日实施并早日恢复生理功能。

3. 有利于患者的术后康复,消除或减少患者因遗留缺损而导致的心理障碍和精神损伤。

4. 节约医疗资源和医疗费用。

(二) 颅颌面肿瘤术后缺损修复重建的目标

不同类型的颅颌面肿瘤术后缺损,其修复重建的目标也不尽相同。就颅脑组织小缺损而言,其修复重建的目标是从解剖上恢复颅腔的完整性和保持正常颅压的结构,避免脑及其神经血管作为人体生命中枢而遭受各种物理性创伤(机械、冷冻、高温和电离辐射等)、化学性损伤以及微生物侵害。而对颅颌面大范围复合性缺损而言,其修复重建的目标如下:

1. 修补缺损或覆盖裸露的硬脑膜,预防脑组织裸露、脑脊液漏、逆行性颅内感染和脑疝。

2. 支撑脑组织和眼球及眶周组织。手术造成的颅骨缺损可能造成患者脑膨出、癫痫等严重并发症以及眼球突出和凹陷等情况,因而在这类手术中恰当地修复颅骨及其附属结构,尽可能使颅腔恢复正常的解剖结构,对于预防颅颌面肿瘤术后并发症、保证手术的成功有着极其重要的意义。

3. 分隔脑组织与口鼻腔的交通,提供足够的组织充填死腔,尽可能地恢复鼻腔和口腔黏

膜衬里。

4 重建眼眶、鼻腔和口咽腔,并重建颅面部骨和软组织的三维形态和功能。从形态美学的角度而言,颅骨是构建上面部外形轮廓的基础,对于因手术切除而缺损的颅骨,准确而适当的修复不仅为重塑头面部外形营造了解剖基础,并且对重塑患者的自信心和社会心理,提高其生活质量起到了极其重要的作用。

二、颅颌面肿瘤术后缺损功能性重建的原则

由于颅颌面肿瘤术后缺损多是包含不同类型组织和不同解剖结构的复合性缺损,不同类型的组织有着各自的修复重建原则。如硬脑膜缺损修复的原则是完全闭合硬脑膜囊,无脑脊液漏;修复组织抗感染能力强,无排异反应;减少大脑皮层与修复组织的粘连。而颅底骨缺损的修复主要应着眼于覆盖和保护硬脑膜,以减少脑膜及颅内感染的机会。因此,颅骨缺损重建的原则是基本恢复骨性颅腔的完整性,隔绝和预防颅外源性的感染,重建头颅的外形。至于软组织缺损修复,应根据缺损的范围选择适合的修复方法。对于中、小型的颅底缺损应首选邻近局部组织瓣修复;而对于大型的颅底缺损或颅颌面复合性缺损,则应选用再血管化的游离组织瓣修复。颅颌面缺损再血管化的游离组织瓣修复的适应证为:①必须修复的巨大软组织缺损;②颅底存在明显的死腔;③颅面部解剖形态的严重破坏;④颞窝、颞下窝、腮腺床、面中部区域的缺损;⑤颈动脉暴露;⑥有既往放疗或颅面部手术史。

目前,对于颅骨缺损同期行硬组织重建的方法仍存有争议。国内外有学者认为对于颅骨缺损<4cm² 者,可采用肌浆、皮片填塞或衬垫修复,或用人鼻中隔移位修复以获得良效;>4cm² 的颅骨缺损,采用游离颅骨、髂骨,取下的骨块做成楔形嵌在缺损处,用粗丝线或栓结丝固定,在固定好骨以后,将预先准备好的中厚皮片衬在颅底鼻腔面,大于骨缺损区 1~2cm²,下填塞碘仿纱条以防滑脱或贴合不紧,此三层材料形成三明治式的人工颅底,以获得良效。上述修复方法的优点是简便,但仅适用于原发于筛窦、部分上颌骨(额鼻窦)切除,而大部分上颌骨存在的病例,能起到良好的支撑修复组织的作用。如果颅颌面肿瘤术后大范围的复合性缺损采用游离骨和游离皮片移植,就易坏死、脱落而失败。

1 Imola 等(2003)认为颅颌面肿瘤术后缺损行骨组织修复的适应证 ①导致脑组织疝出的颅底骨巨大缺损;②可引起突眼的近全或全部眶顶缺损;③可引起突眼的眶侧壁或眶底缺损;④缺少足够软组织支持或产生颅面部畸形的颅眶缺损;⑤导致面部畸形、咬合错乱、咀嚼功能障碍的上、下颌骨及颞下颌关节窝缺损。

2 我们认为颅骨缺损应同期行硬组织重建的指征 ①颅骨穹隆部骨性缺损≥3.0cm;②颅底骨性缺损≥1.5cm;③颅底骨性缺损<1.5cm,但伴有硬膜缺损,或硬膜外留存有较大死腔;④颅骨缺损部位有暴露的颅内重要血管神经结构,皮肤软组织厚度不足以安全保护者;⑤额眶等重要部位影响外形美观者。

至于硬组织重建的材料,可以根据缺损情况选择钛网、非血管化骨移植或血管化骨移植。

三、颅颌面肿瘤术后缺损功能性重建方法选择的影响因素

Imola 等(2003)认为选择颅颌面肿瘤术后缺损功能性重建方法的影响因素有:硬脑膜缺损的大小、颅内容物与上消化道(上呼吸道)之间的开放程度(包括颅颌面部皮肤、软组织、骨及黏膜缺损的范围)、是否进行过术前放疗或计划行术后放疗、有无影响愈合的局部和系统性疾病的因素以及局部组织用于修复的可靠性。

(一)硬脑膜缺损的大小

根据硬脑膜缺损的大小,可以选择直接拉拢,骨膜、肌筋膜修复,人工补片修补,筋膜修补以及肌皮瓣复合修复。

1. 直接拉拢　若缺损周围的硬脑膜有血供、抗感染能力强,能够做到密闭缝合,则尽量直接缝合。

2. 骨膜、肌筋膜修复　带蒂的骨膜或肌筋膜同样具有很好的修复和抗感染能力,是硬脑膜修复的上佳材料。尤其是当其外侧直接暴露于窦腔和(或)鼻咽腔时,以双层带蒂骨膜修复硬脑膜是最好的方法。此法多用于前颅底的修复重建。

3. 人工补片修补　在手术野周围无可取之硬脑膜修复材料时,异体〔同种和(或)异种〕和人工材料补片组织相容性好,而且容易获得,也是很好的选择。

4. 筋膜修补　自体筋膜抗感染力佳,但可能增加患者的手术创伤,必要时是一个良好的选择。

5. 肌皮瓣复合修复　肌皮瓣是一种常用的组织修复材料,抗感染力极强,但由于肌肉组织自身有电活动和肌收缩,与大脑皮层直接接触有可能刺激后者,引起癫痫发作,因此不作为首选材料。

(二)颅内容物与上消化道和(或)上呼吸道之间的开放程度

根据颅内容物与上消化道和(或)上呼吸道之间的开放程度可以将颅颌面肿瘤术后缺损分成局部缺损、单一缺损、复合缺损、广泛缺损等类型。局部缺损指单侧、局限于单个解剖部位的颅底缺损+皮肤黏膜缺损,如单侧眶顶缺损、中颅底缺损、筛板缺损等。单一缺损指颅骨缺损+软组织和皮肤黏膜缺损。复合缺损是指颅骨缺损+硬脑膜缺损+皮肤黏膜缺损。广泛缺损则是指局部皮肤黏膜和软组织缺损合并双侧颅底缺损,或颅底缺损同时累及前、中、后颅底两个区域以上,或一个颅底区域但累及中线结构,或颅底缺损合并有环枕关节、颈椎受累者。

(三)是否进行过术前放疗或计划行术后放疗

对于术前曾有放射治疗史或计划术后辅助放疗的颅颌面恶性肿瘤术后缺损,为确保用于修复的组织具有可靠的血供,应选择再血管化的游离组织瓣来修复缺损。反之,对于不需要行辅助放射治疗的颅颌面良性肿瘤术后的中、小型缺损,可以使用邻近的局部组织瓣或非血管化骨移植修复。

四、颅颌面肿瘤术后缺损的常用修复方法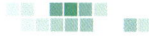

(一)硬脑膜缺损的修复

根据上述硬脑膜缺损修复的原则以及硬脑膜缺损的大小选择自体筋膜或人工补片进行修复。如果严密缝合仍不能达到水密(water tight)的可在硬脑膜外加用组织胶、游离组织或带蒂组织进行封闭。

(二)颅骨缺损的修复

修复材料可选择游离或带蒂自体骨(常用髂骨或颅骨),目前更多采用钛网作为颅(底)骨修复的材料。后者材料容易获得,组织相容性较好,刚性强度满足要求并可任意塑形固定,尤其基本不影响 MRI 等影像学检查。手术的要点包括两个方面:①为了保证能够承受分别来自颅内及颅外的应力,修复材料要完全覆盖缺损部位并牢固固定;②修复材料必须按照缺损部位的原有形状进行塑形,尤其是直接影响外观以及影响周围组织功能的部位,如眼眶、颞颌关节窝等。

(三)软组织皮肤缺损的修复

颅底广泛和复杂的缺损几乎都伴有更大面积的软组织缺损,因此,闭合裸露的硬脑膜和修复的颅底结构,修复皮肤、黏膜和软组织是该类型颅底缺损最为关键的步骤之一。通常应用再血管化的游离组织瓣修复的效果明显优于其他方法,当由于各种因素(解剖的局限、组织缺损范围过大等)无法应用上述方法时,可以应用邻近的带蒂骨膜瓣或肌筋膜瓣,或者多层复合结构同时在硬脑膜外以及颅骨外封闭颅腔与体腔的沟通,再辅以局部碘仿纱条或游离脂肪组织填塞,以达到预防脑脊液漏和逆行性颅内感染以及支撑颅底局部的目的。

五、典型病例

根据上述原则,以下将分别介绍颅颌面肿瘤术后缺损应用邻近局部组织瓣和再血管化的游离组织瓣修复的典型病例各一例。

(一)前颅窝缺损——局部组织瓣修复

病例一 患者,男,56岁,左上颌骨肌上皮癌术后放化疗后复发,侵犯左侧筛窦、眼眶及前颅窝。全麻下行颅颌面联合切除+眶内容物剜除+颞肌瓣+钛板修复。

1. 术前影像学所示病变情况见图13-4。

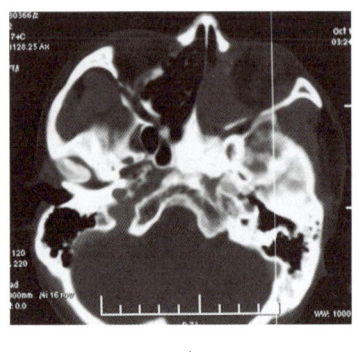
A

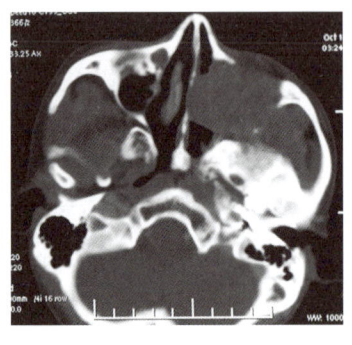
B

图13-4 术前影像学所示

2. 行颅颌面联合切除+眶内容物剜除+颞肌瓣+钛板修复,手术步骤如下:

(1)设计左侧颞顶部冠状切口+Weber-Fergusson切口,注射止血药水后切开头皮,上头皮夹止血,将头皮组织瓣翻起,在颞上线切开颞肌附着,向外侧翻起颞肌瓣,并将上唇、颊组织瓣翻起,显露左侧颅面部额骨、颞骨。在左侧额骨、颞骨上设计骨窗。按设计线用开颅钻和铣刀钻开并取下额-颞骨瓣,切开硬脑膜,显露脑实质组织(图13-5)。

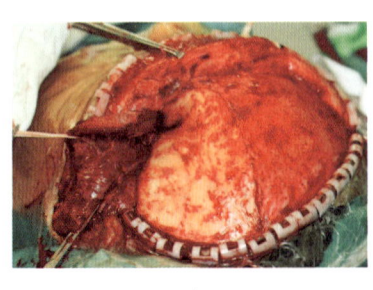
A

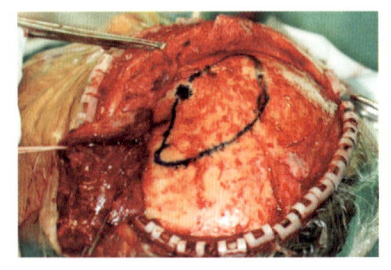
B

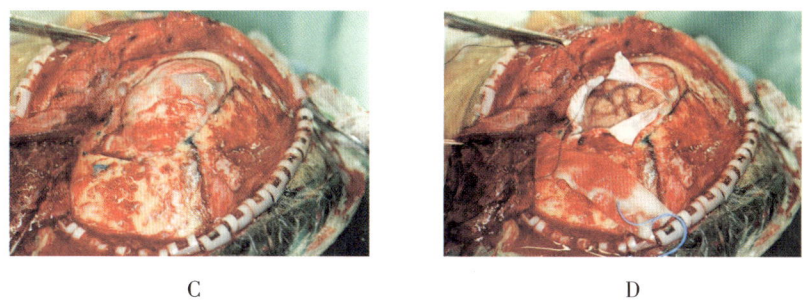

图 13-5　病例一手术步骤（1）
A、B. 显露左侧颅面部额骨、颞骨，并在额骨、颞骨上开骨窗　C. 用开颅钻和铣刀钻开并取下额-颞骨瓣　D. 切开硬脑膜，显露脑实质

（2）切开硬脑膜后轻柔牵开大脑额叶，显露并离断视神经。再切开 Weber-Fergusson 切口，并将上唇、颊组织瓣向外侧翻起，显露左颅面部额骨、颞骨、颧骨颧弓、上颌骨（图 13-6）。

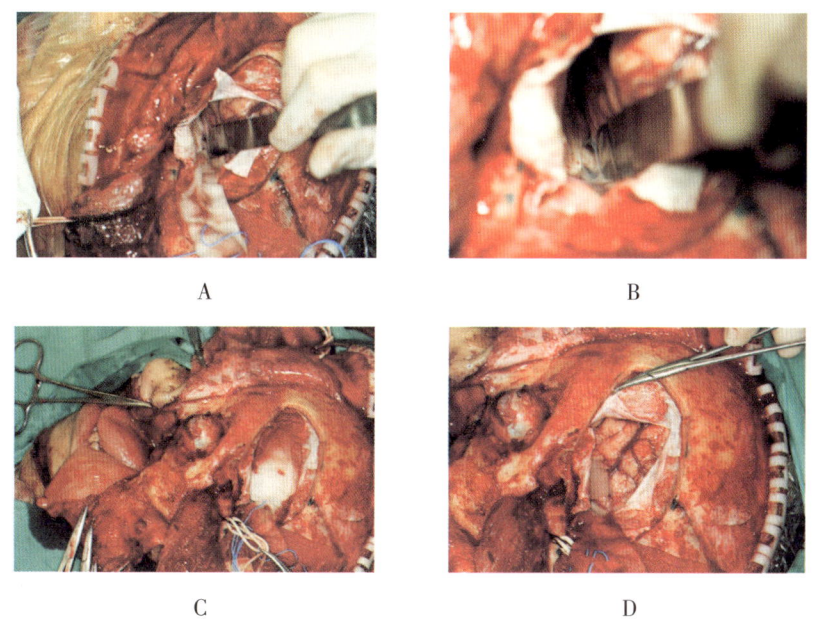

图 13-6　病例一手术步骤（2）
A. 牵开大脑额叶　B. 显露并离断视神经　C. 切开 Weber-Fergusson 切口，将上唇、颊组织瓣向外侧翻起　D. 显露左颅面部额骨、颞骨、颧骨颧弓、上颌骨

（3）分离脑组织与颅骨，用电锯自上颌牙槽突及腭部中线、颧弓中点、鼻额缝上方额骨处截骨，用骨凿凿断翼突上颌裂，结扎切断视神经后切除包含肿瘤的左上颌骨、眼眶及眼内容物、部分额骨、蝶骨（图 13-7）。

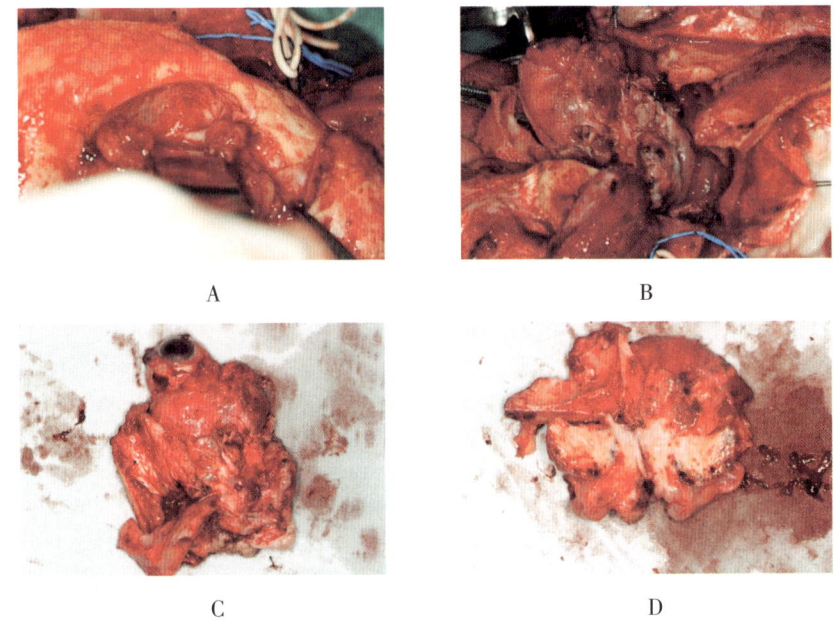

图 13-7　病例一手术步骤（3）
A. 结扎切断视神经　B. 切除包含肿瘤的左上颌骨、眼眶及眼内容物、部分额骨、蝶骨　C. 切除的标本　D. 切除标本的剖面

（4）创面彻底止血,将切开的硬脑膜复位缝合,用 5-0 可吸收线悬吊硬脑膜后,将取下的额骨和颞骨复位后以颅骨固定器固定。切取转移颞肌充填颅底死腔。切取下腹部全厚皮片覆盖于口腔创面内咀嚼肌表面,用碘仿纱条、油纱布打包固定。将头皮组织瓣和唇、颊组织瓣复位后分层缝合,置负压引流一根（图13-8）。

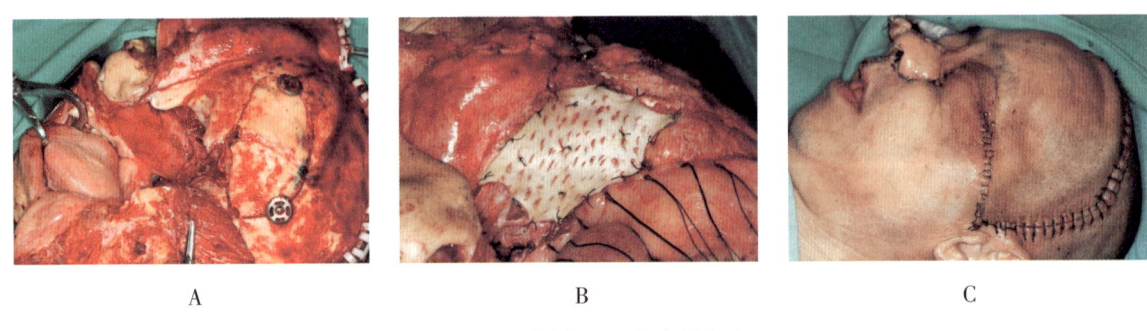

图 13-8　病例一手术步骤（4）
A. 将取下的额骨和颞骨复位后以颅骨固定器固定　B. 在咀嚼肌表面植皮　C. 缝合后侧面观

（二）前颅窝缺损——血管化游离组织瓣修复

病例二　患者,女,44 岁,左上颌骨骨肉瘤术后放疗后复发。全麻下行左颅颌面联合切除术＋钛网＋背阔肌肌皮瓣修复,手术步骤如下：

1 设计右侧颞顶部冠状切口＋Weber-Fergusson 切口＋肿瘤周围切口,注射止血药水后切开头皮切口,上头皮夹止血。

2 将头皮组织瓣向内侧翻瓣,再切开肿瘤外侧皮肤切口,沿腮腺咬肌筋膜浅面翻瓣。

3 在颞上线切开颞肌附着,向下翻起颞肌瓣,显露右侧颅面部额骨、颞骨,设计额-颞联合骨瓣（图 13-9）。再切开 Weber 切口。

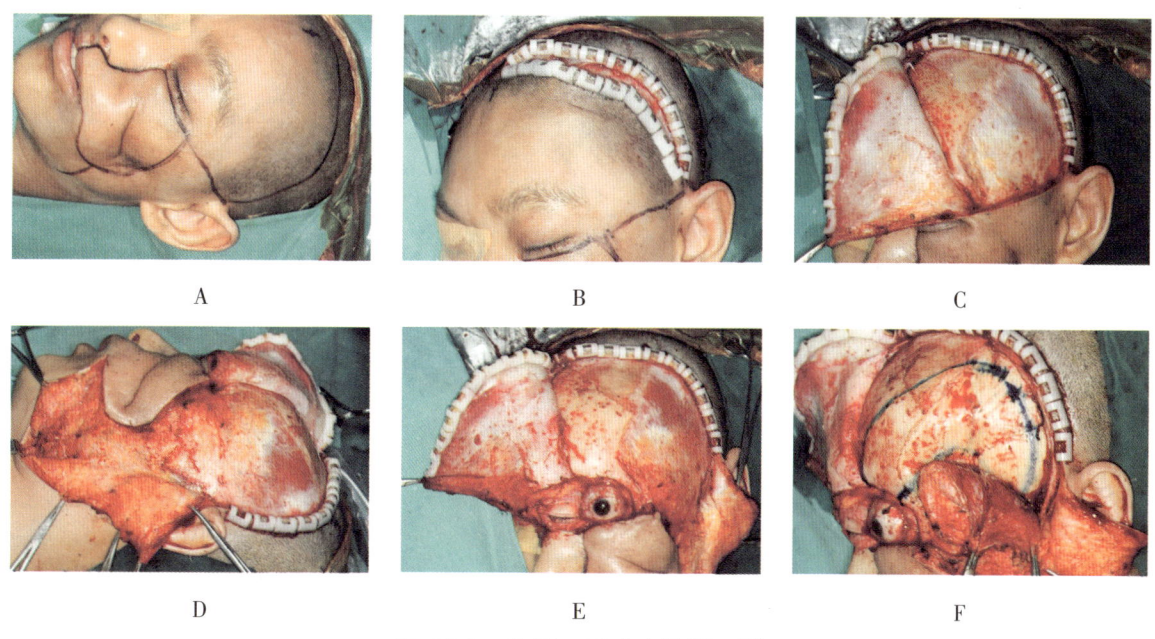

图 13-9　病例二手术步骤 1~3

A. 右侧颞顶部冠状切口+Weber-Fergusson 切口　B. 切开头皮,上头皮夹　C. 将头皮组织瓣向内侧翻瓣　D. 切开肿瘤外侧皮肤切口,沿腮腺咬肌筋膜浅面翻瓣　E. 切开颞肌附着　F. 设计额-颞联合骨瓣

4 按设计线用开颅钻和铣刀钻开并取骨瓣形成骨窗,保护并分离硬脑膜后,见硬脑膜未受肿瘤侵犯。在肿瘤外缘正常骨质处用电锯截骨,结扎切断视神经,将包含肿瘤的左上颌骨、眼眶及眼内容物、部分额骨、蝶骨切除(图 13-10)。

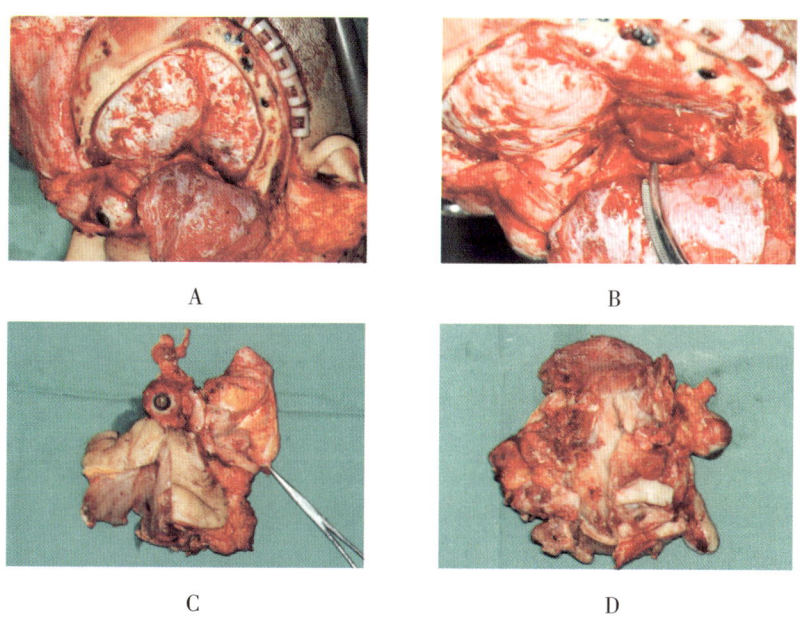

图 13-10　病例二手术步骤 4

A. 分离硬脑膜后,见硬脑膜未受肿瘤侵犯　B. 将包含肿瘤的左上颌骨、眼眶及眼内容物、部分额骨、蝶骨切除　C. 切除的标本　D. 切除标本的剖面

5 用 5-0 可吸收线悬吊硬脑膜后,将取下的颞骨、额骨复位并用钛板固位,颅底骨质缺损用钛网修复,用自攻钛钉固定。

6 更换体位,根据缺损大小在左侧背部设计 23cm×9.5cm 大小的背阔肌肌皮瓣,断血管蒂后背部伤口减张后分层缝合,置负压引流一根。

7 再次更换体位,将背阔肌肌皮瓣及前锯肌瓣置于颅面部缺损区域,背阔肌与面部肌肉组织缝合固定,前锯肌充填眼眶。解剖面动、静脉作为受区血管,显微镜下将胸背动、静脉与面动、静脉吻合,勒血试验三次确认静脉回流良好(图 13-11)。

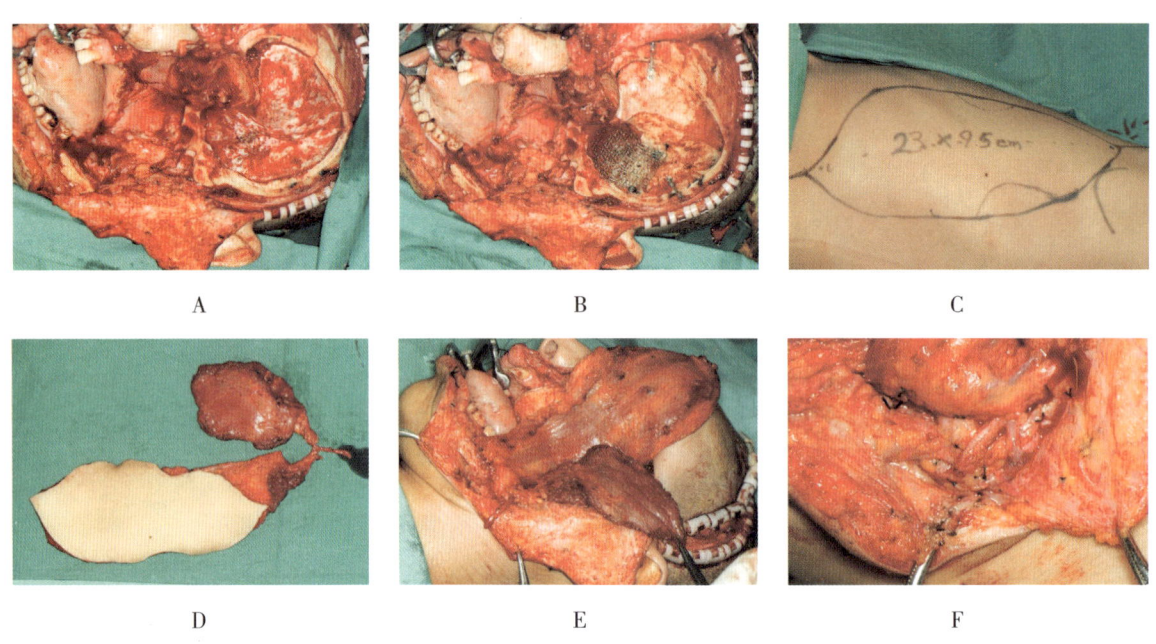

图 13-11　病例二手术步骤 5~7
A. 病变切除后的创面　B. 将取下的颞骨、额骨复位并用钛板固位,颅底骨质缺损用钛网修复,用自攻钛钉固定
C. 在左侧背部设计 23cm×9.5cm 大小的背阔肌肌皮瓣　D. 制备完成的背阔肌肌皮瓣及前锯肌瓣　E. 将背阔肌肌皮瓣及前锯肌瓣置于颅面部缺损区域　F. 胸背动静脉与面动静肪吻合后

8 伤口彻底止血,将头皮及面部伤口复位后分层缝合,并置负压引流两根和皮片引流一根(图 13-12)。

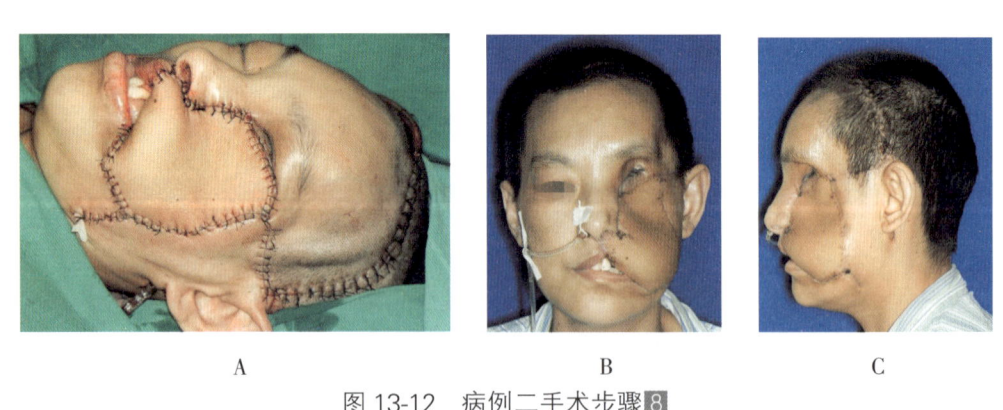

图 13-12　病例二手术步骤 8
A. 缝合后侧面观　B. 术后 3 周正面像　C. 术后 3 周侧面像

六、术后处理

术后常规制动 1 周,根据手术情况酌情给予甘露醇及糖皮质激素脱水 5~7 天,抗生素宜使用能够通过血脑屏障的青霉素类或头孢类。若出现脑脊液漏,切忌冲洗或填塞,以免引起颅内感染,

可适当调整体位,多数脑脊液漏可以自愈;若脑脊液漏严重而不能自愈者应考虑手术封闭。若行血管化的游离组织瓣修复者,应按游离组织瓣移植术后常规处理给予抗凝药物。若术后患者出现头痛、恶心、高热等症状,应警惕颅内感染的可能,若不及时处理可能危及生命。

七、经验及点评

颅颌面联合切除术后缺损的修复重建是一个复杂而又风险巨大的手术,手术医师应该严格掌握手术的适应证,加强与相关学科之间的交流沟通和密切合作;在决定施行手术之前,应充分预计到患者术后的生存质量和生存率。对于肿瘤切除后的缺损修复,应在不违反肿瘤切除原则的基础上,进行分阶段、有计划地修复重建。

对于硬脑膜缺损,能拉拢缝合时尽量拉拢缝合;不能拉拢缝合者,可用人工补片、自体筋膜、同种异体脑膜或者颅周围瓣修复,暴露的硬脑膜应用1~2层血供丰富的组织瓣覆盖。因肿瘤破坏颅底骨,切除肿瘤使硬脑膜暴露并产生较大颅底骨缺损所致的死腔均应予以修复和覆盖,同时,颅底骨重建也是预防术后脑脊液漏和感染的有效方法。由于硬脑膜被保存或修补,故颅底骨重建的主要目的是覆盖硬脑膜、充填消灭死腔、修复颅底骨缺损和恢复面部外形。有学者建议颅底骨缺损若直径<4~5cm可不予骨修复,单纯软组织修复即可;若缺损直径>4~5cm常需行骨修复或用钛网进行坚固的颅底重建。而我们则认为符合以下三种情况的颅底骨缺损,即应考虑行骨修复或钛网重建:①颅底骨性缺损≥1.5cm;②颅底骨性缺损<1.5cm,但伴有硬膜缺损,或硬膜外留存有较大死腔;③颅骨缺损部位有暴露的颅内重要血管神经结构,皮肤软组织厚度不足以安全保护者。目前,除了重建颞骨关节窝时采用游离的颅骨或髂骨重建外,我们对绝大多数颅底骨缺损采用钛网修复,术后并未发生颅内积气和脑脊液漏等并发症。因此,我们认为在颅底骨重建中,钛网与传统的颅骨相比可弥补其供骨量有限的不足,而与髂骨和肋骨相比则避免了增加新供区的创伤和并发症及塑形问题。钛网的生物相容性好,辅以CAD/CAM和快速原型技术能够安全、有效、精确地重建颅底较大的复杂骨质缺损。

应该牢记血管化的游离组织瓣并非必需的修复手段,只有量体裁衣、因地制宜地选择最适合特定缺损的修复方法,才是最理想的修复重建。我们的原则是:对于小到中等的软组织缺损或死腔,可以采用邻近的颞肌系统瓣或颞肌系统瓣+胸锁乳突肌瓣转移,单纯起到软组织覆盖保护硬脑膜和充填消灭死腔的作用;对于较大的死腔或大范围的复合性缺损或者以往接受过放射治疗的患者,则应采用具有足够体积的血管化游离组织瓣修复。颞肌系统瓣位于术区内,可切取范围大,旋转方便,容易成活,供区隐蔽,还可根据需要制备成带有颞肌、颞深筋膜或者帽状腱膜的延伸部、颅骨膜等组织中的一部分或者全部而构成肌瓣、筋膜瓣或肌筋膜瓣,甚至颅骨也可以包含在内。我们推荐对颅底局限的软组织缺损的修复应首选颞肌系统瓣、胸锁乳突肌瓣等邻近的带蒂组织瓣;对于大范围的软组织缺损特别是病变累及下颌骨冠突者,由于切除冠突可能使邻近的颞肌系统瓣血供破坏,且组织量不足应考虑股前外侧皮瓣、背阔肌肌皮瓣、胸大肌肌皮瓣等游离组织瓣修复,以提供足够体积的软组织覆盖硬脑膜、充填消灭死腔、恢复头面部外形和预防颅内外感染、脑疝等严重并发症。

(孙坚 沈毅)

[1] Ketcham A S, Wilkins R H, Van Buren J M, et al. A combined intracranial facial approach to the paranasal sinuses[J]. Am J Surg, 1963, 106(5): 698-703.

[2] Ketcham A S, Hoye R C, Van Buren J M, et al. Complications of intracranial facial resections for tumors of the paranasal sinuses[J]. Am J Surg, 1966, 112(4): 591-596.

[3] Krespi Y P, Sisson G A. Transmandibular exposure of the skull base[J]. Am J Surg, 1984, 148(4): 534-538.

[4] 邱蔚六. 颅颌面联合切除术后缺损的立即封闭式修复[J]. 实用口腔医学杂志, 1985, 1(1): 12.

[5] Irish J C, Gullane P J, Gentili F, et al. Tumors of the skull base: outcome and survival analysis of 77 cases[J]. Head Neck, 1994, 16(1): 3-10.

[6] Neligan P C, Mulholland S, Irish J, et al. Flap selection in cranial base reconstruction[J]. Plast Reconstr Surg, 1996, 98(7): 1159-1166.

[7] 张志愿, 邱蔚六. 颅颌面联合切除术治疗颌面部晚期恶性肿瘤[J]. 中华口腔医学杂志, 1999, 34(3): 133-135.

[8] Chang D W, Langstein H N, Gupta A, et al. Reconstructive management of cranial base defects after tumor ablation[J]. Plast Reconstr Surg, 2001, 107(6): 1346-1355.

[9] 孙坚, 张志愿, 邱蔚六, 等. 颅颌面联合切除术后大型缺损的游离组织瓣修复[J]. 中国耳鼻咽喉颅底外科杂志, 2001, 7(1): 36-38.

[10] Imola M J, Sciarretta V, Schramm V L. Skull base reconstruction[J]. Curr Opin Otolaryngol Head Neck Surg, 2003, 11(4): 282-290.

[11] Pusic A L, Chen C M, Patel S, et al. Microvascular reconstruction of the skull base: a clinical approach to surgical defect classification and flap selection [J]. Skull Base, 2007, 17(1): 5-15.

[12] 沈毅, 孙坚, 李军, 等. 颅底-颞下颌关节区骨巨细胞病变的切除及修复[J]. 中国口腔颌面外科杂志, 2010, 8(6): 494-498.

第十四章
喉癌、下咽癌、颈段食管癌切除术后缺损的修复

第一节 咽喉部的解剖及生理

喉、下咽和颈段食管是紧密相连的重要器官,它们既是空气进入机体的通道,也是食物的必经之路;同时通过喉体产生声音是人类进行言语交流的基本条件。咽喉的任何解剖生理异常不仅影响人的呼吸、发音或声音质量,而且还会影响吞咽进食功能。

喉的支架由甲状软骨、环状软骨、杓状软骨、楔状软骨及小角软骨构成。会厌软骨被覆黏膜构成会厌,不参与构成喉腔的软骨支架。依据胚胎发育的组织来源,将喉体划分为声门上区(会厌喉面、杓会厌皱襞、杓状软骨、室带及喉室)、声门区(双侧声带及前联合)及声门下区(可分成左右侧壁),这种解剖分区有重要的临床意义。因为声门区的淋巴管稀疏,而声门上区的淋巴引流非常丰富,所以喉癌的局部扩散方式取决于肿瘤的原发部位及其范围。原发性喉癌的分期取决于以下几个方面:同一分区内不同部位肿瘤的范围,肿瘤是否跨越不同分区、是否超出喉腔侵犯邻近组织以及声带是否活动等。声带固定意味着深部组织受侵。

下咽为咽部的最低部分,上起会厌尖水平,下止于环状软骨下缘水平,向下与食管相延续。根据下咽腔的不同分区,常将下咽分为梨状窝区、下咽后壁区、环后区。梨状窝区的内侧壁为杓会厌皱襞的外壁,外侧壁贴近甲状软骨板,后与下咽后壁相连;下咽后壁区从会厌谷底(相当于舌骨上缘水平)到环状软骨下缘之间的咽后壁;环后区即环状软骨板的区域,从杓间区水平至环状软骨下缘,外邻梨状窝。双侧梨状窝、咽后壁及环后区形成了下咽的三个解剖区,各区之间相互重叠,没有绝对明显的边界。生理学上,下咽作为上呼吸消化道的组成部分与喉和食管相延续。解剖的特殊性,使得下咽部早期原发肿瘤很少有症状,也很难发现,相当部分患者在被诊断下咽癌时,其原发肿瘤常常已经偏晚期。另外,下咽部的淋巴管网非常丰富,在病程的早期就可能出现淋巴结转移,临床上 2/3 的下咽癌患者出现颈部淋巴结转移。颈部淋巴结的转移意味着患者的病情较重,病期偏晚。因此,大多数原发下咽肿瘤患者在确诊和治疗时已属晚期,Ⅲ期 36%,Ⅳ期 42%,而Ⅰ、Ⅱ期总共约占 22%。下咽部肿瘤的手术治疗将影响患者吞咽、发音功能,甚至引起呼吸道误吸。

颈段食管始于下咽部的下端,即环状软骨下界,止于胸廓入口水平。颈段食管的原发肿瘤并不常见,但原发于环后或下咽后壁的肿瘤向下侵及食管则常见。因颈段食管上与环后相延续,前与喉、气管相邻,故颈段食管癌的手术治疗,在考虑切除原发肿瘤时,还需同时关注喉和颈段气管切除和功能重建问题。

虽然治疗喉癌、下咽癌和颈段食管癌的主要目的是根治肿瘤,但保护患者的喉发音功能和咽部吞咽功能是我们头颈外科医师一直努力的方向,治疗喉癌、下咽癌和颈段食管癌就必须根据喉部受累的程度而选用最佳的治疗方法。

多年的实践使我们认识到,近一半下咽癌并未侵犯喉部,即使切除喉部的正常组织也不能改善其预后;随着喉部分切除术的开展,下咽癌手术同样应该保护正常部分的喉结构。自20世纪70年代中期以来开展了保留喉功能的下咽癌切除术,且一期修复重建上消化道,并逐渐使之系统化、规范化及常规化。

对喉癌、下咽癌及食管癌患者,必须对舌根和咽侧壁进行触诊检查,以评估黏膜下是否有肿瘤浸润。术前除需对其进行影像学检查外,还必须对咽部、喉部及食管进行内镜检查,内镜检查时要特别关注那些隐藏的部位,其范围包括舌根、梨状窝尖、喉腔、环后区以及食管。

第二节 下咽与颈段食管癌切除术后的一期修复

一、保留喉功能的下咽癌切除

(一)单纯梨状窝切除术

梨状窝癌 $T_{1\sim2}$ 病变是最佳适应证,少数经选择的 T_3 病变亦可考虑。同侧声带固定,甲状软骨破坏,环后区、梨状窝尖、环咽肌或舌根部受累,以及难以切除的颈部病变和肺功能低下者,均为禁忌证。局限的梨状窝外侧壁癌局部切除后,咽口较小者可直接缝合关闭咽口,咽口较大者可采取颈阔肌肌皮瓣翻转至下咽缺损区封闭咽口。

(二)下咽后壁癌切除术

限于下咽后壁区内的 $T_{1\sim2}$ 病变适用于行保留喉功能的下咽癌切除术。下咽侧后壁 $T_{1\sim2}$ 癌切除范围包括甲状软骨后1/3、下咽侧后壁、部分梨状窝外侧壁。病变切除后,下咽后壁缺损较大时可以选用脱细胞的口腔修复膜或中厚皮片植皮在颈长肌表面或颈阔肌肌皮瓣整复,封闭咽口。经中线切开下唇、下颌及舌体进路途径适用于 $T_{1\sim2}$ 和经选择的 T_3 病变或下咽后壁区癌放射治疗后复发仍较局限者。对需要保留喉体的下咽后壁癌,从一侧梨状窝区进路切除肿瘤有利于咽部组织瓣的血供,但肿瘤的切缘要特别小心,以免两边咽侧壁的安全切缘不够,造成肿瘤复发。

(三)环后癌切除术

适用于 $T_{1\sim2}$ 病变,经细心选择的 T_3 癌亦可行之。T_4 癌、年老体弱及肺功能不良者均为禁忌证。将喉、气管之后半部分与环后癌整块移除,将喉、气管前半部分拉拢缝合,以胸舌骨肌向后扭转加固并垫高喉上口后壁,术后能恢复发音及吞咽保护功能。

二、保留喉功能的下咽与颈段食管癌切除术后的一期修复

(一)颈阔肌肌皮瓣修复下咽侧壁缺损

部分梨状窝和半喉切除者,可采用颈前肌皮瓣一期整复喉及梨状窝缺损,恢复喉功能。手术方法:在甲状软骨板水平作颈前及颈阔肌矩形皮瓣约 3cm×6cm～4cm×8cm,上平甲状软骨上缘,下平环状软骨。切开皮肤颈阔肌,深达舌骨下肌群肌膜,前游离缘过中线到对侧,外达胸锁乳突肌前缘并以此为蒂,相当于一扇能转动的门。从前缘 3cm 左右再次将表层裂层皮片从颈阔肌肌皮瓣上

掀起,做成同一轴蒂的双皮瓣。从甲状软骨后缘进入咽腔,在保护梨状窝内侧壁和披裂的同时切除原发肿瘤和颈淋巴清扫,病理切缘无癌后,将底层颈阔肌肌皮瓣转入到咽腔,游离缘与咽后壁黏膜缝合,与其对应的皮瓣皮肤缘与梨状窝内侧壁及披裂外侧黏膜缝合,关闭咽瘘口。最后将掀起的皮片复位到颈前与周围皮肤缝合,皮肤缺少的部分可以从周围作移行皮瓣缝合。我们行2例手术,术后半月拔除气管套管,无呛咳,进食发音恢复正常,1年后复查正常。因颈阔肌肌皮瓣不但血供丰富,可提供10cm×5.5cm皮瓣,而且肌质薄,取材方便,创伤较小,成功率较高。但颈部放射治疗后及面动脉切除者不宜采用颈阔肌肌皮瓣修复。

病例一　患者,男,65岁,咽痛2个月入院。左侧梨状窝外侧壁肿块2cm×1.5cm,菜花状,入院诊断左侧下咽癌$T_1N_0M_0$。全麻下行保留喉的下咽外侧壁切除+Ⅱ、Ⅲ、Ⅳ区淋巴清扫+颈阔肌肌皮瓣修复下咽缺损(图14-1)。术后病检报告:左侧下咽高分化鳞癌,切缘及颈淋巴结未见癌。

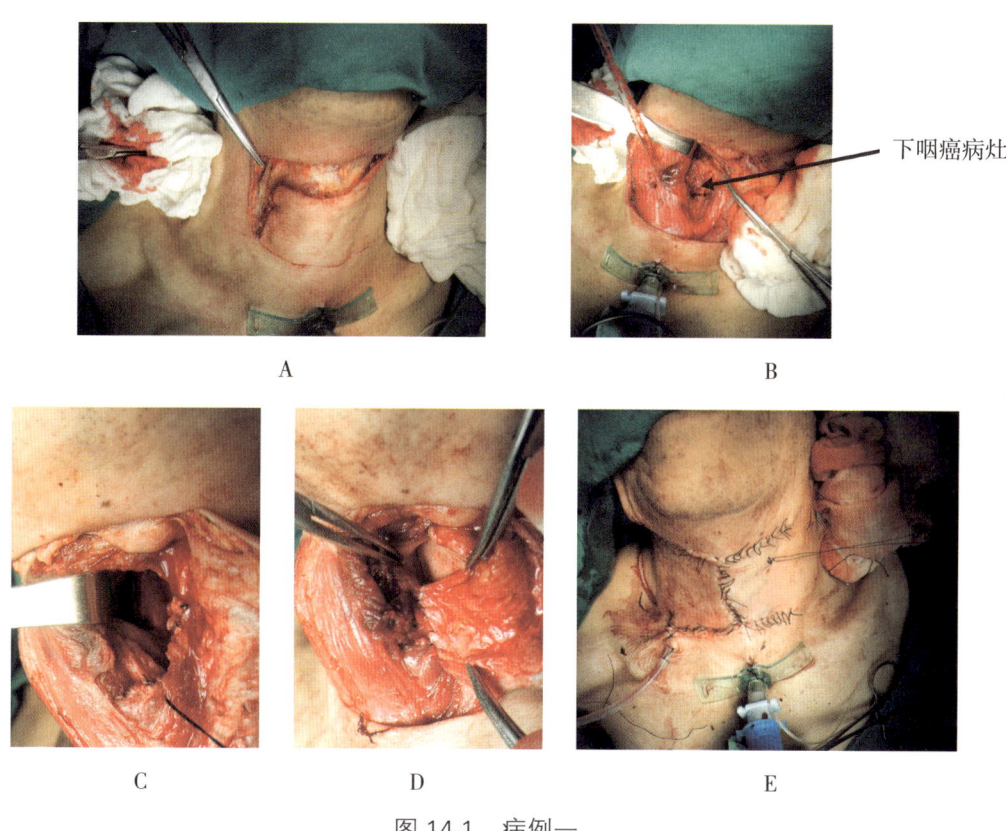

图14-1　病例一
A. 颈阔肌肌皮瓣设计　B. 切除下咽癌原发灶　C. 原发灶切除后下咽缺损　D. 颈阔肌肌皮瓣修复下咽缺损　E. 手术完成时情况

(二) 颏下皮瓣修复下咽缺损

颏下皮瓣血供来源于面动脉的分支。颏下动脉起始于下颌骨下方5mm左右,向前走行于颌下腺的上缘、下颌舌骨肌浅面、二腹肌前腹,沿途发出1～4根动脉穿支到达颈阔肌和颏下皮肤。颏下动脉有1～2根伴行静脉汇入面静脉。制备皮瓣时,皮瓣的上切缘平下颌骨下缘约2cm作切口,保护面动脉和静脉及面神经下颌缘支,切除颌下腺及其周围淋巴结,注意保护到颏下皮瓣的血管分支和穿支。皮瓣包括皮肤、颈阔肌和部分二腹肌前腹,皮瓣最大可达6cm×8cm,厚度1～2cm,血管蒂长6cm。切除了原发灶和颈淋巴结后,在进行颈淋巴清扫的同时保留颌外动静脉不受损伤。切除喉癌及下咽癌的原发灶后,将颏下皮瓣转入咽腔,将皮瓣的皮肤与咽部和残喉黏膜缝合,修补半喉切除术后的一侧下咽缺损。我们应用该皮瓣修补下咽缺损33例,均获成功,但男性患者的咽腔皮瓣有胡须长出是其缺点,术后半年左右可用激光点射毛囊去毛。

病例二 患者,男,62岁,咽痛3个月、声嘶1个月入院。左侧梨状窝内侧壁肿块2.5cm×1.5cm,表面溃疡,入院诊断左侧下咽癌$T_2N_0M_0$。全麻下行左侧垂直部分喉及下咽癌切除+Ⅱ、Ⅲ、Ⅳ区淋巴清扫+颏下皮瓣修复下咽及喉缺损(图14-2)。术后病检报告:左侧下咽高中分化鳞癌,切缘及颈淋巴结未见癌。

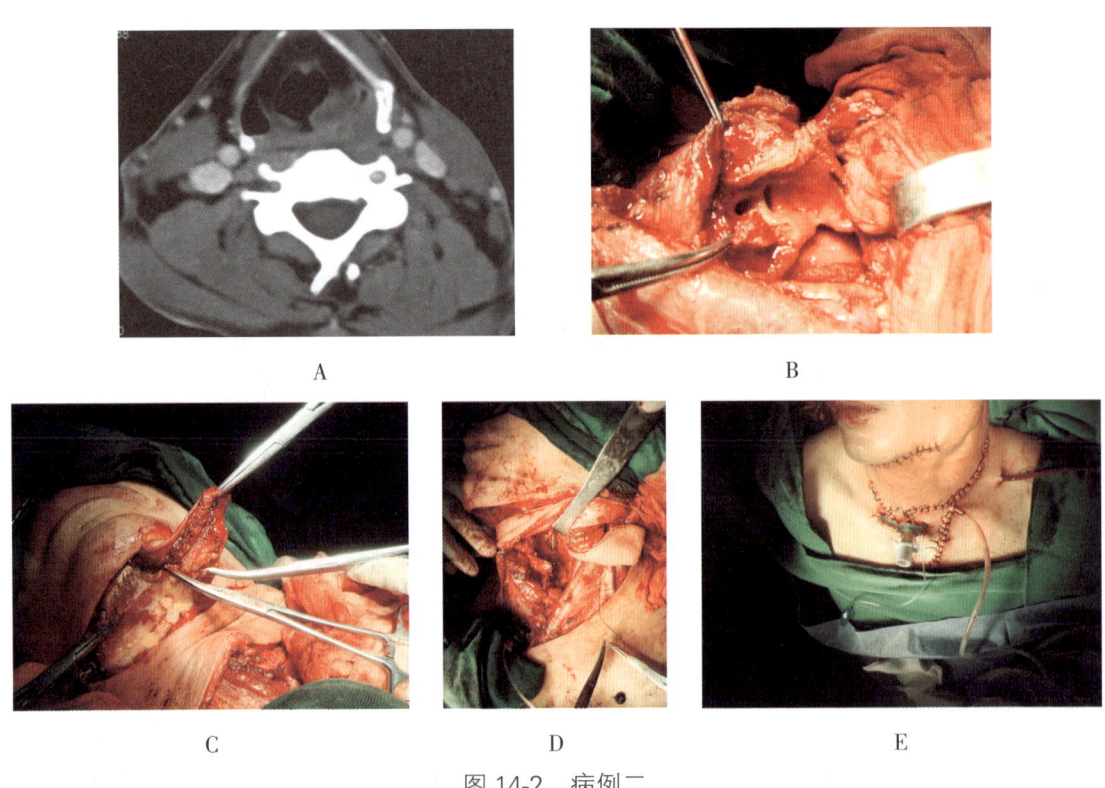

图14-2 病例二
A. 术前CT示梨状窝内侧壁病灶 B. 切除原发灶,保留右侧半喉 C. 制备颏下皮瓣 D. 颏下皮瓣修复左侧喉及下咽缺损 E. 手术完成

(三)前臂皮瓣修复下咽后壁缺损

修复下咽后壁缺损可采用植皮、前臂皮瓣、游离空肠、颈阔肌肌皮瓣。切除仅限于黏膜层时,可任其自愈,或植以裂层皮片。缺损处植以裂层皮片时,周边与咽后壁黏膜缘对位缝合,中间以3-0丝线间距1cm钉缝于椎前筋膜。彭解人报道应用脱细胞的人工组织补片修补咽后壁缺损,因为人工组织补片的基本结构是胶原网架,异体皮产生的免疫反应主要作用于表皮细胞、真皮中的成纤维细胞、内皮细胞等成分,而真皮中的非细胞成分细胞外基质蛋白和胶原蛋白相对无免疫活性。修复咽喉壁缺损后,正常切缘的黏膜细胞沿着组织补片的支架爬行最后覆盖整个缺损区而成为黏膜上皮,咽瘘发生率低,术前和术后放疗也不影响组织补片的移植。也可通过咽侧切开途径制备颈阔肌肌皮瓣并将其覆盖咽后壁缺损。咽后壁较大的缺损需进行精心的手术重建,前臂桡侧游离皮瓣因为其厚度适中,已成为皮肤和黏膜缺损而不需较厚软组织修复的合适的皮瓣,是最理想的下咽重建材料,与黏膜严密缝合修复后可使患者吞咽功能得到满意恢复。距左腕近侧横纹线3cm开始向上设计前臂皮瓣5cm×6.5cm,沿桡动脉的走向在前臂中线切开皮肤皮下及浅筋膜,保护并保留桡神经浅支。在肱桡肌和桡侧腕屈肌之间,暴露桡动脉及伴行静脉,向上解剖,结扎各小分支动脉和静脉。将桡动脉及伴行静脉的远端在皮瓣的近腕端结扎切断,注意保护血管与皮瓣的紧密相连,在肱桡肌与旋前圆肌之间,将血管蒂游离直到近肘关节5cm处结扎切断,使皮瓣的血管蒂长约

10cm。皮瓣制作完成后,将桡动脉及静脉与甲状腺上动静脉或面动静脉吻合。也可将皮瓣置于咽后壁适当位置,吻合血管前,先将皮瓣与黏膜缝合3/4。为避免食管狭窄,颈段食管后壁与游离皮瓣缝合时,可将食管后壁正中纵行裂开小部分,将皮肤楔形植入。本科还采用股前外侧皮瓣修复下咽后壁缺损成功,手术中要注意采用穿支皮瓣技术修薄该皮瓣。

病例三 患者,男,58岁,咽痛2个月入院。下咽后壁肿块2.0cm×1.5cm,表面溃疡,入院诊断右侧下咽癌 $T_1N_0M_0$。全麻下行保留喉的下咽后壁癌切除+右侧Ⅱ、Ⅲ、Ⅳ区淋巴清扫+游离前臂皮瓣修复下咽后壁缺损(图14-3)。术后病检报告:下咽后高中分化鳞癌,切缘及颈淋巴结未见癌。

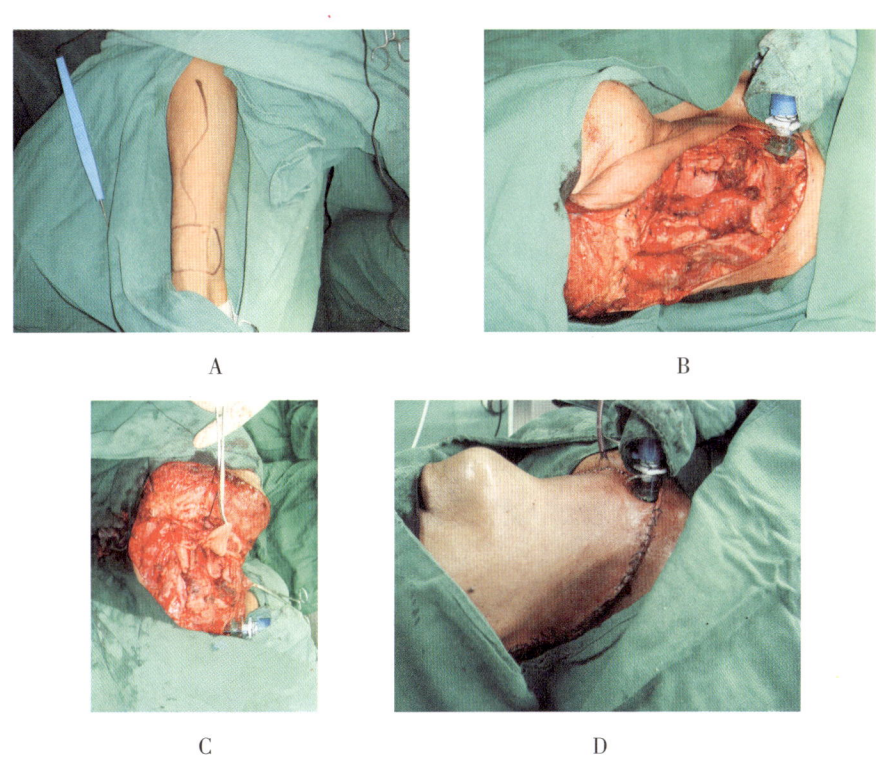

图 14-3 病例三
A. 设计前臂皮瓣 B. 下咽癌切除后下咽右外侧壁及后壁缺损 C. 前臂皮瓣修复下咽后壁缺损 D. 手术完成

(四)游离空肠修复下咽后壁缺损

下咽后壁区 T_2 及经选择的 T_3 病变切除后,可用游离空肠修复,将空肠远离系膜的肠壁剖开,形成空肠片,与咽部缺损黏膜缘缝合,黏膜面作为咽腔黏膜,肠系膜动静脉与选择的适当动静脉吻合。下咽后壁癌侵犯食管者常造成大部分下咽、颈段食管缺损,可选择游离空肠修补下咽后壁缺损和颈段食管缺损,而保留喉体的发音功能。空肠段修补食管入口以上咽缺损部分,应于肠段相对的系膜缘纵行裂开,以肠片形式整复咽部缺损,下段肠管环行与颈段食管残端吻合,肠系膜动静脉与选择的适当动静脉吻合。手术相对简单,但肠系膜动静脉管壁薄,需要高水平的微血管吻合技术和临床经验。理想的供血动脉为面动脉、甲状腺动脉、舌动脉或颈横动脉。腹部手术组行上中腹部切口,选择移植空肠段。近心端的空肠段血管弓更丰富,更适合移植。空肠段和食管进行端端吻合非常理想。理想的空肠段血管有一条动脉和一条静脉通向肠系膜根部。先不切断肠系膜内供应空肠的血管,要等到移植时再进行处理。为保证肠段由上向下蠕动,需在肠壁做好标记,使肠段近心端与咽部吻合,远心端与颈段食管残断吻合,这种顺蠕动方式有利于吞咽。先将移植肠段植入颈部,并将鼻饲胃管插入肠段内,行咽-空肠吻合、空肠-食管吻合,再在显微镜下吻合血管。空肠段长度应适当,过长可使吞咽速度减慢。由于腹腔镜技术的成熟,供体空肠可在腹腔镜下获取,以减少腹腔并发症。

病例四 患者,男,53岁。入院检查见下咽后壁及食管入口菜花状肿块,食管入口狭窄,胃镜不能进入,双声带活动好,喉内结构未见异常,入院诊断下咽及颈段食管癌。入院后食管吞钡照片显示颈段食管约4cm黏膜紊乱伴不规则充盈缺损。行下咽及颈段食管癌切除加左颈部淋巴清扫手术时,见肿块主要侵犯下咽后壁、食管入口及颈段食管达5cm,但环后黏膜正常,双侧披裂及喉体正常,决定保留喉体,进行游离空肠代食管手术。取空肠15cm,移植于颈部,上端在系膜对侧纵行切开肠壁达4cm,平铺与咽后壁黏膜和环后黏膜吻合修复下咽后壁缺损;空肠下端与食管残端(平锁骨水平)端端吻合。显微镜下将肠系膜动脉与甲状腺上动脉吻合,肠系膜静脉与颈外静脉吻合,注意勿损伤喉返神经及环杓后肌肌膜。手术后空肠血供良好。手术后经抗炎、支持对症治疗愈合良好,术后1年复查除进食时少许呛咳及轻度声嘶外,进食吞咽恢复正常。

病例五 患者,男,69岁。入院检查见下咽后壁癌侵犯食管入口,且颈部淋巴结转移癌侵犯了甲状腺和一侧颈内静脉,行下咽癌联合根治术,保留喉体,切除下咽和2/3颈段食管后,同时切除受侵的甲状腺和颈内静脉,同样用游离空肠修复下咽和颈段食管缺损,显微镜下将肠系膜动脉与颈横动脉吻合,肠系膜静脉与颈外静脉吻合,术后恢复良好,发音、进食基本正常。

病例六 患者,男,56岁,咽痛2个月入院。入院检查见下咽后壁肿块6.0cm×3.5cm,表面溃疡,侵犯颈段食管,入院诊断下咽癌$T_3N_0M_0$。全麻下行保留喉的下咽及颈段食管癌切除+左侧颈Ⅱ、Ⅲ、Ⅳ区淋巴清扫+游离空肠修复颈段食管及下咽后壁缺损(图14-4)。术后病检报告:下咽后高中分化鳞癌,切缘及颈淋巴结未见癌。

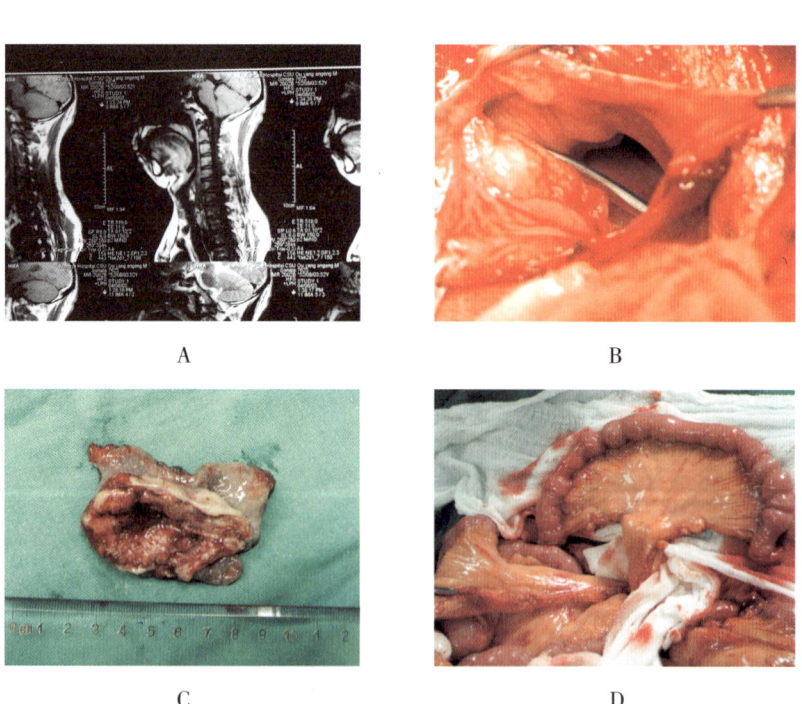

A

B

C

D

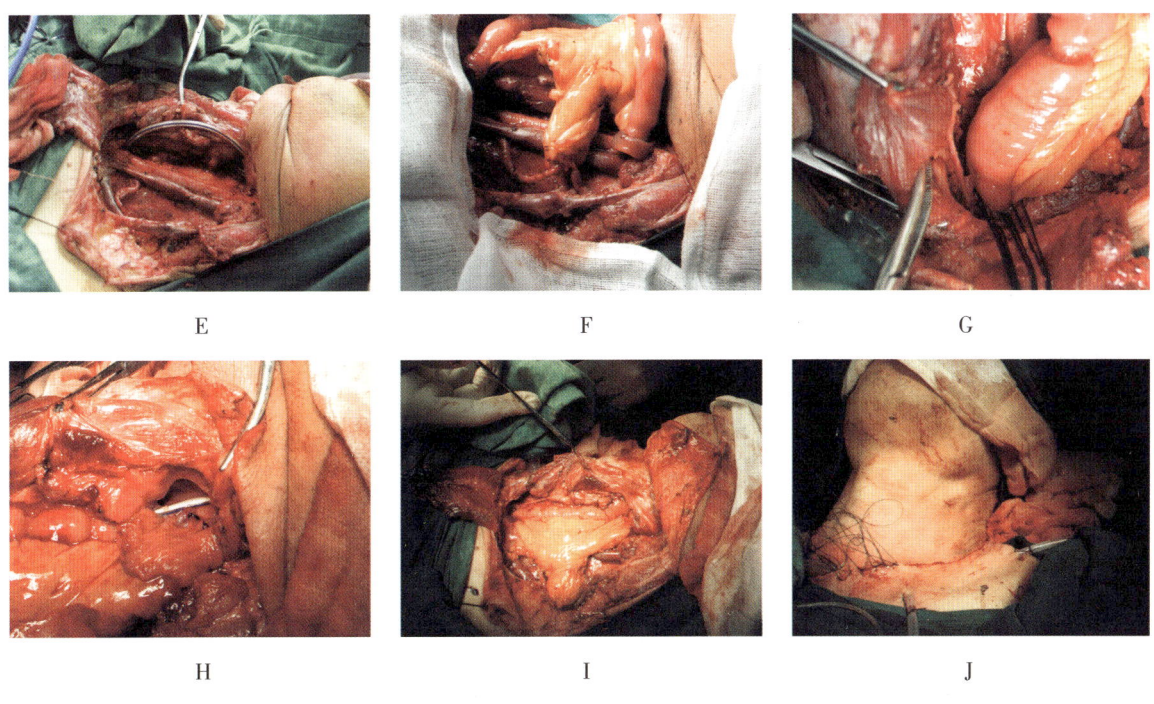

图 14-4 病例六

A. 术前 MIR 示下咽后壁肿块前突 B. 切开梨状窝内侧壁 C. 手术标本 D. 游离空肠 E. 颈段食管及下咽缺损 F. 游离空肠的显微血管吻合 G. 空肠与胸廓入口食管吻合 H. 剖开空肠修补环后及下咽后壁黏膜缺损 I. 空肠修补完毕 J. 手术完成

（五）胃上提代食管修复咽和颈段食管缺损

部分患者的下咽癌侵犯颈段食管或原发颈段食管癌，需要行下咽、全喉切除，在食管多发肿瘤和切除的下切缘延伸到胸骨后时，无法用游离空肠修复食管缺损，可用胃上提修复咽部和食管的环形缺损，重建咽和颈段食管功能。

行气管切开全麻后，取平卧位，肩部垫高。颈部作大 U 形切口，切开皮肤、皮下及颈阔肌，分离皮瓣上到舌骨上缘，下到锁骨水平。切断甲状腺峡部，结扎甲状腺左叶血管，切除部分左侧甲状腺组织，暴露气管食管沟，探查上纵隔，评估咽喉癌或颈段食管癌是否能被切除。在经过评估肿瘤能切除时，即可进行颈部的原发灶切除和腹组的胃部游离手术。行颈部淋巴清扫术后，进行原发灶手术。结扎喉上动脉、环甲动脉，保留正常的甲状腺和甲状旁腺，切断气管，最后将喉体周围组织游离但不切断而与食管入口相连，以便行全喉、全下咽及全食管的整体切除。当气管膜部与食管无法分离时，则需切除气管前壁和喉体，保留气管膜部及后壁与食管相连到下一步手术。手指或长器械分离胸部上段食管，将食管和喉体的前后左右游离，并分离周围组织逐渐游离到上胸段食管周围。在分离食管周围组织时，注意对供应食管的血管结扎切断止血，直至游离食管到达气管隆突水平。

在决定行全食管切除＋胃上提代食管的手术后，胸腹组医师行上腹部正中切口，进入腹腔后探查肝、结肠，暴露胃前壁，切断横结肠韧带和脾胃韧带，游离胃体，分离十二指肠和胰头以增加胃活动度。分离结扎切断胃左血管、胃短血管。保留胃网膜右血管，胃右血管尽量保留，亦可予结扎切断。剪开膈食管裂孔周围腹膜，在胸廓入口颈段食管作 1.5cm 长的小切口，插入食管剥脱器，从胸段食管向下将剥脱器头送达胃部，切断贲门与胃体连接，下端用粗丝线贯穿缝扎固定于剥脱器上。结扎线系长纱布条，术者手持剥脱器柄，持续缓慢地向颈部方向牵拉，作内翻剥脱。一方面剥脱食管，一方面自腹腔带进纱布条至剥脱的食管床以压迫止血。剥脱的食管呈内翻状态，自胸廓入口接出，纱布条的上下端分别遗留在颈、腹切口之外。沿贲门胃小弯侧用切割缝合器做成约 5cm 宽的管状胃,于管状胃的最高处行浆肌层缝合三根 4-0 线作牵引线,将此三根牵引线结扎在食管床内的纱布条腹侧端,一般止血纱布条压迫 10min 左右。再从颈部上提纱布条,就可以将胃从食管床带到颈部,与食管的残端或下咽部作吻合。先吻合后壁,然后把十二指肠营养管经吻合口送入空肠上段,胃管送入管状胃内,再吻合前壁。

冲洗颈部伤口后,在术侧置放负压引流管 2~3 根,进行气管造瘘,缝合颈阔肌、皮下及皮肤。

常规腹部伤口冲洗后,分层关闭腹腔,于手术室常规行胸部 X 线片,如伴有液气胸时需进行胸腔闭式引流。

胃代食管的优点是一期修复上消化道,且只有一个吻合口,供血血管优于其他组织,而且吻合口不易发生狭窄和渗漏。目前用管状胃代食管后,其对心脏和纵隔的压迫减轻,并发症减少。

胃和十二指肠溃疡、胃肿瘤、胃右血管缺如或供血不足、曾施行胸和纵隔或上腹部手术者、咽部肿瘤累及口咽和下咽者均视为胃代食管手术的禁忌证。

(六) 近全喉切除加发音管重建

一侧下咽内侧壁癌侵犯喉的范围较广时,保留部分喉具有一定难度,此时可以将一侧下咽癌和受侵的喉切除,保留健侧的杓状软骨和喉腔的后壁,将残存的喉腔黏膜和健侧的梨状窝黏膜及声门下缝合成一个直径约 8mm 的通气管道,切除第一、二气管软骨环,再将修剪后的气管壁缝合成顶端开口通向黏膜管的穹窿腔,术后压盖气管套管的管口,空气就可以从气管通过黏膜管进入咽腔,在口鼻腔的辅助下发出声音。若残留黏膜较少的话,可用颏下皮瓣修补黏膜缺损。

病例七　患者,男,58 岁,咽痛伴声嘶 2 个月入院。入院检查见会厌喉面肿块 2.0cm×2.5cm,侵犯双侧室带与声带,左侧声带固定,表面溃疡,入院诊断声门上型喉癌 $T_3N_0M_0$。全麻下行保留右侧披裂的近全喉的切除＋左侧Ⅱ、Ⅲ、Ⅳ区淋巴清扫＋颏下皮瓣修复咽部缺损(图 14-5)。术后病检报告:喉高中分化鳞癌,切缘及颈淋巴结未见癌。

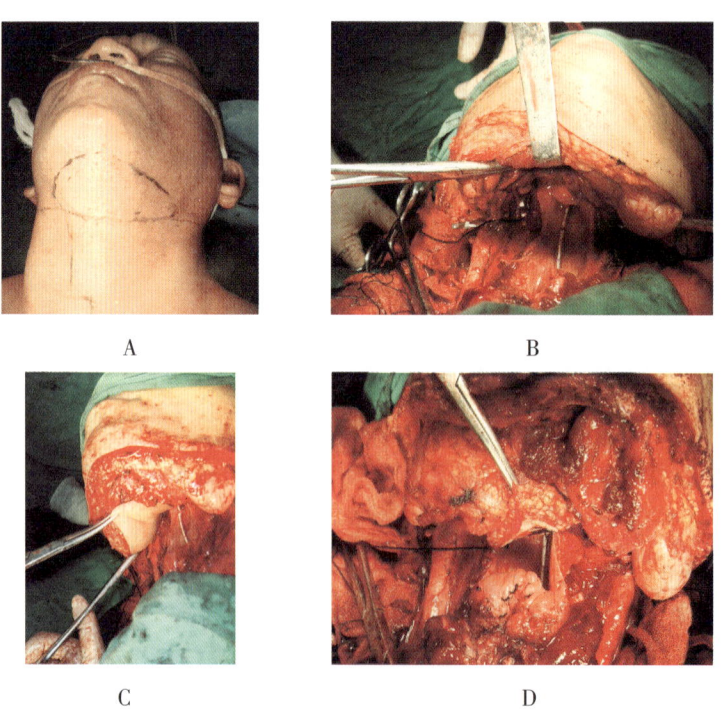

图 14-5　病例七
A. 颏下皮瓣设计　B. 喉切除后喉及下咽缺损　C. 颏下皮瓣植入咽腔
D. 发音管再造＋颏下皮瓣修复下咽缺损

（七）胸大肌肌皮瓣或股前外侧皮瓣修复全喉缺损

侵犯喉、舌根及范围较大的下咽癌均需要行全喉切除或部分下咽切除，此时，由于咽部黏膜的缺损较大，很难关闭咽瘘口。胸大肌肌皮瓣则是极好的修复咽部缺损的材料，它是以胸肩峰动脉的胸肌支为轴心血管的带蒂肌皮瓣，厚实的胸大肌能保证皮瓣的良好血供。一般来说，胸大肌肌皮瓣取需要修补的咽部缺损的同侧胸大肌。在进行了同侧颈淋巴清扫及全喉切除和（或）舌根切除和部分下咽切除后，根据咽部缺损的大小设计胸大肌肌皮瓣的大小及肌蒂的长度。先测量锁骨中点到咽瘘缺损的远端距离，再以此点向下标记胸大肌肌皮瓣远端的距离。切开内侧的胸大肌及皮肤后，将胸大肌从肋骨表面剥除，直到胸大小肌之间的肌膜间隙，在胸大肌肌膜深面可以发现胸肩峰动脉的胸肌支。以此血管为轴心做成蒂宽约 5cm 的带蒂皮瓣转向颈部，将皮瓣的皮肤面朝向咽腔，与咽部残留黏膜缝合关闭咽瘘口。其肌蒂可以覆盖颈动脉而加以保护。另外，改良的胸大肌肌皮瓣可以适应不同的患者。例如对女性患者，可以将皮瓣设计在乳腺的内侧呈长纵形皮瓣，将乳腺组织及乳房皮肤向外分离，仅切取胸大肌及内侧皮肤的肌皮瓣，肌皮瓣转向颈部后，即可将外侧的乳腺组织向内与切口皮肤缝合，可以基本保留乳腺的相对正常位置。若要求修补的皮瓣较大时，也可以设计成乳房组织内侧及下方的半月形皮瓣，而保留乳房组织，肌皮瓣移去及乳房归位后既可减少患侧乳房的畸形又能覆盖胸内下部的皮肤缺损。当熟练掌握显微外科技术后，可以优先采用游离股前外侧皮瓣修复咽部黏膜缺损。该皮瓣血管蒂较长，血管口径较大，容易吻合血管使修复得以成功；皮瓣供区较为隐蔽，避免了胸大肌肌皮瓣造成胸部供区瘢痕和畸形的缺点。

病例八　患者，男，46 岁，喉癌垂直部分喉切除术后半年，复发溃烂 2 个月、进食困难半月入院。查喉腔见菜花状肿块，颈部肿块达 12cm×8cm，溃烂达 8cm×6cm，入院诊断喉癌术后复发 $T_4N_1M_0$。全麻下行全喉切除＋颈部肿块切除＋双侧Ⅱ、Ⅲ、Ⅳ、Ⅴ区淋巴清扫＋游离股前外侧皮瓣修复咽部黏膜及颈部皮肤缺损。将皮瓣中上 1/3 切除部分表皮后折叠，1/3 修复下咽黏膜缺损，2/3 修复颈部皮肤缺损（图 14-6）。术后病检报告：喉高中分化鳞癌，切缘未见癌。术后予以放疗。

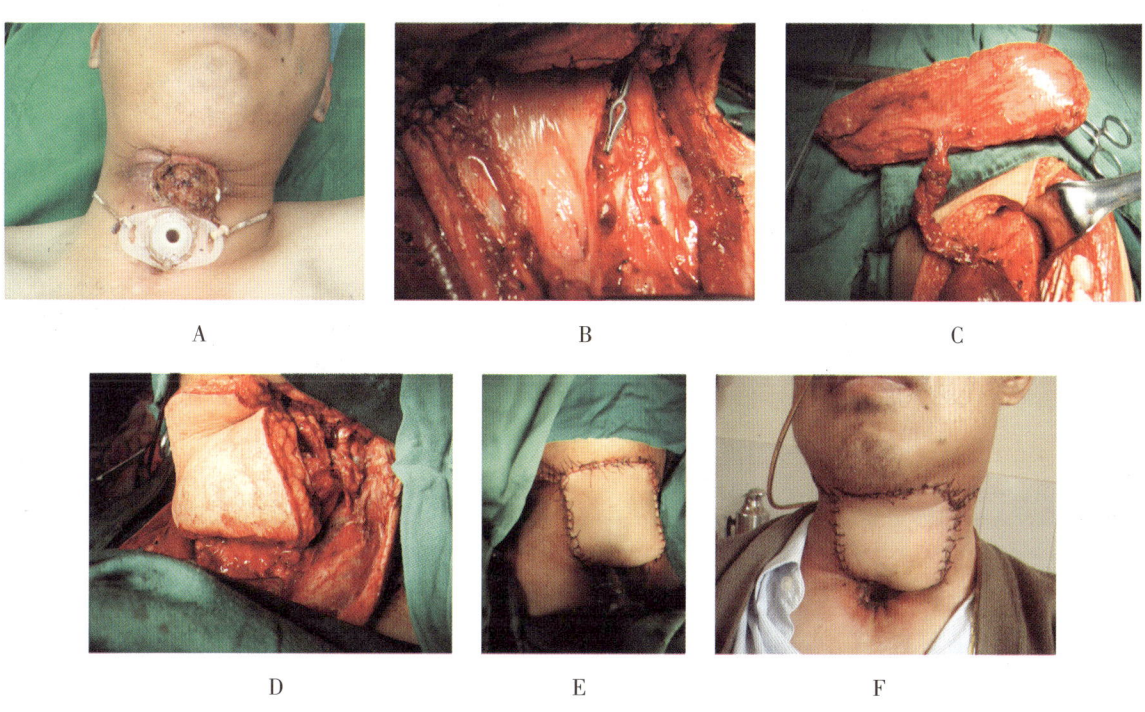

图 14-6　病例八
A. 颈部肿块及皮肤溃烂　B. 喉癌切除后咽部及颈部软组织缺损　C. 游离股前外侧皮瓣制备　D. 游离股前外侧皮瓣折叠修复咽部黏膜及颈部皮肤缺损　E. 手术完成　F. 术后 2 周伤口愈合良好

(八) 复杂咽喉部缺损和颈段食管缺损的修复

对于复发的喉癌或下咽癌或复杂的咽喉癌,在切除病灶后,通常除了咽部黏膜缺损外,部分晚期患者伴有颈部皮肤缺损和颈段食管缺损,需要修补的缺损不仅有咽部黏膜、颈部皮肤,还有颈段食管。我们用游离空肠代替食管,用游离股前外侧皮瓣修补舌根和咽部黏膜缺损,用胸大肌肌皮瓣修补颈部皮肤缺损,将一个咽颈部溃烂、恶臭的咽喉癌患者,从极其低劣的生活质量里拯救回到相对正常的生活质量的状态。随着医疗技术的提高和患者强烈的求生欲望,用两种或三种复合组织瓣修复咽、食管和颈部皮肤缺损的病例正逐渐增多。

病例九 患者,男,36岁,喉癌全喉切除术后半年,复发2个月入院。查咽腔见菜花状肿块,造瘘口上方颈部肿块达8cm×4cm,溃烂面积达3cm×2cm,入院诊断喉癌术后复发$T_4N_1M_0$。全麻下行造瘘口复发癌切除＋颈部肿块切除＋双侧Ⅱ、Ⅲ、Ⅳ、Ⅴ区淋巴清扫＋游离空肠修复咽部及颈段食管缺损＋胸大肌肌皮瓣修复颈部皮肤缺损(图14-7)。术后病检报告:喉高中分化鳞癌,切缘未见癌。术后予以放疗。

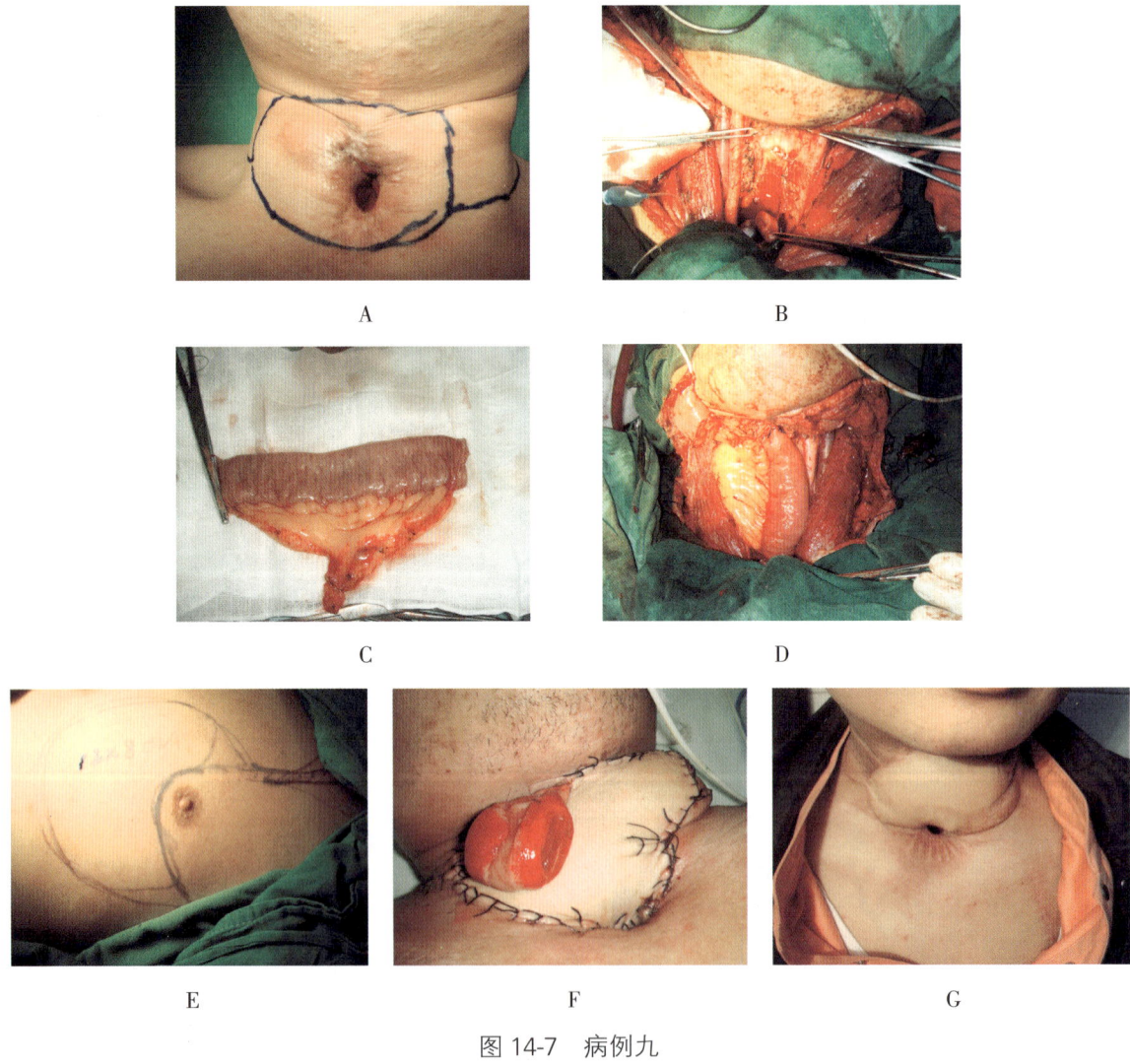

图14-7 病例九

A. 造瘘口复发癌及皮肤溃疡　B. 咽部黏膜及颈部皮肤缺损　C. 游离空肠制备　D. 空肠修复颈段食管及下咽黏膜缺损　E. 胸大肌肌皮瓣制备　F. 观察血供的肠管外置和胸大肌肌皮瓣修补颈部皮肤缺损,手术完毕　G. 术后半年进食正常

病例十 患者男,67岁,因垂直部分喉癌术后复发及γ刀放疗未控入院。全麻下行全舌切除＋

全口咽及下咽切除＋全喉切除＋颈段食管切除＋颈淋巴清扫,用游离空肠修复颈段食管缺损,游离股前外侧皮瓣修复咽部黏膜缺损和全舌再造及部分颏部皮肤缺损,胸大肌肌皮瓣修复颈部皮肤缺损。游离空肠之肠系膜动脉与左面动脉端端吻合,肠系膜静脉与左颈内静脉端侧吻合,游离股前外侧皮瓣的旋股外动脉与右舌动脉端端吻合,静脉与颈内静脉端侧吻合,手术成功(图14-8)。目前能进半流饮食,已成活近2年。

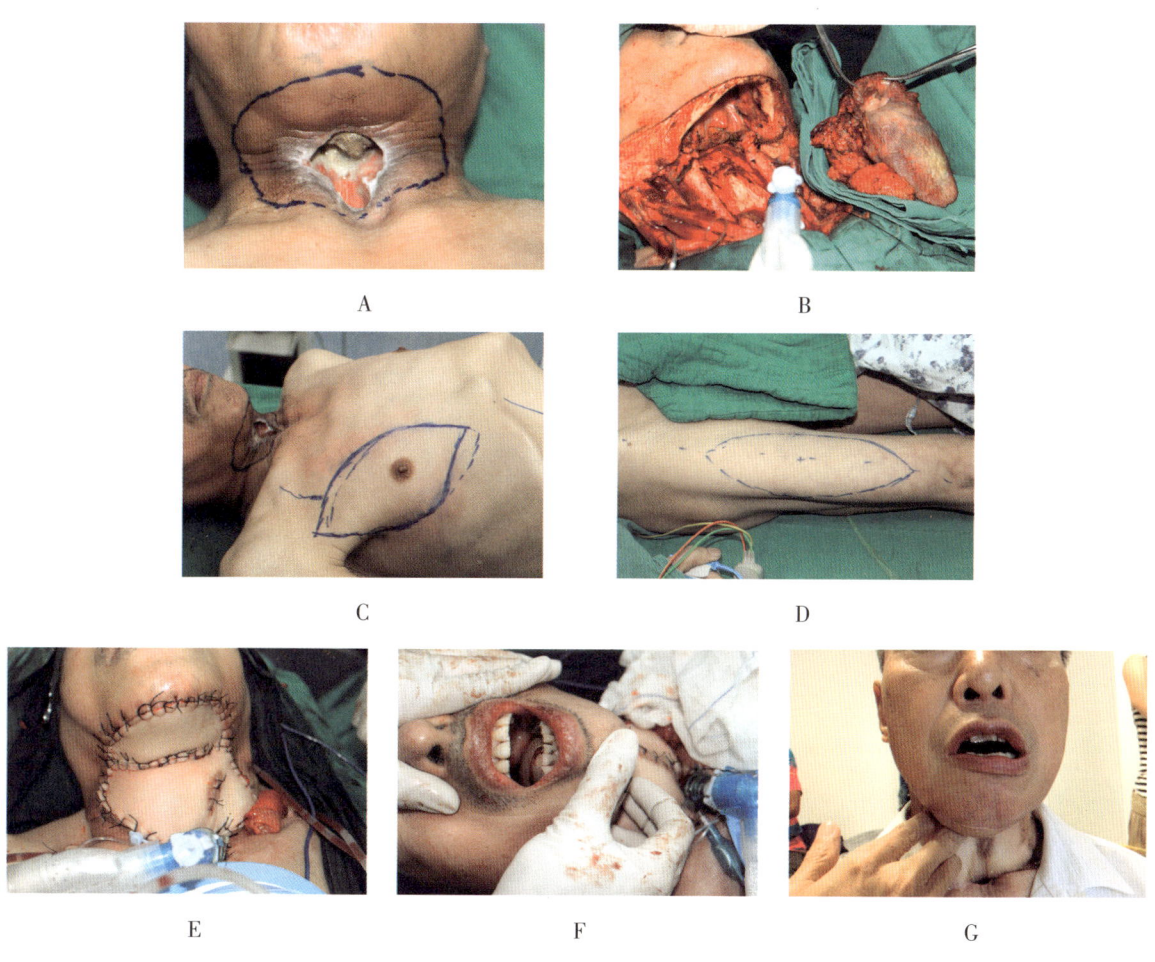

图14-8　病例十

A. 术前颈部皮肤溃烂、咽瘘及舌根肿块　B. 切除原发灶后舌体肿块标本及咽部和颈部组织缺损　C. 设计胸大肌肌皮瓣　D. 设计游离股前外侧皮瓣　E. 手术结束时见颏部皮肤缺损,用部分游离股前外侧皮瓣修复,颈部皮肤缺损由胸大肌肌皮瓣修复,空肠窗段预留在左颈部以便观察血供　F. 张开口腔后见游离股前外侧皮瓣所做的全舌再造　G. 术后1年半复查,能进流质饮食。因为皮瓣相对较大,平时需要佩戴气管套管。此时用手撑开皮瓣便于检查

（陈杰　陈跃军）

参考文献

[1] Jatin Shah. 头颈外科学与肿瘤学[M]. 韩德民,于振坤,译. 第3版. 北京:人民卫生出版社,2010:235-266.

[2] 蒋耀光,王如文,范士志,等. 下咽及颈段食管癌的手术治疗[J]. 中华胸心血管外科杂志,2001,17(6):340-342.

[3] 林心强,王挥戈. 下咽癌术后下咽缺损修复方法的选择[J]. 临床耳鼻咽喉科杂志,2002,16(6):263-264.

[4] Wang T, Li X, Lu Y, et al. Preservation of laryngeal function in treatment

of hypopharyngeal carcinoma[J]. Chin Med J, 2002, 115(6): 892-896.

[5] 王天铎. 下咽癌的手术治疗现状[J]. 临床耳鼻咽喉科杂志, 2000, 14(6): 243-245.

[6] Wang R, Jiang Y, Fan S, et al. Repair of stricture of cervical esophagus with platysma myocutaneous flaps[J]. Chin Med J, 1999, 112(2): 132-135.

[7] Koch W M. The platysma myocutaneous flap: underused alternative for head and neck reconstruction[J]. Laryngoscope, 2002, 112: 1204-1208.

[8] 闫艾慧, 潘子民, 费声重. 颈部矩形返折肌皮瓣一期下咽重建[J]. 中华肿瘤杂志, 2000, 22(1): 85.

[9] 龚太乾, 蒋耀光, 王如文. 颈阔肌皮瓣的临床应用进展[J]. 重庆医学, 1999, 28(6): 463-464.

[10] 喻建军, 黄文孝, 魏威. 颏下皮瓣修复头颈肿瘤术后缺损的临床研究[J]. 中国耳鼻咽喉颅底外科杂志, 2002, 8(1): 8-10.

[11] 王建宏, 祁永发, 唐平章, 等. 36例下咽后壁鳞状细胞癌的临床分析[J]. 癌症, 2005, 24(9): 1106-1110.

[12] 彭解人, 蔡翔, 王心涛, 等. 脱细胞真皮基质黏膜组织补片在咽部修复中的应用[J]. 中华耳鼻咽喉头颈外科杂志, 2006, 41(3): 195-197.

[13] Bhathena H M. Free jejunal transfer for pharyngo-esophageal reconstruction[J]. Acta Chir Plast, 2002, 44(4): 120-123.

[14] 张彬, 唐平章, 徐震纲, 等. 下咽环周缺损重建方法的选择[J]. 中华耳鼻咽喉科杂志, 2004, 39(7): 419-424.

[15] Wadsworth J T, Futran N, Eubanks T R. Laparoscopic harvest of the jejunal free flap for reconstruction of hypopharyngeal and cervical esophageal defects[J]. Arch Otolaryngol Head Neck Surg, 2002, 128(12): 1384-1387.

[16] Saitua F, Madrid A, Capdeville F, et al. Pharyngo-esophageal reconstruction by free jejunal graft and microvascular anastomosis in a 10-year-old girl[J]. J Pediatr Surg, 2004, 39(7): 10-12.

第十五章 乳腺癌术后缺损的修复

乳腺癌是全球女性最常见的恶性肿瘤,在过去的20年中乳腺癌的发病率持续增加,据世界卫生组织(WHO)国际癌症研究会估计,2002年全球女性乳腺癌新诊断的病例达115万,占全部女性恶性肿瘤发病的22.7%。乳腺癌也是危害中国女性健康的常见肿瘤之一,有资料显示上海市区女性乳腺癌发病率已从20世纪70年代的20.38/10万上升到2007年的69.22/10万。

第一节 乳腺癌术后乳房再造术

一、概述

乳房是女性身体上的重要组成部分,是女性第二性征的标志性器官之一,是女性形体美最重要的器官。它有泌乳、哺育功能,还具有美容的特性。乳腺癌术后致乳房缺失不仅影响女性体态完美,而且对患者的身心造成严重的影响,甚至影响到周围的人际关系和家庭的稳定,给社交、工作和生活带来许多不便。随着人们生活水平的不断提高以及乳房再造技术日臻完善,乳腺癌术后的乳房再造越来越得到大家的关注。

乳房再造术是指利用自体组织移植或乳房假体重建因患乳房疾病行乳房切除术后的胸壁畸形和乳房缺损。目前,乳房再造的手术方法有自体组织移植和乳房假体植入两大类,其中以下腹部横行腹直肌肌皮瓣和背阔肌肌皮瓣应用最广。

乳房再造的目标是提高乳腺癌患者的生活质量(quality of life,QOL),但乳房再造必须是个性化的,包括患者全身状况的评估、乳腺癌切除手术方式的选择、疾病的分期以及与对侧乳房的对称性等等。乳房再造前应进行一次全面的肿瘤学方面的检查,遵循肿瘤学治疗原则,如发现有肿瘤全身转移或局部复发者,或重要脏器功能不全者,则不宜进行乳房再造手术。

乳房再造时期分为即时乳房再造和后期乳房再造。临床实践证明,在乳腺癌根治手术的同时进行乳房再造(即时乳房再造),手术安全可行,乳腺癌复发率及死亡率等方面与单纯乳腺癌根治术相比并无明显差异,因此近年来即时乳房乳房再造成为一种趋势。即时乳房再造的优点是患者无乳房缺损所造成的心理上的磨难,再造的乳房下皱襞比较自然,局部皮瓣比较柔顺,而且总手术费用和总的住院时间比后期乳房再造少;缺点是潜在手术并发症的发生率较单纯乳腺癌切除术有增加。

后期再造的优点是患者对乳房缺损有着切身的体验,对是否要求乳房再造能够作出理性的判断,术后满意度较高,有报道后期再造乳房可减少上肢淋巴水肿的发生;缺点是需要两次手术,所需费用也较即时再造高。传统上认为乳腺癌手术后1~2年,无局部复发和远处转移者可进行乳房再造。现在一般认为化疗结束3个月后即可行后期乳房再造。

乳房再造方法的选择应根据患侧乳腺癌切除的方式以及和健侧乳房的情况来决定。首先应考虑和检查患侧乳房切除后瘢痕的形态、方向,皮肤的松紧度和质地,胸大肌是否保留、其质量如何,锁骨下区及腋窝部组织缺损情况,腋前襞形态是否完整等。同时应检查健侧乳房的丰满和下垂程度,以及患者的年龄、一般身体状况、腹部和背部以前的手术瘢痕等。同时考虑患者对健侧乳房是否有增大、缩小以及下垂矫正的要求。一般情况下大部分患者拒绝对健侧乳房进行任何的手术操作。

TRAM皮瓣乳房再造手术可以满足几乎所有类型的乳房再造要求,其组织量大,再造乳房的形态自然,有一定的丰满和下垂程度,可以达到和健侧对称,特别是乳腺癌根治术后或扩大根治术后组织需要量较大时;缺点是手术创伤较大,存在腹部疝可能。

背阔肌肌皮瓣和扩大背阔肌肌皮瓣适合于乳房良性肿瘤或保乳治疗手术后乳房部分缺损的患者,以及保留胸大肌的改良根治术后或保留皮肤的乳腺癌根治术后健侧乳房中等大小的患者。部分患者可以合用乳房假体再造乳房。

应用乳房假体或先行皮肤扩张后再植入乳房假体的乳房再造术,适用于保留胸大肌的改良根治术后乳房体积中等或较小、无明显下垂者,特别是不愿或不能接受较大手术创伤以及年龄较大的患者。

二、乳腺癌术后即时乳房再造

乳房再造手术可以恢复女性乳房的形态,增进患者的身心健康,提高生存质量。对早期发现的乳腺癌,在乳腺癌根治手术同时进行乳房再造。乳腺癌治疗术后即时乳房再造由乳腺癌切除和乳房再造两部分组成。需要乳腺外科医师和整形科医师的合作。手术可以分切除组和再造组两组同时进行,也可以两组先后进行。关于即时乳房再造手术,要重视肿瘤学上的安全和美容形态的满意两方面的因素。肿瘤外科在行乳腺癌根治时,重点考虑肿瘤切除的彻底性、手术后的综合治疗和定期随访、及时发现肿瘤复发等,防止因顾虑美容整形效果造成手术不彻底;手术过程中要重视无瘤原则,防止因手术不当操作导致肿瘤种植播散。整形科重点考虑再造乳房的形态美容效果,增强皮瓣的血液供应,减少供区并发症。

三、乳腺癌改良根治术与即时乳房再造

1882年Halsted创用乳腺癌根治手术,切除整个乳腺组织包括大部分乳房皮肤,分离薄的胸部皮瓣,切除胸部肌肉,彻底清除腋窝淋巴结,很长时间内成为标准的手术方式。20世纪60年代逐步开始缩小局部手术切除范围,保留胸大肌,随后研究资料表明两组治疗方法的生存率没有显著差异。因而改良根治术逐步取代了乳腺癌根治术,成为最常用的乳腺癌的治疗方法。

改良根治术的手术方法虽然大同小异,但每个人都有所不同,包括切口的位置、方向、大小,切除的顺序,腋窝淋巴结清扫的范围,引流管的放置,术后包扎等各个环节。正如Silen所说:"之所以称为改良根治术,是因为每个人在Halsted的基础上都有自己的改良之处。"

(一)乳腺癌切除

诊断尚不明确者,先在局部浸润麻醉下完整切除肿块,送冰冻病理切片检查,待诊断明确后,再重新进行麻醉消毒手术。

乳房皮肤切除的目的是在切除乳腺组织的同时,切除可能有肿瘤细胞浸润的皮肤。梭形切口

可以是横行也可以是纵行,以横行切除后的形态较佳。切除范围应包括活检切口,至少远离乳晕边缘和活检切口 1~2cm 以上。

1 乳腺切除　沿标志线切开皮肤后,助手用皮肤拉钩牵拉皮瓣,术者用左手压迫牵拉乳腺组织,右手持电刀分离。对较大的血管随时结扎或电凝止血。皮瓣剥离范围上至锁骨,下至乳房下皱襞下 2~3cm 近肋弓缘,内侧为胸骨正中线,外侧近背阔肌前缘。皮瓣应包括皮下 0.5cm 厚的皮下脂肪组织,以维持血液供应,防止皮瓣坏死。自内侧切开胸大肌筋膜,将乳腺组织连同胸大肌筋膜一起向外分离,仔细结扎胸廓内血管的肋间穿支,注意防止血管断端回缩到胸腔内,在肋间盲目钳夹寻找回缩的血管断端,有报道损伤胸膜造成气胸者。自内向外剥离至胸大肌外侧,随着库柏(Cooper)韧带逐渐消失,分离层次越发明显,操作相对较易进行。肿瘤位置较深,与胸大肌筋膜粘连者,在肿瘤部位需要切除部分胸大肌肌肉组织。游离胸大肌外缘显露胸小肌,自内向外切除胸小肌筋膜及两肌间的淋巴组织。此时应注意绕过胸小肌进入胸大肌底部的胸前内侧神经,损伤该神经会导致胸大肌下 1/3 肌肉萎缩。将胸大肌和胸小肌一并向内向上牵开,显露腋静脉和腋脂肪垫。

2 腋窝淋巴结清扫　随着前哨淋巴结概念的提出,腋窝淋巴结的清扫范围也是目前乳腺外科领域内争论的焦点之一。临床资料表明腋窝淋巴结前群、中央群及肩胛下淋巴结清扫(1、2 级淋巴结清扫)已能够起到防止腋窝肿瘤复发、提示预后的作用,没有必要常规清扫尖群淋巴结(3 级淋巴结清扫)。无远处转移的乳腺癌患者,尖群淋巴结受累者不到 4%,而且 3 级淋巴结清扫会大大增加手术后上肢慢性淋巴水肿的概率。目前临床上应用最广的是 1、2 级淋巴结清扫手术。

清扫方法如下:打开腋筋膜,显露腋静脉,结扎血管分支,清除其周围淋巴结,注意不要剥除腋静脉外膜。沿腋静脉和胸外侧壁向下向外清扫,分离前锯肌筋膜和肩胛下肌、背阔肌在腋窝处的筋膜,注意保护胸长神经、胸背神经以及肋间臂神经,保护肩胛下血管,最后将乳房连同胸大肌筋膜、胸小肌筋膜、胸肌间淋巴组织、腋静脉周围淋巴组织和其他肌群的筋膜一并切除。清扫过程中在使用电刀的同时注意多用缝线结扎,可以减少术后的淋巴液渗出。

腋窝淋巴结清扫完成后,伤口仔细止血,用生理盐水或蒸馏水冲洗伤口,于腋窝皮瓣最低点作一戳口,放置多孔乳胶管,术后负压吸引,敷料填塞,加压包扎,促进腋窝皮瓣贴附和防止血肿形成。

(二) 即时乳房再造

适用于有再造要求,原位癌或 1、2 期的早期乳腺癌,无严重心肺疾患、糖尿病等一般手术禁忌证的患者。

即时乳房再造的方法和二期乳房再造相同。每种再造方法各有优缺点,依据患者的情况和手术者的经验加以选择。再造的方法有扩张器假体植入、扩大背阔肌肌皮瓣、TRAM 皮瓣等方法,对于乳房中等大小的东方女性来说,扩大背阔肌肌皮瓣是良好的方法之一。应用自体组织移植进行乳房再造时,我们喜欢用下腹直肌肌皮瓣或扩大背阔肌肌皮瓣。

由于改良根治手术保留完整的胸大肌,不破坏腋前襞形态,锁骨下区不需要充填,因此组织需要量相对不大,切除皮瓣血供欠佳的 4 区和部分 3 区的单蒂 TRAM 皮瓣可以满足再造要求。术中发现静脉回流障碍,皮瓣淤血,有紫斑,单纯附加吻合一条静脉即可。扩大背阔肌肌皮瓣供区严重并发症较 TRAM 皮瓣者轻而少,组织量充分,尤其适合于中、小乳房的再造,对于东方女性是良好的手术方法。

乳房塑形时,患者取半卧位,将皮瓣上端固定于锁骨下。由于腋前襞的形态得以保留,皮瓣不需固定于上臂内侧。皮瓣量较少时,可以不塑造尾叶。乳房下皱襞剥离时,应与健侧对称,缝合固定形成新的乳房下皱襞。

(三) 并发症

1 血肿和皮下积液 血肿和皮下积液是乳腺癌术后最常见的并发症。切口内血肿形成多因术中止血不彻底所致,术中彻底止血是预防血肿的关键。切口内留置负压引流管和局部可靠的加压包扎,有利于防止术后切口内血肿形成。血肿较大时,应及时开放伤口,清除淤血,重新止血,防止造成感染。皮下积液呈淡黄色,是血清渗出和淋巴渗出的混合成分,多因皮瓣固定不佳或引流不畅所致。术中缝合腋窝皮下筋膜,腋窝加压包扎,术后保持通畅的持续负压引流是预防皮下积液的关键。皮下积液常见于腋窝部和切口的下端。放置负压引流管时,应防止漏气,于皮瓣的最低点引出。发现皮下积液时,量少者可穿刺加压包扎,量多者应戳孔重新放置负压引流管,或拆除数针缝线扩开切口引流,局部加压包扎。

2 腋静脉损伤和静脉炎 静脉损伤发生在解剖腋静脉周围脂肪组织时,多因解剖不清或切断腋静脉分支时过于靠近腋静脉而致。腋静脉损伤后,先用纱布压迫,切忌慌忙用血管钳钳夹而加重损伤。腋静脉轻微裂伤时,压迫一定时间后出血即止;裂伤较大时应缝合修补。腋静脉炎多发生于静脉外膜剥脱后,术中避免静脉外膜剥脱过度是预防的关键。

3 皮瓣边缘坏死 是术后的常见并发症,多因皮瓣分离过薄和皮肤缝合张力过大所致。提高皮瓣分离技术,保留皮下约5mm厚的脂肪层,皮肤缺损过多时植皮是预防的关键。

4 肋间臂神经和胸长神经损伤 肋间臂神经损伤后引起腋窝后外侧及上臂内侧麻木,感觉减退,重点在于预防。损伤后周围皮神经可部分代偿,但需要较长一段时间。胸长神经损伤后导致前锯肌瘫痪,形成翼状肩畸形。翼状肩畸形多为暂时性,一般在1~6个月内消失。

5 患肢上举受限 是手术后的常见并发症,多因皮下瘢痕挛缩或上肢制动时间过长所致,预防和治疗的关键是术后早期进行功能锻炼。常用的锻炼方法如下:①患手爬墙锻炼:患者面向墙壁站立,患手沿墙壁向上爬行摸高,记录每天所达到的高度;②患肢外展锻炼:手指并拢,用力外展抬高患肢,用手绕过枕后部作触摸对侧耳郭的动作,反复锻炼到能够触摸到对侧的耳郭为止。

6 放射性溃疡 随着放射治疗方法的进展,放射性溃疡的发生率已显著降低。放射性溃疡可累及皮肤、皮下组织,治疗应切除病变组织,用带蒂皮瓣覆盖胸壁缺损。常用的皮瓣有下腹直肌肌皮瓣、背阔肌肌皮瓣和对侧乳房瓣。

7 患肢慢性淋巴水肿 是乳腺癌手术后最难以治疗的并发症。一般认为淋巴水肿的发生与腋窝淋巴清扫的范围和放射治疗有关,淋巴清扫得越彻底越容易发生;放射治疗会增加淋巴水肿的发生概率,但即便是同一手术者,采用同样的手术方式,少数患肢仍有可能发生淋巴水肿。现在认为上肢淋巴水肿患者其患肢淋巴系统本身原有发育不良,或存在某种缺陷。

(四) 即时乳房再造术后的有关肿瘤学因素

1 即时乳房再造的肿瘤安全性 传统上选择在乳腺癌根治术后2~3年,局部无复发和无远处转移的情况下进行乳房再造。随着乳腺癌治疗的进步,早期乳腺癌的5年生存率已达到80%以上,另外,由于科普知识的推广,以及群体防癌意识的普及和定位穿刺技术的提高,乳腺癌的早期发现成为可能。20世纪80年代后期和90年代初期欧洲以及日本、美国等国家相继开展即时乳房再造。Webster报告85例在乳腺癌切除的同时再造乳房,并且与单纯乳腺癌根治性切除作了比较,表明即时乳房再造安全有效,不但没有增加并发症和死亡率,而且又获得了乳房的形态,有利于上肢的淋巴回流和伤口愈合,实践表明在乳腺癌切除的同时可以进行再造。

2 肿瘤复发的监测 乳房再造术后是否影响肿瘤复发的检测和早期发现成为议论的焦点之一。实践证明应用乳腺钼靶和超声检查可以早期发现再造乳房内的肿块,选择有经验的乳腺外科医师和定期随访是早期发现肿瘤复发的关键。单蒂TRAM皮瓣再造乳房后有25%~50%的患者因血供不稳定发生脂肪变性,形成局部硬块或结节,一般随着时间逐渐吸收,个别结节可以在乳头再造时一并切除。肿块穿刺有助于鉴别变性脂肪结节或肿瘤复发。

3 乳房再造术后的化疗与放疗 即时乳房再造术后不影响术后化疗的进行。Hidalgo 应用 TRAM 皮瓣行即时乳房再造的 28 例患者中,有 8 例术后病理检查显示腋窝淋巴结阳性,其中 4 例有 3 枚以上淋巴结阳性;术后 11 例接受化疗,1 例接受放疗,5 例同时接受化疗和放疗。笔者在 24 例 TRAM 皮瓣即时乳房再造中,有 6 例术后病理检查显示腋窝淋巴结阳性,其中 1 例有 3 枚淋巴结阳性;术后常规接受化疗,1 例同时接受化疗和放疗,有 1 例患者由于伤口延迟愈合,化疗推迟到术后一个半月开始进行。

即时乳房再造在乳房切除的同时塑造新的乳房外形,恢复女性的形体美,改善患者的生存质量,患者只需要接受一次手术治疗,减少了患者的痛苦和经济负担。即时乳房再造与患者的预后无明显关系,很少有局部复发,远处转移一般和肿瘤的生物学特性有关。即使有局部复发和远处转移,也可和一般的乳腺癌根治术后一样,进行化疗、放疗和激素治疗。即时乳房再造安全可行,能够满足肿瘤治疗和形体美容两方面要求,提高患者的生存质量,是一种值得推广的治疗方法。

四、保留皮肤的乳腺癌改良根治术与即时乳房再造

乳腺癌的手术治疗经历了 Halsted 乳腺癌根治手术、扩大根治术、改良根治术的变迁,向肿块切除或象限切除辅以放射治疗的保乳手术方向发展,局部切除范围日趋缩小。在我国,由于东方民族特有的谨慎和对肿瘤不能完全切除的恐惧,保乳治疗未得到普遍接受,大部分患者仍然接受乳房改良根治手术。传统的乳腺癌改良根治手术在切除乳腺组织的同时,切除包括乳头乳晕在内的大块椭圆形乳房皮肤。随着乳腺癌的治疗进展,对乳房皮肤的认识有了质的变化,乳腺癌是发生于乳房腺体内的恶性肿瘤,早期归属于全身系统性疾病,很少累及乳房皮肤。对局部早、中期肿瘤,未累及局部皮肤者,切除乳房皮肤对患者的生存率没有影响。因而,自 20 世纪 90 年代初开始逐步开展保留皮肤的乳腺癌根治手术,目前保留皮肤的乳腺癌根治手术已广泛开展。

乳腺癌术后局部肿瘤复发主要来自遗留的乳腺导管上皮,而不是乳房皮肤组织。保留皮肤的乳腺癌根治手术定义为切除乳房腺体和乳晕导管上皮、局部可能受累的皮肤以及清扫腋窝淋巴结。保留皮肤的乳腺癌根治手术虽然切口小,但切除范围和传统的改良根治手术一样。

即时乳房再造是保留皮肤的乳腺癌根治手术的重要组成部分,是手术改进的意义所在。保留皮肤的乳腺癌根治术后不进行乳房再造,应切除多余的皮肤,单纯进行乳头再造或调整缝合切口,否则,多余的皮肤会导致液体潴留,皮肤粘连挛缩。

Hidalgo 将完全保留皮肤的乳腺癌根治术定义为切口位于乳晕边缘,而将在此基础上切口的变化,如离开乳晕一定距离,切口向内、外方向延长等称为近乎完全保留皮肤的乳腺癌根治术。为了彻底切除乳晕部位乳腺导管上皮组织,有人认为应离开乳晕边缘 3mm,有人推荐 5mm。我们主张离开乳晕边缘 5mm,这样一方面可以保证切除乳晕部位乳腺导管上皮组织;另一方面,再造的乳晕较健侧稍大一些,便于二期乳头再造时有调整乳晕大小的余地。

Jensen 将保留皮肤的乳腺癌根治术后即时乳房再造手术称为乳腺体置换疗法,并和保乳手术进行了比较。肿块切除放射治疗后局部肿瘤复发率随着时间的延长而增加,每年约增加 1%,术后 10 年随访结果显示局部肿瘤复发率在 15%～25%,另外有 10% 的患者放疗后发生乳房纤维化,乳房变硬、挛缩或疼痛;而保留皮肤的乳腺癌根治术后局部复发率为 1%～5%。Jensen 认为乳腺体置换疗法的开展将会改变目前乳腺癌的治疗原则,成为乳腺癌治疗的首选方法。

保留皮肤的乳腺癌根治术后即时乳房再造和传统的改良根治术一样,彻底切除乳腺组织和腋

窝淋巴结,同时胸部切口少,位置隐蔽,类似乳头乳晕,极大地改善了再造乳房的形态效果。除乳头乳晕外,再造乳房的皮肤为原有乳房皮肤,保留了皮肤感觉,有助于再造乳房的感觉恢复。

(一)适应证

主要适用于有乳房再造要求、无一般手术禁忌证的早期乳腺癌,包括 0 期、1 期、2 期、2a 期肿瘤。

(二)切口设计

离开乳晕边缘 5mm 标记乳晕周围圆形切口(图 15-1A),如有乳晕周围活检切口,应将活检切口包括在内,可以根据肿块的位置切口向乳房外侧或内侧延伸(图 15-1B、C),呈乒乓球拍形。如肿块位置浅表时,应切除部分肿块表面的皮肤(图 15-1D)。腋窝淋巴结清扫另外作腋窝切口进行。肿块位于外上象限时,腋窝淋巴结清扫也可以通过乒乓球拍形切口进行。有肿块活检切口时,可以将活检切口带进乒乓球拍柄,也可以另外作切口将其切除。

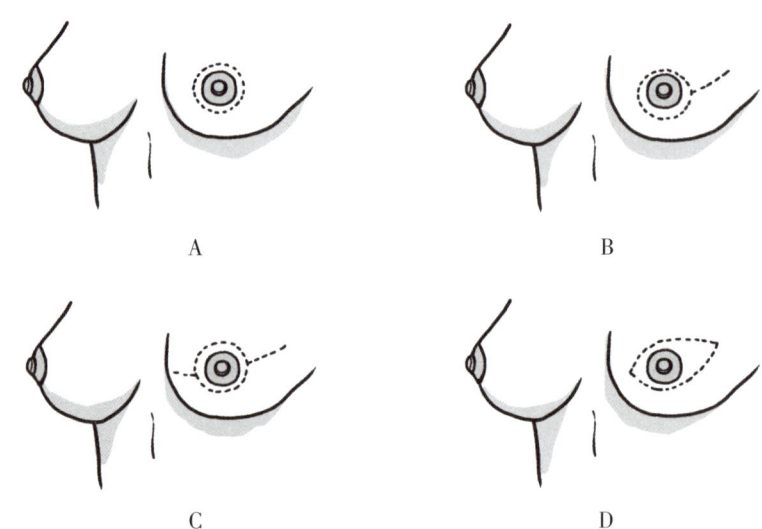

图 15-1 保留皮肤的乳腺癌改良根治手术切口
A. 乳晕边缘 5mm 的圆形切口 B. 乳晕周围活检切口向乳房外侧延伸(切口似乒乓球拍) C. 乳晕周围活检切口向乳房的内侧和外侧延伸 D. 切除部分肿块表面皮肤的切口

对于乳房巨大、下垂的患者,特别是健侧也需要整形者,在切除乳房的同时需要进行乳房整形,缩减多余的乳房皮肤,达到两侧对称。依据垂直瘢痕乳房缩小的方法,采用乳房下方皮肤部分切除的切口,可以缩减乳房的皮肤。对于特别巨大的乳房,需要缩减纵、横两个方向的皮肤时,则建议分次手术,首先采用垂直切口缩减横向的皮肤(图 15-2A),进行乳房重建;半年后再行纵向皮肤的缩减,在乳房下皱襞作切口,切除再造乳房的"猫耳朵"(图 15-2B)。分次切除的优点与垂直乳房缩小手术的特点一样,可以减少乳房下皱襞切口的长度,减少瘢痕的形成。

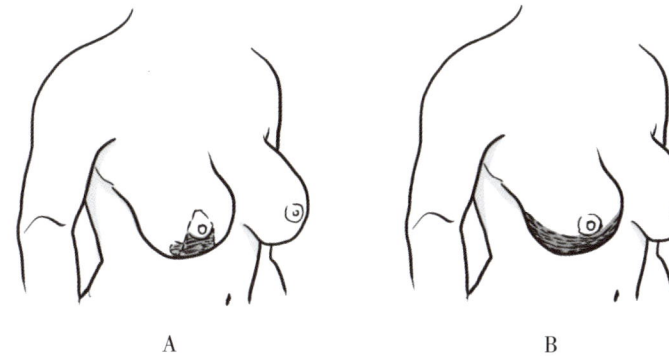

图 15-2 巨大乳房患者保留皮肤的改良根治手术切口
A. 垂直切口,缩减横向的皮肤　B. 乳房下皱襞切口,作纵向皮肤的缩减

(三) 手术方法

1 乳腺切除和腋窝淋巴结清扫　手术在全麻下进行,首先剥离乳房皮瓣,分离至乳房下皱襞,皮下切除乳腺组织,继而清扫腋窝淋巴结。乳腺切除时应注意两个问题,一是保证皮瓣血供,二是保持胸背血管完整。皮瓣剥离时要求既要切除所有的乳腺组织,又要有一定的厚度,避免电刀的过度组织损伤,保持皮瓣的血供良好。保持胸背血管完整可以为乳房再造过程中必要时血管吻合做准备,增加手术的安全性。腋窝淋巴结清扫参照乳腺癌改良根治手术。

2 即时乳房再造　保留皮肤乳腺癌根治术后即时乳房再造可以选用下腹直肌肌皮瓣或扩大背阔肌肌皮瓣等方法。保留皮肤的乳腺癌根治术后即时乳房再造,所需皮肤组织仅限于乳头乳晕部分。由于二期局部皮瓣乳头再造时乳晕圆形皮肤有所牵拉变形,需要作部分调整,因此乳房体即时再造时乳晕部皮肤应较对侧稍大一些,二期乳头再造时调整到与健侧对称。

(1) TRAM 皮瓣乳房再造:保留皮肤的乳腺癌根治术在改良根治术的基础上保留了胸大肌和乳房皮肤,乳房再造只需要重建乳腺体,和乳腺癌根治术后相比,所需组织量不大,以腹壁上血管为蒂的 TRAM 皮瓣去除 4 区和部分 3 区组织,可以满足乳房再造的需要,是一种有效可行的手术方法。腹部切口缝合后,术中检查皮瓣血供,有皮肤花斑静脉淤血迹象时,应吻合腹壁下血管和胸背血管,增加手术安全性,一般吻合一条静脉已足够。

TRAM 皮瓣乳房再造时,患者取仰卧位,以对侧腹直肌为蒂,切取 TRAM 皮瓣,经皮下隧道转移到胸部,关闭腹部切口。切取 TRAM 皮瓣应注意以下几点:①采用肌肉内分离技术,找到腹壁下血管后,于肌肉的后面确认血管的走行,分开腹直肌,最小限度地将肌肉带进皮瓣;②为了准备必要时血管吻合,腹壁下血管分离至股动静脉,尽可能长地采取备用;③清醒前吸痰,及时拔除气管插管,防止呼吸道刺激引起呛咳,导致腹直肌缝合处崩裂;④引流管应经过下腹部正中引出,该部位易于积液,形成血清肿,伤口延迟愈合;⑤注重腹部外形的修复,采用加深脐部、形成上腹部正中凹陷、突出腹直肌轮廓等措施,模拟年轻女性的腹部形态。

(2) 扩大背阔肌肌皮瓣乳房再造:患者取侧卧位完成乳房切除、腋窝淋巴结清扫和乳房再造。于背部胸罩覆盖部位作新月形切口,向头侧弯曲,皮瓣宽约 7cm,切取背阔肌肌皮瓣及其周围的脂肪组织,游离保护胸背动脉的前锯肌支,经皮下隧道转移到胸部。术后肩臀部垫枕,防止供区受压致皮瓣坏死,麻醉恢复后鼓励早期活动。应用扩大背阔肌肌皮瓣乳房再造一般不需要使用乳房假体。

联合应用乳房假体乳房再造时,肌肉部分应尽可能覆盖乳房假体,特别在乳晕切口周围,防止术后原有乳房皮肤边缘部分坏死时假体外露。有肌肉覆盖时可以清除坏死组织,重新拉拢缝合,或创面换药愈合。

（3）乳房塑形：乳房塑形的关键是保持与健侧对称的乳房下皱襞。如果乳腺切除时乳房下皱襞被剥离，应将皮肤与底部组织缝合固定形成乳房下皱襞。固定乳房下皱襞时应保持乳晕到皱襞的距离与健侧相等，否则易导致乳头位置偏位或乳房下半部分不够丰满。乳房塑形时将皮瓣的上端和外侧缝合固定于前胸部腔隙的上缘与外上方，保留乳晕部位皮肤，去除表皮，皮瓣折叠塑形，缝合创缘（图15-3）。

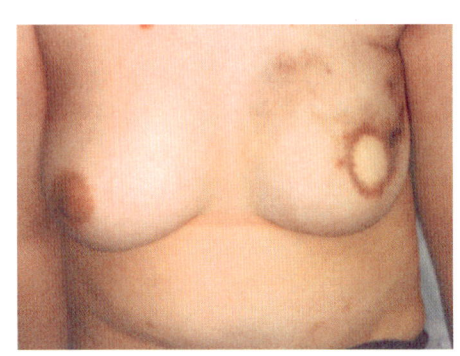

图15-3　保留皮肤改良根治术后TRAM皮瓣即时乳房再造术后

（4）乳头再造及辅助操作：术后3个月，皮瓣肿胀消退稳定后，应用局部星状皮瓣进行乳头乳晕再造，以后文身着色，完成乳房再造的整个过程。如有局部不对称者，需要用注射器脂肪抽吸术加以调整。保留皮肤的改良根治术后即时乳房再造，乳头乳晕的位置得以限定，个别情况下乳头乳晕的再造可以提前到乳腺体再造术后2周左右进行。

（四）感觉恢复

保留皮肤的乳腺癌改良根治术即时乳房再造后，由于皮瓣与基底广泛剥离，原有乳房皮肤的感觉一过性消失，术后2周触觉首先开始恢复，术后4周开始有痛觉，半年后除两点辨别觉稍差外，感觉已基本上恢复到与健侧相同水平。而乳头乳晕皮肤半年后则仅能恢复轻微的触痛觉。

（五）并发症

保留皮肤的乳腺癌改良根治术常见的并发症是原有的胸部皮肤部分坏死，主要由于皮肤剥离时过薄，或电刀引起的皮肤组织损伤所致。Slavin报道51例发生率高达21.6%，而在Hidalgo的一组28例资料中发生率为零。在我们一组病例中有1例患者胸部皮肤术后淤血发红，仅1.5cm长的切缘皮肤部分坏死，保守治疗痊愈。

腋窝积液常由于术中止血不彻底或引流不通畅引起。发生腋窝积液时应调整或更换负压引流管，确保引流通畅，防止漏气，局部加压包扎。有1例患者术后引流12天，伤口愈合。胸骨旁局部小的积液可以穿刺抽吸，加压包扎。应用假体乳房再造时，防止穿破假体。

五、保留乳头乳晕的乳腺癌改良根治术与即时乳房再造

随着乳腺癌治疗的进展，在根治肿瘤的同时保持女性乳房的形态完美已取得广泛共识。以Fisher的乳腺癌生物学理论为基础，乳腺癌的手术治疗经历了Halsted乳腺癌根治手术、扩大根治术、改良根治术的变迁，向肿块切除或象限切除辅以放射治疗的保乳手术方向发展，局部切除范围日趋缩小。传统认为乳腺癌手术应完全切除乳腺组织及所有包括乳头乳晕部位的导管上皮组织。随着乳腺癌的治疗进展，特别是保乳治疗的开展，对乳腺癌肿瘤特性的认识有了质的变化，乳腺癌治疗应该和其他组织的肿瘤治疗一样，目的是切除肿瘤组织和可能受累的周围组织与淋巴结，而不应该将所有的正常组织全部切除。因此，很早以来国内外就不断有人探索保留乳头乳晕的乳腺

癌治疗方法,近年来随着乳房再造技术的不断完善,保留乳头乳晕的乳腺癌改良根治术重新受到重视,配合即时乳房再造,成为真正意义上的腺体置换疗法。

保留乳头乳晕的乳腺癌改良根治手术的进展主要集中在手术切口的不断改进,以期减少手术瘢痕,改善美容效果。文献报道过的手术切口有乳房下皱襞切口、U形切口、腋前襞切口等,乳房再造的方法有乳房假体植入、TRAM 皮瓣、背阔肌肌皮瓣等。我们应用腋下纵行切口同时完成乳腺癌切除与扩大背阔肌肌皮瓣乳房再造手术,手术效果得到明显改善。

(一)适应证

适用于有乳房再造要求,病变远离乳头乳晕,无一般手术禁忌证的早期乳腺癌患者。不适合晚期肿瘤患者。

(二)腋下纵行切口乳腺癌改良根治术后扩大背阔肌肌皮瓣即时乳房再造

1 切口设计 于腋窝下腋中线作纵行切口,长约 10~15cm,上肢下垂时切口完全被掩盖,胸前与背后部不遗留手术瘢痕。切口靠近腋前襞,上肢摆动时容易显露切口瘢痕(图 15-4,图 15-5)。

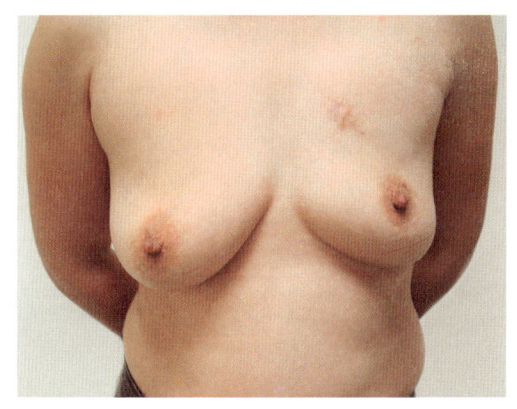
图 15-4 保留乳头乳晕的乳腺癌改良根治术后扩大背阔肌肌瓣即时乳房再造术后

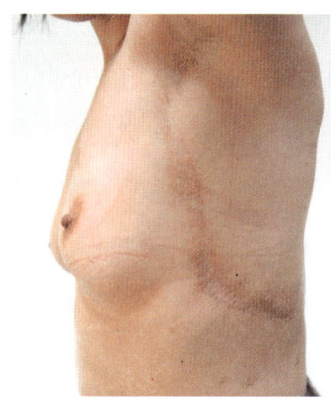
图 15-5 保留乳头乳晕的乳腺癌改良根治术后扩大背阔肌肌瓣即时乳房再造侧胸壁切口

2 手术方法

(1)乳腺切除和腋窝淋巴结清扫:手术在全麻下进行。患者取侧卧位,首先剥离乳房皮瓣,分离至乳房下皱襞,皮下切除乳腺组织;继而清扫腋窝淋巴结。皮下注射含少许肾上腺素的生理盐水进行垂直分离有助于手术操作。乳腺切除时要求既要切除所有的乳腺组织,又要保持一定的皮瓣厚度,避免电刀的过度组织损伤,保持皮瓣的血供良好。保持胸背血管完整是应用背阔肌肌皮瓣乳房再造的前提。经同一切口完成腋窝淋巴结清扫。肿瘤靠近乳房皮肤时切除肿块表面 3cm 宽的皮肤,创缘直接缝合。

(2)扩大背阔肌肌皮瓣乳房再造:经腋下垂直切口用硬膜外麻醉穿刺针皮下注射含少许肾上腺素的生理盐水,然后剥离背部皮瓣,切取背阔肌肌皮瓣及其周围的脂肪组织,游离保护胸背动脉的前锯肌支,经皮下隧道转移到胸部,供区放置负压引流管。应用扩大背阔肌肌皮瓣乳房再造不需要使用乳房假体(手术方法参阅有关章节)。

(3)乳房塑形:乳房塑形的关键是保持与健侧对称的乳房下皱襞,如果乳腺切除时乳房下皱襞被剥离,应将皮肤与底部组织缝合固定形成乳房下皱襞。固定乳房下皱襞时应保持乳晕到皱襞的距离与健侧相等,否则,易导致乳头位置偏位或乳房下半部分不够丰满。乳房塑形时将肌皮瓣肌肉面折叠缝合,形成乳房体,缝合固定乳腺体外侧缘,防止术后组织向外侧移位。塑形完成后,沿乳房下皱襞放置负压引流管,腋窝淋巴结清扫部位常规放置负压引流,用胸带适度加压包扎。

3. 扩大背阔肌肌瓣切取的进展 采用腋下纵切口保留乳头乳晕的改良根治术后采用扩大背阔肌肌瓣即时乳房再造,避免了乳房表面的手术切口瘢痕,与此同时如何减少背部供区的瘢痕和缩短腋下的瘢痕成为学者探索的方向之一。随着内镜的普及,应用内镜切取背阔肌肌瓣可以避免供区的手术瘢痕,但由于躯体呈现一定的弧度,又缺乏自然的腔隙,手术操作难度加大,故有学者持反对意见。2011年美国Anderson Cancer Hospital报道了应用机器人辅助的背阔肌肌瓣切取手术,有可能成为未来的发展方向之一。

(三)乳房切口乳腺癌改良根治术后即时乳房再造

腋下纵行切口联合扩大背阔肌肌皮瓣即时乳房再造有明显的优点,但采用TRAM皮瓣或乳房假体再造时,该切口并不适合。文献报道的切口有乳房下皱襞切口、U形切口、乳晕周围切口等,其中以乳房切口显露良好,瘢痕不明显,再造效果好。

保留乳头乳晕和乳房皮肤的乳腺癌改良根治手术的乳房切口大致分为三类:①乳晕周围切口:如果乳晕周径偏小,必要时切口可以根据肿瘤的位置向内侧或外侧,乃至下方延长,便于显露(图15-6A);②乳房侧方切口、乳房上方的朗格线切口或乳房外侧弧线切口:这些切口均位于乳头以外的乳房表面,依据乳房皮肤的静态张力线,有利于减少瘢痕的形成(图15-6B);③乳房下方的切口:该切口对乳房巨大、下垂的患者尤为有用,可以在切除乳房的同时缩减乳房的皮肤,对乳房进行塑形,特别是健侧乳房需要同时整形者(图15-6C)。

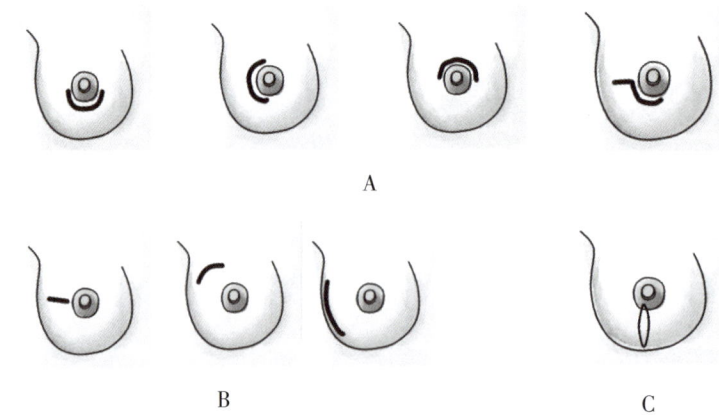

图15-6 三类保留乳头乳晕和乳房皮肤的乳腺癌改良根治手术的切口
A. 乳晕周围切口 B. 乳房侧方切口、乳房上方的朗格线切口、乳房外侧弧线切口 C. 乳房下方的切口

经上述切口行乳腺切除和腋窝淋巴结清扫,乳头底部需要保留一定厚度的组织,防止乳头坏死,必要时腋窝可以另作皮肤切口,利于腋窝淋巴结的清扫。再造的方法酌情采用假体一期植入、扩张器-假体植入或TRAM皮瓣再造等。

(四)并发症

保留乳头乳晕的乳腺癌改良根治术常见的并发症是乳头乳晕部分或全部坏死,主要由于皮肤剥离时过薄,或电刀引起的皮肤组织损伤所致。

腋窝积液常由于术中止血不彻底或引流不通畅所致。发生腋窝积液时应调整或更换负压引流管,确保引流通畅,防止漏气,局部加压包扎。

六、保乳治疗与即时乳房再造

随着乳腺癌治疗的进展,现在认为早期乳腺癌属于全身性疾患,远处转移与肿瘤的生物学特性密切相关,手术切除乳腺组织的目的在于切除肿瘤组织,控制肿瘤的局部生长与复发,手术切除范围呈缩小趋势。近年来国外逐步推广乳房部分切除配合术后放疗为主的保乳治疗,在欧美等国家保乳治疗已占到早期乳腺癌的70%,在日本仅占到20%左右。国内上海、北京、天津等地区也逐步开展了这方面的工作,但由于东方民族特有的谨慎,对肿瘤的恐惧和对肿瘤复发的容忍度差,以及对乳腺癌的科普宣传教育不足,就诊时多属于中、晚期等因素,保乳治疗在国内尚未普及推广应用。据2010年12月25日上海市抗癌协会乳腺癌分会会议资料表明,上海市保乳手术约占乳腺癌手术治疗的7%～9%,多数患者仍以改良根治手术为主。保乳治疗的目的有三个:①完整切除包括部分正常乳腺在内的肿瘤组织;②满足女性形体美的要求;③尽可能保持乳房的感觉。

目前为止保乳治疗的手术切除方法报道很多,有肿块切除、区段切除、局部病灶切除、象限切除、乳房部分切除等名称。除象限切除手术以外,其他方法都没有具体限定周围正常乳腺组织的切除范围。我们认为称为乳腺部分切除术较为恰当,其内涵为切除肿瘤组织和周围部分正常的乳腺组织。保乳治疗定义为乳腺部分切除,配合局部放射治疗。对肿瘤位于乳房外上象限者,应同时行腋窝淋巴结清扫术。对早期乳腺癌患者,象限切除配合术后放疗,其生存率和局部复发率与乳房切除术相同;但对乳房体积较小的部分患者,象限切除手术切除乳腺组织过多,影响到乳房的美观。目前为止,肿瘤周围正常组织的最佳切除量还没有明确标准,有待进一步临床研究。

(一)保乳治疗的影响因素

1 肿瘤学因素

(1)切缘应术中做冰冻检查,但病理学检查只能提供大概情况。理论上讲直径2cm的肿瘤切缘完整的病理组织学检查至少需要2000个切片,而实际临床工作中只能取少数切片反映局部的情况。因此相比之下,肿瘤的性质更能决定组织切除量和预后。

(2)肿瘤的组织学特性。硬化性导管癌边界清晰者应切除肿块周围1cm的乳腺组织量;而边界不清的浸润性腺叶癌应扩大组织切除量,认真进行切除边缘的检查;对浸润性导管癌,由于沿导管浸润生长,应进一步扩大切除量,仔细进行病理检查。文献上该类肿瘤的局部复发率较高,有人认为不适合保乳治疗,应进行乳房切除术。

(3)多中心乳腺癌不适用于保乳治疗。

2 美容学因素 保乳治疗的意义在于完全切除肿瘤组织,不破坏或尽可能少地破坏女性乳房的形态。因此,治疗过程中应考虑有关的美容学因素。

(1)组织切除量与乳房大小之间的关系:乳房体积中等大小或较小的患者,切除过多的乳腺组织量会导致乳房严重变形,部分患者术后放疗导致的纤维挛缩会进一步加重乳房变形。一般认为对中小体积乳房的患者组织切除量不超过总量的25%;对乳房体积较大的患者可以切除较多的组织量,采用整形外科乳房缩小术的某些原则,即使切除乳房的50%～60%仍能保持良好的形态。该类患者大块组织切除术后局部适当游离既能保持乳腺组织的良好血供,又能维持良好的乳房形态。

(2)肿瘤的位置:乳房内上部位的乳腺组织较少,厚度较薄,切除该部位的肿瘤组织会造成局部凹陷或乳头上移等畸形;相反,乳房外上方组织量多,乳房外侧或下方的肿瘤切除术后不易变形,美容效果较佳。

(3)乳房皮肤和腺体切除的方向:乳房的任何手术切口都应考虑相关的整形美容外科原则。一般说来皮肤切口应与皮肤张力线一致,但在乳房下半部分采用横行切口切除部分皮肤时,易导致乳头下方移位,因此,乳房上半部应采用横行切口,下半部采用放射状切口。腺体部分则采用放射状楔形或梭形切除,以减少乳头的移位。位于乳房中间的肿瘤应采用乳晕边缘切口或乳晕内横行切口。接近乳晕的肿瘤应同时切除乳头乳晕,后期行乳头乳晕再造。

(4)术后和放疗后的瘢痕挛缩:手术和放疗可导致纤维增生,伤口内血肿或血清肿会进一步引起瘢痕形成,造成挛缩,甚至导致乳头移位,部分患者局部可扪及硬结,随时间的推移逐渐软化消失。术中应努力减少手术创伤,避免皮下广泛剥离,仔细止血,遵守手术无创原则。

(二)适应证

主要适用于有保乳要求的早期乳腺癌,包括0期、1期、2期、2a期肿瘤。最佳适应证为局灶性原位导管癌和$T_1N_0M_0$、$T_1N_1M_0$期浸润性癌。

对同一乳腺癌不同象限存在两个以上病灶、患乳有弥漫性钙化灶、弥漫性导管癌以及治疗单位不具有放疗条件者,应视为手术禁忌证。保乳治疗患者应定期随访,保乳治疗失败随时进行手术切除,因此,缺乏定期随访保证者也应慎用保乳治疗。

(三)手术方法

1. 乳房部分切除 首先用亚甲蓝标记手术皮肤切口和乳腺切除范围,对有活检切口者,应尽可能将活检切口瘢痕一并切除。两侧游离皮瓣,充分显露肿瘤,整块切除肿瘤周围1~2cm的乳腺组织,深度达胸大肌,包括部分胸大肌筋膜。如果底部和胸大肌较近,应切除部分胸大肌,即切除深度和改良根治术一致(参见图15-6)。切除的标本用缝线标志。尽管理论上冰冻切片不能完全反映切缘的情况,临床实际中仍需要冰冻病理检查,如果边缘有累及,应扩大切除范围。

2. 重力作用所产生的影响 乳房部分切除术后乳腺组织的缺损借助重力作用可自行对合,大部分不需要缝合。乳房正中上、下方的切口由于重力的作用不仅不能闭合伤口,反而使伤口裂开,因此该部位乳腺组织需要缝合。选择缝合腺体组织时,建议使用可吸收缝线,对合时避免线结过紧或组织扭曲,否则对合后可扪及局部硬结。术中采用半卧位,观察是否有局部凹陷或变形,发现变形时应及时调整。最后放置引流,用尼龙线缝合皮肤。

3. 腋窝淋巴结清扫 除原发灶位于乳房尾部者外,腋窝淋巴结清扫应另选切口。常取腋窝顶部S形或腋皱襞切口,具体方法同腋窝淋巴结清扫。

4. 保乳术后的即时乳房再造的分类 可分为两类,一类是原有乳腺组织的调整手术,一类是组织充填手术。

(1)乳腺组织调整手术适合于乳房体积较大的患者,手术方法取决于乳房体积和乳腺切除范围:①对乳房较大而切除范围较小的患者,不需要作特殊的调整。②对乳房体积较大而切除范围中等大小的患者,游离切口两侧皮瓣,然后将两侧乳腺基底稍事分离,将乳腺体重新缝合。近乳晕处乳腺组织较厚,应作两层缝合;近外侧乳腺变薄,只需缝一层。③切除范围较大的患者,可以应用乳房缩小手术的原则。乳房上半部分的缺损应用下蒂瓣修复,乳房下半部分的缺损应用上蒂瓣修复。

(2)组织充填手术适用于乳房体积较小、切除组织量相对较大的患者。由于原有组织量少,缺乏调整的余地,需要进行组织移植充填,常用的移植物为局部腋下皮瓣、背阔肌肌皮瓣。根据皮肤缺损的多少,可以去除整个皮瓣的表皮,也可以保留部分皮瓣的皮肤(手术方法参阅有关章节)。多数作者认为下腹直肌肌皮瓣应该用于整个乳房切除术后的再造,不应该使用TRAM皮瓣修复部分乳房缺损。值得注意的是,对于乳房体积较小、切除的乳腺组织量相对过多、乳房变形严重的患者,保留皮肤的乳房改良根治术配合乳房再造的形态效果会更好。

七、后期乳房再造术

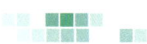

(一)TRAM皮瓣乳房再造

Hartrampf报告应用TRAM皮瓣再造乳房以来,已有近20年的历史,是目前乳房再造最常用的一种手术方式,曾被称为乳房再造的标准术式。

1. 应用解剖　腹直肌位于腹部正中线两侧,上宽下窄,上端起于剑突及第5～7肋软骨处,下端止于耻骨联合及耻骨嵴。腹直肌位于腹直肌鞘内,有3～4个腱划,左右两鞘间为腹白线。腹直肌前鞘完整,后鞘在脐下5.8cm处形成半环线,此线以下无后鞘。

腹直肌肌皮瓣的血液供应主要来自腹壁上、下动脉与伴行静脉。腹直肌的上1/3主要由腹壁上血管供血,中、下部由腹壁下血管供血,腹壁上、下血管吻合的个体差异很大,一般认为两者间在肌肉内有直接吻合支存在。

单蒂TRAM皮瓣根据血供的优劣分为四个区域:Ⅰ区位于腹直肌蒂表面,血液供应最好;Ⅱ区位于蒂部对侧腹直肌表面,血供次之;Ⅲ区位于腹直肌蒂的外侧,与肌肉蒂同侧,血供又次之;Ⅳ区位于蒂部对侧腹直肌的外方、肌肉蒂的对侧,与Ⅲ区对称,血供最差(图15-7)。

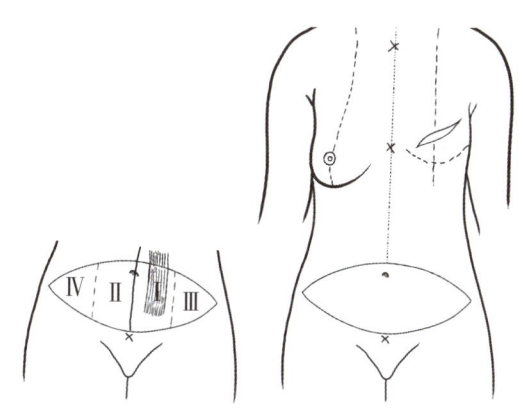

图15-7　TRAM带蒂皮瓣的血供分区

2. 术式与适应证　一侧腹壁上血管为蒂的TRAM皮瓣的安全供血范围约为皮瓣的60%,即Ⅰ、Ⅱ区和部分Ⅲ区。有下腹部正中瘢痕的患者,蒂部对侧的血液供应受到影响。阑尾切口瘢痕不影响皮瓣血供,腹直肌横断切口瘢痕则不能行带蒂转移。因此,保留胸大肌的乳腺癌改良根治术后,除阑尾切口外,无其他腹部瘢痕的患者是单蒂TRAM皮瓣的良好适应证。

乳腺癌根治术或扩大根治术后,组织需要量大,单蒂TRAM皮瓣组织量不足;有下腹部正中瘢痕的病例,单蒂TRAM皮瓣对侧的血供受到影响,应选择双蒂TRAM皮瓣、垂直腹直肌肌皮瓣或附加血管吻合、游离移植等术式。以附加血管吻合的手术方式为首选。

3. 手术设计　术前站立位作出标记线:①前胸部组织缺损的范围,大范围的组织缺损需要从锁骨下开始充填;②与健侧对称的乳房下皱襞;③剑突正中点;④阴毛上部正中点。

TRAM皮瓣的设计首先确定皮瓣的上缘,由于脐部周围的血管穿支最为粗大和丰富,TRAM皮瓣的上缘位于脐上0.5～1cm,下缘通过阴阜的稍上方,要考虑到供区能够直接缝合,特别是年轻患者,腹部皮肤本来就紧张,缺少松垂,皮瓣的下缘要适度上移,防止供区伤口裂开或皮肤部分坏死,阴毛内的切口容易导致上腹部围裙样皮瓣正中部分坏死。皮瓣呈纺锤形,范围限制在两侧髂前上棘内,即限制在腹壁下血管和腹壁浅血管供血的范围内,超出该范围,会将旋髂浅血管的供血区域带进皮瓣,成为皮瓣部分坏死的原因。皮瓣转移时为了减少蒂部的扭曲,一般选择重建侧的对侧腹直肌作为肌肉蒂。最近也有利用同侧腹直肌作为肌肉蒂的报道。

4. 手术方法　手术在全麻下进行,术前插导尿管。首先切除胸部瘢痕,分离前胸部皮瓣,上至锁骨下,外到腋中线,内为胸骨旁,向下分离至乳房下皱襞。于胸部正中向腹部作皮下隧道,制作皮下隧道时,应防止患侧乳房下皱襞过多分离和破坏乳间沟形态。

切开肚脐周围,将脐部从皮瓣分离。然后切开 TRAM 皮瓣上缘,脂肪层切开时向头部斜行进入,利于皮瓣多带入脂肪组织和脐周主要穿支血管。于腹直肌鞘膜表面向头侧分离围裙样皮瓣,越过肋弓边缘,与胸部创面皮下隧道相通。分离腹部皮瓣时,腹直肌鞘膜表面保留部分脂肪组织,利于淋巴回流。切开 TRAM 皮瓣下缘,于蒂部对侧自外侧开始在筋膜表面剥离至腹部正中,然后在蒂部同侧从外向内剥离至显露腹直肌外侧皮肤穿支为止。腹直肌外侧缘有肋间动脉的穿支发出,予以切断。

于皮瓣中下 1/3 交界处,皮肤穿支的外侧切开腹直肌鞘膜,分开腹直肌找到腹壁下动静脉,确认血管的走行,最小限度地将肌肉带进皮瓣。为了准备必要时血管吻合,腹壁下血管分离至股动静脉,尽可能长地采取备用。由于腹壁疝多发生在下腹部,为了防止术后腹壁疝的形成,该部位应尽量多保留腹直肌及其鞘膜,即脐下部分切取中央约 3cm 宽的腹直肌及其鞘膜,保留内外两侧的部分腹直肌及其鞘膜。脐上部分则优先保证皮瓣的血液供应,仅保留腹直肌的外侧 1/3,切取中间 2~3cm 宽的腹直肌前鞘,将内侧约 2/3 的肌肉带进腹直肌蒂。向上分离肌肉蒂至肋弓缘,确认自肋软骨下进入机体的腹壁上动静脉,将皮瓣旋转移植到胸部,暂时固定。仅切取部分腹直肌,腹部尽可能多地保留部分腹直肌及其鞘膜是防止腹部软弱和腹壁疝等腹部并发症的重要措施。

腹直肌前鞘的闭合自上而下进行,用 2 号丝线 8 字双层缝合。对侧腹直肌前鞘同样部分缝合,维持腹壁紧张性的对称。将脐部与腹直肌前鞘固定,使脐部位于正中位置;或切开部分对侧腹直肌前鞘,将脐部固定于正中位置(图 15-8)。调整患者于半坐位,于皮肤正中开洞,剪除皮肤内面洞穴周围的脂肪组织,使新形成的肚脐有较深的凹陷。于脐上腹部正中脂肪层作一纵行切开,翻转皮瓣,剪除纵行切口边缘部分脂肪组织,形成一皮下凹陷。皮瓣复位,于腹部正中凹陷处和两侧肋腹部与前鞘固定数针,模拟年青女性腹部的形态。放入引流管,耻骨上创口自外向内调整缝合,避免两侧形成"猫耳朵",最后缝合脐周。

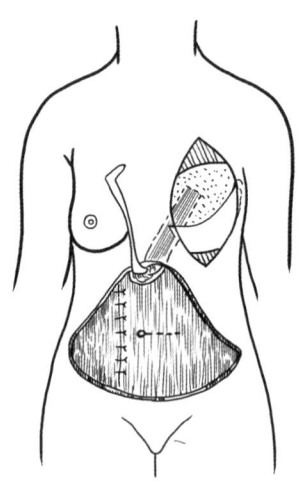

图 15-8 TRAM 皮瓣乳房再造示意图

应用 TRAM 皮瓣进行乳房再造的同时,对腹部供区也起到腹壁整形的作用,对中年女性尤为明显,因此腹部供区的处理原则和腹壁整形一致。闭合腹直肌前鞘时,对侧腹直肌前鞘同样部分缝合,维持腹壁紧张性的对称,使脐部位于正中位置。手术中将脐部与腹直肌前鞘固定,于皮肤正中线脐部 Y 形开洞,剪除皮肤内面洞穴周围的脂肪组织,使新形成的肚脐有较深的凹陷。术中剪除上腹部正中部分脂肪,形成一皮下凹陷,于腹部正中凹陷处和两侧肋腹部与前鞘适当固定,模拟出年青女性腹部的形态。

根据乳腺癌切除术式的不同,乳房的塑形方法有所差异。皮瓣的设置有横形和纵形之分,单蒂

TRAM 皮瓣多为纵形设置。首先切除皮瓣的上外侧 1/4，即皮瓣的Ⅳ区（参见图 15-7），将皮瓣的上端缝合固定于前胸部腔隙的上缘，模拟乳房尾叶和腋前襞；然后固定乳房内侧、下方和外侧，切除多余的皮肤，折叠塑形，缝合创缘。注意作出乳间沟，以及与健侧对称、适当下垂和隆突的乳房形态。改良根治术的患者胸大肌、胸小肌保留，腋前襞的形态完整，皮瓣内上外下设置，重点突出再造乳房的外侧弧线。根治术或扩大根治术后的患者胸大肌被切除，胸部组织缺损严重，胸部的重建需要充填锁骨下和腋窝部的凹陷和塑造乳房球形体，皮瓣外上内下设置，重点突出腋前襞和乳房的弧线。胸部组织严重缺损的患者需要将皮瓣固定于上臂内侧，模拟胸大肌的止点和形态。

术后用腹带包扎腹部，使供区皮瓣与基底贴附，同时加强腹壁，防止腹壁疝的形成。剑突部位有蒂部通过，应注意防止局部受压，影响皮瓣血液供应。

麻醉技术尤为重要，应在麻醉清醒前吸痰，清醒后及时拔除气管内插管，拔管时助手按压腹部，防止拔管时呛咳，导致腹壁缝线崩裂。笔者所在医院新近开展的喉罩全身麻醉技术，将喉罩罩在会厌喉部，气管内不插管，可以防止拔管时呛咳和手术后气管内不适，另外，在气管插管全麻的基础上辅加硬膜外麻醉，可以大大提高拔管的安全性，有效防止腹部供区的崩裂。

术后防止便秘和咳嗽，4~5 天拔除引流管，开始步行，10 天左右拆线，无特殊情况的患者可以出院。

术后 3 个月，皮瓣肿胀消退稳定后，应用局部星状皮瓣门诊手术进行乳头乳晕再造，以后文身着色，完成乳房再造的整个过程。

5 TRAM 皮瓣　以腹壁下动静脉为蒂的 TRAM 皮瓣游离移植保持了腹壁下血管为下腹部皮肤皮下组织的主要供血血管，TRAM 皮瓣血供良好，和带蒂移植相比较少发生脂肪变性硬结；皮瓣仅切取部分腹直肌，减少了腹壁肌肉的损伤。在掌握熟练显微外科技术技巧者，皮瓣坏死发生率为 1%~3%。在 20 世纪 90 年代 TRAM 皮瓣游离移植乳房再造有增加的趋势，和带蒂移植相比，不足之处是手术时间延长 1~2h，要求有熟练的显微外科操作技术，皮瓣成活与否是全或无的结果。

手术操作和带蒂移植基本相同。分离皮瓣时要求尽可能长地保留腹壁下血管。受区血管一般选用胸背血管、胸廓内血管和腋动静脉的分支血管等（图 15-9）。值得注意的是，选择胸廓内血管吻合时，虽然所需腹壁下血管长度有限，但仍建议尽可能长地分离腹壁下血管，保留备用，以便发生吻合口阻塞，患侧胸廓内血管不能使用时，改为与健侧胸廓内血管或胸背血管吻合。胸廓内血管位于胸骨旁 1cm，紧贴软骨下。显露胸廓内血管时，首先用骨膜剥离子剥离肋软骨前面的软骨膜，用咬骨钳咬除肋软骨，然后用眼科小剪刀剪开肋软骨底面的肋软骨膜。如果按一般方法剥离肋软骨四周软骨膜后再切除肋软骨，易于损伤胸廓内动静脉。胸廓内静脉过细不能使用时，需要取下肢隐静脉与胸背静脉桥接，或将上肢头静脉逆转移位与皮瓣静脉吻合。

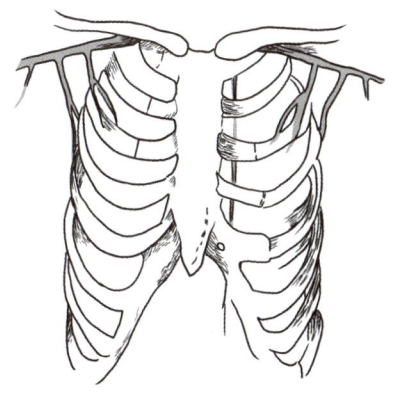

图 15-9　受区可供吻合的血管

术后1周内密切观察皮瓣血液循环情况,怀疑有吻合口血栓形成时应及时手术探查,切除栓塞部分,重新吻合。

6 腹壁下血管穿支皮瓣 Koshima 和 Soeda(1989)首先报道完全不带腹直肌的腹壁下血管穿支皮瓣。Allen 和 Treece(1994)率先将此皮瓣应用于乳房再造。腹壁下血管穿支皮瓣是以腹壁下血管为血管蒂,以其在脐周的主要血管分支为滋养血管的下腹部皮瓣。术前用超声或 CTA 定位穿支血管,皮瓣形状与设计与 TRAM 皮瓣相同。手术中在腹直肌表面找到腹壁下血管的主要穿支血管,沿其走行分开腹直肌,追踪到主干血管。为了保护供血穿支血管,可以在血管周围保留少许肌肉组织。皮瓣形成后与胸部受区血管在显微镜下吻合。

该方法的优点是最大限度地保留了腹直肌的形态与功能,将腹壁的损伤程度降到最低水平。缺点是手术操作相对烦琐,手术时间延长,分离血管时易损伤穿支血管,特别是完全不带腹直肌时,增加了皮瓣失败的概率。

7 腹壁浅血管下腹部皮瓣 以腹壁浅血管为蒂的下腹部皮瓣是指以腹壁浅血管为蒂进行转移,皮瓣位于腹直肌表面,完全不破坏腹直肌,腹壁的功能得以最大程度的保留。但是,腹壁浅血管的变异较多,大约只有20%的患者可以采用该方法。

皮瓣设计与 TRAM 皮瓣相同。首先切开皮瓣的下缘,仔细寻找腹壁浅血管,如果血管直径大于1.5mm,则可以进行腹壁浅血管皮瓣手术;如果没有合适大小的腹壁浅血管,则改用腹壁下血管穿支皮瓣。

8 双蒂 TRAM 皮瓣 双蒂 TRAM 皮瓣对腹部有正中瘢痕和乳腺癌根治术后需要应用整个 TRAM 皮瓣再造的患者是一种切实可行的治疗方法。由于双蒂 TRAM 皮瓣切取两侧腹直肌,对腹壁功能影响较大,术中切取部分腹直肌鞘膜,采用肌肉内分离技术显得格外重要。注意操作方法,一般情况下不需要人工合成补片加强腹壁。对腹直肌鞘膜和腹直肌切除过多者,术中应用自体筋膜、真皮组织或人工补片(涤纶网)等加强腹壁。

术前设计和手术操作基本上和单蒂 TRAM 皮瓣相同。自皮瓣两侧向内分离,至显露外侧血管为止。然后在脐部和皮瓣下缘正中腹白线处作深筋膜上隧道,注意防止损伤腹直肌内侧的穿支血管。于穿支血管外侧切开腹直肌前鞘,首先找到腹壁下动静脉,确认血管走行后,劈分外侧腹直肌和内侧腹直肌,剪开腹直肌内侧鞘膜,逐步向头侧分离。和单蒂 TRAM 皮瓣一样,脐上部分仅切取中间2~3cm 宽的腹直肌前鞘和内侧 2/3 腹直肌,保留外侧 1/3;脐下部分仅切取中间部分腹直肌,保留内外两侧部分鞘膜和肌肉。

皮瓣转移到胸部后多为横形设计,去除多余表皮,充填锁骨下凹陷,塑造腋前襞形态和乳房外形(图 15-10)。

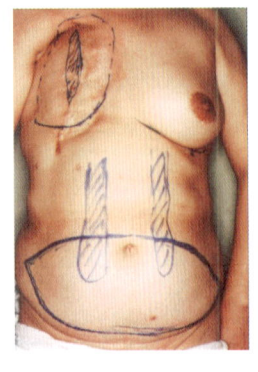
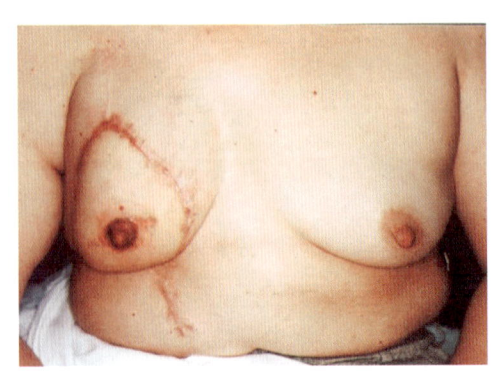

图 15-10 双蒂 TRAM 皮瓣乳房再造
A. 再造前　B. 再造后

9 并发症 TRAM 皮瓣乳房再造术后最主要的并发症是皮瓣坏死以及供区腹壁疝形成。应用乳房假体再造手术的并发症主要取决于假体本身的组织生物学特性，而 TRAM 皮瓣乳房再造术后的并发症主要取决于病例的选择和手术者的操作方法和经验。应该充分认识到，绝大多数 TRAM 皮瓣乳房再造的术后并发症是可以避免的。

TRAM 皮瓣应用早期，手术并发症的发生率在 20%～30% 之间(Scheflan, 1983; Hartrampf, 1987)。Waterson(1990)分析了 346 例 TRAM 皮瓣乳房再造的并发症，1981～1984 单纯腹部并发症发生率为 16%，而随着手术经验的积累，1985～1990 腹部并发症发生率降到 4%。Hartrampf(1987)报道 300 余例手术并发症发生率，皮瓣部分坏死为 6%，完全坏死为 0.3%，腹壁疝为 0.3%；到了 1991 年，其报道皮瓣部分坏死发生率为 3%，完全坏死为 0。并发症的减少归功于手术经验的积累和对危险因素的充分认识。据欧美国家的资料，和并发症有关的危险因素有肥胖、吸烟、以前接受过放疗、高血压及严重的全身性疾患等，并特别强调肥胖因素。Kroll(1989)将肥胖程度分为四个等级：消瘦、标准、肥胖和重度肥胖，其 TRAM 皮瓣乳房再造的并发症发生率分别为 15.4%、22.7%、31.4% 和 41.7%。

（1）皮瓣坏死：处理皮瓣坏死的最佳方法是避免发生。临床实践证明单蒂 TRAM 皮瓣所能安全携带的面积约占整个皮瓣的 60%，选用单蒂 TRAM 皮瓣时，应将皮瓣的 4 区和部分 3 区切除。术中预计会发生皮瓣坏死时应将腹壁下血管与腋部血管吻合。TRAM 皮瓣血供障碍早期仅表现为静脉回流不畅，皮瓣淤血花斑，术中应显微吻合血管。如果术后第二天发现静脉淤血时，应再次在手术室打开切口，将腹壁下血管与腋窝部血管吻合。

皮瓣坏死发生后，待坏死界限明显，彻底清创，去除坏死组织，重新塑形。值得注意的是清创时应将皮瓣重新舒展，切除坏死组织后重新进行乳房塑形。如果在塑形状态下切除坏死组织，常因顾忌损伤蒂部而使清创不够彻底，伤口较长时间不能愈合。

清创塑形后，再造乳房体积有所缩小，大部分患者能接受。对坏死组织范围较大，塑形后再造乳房体积过小的患者，可以二期皮瓣下植入乳房假体。

在坏死界限尚不确定时，应等待坏死界限清楚后再作清创，期间局部涂敷抗生素软膏，如金霉素软膏、SD-Ag 霜等，防止因继发感染或痂下积液加重组织坏死。

（2）腹壁软弱和腹壁疝：腹壁软弱表现为腹壁整体膨隆；腹壁疝则因腹壁局部张力过低，腹内组织经此部位疝出。TRAM 皮瓣应用早期，强调注意皮瓣的血供，过多将肌肉和鞘膜组织带入皮瓣，腹壁疝的发生率较高，随着皮瓣血供的研究和操作技术的改进，发生率已显著降低。在我们(1999)一组 34 例 TRAM 皮瓣乳房再造病例中，仅最初一例发生腹壁疝。注意采用肌肉内分离技术，保留较多的腹直肌前鞘，鞘膜双重缝合，清醒前吸痰，及时拔除气管内插管，防止因呛咳造成肌肉缝合口崩裂，术后防止便秘、咳嗽等腹内压急剧增高，腹部加压包扎，以及术后 3～6 个月内穿戴弹性绷裤等措施有助于防止腹壁软弱和腹壁疝的发生。

为了防止腹壁疝的发生，有作者主张应用人工补片（有涤纶网、尼龙网等）、自体筋膜、真皮组织等加强腹壁。Hein(1998)将皮瓣塑形时切除的皮肤组织去表皮后移植到腹直肌前鞘，加强腹壁，废物利用，取得了良好的效果。再造方法的选择方面，应选用单蒂 TRAM 皮瓣或游离移植，尽量避免双蒂 TRAM 皮瓣。

腹壁软弱或腹壁疝发生后，患者应穿戴加强型弹力绷裤，直到二期手术矫正。腹壁疝修补术可以和其他局部调整手术一起进行，经腹部原手术切口分离腹壁软弱或疝出部位，回纳疝出组织，应用组织补片，固定在周围健康的腹直肌前鞘和肌肉上，或固定在两侧髂嵴上。术后 3 个月内严格穿戴弹力绷裤，避免腹部剧烈运动。

（3）脂肪硬结液化：TRAM皮瓣携带大量的脂肪组织，而脂肪组织脆弱，血供较差，因血供不良或组织挫伤易于发生缺血变性或坏死液化。多量脂肪液化时可扪及波动感，需要用注射器将其抽出，加压包扎，常需多次进行；少量的脂肪液化可自行吸收。脂肪变性硬结大部分随时间的延长被吸收，个别情况下形成孤立性脂肪硬结节，可在其他修整手术的同时予以切除。

孤立的脂肪硬结有时易与肿瘤复发相混淆，局部穿刺病理检查有助于鉴别诊断。

（4）切口裂开：切口裂开的部位多位于受区皮瓣边缘和缝合时张力过大的供区。在设计供区皮瓣时，应考虑供区能够直接拉拢缝合为度。受区的瘢痕组织边缘应尽量切除。边缘有部分坏死时，应保留缝线，避免过早拆除，起到拉拢伤口的作用，防止创面扩大。切口裂开后伤口换药，二期愈合；较大的创面待肉芽组织长出后进行创面植皮修复，也可根据情况切除瘢痕组织，制造新鲜创面直接缝合。

（5）其他并发症：其他少见的并发症包括：①皮瓣下局部积液，可穿刺抽吸或局部引流；②供区瘢痕增生，常见于垂直腹直肌肌皮瓣，TRAM皮瓣较少发生，处理同瘢痕的治疗，二期瘢痕切除、皮质激素瘢痕内注射、硅凝胶贴剂外敷等；③再造乳房形态不良，主要由于皮瓣塑形方法不当造成，二期针对不同的畸形适当调整。

（二）扩大背阔肌肌皮瓣乳房再造

传统的背阔肌肌皮瓣不携带周围脂肪组织，组织量小，多需要联合应用乳房假体进行乳房再造，达到与健侧乳房对称的目的。乳房假体作为异物，有假体渗漏破裂、包膜挛缩等并发症，成为人们关注或议论的焦点之一。为了避免使用乳房假体，Bohme（1982）、Hockin（1983）提出单纯应用背阔肌肌皮瓣，不使用乳房假体进行乳房再造，经不断改进，被越来越多的人采用。扩大背阔肌肌皮瓣乳房再造传统上是指携带背阔肌周围的脂肪组织一并转移进行再造，最近有学者在此基础上携带部分前锯肌，以增加乳房再造的组织量。扩大背阔肌肌皮瓣乳房再造对中等大小的乳房是一种良好的手术方法，尤其适用于东方女性。

1. 背阔肌周围脂肪分区　Delay（1998）将背阔肌周围可利用的脂肪组织分为五个区（图15-11）：

（1）Ⅰ区：是位于皮瓣的皮肤部分与背阔肌之间的组织，任何形式的背阔肌肌皮瓣都包含这部分脂肪组织，由肌皮穿支血管供血。

（2）Ⅱ区：是去除皮肤的背阔肌肌皮瓣表面的脂肪组织，和Ⅰ区一样由肌皮、肌脂肪穿支血管供应。该部分面积大，可利用的脂肪组织看似菲薄，实际上累积的组织量却很可观。假定一侧背阔肌的面积为450cm²，肌肉表面有0.5cm厚的脂肪，脂肪总量可达225ml。

（3）Ⅲ区：为肩胛脂肪区，位于背阔肌的上内侧缘。作为肌瓣的延续，它可以折叠使用，增加肌皮瓣的体积。该部分沿背阔肌内上缘向头侧走行，由发自背阔肌的小穿支血管供血。

（4）Ⅳ区：为背阔肌前缘的脂肪区，位于背阔肌外侧缘的前方3～4cm，由背阔肌发出的小穿支血管供血。

（5）Ⅴ区：为髂骨上脂肪区，位于髂嵴上方，也被称作love-handle，是背阔肌下缘的延续，由背阔肌的肌脂肪穿支血管供血。该部分位于皮瓣最远端，背阔肌在此移行为腱膜部分，因此该区血供最为脆弱。

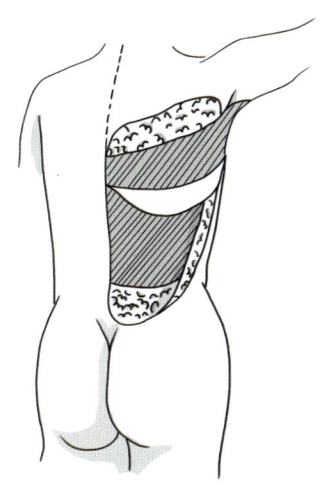

图 15-11 背阔肌周围脂肪分区

2 术前检查与皮瓣设计 除去常规进行有关肿瘤全身复发的检查外,重点检查健侧乳房和供区的情况。

(1) 估测背部可以利用的组织:将食指和拇指置于背阔肌前缘,将皮肤捏起,估侧可以利用的脂肪厚度。注意观察髂嵴上方脂肪厚度与范围。背部瘦削者仅能再造体积较小的乳房,体态中等者可以用来再造中等大小的乳房,背部脂肪肥厚者可以再造较大的乳房。

(2) 测量背阔肌的功能:患肢外展,检查者用手托起患肢,嘱患者内收,观察其背阔肌肌腹收缩情况。背阔肌收缩功能丧失表明胸背神经受损,同时也意味着胸背血管遭到损伤。乳腺癌根治手术时损伤胸背神经,背阔肌失神经萎缩,背阔肌肌皮瓣的组织量缩小,应采用 TRAM 皮瓣等其他方法进行乳房再造。背阔肌功能良好者意味着胸背血管神经保持完整,未被损伤。

皮瓣的设计有三种方法,即横形、外上内下的斜形以及内上外下的斜形。由于横形的瘢痕为胸罩所遮盖,瘢痕不明显,较为常用。外上内下的斜形皮瓣造成背部纵形瘢痕,有碍美观,但方便手术操作,特别是易于V区脂肪的切取。内上外下的皮瓣设计符合背部的皮纹方向,既便于皮瓣的切取又有助于术后瘢痕的美观。

患者站立位或坐位标画出胸部分离范围腔隙和背部脂肪皮瓣的切取范围(图 15-12)。皮瓣部分呈新月形,向头侧弯曲,新月形皮瓣内侧离背部正中线 3cm,外侧到腋前线。皮瓣宽度约 7cm,以能直接拉拢缝合为度。皮瓣过宽增加的脂肪组织量有限,反而会造成供区严重并发症。

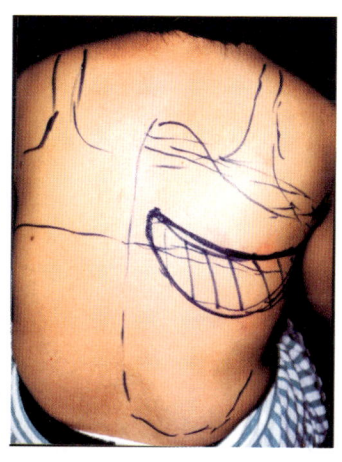

图 15-12 患者站立位或坐位标画出胸部分离范围腔隙和背部脂肪皮瓣的切取范围

患者取坐位或站立位,作手术前标志线:①与健侧对称的乳房下皱襞;②手术侧的背阔肌轮廓;③肌皮瓣设计:首先在背部大致标出胸罩轮廓,在胸罩下缘设计椭圆形皮瓣。皮瓣位于背阔肌上缘肌质部位,呈横形或斜形。皮瓣大小要求既满足乳房再造要求,供区又能直接拉拢缝合。如果采用保留皮肤的乳腺癌根治术,则只需要很少的皮肤。

3 手术方法 取患侧在上的侧卧位,胸部瘢痕切除和皮瓣游离均可在此体位下进行。术区消毒铺巾后,患侧上肢用无菌单包扎,便于术中移动。

切除胸部瘢痕,在皮瓣下胸大肌表面分离腔隙至术前的标画范围,止血后用盐水纱布填塞备用。

沿背部标志线作皮瓣切口,切开皮肤后,保留皮下 0.5cm 厚的脂肪,其余脂肪保留在肌肉表面,潜行剥离肌肉、脂肪瓣的切取范围。潜行剥离时,应保持一定的皮下脂肪厚度,保护真皮下血管网,防止供区皮肤部分坏死。于皮瓣前缘在肌筋膜表面分离,显露背阔肌前缘。在背阔肌前缘底面确认血管走行,按所需肌肉的多少切断背阔肌的起点,采用由远及近的皮瓣切取方法,在肌肉深层分离包括胸背血管。将肌皮瓣掀起,向腋窝方向分离。胸背血管在进入背阔肌以前发出分支进入前锯肌。特殊情况下,肩胛下血管遭到破坏时,背阔肌肌皮瓣依靠该分支可以维持血供,因此,应尽可能保留前锯肌的血管分支。一般情况下保留该分支不影响影响背阔肌肌皮瓣的转移,必要时可以适度游离血管分支的周围组织,增加该分支的长度。另一方面,即便肩胛下血管良好,保留前锯肌的分支也有助于背阔肌的血供。背阔肌的止点可以保持完整、部分切断或切断后重建腋前襞,一般情况下背阔肌的止点应全部切断,这样可以防止再造乳房由于肌肉收缩引起的变形。

在胸前、后两切口间,靠近腋窝作皮下隧道,将背阔肌肌皮瓣经此皮下隧道转移到胸前暂时固定。供区创缘两侧游离后放置负压引流,直接拉拢依次缝合皮下、皮内及皮肤。

调整患者于仰卧半坐位,进行皮瓣塑形。将背阔肌置于分离的胸前腔隙,皮瓣折叠,将脂肪瓣置于皮瓣下。首先将肌皮瓣尽量靠下与胸部肌肉、肋软骨膜和乳房下皱襞皮瓣固定,然后将背阔肌止点分别与锁骨内侧、胸骨旁线缝合固定。在腋前线处肌瓣与侧胸壁固定,缝合在前锯肌筋膜上。胸大肌部分缺如时,将肌瓣与胸大肌缝合固定。调整与健侧对称,去除多余的表皮,沿乳房下皱襞放置引流管,缝合皮肤切口。术中保护胸背神经可减少以后肌肉失神经萎缩。术后当时再造乳房体积应稍大于健侧。伤口包扎时防止蒂部受压。术后上肢局部制动 72~96h(图 15-13)。

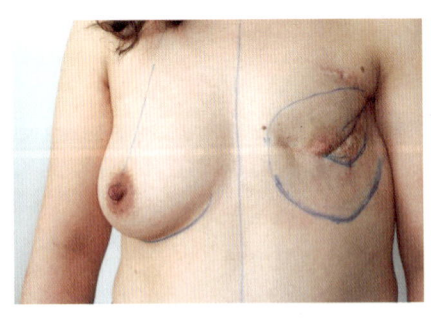 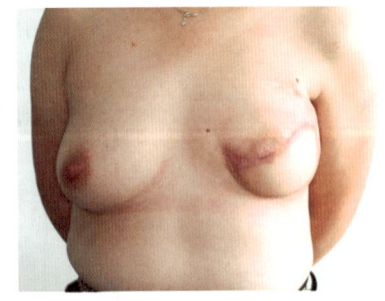

图 15-13 扩大背阔肌肌皮瓣后期乳房再造
A. 再造前 B. 再造后

4 并发症 主要的并发症是供区血肿和血清肿,发生率高达 30%~50%。术中仔细止血,于最低点引出负压引流管,维持引流通畅是预防的关键。其他并发症有供区皮瓣部分坏死,胸部剥离皮瓣边缘愈合不良、部分坏死等。和传统的背阔肌肌皮瓣联合乳房假体进行乳房再造相比,减少了人工乳房假体有关的并发症。因供区分离范围较广,相对增加了供区血肿、血清肿以及供区部分坏死的可能性。

顽固性的血清肿持续时间长,反复处理不愈,个别患者术后 1～2 年不愈,给患者造成巨大的心理压力。血清肿发生的早期需要反复多次穿刺抽吸,必要时于最低位戳洞重新放置负压引流管,加压包扎。持续时间长的血清肿周围已经形成假膜,需要对假膜进行处理方能愈合,具体操作如下:①放出血清液后,用无水酒精 10～15ml 冲洗囊腔,腐蚀假膜造成新鲜创面后,放入负压引流管,加压包扎,必要时可以重复操作;②重新打开切口,切除囊壁,形成新鲜创面,放置负压引流管重新缝合切口,该方法需要重新麻醉,创伤加大;③局麻下打开皮肤切口,用刮匙搔刮囊壁,填塞碘仿纱条,伤口开放引流,二期愈合或待创面缩小、肉芽组织长出后清创缝合。

(三) 臀大肌肌皮瓣乳房再造

臀大肌肌皮瓣乳房再造有两种方法,一是以臀上血管为蒂,携带上部臀大肌部分肌肉和脂肪皮肤组织游离移植进行乳房再造;二是以臀下血管为蒂,携带下部臀大肌部分肌肉和脂肪皮肤组织游离移植进行乳房再造。该复合组织瓣组织量大,不需要乳房假体,供区瘢痕较腹直肌肌皮瓣和背阔肌肌皮瓣隐蔽,是一种切实可行的乳房再造方法。但可能是由于术中需变换体位等原因,不如 TRAM 皮瓣和背阔肌肌皮瓣应用广泛。

1 臀上血管臀大肌肌皮瓣乳房再造

(1) 术前检查与皮瓣设计:患者取站立位,标画出两侧乳房下皱襞和胸部分离范围。取同侧臀大肌肌皮瓣进行移植。用多普勒血流仪测定臀上血管走行,以臀上血管为轴心标画出上部臀大肌肌皮瓣。肌皮瓣呈梭形,长轴位于骶骨上缘和髂嵴的连线。用实线标出皮瓣范围,用虚线标出皮下脂肪切取范围(图 15-14)。皮下脂肪切取范围大于皮肤范围,以利于充填胸部皮下组织缺损。

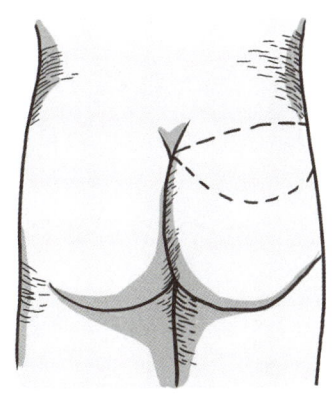

图 15-14 臀上血管臀大肌肌皮瓣乳房再造设计

(2) 手术方法:患者取侧卧位,患侧向上。先切开皮瓣上缘和外侧缘,于臀大肌外侧股骨大转子上方钝性分开臀大肌,在臀大肌和臀中肌之间向骶骨方向钝性分离,于臀中肌和梨状肌之间确认臀上血管的走行,然后全部切开皮肤游离肌皮瓣。通常有一条动脉、两条静脉。切取肌皮瓣,缝合供区,调整体位平卧,将皮瓣转移到胸部受区,在显微镜下吻合动静脉。进行皮瓣塑形,去除多余的表皮。

受区用于吻合的血管有胸廓内血管、胸肩峰血管和其他腋血管的分支,以胸廓内动静脉最为常用。胸廓内血管离胸骨旁线约 1cm,紧贴肋软骨膜。显露血管时应先用骨膜剥离器剥开第 5 肋软骨前面的肋软骨,用咬骨钳咬去肋软骨,然后用小剪刀剪开后面的肋软骨膜,显露胸廓内动静脉,不应和一般切除肋软骨一样,先剥开四周的肋软骨膜,再整段切取肋软骨,否则易损伤血管。有时胸廓内静脉较细,不宜作血管吻合时,应取下肢隐静脉移植到腋静脉,或取上肢头静脉移位与皮瓣血管吻合。

2 臀下血管臀大肌肌皮瓣乳房再造

(1)皮瓣设计:标画出臀大肌肌皮瓣范围,皮瓣下缘位于臀沟处,上缘位于臀大肌表面,宽约10cm,呈纺锤形或新月形。皮瓣下缘长于上缘,以便供区缝合时瘢痕呈弧形与臀沟一致(图15-15)。

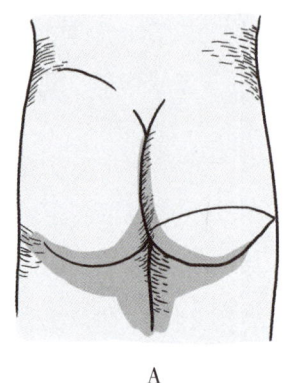 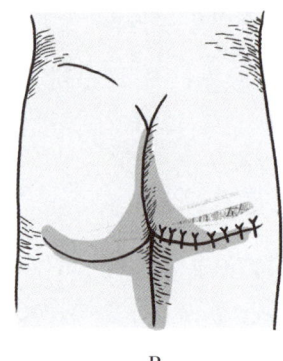

A   B

图 15-15 臀下血管臀大肌肌皮瓣乳房再造设计

(2)手术方法:患者取俯卧位,切开皮瓣下缘,切取部分臀大肌,防止臀大肌切取过多引起功能障碍。自远及近分离皮瓣,注意防止损伤坐骨神经。皮瓣切取后,供区拉拢缝合,调整体位于仰卧,重新消毒铺巾。将肌皮瓣移植到胸部受区,在显微镜下吻合动静脉。受区血管可以选择胸肩峰血管、胸背血管和胸廓内血管,必要时上肢头静脉移位到胸部与皮瓣静脉吻合。

3 术后处理   密切观察皮瓣血供,发生血供障碍时及时处理。处理方法同一般显微外科手术,必要时清除吻合口血栓,重新吻合。

患者术后取平卧位,压迫臀部供区。术后根据引流量多少于48～72h拔除引流管。术后5天在包扎完好的情况下可采用坐位,臀部垫软座垫。术后1周可自由活动,不受限制。

4 并发症   游离移植手术的最严重并发症是动静脉吻合口血栓形成,造成皮瓣血供障碍,如不及时处理会导致整个皮瓣坏死。虽然其发生率较低,后果却会导致再造手术失败。正确的皮瓣设计、熟练的显微镜下吻合技术是手术成功的关键。

臀大肌肌皮瓣移植后,个别患者术后早期有下肢活动障碍,经功能锻炼后大多会消失。

(四)股薄肌肌皮瓣乳房再造

股薄肌肌皮瓣乳房再造是近年来报道的一种新的方法。股薄肌位于大腿内侧皮下,是一条扁长带状肌,主要营养血管是股深动脉的分支,约在耻骨结节下8cm,肌肉的中上1/3交界处,由深面入肌。股深血管变异较少,恒定出现,便于切取。股薄肌肌皮瓣乳房再造多采用大腿内侧上方的横形设计,位置隐蔽,切取后瘢痕不明显,对功能的影响小。股薄肌的切取可以和胸部手术同一个体位分组同时进行,不需要变换体位,缩短了手术时间。

该方法适用于大腿内侧上方脂肪组织较多的患者,特别是年长者,或体重增加需减肥者。术前患者站立位,用捏提法估测可以使用的组织量以及皮瓣可以切取的宽度,皮瓣的宽度以供区直接缝合为度。

1 皮瓣设计

(1)患者取站立位,首先用记号笔标出耻骨结节与膝内侧半腱肌之间的连线,该连线为股薄肌的前缘,股薄肌在连线的后方。

（2）在耻骨结节下 8cm 处标出皮瓣血管蒂的位置。

（3）标出皮瓣的切取范围，皮瓣上界位于大腿与会阴部臀部的交界处，下界位于大腿内侧上方，皮瓣宽约 7～10cm，长约 12cm，后方不超过大腿后方中线，以站立时瘢痕看不到为限。

2 手术方法 手术上下同时进行，胸部组分离胸部皮瓣和受区吻合的血管。患者取截石位，常规消毒铺巾，切开皮瓣边缘，自前向后沿肌肉表面分离，显露股薄肌前缘，牵拉肌肉，找到营养血管，逆行追踪血管，尽量增加血管蒂的长度。皮瓣切取后供区直接拉拢缝合。

3 受区血管选择 一般选用胸廓内血管，用咬骨钳咬除第 3 或第 4 肋软骨，用小剪刀剪除肋软骨后侧软骨膜，显露受区血管，在显微镜下吻合血管。受区血管尽量不用肩胛下血管，虽然也有学者使用，但肩胛下血管是背阔肌肌皮瓣的营养血管，我们一般把背阔肌肌皮瓣作为显微外科再造失败后的补救措施，作为"救命皮瓣"使用。

4 优缺点 股薄肌肌皮瓣乳房再造的优点是瘢痕隐蔽，对供区功能的影响小；缺点是部分患者皮肤颜色较深，与受区有一定的色差，个别患者大腿上方有毛发生长，可以在皮瓣成活后激光脱毛治疗。年轻瘦削的患者大腿上方可利用的组织量受限，可以联合假体再造。

第二节 应用乳房假体的乳房再造

乳房再造术是指利用自体组织移植或乳房假体重建因患乳房疾病行乳房切除术后的胸壁畸形和乳房缺损。最常见的乳房缺损见于乳腺癌切除术后。目前，乳房再造的手术方法有乳房假体植入和自体组织移植两大类。乳房假体可以用于即时乳房再造或后期乳房再造；可以直接植入，也可以组织扩张后植入。应用乳房假体的乳房再造，其创伤小，手术操作简便，特别适用于全身状况不适合复杂手术的患者；缺点是再造乳房缺乏一定的下垂度，特别对健侧乳房下垂明显的中老年妇女，如果不作必要的调整，很难达到两侧完全对称。

应用乳房假体再造乳房适用于保留胸大肌的改良根治术后，胸部覆盖组织良好，健侧乳房轻中度下垂的患者，否则需要与背阔肌肌皮瓣联合应用，以提供额外的覆盖组织。一般情况下，由于乳房再造患者的胸部皮肤较隆乳患者贫乏，使用的假体以泪滴形毛面硅凝胶乳房假体为首选，也可以使用圆形毛面假体。假体的大小一般为 300～450ml，较隆胸的乳房假体要大。应用乳房假体再造时根据患者胸部组织的状况有三种手术方式可供选择：①对于乳腺癌手术后局部皮肤缺损的患者，一般需要先行扩张器皮肤扩张后植入乳房假体；②对于保留皮肤的改良根治术后或皮下乳腺切除后的患者，由于胸部皮肤完全或大部分保留，可以直接植入乳房假体；③对于锁骨下组织缺损或不愿意接受组织扩张的患者，可以联合背阔肌肌皮瓣转移假体植入乳房再造。

应用假体乳房再造时，需要明确手术后可能出现的并发症及其处理方法。应用假体最难预料和处理的是假体周围的包膜挛缩。对于严重的包膜挛缩患者，经过多次手术切除或切开，假体置换后有时仍不能避免挛缩的发生，最后不得不再次实行自体组织移植乳房再造手术。术前应告知患者这种可能性，防止不必要的纠纷。

对于胸部接受过放疗，以及再造术后需要放疗的患者，是假体乳房再造的相对禁忌证。虽然有文献报道使用假体成功进行乳房再造，仍应慎重选择。采用自体组织乳房再造对这类患者更为恰当。

任何人工组织代用品植入体内都需要一定的健康组织覆盖，植入的层次越深越安全，越不容易发生并发症，相反，植入的层次过浅，覆盖的组织菲薄则容易出现假体外露等并发症。为了增加假体覆盖的组织，新近有学者将脱细胞人工真皮覆盖在假体表面，弥补肌肉组织不能完全覆盖的缺点，提高手术的安全性和再造的效果，成为假体乳房再造的主要进展之一。

一、假体直接植入乳房再造

不经过皮肤软组织扩张，假体直接植入乳房再造手术的适应证要考虑两个因素：一是胸部覆盖组织的质量和组织量，主要是皮肤的量；二是对侧乳房的大小与形态。对侧乳房属于中小程度大小、下垂不明显的患者是手术的良好适应证，或者对侧乳房接受乳房缩小等改形手术者。

假体直接植入乳房再造适用于皮肤切除量相对较少、胸部皮肤质地和组织量充足的乳腺癌改良根治术或保留皮肤的乳腺癌改良根治术后，以及预防性乳房皮下切除术后的即时再造者；极少数后期乳房再造的患者，如果胸部皮肤的量足够的话也可以采用假体直接植入乳房再造。对于大部分改良根治手术的患者往往需要先行皮肤扩张，二期植入乳房假体。另一方面，对原来乳房巨大、增生下垂者，皮下乳房切除后常伴有乳房皮肤过多，假体与过多的乳房皮肤不相称，需要在切除乳房腺体的同时对多余的皮肤进行缩小。

假体直接植入乳房再造手术的优点是手术时间短，操作简单，不需要第二次手术，不另外增加新的手术瘢痕，胸部皮肤的色泽良好，没有皮瓣移植供区的损伤等。

乳腺癌切除手术完成后，应首先检查皮瓣的血供情况，皮瓣边缘任何怀疑有血供不良的部分都应彻底切除，必要时改变手术方式采用扩张器-假体植入的方法。假体植入的层次有两个：一是在完全肌肉下层次植入假体，即在胸大肌下以及前锯肌下分离腔隙，假体植入后完全被肌肉覆盖。其优点是防止术后因皮瓣边缘部分坏死或切口愈合不良导致假体外露，假体放置在肌肉下可以减少包膜挛缩的概率；缺点是一定程度上限制了假体的隆凸。二是将假体植入胸大肌下，在胸大肌的内下起点离断，对假体不能完全被肌肉覆盖的部分用脱细胞真皮覆盖。

手术操作根据原来乳房的大小、是否需要进行皮肤缩小而有两种方法。

（一）皮下腺体切除后假体直接植入

采用乳晕边缘或乳房皮肤切口（图 15-16），皮下乳房腺体切除后，在胸大肌下分离至标记范围，剥离层次在肌肉深面，即胸大肌、前锯肌、腹外斜肌和腹直肌前鞘的深面。剥离范围上至第 2 肋间，内达胸骨旁线，外至腋前线，下至乳房下皱襞。胸大肌的内下起点往往需要切断或剥离，检查腔内无遗漏的纤维条索后，仔细止血，用生理盐水冲洗伤口，植入乳房假体。调整体位为半坐位，检查两侧对称后，放置引流，缝合分离的肌纤维和切口皮肤。也可以将胸大肌不能覆盖的部分假体用脱细胞真皮或去表皮的自体真皮覆盖。值得注意的是，乳房下皱襞在乳腺癌切除时如果被游离，需要重新将乳房下皱襞缝合固定在胸壁，重塑乳房下皱襞。

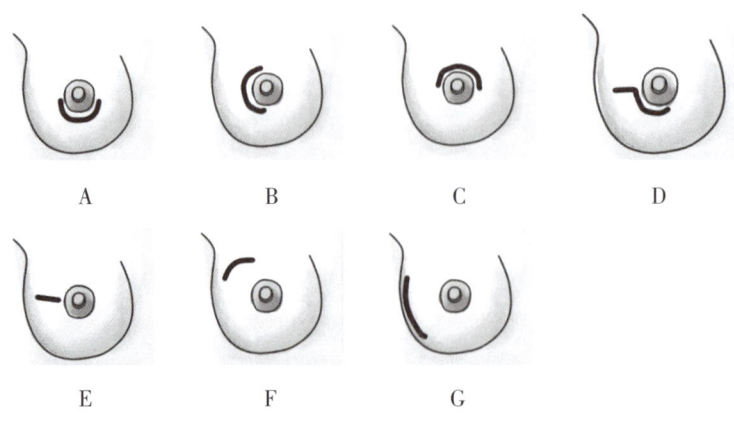

图 15-16　乳晕边缘或乳房皮肤切口

(二）乳房皮肤缩小、腺体切除后假体直接植入

依据垂直瘢痕巨乳缩小的原则,选用乳头乳晕下方梭形切口(图15-17),在皮下切除腺体的同时纵行切除多余的皮肤。如果3个月后乳房下皱襞有横形多余的皮肤,可以二期通过小的乳房下皱襞切口予以切除。有作者采用Wise切口同时去除横形和纵形多余的乳房皮肤,术后遗留倒T形的手术瘢痕,在垂直瘢痕巨乳缩小手术得以推广后,这种方法已较少使用。

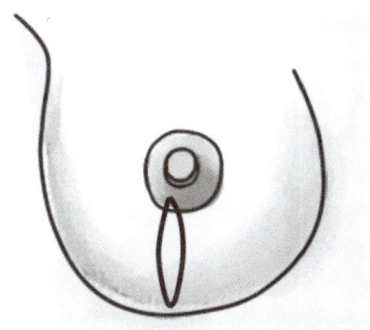

图15-17　皮下切除腺体的同时纵行切除多余的皮肤

皮下乳房腺体切除后,在胸大肌下分离至标记范围,剥离层次在肌肉深面,即胸大肌、前锯肌、腹外斜肌和腹直肌前鞘的深面。剥离范围上至第2肋间,内达胸骨旁线,外至腋前线,下至乳房下皱襞。胸大肌的内下起点往往需要切断,在肌肉后植入乳房假体。

假体直接植入乳房再造手术的并发症除活动性出血、血清肿、感染等一般外科并发症以外,主要是假体外露和严重的包膜挛缩。假体外露的原因是切口裂开,除去感染的因素外,多由于切口皮瓣的血供不良,或假体过大导致切口承受较高的张力。为了防止假体外露,放置假体前要检查皮瓣的血供,切除可疑血供不良的部分,避免假体过大,术中放置引流。

假体直接放置在皮下时容易发生严重的包膜挛缩,表现为质地变硬、乳房变形、皮肤皱褶明显。包膜挛缩的分级采用隆胸术后的Becker分级。根据我们的经验,当皮下腔隙过大而假体过小时,特别容易发生严重包膜挛缩。当组织腔隙与假体不能很好匹配时,放置扩张器是很好的方法。扩张器可以作为临时性的器具为假体表面的皮肤起到适应、塑形的作用,同时可以调节切口承受的张力,减轻严重包膜挛缩和假体外露的并发症。

应用乳房假体另一个常见的并发症是出现假体皱褶,严重者肉眼可以通过皮肤看到,并可以用手触及。发生的原因是假体周围包膜挛缩和假体表面覆盖的组织菲薄。可以通过松解包膜挛缩、更换高黏度内容物的假体、用脱细胞真皮增加组织厚度等方法纠正,严重者需要应用自体组织乳房再造。

二、组织扩张术后假体植入乳房再造

（一）概述

再造过程分两期进行,第一期是植入软组织扩张器,经一定时间扩张,组织量充足后,二期手术取出扩张器,植入永久乳房假体。手术创伤小,患者恢复快,手术可在局部浸润麻醉或全麻下进行,乳房再造可以在乳房切除手术时即时再造,也可后期再造。在乳房切除手术同时植入扩张器可以调节胸部皮瓣的张力,增加皮瓣的适应性,便于两侧乳房对称,减少包膜挛缩的概率。

随着扩张器的发展,可调节的扩张器与永久假体结合在一起,当扩张完成后,可以调整扩张囊到一定体积,在远处作小的皮肤切口,直接拔去扩张器的注射壶,扩张囊作为永久假体植入体内,

完成再造。但这种扩张器适用于盐水型的假体,随着对硅凝胶假体的重新认识,传统意义上的扩张技术仍占主流。

以往将扩张器放置在胸大肌后,由于胸大肌内下方起点的限制,该处肌肉的张力较大,扩张时容易导致扩张器上移,导致胸部上方的皮肤扩张过度,而内下方扩张不足。为了防止这种畸形的发生,有两项重要的进展,一是扩张器的表面由光面改为毛面设计,减少了扩张过程中的移位;二是将胸大肌内下方的起点部分切断,减少此处肌肉的张力,缺乏肌肉覆盖的部位用人工真皮覆盖。另一方面,如果没有毛面的扩张器可供选择,必须使用光面的扩张器时,放置位置应适当降低,乳房下方剥离的范围应较健侧乳房下皱襞低1～2cm。

扩张器的形状选用圆形。扩张器的容量根据健侧乳房体积而定,应大于永久乳房假体150ml以上。术前标记胸部分离腔隙的范围,上至第2肋间,内至胸骨旁线,外至腋前线,下至乳房下皱襞下方2cm。扩张器应植入胸部肌肉深面,减少假体外露等并发症,并利于后期乳头乳晕再造。

(二) 手术操作

手术在局麻、硬膜外或全身麻醉下进行。患者平卧,双上肢固定在身体两侧,外展90°固定在托板上会导致胸大肌紧张,不利于扩张器的放置。体位端正,不要扭曲,否则易导致两侧不对称。手术入路选择乳房切除时原有的胸部瘢痕切口,只需切开外侧4～5cm即可,不需切开瘢痕全长。瘢痕较宽者,在不影响切口张力的前提下可以将原有瘢痕一并切除。

切开皮肤,在切口内向深层分离,显露胸大肌,经胸大肌外侧缘在胸大肌下方分离腔隙,自术前标记出的分离范围至乳房下皱襞下方2cm。分离腔隙完成后,冲洗伤口,仔细止血,植入扩张器,扩张囊与注射壶应保持一定的距离,防止注水扩张时损伤扩张囊。放置扩张囊时应舒展,避免成角畸形,防止扩张过程中皮肤裂开。放置负压引流管,缝合真皮层和皮肤,局部加压包扎。

扩张器植入当时注入一定量的生理盐水,约100～150ml。保留皮肤的乳腺癌改良根治术即时扩张器植入后,应扩张到与健侧乳房相同大小的体积。术后2～4周首次注水扩张,每次注水量视皮肤扩张程度而定,一般为30～50ml,最终扩张容量应大于乳房假体50%～75%。注水时用左手扪及注水壶,上下左右触及注水壶的边缘,确定注水壶的中心位置,用细针头垂直刺入壶内至壶底的金属片,稍稍后退针头,开始注水。每周1～2次注水扩张,扩张到最终容量后尽可能长地维持扩张一段时间。维持扩张时间越长,术后包膜挛缩的概率越低。一般情况下注水扩张完成后4～6周进行第二次手术,取出扩张器后植入永久乳房假体。

(三) 调整扩张囊

二期手术取出扩张器,植入永久乳房假体。患者站立位标出乳房下皱襞,沿原手术瘢痕作切口,取出扩张器,扩张囊周围的包膜一般不需要去除,扩张良好的囊腔大多不需要大的调整。值得注意的是,如果扩张后的皮肤下缘与乳房下皱襞不一致,植入永久乳房假体前需要重新塑造乳房下皱襞。扩张时间短暂,一般不超过3个月的患者,重塑乳房下皱襞在相应的位置可以用埋置缝线直接缝合固定;但对时间较长的患者,需要将乳房下皱襞下方的包膜切除,再与健侧乳房下皱襞对称的部位将皮肤与胸壁缝合固定,形成新的乳房下皱襞,否则形成的假膜不易愈合。扩张不到的部位切开包膜,肌肉下分离,经切口植入假体,放置负压引流管,加压包扎。3个月后行乳头乳晕再造。

三、背阔肌肌皮瓣联合乳房假体乳房再造

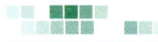

乳房切除术后胸大肌部分或全部缺如,胸部瘢痕增生,皮肤过紧过薄,锁骨下区凹陷,腋前襞形态消失者,植入乳房假体前,需要弥补胸前组织缺损。背阔肌肌皮瓣可以携带扇形肌肉组织,提

供良好的胸部覆盖组织。但背阔肌肌皮瓣面积大、体积小，除乳腺组织部分缺如或健侧乳房中小者外，单纯应用背阔肌肌皮瓣进行乳房再造组织量不足，难以做到两侧对称，需要在肌皮瓣下植入乳房假体，补充再造乳房的体积。

（一）适应证

适用于胸部皮肤过紧，瘢痕挛缩严重，缺乏良好的组织覆盖，不能直接放置乳房假体或扩张器，不适合或患者不愿采用 TRAM 皮瓣乳房再造者。术前应检测背阔肌功能。患肢外展，检查者用手托起患肢，嘱患者内收，观察其背阔肌肌腹收缩情况。个别情况下，如乳腺癌根治手术时损伤胸背神经和胸背血管，背阔肌失神经萎缩，此时背阔肌肌皮瓣的组织量会进一步缩小，血液供应受到影响，应尽量采用其他方法进行乳房再造。

（二）术前设计

1. 患者取站立位，作术前标志线，分别标记与健侧对称的乳房下皱襞、手术侧的背阔肌轮廓。
2. 肌皮瓣设计时，首先在背部大致标出胸罩轮廓，在胸罩下缘设计椭圆形皮瓣。皮瓣位于背阔肌上缘肌质部位，呈横形或月牙形。皮瓣大小要求既满足乳房再造要求，又能使供区直接拉拢缝合。如果采用保留皮肤的乳腺癌根治术，则只需要很少的皮肤。

（三）手术方法

取患侧在上的侧卧位，乳房切除和皮瓣游离均可在此体位下进行。术区消毒铺巾后，患侧上肢用无菌单包扎，便于术中移动。

切除胸部瘢痕，在胸大肌下分离腔隙备用。沿标志线作皮瓣切口，于皮瓣前缘在背阔肌筋膜表面向前分离，显露背阔肌前缘。在背阔肌前缘底面确认血管走行，由背阔肌前缘向下切断该肌部分起点。在背阔肌筋膜表面潜行分离皮瓣上方和后方，按所需肌肉的多少切断背阔肌的起点。在所需肌肉范围的上缘劈开肌纤维，采用由远及近的皮瓣切取方法，在肌肉深层分离，将肌皮瓣掀起，向腋窝方向分离。胸背血管在进入背阔肌以前发出分支进入前锯肌，找到该分支后，先暂时阻断，确认不影响胸背血管血供时，再结扎切断。背阔肌的起点可以保持完整、切断或切断后重建腋前襞。

在胸前、后两切口间，靠近腋窝作皮下隧道，将背阔肌肌皮瓣经此皮下隧道转移到胸前，暂时固定。背部供区放置负压引流，直接拉拢缝合。

调整患者体位于平卧位，重新消毒铺巾。将背阔肌置于分离的胸前腔隙，首先将肌皮瓣尽量靠下与胸部肌肉、肋软骨膜和乳房下皱襞皮瓣固定，然后将背阔肌起点分别与锁骨内侧、胸骨旁线缝合固定。在腋前线处肌瓣与侧胸壁固定，缝合于前锯肌筋膜上，防止肌瓣回缩和限制乳房假体外移。胸大肌部分缺如时，将肌瓣与胸大肌缝合固定。皮瓣大部分缝合后，留外侧切口，以便经此放入乳房假体。调整体位于半坐位，在肌瓣后植入乳房假体，调整两侧对称后，放置负压引流，关闭切口。术后上肢局部制动 72～96h。为了达到两侧乳房对称，可以先放入扩张器，确认再造所需的假体大小，以便正确选择应用乳房假体。

（四）并发症

联合应用背阔肌肌皮瓣和人工乳房假体具有自体组织移植和乳房假体异物两方面的缺点。有关乳房假体的并发症与隆乳术相同，主要为假体周围包膜挛缩以及皮瓣部分坏死导致假体外露等，其他少见并发症有假体破裂、假体移位、感染、外露，以及对假体的过度担心等。供区血肿和血清肿是最常见的并发症，术中仔细止血，于最低点放置负压引流，维持引流通畅是预防的关键。血清肿发生后，需要多次穿刺抽吸清除积血，加压包扎；个别情况下，需要在皮瓣最低点重新戳洞放置负压引流管。供区瘢痕位于胸罩下，可以被胸罩遮盖。个别情况下瘢痕可能增生。

应用乳房假体再造硬化率高的原因是血肿发生率高,血肿机化后导致假体周围包膜挛缩;覆盖假体的组织量有限,胸前皮肤张力大,皮瓣薄,限制假体的活动,有助于假体周围包膜形成、增厚。其预防方法是选择毛面乳房假体,有资料表明毛面假体的包膜挛缩程度明显低于光面乳房假体;增加胸前组织量,对组织量不足者,应联合肌皮瓣转移或软组织扩张后进行乳房再造。

为了防止因皮瓣边缘部分坏死导致假体外露,造成手术失败,假体应植入胸部肌肉组织后。特别对即时再造的患者,假体应争取完全植入肌肉组织后,至少切口部位应有肌肉组织覆盖。

应用乳房假体另一个常见的并发症是出现假体皱褶,严重者肉眼可以通过皮肤看到,并可以用手触及。发生的原因是由于假体周围包膜挛缩和假体表面覆盖的组织菲薄。可以通过松解包膜挛缩、更换高黏度内容物的假体、用脱细胞真皮增加组织厚度等方法纠正,严重者需要应用自体组织乳房再造。

假体乳房再造后假体的表现与自体组织不同,随着年龄的增长,假体不能和正常的乳房一样逐渐下垂,而健侧乳房会下垂加重。另一方面,周围环境温度过低而保暖措施不佳时,部分患者会感觉假体凉,但大部分患者不认为是问题。

(亓发芝 范培芝)

第三节 乳腺癌高危妇女预防性乳房切除后的一期再造

一、概述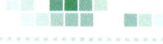

20世纪70年代后期以来,乳腺癌高危妇女预防性乳房切除一期再造,在西方社会和医学界成为了一议题,经过几十年实践,这种手术已成为较多国家乳腺癌高危妇女和肿瘤外科及整形外科医师能接受的选择。笔者相信,在我国,整形外科医师会和肿瘤科及普通外科医师一起对这一议题给予更多的关注,在未来的时间里,乳腺癌高危妇女预防性乳房切除一期再造将成为我国乳腺癌高危妇女和整形外科医师、肿瘤外科医师的选择。

预防性乳房切除在提出初期是饱受争议的,因为在当时使用手术的方式预防乳腺癌的有效性并未得到大样本、多中心临床研究的证实。作为女性形体美的组成要素,乳房对于形体曲线是非常重要的,对年轻未育女性实施乳房切除手术,在不明确的癌症风险和形体美学以及由此带来的社会心理问题之间做出权衡和选择无疑是值得广大学者深入研究和探讨的。随着基因检测手段以及肿瘤流行病学风险评估模型的进步和人们对乳腺癌高危妇女人群研究的深入,加之近年来乳房重建技术的发展和材料科学的进步,人们开始对这类手术有了逐步深入的了解,这种手术也获得了越来越多的医师和患者的认同,对该类手术的研究逐渐成为了乳腺整形和乳腺肿瘤外科领域的热门。

二、乳腺癌危险因素和高危人群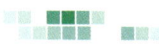

(一)乳腺癌一般危险因素

乳腺癌是威胁妇女健康状态的第一大杀手,其发病率高居女性恶性肿瘤之首。乳腺癌的发病率在世界范围内的地区差异比较大,通常认为欧美地区为高发区,国外资料显示,美国女性一生中罹患乳腺癌的概率平均为13%,而且年龄超过60岁以后,这个概率还会显著上升;亚洲地区妇女乳腺癌的发病率相对较低,这可能与生活习惯、环境及遗传背景有很大关系。我国尚缺乏全国范围的女性乳腺癌患病率联合调查,但近年来地区性的普查结果显示我国乳腺癌的患病率呈现上升的趋势,而且发病呈年轻化倾向,这可能与亚洲女性乳腺组织比较致密、发病高峰年龄相对年轻有关,同时女性疾病普查的广泛开展使更多的早期乳腺癌得以发现。

体内外多种因素共同导致了乳腺癌的高发病率,不同的研究机构对各类可能增加乳腺癌风险的危险因素的筛查标准和分类也各不相同,目前还存在一些尚未揭示的、可能与乳腺癌的发生和预后有重要关系的因素有待进一步研究。目前公认的且明确与乳腺癌发病率相关的危险因素包括家族成员的肿瘤病史、月经初潮和绝经年龄、妊娠哺乳史、乳腺良性疾病史、乳房组织的致密程度、吸烟、饮酒、使用避孕药等。在众多因素中,家族成员的肿瘤病史往往与患者的遗传背景有关,也是目前最为明确的乳腺癌危险因素之一。对各类危险因素的评估有利于乳腺癌的防控及对高危人群的筛查,因此研究者们对各类危险因素及其对乳腺癌发病率产生的影响展开了大量的研究。Nelson等通过比较多个乳腺癌危险因素评估的研究结果,发现能够使40~49岁年龄段妇女乳腺癌发病率平均比正常人高出两倍的危险因素包括乳腺组织极度致密、直系亲属有乳腺癌病史,乳腺癌发病率高于正常人群1.5~2倍的危险因素包括乳腺肿瘤活检病史、非直系亲属乳腺癌病史,罹患乳腺癌风险高于正常人1.0~1.5倍的危险因素包括近期口服避孕药、未生育、第一胎晚于30岁等。在所有的危险因素中,以家族成员乳腺癌病史,特别是直系亲属绝经期前的乳腺癌病史使患乳腺癌风险骤增,若有家族成员绝经期前发生了双侧乳腺癌,或家族成员中出现多个乳腺癌患者或者合并有卵巢癌,这种风险将成倍增加,并高度提示家族遗传性乳腺癌的可能性。

(二)乳腺癌高危因素

目前的研究表明,约有10%的乳腺癌与遗传基因突变有关,其中最为人们所熟悉的是BRCA1及BRCA2突变。对于携带有BRCA1突变的患者来说,65岁以前罹患乳腺癌的风险高达50%~80%。而且BRCA1及BRCA2突变相关乳腺癌的一个显著特征是雌激素受体阴性,因此对他莫西芬治疗不敏感,化疗效果较差,肿瘤细胞分化较低,病理特征提示细胞异型性较散发性乳腺癌明显,髓样癌较为多见,这类乳腺癌因发病年龄较早多累及年轻女性。更重要的是,BRCA1/2突变相关乳腺癌影像学筛查窗口仅为1年,而散发性乳腺癌的影像学筛查窗口期长达3年,在这种情况下更不利于BRCA1/2突变相关性乳腺癌的早期发现。另外一个与遗传性乳腺癌发病率相关的是抑癌基因P53的突变,P53发生突变后在儿童期极易患上颅内及肾上腺皮质肿瘤,这种遗传综合征被称为Li-Fraumeni综合征,患有这种综合征的年轻女性乳腺癌发病率也非常高。

除了这些因单个或多个基因突变引起的乳腺癌高发病率以外,某些乳腺病变,例如非典型增生性疾病以及小叶原位癌也高度提示乳腺癌发生或再发的可能性。虽然小叶原位癌因其尚未侵袭浸润而可通过手术治愈,但很早就有研究发现,小叶原位癌患者在术后15年里双侧乳腺发生浸润性癌的可能性高达30%~40%,而且一侧乳腺发现浸润性癌的患者中,约有50%对侧乳房也有小叶原位癌发生,在因小叶原位癌手术切除的乳腺组织中也约有5%患者已发生了癌灶的浸润。

(三)高危人群的范畴

我国对乳腺癌高危因素和高危人群开展了大量的研究,同时也取得了不少成果,但到目前为止仍缺乏高危因素的确切定义,对高危人群范围的界定也尚未达成共识,国内很多乳腺癌的治疗标准常常参照国外的一些会议共识或治疗指南。根据美国肿瘤外科协会2007年更新的预防性乳房切除手术指导原则,乳腺癌高危人群应至少应包括以下两类人群:

1 个人无乳腺癌病史,但有乳腺癌和(或)卵巢癌家族史,基因检测明确发现 BRCA1/2 或其他乳腺癌高度相关基因突变的女性。

2 有明确的一侧乳腺癌病史,或有乳腺小叶、导管不典型增生性病变或小叶原位癌等癌前病变的患者,对侧乳房有极高的乳腺癌发病率。

(四)高危人群的基因检测

考虑到某些与乳腺癌相关的基因突变人群如此高的乳腺癌发病率,基因检测已成为具有乳腺癌家族史女性的必要检测项目。

1 美国国立综合癌症网络(National Comprehensive Cancer Network, NCCN)指南　美国NCCN指南推荐,有以下情况之一者应进行基因检测:①年龄≤40岁的初发乳腺癌患者;②多发乳腺癌或合并有卵巢癌或直系亲属有此病史者;③家族多成员有男性乳腺癌、甲状腺癌、肉瘤或其他病史;④家族成员中有明确的BRCA1/2突变病例或其他可疑的与乳腺癌有关的基因突变。

2 美国临床肿瘤学会(American Society of Clinical Oncology, ASCO)研究　根据ASCO的研究,有以下情况之一者基因遗传性乳腺癌的危险指数显著增加:①家族成员中有多于2个乳腺癌患者或1~2个卵巢癌病史者,无论发病年龄如何;②家族成员中有3个以上患者在50岁以前诊断为乳腺癌;③有姐妹在50岁前出现双侧乳腺癌、双侧卵巢癌或一侧乳腺癌合并一侧卵巢癌。

需要注意的是国内外患者群的遗传背景、体质差异以及社会生活环境甚至文化背景的差异均对治疗效果有一定的影响,因此在参照国外标准的同时应该注意到国内外情况的不同,或应当对某些标准作相应的修正以使其符合国内患者群的实际情况。

目前对遗传性乳腺癌的研究仍不十分透彻,已知的 BRCA1/2 突变种类就多达500余种,还不断有新的突变类型发现,而且缺乏所谓的"热点区域",突变遍及整条基因,这给突变的检测及发病率预测带来了困难。另外,各个研究中心对 BRCA 1/2 突变后乳腺癌发病率的统计也有较大出入;除 BRCA 外,还有 P53、ATM、PTEN、STK11、MLH1、MSH2 及 CHK2 等基因的突变也可导致乳腺癌发生;而且乳腺癌的发生不仅与遗传背景密切相关,患者的生活习惯、环境因素、药物应用等也与发病率有密切关系,这些因素使得准确地预测乳腺癌的发病率变得相当困难,也使高危人群的定义和筛选变得更为复杂。由于我国目前仍缺乏对乳腺癌高危人群发病率大样本量的调查,因此国内高危人群的定义和筛选标准也是值得肿瘤外科医师深入研究和探讨的课题。

三、预防性乳房切除手术的必要性和有效性

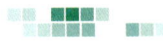

(一)预防性乳房切除手术

国外对预防性乳房切除的研究起步较早,病例较多,也积累了丰富的经验;国内在这方面的研究尚处于起步阶段,预防性乳房切除的手术理念还不能被大多数患者及医师所接受。对于尚未患病的乳房实施全切,这种手术是否属于过度医疗?一段时间内曾经成为人们争议的焦点。有学者提出,因社会医疗资源有限,对高危妇女人群实施有效的监测或化学治疗较预防性手术更好;但随后也有研究发现,年轻妇女实施预防性的乳房切除并重建较多年的监测更能节约社会医疗资源。1999年Mayo诊所的Hartmamm及其工作团队展开了一项研究,对比观测了预防性乳房切除对高危人群乳腺癌发病率的影响,并发表了一篇里程碑式的文章,确切地证明了预防性乳房切除手术的有效性,这一项回顾性的研究发现,实施双侧乳腺预防性切除后,高危人群的乳腺癌发病风险可降低90%。另一项相似的研究也发现,具有个人和家族乳腺癌病史的患者可获益于预防性的乳房切除,除了一侧行治疗的乳腺癌根治术外,对侧进行预防性乳房切除,可使对侧乳腺发生乳腺癌的

概率降低 94.4%（绝经期前）或 96%（绝经期后）；对于携带有 BRCA1/2 突变的患者而言，实施双侧乳腺预防性切除更可将乳腺癌发生率减少 85%～100%。此后更多的研究均表明，预防性乳房切除手术是目前对乳腺癌高危妇女有效的预防措施。需要引起注意的是，虽然预防性乳房切除可显著降低乳腺癌的发生率或复发率，但目前仍没有确切证据表明这种手术可有效地改善单侧乳腺癌患者的生存率。

（二）保守监测和药物治疗

除手术途径外，一些保守的预防措施也能起到一定的作用，这些措施包括严密的监测和预防性的药物治疗。非手术监测内容应包括每月一次的乳房自我检查，每年一次的乳腺钼靶摄影以及每 4～6 个月一次的临床乳房检查。预防性的药物研究最多的是非甾体类抗雌激素药物如他莫昔芬，美国NSAB-PI 研究结果已证实，具有乳腺癌高危因素的妇女服用他莫昔芬 5 年，其 7 年内发生浸润性乳腺癌的概率比对照组低 50%。但无论是监测还是药物预防，其总体效果均不如预防性乳房切除手术。

（三）预防性乳房切除手术的优势

预防性的乳房切除手术及重建相对于保守治疗有以下显著优势：

1 综合降低乳腺癌的发病风险。

2 降低了心理问题风险，增强患者对自身健康状态的信心，大大减少了乳腺癌发生或复发的精神负担。

3 有较好的美学效果和身体形象。

需要注意的是，术后的患者仍然需要严密的监测和随访。

得益于日益进步的基因检测手段及风险评估模型，外科技术的进步及假体材料的发展，肿瘤整形医师可以更加精确地掌握高危人群的分布，制定个体化的手术及术后重建方案，并获得了较高的术后满意度，使得国外预防性乳房切除及重建手术在近年来不断增长，加之人们对遗传性乳腺癌危险性的认识水平不断提高，也使更多的患者倾向于选择预防性的乳房切除作为预防乳腺癌的手段。

由于国内外社会文化背景的差异，预防性乳房切除短时间内很难在国内普遍开展，手术的有效性也未经过国内大样本病例的证实，研究的初期在借鉴国外经验的同时也应当结合国内情况，深入开展预防性乳房切除手术有效性的研究，在实践的基础上得出自己的结论。

四、预防性乳房切除及乳房再造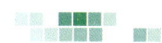

（一）预防性乳房切除适应证

肿瘤整形外科医师应该严格地掌握预防性乳房切除的适应证。国内对这类手术的研究尚处于起步阶段，因此手术适应证目前也缺乏统一的规定；国外对这类手术的开展有着较为严格的筛选标准及完备的术前准备，如美国肿瘤外科协会制定的预防性乳房切除术的适应证如表 15-1 所示。

表 15-1 预防性乳房切除的适应证

分类	适应证
既往无乳腺癌病史的妇女（双侧预防性乳房切除）	不典型增生
	家族中有绝经期前双侧乳腺癌患者
	在不典型增生和(或)双侧乳腺癌的家族史，伴致密、结节状乳房
既往有单侧乳腺癌病史的妇女（对侧预防性乳房切除）	弥散的微小钙化灶
	小叶原位癌
	评估有困难的体积较大的乳房
	小叶原位癌后发生的单侧乳腺癌
	存在另一些危险因素，如不典型增生、直系亲属的乳腺癌病史、年龄<40岁

（二）术前准备

预防性乳房切除包括双侧预防性乳房切除和对侧预防性乳房切除，前者主要是针对基因检测确认的致病性 BRCA1/2 突变携带者，或高度怀疑家族遗传性乳腺癌患者；后者则是针对病理学明确诊断的一侧乳腺癌和(或)非典型增生、小叶原位癌患者。作为一种非治疗性手术，预防性乳房切除不一定能够被所有患者所接受，术前和患者的充分沟通是至关重要的，这直接关系到术后患者的满意度。根据 Eldor 等的建议，治疗小组的医护人员应当包括遗传专科医师、肿瘤专科医师、乳腺外科专科医师、整形外科医师以及训练有素的护士、心理医师和妇科医师，整个医疗团队可在手术前为患者提供详尽的信息咨询，使患者对该手术有充分的了解。

（三）术前谈话

术前需要和患者详细沟通的问题包括：

1. 乳房手术重建的时机。
2. 自体组织和假体重建的利弊。
3. 根据患者的形体特征选择何种自体重建术式。
4. 可供选择的假体。
5. 可能需要乳头乳晕重建，可能发生术后感觉丧失。
6. 术后需要严格的肿瘤学监测及随访。
7. 预计的术后康复时间及康复锻炼步骤。
8. 乳房和供区的瘢痕。
9. 乳房和供区术后并发症的可能。
10. 再次手术的可能性，包括更换假体、美学修整手术等。
11. 配偶的接受程度。

（四）术前准备和手术流程

完备的医疗团队和充分的术前准备是手术成功的必要条件，根据国外开展此类手术积累的经验，有的医疗中心已经形成了一整套标准流程，例如 Wickman 等推荐的完整的术前准备和手术流程（图 15-18）。

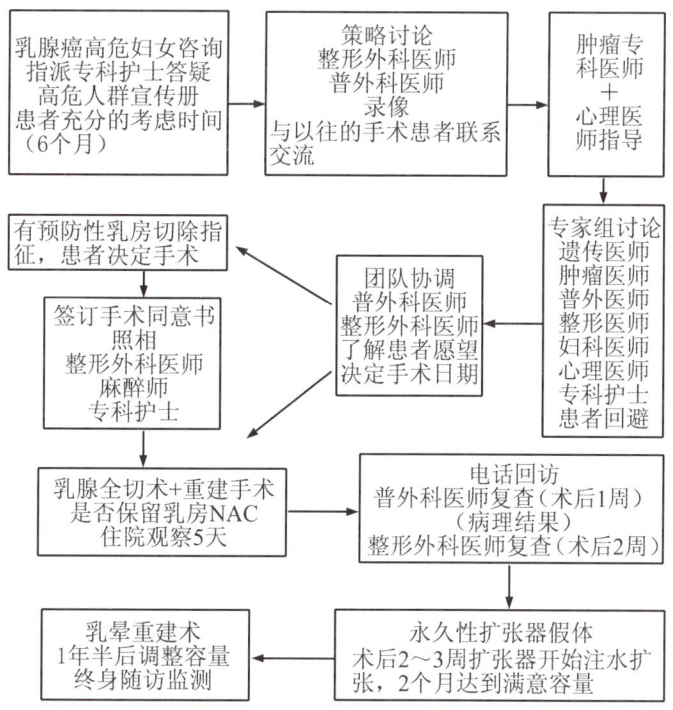

图 15-18　Wickman 等推荐的完整的手术流程

无论是双侧预防性乳房切除还是对侧预防性乳房切除，作为一种预防措施，手术切除的毕竟是患者的正常器官，即使有一期再造作为补救措施，这仍然是一种破坏性较大的手术，对患者的形体美有着巨大的影响，相对于保守治疗这也是一种偏向于激进的预防措施，鉴于手术后果的不可逆性，肿瘤整形外科医师需联合多科室专家充分权衡利弊，审慎地作出手术抉择。

（五）手术方式

1. 乳房切除术式　预防性乳房切除的手术方式包括单纯乳房全切术、保留乳头乳晕复合体(nipple-areola complex, NAC)的乳房全切术。

（1）单纯乳房全切术：预防性乳房切除首要的目标是尽可能彻底地清除所有乳腺组织（但事实表明任何一种手术方式均不能100%清除所有乳腺组织），所有的术式均保留胸大肌及胸小肌，并不进行腋窝淋巴结的清扫。早在1984年，Syderman 就提出预防性的乳房切除应该包括乳头乳晕复合体在内，而保留乳头乳晕的术式是不够的。根据 Hartmann 等的早期研究，在575例实施保留乳头乳晕复合体的乳房全切者中，在平均长达17年的随访时间内仍然有7例患者发生了乳腺癌；而实施单纯乳房全切术的患者则未见乳腺癌发生，因而得出的结论是，对于极高危人群，应该实施包括乳头乳晕复合体在内的乳房全切术。

1）手术步骤：设计包含乳头乳晕复合体在内的椭圆形切口，通过该切口去除整个乳腺，皮瓣剥离平面与乳腺癌改良根治术相同，保留胸大肌及胸小肌，不进行腋窝淋巴结清扫。根据患者的条件选择胸大肌下假体植入重建或自体组织重建及乳头乳晕再造手术。

2）优点及缺点：这种手术的优点是能够较为彻底地清除乳腺组织，手术步骤简单，术野暴露清晰，术后并发症少，理论上讲术后乳腺癌发生率更低；缺点是术后需进行乳头乳晕复合体重建，其外形、色泽、位置、对称性、感觉等欠佳。

（2）保留乳头乳晕复合体的乳房全切术：乳房再造过程中追求更加接近的逼真度，因此保留乳头乳晕复合体(NAC)的乳房全切术开始增多。预防性乳房全切术的经典术式并不保留 NAC，NAC 重建的方法包括局部皮瓣、皮肤移植、复合移植、临时储存式移植以及乳头部分保留等。但

NAC重建的满意度并不高,有研究表明,36%患者术后对重建的NAC不满意,特别是对重建乳头缺乏外观良好的隆起,颜色不匹配,形状、大小、质地及位置等诸多因素不满意。另外一个重大缺陷就是重建乳头缺乏感觉,这使得更多的医师开始选择保留NAC的乳房全切术式。

1)手术步骤:手术步骤及要求与单纯乳房切除类似,所不同的是切口的选择(图15-19)。对于乳房体积较小的女性及乳房没有下垂或轻微下垂的患者,可选择乳晕旁切口或乳房下皱襞切口,除乳头乳晕复合体下方皮瓣保留数毫米厚度外,其他区域应该尽可能彻底地去除所有乳腺组织,而且NAC下方这个区域的病理检查应该作为重点检测对象独立分开来做。而对于那些乳房体积较大的患者或乳房重度下垂的患者,除实施乳房切除外通常还需要去掉一些残余皮肤。乳房欠丰满的女性还可选择乳房下皱襞切口,这样可以更好地隐藏手术瘢痕,但这种术式会使乳腺上象限的切除变得更难。而对于乳房较丰满的女性,可选择乳晕旁Ω形切口,这样便于保留NAC时裁除一部分多余的皮肤。

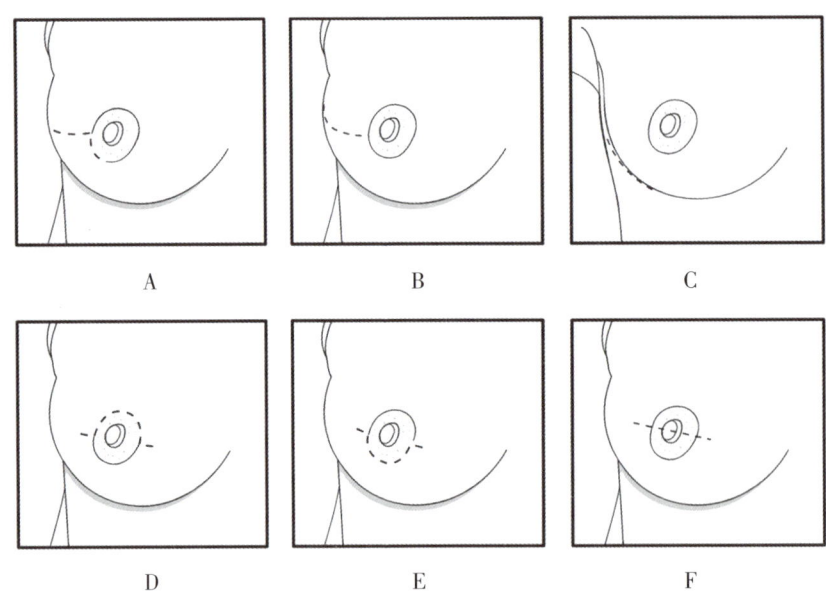

图15-19 保留乳头乳晕复合体的乳房全切术的几种切口
A. 乳晕旁-侧切口 B. 乳房侧切口 C. 乳房下皱襞切口 D、E. Ω形切口
F. 贯穿NAC切口

2)优点及缺点:从理论上来说保留NAC的手术与NAC重建手术比较,前者可保留自然的乳头乳晕外形、大小、颜色及感觉,可显著提高重建乳房术后的美学效果而获得更高的患者满意度,但是这种术式不可避免地增加了乳腺残存量而使术后乳腺癌发生的风险增加,而且当选择乳房下皱襞切口时,切除乳腺上象限的难度也大大增加,这些因素导致术后仍有部分患者发生了乳腺癌。近期的多项研究表明,在预防性的乳房切除甚至周围性的小乳腺癌的乳房切除术中,保留NAC带来的乳腺癌发生或复发的风险尚在可接受范围内。

2 乳房再造方法 乳房再造的方法可采用自体组织再造、假体再造或自体组织结合假体再造等。

(1)自体组织再造:自体组织再造是指应用各种带蒂或游离皮瓣、肌皮瓣修复乳房切除术后的缺损。研究表明自体组织再造乳房可获得良好的术后外观,并能够避免假体包膜挛缩等情况的发生而获得比假体重建更加优良的远期疗效而受到医师和患者的青睐。

常用组织瓣有带蒂横行腹直肌肌皮瓣(TRAM皮瓣)、游离TRAM皮瓣、腹壁下动脉穿支(DIEP)

皮瓣、带蒂背阔肌肌皮瓣、臀上动脉穿支皮瓣、臀下动脉穿支皮瓣、横向上股薄肌肌皮瓣等。

各类皮瓣在乳房再造中的应用及具体手术步骤和各种皮瓣的优势详见本章第一节相关内容。

目前乳房再造的"金标准"仍是采用自体组织重建并将腹直肌肌皮瓣作为首选，再造方法包括使用TRAM皮瓣及DIEP皮瓣。因实施预防性乳房切除手术的多为年轻女性，她们大多体形较为苗条，腹部没有多余的脂肪组织，在这种情况下背阔肌肌皮瓣或臀部、大腿的游离皮瓣也可供选择。

自体组织再造乳房的缺点包括供瓣区的损伤和术后畸形、较多的早期术后并发症以及较为复杂的手术步骤、较长的手术时间和较高的外科技术要求。

（2）假体再造：相对于自体组织再造，假体再造有着明显的优势，特别是对于双侧预防性乳房切除且选择保留乳头乳晕复合体术式的患者而言，胸大肌下的永久性或临时性假体植入可较好地恢复乳房的外形，获得较高的术后满意度。Spear等综合比较了不同乳房再造方法（假体再造方式、TRAM皮瓣再造方式、背阔肌肌皮瓣再造方式）的患者满意度、术后并发症的发生率、再次手术率以及美学评分，发现假体植入再造的方法可获得最高的术后患者满意度及最低的术后并发症发生率，虽然其美学效果差于TRAM皮瓣再造方式而且有较高的二次手术率，但是用假体再造的患者术后生活质量更高，且手术操作要求相对较低，术后并发症较少，这使更多的医师也倾向于选择假体再造这种方式。根据2010年美国整形外科的调查研究，82.7%的整形外科医师偏向于选择假体植入性乳房再造手术，仅14%的医师选择自体组织再造的方式。该研究还发现，相对于学术机构而言，整形外科团队更愿意使用假体再造的方式。相对于自体组织再造，假体再造的术式也被认为是一种损伤性较小的手术，其以较短的手术时间、简单的手术步骤、较快的术后恢复、无供瓣区损害及无术后畸形等优势得到了大部分学者的推崇。

假体再造的缺点包括术后远期植入物的不稳定性、纤维包膜挛缩等。虽然假体再造术式术后近期的并发症较少，但远期效果（>5年）观察发现其假体丧失率、二次手术率较高，对于较为年轻的实施双侧乳房预防性切除的女性而言，这些缺点显然是不容忽视的。

（3）自体组织联合假体再造：自体组织联合假体再造较多地用于自体组织再造但其组织量不足以恢复乳房外形的情况，借助胸大肌下埋植假体或扩张器以恢复乳房的体积，多用于单纯乳房切除术后（不保留NAC）的重建手术。

对于预防性乳房切除术后重建方式的选择，应该根据患者的具体情况来确定，Spear等通过研究所给出的建议是：对于那些较为年轻的、日常工作繁忙的、乳房体积较小的、体重轻及实施双侧乳房再造的患者倾向于选择假体植入再造，而对于那些年纪较大的、工作较为轻松的、乳房体积过大、高体重及单侧乳房重建者则倾向于选择自体组织再造。肿瘤整形外科医师还应结合患者自身的主观要求、经济承受能力以及团队的医疗技术条件，综合权衡而做出最适合患者的选择。

3 乳房再造时机 根据再造手术与乳房切除手术的时间相隔关系，乳房再造可分为一期再造和二期再造。

（1）一期乳房再造：是指在进行乳房切除手术的同时进行乳房再造，又可分为即刻再造和延迟一期再造两种。即刻再造是指乳房切除和再造手术一次完成，即实施单纯乳房切除术后通过肌皮瓣转移再造乳房，或保留乳头乳晕复合体同时在胸大肌下植入乳房假体。手术保留了乳房表面的皮肤及乳房下皱襞，避免了再造乳房四周的瘢痕，使再造乳房的外观形态及皮肤感觉接近自然。延迟一期再造是指乳房切除术后首先在胸大肌下埋植扩张器，4~6个月后再取出扩张器更换为硅胶假体。这种手术的优点在于：①可最大限度地利用乳房残留的皮肤，在更换硅胶假体的时候可调节组织量及乳头乳晕到最佳位置；②术后初期可通过控制扩张器的注水量避免皮瓣表面的过度张力影响血供，减少皮瓣及乳头乳晕复合体缺血性并发症的发生率；③医师和患者可根据术后皮肤扩张的具体情况选择合适大小的硅胶假体。

（2）二期乳房再造：主要用于乳腺癌根治术2年以上，经过系统的放疗、化疗等辅助治疗后局部无复发症状，无远处转移者。实施双侧或单侧预防性乳房切除的患者，手术侧乳房多无需放疗，往往选择一期乳房再造。

（3）再造时机的选择：有些医师认为由于一期再造的患者没有经历过乳房缺失后的种种痛苦，易产生对再造乳房的不满，从而影响术后患者的满意度；且即使是预防性乳房切除也有一定的乳腺癌的发生率，术前需和患者充分沟通并告知在这种情况下进行一期再造后可能需要进行放疗或化疗而严重影响术后的美学效果，但绝大部分的手术患者都选择了一期再造。

相较于二期乳房再造，一期再造有如下优点：①减轻患者乳房缺失造成的心理上的痛苦，减少心理障碍的发生率；②减少手术次数，缩短治疗时间，降低治疗费用；③乳房切除后遗留组织未受到瘢痕影响质地柔软，再造乳房形态好于二期再造效果。

五、预防性乳房切除一期再造的局限性及其在我国的现状

国外早在20世纪60年代就对有明确乳腺癌家族史的患者进行预防性乳房切除，经过多年的实践和分析研究，发现这种手术是目前预防乳腺癌发生的最有效手段；随着乳房再造技术的不断提高，越来越多的高危人群选择了预防性乳房切除一期再造这种方式来降低乳腺癌的发病风险。

然而，值得注意的是，虽然预防性乳房切除可显著降低乳腺癌的发病率，但还没有足够的证据表明手术可以降低乳腺癌的死亡率。美国预防性乳房切除手术近年来呈现上升趋势，引起了一些学者的担忧，有研究表明大部分患者选择这种手术是因为医师的建议，而医师高估了患者的乳腺癌发病率。Wood等认为，相当一部分患者被过度治疗，应该更加严格地掌握这种破坏性手术的适应证，特别是对于缺乏基因检测证据如BRCA1/2致病性突变的，仅仅因为单侧乳腺癌，或诊断为乳腺小叶、导管非典型增生，导管原位癌的患者，实施对侧乳房预防性切除应该持更加谨慎的态度。Wood指出大部分患者通过使用他莫昔芬或者芳香化酶抑制剂或联合化疗可显著减少癌变，通过严密的乳腺钼靶摄影、MRI监测可显著减少或早期发现对侧乳房的癌变，能够使更多的患者保住对侧乳房。

此外，因为尚不确切的患病率或仅因为对癌症的恐惧或者仅仅为了追求形体美而切除正常的身体组织或器官也必须经过伦理学论证及医院伦理专家委员会的同意，虽然研究表明绝大部分实施预防性乳房切除后再造的患者不为自己的决定后悔，但医师有义务详细告知患者该手术的利弊以及其他可供选择的保守治疗措施，不能将预防性乳房切除作为首选而建议患者实施，术前患者也必须经过严格的心理学、遗传、病理方面的咨询及指导。

预防性乳房切除手术目前在国内尚处于探索阶段，国内的大多数学者对预防性乳房切除一期再造持保守态度。双侧预防性乳房切除手术报道极为少见，有医院已开始对青年早期乳腺癌患者实施对侧预防性乳房切除一期再造手术。我国虽属乳腺癌发病率较低的国家，但近年来的研究表明发病率正在上升，相对于国外每年数以万计的预防性乳房切除伴乳房再造手术，我国治疗性的乳房切除仍然是最主要的手术方式，术后乳房再造开展得并不普遍。受东西方社会文化差异及教育背景的影响，国人对预防性乳房切除这种非治疗性手术的认可程度并不高；又因受医疗条件所限，对高危人群的基因检测尚处于起步阶段，也并非各大医院的常规检测项目，而且预防性乳房切除伴乳房再造本身也存在一定的局限性，其表现为：

首先，无论采取何种术式都无法完全清除所有乳腺组织，特别是保留乳头乳晕复合体的术式，为了保证乳头乳晕的血供，再加上经乳房下皱襞切口等方式难以完全清除上极腺叶组织。以往有

文献报道了接受皮下乳房切除术后仍然发生了乳腺癌,而且由于患者放松了警惕,肿瘤发现时往往已到晚期。有研究表明即使是微量乳腺组织的存在都有癌变的可能。

其次,预防性乳房切除不可避免地会给患者带来精神压力,作为女性第二性征的重要部分,乳房对女性的形体外貌有很大影响,虽然乳房再造手术在一定程度上可缓解这种焦虑和自卑情绪,但由此带来的自我不认同感等心理问题也应当引起整形外科医师和心理医师的重视。

再者,手术风险、术后并发症、乳房外形失真及因失去神经支配导致乳头不能勃起和前胸壁的麻木不适感等也给患者带来沉重的精神负担。

保乳手术与预防性乳房切除并无冲突,两者的适应人群不同。保乳手术体现了患者保留患侧乳房的要求,而预防性乳房切除实际上是针对健侧乳房的预防措施。

上述因素使我国预防性乳房切除伴再造手术开展得不多,这方面的研究也仅处于初步探索阶段,目前国内缺乏统一的手术适应证标准和专家共识。随着人们生活水平的提高和健康宣教的广泛开展,人们对乳腺癌和乳腺癌高危人群认识的进一步深入,这种手术必将为越来越多的患者所了解和接受,作为肿瘤整形外科医师则有必要更加严格地掌握这种手术的适用人群,充分权衡利弊之后给患者提出合理的建议,使患者在治疗过程中获得最大的益处。

(王炜 欧阳立志 周波)

第四节 乳头乳晕再造

一、概述

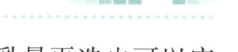

乳头乳晕再造是乳房再造过程中的一部分,能起到画龙点睛的作用。乳头乳晕再造也可以应用于外伤、感染等造成的乳头乳晕破坏和缺损。

乳头再造常用的方法有皮肤或复合组织移植再造和局部皮瓣法再造两大类。皮肤和复合组织的供区已报道的有健侧乳头乳晕、小阴唇、大腿内上部、耳垂、第5趾等,缺点是破坏了供区的正常组织形态,特别是健侧乳头和小阴唇部位,有时不易被患者接受。局部皮瓣法乳头再造简单易行,缺点是再造的乳头随时间的推移逐渐变小甚至消失,因此应用皮瓣法再造乳头应矫枉过正。该方法是目前最常应用的方法。乳晕再造过去一直采用游离皮片移植的方法,供区采用与乳晕皮色相近的部位。Becker等应用皮肤文身法着色,取得逼真的效果。

乳头乳晕再造一般在乳房体再造后3个月,再造乳房形态相对稳定后进行,要求再造的乳头乳晕与健侧大小一致、位置对称、颜色相同、突度相同以及有一定的感觉。乳房再造术后3个月,局部感觉尚未完全恢复,乳头再造手术一般不需麻醉;若需要麻醉,可采用0.5%利多卡因局部浸润麻醉。

二、手术方法

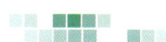

(一)术前定位

各种乳头乳晕再造方法的术前定位基本相同,要求再造乳头乳晕的大小形态与健侧相同,一般直径35～45mm大小,位置对称。患者取站立位或坐位,双上肢自然下垂,肩部位于同一水平。首先标画出胸部正中线和健侧锁骨中点与乳头中点连线,在健侧乳头同一水平线,以胸部正中线为中点,按对称原则确定患侧乳头的中心位置。然后用透明胶片置于健侧乳头,标画出乳头和乳晕的大小,用剪刀按标画线剪出双圆形模型,外圆为乳晕周径,内圆为乳头周径大小,将模型置于患侧乳头中点,标出再造乳头乳晕的大小。此时在患侧锁骨中点与乳头中心画一连线,应与健侧相对称。

(二)三叶皮瓣乳头乳晕再造

1 皮瓣设计 先根据健侧乳头乳晕的大小,在再造区画两个同心圆,中间小圆圈的直径等于乳头的大小,外面大圆圈的直径等于乳晕的大小。以乳头直径为 a 瓣的宽度,在其两侧分别设计两个小瓣(b、c 瓣)。

2 手术操作 切开皮肤,先将 a 瓣掀起,皮瓣包含皮肤和皮下脂肪组织;然后将两侧的两个皮瓣掀起,皮瓣不包括皮下脂肪组织。将三个皮瓣作交叉缝合(图 15-20),缝合皮瓣供区皮下组织创面,便于植皮。

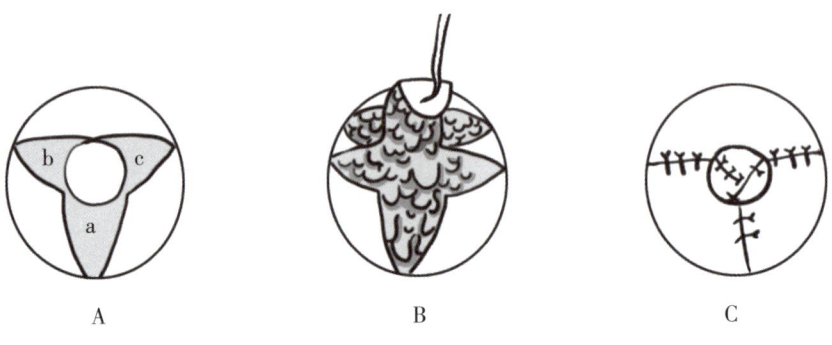

图 15-20 三叶皮瓣乳头乳晕再造

乳晕区剩余的皮肤去除表皮,从 TRAM 皮瓣供区一侧"猫耳朵"或腹股沟切取中厚皮片,游离移植于乳晕区,局部加压包扎。皮片成活后文身着色,文身后随着时间的推移色素变淡,部分患者需要再次文身补加颜色。

(三)S 形皮瓣乳头再造

S 形皮瓣乳头再造于 1988 年由 Cronin 等首先提出,和 Skate 皮瓣单蒂供血不同,皮瓣改用双蒂供血,增加了手术的安全性,减少了皮瓣血供不良的概率。

1 皮瓣设计 先根据健侧乳头乳晕的大小画一个圈,设计 S 形的皮瓣,S 形一侧皮瓣的高度相当于再造乳头的高度,皮瓣基底的宽度是再造乳头周长的一半。初学者容易将皮瓣的宽度设计为等于乳头的直径,导致再造乳头过小。

2 手术操作 切开皮肤,包含皮肤和皮下脂肪组织,将 S 形的两个皮瓣掀起,交叉缝合(图 15-21),直接拉拢缝合皮瓣供区皮肤。乳晕部位皮肤文身着色,视具体情况再次文身补加颜色。

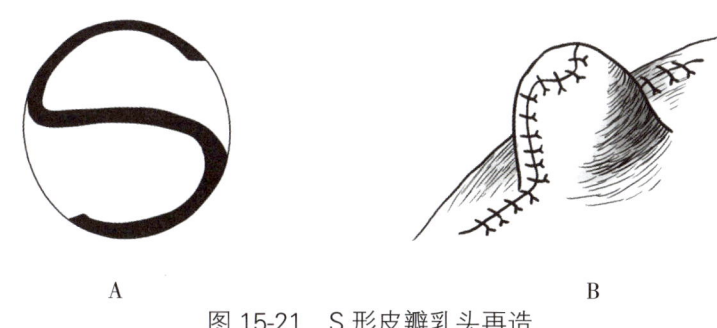

图 15-21　S 形皮瓣乳头再造

（四）健侧乳头乳晕游离移植乳头乳晕再造

该法适用于健侧乳头乳晕较大的患者，可以达到患侧乳头再造与健侧乳头缩小一箭双雕之效。

1. 设计　在健侧乳头的 3 点和 9 点之间画水平线，在再造侧乳头位置作圆形标记（图 15-22A）。

2. 手术操作　局部麻醉后，按标记将健侧乳头横行切开，将其下一半的乳头复合组织自基底面切取，用盐水纱布包扎备用；将上半乳头向下翻转缝合创面。然后在患侧圆形标记处去除表皮，将健侧乳头复合组织游离移植，缝合固定（图 15-22B）。

3. 缝合固定　取健侧外周部分乳晕，游离移植到患侧，缝合固定（图 15-22C、D）。包扎时在再造乳头的敷料上开洞，加压包扎。乳头压迫过度容易导致再造乳头扁平，不能凸起。术后 10 天左右拆线。

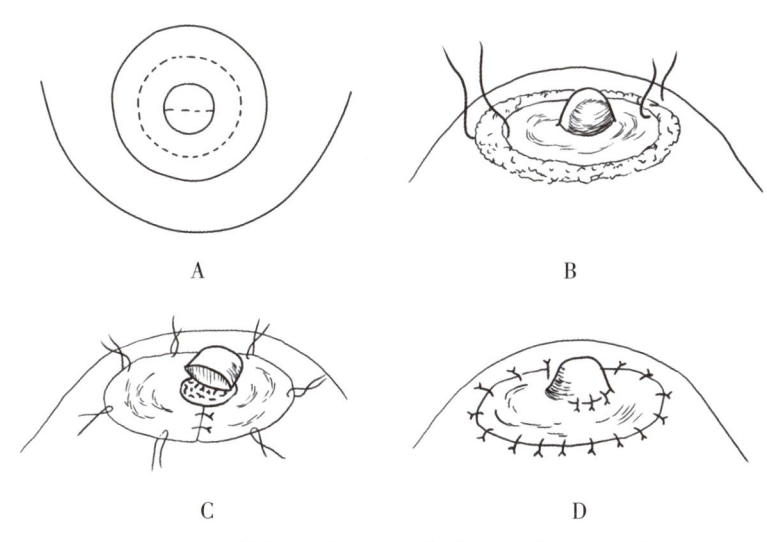

图 15-22　健侧乳头乳晕游离移植乳头乳晕再造

（亓发芝）

第五节　乳腺癌治疗后对侧乳房的整形

一、概述

乳房美是女性美的重要标志，而乳房形态与位置对称是乳房美最重要的标准之一。乳腺癌的外科治疗,从保乳手术到各种乳房重建术,都体现了人们对患侧乳房的美观作出的不懈努力。无论是保乳手术还是乳房重建,其改善外观、提高患者术后的乳房美学效果和生活质量的作用已经得到公认。然而乳房是对称的器官,满意的乳房肿瘤整形手术在某种程度上不仅需要考虑患侧乳房本身的美学因素,而且需要考虑与对侧乳房的对称性,双侧不对称的乳房不仅影响整体美容效果,严重的还会造成人体重心失衡,因此,在乳腺癌治疗后能否做到双侧乳房对称是决定手术效果的重要一环。研究表明,乳房重建手术后,只有进一步调整使得双侧乳房相对对称,患者才能达到高的满意度,因此乳腺癌治疗后,从美学角度进行对侧乳房整形、恢复双侧乳房对称性的方法越来越受到人们的关注。据报道,目前在西方发达国家,有相当比例(18%~89%)的乳腺癌患者要求对对侧乳房进行手术,以达到较对称的外观。

乳腺癌对侧乳房的整形主要有三种方式:对侧乳房过大者进行乳房缩小术,对侧乳房过小者进行隆乳术,而对侧乳房下垂而致不对称者进行乳房(悬吊)固定术。为了达到更好的对称,有时亦需结合患侧乳房的进一步整形。本节将从不对称的原因、处理原则、手术适应证和禁忌证、操作技术及术后并发症等方面介绍乳腺癌治疗后对侧乳房的处理。

二、乳腺癌治疗后双侧乳房不对称的原因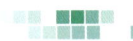

通常情况下,对侧乳房是乳腺癌患侧乳房整形、重建的参照,然而患侧乳房治疗后的形态和位置取决于多方面的因素,如患侧术前的乳房形态、患者的意愿、手术切除的方式、再造的方法及术后放疗等,都对其有影响。因此,即使手术以对侧作为参照,术后双侧明显不对称的情况仍常有发生。乳腺癌保乳或重建乳房后双侧不对称主要有以下几种情形:

1 对乳腺癌侧进行保乳手术时,为达到肿瘤学安全性,必须切除足够的乳腺组织,而东方人乳房偏小,即使局部切除对乳房外观也可能造成明显的改变,加之术后的全乳放疗,可能使得乳房进一步萎缩,加重双侧的不对称。

2 自体皮瓣重建乳房后皮瓣的萎缩。

3 使用假体重建的乳房的位置及形态变化,使重建乳房"年轻化",老年妇女尤为显著;或早期双侧对称,但是随着时间的推移,对侧正常乳房逐渐下垂,而再造侧乳房无下垂表现或下垂不明显,从而引起不对称。

4 其他 如肿瘤手术时即计划将来对对侧乳房进行进一步手术,故未以对侧乳房作为参照;患侧肿瘤整形的并发症如假体包膜挛缩等也可引起双侧不对称。

三、对侧乳房整形手术的适应证和禁忌证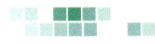

作为肿瘤治疗后的补充手术,对侧乳房的整形手术首先应服从肿瘤治疗的原则,了解是否已经完成患侧乳房的肿瘤治疗,并明确无乳腺癌的复发和转移。对侧乳房在术前需要进行详细体检及影像学检查,存在异常者,需要进行进一步的肿瘤学评估。只有在完成了患侧乳房的肿瘤治疗,并排除了乳腺癌复发、转移及对侧乳房乳腺癌等情况,才能考虑进行对侧乳房的整形手术。

而作为整形美容手术,患者自身的意愿和要求尤为重要,术前应给患者提供详尽的信息咨询并与患者深入沟通,了解患者的手术目的、期望的乳房大小及外形。术前谈话应详细说明手术风险,还应告知患者术后仍需要遵循肿瘤处理原则,继续对整形后的乳房进行定期检查。吸烟的患者术前戒烟至少2周。手术禁忌证包括乳腺癌高危妇女、对侧乳房存在影像学异常等。Nahabedian等总结的适应证和禁忌证如表15-2所示。

表 15-2　对侧乳房的整形手术的适应证和禁忌证

适应证	患者有手术改善对称的意愿
	双乳存在较明显的容量不均
	双乳外形及位置明显不对称
	乳腺临床检查正常
	影像学检查没有乳腺癌的征象
禁忌证	不存在双乳不对称
	乳腺癌高危患者
	乳腺钼靶或 MRI 检查存在异常

四、手术时机的选择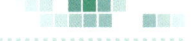

对侧乳房整形的时机选择要综合考虑多方面的因素,包括患者自身的意愿、患侧肿瘤的情况、患侧术后放疗后的改变以及同期整形手术的可行性。

如果提前告知患者,可预见患侧手术将造成双侧乳房明显的不对称,大部分患者会希望同期完成对侧的整形,从而避免再次手术。而对于患侧手术不一定造成明显不对称的情况,患者多会选择在患侧乳房手术后观察一段时间再作决定,这样做的好处是在等待的时间有利于对患侧肿瘤情况作详细评估,并且患者有足够的时间来观察双侧乳房不对称的程度,从而作出是否手术的决定。

另一个重要的考虑因素是患侧的肿瘤是否可以完整切除。如肿瘤局限且切缘阴性,可一期进行对侧乳房手术纠正肿瘤切除后的不对称;而在肿瘤多发、过大或者切缘状况不确定的情况下,患侧的重建和对侧的整形手术都应推迟,等待二期手术完成。

乳房中、重度肥大下垂的女性一般需要进行乳房缩小术和(或)乳房固定(悬吊)术,但对手术时机的选择仍有争议。支持在肿瘤手术同期进行对侧整形手术的学者认为,整形后的对侧乳房可作为肿瘤手术侧乳房手术的参照,有利于双侧的对称;同时也可针对对侧乳腺进行组织病理检查,排除隐匿性病变。有研究表明,在一组乳腺肿瘤治疗后整形手术中取得的 77 个对侧乳房标本中,发现 12 个(15.6%)乳房标本存在非典型增生或者小叶原位癌。因此,对侧乳房的手术不仅有美容效果,而且可以早期发现隐匿性病变并可及早进行适当处理。而支持二期整形手术的学者认为,术后放疗后乳房的形态会有一定的变化,应该留出足够的时间,待肿瘤手术及放疗后所致的乳腺形态变化完全稳定后,再做对侧的整形手术。

另外,肿瘤手术需要肿瘤科医师完成,整形手术需要整形科医师完成,如需两组医师进行手术,手术时机的安排可能更趋向于二期重建;而如有同时执有肿瘤和整形执照的医师,则在可行的情况下更倾向于同期完成肿瘤切除和乳房重建手术。

五、对侧乳房肿瘤学安全性的相关问题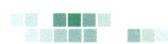

对侧乳房的整形手术也需强调肿瘤学安全性。据研究,乳腺癌病史是对侧乳房发生乳腺癌的首要危险因素,既往有乳腺癌病史,对侧乳房发生乳腺癌的风险是正常人群的 2~5 倍,对侧乳房发生癌症的年风险率为 0.5%~1%。

在完成肿瘤治疗后,患者仍需继续通过乳腺体检及影像学检查来监测乳腺癌的复发、转移。对侧乳房手术 6 个月后应进行乳腺钼靶检查,以建立新的观察基线。因其肿瘤病史和高发病风险,对侧进行整形手术的患者应较普通人群更重视肿瘤监测,医师应更谨慎对待其体检或者影像学检查的可疑病变。乳房缩小术可能会改变乳腺的结构并形成新的钙化,但是这些钙化一般与肿瘤性钙化灶有较明显的区别，因此乳房缩小术一般不会影响乳腺癌监测。

对侧乳房需要做乳房缩小术的患者，整形手术有利于提高肿瘤学安全性。如前所述，对侧乳房的整形中，如能取得乳腺标本，可以进行病理检查，以便早期发现隐匿性病变。另外，因为切除了一部分乳腺组织，对侧乳房乳腺癌的发病率会相应降低，曾有研究表明，进行乳房缩小术的患者可降低28%的乳腺癌的发病风险。

然而在对侧乳房需要进行隆乳术的患者，尤其是使用假体隆乳的患者，虽然假体本身并不会增加乳腺癌风险，但是由于假体的存在，影响乳腺的体检和钼靶检查，可能掩盖早期病变，为对侧乳腺癌的早发现早诊断带来困难。此风险应在术前告知患者，并建议患者改用其他对隆乳术后的乳房更有效的监测方法，如MRI或者针对带有假体的乳房的改进体位的钼靶照相继续监测乳腺。

六、手术方法

手术方法的选择取决于乳房的大小、形态、原乳头的位置和设计的乳头位置，最常用的技术包括乳房缩小术、乳房固定术和隆乳术。乳腺癌治疗后的患者常需同时行患侧乳房的适当修整，包括脂肪移植来增加乳房外形的圆润、假体包膜的切开和重新缝合来调整假体的位置、假体置换来改变乳房的大小、乳房固定术来提升乳头的位置等才能达到理想的美容效果。

（一）乳房缩小术

乳房缩小术适用于对侧乳房肥大且显著下垂的患者，此手术可重塑乳房外形及重设乳头乳晕位置，以达到和对侧对称。

术前设计最重要的是确定新的乳头位置。新的乳头位置取决于多方面的因素，首先要看患侧肿瘤手术时是否保留了乳头乳晕复合体（NAC），如果患侧保留了完整的NAC，则需评估其乳头的位置是否需要修整。如果患侧的乳头位置理想，则健侧设计与患侧新乳头对称位置的乳房缩小术。然而，如果患侧的乳头位置不理想且需要进一步修整时，设计健侧乳房的乳头位置时应考虑到患侧乳房乳头修整后的位置。如果患侧的NAC未予保留，且患侧NAC可在最佳乳头位置重建，则健侧新乳头位置也应设计在最佳乳头位置。少数情况下，患侧乳头不能重建在最佳乳头位置，此时健侧乳房新乳头位置设计则需要在最佳乳头位置和患侧乳房重建NAC可达到的位置之间取得平衡。

确定最佳乳头位置常用的方法有两种：Lejour的设计为站立位标出乳房下皱襞和锁乳线，以上臂中点下2cm处为新乳晕的上缘，新乳头的位置再下移2cm。现在更常用的是寻找Pitanguy点作为新的乳头位置，即乳房下皱襞线在乳房表面的投影与锁骨中线的交点（图15-23）。

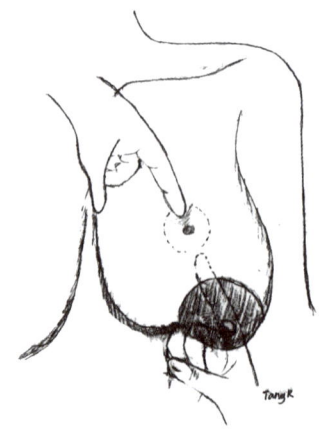

图15-23　Pitanguy点（乳房下皱襞线在乳房表面的投影与锁骨中点到乳头连线的相交点）

新的乳头位置确定后,继续设计乳房缩小术。乳房缩小手术方法很多,一般使用带蒂乳头乳晕移植,设计方法大致分为倒 T 形乳房缩小术(Wise-Pattern 法)、垂直切口乳房缩小术、乳晕周双环法等,根据真皮腺体蒂的位置不同又分为水平双蒂、垂直双蒂、上方蒂、下方蒂、外侧蒂、内侧蒂以及中央蒂等方法。其中下方蒂、上方蒂、水平双蒂是较常用的方法。另外,双环法在国内应用也较多。

1 Wise-Pattern 下方蒂　Wise-Pattern 下方蒂是最常用的对侧乳房缩小术方法之一。此方法既可切除大量乳房组织,又可较好地保留 NAC 血供,且可灵活调整乳头位置,缺点是会遗留倒 T 形的瘢痕。以下以 Wise-Pattern 下方蒂为例说明手术方法。

(1) 手术设计:患者站立位,确定新乳头位置为 a 点,以 a 点为中心、3.5～4.5cm 为直径画圆为新乳晕的位置和大小。a 点往两旁设计长约 6.5cm,夹角约 90°的两切口线,其终点为 b 点和 c 点,ab 及 ac 的长度和夹角可根据乳房突出度及腺体的切除量调整。再从 b 点和 c 点分别以 90°～100°向上反折标记乳房边缘 d 点和 e 点(图 15-24)。在乳房上标记乳房下皱襞(inframammary fold,IMF),外达腋前线,内达胸骨旁线。设计应尽量使 bd+ce 的长度与标记的下皱襞的长度相当,以减少"猫耳朵"畸形。再以原乳头到乳房下皱襞设计宽为 8～10cm 的真皮乳腺组织瓣作为 NAC 的皮蒂。

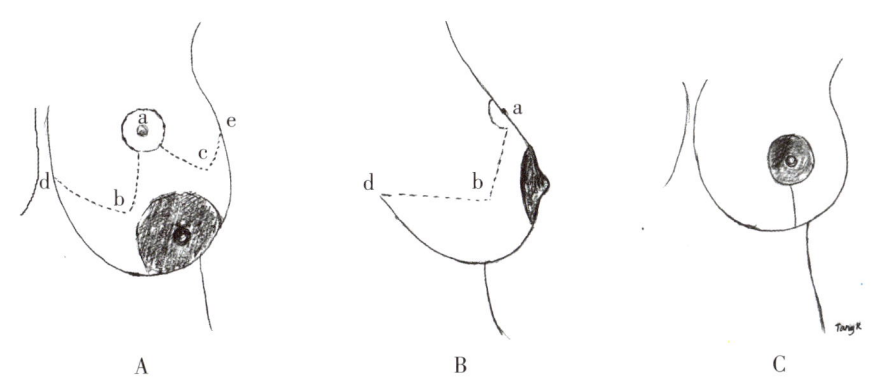

图 15-24　Wise-Pattern 乳房缩小术的设计
A. 术前设计正面观(a 点为新乳头位置),同时缩小乳晕　B. 术前设计侧面观　C. 术后正面观及瘢痕

(2) 手术操作:患者取仰卧位,臀部置于手术台旋转轴相当位置,术中可通过手术台使患者更换为坐立位观察双侧的对称性。患者双上肢固定于 90°外展位,固定时注意防止上肢局部受压不均。双下肢可使用间歇充气加压装置,防止术后静脉血栓。全身麻醉,气管插管后,消毒铺单。

如需同时做患侧乳房的修整,则先修整患侧至乳房形态、大小和乳头位置满意,之后再进行健侧乳房缩小术(图 15-25)。按术前设计,用手术刀轻划出新的 NAC 的边缘,在与 NAC 延续的下方设计宽为 8～10cm 的蒂部,用手术刀剥除下方蒂部的表皮(保留原 NAC 皮肤)。其余术前标记线使用手术刀切开皮肤至皮下后,电刀切开深面脂肪及腺体组织至胸大肌筋膜组织。于胸大肌筋膜浅层分离,将下方蒂部真皮乳腺组织瓣与两侧皮肤乳腺组织充分游离,并适量去除蒂部深面的部分乳腺和脂肪组织,然后将两侧皮瓣向内下牵拉,覆盖蒂部真皮乳腺组织瓣表面,观察乳房大小和形态,切除乳房下方部分皮肤、腺体组织,腺体的切除包括乳头、乳晕底部的部分乳腺组织。在切除乳房下端的腺体组织时,需要将皮肤与腺体剥离,腺体组织切除的范围稍超出皮肤切除的范围,边去除边观察,满意为止。将两侧皮瓣向内下牵拉与乳房下皱襞中点固定,然后固定乳晕切口,皮钉拉拢皮缘后,将患者转换为坐立位,比较双侧乳房的大小、形状以及乳头位置。如不满意,可拆除皮钉适当修整。调整至满意后,乳晕区使用 3-0 Monocryl 线进行皮内至皮下缝合,其余切口皮下和皮内分层缝合。缝合时适当分配皮肤,防止乳晕周围"猫耳朵"形成,皮肤可加用 5-0 线间断缝合或使用皮肤黏合剂,紧密对合切口。

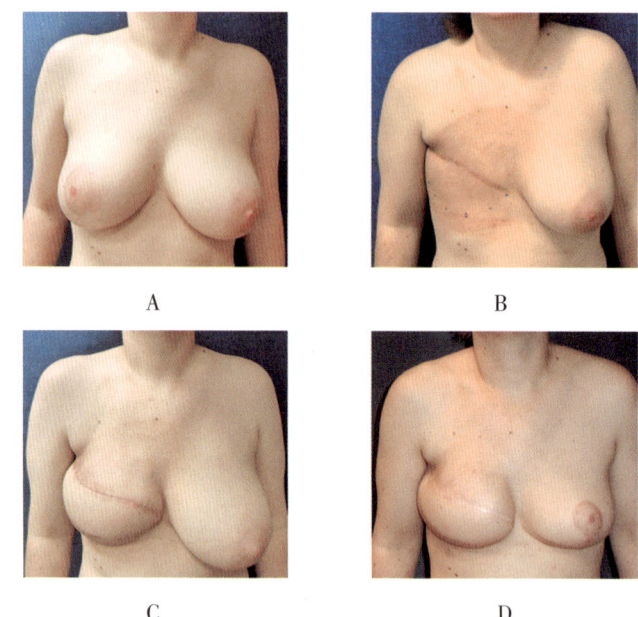

图 15-25　Wise-Pattern 下方蒂乳房缩小术前后
A. 右侧乳腺癌术前　B. 右侧乳腺癌改良根治术及胸壁放疗后　C. 右侧使用背阔肌肌皮瓣加 350ml 圆形乳房假体二期重建　D. 左侧 Wise-Pattern 下方蒂乳房缩小术后 4 个月,双乳对称,准备进行乳头重建

术后一般不需放置引流,也可放置负压引流 2~3 天,使用绷带或外科文胸代替绷带帮助支持保护乳房。术后注意观察乳头乳晕血供,一般 10 天拆线。告知患者术后 1 个月内避免剧烈体力活动,于 1 个月、3 个月和半年到整形科随访。

2 垂直切口上方蒂　以 Lejour 最具代表性,他们通过上蒂法乳房缩小术避免了以往经典术式倒 T 形瘢痕中沿乳房下皱襞走行的横行瘢痕。

(1) 手术设计:患者站立位确定新乳头位置,以新乳头为中心,长度约 14cm 的圆弧标出新乳晕的大小,形状似清真寺的穹顶。圆弧长相当于新乳晕的周长;圆弧的开口为乳头乳晕真皮腺体蒂的宽度,开口的大小依据乳房增生、下垂的程度而定,乳房增生、下垂越严重,蒂的宽度即圆弧的开口越大。两手指置于乳房下部两侧,相对捏紧,估计切除腺体的多少。乳头乳晕的移位采用上方真皮腺体蒂,自新乳晕设计线开口的两端向下,绕过原乳晕下 0.5cm 画 U 形弧线,该区域及乳头乳晕上方的圆弧线以内的真皮腺体瓣为去除表皮的范围。

(2) 手术操作:患者体位、手术辅助准备及麻醉同前所述。乳头乳晕皮瓣蒂区域去除表皮(保留原 NAC 皮肤),形成上方体真皮蒂,蒂部保留 1~3cm 厚的腺体组织。切除乳房下方部分皮肤、腺体组织,腺体的切除包括乳头、乳晕底部的部分乳腺组织。在切除乳房下端的腺体组织时,需要将皮肤与腺体剥离,腺体组织切除的范围超出皮肤切除的范围,便于将腺体塑形呈锥体形状(图 15-26)。将带乳头乳晕的乳腺组织瓣底面分离,在相当于乳晕上缘处贯穿缝合腺体组织底部,固定于新乳晕上方的胸大肌筋膜。这一缝合的目的不仅在于固定腺体,而且有利于腺体的塑形。缝合下方两侧腺体,重塑乳房腺体形态,如果切口下端有残留的腺体组织,予以切除,同时修剪过厚的皮下组织以利于皮肤的回缩。同前将患者转换为坐立位,比较双侧乳房的大小,必要时调整至满意。自上下两端开始缝合皮下、皮肤,视情况放置引流。术后当时乳房上部显示过度丰满,切口缝合下端可能出现"猫耳朵"畸形,不够平整,随着时间的推移会逐步好转,形态趋于自然。

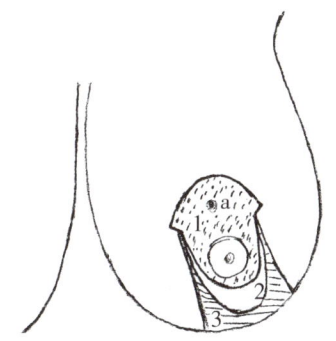

图 15-26　垂直切口上方蒂乳房缩小术的设计
a 为新乳头的位置,1 为去表皮区域,2 为切口,3 为切除腺体的部位

(二)乳房固定术

乳房固定术也称乳房上提固定术或乳房悬吊术,在乳腺癌的对侧乳房整形中,常用于对侧乳房组织量充足但是明显下垂,需要重置乳头位置才能和患侧乳房(一般是重建乳房)对称的患者。此手术可同时重置乳头位置并切除多余松弛皮肤,达到双侧较为对称的效果。

术前对侧乳头新位置的确定方法同乳房缩小术。乳房固定的方法取决于乳头需要上提的距离和需要切除皮肤的量。如果乳房大小及皮肤量和对侧大致相当,仅需将乳头上移 1～2cm,行乳晕周乳房固定术即可达到满意的对称效果。然而,如果对侧乳房下垂明显或皮肤明显松弛多余,则需要进行 Wise-Pattern 乳房固定术。除此之外,尚有乳晕上缘新月形切口的乳房固定术和垂直切口的乳房固定术。手术前准备与乳房缩小术类似,同样,患侧乳房如需修整,亦需在对侧乳房手术之前完成。

1. 乳晕周乳房固定术　可在一定范围内上提和缩小 NAC。首先在原乳晕上环行标出理想的乳晕范围。找到最佳乳头位置,标记新的乳头位置和乳晕范围后,在原乳晕周围设计一椭圆形切口环,环的上极即新的乳晕上缘。手术准备如前,手术刀切除两标记环之间的表皮,在外环外围切开皮肤,在皮下适当分离至 NAC 有足够的活动度后,将 NAC 移到设计的新位置。彻底止血后,先用 2-0 可吸收线行乳晕周皮肤的荷包缝合,以促进伤口愈合,防止术后乳晕变形;再使用丝线作皮内和皮下分层缝合,可用伤口黏合剂紧密对合切口。

2. Wise-Pattern 乳房固定术　使用 Wise-Pattern 乳房固定术,术前的设计以及手术方法均和乳房缩小术相似,但不需大量切除乳房皮肤及腺体。这个方法可以方便、准确地调整乳房的组织量,并且可大幅提高乳头位置,是乳房严重下垂患者的最佳手术方式(图 15-27)。

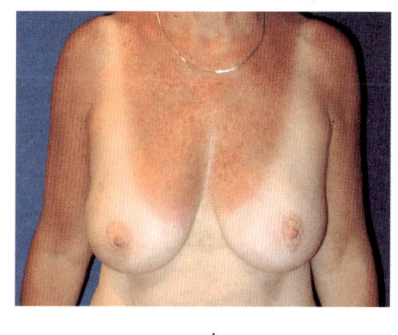　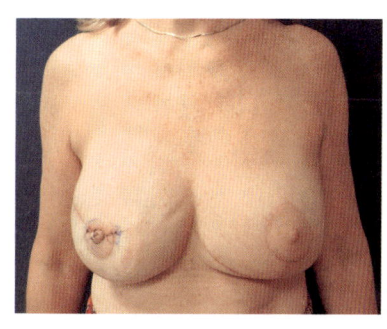

A　　　　　　　　　　　　B

图 15-27　Wise-Pattern 乳房固定术前后
A. 右侧乳腺癌术前,双侧乳房下垂　B. 右侧保留皮肤的乳房切除术伴 650ml 假体植入一期重建后 12 个月,左侧 Wise-Pattern 乳房固定术+假体一期植入后 5 个月,右乳头重建术后 2 个月,乳头乳晕文绣后 2 周,双乳对称,乳房下垂明显改善

(三)隆乳术

1. 使用假体的隆乳术 对侧乳房的隆乳术可单独进行,也可和乳房固定术同时进行。一般是患侧为重建的乳房,对侧乳房相对组织量不足。乳房固定术的选择方法如前所述,但需要注意的是,如需隆乳术同期进行乳房固定术,则应先完成隆乳术,待乳房容量基本对称之后再进行乳房固定术,这是因为乳房容量的改变,尤其是假体植入,将会改变乳头位置,进而改变乳房固定术的设计。

(1)手术设计:增加与患侧对称的隆乳术,其手术切口选择与一般的美容性隆乳术有所不同。患侧行乳房重建者,对侧常需要调整乳头位置才能达到基本对称,即多需同时进行乳房固定术,所以,在乳房轻度下垂者,隆乳术取乳晕周切口,可同期进行乳晕周乳房固定术;而乳房中重度下垂的患者,隆乳术可采用 Wise-Pattetn 的乳房侧缘切口,可同期进行 Wise-Pattern 乳房固定术。只有当不需要进行乳房固定术的患者,才采用普通美容性隆乳术常用的乳房下皱襞或者乳晕缘切口。除了切口之外,术前应设计剥离范围。

(2)手术方法:手术准备同前。假体可植入乳腺下平面、胸大肌下平面、双平面及胸肌筋膜后间隙等。其中乳腺下平面操作方便,患者痛苦少,恢复快,但是假体边缘可见概率高,且有较高的包膜挛缩率,并且干扰乳房的影像学检查。而胸大肌下平面下植入假体可以减少包膜挛缩的发生率及避免假体对乳房影像学检查的干扰,且肌肉对假体上部的覆盖降低了假体边缘及皱褶的可见概率,减少了乳房上部阶梯的出现,但也存在假体上移及胸大肌收缩时假体位置或形态改变等缺点。目前比较常用的是双平面法隆乳术,即假体同时位于两个平面(部分位于乳腺下,部分位于胸大肌下)。此法是在胸大肌下将下皱襞处的胸肌起点完全游离,保留胸骨旁胸肌起点不予剥离,将乳腺下平面和胸大肌下平面假体植入法的优点相结合,综合考虑了假体位置及软组织覆盖的相对关系,术后乳房形态满意度高,包膜挛缩少见(图 15-28)。手术平面确定后,按术前设计范围剥离,止血,冲洗剥离腔。假体从包装中取出后置于抗生素液中。腔隙剥离好后植入假体,再用抗生素液冲洗一遍。单丝尼龙线分层缝合伤口,绷带或外科文胸支持保护伤口。

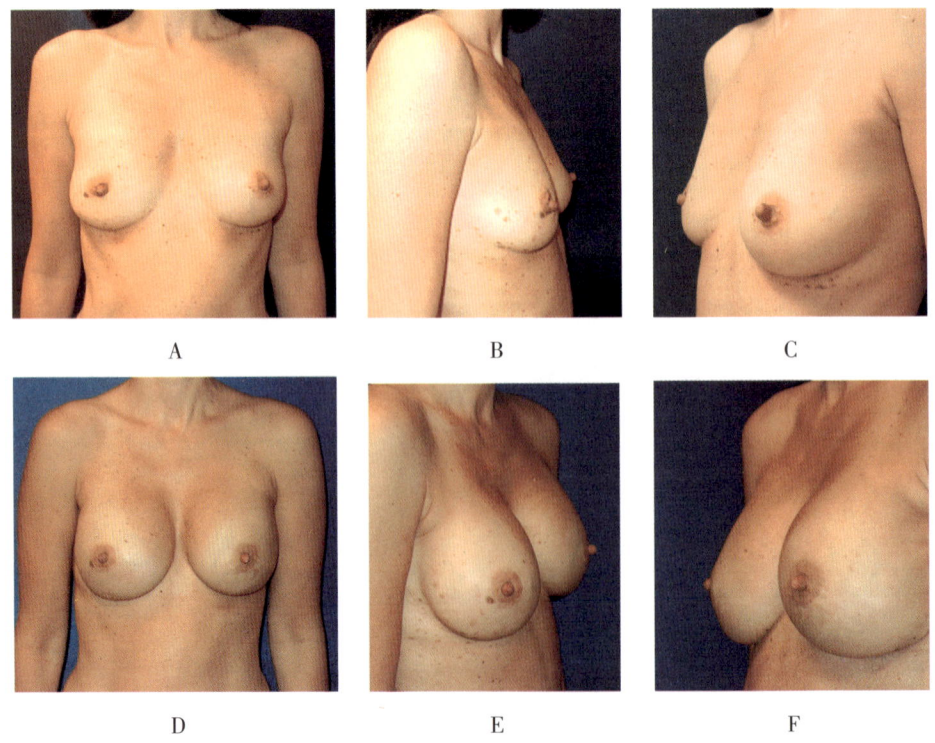

图 15-28 对侧假体隆乳前后

A、B、C. 左侧乳腺癌术前,乳房扁平 D、E、F. 左侧保留乳头乳晕复合体的乳房切除术假体植入一期重建,右侧同期假体植入隆乳术后 9 个月,双侧对称,乳房较前明显丰满

2. 使用自体组织的隆乳术 此方法在乳腺癌术后对侧增加双侧对称性的手术中并不常用，仅用于患侧乳房使用自体皮瓣重建，且重建乳房体积大，对侧使用或仅使用假体不易达到与患侧基本对称的情况。此类患者往往同时需要患侧重建乳房皮瓣的修薄。自体组织瓣中，背阔肌肌皮瓣最常使用于对侧乳房隆乳，具体手术步骤及各种皮瓣的优势可见本章第二节相关内容。

（四）其他方法

脂肪移植常用来修整小的不对称及轮廓缺陷。脂肪常来源于患者腹部脂肪的抽吸，简便易得，供应量大，一般不会影响供区形态或功能，可反复进行。

七、常见并发症及防治

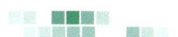

乳腺癌患者健侧乳房整形手术的并发症与同类整形手术并发症相同。

（一）常见并发症

常见并发症包括血肿、血清肿、伤口愈合延迟、伤口裂开、感染、切口瘢痕、脂肪液化、双侧乳房不对称等。

1. 切口裂开 重度巨乳由于手术中皮肤切除过多导致缝合张力过大，有可能引起切口裂开；而隆乳术放置的假体过大而乳腺瓣未经扩张者，亦有可能发生切口裂开。切口裂开有可能出现继发感染、延迟愈合、加重瘢痕等情况，所以在手术操作时应防止切口张力过大，注意分层缝合。

2. 血肿 血肿形成并不常见，若发生，一般在术后24h以内。处理方法为拆除缝线，清除血肿，仔细止血后重新缝合，同时给予止血药静脉滴注。术中准确细致的止血是其主要的预防措施。必要时可在切口下方放置引流管以及手术以后胸部加压包扎均可很有效地预防血肿形成。

3. 脂肪液化 脂肪液化发生时间相对较晚，一般是在拆线时发现乳房较硬或局部有硬结，切口愈合欠佳。主要是较为肥胖或增生程度较重的患者，手术中去除增生组织较多，对乳房的血供破坏较大，或是术中应用电刀不当所致。处理方法为充分引流，及时换药，尽快使伤口愈合。如发现脂肪液化，须早期处理，以免乳房形态出现异常变化。

4. 乳房两侧不对称 术前设计非常重要，必须充分考虑新的乳头乳晕位置，需要切除的皮肤范围，及乳腺轮廓的各标志点线后再定位。术中在切除皮肤之前，应将设计的新皮缘拉拢，再次确认乳房外观及切口张力，必要时可作调整，以免切除过多的皮肤。若未能充分估计张力及术后的外形、位置，则会造成两侧不对称的现象，处理方法是再次手术修整。

（二）乳房缩小术的并发症

乳房缩小术可能发生的并发症除了以上常见并发症以外，还有以下几种：

1. 皮肤坏死 乳房缩小术中如果皮下潜行分离过于广泛或分离的层次不够准确可造成皮肤坏死，后果较严重。手术中掌握正确的解剖层次是预防皮肤坏死的关键。面积较大的皮肤坏死则需局部皮瓣修复或皮片移植治疗。

2. 乳头乳晕感觉丧失 目前尚无一定技术可以完全保留术后乳头乳晕的感觉，然而有研究表明，采用乳腺中心蒂与下方蒂的手术方式能够更多地保留乳头乳晕感觉。

3. 乳头乳晕坏死 虽较少发生，但后果严重。为避免此并发症，术者要对乳头乳晕的血供特点非常熟悉。乳房血供极其丰富，乳头乳晕真皮下血管网对乳头的血供极其重要，手术中如果去除表皮深浅不均、切口过深及周围皮肤的广泛性剥离均有可能破坏真皮下血管网，造成乳头乳晕坏死。

4. 切口皮脂腺囊肿 主要是因为真皮蒂表皮去除不完全所致，术中增加去表皮的厚度，可以减少术后出现切口皮脂腺囊肿的发生率，且不会影响乳头乳晕的血供。

(三) 隆乳术的并发症

1 假体纤维包膜挛缩 假体隆乳术后纤维包膜挛缩的问题与感染、个体因素、手术操作、假体渗漏与破裂、假体类别、植入层次、血肿等诸多因素有关。手术中必须轻柔操作,一般剥离范围应稍大于假体底盘。血肿可引起和加重纤维包膜挛缩,故术前在术区行肾上腺素盐水局部注射,术中彻底止血,术后有效的负压引流都是非常重要的。如发生假体纤维包膜挛缩,可采用纤维包膜去除术和纤维包膜松解术,也可在内镜下切开包膜使其得到松解。

2 假体外露 手术剥离时胸大肌裂开,或剥离腔隙较小使假体折叠成角,术后形成包膜挛缩。假体持续刺激乳房组织薄弱处,如治疗不及时,可能导致假体外露。如果术后薄弱区较小,可采用局部持续加压包扎,使假体平展,防止假体疝出。如果薄弱区较大,或即将出现假体外露,则必须进行手术修补。

3 乳房假体移位 如果因包膜挛缩所引起,则去除包膜后,剥离扩大腔隙,使两侧乳房对称;如果为假体移位引起,应早期进行反方向加压。如果术后3个月仍有假体移位,向上移位则需要手术向下剥离,使假体向下移动;向下移位则需手术切除下移部位的包膜,并缝合胸壁侧与乳房侧的包膜,使两层包膜愈合到一起。

4 影响乳腺癌的诊断 假体可能影响乳腺的体检和钼靶检查,为乳腺癌的早发现早诊断带来困难,可参考上文对侧乳房肿瘤学安全性的相关问题。

5 自体组织移植并发症 自体组织移植后的并发症参见本章第一节相关内容。

(四) 乳房固定术的并发症

除了上述的共同并发症外,乳房固定术有和乳房缩小术相似的并发症,但相对少见。

八、结论
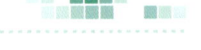

针对患侧乳腺的整形手术能减少乳腺癌患侧乳房的畸形,然而仍可能遗留双侧不对称而影响整体美观。实施乳腺癌健侧乳房的整形可帮助患者恢复双侧乳房的对称性,最大限度地获得美学效果,对提高患者的满意度非常有帮助,是乳腺肿瘤整形发展的一个方向。

(William G. Austen, Jr. 唐蓉 Oren Tessler Barbara L. Smith)

参考文献

[1] Lee S Y, Jeong S H, Kim Y N, et al. Cost-effective mammography screening in Korea: high incidence of breast cancer in young women[J]. Cancer Sci, 2009, 100(6): 1105-1111.

[2] Nelson H D, Zakher B, Cantor A, et al. Risk factors for breast cancer for women aged 40 to 49 years: a systematic review and meta-analysis[J]. Ann Intern Med, 2012, 156(9): 635-648.

[3] Spear S L, Carter M E, Schwarz K. Prophylactic mastectomy: indications, options, and reconstructive alternatives[J]. Plast Reconstr Surg, 2005, 115(3): 891-909.

[4] Rosen P P, Braun D W, Kinne D E. The clinical significance of pre-invasive breast carcinoma[J]. Cancer, 1980, 46(4): 919-925.

[5] 张嘉庆,程琳. 家族性乳腺癌的研究现状[J]. 中华肿瘤防治杂志,2006,13(16): 1201-1204.

[6] Spear S L, Schwarz K A, Venturi M L, et al. Prophylactic mastectomy and reconstruction: clinical outcomes and patient satisfaction[J]. Plast Reconstr Surg, 2008, 122

(1): 1-9.

[7] Jabor M A, Shayani P, Collins D R, et al. Nipple-areola reconstruction: satisfaction and clinical determinants[J]. Plast Reconstr Surg, 2002, 110(2): 457-465.

[8] Spear S L, Newman M K, Bedford M S, et al. A retrospective analysis of outcomes using three common methods for immediate breast reconstruction[J]. Plast Reconstr Surg, 2008, 122(2): 340-347.

[9] 乔群,孙家明.乳房整形美容外科学[M].郑州:郑州大学出版社,2004.

[10] 秦荣,马小干.对保乳手术及预防性乳腺切除术的思考[J].医学与哲学,2004,25(11):19-20.

[11] Mathes S J, Hentz V R. Plastic surgery[M]. 2nd ed. Philadelphia: WB Saunders, 2005.

[12] Rozen W M, Rajkomar A K, Anavekar N S, et al. Post-mastectomy breast reconstruction: a history in evolution[J]. Clin Breast Cancer, 2009, 9(3): 145-154.

[13] 亓发芝,陈君雪,顾建英,等.应用下腹直肌肌皮瓣进行乳房再造[J].中国临床医学杂志,1999,6(4):390-391.

[14] 亓发芝,顾建英,张学军,等.TRAM乳房再造术中的美学分析[J].中华医学美容杂志,2000,6(2):86-88.

[15] 亓发芝,陈君雪,顾建英,等.保留皮肤的乳腺癌根治术后即时乳房及乳头再造[J].中华医学美容杂志,2000,6(5):234-236.

[16] Jensen J A. Should improved mastectomy and reconstruction alter the primary management of breast cancer?[J]. Plast Reconstr Surg, 1999, 103(4): 1308-1310.

[17] Hidalgo D A. Aesthetic refinement in breast reconstruction: complete skin-sparing mastectomy with autogenous tissue transfer[J]. Plast Reconstr Surg, 1998, 102(1): 63-70.

[18] The European Organization for Research and Treatment of Cancer(EORTC), Breast Cancer Co-operative Group(BCCG). Quality of life of early-stage breast cancer patients treated with radical mastectomy or breast-conserving procedures: results of EORTC trial 10801[J]. Eur J Cancer, 1998, 34(3): 307-314.

[19] Nahabedian M Y. Symmetrical breast reconstruction: analysis of secondary procedures after reconstruction with implants and autologous tissue[J]. Plast Reconstr Surg, 2005, 115(1): 257-260.

[20] Nahabedian M Y. Managing the opposite breast: contralateral symmetry procedures[J]. Cancer, 2008, 14(4): 258-263.

[21] Nahabedian M Y. Oncoplastic surgery of the breast[M]. Philadelphia: Elsevier, 2009: 149-151.

[22] Horo A G, Acker O, Roussel E, et al. Mammoplasty for symmetry in breast reconstruction and histologic assessment[J]. Can J Surg, 2011, 54(3): 201-205.

[23] Losken A, Elwood E T, Styblo T M, et al. The role of reduction mammaplasty in reconstructing partial mastectomy defects[J]. Plast Reconstr Surg, 2002, 109(3): 968-975.

[24] 亓发芝,顾建英,张学军,等.垂直切口乳房缩小术[J].中华整形外科杂志,2004,20(5):325-327.

[25] 胡琼华,祁佐良,王炜.隆乳相关问题的研究进展[J].中华医学美学美容杂志,2001,7(4):216-218.

第十六章 胸壁、腹壁肿瘤术后缺损的修复与重建

第一节 胸壁缺损的修复

胸部位于头颈与腹部之间,是呼吸与循环等重要脏器的集中区域。胸壁分为皮肤、骨骼及软骨和韧带组成的支撑结构、胸膜三层,共同构成胸廓,保护心、肺、气管等重要脏器,同时胸廓的活动也为机体的循环、呼吸运动提供理想的条件。

胸壁肿瘤包括胸壁软组织及骨骼的原发性肿瘤、转移性胸壁肿瘤和胸内肿瘤直接侵犯胸壁的肿瘤。目前,肿瘤术后、放射线损伤、手术、感染以及外伤等是造成胸壁缺损的常见原因,其中以肿瘤手术后以及放射性溃疡在临床上最为常见。较小的胸壁良性肿瘤切除范围较小,其术后缺损对胸壁完整性及呼吸运动影响较小,一般保留缺损无需修复;较大的胸壁良性肿瘤视缺损大小和部位决定是否行胸壁修复重建。胸壁恶性肿瘤术后缺损指原发性、转移性胸壁的恶性肿瘤及胸壁邻近器官恶性肿瘤(如肺癌、纵隔恶性肿瘤、恶性胸膜间皮瘤、乳腺癌及上腹部恶性肿瘤)侵犯胸壁行肿瘤扩大切除术后造成的胸壁缺损,包括胸壁软组织覆盖缺损与胸壁骨性结构缺损(图 16-1)。胸壁缺损不仅影响外观,还会伴有不同程度的胸廓内脏器损伤,面积较大的胸壁缺损往往造成反常呼吸,干扰正常的呼吸循环功能,甚至导致死亡。在进行任何修复手术之前应对患者的呼吸循环功能以及全身状况加以判定,必要时应在心肺功能适当改善后再进行修复。

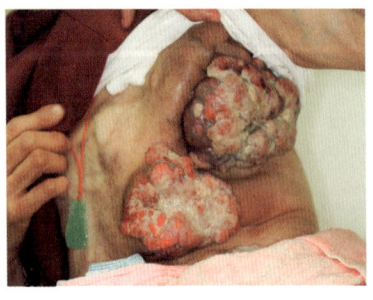

A

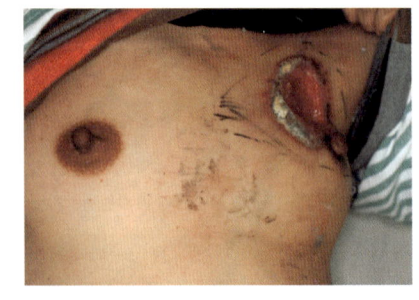

B

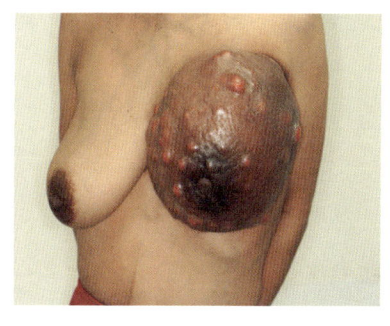
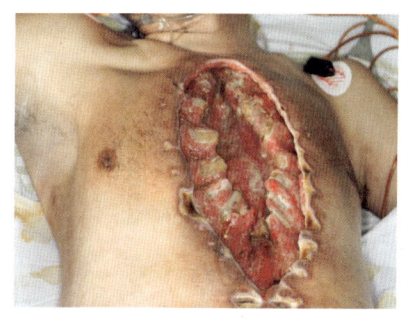

C　　　　　　　　　　　　D

图16-1　不同类型的胸壁肿瘤会造成复杂的胸壁缺损
A. 菜花样肿瘤　B. 溃疡型肿瘤　C. 膨大型肿瘤　D. 胸骨缺损肿瘤

因此,胸壁缺损的修复目的应该恢复胸壁结构的连续性,保护胸腔脏器,维护正常的呼吸循环功能,同时获得良好的外形。

一、胸壁肿瘤的切除

在决定行胸壁肿块切除之前,需明确诊断,以排除胸壁结核、多发性骨髓瘤和淋巴瘤等。胸壁良、恶性肿瘤只要患者全身情况好,无明显远处转移或多处转移,均应手术切除。转移性胸壁肿瘤包括胸内脏器恶性肿瘤的直接侵犯,只要原发灶无复发,或已切除彻底,应力争切除胸壁转移性肿瘤,达到治愈或延长生命减少痛苦的目的。对放射线敏感的恶性肿瘤如淋巴瘤、Ewing肉瘤等多数学者认为采用放疗+手术疗效更为满意。对于多发性骨髓瘤应以化疗为主辅以放疗,而对孤立性单发骨髓瘤无全身症状者可作切除术,术后放化疗。对于乳腺癌、肺癌侵犯胸壁者术后应按乳腺癌、肺癌治疗原则进行化放疗。对于骨肉瘤术后应化疗。肋骨、胸骨等各种少见的恶性骨肿瘤,如恶性骨母细胞瘤、恶性嗜酸性肉芽肿、恶性巨细胞瘤等单发较局限的肿瘤,尽可能争取手术。某些肿瘤应在放疗、化疗之后,瘤体缩小时再手术。

手术方式应根据胸壁肿瘤生长的部位、大小和病理类型来选择。对较小的良性胸壁肿瘤只需做肿瘤的局部切除,无需做人工材料的修复;但对于肿瘤切除后引起胸壁大面积缺损者,需要用人工材料做胸壁重建。对原发或转移的恶性或具有恶性生物学行为的胸壁肿瘤如累及肋骨,要切除包括病变上下各一根正常肋骨、所有肿瘤附着肋骨和肌肉及软组织、壁层胸膜、局部淋巴结,其前后方的切缘也要距肿瘤边缘3~5cm,并在切缘(上、下、左、右)取样送冰冻病理切片。若肿瘤已侵及肺,则应同时行肺部分切除或肺叶切除。对直接侵犯胸壁的恶性肿瘤(如乳腺癌、肺癌等)应作包括原发灶在内的胸壁整块切除。

胸壁肿瘤患者有时就诊时已经过多次手术治疗,反复复发,瘤体巨大,或溃疡反复破溃,伴有恶臭,或伴有远处转移,术前要明确治疗的性质,是根治性治疗抑或姑息性治疗。

如果肿瘤的生物学特性为局部容易复发,不容易且没有远处转移,则需要强调肿瘤切除的彻底性,给患者以根治性的机会。如果同时有远处转移,治疗的目的在于治疗溃疡的破溃出血和恶臭,切除局部病变,改善生存质量为主;或为手术后化疗、放疗创造条件(只适合对放化疗敏感的肿瘤),其治疗属于姑息性治疗。值得注意的是即便是姑息性治疗也要讲求局部切除的彻底性,否则切口位于瘤体内,很难完全愈合。

接受过放射治疗产生局部溃疡的患者要明确溃疡的性质,是放射性溃疡还是肿瘤复发,需要进行活检或术中冰冻切片检查。如果为放射性溃疡,部分患者可以保留肋骨等支撑结构,其余遗留的放射性损伤可以通过血供良好的组织覆盖进行生物性清除;如为肿瘤复发则需要彻底切除。对于部分以溃疡为主要表现的乳腺癌患者,可以先行新辅助化疗缩小瘤体范围,再行手术治疗。

二、胸壁缺损的分类

(一)根据缺损的程度分类

根据缺损的程度可以分为单纯皮肤及软组织缺损、肋骨及胸骨等胸壁支持结构缺损、胸壁全层缺损。依据缺损程度的分类可以为胸壁的逐层修复提供指导。

(二)根据缺损的部位分类

根据缺损的部位可以分为胸骨缺损、前胸壁缺损、侧胸壁缺损和后胸壁缺损。依据缺损部位的分类可以为修复皮瓣的选择提供帮助。值得注意的是腹直肌肌皮瓣往往不能够达到胸壁的上端,勉强应用会导致皮瓣远端的坏死。

(三)胸壁缺损的分区

胸壁缺损的分区一般是指前胸壁的分区。为了治疗方案的选择,可将前胸壁分成 8 个区。前胸壁上界是锁骨,下界为季肋缘,侧方为两侧腋中线,通过锁骨中线将前胸壁分为左、中、右三部分;再以第 3 肋下界水平线及剑突水平,把胸壁分成上、中、下三部分,使胸壁成为 8 个区(图 16-2)。

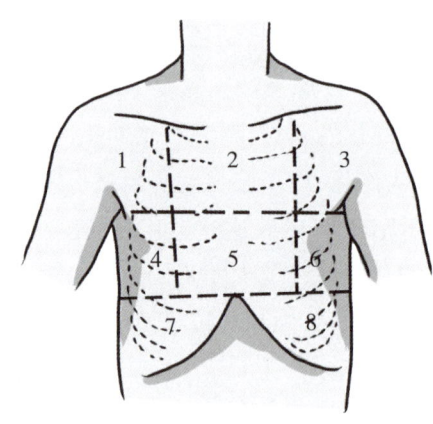

图 16-2　前胸壁的分区
1、4、7 为右侧区,3、6、8 为左侧区,2、5 为中央区

三、胸壁缺损的修复原则

原则上应根据术中所致胸壁缺损的范围(大小)、部位和缺损程度选择适宜的方法进行胸壁修复重建。

(一)胸壁重建的目的

1. 完全封闭胸腔,保持胸腔的完整性及维持胸腔负压。
2. 保护心、肺、纵隔等重要脏器,尽量保持胸廓的原形和美观。

(二)胸壁重建的要点

1. 利用各种材料重建硬性胸壁,恢复胸壁的坚固性和稳定性。
2. 用软组织和皮肤覆盖在重建的硬性胸壁上,保持胸壁的密闭性。

(三)根据胸壁缺损的组织决定手术方案

1. 胸膜缺损大多不需要修复,在胸壁修复后胸膜通过爬行修复,或形成假膜封闭胸膜腔。极少数的情况下可以通过筋膜移植来封闭胸膜腔。
2. 胸壁支持结构可以通过肋骨交叉移植,或选用钛板、钛网、Medpor 支架、涤纶片、骨水泥等人工材料修复,以维持胸壁的稳定性,防止出现反常呼吸。通常切除 3 根肋骨以下不需要修复,超过 4 根肋骨或切除胸骨时需要对支持结构进行修复。目前胸壁支撑组织的修复以钛网和涤纶片最为常用,其中钛网既有一定的支撑强度又有一定的活动度,近年来应用日益广泛。使用时将钛网弯成胸廓的弧度,用 3～5mm 的钛钉固定在肋骨和胸骨上。

3. 皮肤等软组织的修复应考虑到胸壁缺损的病因学因素,侵入性肿瘤常造成深而广泛的缺损;放射性损伤周围的血供常常不好,往往导致伤口愈合不良。根据缺损的大小,可以选用局部或邻位皮瓣修复,常用的皮瓣有胸大肌肌皮瓣、背阔肌肌皮瓣、腹直肌肌皮瓣以及大网膜瓣等。值得注意的是,尽管显微外科技术已经成熟,但由于胸腹壁可以利用的组织瓣较多,吻合血管的显微游离皮瓣移植技术要求较高,临床应用较少。另外,由于胸部存在呼吸等不自主运动,和其他部位相比,皮瓣有一定的剪力,容易形成积液,引流管应放置较长的时间,不要急于拔出,即便在引流量不多的情况下,也要放置 3～5 天。

(四) 根据胸壁缺损的分区决定手术方案

1. 胸壁软组织缺损的修复 由于胸壁软组织缺损范围不同,其修复方法也不同。1、4、7 区缺损的修复与 3、6、8 区相同,利用局部旋转皮瓣修复,皮瓣供区植皮修复;或带血管蒂的背阔肌肌皮瓣移植修复,皮瓣供区植皮修复。单个区域胸壁软组织缺损如 4 区或 6 区,缺损范围没有达到骨中线区时,常可选用胸部旋转皮瓣修复,皮瓣供区植皮修复。2 区或 5 区软组织缺损,采用一侧胸大肌肌皮瓣移植修复,供区作游离植皮。1、3 区伴部分 2、5 区缺损,采用健侧及患侧胸部旋转皮瓣修复,供区植皮修复。胸壁中央区(即 2、5 区)骨性缺损,或是侧方区(即 1、4、7、3、6、8 区)缺损伴有 2、5 区部分骨性缺损时,其修复方法可采用双层涤纶网加骨水泥做成的三明治式胸壁假体或钛网与胸大肌肌皮瓣移植,或胸大肌肌皮瓣加背阔肌肌皮瓣移植,或局部两块旋转皮瓣修复,女性患者亦可采用乳房转位修复(较简单),或采用腹直肌肌皮瓣(TRAM 皮瓣)、腹壁下血管穿支皮瓣修复。

2. 胸壁骨性缺损的修复 不同部位的胸壁骨性缺损,其胸壁重建的侧重点亦不同:

(1) 胸骨区即 2、5 区缺损:胸骨及两侧肋软骨缺损后,胸廓的完整性、稳定性破坏程度较大,其后面的心脏及大血管也易受外力影响,因此需行胸壁重建并侧重其骨性支架的重建。笔者认为利用钛网或 Prolene 网＋骨水泥＋Prolene 网的三明治式胸壁假体修复其骨性支架,再用胸大肌肌瓣或背阔肌肌瓣覆盖。此法的坚固性、稳定性和塑形、裁剪均满意。但需注意避免骨水泥在塑形过程中的放热作用损伤邻近组织或器官。

(2) 上侧胸壁即 1、3 区缺损:上侧胸壁即 1、3 区因有肩胛骨及背阔肌、胸大小肌等较厚组织覆盖,其缺损较小者可直接缝合或局部肌瓣覆盖。特别是位于肩胛骨区域的胸壁缺损,可保留缺损,无需胸壁重建。但对缺损面积大于 6cm×6cm,连续切除三根以上的肋骨及肋间组织者应行胸壁重建,建议用 Prolene 网修复缺损。

(3) 中下侧胸壁即 4、6、7、8 区缺损:由于中下侧胸壁缺损局部无较厚组织覆盖,若不能直接缝合应进行胸壁重建,可选用膈肌或 Prolene 网重建;若不能用膈肌重建,则用 Prolene 网修补胸壁缺损,其表面用背阔肌瓣或 TRAM 皮瓣覆盖。

3. 胸壁全层缺损的修复 皮肤、肌肉和骨性胸壁缺损较大者,常需联合应用人工材料和自体组织材料,用人工材料修复胸壁骨性结构,自体组织材料修补局部缺损的皮肤和肌肉。笔者主张人工材料采用 Prolene 网或钛网或 Prolene 网与骨水泥的三明治方法修补胸壁缺损比较好,在皮瓣与人工材料之间应有肌瓣或大网膜相隔,能提高手术成功率。肌皮瓣采用邻近肌皮瓣或背阔肌肌皮瓣或 TRAM 皮瓣。

胸壁重建术中,一定要注意在各层材料间安置引流管,使渗液能及时引流,消灭死腔,促使各层组织及时贴紧，早日愈合。如有积液潴留，易发生继发感染，造成失败。

四、常用的修复方法

（一）局部皮瓣

胸背部肿瘤切除后的创面可以应用局部皮瓣修复，皮瓣的设计尽量包含供血血管，如侧胸壁皮瓣、肋间皮瓣等，使用随意型皮瓣时注意皮瓣的长宽比例，防止皮瓣坏死。

1. 病例一　胸壁肿瘤切除后，胸壁支撑结构完整，用随意型皮瓣修复（图16-3）。

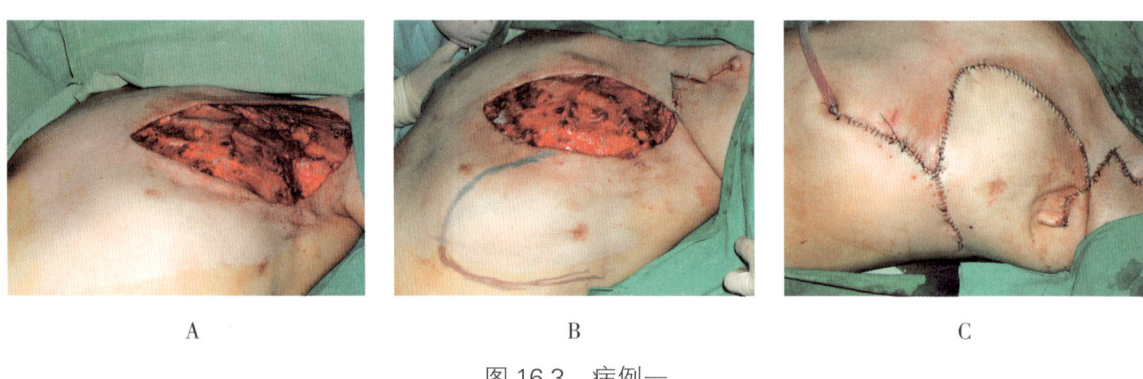

图 16-3　病例一
A. 胸壁肿瘤切除后的创面　B. 设计皮瓣　C. 随意型皮瓣旋转修复缝合创面后

2. 病例二　胸壁巨大肿瘤，外院多次手术复发，累及胸骨，广泛切除后应用腹部皮瓣修复（图16-4）。

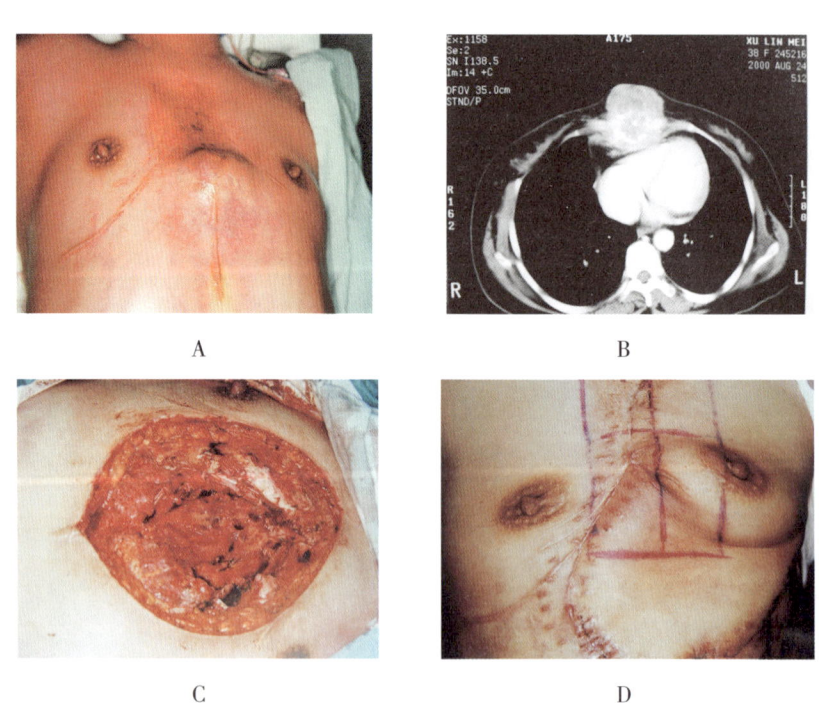

图 16-4　病例二
A. 术前胸壁巨大肿瘤　B. 术前胸部CT示肿瘤累及胸骨　C. 广泛切除肿瘤后的创面　D. 应用腹部皮瓣旋转修复术后

(二) 背阔肌肌皮瓣

背阔肌为三角形扁平肌肉,以扁阔的腱膜起自于下部 6 个胸椎、全部腰椎、骶椎、棘上韧带以及髂嵴的后部。肌纤维分为上横部和下斜部两部分,向上外侧聚合止于肱骨小结节嵴。背阔肌肌皮瓣为多源性的血供,包括胸背动脉、肋间动脉和腰动脉及其伴行静脉,其中胸背血管是主要营养血管。胸背动脉为肩胛下动脉的终末支,肩胛下动脉发自腋动脉的第 3 段,经腋窝下行,发出旋肩胛动脉后成为胸背动脉。胸背动、静脉在背阔肌的内表面肌膜下行走,入肌后分为外侧支及内侧支,外侧支在肌腹前缘后方 2~3cm 处下行,内侧支与肌肉上缘平行向内走行。背阔肌的运动神经为胸背神经,与血管伴行进入肌肉。

以胸背动脉为蒂形成的背阔肌肌皮瓣,其旋转弧可达头颈、肩部、上肢及同侧胸部。其临床应用广泛,是身体上可供游离移植或带蒂移植范围最广、功能最多的皮瓣之一,常用于修复大面积皮肤组织缺损、合并有肌肉缺损且需要进行功能重建的缺损、乳房再造等。

在背阔肌前缘后 2cm 处画一平行于背阔肌前缘的斜线,为胸背血管的体表投影。沿体表投影线设计肌皮瓣,根据受区创面情况确定背阔肌肌皮瓣移植方法和切取肌皮瓣的范围。较为常用的设计方法为以背腰部皮肤为主要供区的背阔肌肌皮瓣和以上半背部横形皮肤为主要供区的横行背阔肌肌皮瓣。手术时患者取侧卧位或半侧卧位,自腋下沿背阔肌前缘切开皮肤组织,显露背阔肌前缘,钝性分离肌后间隙,可暴露胸背动、静脉和神经。继续向远端钝性分离,辨清血管神经束在肌肉内的行径,切断肌肉的止点部,至需要的宽度和长度,形成背阔肌肌皮瓣,用以修复创面。供区直接缝合或植皮。

1 **病例三** 患者,女,56 岁,双侧乳腺癌术后放疗致左侧胸壁放射性溃疡,肋骨外露,切除病变组织后,用钛网修复肋骨,背阔肌肌皮瓣修复软组织缺损(图 16-5)。

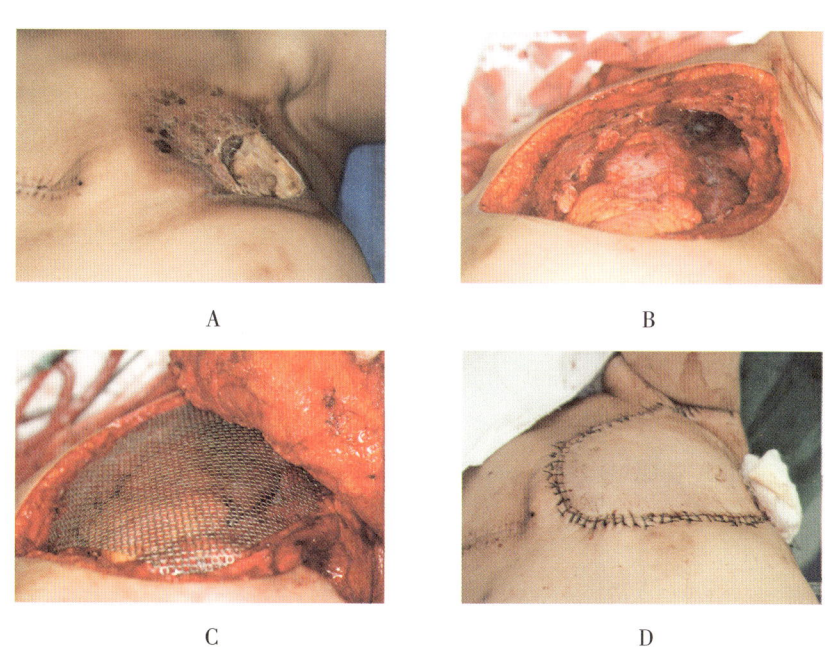

图 16-5 病例三
A. 双侧乳腺癌术后放疗所致的左侧胸壁放射性溃疡,肋骨外露 B. 切除病变组织后的创面 C. 用钛网修复肋骨 D. 背阔肌肌皮瓣修复软组织缺损术后

2 **病例四** 患者,女,42 岁,左侧乳腺癌术后放疗致胸壁放射性溃疡,肋骨外露坏死,切除病变组织后,用钛网修复肋骨,背阔肌肌皮瓣修复软组织缺损(图 16-6)。

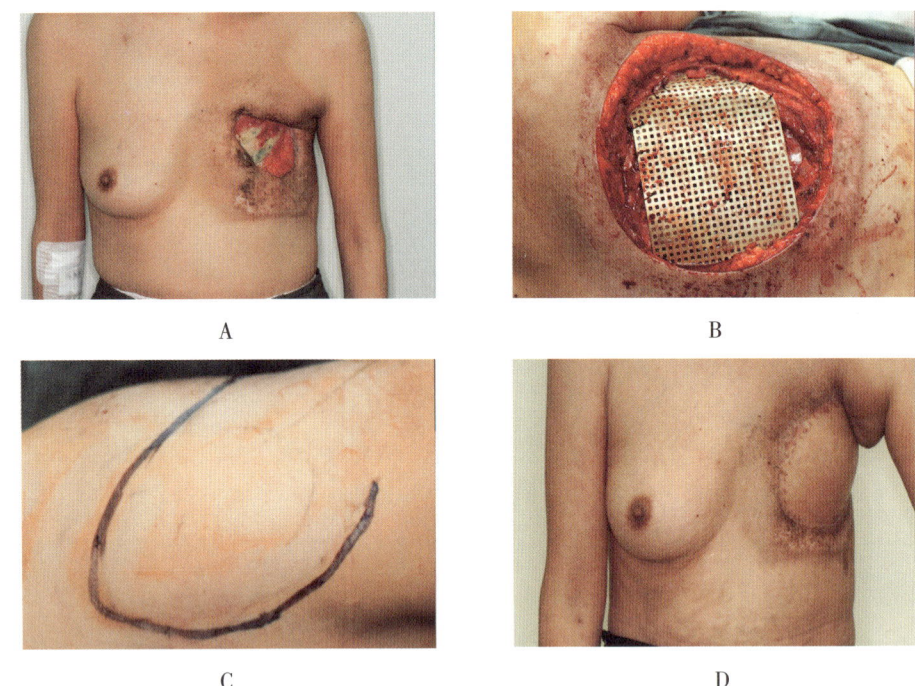

图 16-6 病例四
A. 左侧乳腺癌术后放疗所致的放射性溃疡,肋骨外露坏死 B. 切除病变组织后,用钛网修复肋骨 C. 设计背阔肌肌皮瓣 D. 背阔肌肌皮瓣修复软组织缺损

（三）腹直肌肌皮瓣

根据修复的需要,腹直肌肌皮瓣可以设计为纵行腹直肌肌皮瓣和横行腹直肌肌皮瓣。对于胸壁缺损的修复,以纵行腹直肌肌皮瓣较为常用,术前要确认胸廓内血管没有受到损伤,否则需要选用其他皮瓣修复。下腹部横行腹直肌肌皮瓣多用于乳房再造。

腹直肌位于腹部正中线两侧,为腹白线分隔,起自耻骨联合和耻骨,向上止于胸骨剑突和第5~7肋软骨的前面。腹直肌全长被3~4条横行的腱划分为几个肌腹,腱划与腹直肌前鞘结合紧密。腹直肌肌皮瓣的血供主要来自腹壁上、下动脉,腹壁上动脉为胸廓内动脉的直接延续,经胸肋三角下达腹直肌,在腹直肌后穿入肌质内,于脐附近和腹壁下动脉的分支在肌肉内吻合;腹壁下动脉于腹股沟韧带下方发自髂外动脉的内侧壁,在腹股沟韧带内2/5与外3/5交界处,于腹横筋膜后向内上方斜行,越过腹直肌外侧缘后在肌后方上升进入腹直肌内,至脐旁附近形成终末支。在肌内行进途中,腹壁上、下动脉均发出肌皮穿支供应表面的皮肤组织,并分别与肋间后动脉外侧穿支、腰动脉前皮支、腹壁浅动脉、旋髂浅动脉等的分支吻合。腹直肌接受下6对肋间神经支配。

设计纵行腹直肌肌皮瓣时,肌皮瓣的范围上起剑突,下达耻骨联合上方,内侧为腹部正中线,外侧可以超出腹直肌外侧缘。逐层切开皮肤组织、筋膜及腹直肌鞘前层。以腹壁上动脉为蒂时,于肌皮瓣远端横断腹直肌,结扎后切断腹壁下动、静脉,在腹直肌深面分离,分至剑突肌皮瓣的蒂部。皮瓣蒂应有足够的长度,便于旋转。脐原位保留。将切开的腹直肌前鞘缝合,腹部供区拉拢缝合(图16-7)。如果需要组织量大,也可以在下腹部采用横行腹直肌肌皮瓣。

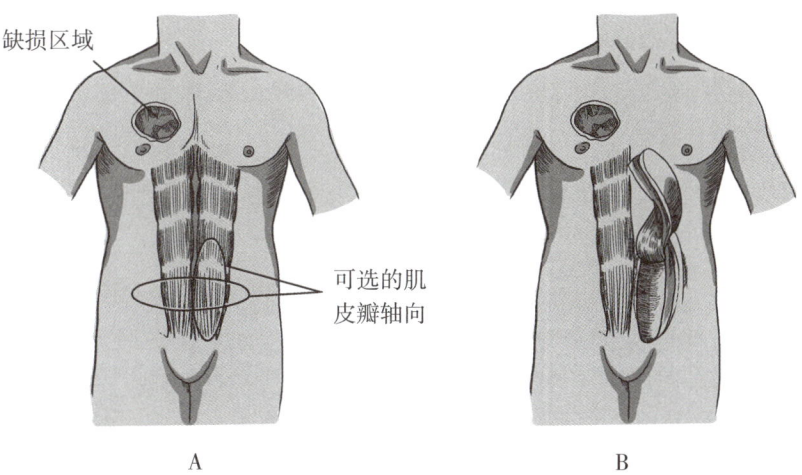

图 16-7　纵行腹直肌肌皮瓣修复胸壁缺损示意图

A. 肌皮瓣的范围上起剑突,下达耻骨联合上方,内侧为腹部正中线,外侧可以超出腹直肌外侧缘　B. 以腹壁上动脉为蒂时,于肌皮瓣远端横断腹直肌,在腹直肌深面分离,分至剑突肌皮瓣的蒂部,皮瓣蒂应便于旋转,脐原位保留

1 病例五　患者,女,48岁,右侧晚期乳腺癌,局部反复破溃出血,伴有恶臭。自肋骨表面切除肿瘤后用对侧纵行腹直肌肌皮瓣修复,术后化疗,明显改善患者的生活质量(图16-8)。

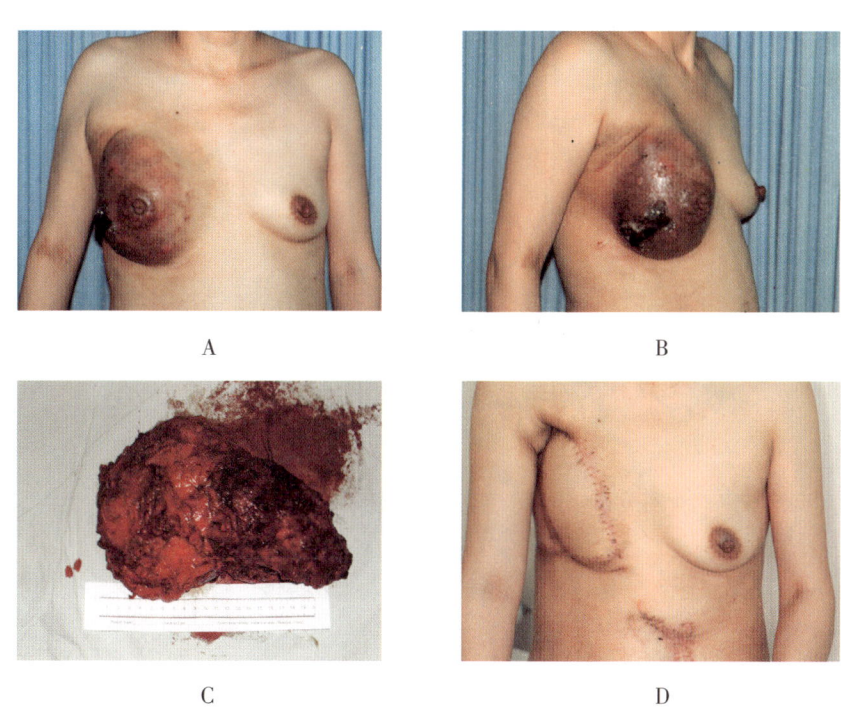

图 16-8　病例五

A、B. 右侧晚期乳腺癌术前,局部破溃出血　C. 切除的肿瘤组织　D. 用对侧纵行腹直肌肌皮瓣旋转修复后

2 病例六　患者,女,左侧胸壁肿瘤。切除胸壁肿瘤后遗留胸壁缺损,通过皮瓣设计,应用下腹部横行腹直肌肌皮瓣修复胸壁缺损后缝合创面(图16-9)。

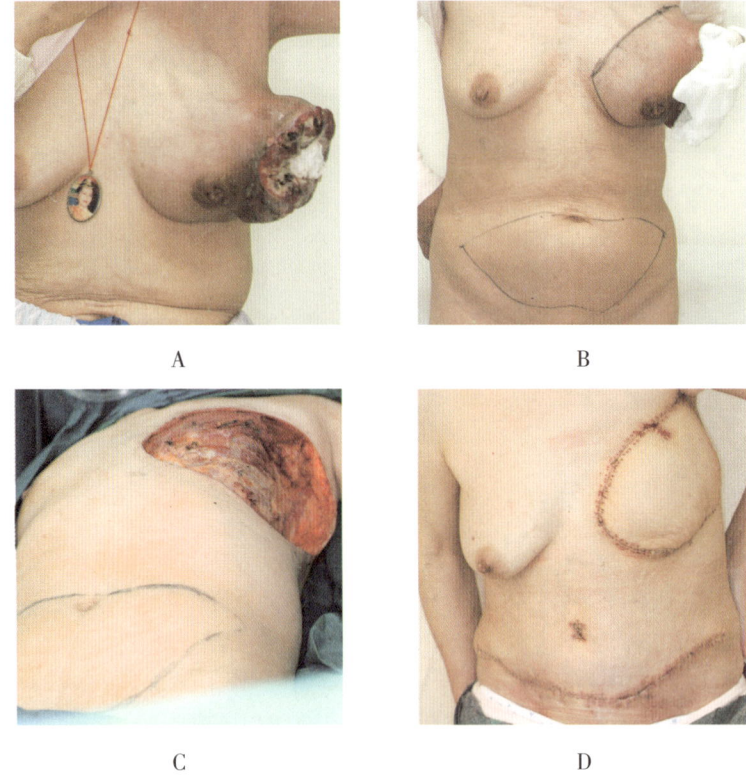

图 16-9 病例六
A. 左侧胸壁肿瘤术前 B. 皮瓣设计 C. 胸壁肿瘤切除后遗留胸壁缺损
D. 应用下腹部横行腹直肌肌皮瓣修复胸壁肿瘤术后缺损

3 **病例七** 患者,女,右乳腺癌术后复发,放化疗后局部溃疡。肿瘤切除后采用 Prolene 网＋TRAM 皮瓣联合修复胸壁缺损,腹壁供区采用 Prolene 网修复加固(图 16-10)。

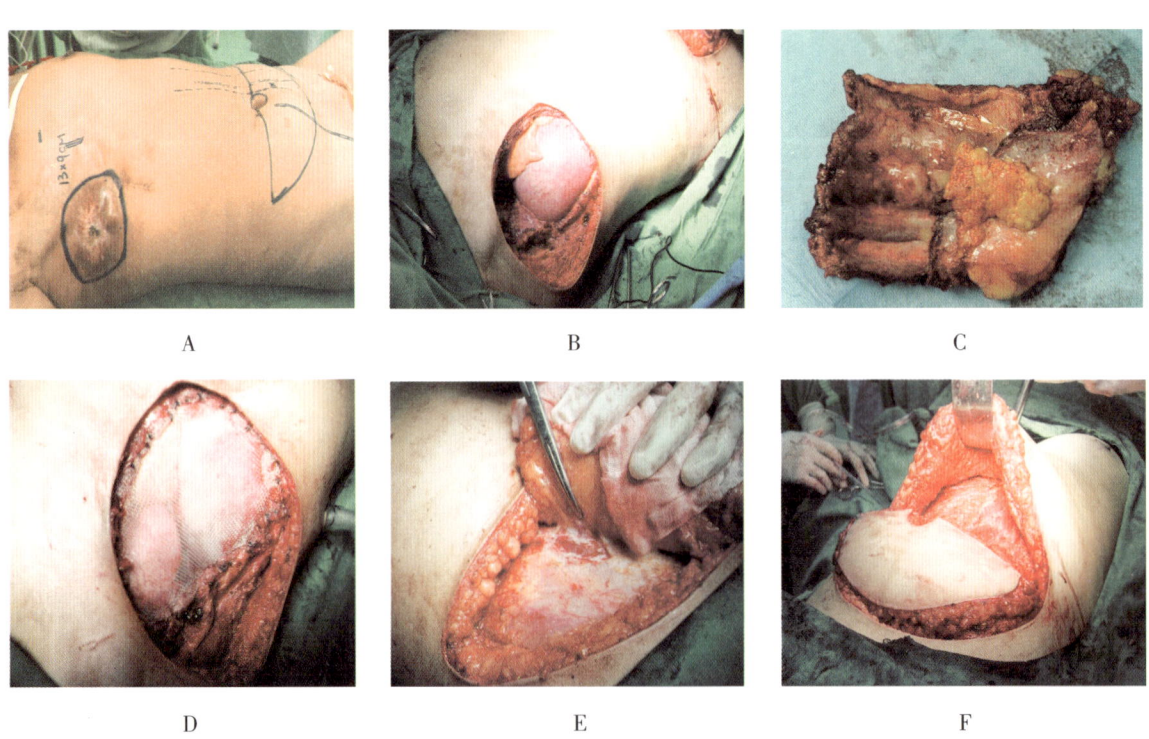

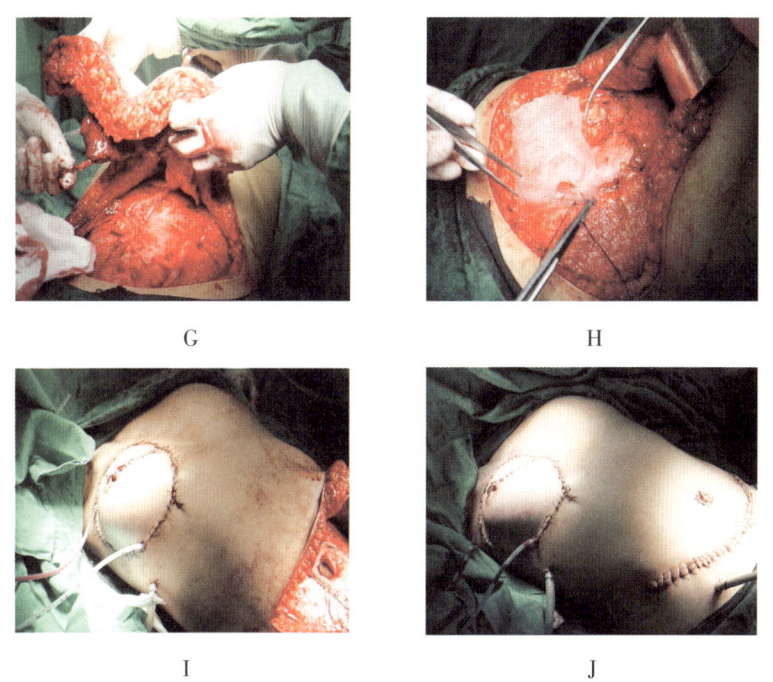

图 16-10 病例七

A. 右乳腺癌术后复发,放化疗后局部溃疡表现 B. 肿瘤切除术后胸壁缺损创面 C. 切除的肿瘤组织包括五根肋骨和肋软骨 D. 采用 Prolene 网修复胸壁缺损 E. 解剖 TRAM 皮瓣 F. TRAM 皮瓣解剖完成 G. 保留一侧腹壁下动静脉的 TRAM 皮瓣 H. Prolene 网修复加固供瓣区腹壁 I. TRAM 皮瓣移植,吻合血管,修复胸壁缺损 J. 术后外观

(四) 胸大肌肌皮瓣

胸大肌呈扇形,范围大,起点分为锁骨部、胸肋部、腹肋部三部分。锁骨部起自锁骨内侧半,肌纤维向外下斜行;胸肋部起自胸骨外侧上 6 个肋软骨前方,肌纤维大体平行向外行走;腹肋部起自腹直肌前鞘和第 5~7 肋远端,肌纤维向上外斜行。三部肌纤维向外集合,形成扁平腱止于肱骨大结节嵴。胸大肌的血供为多源性,主要有三个来源:胸肩峰动脉、腋动脉的胸肌支、胸廓内动脉穿支。胸大肌的神经支配主要有胸前外侧神经和胸前内侧神经。

胸大肌用于胸部缺损的修复主要有两种方法,一是以胸廓内动脉穿支为蒂形成肌皮瓣,逆行翻转修复创面;二是以胸肩峰动脉为蒂,形成肌皮瓣修复创面。

胸肩峰动脉的体表投影标记方法如图 16-11 所示,ab 为肩峰至剑突的连线,o 点为自锁骨中点向 ab 连线作垂线 cd 的交点,cob 线即为胸肩峰动脉的体表走行。

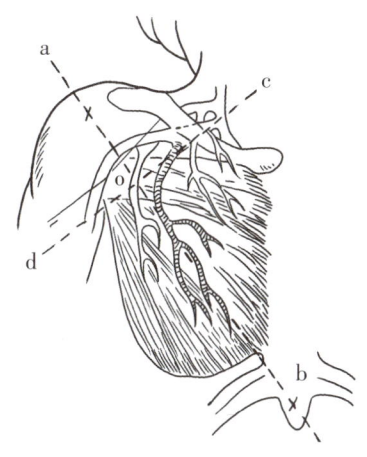

图 16-11 胸大肌肌皮瓣的设计(cob 线为胸肩峰动脉的体表走行)

沿体表线走行根据修复缺损需要设计肌皮瓣,设计的范围上到腋皱襞平面,下至剑突平面,内界可达胸骨缘,外界至腋前线。手术时先切开蒂部皮肤,再沿皮瓣外侧缘切开皮肤和胸大肌全层,于胸固有筋膜深面分离肌皮瓣。将胸大肌掀起后,于胸大肌深面钝性分离至蒂部,找到位于胸大肌深面的血管神经束后,沿设计线切开皮瓣内缘皮肤和全层胸大肌,形成胸大肌肌皮瓣,转移修复创面。

1 病例八 患者,男,57岁,胸骨肿瘤。扩大切除胸骨肿瘤,用钛网修复胸壁后,胸大肌肌皮瓣转移修复创面(图16-12)。

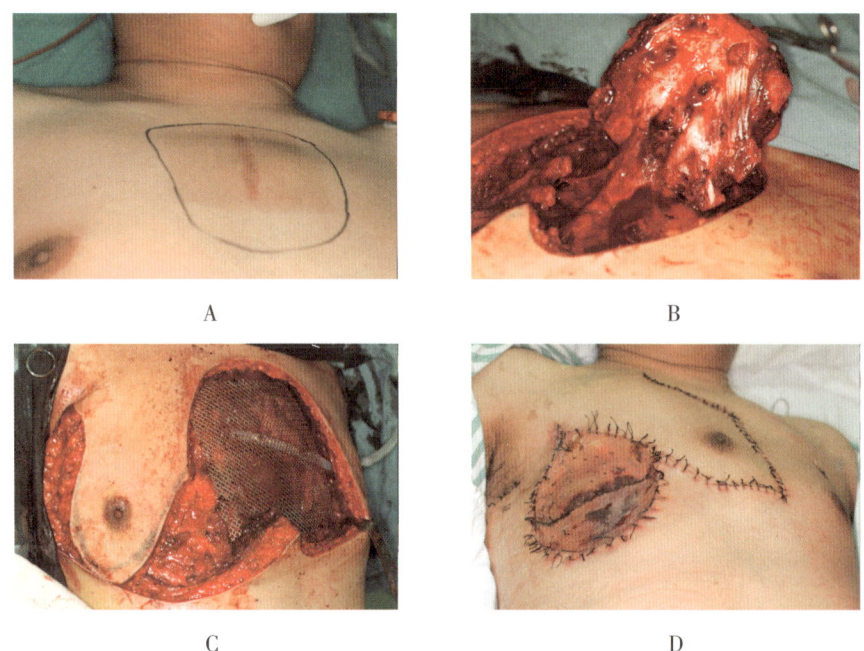

图16-12 病例八
A. 术前,设计胸大肌肌皮瓣　B. 扩大切除胸骨肿瘤组织　C. 用钛网修复胸壁
D. 胸大肌肌皮瓣转移修复创面,供瓣区植皮修复术后

2 病例九 患者,男,49岁,胸骨肿瘤。扩大切除肿瘤组织(包括四对肋软骨及部分胸骨)后,采用双层涤纶网加骨水泥做成的三明治式胸壁假体与胸大肌肌皮瓣转移修复重建,供瓣区植皮修复(图16-13)。

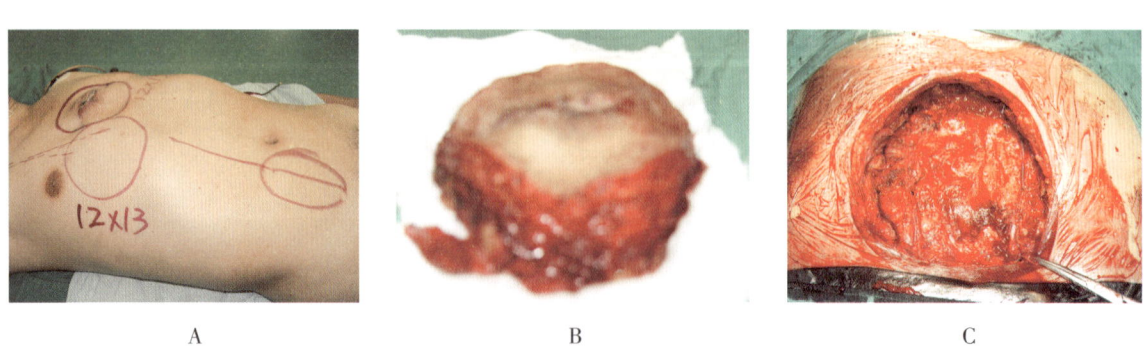

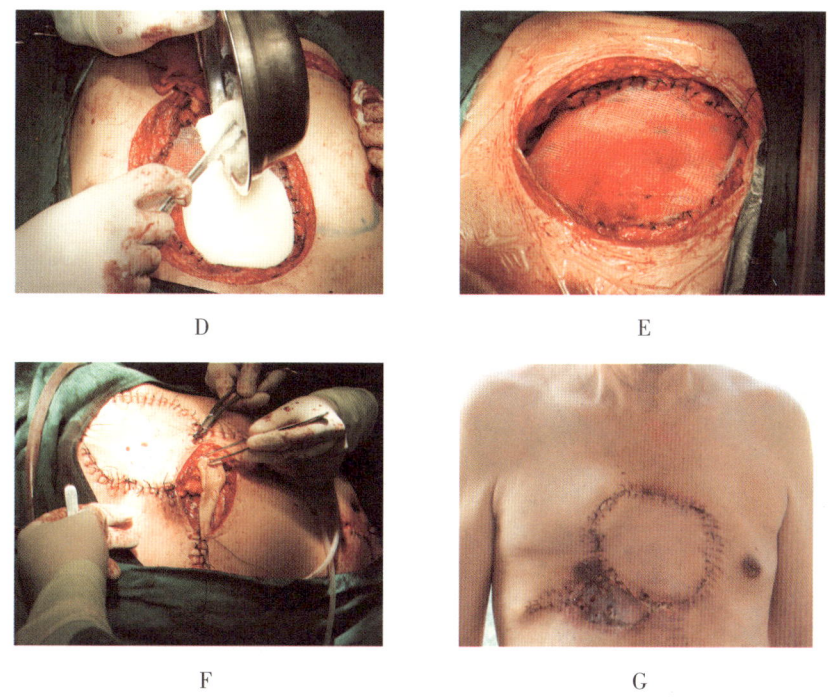

图 16-13 病例九

A. 术前设计的病灶切除范围和转移胸大肌肌皮瓣范围　B. 切除胸壁肿瘤、四对肋软骨及部分胸骨　C. 胸壁肿瘤切除后的创面　D. 先缝合 Prolene 网,用骨水泥塑形　E. 再在骨水泥表面缝合 Prolene 网　F. 岛状胸大肌肌皮瓣转移修复后,创面植皮　G. 术后第 12 天的创面

(五) 乳腺组织瓣

乳腺组织血液供应丰富,主要依靠周围动脉分支供血,其动脉来源主要有胸廓内动脉的肋间穿支、胸外侧动脉、肋间动脉以及胸肩峰动脉的胸壁分支。乳房的动脉系统由其内侧、外侧及深部的动脉分支组成,这些动脉分支相互吻合,在乳房的腺体表面和腺体内构成浅、深两组血管网。浅组动脉血管末梢最终向乳头乳晕聚集形成环状血管网,腺体内的血管沿乳房的横膈膜走向乳头。

由于乳房腺体具有良好的血液供应,同时又有一定的腺体组织,可以在覆盖创面的同时填塞死腔。乳腺组织瓣创伤较轻,尤其适用于一般状况较差、年龄较大的患者,对年轻的女性则应避免伤及健侧乳房,选用其他的皮瓣。乳腺组织瓣可以与胸大肌肌瓣分开成为两层组织瓣分别转移,也可以与胸大肌一起形成一个组织瓣转移,增加组织的厚度。乳腺组织瓣的转移方式灵活多样,可以是上方蒂、下方蒂、内侧蒂或外侧蒂。在胸壁缺损的修复中以上方蒂最为常用,手术过程中蒂部应包含知名血管,保证组织瓣的血供。

1 病例十　患者,女,48 岁,右侧乳腺癌术后复发,累及胸骨和肋骨。扩大切除乳腺肿瘤后,应用钛网和对侧乳腺组织瓣修复(图 16-14)。

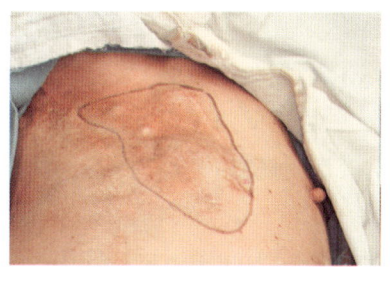
A

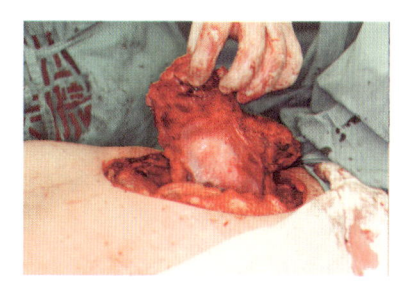
B

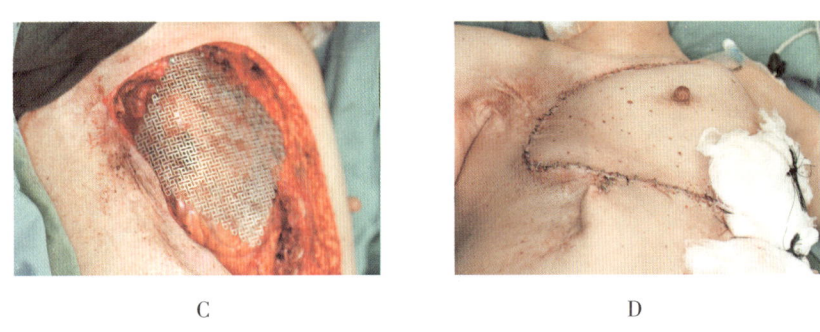

图 16-14 病例十

A. 术前标记肿瘤切除范围　B. 切除肿瘤组织　C. 用钛网固定修复胸壁　D. 用对侧乳腺组织瓣修复胸壁

2 病例十一　患者,女,胸骨肿瘤,术后多次复发。根治性切除肿瘤后,应用乳房组织瓣修复创面,术后辅以放疗(图 16-15)。

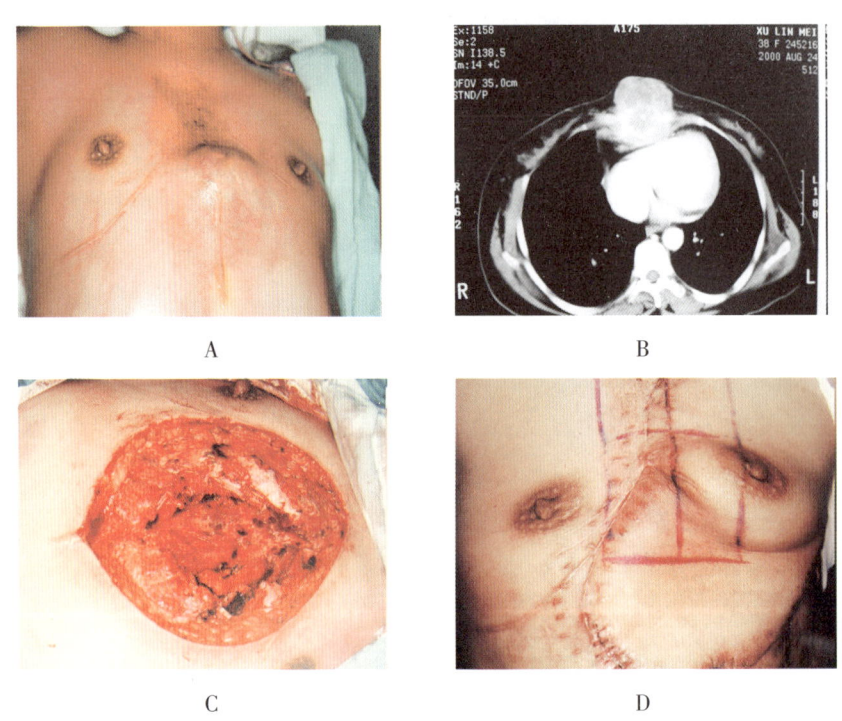

图 16-15 病例十一

A. 术前胸骨肿瘤　B. 术前胸部 CT 片　C. 根治性切除肿瘤后的创面　D. 用乳房组织瓣修复创面

(六) 大网膜瓣

1 适应证和禁忌证　胸部大面积的缺损或深部组织外露,无法用一般的皮瓣、肌皮瓣修复时,可以应用大网膜带蒂移植,然后在大网膜上游离植皮。临床实践发现,用大网膜修复体表缺损时,网膜上面如果不立即用皮片覆盖,会经历肉芽组织形成过程,使网膜变硬;如果能立即植皮,则能保持网膜的柔软性。但有腹部手术史和腹腔感染史者,大网膜可能粘连或纤维化,应视为手术禁忌证。进行网膜移植时需要做剖腹手术,创伤较大,曾有发生肠粘连、肠扭转和腹膜炎致死的报道,应严格掌握适应证。

大网膜有上下两个动脉弓,胃网膜左动脉和右动脉形成大网膜上动脉弓,网膜左动脉和右动脉下行至大网膜游离缘吻合形成大网膜下动脉弓。

作上腹正中或旁正中切口,开腹后将胃和大网膜提至腹腔外展平,根据血管的分布情况选择胃网膜左动脉或右动脉为蒂(图16-16)。根据受区修复情况,对大网膜进行合理修裁,出血点应仔细结扎,防止网膜内血肿形成。转移到受区时,皮下隧道应宽大,切忌使网膜瓣长距离途径腹腔内,以免发生内疝和肠粘连。转移到受区后,周边作数针固定,将网膜铺平,在网膜上植皮。术后包扎压力不宜过大。

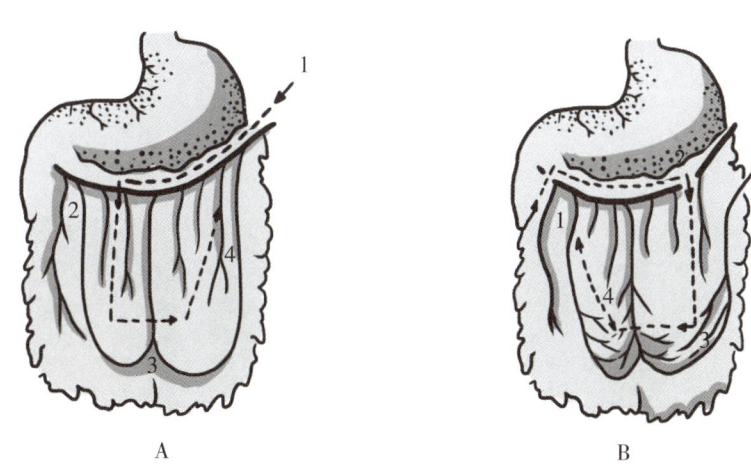

图 16-16　大网膜瓣的制作
A. 以胃网膜右血管为蒂　B. 以胃网膜左血管为蒂

2 病例十二　患者,女,68岁,乳腺癌术后腋窝瘢痕挛缩、放射性溃疡,伴有肋骨外露坏死,溃疡清创后,用背阔肌肌皮瓣和大网膜瓣进行修复(图16-17)。

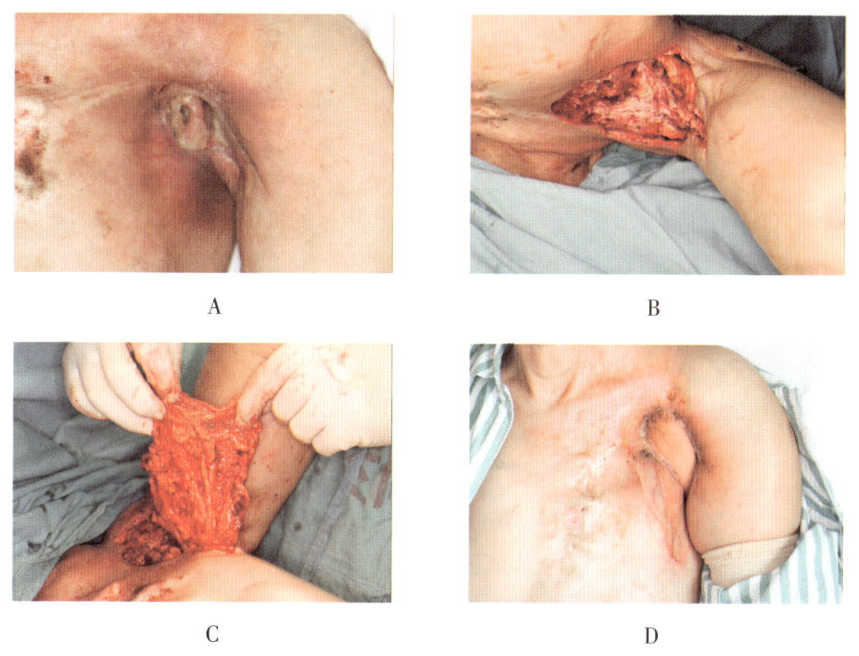

图 16-17　病例十二
A. 乳腺癌术后腋窝瘢痕挛缩、放射性溃疡　B. 溃疡清创后的创面　C. 转移的大网膜瓣　D. 用背阔肌肌皮瓣和大网膜瓣修复术后

(七) 腹壁下血管穿支皮瓣

1 适应证　腹壁下血管穿支皮瓣是不带腹直肌的腹壁下血管穿支皮瓣,是以腹壁下血管为

血管蒂,以其在脐周的主要血管分支为滋养血管的下腹部皮瓣。皮瓣形状与设计与TRAM皮瓣相同。手术中在腹直肌后面找到腹壁下血管,沿其走行分开腹直肌,追踪到穿出腹直肌前鞘为止。为了保护供血穿支血管,可以在血管周围保留少许肌肉组织。皮瓣形成后与胸部受区血管在显微镜下吻合。该皮瓣的优点是最大限度地保留了腹直肌的形态与功能,将腹壁的损伤程度降到最低水平,且对于女性患者、腹壁较松弛者可同时起到塑身美容的效果。另外,因吻合血管,受区部位不受限制。其缺点是手术操作技术相对要求高,手术时间延长,分离血管时易损伤穿支血管,特别是完全不带腹直肌时,增加了皮瓣失败的概率。

2 病例十三 患者,女,乳腺癌改良根治术后腹壁下血管穿支皮瓣即刻修复与重建乳房(图16-18)。

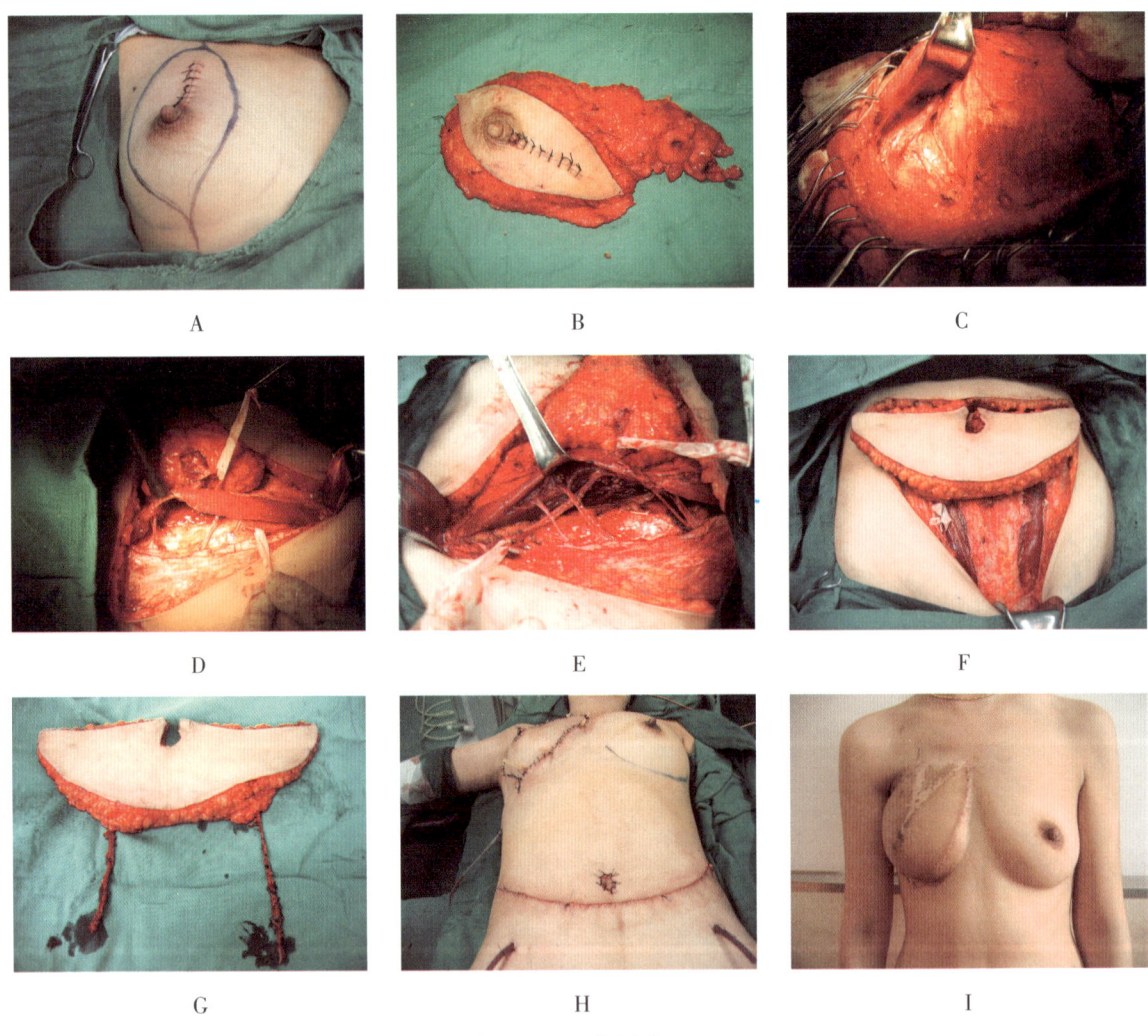

图 16-18 病例十三

A. 标记乳腺癌肿瘤切除范围 B. 整块切除的乳房及腋窝淋巴组织 C. 乳腺癌改良根治术后胸部创面 D. 解剖腹壁下动静脉在腹直肌的穿支部 E. 解剖腹壁下动静脉及运动神经 F. 腹壁下血管穿支皮瓣解剖完毕 G. 已游离的腹壁下血管穿支皮瓣 H. 用腹壁下血管穿支皮瓣进行乳房再造 I. 术后放疗2个月

第二节 胸腔内缺损的修复

胸腔内恶性肿瘤如食管癌术后吻合口瘘往往导致胸腔感染,造成脓胸,破溃后形成慢性窦道;肺癌术后残端瘘以及支气管胸膜瘘等疾患也会导致胸腔内感染,窦道迁延不愈,患者营养不良(图16-19),甚至危及生命。

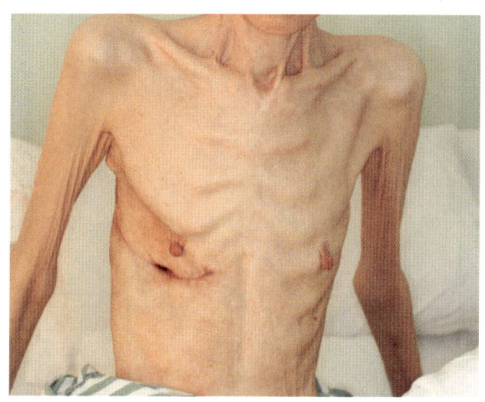

图16-19 食管癌术后吻合口瘘,造成胸腔内脓肿窦道,患者多伴有严重的营养不良

一、食管吻合口瘘及胸腔内瘘的常规处理

食管吻合口瘘发生后,首先在胃镜下检查瘘管口,尽可能取出吻合钉等异物,放置支架堵塞瘘管口,插入胃管,改道饮食,积极处理原发病。

胸腔内急性感染,特别是脓胸患者往往全身状况很差,伴有发热、白细胞增高。治疗的第一步是放出脓液,用大量生理盐水冲洗伤口,有保留地刮除脓苔,防止损伤重要脏器,开放引流,伤口换药,控制感染;也可以用抗生素盐水持续灌注冲洗。1~2周后待胸腔内肉芽组织新鲜、白细胞数量降至正常、发热消退、全身营养状况改善后,进行胸腔内肌瓣转移,封闭胸腔。

支气管胸膜瘘多见于肺癌肺部分切除后辅助以放疗的患者,支气管残端破裂后污染胸腔引起继发感染,形成脓胸或慢性窦道。对脓胸患者应开放引流,控制急性感染。治疗首先需要进行清创,经肋间隙切口放置扩胸器,进入胸腔,放出脓液,轻轻刮除脓苔,防止损伤重要脏器,同时用过氧化氢溶液及大量盐水冲洗,找到支气管胸膜瘘管口,去除周围坏死组织,关闭瘘管口。瘘管口可以用组织瓣堵塞,或用人工真皮、胶原塞堵塞。然后胸腔内转移健康的肌瓣,覆盖于封闭的瘘管口表面。

同样,肺部分切除后的残端瘘口也需要找到,关闭后用肌瓣覆盖残端,加强瘘管口的闭合。常用的封闭瘘管口的肌瓣为前锯肌肌瓣。

食管吻合口瘘找到内部瘘口后,轻轻刮除瘘管口,形成新鲜创面。转入肌肉组织瓣,去除表皮,堵塞瘘管口,必要时用可吸收线固定数针,应尽量减少线头等异物。肌膜或其他筋膜组织是封闭内部瘘管口的良好材料,便于瘘管口周围的黏膜爬入,比起脂肪或肌肉组织不易形成凸起的肉芽组织,妨碍黏膜的生长或假膜的形成。

瘘管口用肌瓣覆盖后,根据胸部腔隙的大小,选择封闭死腔的方法。

二、特殊情况的处理

长时间脓胸会压缩肺部组织,形成巨大死腔,单纯一个肌肉组织瓣组织量不够,不能完全填塞死腔时,可以选择下列方法:

1. 联合两个或多个肌肉组织瓣修复,如腹直肌瓣联合背阔肌肌瓣,用肌瓣完全填塞死腔。
2. 肌肉组织瓣联合胸廓改形,去除上下2~3根肋骨,减少死腔后,胸腔内填塞肌肉组织瓣。脓胸导致的死腔常位于胸部的下端,胸腔内常用于填塞的肌肉组织瓣有背阔肌肌瓣、逆行背阔肌肌瓣、腹直肌肌瓣、腰大肌肌瓣等。
3. 应用Clagett方法,肌肉组织瓣堵塞瘘口后,缝合皮肤切口,留下2针缝线,胸腔内灌满抗生素盐水后皮肤缝线打结闭合切口,在胸腔内盐水吸收的同时肉芽组织生长闭合死腔。

Clagett方法的应用已有近50年的历史,一次手术的成功率达75%~80%,必要时可以重复操作。方法是胸腔内瘘口用肌瓣加强后,皮肤切口上下分离便于切口无张力缝合,从前后两端缝合真皮、皮肤。皮肤两层缝合,真皮内缝合可以达到水密封(water-tight)的目的。留下切口中间真皮缝合的数针暂不打结,排出胸腔内的全部空气,用抗生素盐水灌满胸腔,真皮内缝合线打结,然后缝合皮肤。

三、典型病例

1. **病例十四** 患者,男,52岁,食管癌术后食管胃吻合口瘘合并胸背部巨大瘘口,采用局部肌瓣修复(图16-20)。

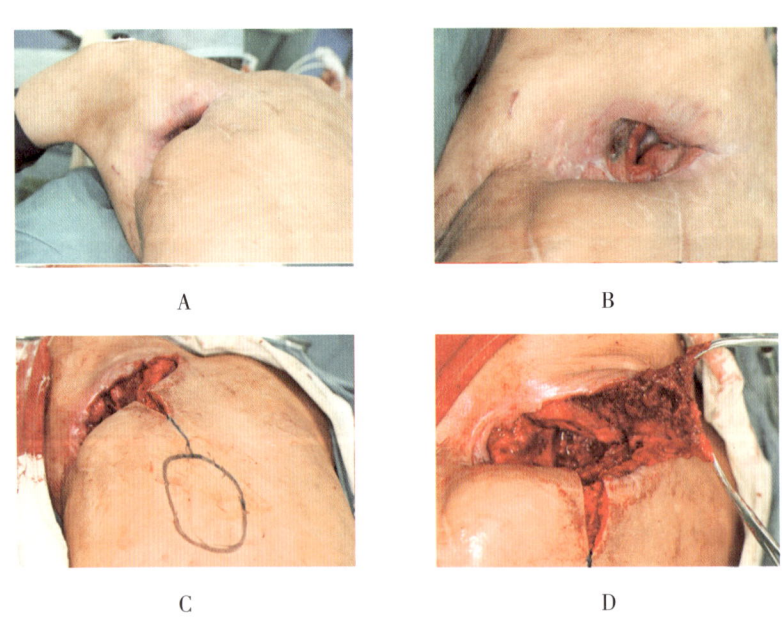

图16-20 病例十四
A. 食管癌术后食管胃吻合口瘘合并胸背部巨大瘘口 B. 食管吻合口瘘
C. 设计局部肌瓣 D. 局部肌转移填充瓣修复

2. **病例十五** 患者,女,57岁,食管癌术后食管瘘,胸腔内脓肿窦道,切除上下两根肋骨部分胸廓改形后,联合背阔肌肌皮瓣去表皮填塞胸腔内死腔(图16-21)。

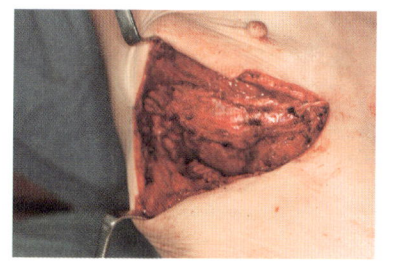
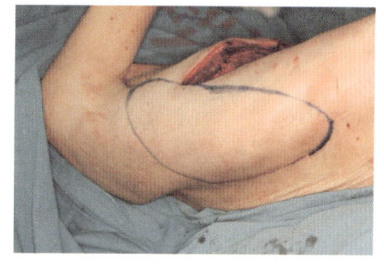

图 16-21 病例十五
A. 食管癌术后食管瘘,胸腔内脓肿窦道 B. 设计切除上下两根肋骨部分胸廓改形后,联合背阔肌肌皮瓣去表皮填塞胸腔内死腔

第三节 胸腹壁联合缺损的修复与重建

一、概述

胸腹壁的联合缺损主要是由于发生在胸壁7、8区的肿瘤或上腹壁肿瘤侵犯胸壁所致。此处的肿瘤易累及膈肌和腹壁,肿瘤切除后不但造成胸壁的部分缺损,同时还会造成腹壁、膈肌的部分缺损。因此,在此类手术的修复与重建时,我们常采用 Prolene 网将胸腔关闭,使肋膈窦的胸腔腹腔化(但不要超过膈顶),防止反常呼吸,然后用 Prolene 网进行腹腔的闭合。大多数情况下,此处的肌肉(前锯肌、腹内斜肌、腹外斜肌等)已被切除,需用背阔肌肌瓣或大网膜等自体组织覆盖于皮肤与人工材料之间,防止皮瓣坏死后异物暴露。

二、典型病例

1 病例十六 患者,男,45岁,因右胸季肋部肋软骨肉瘤,切除五根肋骨、部分膈肌及部分腹壁,用 Prolene 网+背阔肌肌瓣修补右胸腹壁联合缺损,恢复良好(图 16-22)。

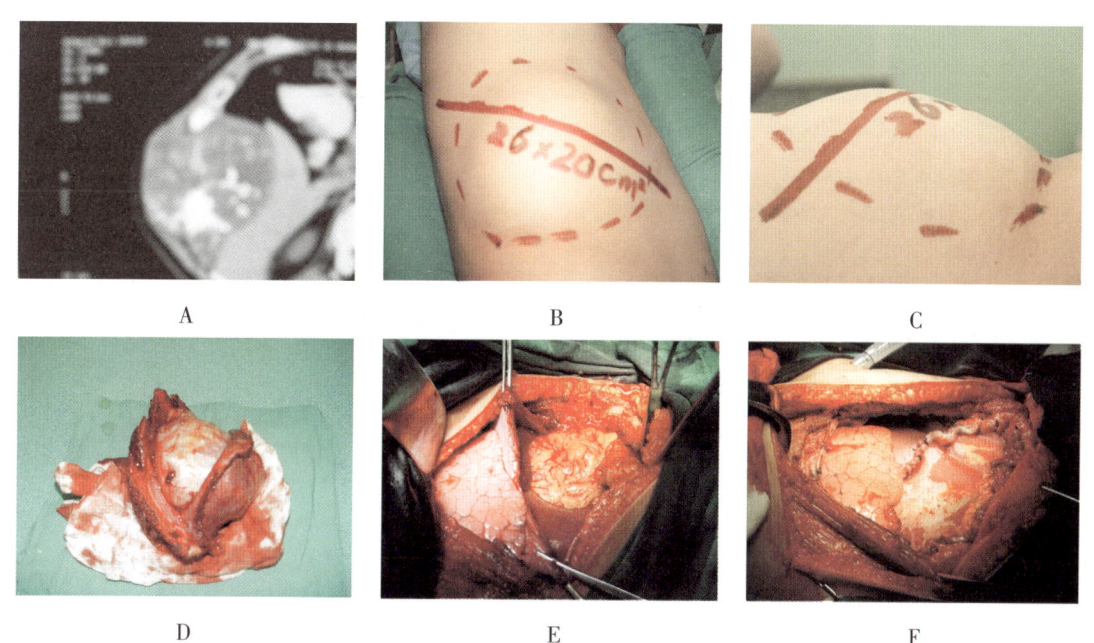

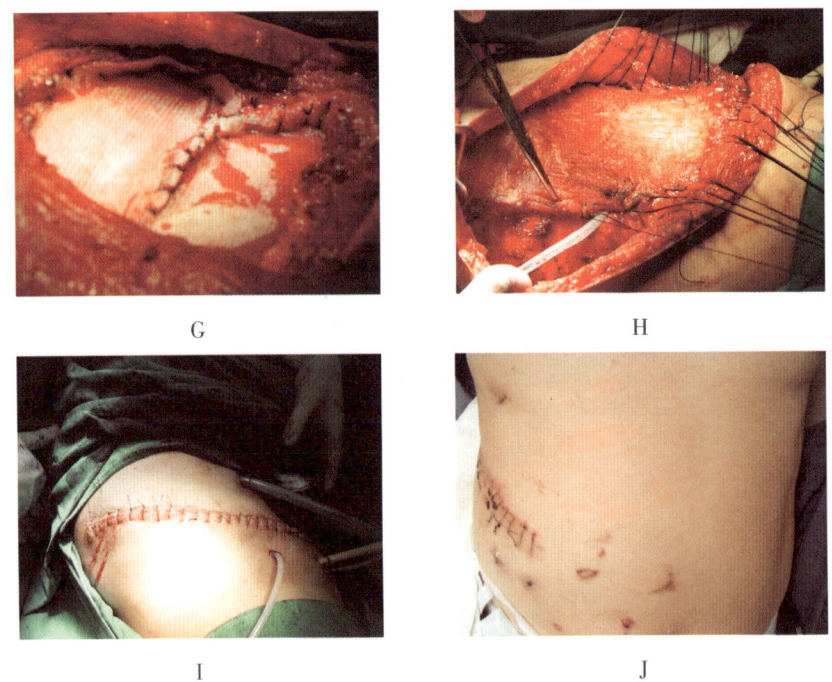

图 16-22 病例十六

A. 术前胸部 CT 提示胸壁肿瘤压迫肝脏　B、C. 标记胸壁肿块　D. 切除的肿瘤组织包括五根肋骨、部分膈肌及部分腹壁　E. 胸壁肿瘤切除后的创面　F. 用 Prolene 网修补腹壁及膈肌　G. 用 Prolene 网修复胸壁缺损　H. 用背阔肌肌瓣覆盖人工材料　I. 术后胸壁外观　J. 术后第 10 天胸腹壁外观

2 病例十七　患者，男，32 岁，左下胸及上腹壁巨大纤维肉瘤伴胸腔积液，肿瘤已侵犯肋骨及压迫肾脾，切除肿瘤及部分腹壁、膈肌，用 Prolene 网修复（图 16-23）。

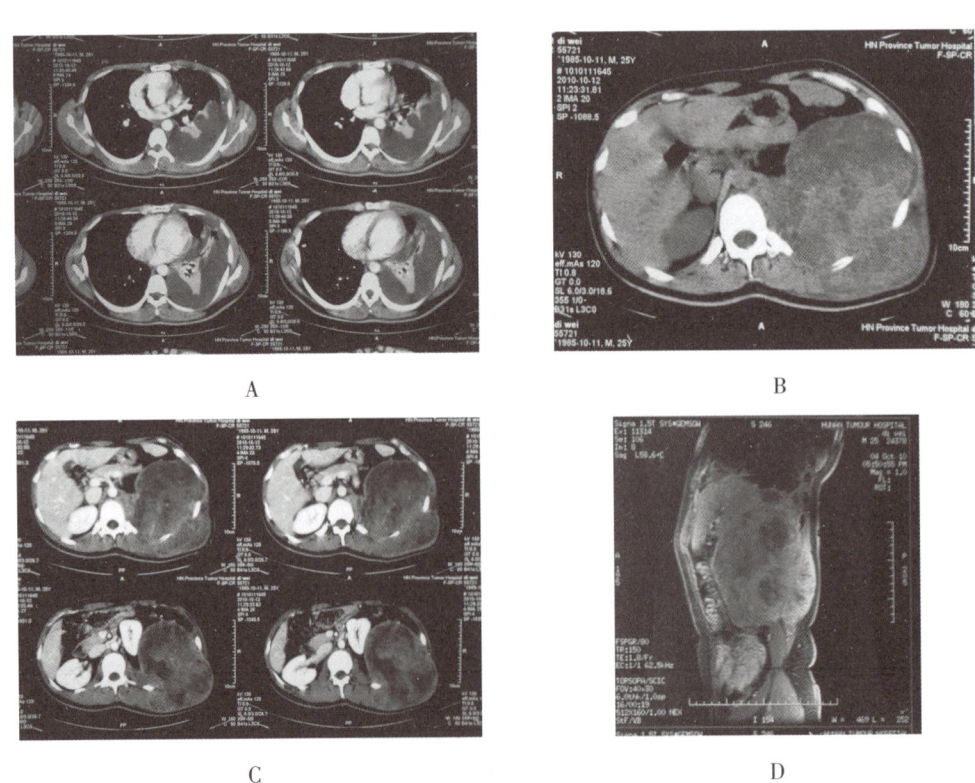

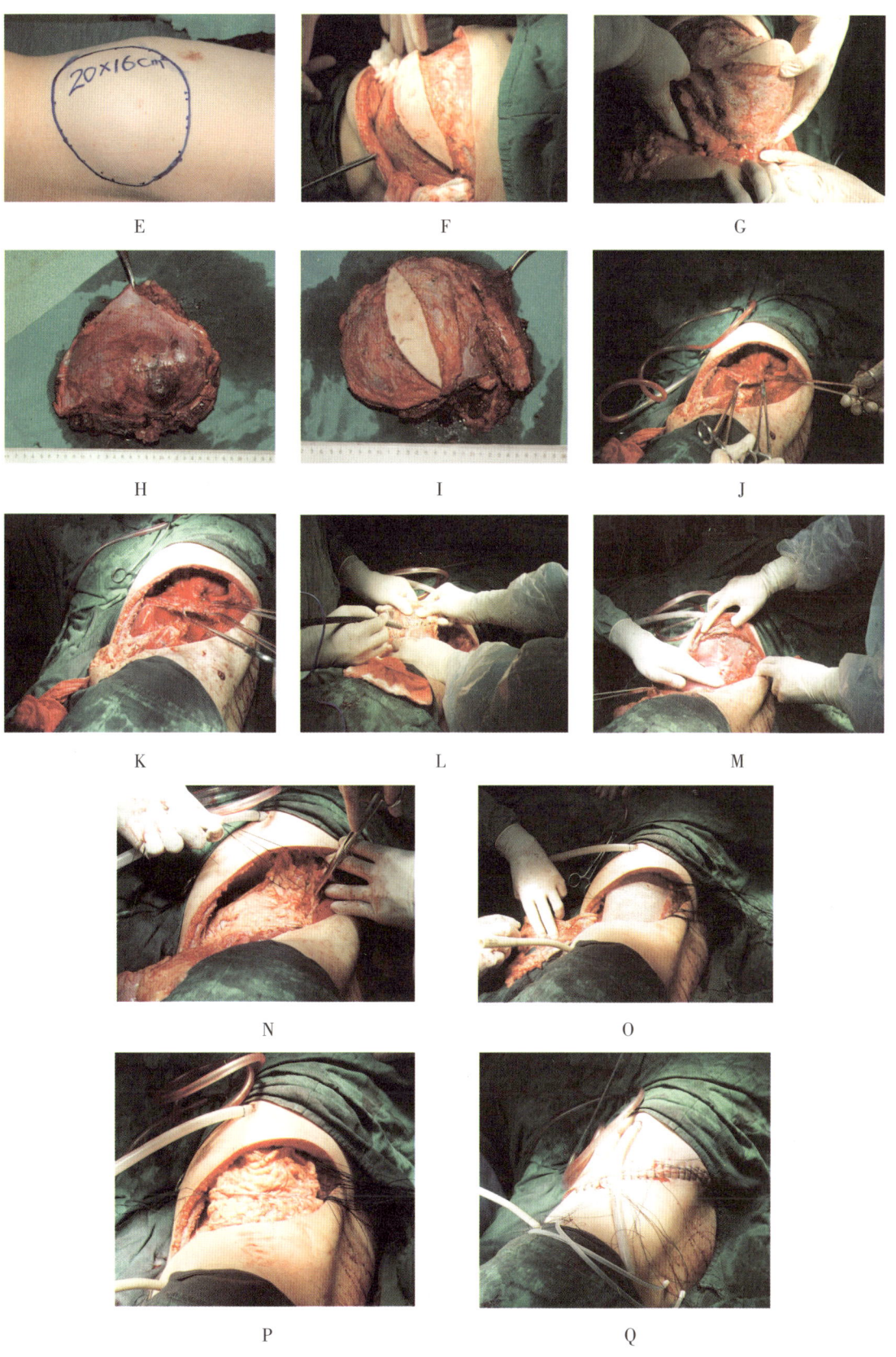

图 16-23 病例十七

A. 胸部 CT 片　B、C. 腹部 CT 片　D. 腹部矢状面 CT 片　E. 扪诊肿块体表投影　F. 手术中游离肿块　G. 切除肿瘤及部分胸腹壁、膈肌　H、I. 切除的肿块包括五根肋骨、部分膈肌和腹壁　J、K. 胸腹壁及膈肌部分缺损　L. 游离大网膜　M. 用 Prolene 网闭合胸腔　N. 用大网膜覆盖 Prolene 网　O. 用 Prolene 网闭合腹腔　P. 用另一块大网膜覆盖 Prolene 网　Q. 手术后外观

（亓发芝　肖高明　陈跃军）

第四节 腹壁复合组织缺损的修复

一、概述

腹壁由皮肤、皮下组织、筋膜和肌肉、腱膜等组成,它是人体最大腔穴——腹腔的保护层。腹壁组织在解剖学上的完整性不仅能支持和增强腹腔内脏器官的生理功能(如排便、排尿和呼吸等),同时对人体运动功能(如维持身体姿势、行走、弯腰等活动)亦起着重要的作用。由于各种原因如创伤、感染、手术导致腹壁组织缺损时,上述各项功能活动就会受到损害。腹壁缺损按其组织成分可分为三类:

1 单纯的皮肤与皮下组织缺损 这种类型的缺损,若缺损面积较小,可通过直接拉拢分层缝合;若缺损面积较大,可通过局部皮瓣转位或皮瓣游离移植的方法进行修复。

2 肌肉和腱膜组织缺损而皮肤皮下组织仍然完整 切口疝是这类缺损的典型例子。这类缺损需要通过自体筋膜或生物补片移植进行修复。

3 全层的腹壁皮肤、皮下组织及肌肉、腱膜缺损,腹腔暴露 这是临床上最严重的腹壁缺损,称为复合性腹壁缺损。现代武器枪弹伤和腹壁恶性肿瘤扩大切除术是造成这种缺损的主要原因。治疗这种缺损往往需要普外科和整形外科医师的合作。整形外科医师治疗复合性腹壁缺损的最终目标是恢复重建腹壁肌肉和腱膜系统结构的连续性和功能的完整性,并对皮肤缺损伤口进行稳定和永久的修复。

本节将重点讨论腹壁肿瘤扩大切除后复合组织缺损的修复。

二、腹壁的外科解剖

(一)腹壁的形态和结构

腹壁上界为胸骨剑突、肋弓,下界为髂嵴、腹股沟韧带和耻骨联合,形成六角形的钻石形态。腹壁的外形可随体型、年龄、性别、肌肉的发育、脂肪的多少而不同。正常人体的腹壁体表可扪及剑突、肋弓和髂嵴等骨性标志。脐的位置在腹中线相当于第2～3腰椎之间或髂前上棘水平位。当腹肌收缩时,可见腹直肌隆起及腱划。腹直肌的外缘为半月线,该线由腹外斜肌、腹内斜肌和腹横肌腱膜联合而成。在半月线以上,腹外斜肌和腹内斜肌腱膜形成腹直肌前鞘,腹内斜肌和腹横肌腱膜形成腹直肌后鞘;在半月线以下,上述三块肌肉腱膜共同形成腹直肌前鞘。

(二)腹壁软组织解剖

腹壁软组织由皮肤、皮下组织、肌肉、腱膜和腹膜组成,由浅入深分为皮肤、浅筋膜、肌肉腱膜层、腹横筋膜、腹膜外脂肪及壁腹膜六层。

1 皮肤 腹壁皮肤较薄且弹性较大,疏松地与皮下组织附着,但在腹中线及脐环处与皮下组织的腹白线致密粘连。腹壁皮肤移动性较大,故能适应腹腔内压增大而表现为过度膨胀。因此在腹壁皮肤有较大缺损时,也可直接拉拢缝合。

2 浅筋膜 分为两层。浅层即康柏(Camper)筋膜,为脂肪层,厚薄随个体胖瘦而异。深层又称膜层(Scapa筋膜),是一层富有弹性的纤维样组织,在中线附于腹白线上,两侧向下越过腹股沟韧带止于阔筋膜。

3. 肌肉腱膜层 5对肌肉共分为两组,即两侧的扁平肌和中央的垂直肌。扁平肌由浅至深为腹外斜肌、腹内斜肌和腹横肌。腹外斜肌起自下8条肋骨肌纤维从外上方斜向内下方,一部分附着于髂嵴,大部分移行为腱膜。腹内斜肌起自髂嵴和腹股沟韧带外2/3,上部纤维附着于下3条肋骨,其余移行为扁平肌腱,肌纤维走行方向为外下方斜向内上方。腹横肌起自下6条肋软骨、腰背筋膜深叶、髂嵴及腹股沟韧带外侧半或外1/3,肌纤维横行为扁平肌腱。三层肌纤维交叉排列,在腹直肌外缘相互联合参与形成腹直肌前后鞘。这种肌肉和肌腱的解剖关系可有效增强腹壁的肌力。

腹直肌垂直于腹中线两侧,起自耻骨上,止于第5～7肋骨和剑突。肌肉内侧缘为腹白线,外侧为半月线。后鞘终止于脐与耻骨联合的中央,形成一弓状的游离缘——半环线。在半环线以上前鞘由腹外斜肌、腹内斜肌腱膜前层组成,后鞘由腹内斜肌腱膜后层及腹横肌腱膜组成。半环线以下部分三块扁平肌腱膜都形成前鞘,后鞘则为增厚的腹横筋膜组成。锥状肌起自耻骨联合,附着于腹白线和腹直肌内侧缘。

4. 腹横筋膜 为衬附于腹横肌深面与腹腔之间的一层横行纤维薄膜。在上腹部腹横筋膜较为薄弱,接近腹股沟韧带和腹直肌外侧缘时变得较为致密。筋膜上与膈肌下膈筋膜相连,后与髂腰筋膜相连,向下附于髂嵴内缘及腹股沟韧带的外侧半。

5. 腹膜外脂肪 为填充于腹横筋膜与腹腔壁层之间的脂肪组织,与腹膜后间隙中的疏松组织相连续。

6. 壁腹膜 为腹壁的最内层,直接与腹腔内组织器官相接触。

(三) 腹壁的血供与神经

1. 血供 腹壁动脉可分为深浅动脉系统。浅动脉位于皮下浅深两层筋膜之间,主要有源自股动脉的腹壁浅动脉和旋髂浅动脉,前者走向脐部,后者走向髂嵴。深动脉位于腹直肌及其后鞘,主要来自腹壁上、下动脉和旋髂深动脉。腹壁上动脉源自乳内动脉。腹壁上、下动脉在腹直肌后鞘内相吻合。另外,腹壁还接受下6条肋间动脉和4条腰动脉分支的血供,这些分支血管主要位于腹内斜肌和腹横肌之间并在腹壁内广泛吻合,形成丰富的血管网络。

2. 神经 腹壁的神经支配主要来自于胸7至腰4的肋间、肋下、髂腹下神经和髂腹股沟神经。肋间神经前支走行于腹内斜肌和腹横肌之间,穿过后鞘走行于肌肉和后鞘间,再穿过前鞘终止于皮肤。肋间神经外侧分支分布于腹壁外侧扁平肌和皮肤。髂腹下和髂腹股沟神经源自背丛,位于腹横肌和腹内斜肌间,其终末支支配耻骨上、阴茎根、会阴部皮肤感觉。

三、复合性腹壁缺损的修复原则和方法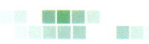

(一) 术前评估

1. 全身情况 术前通过病史采集和体格检查及实验室检查,全面了解患者的全身健康状况,其中包括与现有疾病相关的既往治疗史和手术史。明确疾病的诊断,通过对重要器官如心、肺、肝、肾的实验室检查,排除和治疗任何有可能影响手术结果的异常与疾病。任何有可能影响和降低患者对手术耐受性、增加手术风险的问题都必须在术前得到治疗和纠正。

2. 病变部位状况 确定手术治疗部位的缺损类型、范围以及面积或病变组织扩大切除后可能导致的上述缺损。了解缺损周围组织器官的健康状况、解剖结构关系,必要时进行影像学检查。检查病变部位和邻近软组织有无手术切口瘢痕或皮肤溃破,周围软组织的炎症和伤口污染或感染须在术前得以控制。必要时进行细胞学检查和药敏试验。

3. 合适的组织供应 确定应用自体组织移植修复缺损的手术方法时,选择合适的组织供应是保证手术成功、术后效果确切的关键步骤。通常选择组织供应量宽裕、质地厚实的供区。组织游离解剖简便、术后供区活动功能影响小是术前供区首选的原则。

4 了解补片 如果术前预计选择补片或生物补片修复腹壁肌腱膜缺损，术者必须了解各种补片的生物学特性及临床应用的优缺点和患者对补片价格的接受能力。

5 术者的技术水平 术者本身的技术能力和临床经验是手术成败的重要因素。任何手术方法的选择，术中可能出现的反应以及术后各种可能产生的并发症的处理或手术失败后的补救措施等亦是术前评估的重要内容之一。

（二）各种补片材料及其优缺点

当腹壁肌腱膜组织系统缺损范围面积较大自体组织移植不足以修复缺损时，我们需要选择使用异体的补片。临床上可选用的补片种类有多种，常用的补片种类有合成补片和生物补片。合成补片可分为网眼和非网眼补片，以及可吸收和不可吸收补片。每一种补片材料都有不同的临床应用适应证和优缺点。不可吸收非网眼状补片据报道可减少细菌渗透，降低周围组织或内脏器官与补片之间的瘢痕粘连。网眼状补片允许组织纤维长入补片，能够增强补片的扩张强度，但同时增加了与周围组织的瘢痕粘连并易于隐藏细菌，容易导致伤口污染或感染。可吸收补片临床上仅用于临时覆盖伤口的处理，它不可能持久修复肌腱膜的缺损。

目前临床上较常用的补片材料有聚丙烯和膨体聚四氟乙烯（ePTFE），这些补片是不可吸收的，能长久植入体内。临床应用具有取材方便，手术简单并能有效增加腹壁的抗张力程度，疝发生率少的优点。但缺点是抗感染力较低，与周围邻近组织器官粘连摩擦时可导致肠壁溃破、糜烂穿孔引起腹壁肠瘘（图16-24，图16-25）以及排异或血清肿形成；当腹部活动时，有异物感存在。因此它们必须使用在清洁伤口中，避免与腹腔内组织器官直接接触，同时应用自体健康、厚实的，面积大于补片材料的软组织覆盖补片修复皮肤伤口以减少和避免上述弊端的产生。从改进材料特性、减少并发症方面考虑，目前已经有许多新型的复合材料在临床使用。这些新型的复合材料用可吸收和不可吸收的材料混合制成，例如Composix、Sepramesh等。

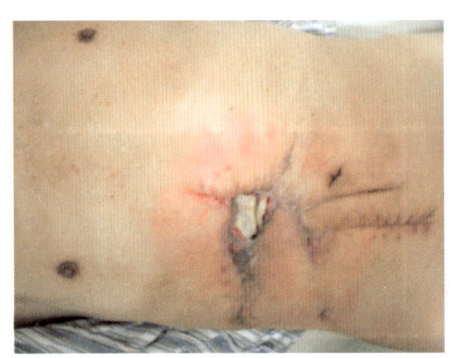

图16-24 术区皮肤溃破，补片暴露，形成腹壁肠瘘

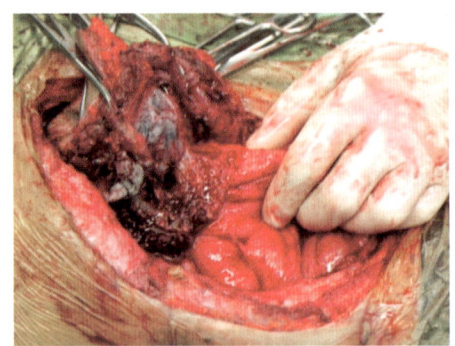

图16-25 肠腔穿孔

生物补片是近年来应用于腹壁缺损修复的热点，它们具有合成补片类似的抗张力强度，但更加柔韧，抗感染能力强，可应用于治疗感染伤口；植入体内后，补片中血管化迅速，组织重塑能力强，并可能有复制自体组织的生理学能力。这种补片植入腹壁能直接与内脏器官接触而很少与之产生粘连，减少了与肠壁的摩擦所导致的糜烂穿孔等并发症。目前，临床使用的生物补片材料主要有人脱细胞真皮（图16-26）、猪小肠黏膜下基质（图16-27）和猪脱细胞真皮（图16-28）三类。

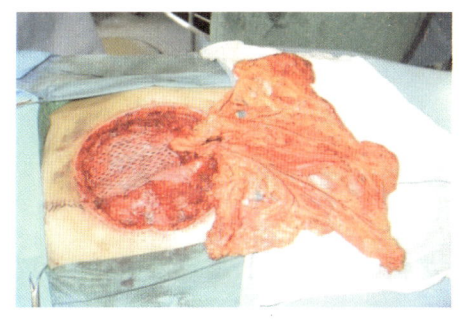

图 16-26　人脱细胞真皮

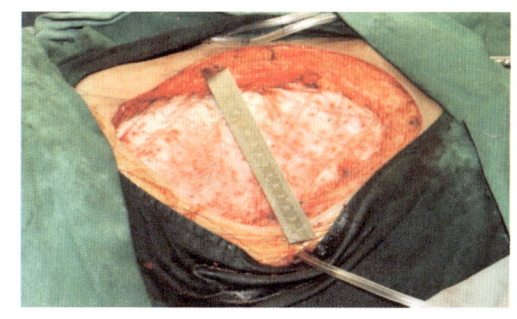

图 16-27　猪小肠黏膜下基质

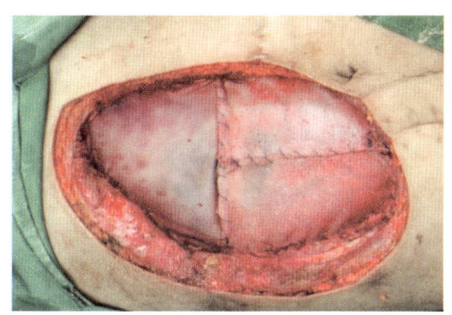

图 16-28　猪脱细胞真皮

(三) 修复方法

全层腹壁缺损必须应用自体皮肤软组织移植进行修复。目前主要有两种自体组织移植法：

1 皮瓣或肌皮瓣法　有各种类型的皮瓣移植技术用于腹壁皮肤软组织的修复，其中有局部肌皮瓣转移、带血管蒂肌筋膜皮瓣和显微血管吻合肌皮瓣移植。具体的皮瓣有局部腹外斜肌肌皮瓣，带血管蒂阔筋膜张肌肌皮瓣或阔筋膜张肌肌皮瓣联合股前外侧皮瓣。具体皮瓣的临床应用须根据腹壁缺损的部位、范围和面积而定。

2 大网膜皮片三明治移植修复法　大网膜三明治皮片移植方法是区别于皮瓣法的另外一种有效的手术方法。该方法主要是利用大网膜丰富的血管网和巨大的可用面积将大网膜折叠成两层，在两层之间植入补片，同时在浅层大网膜上进行皮片移植，修复缺损的腹壁皮肤。这种方法主要适用于病情严重、全身情况较差，对长时间大创面手术耐受性较差的患者；或无有效皮瓣供区、无适于吻合的血管时。该法亦可作为补救措施应用在皮瓣移植手术失败的病例。我们总结十多年来临床修复恶性肿瘤切除后腹壁缺损的经验，形成了一套行之有效的治疗策略(表 16-1)。该策略主要依据腹壁缺损的部位、类型和面积，采用不同的修复方法。表中所指的缺损类型一项中，单纯性意味着仅皮肤软组织缺损而肌肉筋膜组织完整或仅小面积缺损，临床上不需要用补片修复的病例；复杂性是指全层腹壁组织缺损的病例。

表 16-1　腹壁肿瘤切除后缺损的修复策略

缺损部位	缺损类型	缺损长度	修复方法
上腹壁	单纯性	≤7cm	局部皮瓣或肌皮瓣
	单纯性	≥8cm	植皮或游离皮瓣
	复杂性	≤7cm	局部皮瓣或加生物补片
	复杂性	≥8cm	显微血管游离肌皮瓣或皮瓣加生物补片
			补片加大网膜加植皮
下腹壁	单纯性	≤7cm	局部皮瓣或肌皮瓣
	单纯性	≥8cm	植皮或大腿带血管蒂皮瓣
	复杂性	≤7cm	局部肌皮瓣或皮瓣加补片
	复杂性	≥8cm	大腿带血管蒂肌皮瓣或皮瓣加补片
			显微血管游离肌皮瓣或皮瓣加生物补片
腹股沟			大腿带血管蒂皮瓣或肌皮瓣

四、腹壁肿瘤切除后缺损修复

(一) 概述

发生于腹壁的恶性肿瘤和某些良性肿瘤在根治性手术切除后造成的腹壁组织缺损都需要施行腹壁组织的修复再造。常见的腹壁恶性肿瘤有隆突性纤维肉瘤、鳞癌和腹腔内恶性肿瘤的腹壁转移。这些恶性肿瘤的手术切除往往包括全层的腹壁组织，有时需要同时施行腹腔内病变器官的切除，因此具有手术范围广，组织缺损程度严重、面积大等特点。另外某些良性肿瘤，如腹壁硬纤维瘤，尽管在组织细胞学上属于良性肿瘤，但具有很高的局部侵犯性特点，且边界不清，通常需要进行大块的根治性的手术切除，但其复发的可能性仍然存在。尤其是术中怀疑切除不彻底或切除范围受限的病例，修复后仍有必要咨询肿瘤科医师进行抗肿瘤的辅助性治疗如放化疗等。

(二) 典型病例

1. 病例十八　局部腹外斜肌肌皮瓣转移修复腹壁复发性纤维肉瘤切除后组织缺损。

患者，男，48岁，3个月前因左腹部季肋区皮肤软组织肿块，在某肿瘤医院行肿瘤局部切除，伤口直接缝合。病理检查诊断为腹壁纤维肉瘤。术后伤口一期愈合。术后2个月，在愈合伤口部位出现结节样的瘢痕增生。当时在门诊以增生性瘢痕氟尿嘧啶和确炎舒松瘢痕内注射治疗，但结节样肿块继续生长，并数量增多。术后3个月来我科门诊，怀疑纤维肉瘤复发。入院术前检查患者全身健康和营养情况良好，实验室检查各项指标正常，故在全麻下行扩大性纤维肉瘤切除术。切除范围距原缝合伤口周缘3cm，深部至腹膜。大块组织切除后形成7cm×8cm腹壁皮肤和肌腱膜缺损。切除组织冰冻检查确诊为纤维肉瘤复发，四周和底部切缘均为阴性。将缺损形状修剪成菱形后，在其下方设计相同直径的菱形腹外斜肌肌皮瓣，皮瓣中包含腹直肌前鞘和腹外斜肌腱膜。将皮瓣解剖游离后，无张力地转移至缺损部位，分层缝合肌腱膜和皮肤。术后伤口一期愈合（图16-29）。随访1年无任何并发症，能正常参加体力劳动。

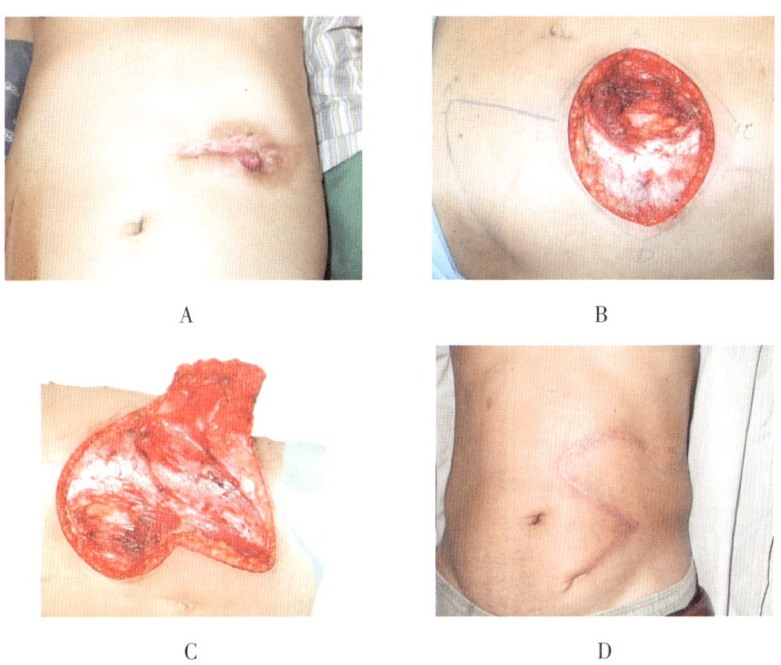

图 16-29　病例十八

A. 左季肋区腹壁纤维肉瘤复发表现　B. 肿瘤扩大切除后，部分腹壁全层缺损，将圆形伤口修剪成菱形后，设计菱形腹外斜肌肌皮瓣　C. 在腹直肌鞘深面游离皮瓣，将前鞘和腹外斜肌包括在瓣内　D. 术后 1 年随访，无明显并发症

2 病例十九　应用大网膜和生物补片及游离阔筋膜张肌肌皮瓣修复腹壁巨大隆突性纤维肉瘤切除术后的缺损。

患者，男，63 岁，2 年前在外地医院行腹壁肿瘤切除，病理检查诊断为隆突性纤维肉瘤。术后半年，原切除部位肿瘤复发，并逐渐增大，来笔者所在医院门诊时肿瘤体积已增大至 17cm×14cm×15cm。术前检查，患者较消瘦，精神可。实验室检查除血浆白蛋白偏低外其余指标均正常。局部检查肿瘤表面皮肤无溃破，可见一横行原切口手术瘢痕，皮肤与肿瘤紧贴，不能推动，边界尚清晰。纠正低蛋白血症后，在全麻下行肿瘤扩大切除术，切除部分剑突和肋软骨，造成巨大的全层腹壁缺损和剑突下空腔。术中应用大网膜填充于空腔内，并在大网膜之间植入猪脱细胞真皮以增强腹壁抗张力。然后在左大腿设计与缺损面积相同的阔筋膜张肌肌皮瓣，游离移植覆盖剑突部位的皮肤缺损，肌皮瓣内的旋股外侧血管横支与受区的乳内血管吻合。术后情况稳定，皮瓣全部成活，伤口一期愈合（图 16-30）。术后随访 1 年，患者生活正常，无并发症和肿瘤复发。

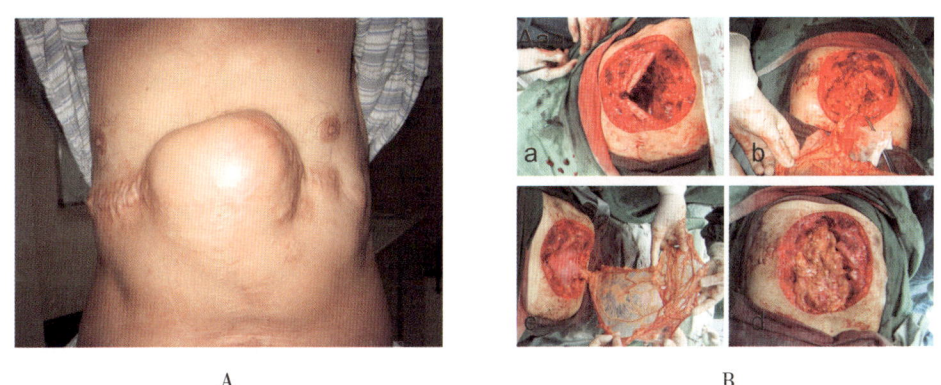

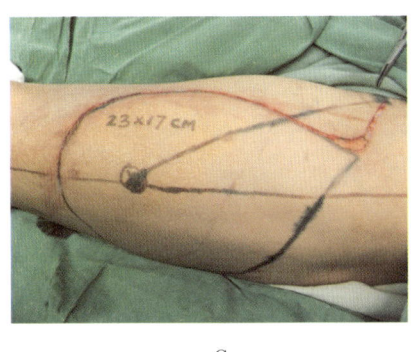
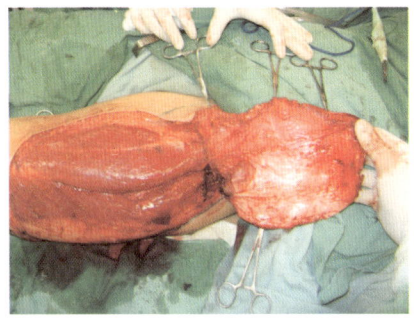
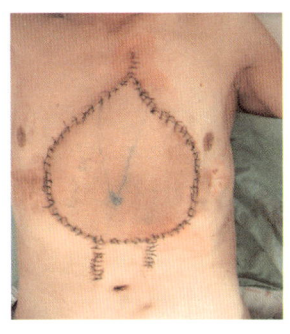

C　　　　　　　　　　　　　　D　　　　　　　　　　　　　　E

图 16-30　病例十九

A. 隆突性纤维肉瘤切除术后复发，体积 17cm×14cm×15cm　B. a. 肿瘤扩大切除后胸腹壁全层缺损，剑突下巨大空腔；b. 大网膜瓣填充于腹内；c. 用猪脱细胞真皮修复腹壁腱膜；d. 腹壁肌腱膜修复完成　C. 阔筋膜张肌肌皮瓣联合股前外侧皮瓣的设计　D. 皮瓣被游离可发现血管蒂和阔筋膜　E. 术后 10 天，皮瓣全部成活，伤口一期愈合

3 病例二十　应用聚丙烯补片和自体带血管蒂阔筋膜张肌肌皮瓣修复下腹和腹股沟复发性纤维肉瘤扩大切除后的缺损。

患者，女，52 岁，2 年前多次接受下腹壁纤维肉瘤局部切除术，每次术后病变部位逐渐扩大，最后导致双侧下腹壁及腹股沟部位纤维肉瘤复发，右下腹壁邻近腹股沟部位发生切口疝。患者收入院后体检与实验室检查未见全身性病变，健康状况良好，故在全麻下行腹壁及腹股沟部肿瘤扩大切除术。术中切除下腹壁全层组织并行右下腹股沟淋巴结清扫导致下腹壁及腹股沟部位的全层缺损，腹腔内组织暴露。应用大网膜修复腹膜后，在大网膜上植入聚丙烯补片修复下腹壁肌腱膜，然后在右大腿外侧设计带血管蒂阔筋膜张肌肌皮瓣转移修复下腹壁缺损。术后病情平稳，转移皮瓣全部成活，无并发症发生（图 16-31）。随访半年，无腹壁疝及肿瘤复发。

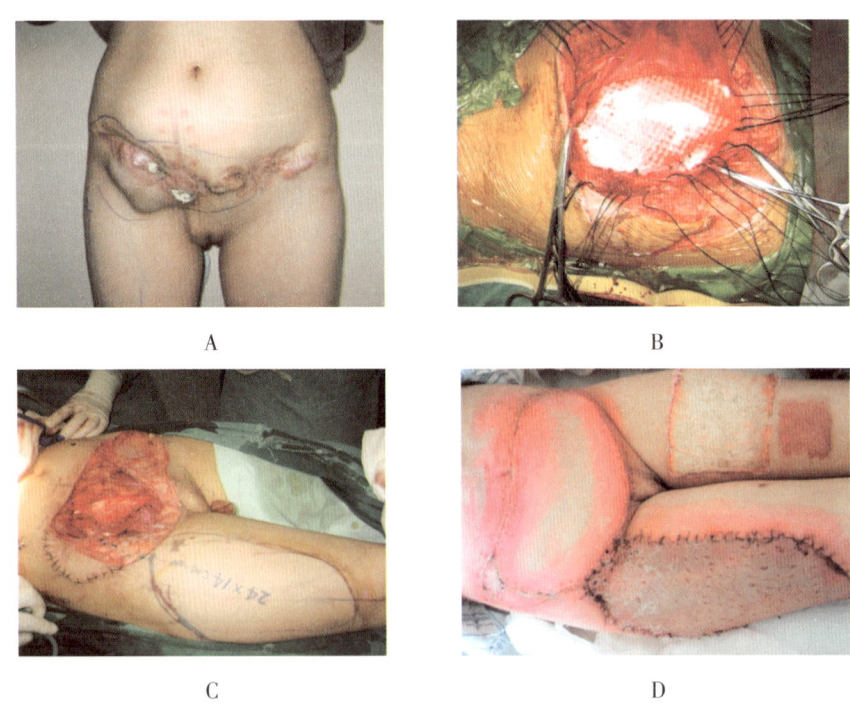

图 16-31　病例二十

A. 下腹壁纤维肉瘤术后复发，病变累及双侧腹股沟　B. 肿瘤扩大切除后腹壁全层缺损，应用聚丙烯修复下腹壁肌腱膜　C. 在右大腿外侧设计带蒂阔筋膜张肌肌皮瓣　D. 术后 2 周，肌皮瓣及供区皮片全部成活

4. **病例二十一** 应用大网膜、生物补片和自体皮片移植修复全上腹壁全层缺损。

患者,女,51岁,上腹壁继发性腺癌。患者全身情况尚可,术前影像学检查见溃疡伤口与内脏器官相连。在全麻下扩大切除上腹壁组织,分离粘连和游离的病变组织后上腹部腹腔脏器外露。探查缺损周围血管,未发现可供吻合的受区血管。考虑到腹腔全层组织缺损累及整个上腹壁,面积巨大,故决定行大网膜、生物补片和游离皮片三明治移植修复方法。用人脱细胞真皮覆盖腹腔内脏修复腹壁筋膜,然后用大网膜覆盖补片,再应用自体中厚皮片移植修复皮肤缺损创面。术后移植组织全部成活,伤口一期愈合。术后6个月随访患者,见伤口愈合良好,无皮肤溃破或其他并发症发生(图16-32)。

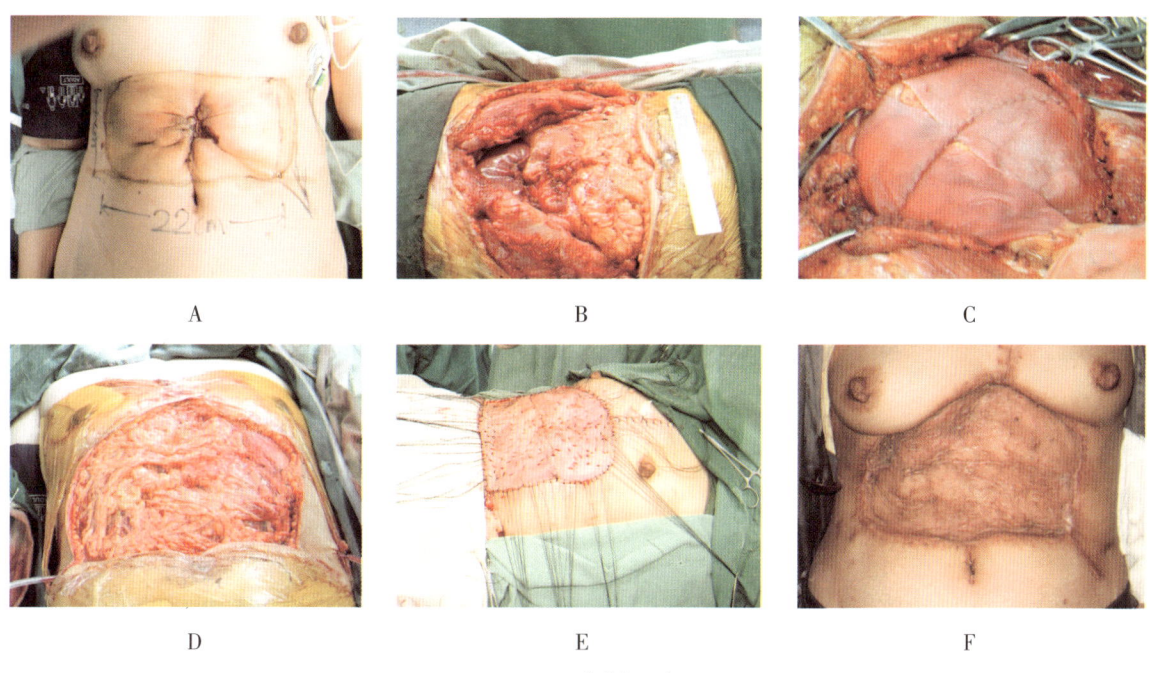

图16-32 病例二十一
A. 术前　B. 腹壁肿瘤扩大切除后全层缺损　C. 应用人脱细胞真皮修复腹壁筋膜　D. 用大网膜完全覆盖补片
E. 自体中厚皮片移植在大网膜上　F. 术后6个月随访,无皮肤溃疡和疝发生

(钱云良　章一新　杨军　王丹茹)

参考文献

[1] Stephen J M, Paul M S, Robert D F, et al. Complex abdominal wall reconstruction: a comparison of flap and mesh closure[J]. Ann Surg, 2000, 232(4): 586-596.

[2] Ferrando J M, Vidal J, Armengol M, et al. Experimental evaluation of a new layered prosthesis exhibiting a low tensile modulus of elasticity: long-term integration response within the rat abdominal wall[J]. World J Surg, 2002, 26(4): 409-415.

[3] An G, Walter R J, Nagy K. Closure of abdominal wall defects using acellular dermal matrix[J]. J Trauma, 2004, 56(6): 1266-1275.

[4] Butler C E, Langstein H N, Kronowitz S J. Pelvic, abdominal, and chest wall reconstruction with AlloDerm in patients at increased risk for mesh-related complications[J]. Plast Reconstr Surg, 2005, 116(5): 1263-1275.

[5] Kim H, Bruen K, Vargo D. Acellular dermal matrix in the management of high-risk abdominal wall defects[J]. Am J Surg, 2006, 192(6): 705-709.

[6] 肖高明,周石林,谭正,等.肺癌侵犯胸壁的外科治疗[J].中华胸心血管外科杂

志,1997,13(5):296-297.

[7] 肖高明,周石林,陈跃军,等.肿瘤术中所致胸壁缺损的修复重建[J].医学临床研究,2005,22(9):1260-1262.

[8] 欧阳立志,肖高明,周晓,等.乳腺癌术后胸壁复发再手术时胸壁重建方法探讨(附6例报告)[J].组织工程与重建外科杂志,2005,1(5):249-250.

[9] 李赞,肖高明,江勃年,等.乳腺癌术后应用腹壁下动脉穿支皮瓣游离移植一期乳房再造的临床研究[J].医学临床研究,2008,25(1):79-81.

[10] Hershey F B, Butcher H R. Repair of defects after partial resection of the abdominal wall[J]. Am J Surg, 1964, 107: 586-590.

[11] McCraw J B, Dibbell D G, Carraway J H. Clinical definition of independent myocutaneous vascular territories[J]. Plast Reconstr Surg, 1977, 60(3): 341-352.

[12] Bostwick J, Nahai F, Wallace J G, et al. Sixty latissimus dorsi flaps[J]. Plast Reconstr Surg, 1979, 63(1): 31-41.

[13] Caffee H H. Reconstruction of the abdominal wall by variations of the tensor fasciae latae flap[J]. Plast Reconstr Surg, 1983, 71(3): 348-353.

[14] Williams J K, Carlson G W, Dechalain T, et al. Role of tensor fasciae latae in abdominal wall reconstruction[J]. Plast Reconstr Surg, 1998, 101(3): 713-718.

[15] Sasaki K, Nozaki M, Nakazawa H, et al. Reconstruction of a large abdominal wall defect using combined free tensor fasciae latae musculocutaneous flap and anterolateral thigh flap[J]. Plast Reconstr Surg, 1998, 102(6): 2244-2252.

[16] Xiao S C, Zhu S H, Li H Y, et al. Repair of complex abdominal wall defects from high-voltage electric injury with two layers of acellular dermal matrix: a case report[J]. J Burn Care Res, 2009, 30(2): 352-354.

[17] Voyles C R, Richardson J D, Bland K I, et al. Emergency abdominal wall reconstruction with polypropylene mesh: short-term benefits versus long-term complications[J]. Ann Surg, 1981, 194(2): 219-223.

[18] Bauer J J, Salky B A, Gelernt I M, et al. Repair of large abdominal wall defects with expanded polytetrafluoroethylene(PTFE)[J]. Ann Surg, 1987, 206(6): 765-769.

[19] Maurice S M, Skeete D A. Use of human acellular dermal matrix for abdominal wall reconstructions[J]. Am J Surg, 2009, 197(1): 35-42.

[20] Gu Y, Tang R, Gong D Q, et al. Reconstruction of the abdominal wall by using a combination of the human acellular dermal matrix implant and an interpositional omentum flap after extensive tumor resection in patients with abdominal wall neoplasm: a preliminary result[J]. World J Gastroenterol, 2008, 14(5): 752-757.

[21] Bleichrodt R P, Malyar A W, de Vries Reilingh T S, et al. The omentum-polypropylene sandwich technique: an attractive method to repair large abdominal-wall defects in the presence of contamination or infection[J]. Hernia, 2007, 11(1): 71-74.

[22] Chavarriaga L F, Lin E, Losken A, et al. Management of complex abdominal wall defects using acellular porcine dermal collagen[J]. Am J Surg, 2010, 76(1): 96-100.

[23] Limpert J N, Desai A R, Kumpf A L, et al. Repair of abdominal wall defects with bovine pericardium[J]. Am J Surg, 2009, 198(5): 60-65.

[24] Tukiainen E, Leppäniemi A. Reconstruction of extensive abdominal wall defects with microvascular tensor fasciae latae flap[J]. Br J Surg, 2011, 98(6): 880-884.

第十七章 上肢恶性肿瘤术后缺损的修复

第一节 概述

上肢的体表肿瘤切除后常常需要采用整形外科的技术进行修复,相关理论与措施参见第一章第十四节"体表肿瘤切除后的修复重建和美学再造"。本章重点探讨部分手及上肢骨与软组织恶性肿瘤的诊断、治疗以及切除后的修复与重建。手及上肢骨与软组织恶性肿瘤在所有恶性肿瘤中占1%左右,是一种组织学及临床特征各异的恶性肿瘤,因为肿瘤多无痛或微痛,患者及医务人员不重视,故术前有一定的漏误诊率。软组织恶性肿瘤又称软组织肉瘤,多发生于肢体、躯干和腹膜后间隙,最常见的是纤维肉瘤、滑膜肉瘤、横纹肌肉瘤、脂肪肉瘤、平滑肌肉瘤、间质肉瘤等,最常见的转移部位是肺。

手及上肢骨与软组织恶性肿瘤的病程是很不一致的,这与肿瘤的生长速度、出现的症状、患者的耐受性有关,有的病程很短仅十余日或数月,由于症状出现早,对肿瘤的警惕性高,所以很早就医;也有的因为种种原因使病程可持续数十年之久。一般而言,浅表的手及上肢骨与软组织肿瘤易于发现;而来自深部者早期不易被发现,一旦出现症状,或偶然体检时发现,肿瘤的体积往往已很大。病程与肿瘤的恶性程度并无必然的同步关系,也就是说病程长者不一定都是良性,病程短者也不一定都是恶性;反之亦然。根据病史以及临床表现,肿瘤是不难与非瘤性肿块相鉴别的,甚至还能估计出肿瘤的组织来源。如疑为软组织肉瘤,检查手法要轻柔,切忌用力挤压按摩,以免导致医源性播散。

手及上肢肿瘤影像学检查除发现病变的存在、大小、部位外,还应该对其组织学分型有大致的推断,特别是在良恶性病变的鉴别上对外科治疗方案的选择意义重大,但它们都有局限性。比如:①X线平片在肿瘤的诊断方面提供的信息比较局限;②CT灌注成像可以提供反映肿瘤早期血供的参数,从而较常规增强扫描更好地反映其血供情况,进而为肿瘤的定性诊断进一步提供可靠依据;③MRI反映软组织影像特性上明显优于CT,其优越性包括软组织分辨率高、直视多平面成像和在不同脉冲序列、不同成像参数条件下不同组织具有的信号差异,十分有利于分辨不同组织的特性;④超声是应用方便、廉价的无创性影像学检查方法,但对多数肿瘤表现无特异性;⑤数字减影血管造影(DSA)在CT和MRI出现之前是显示软组织肉瘤最有效的影像学检查方法,但DSA很难对良恶性病变进行鉴别,对大多数手及上肢肿瘤诊断作用很小;⑥PET对恶性肿瘤的敏感性很高,氯化铊在软组织肿瘤的鉴别中颇有价值,灵敏度为95%,特异度为50%,准确度为82.7%,但特异性很低,而且检查价格高,限制了其在临床中的应用。而在手及上肢恶性肿瘤的诊断中,常以病理学检查、免疫组化检查及肿瘤细胞膜DNA含量检查为最终依据。

手及上肢恶性肿瘤需要综合性治疗。早期发现和早期治疗是关键，而获得理想效果则取决于首次治疗的正确性和彻底性。只有这样才能控制其局部复发和远处转移，并能最大限度地保存其肢体功能。

肿瘤切除的范围常根据肿瘤的大小、范围、解剖部位、生理类型决定。有些保肢手术与截肢手术比较，两种术式在局部复发率和生存率方面没有显著性差异，此观点已被美国国立癌症研究机构开展的前瞻性研究所证实。手术目标是完全切除肿瘤且边缘阴性，切除软组织肿瘤应包括2～3cm正常组织。术前介入造影并局部化疗可缩小肿瘤体积降低手术难度，提高术后成活率，即使对局部复发者，仍应采用局部化疗加手术切除的治疗方法。就现阶段而言，外科手术是治疗软组织肿瘤的主要方法。过去鉴于软组织肿瘤的复发率较高，手术切除的范围不断扩大，但其效果仍不满意。近年来在综合治疗趋势下，手术治疗已趋于保全功能，也就是在最大可能保留机体功能的前提下，做最适度的切除手术，以保证患者的生活质量。

软组织重建技术在改善外观、功能重建到创面修复等各方面都有重要意义。手及上肢骨与软组织肿瘤切除后常造成较大的软组织缺损，需要通过软组织重建进行创面修复，重建功能，改善外形。在骨与软组织肿瘤外科治疗中，软组织重建需遵循肿瘤整形外科原则。

术前或术后放疗也是手及上肢骨与软组织肿瘤切除后软组织重建需要考虑的一个重要因素。局部放疗后伤口有更高的并发症发生率，如伤口不愈合、感染等。对于术前接受过放疗的患者，必要时应选择带血管蒂的软组织肌瓣或肌皮瓣进行重建，以降低术后伤口不愈合或感染发生率。对于放疗后的较大创面，一定要采用血供丰富的带血管蒂或者供血动静脉口径较粗的游离皮瓣修复创面。Kunisada等回顾分析43例放疗后软组织肉瘤切除患者，一期行软组织重建占34.9%，术后伤口并发症发生率为44%。对于术前手术部位接受过放疗的患者应积极考虑一期肌(皮)瓣修复。

对于切除范围较大，同时应用大段金属内植物或异体骨重建的患者，通过有效的软组织重建可以显著降低感染等并发症发生率。对于异体骨重建，感染是最主要的并发症，通过充分的软组织覆盖可以降低感染发生率，并提高保肢率。肌(皮)瓣不仅对于保肢手术有着重要作用，对于截肢手术患者，良好的软组织覆盖和残端软组织重建对于术后功能恢复和假肢佩戴均有积极作用。此外，有文献报道可利用残肢获取大面积游离肌皮瓣进行截肢后巨大创面修复。

近年来，创面封闭式负压引流技术(vacuum sealing draina，VSD)的应用明显增多，它可以显著促进肉芽形成，保持伤口干燥，为二期植皮或软组织移植提供更好的受区条件，提高软组织重建成功率。对于高危患者如无法进行复杂的一期软组织重建，可以考虑应用VSD先覆盖伤口，并为二期重建提供更好的软组织床。VSD对于感染伤口也有着重要作用，通过清创、VSD覆盖并联合应用抗生素可以较好地控制感染，为二期软组织重建提供更好的软组织条件。由于感染伤口分泌物增多，VSD海绵易阻塞，可考虑应用带冲洗装置的VSD进行覆盖。术后应密切观察皮瓣情况，可能由于张力过高、血流欠佳、蒂扭转、血肿和(或)感染等原因导致重建失败，有时也可能因患者凝血障碍、营养状况差、贫血等导致失败。血肿可引起皮瓣肿胀，影响静脉回流并导致皮瓣坏死。避免血肿形成需彻底止血，如怀疑有血肿形成，应尽早探查清除血肿。皮瓣部分坏死、植皮失败或伤口不愈合也偶有发生，一般通过换药、改善全身营养状态等保守治疗创面多可愈合。

综上所述，上肢进行肿瘤切除时，手术的切口设计可采用一些整形外科的手术技巧，尽量做到术后瘢痕隐蔽。全面的掌握显微外科技术以及整形外科学的技术对于完成上肢肿瘤术后缺损的修复以及后期的修复重建具有较为重要的意义。

典型病例：患者，男，46岁，右肘恶性黑色素瘤术后半年复发。查体右肘部3cm×2cm溃烂，边缘不整齐，周围可见多个散在卫星病灶。右侧腋窝淋巴结无肿大。无手术禁忌证。术前准备后，全麻下行右肘部病灶扩大切除术,采用带腹壁下动静脉蒂的脐旁皮瓣修复(图17-1~图17-3),术后行免疫治疗。

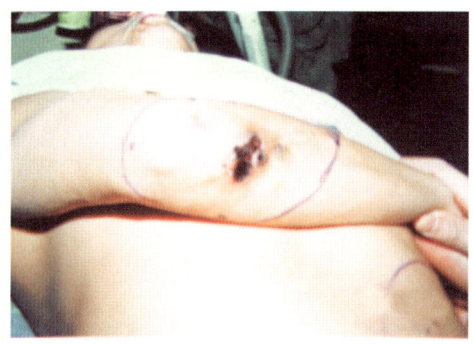

图17-1　术前肘部病灶及切口设计

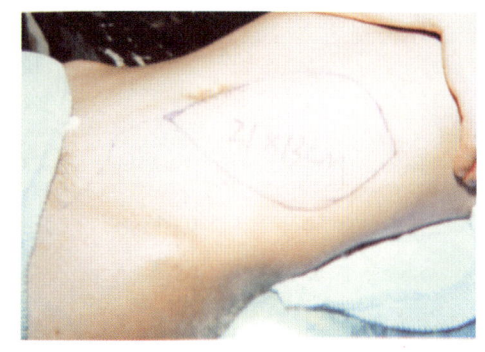

图17-2　带腹壁下动静脉蒂的脐旁皮瓣设计

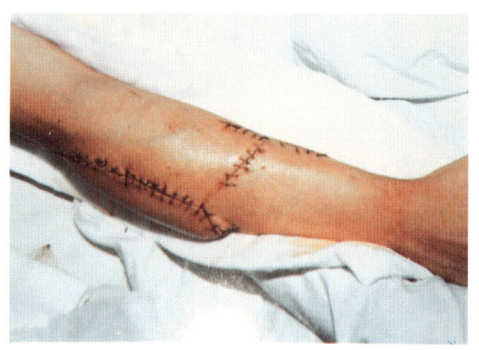

图17-3　手术完成后情况

第二节　上肢肱骨干骨肉瘤

一、概述

骨肉瘤(osteosarcoma)是最常见的一种原发性恶性肿瘤,据文献统计,骨肉瘤占恶性肿瘤的22%,恶性程度比较高,预后极差,数月就会出现肺部转移,在截肢后3~5年的存活率仅为5%~20%。

骨肉瘤是儿童及青少年时期最常见的原发性恶性骨肿瘤。骨肉瘤好发于长骨干骺端,目前将病变位于骨干的骨肉瘤称为骨干骨肉瘤,其发病率较低,仅占所有骨肉瘤的0.52%~9.50%。骨干骨肉瘤好发于四肢长骨,最多见于股骨,其次为肱骨、腓骨、胫骨。骨肉瘤好发于15~20岁青少年,而骨干骨肉瘤的好发年龄高于其他骨肉瘤,发病年龄多超过20岁。

二、病理学表现

2002年WHO骨肿瘤分类中根据病理学分类及发病部位将骨肉瘤分为普通中心型(包括软骨母细胞型、纤维母细胞型、骨母细胞型及由这三型衍生的8种亚型)、毛细血管扩张型、小细胞型、低级别中心型、皮质内型、继发型、皮质旁型、骨膜型及高恶性浅表型,骨干骨肉瘤的病理分型亦归于上述各亚型。骨肉瘤分类较复杂,病理诊断基本要素为恶性肉瘤性肿瘤细胞和由肉瘤细胞直接形成的肿瘤性骨样组织和骨,各种亚型具有其特征性病理学表现。肱骨干骨肉瘤根据 X 线及 MRI 的骨质破坏表现同样可分为溶骨型、成骨型和混合型,以成骨型多见。

三、临床特征

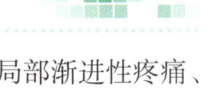

上肢骨干骨肉瘤临床发病率较低,肱骨为其最好发部位之一。骨肉瘤症状有局部渐进性疼痛、肿胀和功能障碍,全身消瘦、贫血;体征有压痛、硬而韧的肿块、皮肤暗红和静脉曲张、患肢功能障碍。实验室检查示碱性磷酸酶增高(正常人 1.5～4 布氏单位或 5～12 金氏单位),越高提示症状越重。临床主要表现为疼痛和肢体功能障碍。X 线及 MRI 主要表现为广泛的骨质破坏、骨膜反应及软组织肿块易见,肿瘤骨与肿瘤样钙化仍是影像学诊断的主要依据。综合分析临床、X 线、MRI 及病理表现,可准确诊断。

四、诊断与鉴别诊断

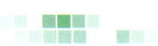

骨干骨肉瘤各亚型具有特征性病理学表现,但依然存在相似之处。骨干骨肉瘤的骨质破坏均较广泛,一般大于 10cm。骨干富含红骨髓血供更加丰富,肿瘤在骨干髓腔内更易扩散,故肿瘤侵犯的范围更加广泛,甚至累及骨干全长。骨干骨肉瘤易见骨膜反应,瘤骨的表现形式多样,可为斑点状、絮状、针状或象牙状。与干骺端骨肉瘤一样,肿瘤骨与肿瘤样钙化仍是 X 线平片诊断骨干骨肉瘤的主要依据。Andresen 等将低级别中心型骨肉瘤的 X 线表现分为四种类型:①溶骨性骨质破坏,内含较多的粗大骨嵴;②溶骨性骨质破坏,内含较少不完全纤细的骨嵴;③单纯骨质硬化病灶;④同时混合溶骨性破坏及骨质硬化。低级别中心型骨肉瘤较少见,仅占骨肉瘤的 1.96%,位于骨干者罕见,单纯依靠临床及影像表现较难诊断,需综合其良性病变特征(束状、交织状排列的梭形细胞,核分裂象较少见,细胞异型性不明显)的组织学形态表现作出诊断。

大部分小细胞型骨肉瘤表现为混合型骨质破坏,伴骨膜反应和软组织肿块,髓内及软组织内骨化较轻微,较易误诊为尤因肉瘤,主要鉴别点在于小细胞型骨肉瘤病理上骨质破坏内存在特征性的区域性骨样组织。小细胞型骨肉瘤 X 线及 MRI 表现为股骨中段溶骨型骨质破坏,骨内膜增厚,见层状骨膜反应、针状瘤骨及软组织肿块。因针状瘤骨、骨膜反应及软组织肿块并非骨肉瘤的特征性表现,尤因肉瘤亦可存在粗细、长短较一致的针状新生骨,故本型在发病年龄、部位、影像学及病理表现上均须与尤因肉瘤鉴别。低级别中心型骨肉瘤发病年龄比普通中心型骨肉瘤晚,在 30～40 岁之间,病史亦较长,可持续数月到数年。

骨干骨肉瘤的鉴别诊断:①尤因肉瘤:多发生于 30 岁以前,发病年龄小者多位于四肢管状骨,股骨亦为最好发部位。主要影像学征象为髓腔骨质破坏、骨膜反应和软组织肿块,当骨内出现反应性骨质硬化或残留骨碎片及针状新生骨时与骨干骨肉瘤较难鉴别,尤其是小细胞型骨肉瘤,两者鉴别主要依赖病理学检查。②不典型骨髓炎:好发于儿童和青年,缺乏明显感染病史,病史一般较长。多发生于下肢长骨骨干,并向骨干扩展、延伸,但其多无死骨或死骨表现不明显,软组织肿胀亦不明显,周围骨质骨膜增生较轻微或无骨膜增生。③长骨普通髓腔型软骨肉瘤:骨内膜呈扇贝状改变、弓状或环形钙化及周围分隔状强化方式具有一定的特征。④骨纤维结构不良:在病理和 X 线表现上较难与骨干低级别中心型骨肉瘤鉴别,但骨纤维结构不良较少突破骨皮质并形成软组织肿块,骨髓腔受侵范围较局限,且瘤周软组织水肿相对少见。

五、治疗

(一) 保肢手术的适应证和禁忌证

1 主要适应证

(1) En-neking 分期ⅠA、ⅠB、ⅡA 期和部分化疗敏感的ⅡB 期患者,且主要血管神经未受累。

(2) 局部软组织条件允许,可达到广泛性切除。

(3) 无转移病灶或转移病灶可治愈。

(4) 全身情况良好,且患者保肢愿望强烈。

2 禁忌证 瘤体巨大、分化极差、软组织条件不好的复发瘤,或者肿瘤周围的主要神经血管受到肿瘤的侵犯时以截肢为宜。

(二) 手术方法

手术可采用单纯近端肱骨的广泛切除,当病变靠近关节面时,可采用连同肩胛盂的肱骨大块切除。重建方法因人而异,年轻人需要无痛、稳定可考虑肩关节融合,老年人可考虑做连枷肩。

骨肉瘤患者手术势必伴随组织重建问题。目前重建技术主要有:①瘤段骨切除关节融合术。②骨移植术。③肿瘤瘤段骨灭活与再利用术。④假体置换术。⑤复合式保肢术。重建材料的选择依医师的经验、习惯和客观条件决定,如年轻患者瘤骨壳较完整且有一定强度者,可采用灭活再植瘤骨壳和骨水泥填充加固,也可选用低温骨库保存的异体骨进行移植,但应向患者交代容易出现异体骨反应而使保肢失败;年长者可选用人工关节置换。软组织修复最为重要,应尽量减少伤口感染、皮缘与皮瓣坏死,这些都能导致保肢失败。⑥当骨肉瘤累及大面积皮肤时,可采用带蒂或者游离皮瓣修复,例如背阔肌肌皮瓣、胸大肌肌皮瓣。

(三) 术后评价

传统的治疗方法(截肢、放疗)预后差,5 年存活率不超过 20%。影响骨肉瘤患者预后最重要的因素是肿瘤组织对化疗药物的反应程度,即化疗后肿瘤细胞的坏死率,坏死率小于90%者,即使改变化疗方案预后亦不良。有学者报道,肿瘤的体积＞150mm³ 者预后不良,术前碱性磷酸酶、乳酸脱氢酶的水平对预后判断亦有重要意义。

对于没有发生肺转移的骨肉瘤,通过术前、术后的化疗和适当的外科治疗,国外的治愈率可高达 60%～80%;在国内治疗的骨肉瘤,5 年生存率为 52%,60%的患者做了保肢手术,保肢术的复发率为 12.5%。

六、治疗方法评价及其标准

手术是治疗骨肉瘤的主要手段。手术治疗的目的是安全切除肿瘤并且尽可能地保留功能。对于骨肉瘤患者,局部复发必定增加转移的危险性,所以治疗方案的选择必须首先考虑局部复发的危险性。为达到手术范围的安全,手术边界至少应达到 En-neking 定义的广泛切除,包括肿瘤组织的全部切除(应包括穿刺活检道)以及其周围一定范围的未被侵及的正常组织,切除边界不足会导致局部复发率增高。

第三节 上肢软骨肉瘤

一、概述

软骨肉瘤(chondrosarcoma)是发生于软组织、起源于软骨细胞或向软骨分化的间叶组织的恶性骨肿瘤，其发病率约占恶性骨肿瘤的20%。1953年Stout报道7例并首次将其列为一单独病种。Rizzoli骨肿瘤中心总结80余年所遇到的513例软骨肉瘤中骨外软组织内软骨肉瘤仅9例，占1.7%，国内文献大多为个案报道。

该肿瘤好发于中年男性，大多数发生于下肢，尤其大腿部位，其他频发部位依次为小腿及膝、臀部、肩、踝、手足、腹股沟及前臂、上臂、肘等。

二、病理学表现

软骨肉瘤是起源于软骨细胞或向软骨分化的间叶组织的恶性骨肿瘤，常伴有基质黏液变性、钙化或骨化。多为原发，仅少数继发于内生软骨瘤、骨软骨瘤、骨纤维结构不良及Paget病等。按发病部位分为中央型(髓内型)和周围型，以前者为多见。按组织学分为普通型、间叶型、去分化型、黏液型和透明软骨细胞型五种类型。按分化程度分为Ⅰ～Ⅲ级：Ⅰ级为低度恶性，Ⅱ级为中度恶性，Ⅲ级为高度恶性；Ⅰ级常见软骨的钙化或骨化，Ⅱ级相对较少，Ⅲ级基本不见钙化或骨化。

间叶型软骨肉瘤假包膜不完整，表面分叶或不分叶，切面呈实质性，散布半透明软骨灶。镜下主要由未分化的间叶细胞与分化较成熟的软骨小岛构成，两者之间有明确分界，但部分区域见细胞成分过渡现象，即由未分化间叶细胞到小梭形细胞，渐延续形成软骨岛。电镜下间叶型软骨肉瘤来自未分化间叶细胞，部分处于未分化阶段，部分向软骨分化。Casadei认为黏液型软骨肉瘤有完整的假包膜，切面呈灰褐色透明胶冻样，可有出血坏死灶，镜下见细胞为小圆形或长圆形，核染色质深染，核分裂象罕见，细胞之间由数量不等的黏液基质分隔。去分化型软骨肉瘤在镜下可见在分化良好的透明软骨肉瘤的基础上伴分化差的肉瘤区，可有多种组织类型，如纤维肉瘤、骨肉瘤或恶性纤维组织细胞瘤，此型更为罕见。免疫组化表现为S-100蛋白和波形蛋白均阳性，角蛋白均阴性。

三、临床特征

上肢软骨肉瘤起始常表现为缓慢生长的无痛性肿块，患者常拖至数周或数年后肿块明显增大并疼痛时方就诊。

临床上软骨肉瘤的发病年龄在11～60岁，30～60岁为高峰，男女之比为1.8:1。去分化型发病年龄偏大，好发于45～59岁中老年人；间叶型发病年龄偏小，好发于10～29岁，中位年龄26岁；普通型好发于30～59岁，20岁以下少见；黏液型多发于中年男性。

临床症状主要由局部压迫或受侵所致，含腔器官可为受压阻塞症状，表浅部位可为无痛或隐痛不适肿块，皮肤无红肿。继发病变常为无痛性肿块短期增大，出现疼痛。

四、诊断与鉴别诊断

(一)诊断

X片均见软组织肿块,钙化率为30%。间叶型最常见的X线、CT征为边界清楚、卵圆形、内有大量不规则钙化的软组织肿块,钙化呈点状与絮状,而不同于发生在骨的软骨肉瘤颗粒样与结节样钙化。而黏液型无钙化,缺少典型的X线表现,平片难以与其他软组织肿块鉴别;由于富含黏液,CT表现为低密度均质肿块。CT在部分病例中不仅可以发现软组织肿块,明确侵袭范围,而且还可以发现X片不能显示的钙化-骨化影,多呈点状、环状或半环状,目前被认为是本病早期诊断最有效的影像学手段。近年来MRI也广泛地应用到骨肿瘤的诊断中,在MRI上表现为T_1像上等肌肉信号、T_2像上高信号,其中的钙化骨化则均为低信号。血管造影时,黏液型软骨肉瘤可清楚显示肿瘤的轮廓、邻近软组织的反应性血管增生及与血管神经的关系,而肿瘤本身显影不明显;而间叶型软骨肉瘤则可见肿瘤血管过度增生。部分病例可有侵蚀邻近骨骼的征象。

(二)鉴别诊断

软骨肉瘤应与以下疾病鉴别:

1 内生软骨瘤 管状骨普通型软骨肉瘤应与内生软骨瘤鉴别。内生软骨瘤好发于短管骨,常多发,骨皮质膨胀变薄,典型者呈糖葫芦状改变;发生于长管骨的内生软骨瘤多表现为局限性钙化,骨皮质无侵蚀性破坏。内生软骨瘤周围不形成软组织肿块,常无疼痛症状。

2 骨巨细胞瘤及软骨母细胞瘤 透明细胞型软骨肉瘤应与骨巨细胞瘤及软骨母细胞瘤鉴别。骨巨细胞瘤多呈皂泡样骨质破坏,无增生硬化及钙化,MRI上可出现液-液平面;软骨母细胞瘤发病年龄较小,多发生于骺板附近,大小一般<5cm。

3 脊索瘤及脑膜瘤 发生于头颅的软骨肉瘤,尤其是黏液型软骨肉瘤应与脊索瘤及脑膜瘤鉴别。脊索瘤好发于斜坡且位于中线区,多呈溶骨性膨胀性骨质破坏,内见残存骨质而非钙化;而软骨肉瘤多偏于一侧,发生于颅骨结合区,且可出现典型钙化,增强扫描肿瘤内见小房间隔样强化。

4 骨肉瘤、神经源性肿瘤等 发生于骨旁及软组织的软骨肉瘤应与骨肉瘤、神经源性肿瘤等鉴别。骨肉瘤发病年龄多较小,骨膜反应较重且常出现骨膜三角及肿瘤骨,软组织肿块多为等密度,临床症状较明显;而软骨肉瘤多为低密度肿块,常见特征性钙化,骨膜反应较轻;某些神经源性肿瘤可出现钙化,但多为絮状、斑片状钙化,与软骨类肿瘤的钙化特点不同。

5 其他 骨外软骨肉瘤还需与软组织软骨瘤、软骨黏液样纤维瘤、骨旁骨肉瘤、脊索瘤、黏液样脂肪瘤、恶性血管外皮瘤以及骨化性肌炎等鉴别。因该肿瘤的发生率低,故诊断上具有一定难度。

五、治疗

(一)保肢手术的适应证和禁忌证

1 主要适应证

(1) En-neking分期ⅠA、ⅠB、ⅡA期和部分化疗敏感的ⅡB期患者,且主要血管神经未受累。

(2) 局部软组织条件允许,可达到广泛性切除。

(3) 无转移病灶或转移病灶可治愈。

(4) 全身情况良好,且患者保肢愿望强烈。

2 禁忌证 瘤体巨大、分化极差、软组织条件不好的复发瘤,或者肿瘤周围的主要神经血管受到肿瘤的侵犯时以截肢为宜。

(二) 手术方法

尽管非特征性的临床及 X 线表现可延误诊断及治疗,但治疗方式亦是影响预后的重要因素。该肿瘤以手术切除为主,囊内与边缘切除复发率极高(30%~100%),术后复发及转移率为 20%~60%。

手术切除的重要措施是将肿瘤在瘤外最佳外科边界完整切除。在手术中选择切除平面必须以术前的 En-neking 外科分期作为依据。放化疗后肿瘤缩小,边界分明,有助于达到根治性肿瘤切除的目标。广泛切除的范围应包括肿瘤瘤体、包膜、反应区和周围相邻 10cm 厚的正常组织,争取在这一正常组织结构中切除。对于有高侵袭性组织生物学行为的肿瘤,未进行化疗或化疗反应不敏感者,截骨平面宜在肿瘤下界(根据术前 MRI 确定)外 6cm,软组织切除范围为反应区以外 2~3cm。对化疗敏感的肿瘤患者可施行较小的外科边界,股骨切除在瘤下界 3cm,软组织切除在瘤外 1cm。一般认为,黏液型软骨肉瘤为低度恶性肿瘤,生长慢,预后较好,转移率低,即使发生肺转移也可切除转移灶,并行广泛切除;而间叶型软骨肉瘤恶性程度高,易从血道转移至肺,少数转移到区域淋巴结,预后差,应行根治性切除。因肿瘤部位多居间室外,故间叶型软骨肉瘤常难以行保肢手术。当肿瘤累及皮肤时,可采用带蒂或游离皮瓣修复。

(三) 术后评价

Amir 统计认为复发可在术后 2 个月到 15 年(平均 2.6 年),转移可在术后 4 个月到 17 年发生,即部分病例复发及转移可发生在多年以后,故对该肿瘤必须长时间随访。虽然可以将化疗及放疗作为该肿瘤的辅助治疗,但其确切效果尚未明确。

六、治疗方法评价及其标准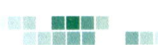

软骨肉瘤是一种临床进展相对缓慢、转移率低的恶性骨肿瘤,尽可能彻底切除肿瘤防止复发是临床基本治疗的目的,影像学检查,尤其 CT 和 MRI 为临床正确诊断、指导治疗以及术后复查提供了可靠依据。

第四节 上肢透明细胞肉瘤

一、概述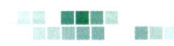

发生在肢体的透明细胞肉瘤(clear cell sarcoma,CCS)在临床上是极为少见的一种软组织恶性肿瘤,又被称为软组织的黑色素瘤。1965 年 Enzinger 首次提出了透明细胞肉瘤。WHO 新版的软组织肿瘤和分类中所用为软组织透明细胞肉瘤,并将其列入分类不确定的肿瘤。

透明细胞肉瘤多发于中青年肢体远端肌腱和腱膜。相关研究发现,绝大多数的透明细胞肉瘤都含有黑色素,1983 年 Chung 和 Enzinger 又称其为软组织的恶性黑色素瘤。它是一种发病率较低的恶性软组织肉瘤,约占软组织肉瘤的 1%,死亡率在 39%~74% 之间。

二、病理学表现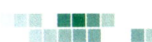

对透明细胞肉瘤的组织来源有两类观点:一类认为瘤细胞和滑膜相似,因此认为是滑膜肉瘤的一种；另一类认为瘤细胞内含有黑色素，故考虑来源于神经嵴。临床上该肿瘤多见于青少年和中年。此类肿瘤在亚洲人群中的发病率相对更低，因此四肢尤其上肢的透明细胞肉瘤国内报告很少。

三、临床特征

上肢透明细胞肉瘤主要发生于肢体远端，头颈部和躯干部少见，主要位于深部组织，累及肌腱和腱膜，一般不累及皮肤，但较大的肿瘤也可侵及皮肤。肿瘤起病隐匿，有时发展缓慢，往往无伴随症状，就诊时往往距离发病已有一段时间。约50%患者肿瘤部位有外伤史。

临床主要表现为上肢局部肿块，可有疼痛及压痛，红肿较少。肿瘤质地较硬，边界较清。该肿瘤常为单发，也可多发，常与肌腱粘连，易复发和转移，常见区域淋巴结转移，早期淋巴结转移是其不同于其他软组织肉瘤的特征之一，远隔转移的部位以肺最常见，其次为肝、骨和脑。

透明细胞肉瘤的转移方式以淋巴转移为主，术前发现有区域淋巴结受侵者，还应行区域淋巴结清扫。肿瘤切除后易复发，局部复发率为50%～84%。出现区域淋巴结转移较其他软组织肉瘤常见，一般软组织肉瘤区域淋巴结转移率约为8%，而透明细胞肉瘤区域淋巴结转移率可达33%～53%。远处转移最常见的部位为肺，发生率为44%～53%。前哨淋巴结的活组织检查对于早期发现肿瘤有无转移有明确的帮助作用。

四、诊断与鉴别诊断

目前对于透明细胞肉瘤的诊断主要依靠病理学检查，其特点为：肉眼观一般质地较硬，结节状或分叶状，多与肌腱和腱膜紧密相连，常见浸润至周围肌肉甚至皮下脂肪组织，但局部皮肤一般较完整。肿瘤切面呈灰白色，有时可见斑点或胶样黏液变性。上皮样细胞和梭形细胞可共同存在于同一肿瘤中，可见移行。镜下见肿瘤细胞大多为不规则多角形或梭形，排列紧密，片块或巢状，被纤维组织分割。细胞呈卵圆形或梭形，核膜清晰，核仁大而明显，嗜碱性；胞质内有大量糖原、肿胀的线粒体及有界膜的囊泡，大量核糖体、多核糖体和粗面内质网聚集，可见不同时期的黑色素小体。部分肿瘤含有多核巨细胞，呈局灶性分布，花环样排列。电镜下可见部分肿瘤细胞内含黑色素颗粒。应用最多的组化指标是S-100和HMB-45染色，S-100表达的阳性率较高而HMB-45染色特异性较高。

透明细胞肉瘤虽然具有独特的临床病理特征，但因其组织形态多变而易误诊为其他上皮样软组织肉瘤，需要与以下几种疾病鉴别：①滑膜肉瘤：虽然临床好发于大关节附近，但手是滑膜肉瘤的好发部位之一；②恶性腱鞘巨细胞瘤：易发生在四肢远端，可由良性腱鞘巨细胞瘤反复发作而致，也可为原发性；③肾或肺的转移性透明细胞癌，转移病灶多表现为聚集呈团的肿瘤细胞，间质少有纤维组织分割。对于不常见部位和不能确定的透明细胞瘤，可以采用分子生物学检测技术，运用RT-PCR技术在透明细胞肉瘤石蜡包埋组织中检测EWS-ATF1融合基因mRNA表达是可行的，可以作为诊断和鉴别诊断透明细胞肉瘤的有力工具。

五、治疗

（一）保肢手术的适应证和禁忌证

1 主要适应证

（1）En-neking分期ⅠA、ⅠB、ⅡA期和部分化疗敏感的ⅡB期患者，且主要血管神经未受累。

（2）局部软组织条件允许，可达到广泛性切除。

(3) 无转移病灶或转移病灶可治愈。

(4) 全身情况良好,且患者保肢愿望强烈。

2. 禁忌证 瘤体巨大、分化极差、软组织条件不好的复发瘤,或者肿瘤周围的主要神经血管受到肿瘤的侵犯时以截肢为宜。

(二)手术方法

治疗上肢透明细胞肉瘤的主要方式目前仍是手术切除。手术主要为局部切除术、根治手术及截肢术。根治手术必须在肿瘤周围正常组织内进行,距肿瘤基底3cm切除,皮下组织要再向外潜行4~5cm或更广泛,以便施行肌肉间切除术。当神经受挤压移位或粘连时,应把神经外膜连同肿瘤一并切除。因肿瘤多邻近关节、肌腱、韧带,为保留上述结构常影响手术的彻底性,故易复发。此肿瘤的另一特点是局部复发率极高,广泛切除术或截肢的存活率高于单纯局部切除术。当肿瘤累及皮肤时,可采用带蒂或游离皮瓣修复。

(三)术后评价

透明细胞肉瘤极易发生局部复发和转移,采用手术治疗时,保证手术切缘阴性对患者的预后十分重要。透明细胞肉瘤的转移方式以淋巴转移为主,但到目前为止对于尚未转移的透明细胞肉瘤是否进行淋巴结清扫术尚无定论,但前哨淋巴结的活组织检查对于早期发现肿瘤有无转移有重要意义。化学治疗和放射治疗效果尚未明确。

六、治疗方法评价及其标准

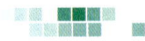

对于透明细胞肉瘤的预后,普遍认为肿瘤的大小和手术范围是重要的影响因素。目前多数学者认为当切除肢体肿瘤无法达到切缘肿瘤组织病理学阴性时,截肢是最好的选择。对于有足够切缘(>3cm)的部位,间室切除或广泛切除完全可行。术后放疗和化疗可作为常用的辅助治疗手段。Kawai等在对75例透明细胞肉瘤患者随访后发现5年生存率为47%,10年生存率为36%,提示预后不佳。而Lucas等报告5年生存率为67%,但10年生存率下降到33%。Sara等报道肿瘤<5cm时,5年生存率为70%;肿瘤>5cm时,5年生存率为15%,说明肿瘤>5cm者预后明显较肿瘤<5cm者差。早期明确病理结果,并对肿瘤进行扩大切除术可能对预后有积极的影响。

软组织透明细胞肉瘤发生率低,恶性程度高,预后差。广泛手术切除联合术后放化疗对于软组织透明细胞肉瘤患者是一种较好的治疗方案。

第五节 上肢恶性纤维组织细胞瘤

一、概述

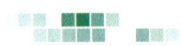

恶性纤维组织细胞瘤(malignant fibrous histiocytoma,MFH)是由O'Berien和Stout在1964年首先发现和描述的,当时称之为恶性纤维黄色瘤。1967年Stout和Latters首先将这一类肿瘤命名为MFH。过去人们一直认为MFH是一种恶性程度很高的较为罕见的软组织肉瘤;随着临床研究、病理组织学和免疫组化等技术的迅速发展,对该病认识的不断深入,目前大多数人认为MFH是发病原因不明,主要好发于四肢、躯干、后腹膜等部位,呈浸润性生长、术后容易复发、预后不良的常见软组织肉瘤。

二、病理学表现

对恶性纤维组织细胞瘤内各种细胞成分的性质、起源及分化特征的认识,学者们的意见不一,一般来说有三种观点:

1. 组织细胞起源,部分向成纤维细胞分化。
2. 原始间叶细胞起源,向成纤维细胞和组织细胞双向分化。
3. 原始间叶细胞起源,部分向成纤维细胞分化,无论起源或分化均与组织细胞无关。

采用 ABC 法做免疫酶标记,探讨 MFH 细胞中哪些属真正的肿瘤成分哪些是反应成分。分析研究认为,MFH 细胞(成纤维细胞样、组织细胞样和单核-多核瘤巨细胞)是肿瘤主质细胞,多顿巨细胞和组织细胞属反应成分,而破骨细胞样巨细胞的归属尚无法确定。

从组织发生学角度分析,三种 MFH 细胞 Vimentin 都呈阳性,说明其间叶源性;再用特异性较强的 CD68(KP-1、PG-M1)进行标记后发现,20% 成纤维细胞样 MFH 细胞呈阳性,40% 组织细胞样 MFH 细胞呈阳性,说明 MFH 是原始间叶细胞起源的肉瘤,具有向成纤维细胞和组织细胞双向分化的能力。而对疑有肌源性、神经源性、脂肪或上皮等特殊分化倾向的疑难病理应采用一系列抗体标记和电镜等从正反两方面加以论证就显得非常重要。

三、临床特征

恶性纤维组织细胞瘤是高度恶性的软组织肿瘤,复发率高,容易出现转移,预后差。大多数发生于 50~70 岁,男性多见。文献报道肿瘤最好发于下肢,其次是上肢及腹膜后等。

上肢恶性纤维组织细胞瘤常表现为无痛性持续性生长的肿块,累及主要神经时,所属部位可出现钝痛。肿瘤多为单发性,约 1/3 的病例位于骨骼肌内,少数在皮下组织。

四、诊断与鉴别诊断

(一) 诊断

恶性纤维组织细胞瘤成分复杂,形态多变,诊断困难。肿瘤细胞多形性明显,肿瘤内的成纤维细胞、组织细胞样细胞和异型巨细胞以不同比例混合存在。通常采用以下诊断标准:①多样性肿瘤细胞;②异型的成纤维细胞和组织细胞样细胞共同存在;③异常的核分裂象;④有大量胶原组织;⑤存在反应性炎症细胞;⑥有车轮状排列的成纤维细胞(其中①~④项属必要条件)。根据肿瘤内各种成分不同又将其分为不同亚型,主要有通常型、黏液型、巨细胞型、炎症型和血管瘤样型。

(二) 鉴别诊断

恶性纤维组织细胞瘤的 X 线、CT 和 MRI 的影像学表现均有特征性,即原发于骨者主要表现为骨质破坏、软组织肿胀和肿块,患骨膨胀、骨膜反应少见,病变部位可见钙化;原发于软组织者表现为非特异性肿块,邻近骨正常或受累,骨膜反应多见。其中 CT 和 MRI 检查在确定肿瘤大小、侵犯程度等方面明显优于普通 X 线。戴景蕊等分析了 45 例 MFH 的 CT 表现后认为,MFH 的 CT 表现主要为软组织肿块,病变较小时边缘光滑,密度均匀;肿瘤增大后形态不规则,常伴有坏死及钙化,邻近器官组织受累。而且复发肿瘤与原发肿瘤的 CT 表现相仿。

鉴于骨原发性 MFH 的报道较多而四肢软组织 MFH 的影像学报道相对较少,周建春等回顾性分析四肢软组织 MFH 的 MRI 影像学资料后认为其主要有以下一些特点:①境界较清楚的不规则肿块在 T_1WI 及 T_2WI 上的信号都不均匀;②T_2WI 上往往呈多结节高信号团块且强度不一,结节之间有条索状低信号影分隔;③采用不同的方位成像及选用不同的成像参数,可确定大多数的四肢软组织的 MFH 的确切范围;部分术后复发伴瘢痕粘连、活检出血和周围组织水肿等病例的 MRI 所显示的异常信号范围与肿瘤实际大小不符者,在采用脂肪抑制成像技术或静脉内注射 Gd-DTPA 增强扫描后,皆可清晰显示肿瘤的实际大小;④依据 MRI 对骨组织及粗大血管的成像特点,可较好地判断肿瘤与周围组织的关系。

五、治疗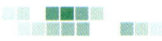

(一) 保肢手术的适应证和禁忌证

由于大多数的恶性纤维组织细胞瘤为高度恶性肿瘤,肿瘤分期为ⅡA 和ⅡB 期,保肢手术适用于ⅡA 期和对化疗敏感的ⅡB 期肿瘤,病灶周围大的神经血管未受累,可在安全边界完整切除且通过重建可以获得较好的功能。

(二) 手术方法

上肢恶性纤维组织细胞瘤以手术治疗为主,应行广泛性、根治性切除术。如肿瘤过于广泛,侵犯主要血管、神经以及骨与关节时,应考虑截肢术。当肿瘤累及皮肤时,可采用带蒂或游离皮瓣修复。此病首发症状以无痛性包块最多,病程长短不一,易被误诊,从而失去治疗的最佳时机。

放射治疗与化学治疗常作为手术的辅助治疗,可以提高其疗效。术后放疗可以减少肿瘤的复发,术后化疗可以控制肿瘤的远隔转移。综合治疗为主,以降低复发和转移,延长生存期。

(三) 术后评价

保肢术中由于早期假体设计本身存在的局限性,应用较少,主要以肿瘤切除瘤骨骨壳灭活再植术、肿瘤切除自体骨移植或异体骨移植术为主,术后并发症主要集中在瘤段骨灭活回植术后,包括复发、骨不愈合等。但近些年随着假体设计技术及理念的提高,假体应用范围大大扩大,逐渐成为保肢术的主流。

六、治疗方法评价及其标准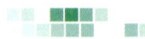

恶性纤维组织细胞瘤是高度恶性肿瘤,Weiss 报告的 200 例中,局部复发率为 44%,转移率为 42%。肿瘤易转移部位依次是肺、淋巴结、肝、骨等。与预后关系密切的因素有肿瘤的大小、深度、位置、病理分型、治疗方法等。有文献统计了肿瘤的大小、位置、治疗方法与预后的关系,直径在 5cm 以下者复发率、转移率明显低于直径在 5cm 以上者;四肢肿瘤者的复发率、转移率明显低于腹膜后肿瘤者;手术+辅助治疗的复发率、转移率明显低于单纯手术者。近来,对于恶性纤维组织细胞瘤的放化疗渐被重视,并取得一定疗效。术后放疗是减少复发机会的切实可行的方法。化疗特别是大剂量化疗在恶性纤维组织细胞瘤的治疗中被广泛应用,化疗中多采用联合用药,常用的化疗方案有异环磷酰胺(IFO)+阿霉素(ADM),顺铂(DDP)+阿霉素,环磷酰胺、长春新碱、阿霉素、达卡巴嗪(CYVADIC)等。术前化疗有助于保肢及缩小手术范围。

第六节 上肢骨巨细胞瘤

一、概述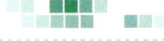

骨巨细胞瘤是一种由增殖性单核细胞和破骨细胞样多核巨细胞构成的具有局部复发倾向的

侵袭性原发良性骨肿瘤,由于其可以出现远隔(肺)转移,也被认为是中间性或低度恶性骨肿瘤。软骨母细胞瘤、软骨黏液样纤维瘤、单纯性骨囊肿、甲状旁腺亢进棕色瘤、非骨化性纤维瘤、动脉瘤样骨囊肿和某些骨肉瘤均是富含巨细胞的原发骨肿瘤。在 En-neking 的外科分期中,通常被定位为Ⅲ期肿瘤,侵袭性强的病变常被定位为Ⅰ期肿瘤。

上肢骨巨细胞瘤通常发生在骨已发育成熟的患者中,好发年龄为 20~40 岁,极少数在骨骺闭合前发病。女性发病率略高于男性,约占 56.4%。在年龄低于 20 岁年龄组中,女性发病率明显高于男性,可占到 72%。上肢骨巨细胞瘤在成人中主要累及骨端;而如果发生在骨骺闭合前的儿童中,则主要累及干骺端。

二、病理学表现

骨巨细胞瘤侵及的典型部位是长骨的骨骺及干骺端区域,几乎总是侵及关节软骨下骨而软骨是完好的。如果未及时进行治疗,由于肿瘤过大,有可能波及骨干。肿瘤通常偏心于骨的长轴。少数骨骺未闭合的患者,肿瘤可自干骺端穿过骺板侵及骨骺。皮质内侧的骨质被吸收,骨的边缘被肿瘤侵袭,出现骨膜下新生骨,新生骨形成新的包壳包绕肿瘤,干骺端外层常有一层纤维组织或反应骨。肿瘤呈灰色、红棕色,由质软的血管及纤维组织构成。坚韧部分呈灰黄色,是纤维和胶原的区域;骨样物质可能是以前骨折及变性的结果。坏死和出血区域可能导致肿瘤囊性变。这种表现非常明显,有时可以与动脉瘤样骨囊肿相似。手和足短骨骨巨细胞瘤的组织学形态、影像学特点和临床特征均与巨细胞修复性肉芽肿相似,两者之间很难区别。

三、临床特征

(一) 症状

上肢骨巨细胞瘤症状主要表现为不同程度的疼痛,可伴有肿胀、活动受限,病程从数周至数月不等,无特异性表现,不易从症状方面与其他骨肿瘤区别。骨巨细胞瘤多为单发病变,常发生于长骨的骨端,常见于桡骨远端,也可见于肱骨近端,偶见于手及足部的小骨。

(二) 影像学检查

1. X 线平片　对于骨巨细胞瘤的影像学检查,X 线平片是最具诊断价值的放射学检查手段。骨巨细胞瘤在 X 线片上表现为骨端的溶骨性破坏,可侵及干骺端,向关节侧延伸侵及部分或全部邻近关节软骨下的骨皮质。肿瘤的大小与病变骨的大小有关。肿瘤延患肢骨长轴侵及的范围往往小于延横轴侵及的范围,在骨干侧可见筛孔样改变,而在骨端的周围可见明显的骨皮质膨胀、变薄。病变内部为不同程度的溶骨改变,皮质外多没有骨膜反应,当出现病理性骨折时则可见骨膜反应。通常可见到骨膜下新生骨有中断,骨膜保持完整,病变的松质骨边缘部分可有明显的界限。骨巨细胞瘤没有肿瘤基质的矿物化,关节渗出少见,但经常伴有病理性骨折发生。长骨以外部位的骨巨细胞瘤在 X 线片上无特征性表现,与其他溶骨病变没有区别。长骨骨巨细胞瘤有其独特的影像学表现和典型发生部位,在大多数病例中 X 线平片即可确诊,然而在外科治疗前组织学诊断仍然是必要的,因为类似的影像学表现也可见于其他病变中,如恶性纤维组织细胞瘤、骨肉瘤和其他肿瘤。

2. CT　CT 在确定肿瘤范围方面优于 X 线平片,其可精确确定肿瘤在皮质内的范围,肿瘤与其他结构的关系,皮质是否完整和确定肿瘤的侵袭范围。在 CT 片中,皮质表面及滑膜的反应性改变和水肿酷似肿瘤的一部分。另外,非强化下 CT 不能区分肿瘤与肌肉,因为两者之间的衰减系数相同。CT 只能通过重建的方式才可显示软骨下骨的破坏程度。肿瘤内能见到液-液平面,这是骨巨细胞瘤合并动脉瘤样骨囊肿所致。

3. MRI 对于骨巨细胞瘤来说，磁共振（MRI）是最好的影像学检查方法，其具有高质量的对比度和分辨率，并可多平面成像。CT不能确定皮质外肿瘤的范围，MRI也不能，因为肿瘤与相邻肌肉的衰减系数相同。用CT确定微小的皮质破坏更好一些，因为MRI对于空间存在的分辨率很差。

4. 骨扫描 骨扫描也用于骨巨细胞瘤的诊断，在骨巨细胞瘤累及的部位，放射性核素 ^{99m}Tc 的摄取量增加。放射性核素摄取升高的情况可能是弥散的，血液集中在边缘部分，而中央部分的浓聚较低。放射性核素摄取可以超过肿瘤的边界，因此无法用来正确判断其在髓腔内的侵及范围。位于软组织的肿瘤对放射性核素的摄取很低，亦无法用来确定肿瘤的骨外范围。放射性核素摄取增加可以发生在与肿瘤相邻的关节，未被肿瘤侵及的关节同样可以发生放射性浓聚。骨扫描既不能确诊骨巨细胞瘤，也不能确定肿瘤的侵及范围，所以用途是有限的。骨扫描可以除外或帮助确诊多发病变。

此外，血管造影很少作为一种诊断性手段使用，只用于确定巨大肿瘤与主要血管的关系。

四、诊断与鉴别诊断

上肢骨巨细胞瘤治疗前的明确诊断是进行恰当治疗的基本前提。进行影像学检查及术前准备后，要进行活检。对于骨巨细胞瘤来说，穿刺活检可对绝大部分病例作出明确诊断，还可以减少局部软组织被肿瘤细胞污染和种植的可能。

五、治疗

（一）适应证和禁忌证

截肢术只适合于Ⅲ级恶变、复发等（参见本章第二节）。

（二）手术方法

手术切口入路的选择根据局部解剖及肿瘤破坏部位而定。切口暴露范围应包括反应区及周围正常骨，这些部位可以允许开窗和去除病变。开足骨窗，暴露所有骨内病变，避免因骨或软组织覆盖而使刮除不净。肿瘤刮除后，应选用合适的物质充填于骨缺损处，以便在尽量短的时间内恢复关节软骨下骨的强度。如果病变很小，自体植骨可迅速解决问题，使用异体骨充填骨缺损血供的重建较自体骨慢；若骨缺损太大，自体骨不能满足充填需要，可用自体与异体骨联合植入，此时，自体骨应直接放在关节软骨下区域，异体骨则放在对骨修复不重要的部位。在止血带下灌注骨水泥（聚甲基丙烯酸甲酯），使其在无血情况下发挥聚合作用。彻底止血后，用可吸收线逐层关闭伤口，常规放置引流管。如果患者用骨水泥治疗经过一段时间的恢复确无复发表现，可用关节软骨下植自体骨合并使用异体骨的方法代替骨水泥。使用边缘切除或扩大局部切除后，入路部位的局部或其他复发，都源于切除或活检所致软组织污染。用边缘切除或广泛切除治疗骨巨细胞瘤的结果与肿瘤的生物学特性有关。

外科治疗后的功能恢复与切除范围及重建方式有关。同种异体骨移植病例的并发症发生率较高，但有约3/4的病例可得到可接受的功能。桡骨远端自体植骨和关节融合术的并发症同样高，但大多数病例可取得满意结果。使用刮除方法进行瘤内切除与局部肿瘤复发明显相关。有效的刮除术加物理及化学辅助治疗的并发症主要表现为伤口的并发症和病变骨的骨折，经过恰当处理，结果仍可满意。对于巨大、侵及范围广泛的肢体骨巨细胞瘤，如不能在安全的外科边界下进行切除或进行有效的重建，截肢亦是有效的治疗方法。当肿瘤累及大面积皮肤时，可采用带蒂或游离皮瓣修复。

化疗对骨巨细胞瘤的效果并不满意,应慎重选择化疗药物。出现远隔转移的患者,无论是术前转移还是手术后转移,转移瘤切除前可应用化疗控制病情发展。放射治疗骨巨细胞瘤可致发病部位继发肉瘤。少数诊断明确的良性骨巨细胞瘤,不能施行手术切除的原发或继发病变,可行高电压放射治疗。恶性巨细胞瘤是指骨巨细胞瘤经过治疗数年后,特别是放疗后,出现局部复发,其临床、影像及组织学表现为肉瘤。主要恶变为成骨肉瘤、恶性纤维组织细胞瘤或纤维肉瘤,其治疗方法与原发恶性骨肿瘤一样。

(三) 术后评价

骨巨细胞瘤经过及时、正规的治疗,绝大部分是可以治愈的。骨折经过恰当处理,结果仍可满意。对于巨大、侵及范围广泛的肢体骨巨细胞瘤行扩大刮除后复发率低于10%,复发后还可以再次手术。有3%~6%的转移患者治疗比较棘手,是目前面临的难题。

六、治疗方法评价及其标准

骨巨细胞瘤为Ⅰ期肿瘤,按照En-neking肌肉骨骼系统肿瘤分期的治疗原则,应采取切缘大于外科边界的手术治疗。骨巨细胞瘤传统的标准治疗方法是肿瘤的刮除,用小块含有皮质和松质骨的自体髂骨填充刮除肿瘤后遗留的空腔。这种瘤内切除方法只能达到囊内的外科边界,会在骨内遗留小的病灶。不管刮除如何仔细、彻底,都可能遗留一些微小病灶。采用这种刮除植骨的方法治疗骨巨细胞瘤,其局部复发率可高达40%~60%,因此,对骨巨细胞瘤行边缘或广泛切除治疗是必要的。彻底切除降低了肿瘤的复发率,但也带来一些缺损修复及功能恢复的问题。理想的治疗方法应是采用刮除的外科方法加辅助治疗,从而达到边缘或广泛切除的目的,既降低了肿瘤的复发率,又极大限度地保留了肢体的功能。化学或物理方法有助于达到这一目标,化学方法如应用酚溶液或无水酒精涂抹刮除肿瘤后空腔的内表面,细胞毒素物质(如可局部应用的化疗药物)用于有可能发生局部复发的表面;物理治疗方法有冷冻或热治疗。肿瘤刮除后空腔冷冻可有效地控制复发,但术后局部损伤和骨并发症的发生率较高。用骨水泥填充肿瘤内切除所剩的空腔时产生的热量来预防复发,即骨水泥的致热反应造成局部发热,使残存肿瘤组织坏死,而不损伤正常组织。从理论上讲骨水泥在聚合过程中产生局部化学细胞毒性效应是可能的,但并不可靠,骨水泥填充的主要优点应该是允许早期负重及便于观察复发。骨巨细胞瘤的治疗的方向应该是直接控制病灶而不影响关节功能。

骨巨细胞瘤的另一个特性是血供丰富,使用止血带对于手术治疗是很有帮助的。对不能应用止血带而又血供丰富的病变可在手术前一天或当天进行术前动脉栓塞,用明胶海绵或聚乙烯酒精球选择性地放入供应肿瘤的动脉分支内,当肿瘤内切除或边缘切除时,这种方法可明显地减少出血。如果广泛切除或边缘切除是理想的方法,则手术时一定要暴露到正常皮质与病变交界处,以便确认正常组织到病理组织的移行。骨巨细胞瘤的特点决定了诊断前肿物已经长得很大,因其边缘不清楚而导致钝性分离时误入肿瘤而造成污染,应引起注意。肿瘤切除前的任何时候,对肿瘤性骨折或切开活检所致关节间隙污染的患者,应考虑行关节外切除。如果可能残留瘤细胞,应仔细检查关节滑膜,并行广泛切除。骨巨细胞瘤影响长骨的骨端,可能使关节功能丧失,需要关节重建。将腓骨自体植骨用于桡骨远端的重建,需要切除两个腕骨,这种植骨所形成的腕关节可提供一个有功能的上肢。大多数骨巨细胞瘤的治疗,均可用刮除加局部辅助治疗的方法。

第七节 上肢上皮样肉瘤

一、概述

上皮样肉瘤(epithelioid sarcoma,ES)是一种少见的、组织来源未定的软组织恶性肿瘤。文献上曾将此类肿瘤称为滑膜肉瘤、腱鞘巨细胞肉瘤等。1938年Berger就正确描述过上皮样肉瘤的病理学特征,但却被视为是滑膜肉瘤的一种类型。1941年DeSanto将其描述为非典型滑膜肉瘤,1968年Bliss和Reed称其为腱鞘大细胞肉瘤。1970年,基于对62例病例的总结,Enzinger详述了此瘤的流行病学、病理学特征及临床表现,将它命名为上皮样肉瘤。上皮样肉瘤虽罕见,目前已跃居手部原发软组织恶性肿瘤前三位,且复发率高,预后不良。

流行病学显示男女发病比例为2:1,20~40岁为好发年龄段。无明确外伤史,只有极少数患者有外伤史,受伤至发现肿瘤时期的长短无规律性。肿瘤多位于四肢,以手部居多。

二、病理学表现

远端型ES的特征为形成多个肉芽肿样结节(假性肉芽肿),边界较清楚,形状不规则。结节中心常发生坏死,也常合并出血和囊性变,也可见慢性炎细胞浸润。多个中心有坏死的结节可互相融合,形成地图样坏死。结节的周边为上皮样瘤细胞,体积较大,多边形或圆形、卵圆形,细胞核圆形或卵圆形,轻度异型,核呈空泡状,可见小核仁。核分裂象少见,常少于5/10HPF。细胞间可见明显的胶原沉积。有些瘤细胞胞质丰富,嗜酸性,称嗜酸性上皮样细胞,类似横纹肌肉瘤细胞或恶性横纹肌瘤细胞。有些瘤细胞呈梭形,胞体比较肥胖,类似纤维肉瘤细胞。有些ES显示显著的梭形细胞增生,但细胞异型性较小,包埋于丰富的富于胶原的细胞外基质中,称为纤维瘤样型。有时上皮样瘤细胞和梭形细胞混合在一起,类似双相分化的滑膜肉瘤。有时肿瘤细胞间黏附力下降,伴有组织内出血,可似血管肉瘤样表现。如瘤细胞内脂肪滴被溶解,形似细胞内管腔,可被视为上皮样血管内皮瘤。有时肿瘤沿着筋膜和腱膜生长,形成花边状,肿瘤也常沿着神经血管束生长,常见瘤细胞在神经周围或血管周围浸润。少数肿瘤可发生营养不良性钙化和骨形成(10%~20%)。

三、临床特征

上肢上皮样肉瘤最常发生于前臂伸侧、手掌和手指掌面,病变可位于皮下,也可位于深层组织。位于皮下时常为单个或多个质硬肿块,若侵及皮肤,往往伴溃疡形成;位于深层者常侵及肌腱、腱鞘或筋膜组织,为较大、界限不清的肿块。多数病例初发时并无明显自觉症状,仅能触及皮肤或皮下固定结节。50%病例多发,有时多个结节可相互融合成片,长径大于20cm,肿瘤常常侵及深筋膜及深层组织,而很少累及皮肤,故肿瘤表面皮肤颜色多正常,若受累则转为褐红色;其他病例为单发,其长径大于5cm,甚至可达10cm,随病程的进展,肿瘤中央部可发生溃疡。与肢体其他恶性肿瘤相比,其生长速度相对较慢。

文献统计随访时间长短不一,结果是30%死亡,70%复发,且均在12个月以内;少数病例复发达3次之多。此肿瘤可经淋巴结转移或血行转移,术后最长存活时间为11年。

四、诊断与鉴别诊断

（一）诊断

上肢上皮样肉瘤的误诊率较高,诊断为良性者常诊为炎性肉芽肿、纤维瘤、结节性筋膜炎等,诊断为恶性者常诊为滑膜肉瘤、鳞癌、恶性黑色素瘤、恶性神经鞘瘤。故缺少特异性的临床表现是该肿瘤的特点,因此,最后确诊还是以病理学检查结果为准。上皮样肉瘤虽然已被确认为恶性肿瘤,但由于起病缓慢,症状少,而且有些患者病情持续十余年甚至反复复发、反复切除达十余次,因此有时容易误诊为良性肿瘤。在诊断时必须将临床资料、肿瘤组织形态及免疫组化结果相互结合综合考虑。

（二）鉴别诊断

应与以下疾病相鉴别：

1. **良性病变** 上皮样肉瘤病程长,生长缓慢,症状轻或无症状,有时伴有病变部位的皮肤溃疡,显微镜下显示为肉芽肿性病变,因此表浅单结节或多结节可误诊为坏死性感染性肉芽肿、脂性渐进性坏死、类风湿性结节等炎症性良性病变。但上皮样肉瘤的上皮样特征、典型的结节状排列及细胞角蛋白(CK)、上皮膜抗原(EMA)染色阳性有助于与良性病变鉴别。

2. **上皮样血管肉瘤** 组织学上,两者均有大的上皮样细胞组成、胞浆空泡,且CD34阳性,上皮样肉瘤有时可表现为假动脉肉瘤形态。但上皮样肉瘤CK阳性,内皮样特征的因子Ⅷ相关抗原及CD31阴性;而上皮样血管肉瘤最具特征性的是单个瘤细胞胞浆空泡化,形成原始血管腔,10%的肿瘤其内可含红细胞,无中心性坏死,CK阴性,因子Ⅷ相关抗原及CD31阳性。

3. **滑膜肉瘤** 两者免疫组化CK及Vimentin均可为阳性表达。滑膜肉瘤多见于膝关节及其他大关节附近,肿瘤表面的皮肤不发生溃疡,显微镜下一般不呈结节状分布,上皮样瘤细胞与梭形瘤细胞间有较明确的分界而形成双向分化形态,CD34阴性;上皮样肉瘤多见于前臂、手和手指,肿瘤表面的皮肤可产生溃疡,显微镜下梭形瘤细胞和上皮样瘤细胞之间有移行现象,多数患者CD34阳性。

4. **上皮样恶性周围神经鞘瘤** 上皮样恶性周围神经鞘瘤有时可与上皮样肉瘤混淆,但前者S-100阳性,CK及EMA阴性;而上皮样肉瘤S-100阴性,CK及EMA阳性。另外,上皮样肉瘤侵及皮肤伴溃疡形成者有时须与溃疡性鳞癌鉴别,上皮样肉瘤缺乏角蛋白珠,而且在邻近上皮内角化不良,但转移性上皮样肉瘤细胞学检查有时可误诊为鳞状细胞癌。

辅助诊断可做针吸活检及电镜检查,但已有报道活检未见明确的肿瘤细胞,电镜下也无明确的微细结构特征。免疫组化方面,常规检查CK、Vimentin、EMA、S-100蛋白四个项目。对上皮样肉瘤细胞株分子还可进行细胞遗传学研究、染色体分析和DNA印迹检查,实验的结果提示该肿瘤与del(3)(q21.1)染色体结构异常及PCCB基因的改变有关。

五、治疗

（一）保肢手术的适应证和禁忌证

1. 主要适应证

（1）En-neking分期ⅠA、ⅠB、ⅡA期和部分化疗敏感的ⅡB期患者,且主要血管神经未受累。

（2）局部软组织条件允许,可达到广泛性切除。

（3）无转移病灶或转移病灶可治愈。

（4）全身情况良好,且患者保肢愿望强烈。

2. 禁忌证 瘤体巨大、分化极差、软组织条件不好的复发瘤,或者肿瘤周围的主要神经血管受到肿瘤侵犯时以截肢为宜。

(二) 手术方法

手术方法包括:

1. 边缘切除术 切除肿瘤及其周围的反应组织,术中病理检查,可确定边缘有无肿瘤细胞的存留。

2. 扩大切除术 切除肿瘤及其所在筋膜室内所有的组织结构,或周边 3cm(最少)的正常组织。

3. 根治切除术 切除肿瘤所在邻近关节外的所有组织,或是截肢术。国外大多数学者认为,上皮样肉瘤以扩大切除术或根治性切除为宜,与放疗结合可能会增加疗效。

4. 带蒂或游离皮瓣修复 当肿瘤累及皮肤时,可采用带蒂或游离皮瓣修复。

(三) 术后评价

目前手术治疗仍然是主要治疗措施,分为局部切除、扩大切除及根治术。由于 ES 发病平均年龄小,生活质量要求高,因此早期的保肢手术是首选的手术方式。保肢手术的范围虽然一般只能达到广泛切除的要求,但需软组织修复重建和覆盖,术后可能出现伤口不愈合或皮瓣坏死。但有报道证实,对于软组织肉瘤的治疗,保肢手术与局部复发率和生存率无相关性。手术目标是完全切除肿瘤且边缘冰冻活检阴性,如有可能,切除肿瘤应包括 2~3cm 正常组织。

六、治疗方法评价及其标准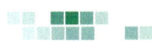

上皮样肉瘤生长缓慢,临床表现不突出,体征缺少特异性,手术治疗后复发率高,预后不理想。本病易于通过淋巴道转移,手术时还应尽量清扫病变附近的淋巴结,术后辅以化疗和放疗,但化疗和放疗的效果尚不确切。对手术部位作大剂量放疗可能有辅助价值。

第八节 上肢腱鞘纤维瘤

一、概述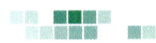

腱鞘纤维瘤(fibroma of tendon sheath,FTS)是一种较少见的致密性纤维性结节,绝大多数起源于四肢的肌腱或腱鞘组织,其典型的形态学表现为由少量形态温和的梭形细胞及致密的胶原纤维性间质组成,包含数量不等呈裂隙状的血管腔隙。腱鞘纤维瘤最早由 Geschickter 和 Copeland 于 1936 年提出,直到 1979 年 Chung 等报道 136 例后本病才重新获得认识。

二、病理学表现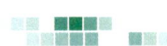

腱鞘纤维瘤是一种相对少见的良性软组织肿瘤,通过对其形态学、酶组织化学、免疫组化及超微结构的研究,现已证实腱鞘纤维瘤是一种成纤维细胞和(或)肌成纤维细胞增生性病变。该病变绝大多数发生于肌腱及腱鞘,少数起源于关节滑膜,个别病例见累及皮下。因此,腱鞘纤维瘤又称为腱鞘滑膜纤维瘤。

镜下肿瘤组织周界清楚,可残留肌腱或腱鞘。少数病变周边可见小神经束内陷,可能为病变压痛、疼痛的原因之一。部分病变边缘或实质少数囊腔内被覆滑膜,提示病变也可发生于滑膜组织。典型的组织学表现为:病变被狭长、裂隙状的血管腔隙分隔成多个小叶,每个小叶由被紧密包绕的梭形细胞及致密的纤维性胶原间质所组成。部分病变组织学具有多样性如局灶间质水肿、黏液样变、囊性变以及细胞构成疏密不等等特征,无肿瘤性坏死、病理性核分裂象及核的异型性表现。

三、临床特征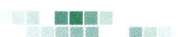

典型的上肢腱鞘纤维瘤表现为肿块的局部缓慢性生长,少数可伴有疼痛或压痛,多见于成年男性,男女发病比例为 3:1,发病高峰为 30~50 岁。最常见的发病部位为手指、手和手腕,尤以右手食指及中指多见。发生于手的占全部病例的 75%~82%,占所有发生于手的软组织肿瘤的 3%。典型表现为小的、质硬、无痛和缓慢增大的与腱鞘和肌腱相连的结节状肿物,可伴有腕管综合征和溃疡等症状。临床上常诊断为腱鞘囊肿。约 15% 的病例与局部外伤史有关系。

尽管 MRI、CT 及 B 超的影像学表现无特征性,但也可清晰显示病变的位置、大小、质地以及与周边组织的相关关系。X 线多无异常,但当肿瘤压迫周围肌肉、脂肪及骨组织时可显示一个透光性软组织肿块影及骨质的侵蚀影。病变大小不一,切面呈分叶状,可有黏液样变及囊性变。

四、诊断与鉴别诊断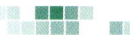

多数腱鞘纤维瘤的诊断并不困难,特别是当病变密切与肌腱或腱鞘相连且组织学上仅由致密的胶原基质及较少梭形细胞构成时最易诊断。然而,当病变出现在非典型部位以及形态学出现异质性表现时,这些肿瘤容易产生诊断上的困惑,因而尚需与如下病变相鉴别:

1 腱鞘巨细胞瘤 腱鞘巨细胞瘤形态上由组织细胞样单核细胞、成骨样多核巨细胞、泡沫细胞、慢性炎症性细胞、含铁血黄素巨噬细胞和胶原化基质以不同比例混合组成;而腱鞘纤维瘤无泡沫细胞和含铁血黄素巨噬细胞,仅偶见少数多核巨细胞,两者鉴别不难。

2 结节性筋膜炎 部分腱鞘纤维瘤病变局灶富细胞区显示筋膜炎样的形态学特征,这些区域与结节性筋膜炎有时难以鉴别。然而,伴有筋膜炎样的腱鞘纤维瘤或多或少存在典型致密的胶原纤维性间质、稀疏的梭形细胞及裂隙状血管腔隙,两者相互移行,多数发生于掌指部;而结节性筋膜炎黏液成分较多,梭形细胞普遍肥胖,呈培养基样排列,有明显的红细胞外渗及炎细胞浸润,很少发生于掌指部位,两者鉴别不难。对于终末硬化性结节性筋膜炎,形态学上缺乏裂隙状血管腔隙,可与腱鞘纤维瘤鉴别。

3 纤维组织细胞瘤 纤维组织细胞瘤是一种由纤维细胞和肥大的组织细胞构成的肿瘤,与部分富于细胞并呈旋涡状结构排列的腱鞘纤维瘤相似。但前者缺乏裂隙状血管腔隙及硬化的胶原纤维间质;后者缺乏组织细胞,具有经典的腱鞘纤维瘤组织学形态,两者易于鉴别。

4 促结缔组织增生性成纤维细胞瘤 促结缔组织增生性成纤维细胞瘤由稀疏的梭形或星状成纤维细胞和大量致密或纤维黏液样的间质组成,缺乏腱鞘纤维瘤裂隙状狭窄的血管腔隙及无细胞密集区。

5 成纤维瘤病 当腱鞘纤维瘤局灶细胞丰富,呈束状排列时形态类似成纤维瘤病。然而,后者边界不清呈明显的浸润性生长,无裂隙状血管腔隙,梭形瘤细胞核表达 β-catenin,与境界清楚的腱鞘纤维瘤易于鉴别。

五、治疗

(一) 手术适应证

上肢腱鞘纤维瘤经确诊,并排除伴有全身疾病不能耐受手术或局部有感染灶、术后有可能感染者,可行手术治疗。

(二) 手术方法

手术时行纤维囊外边缘切除,一般较少复发,但在腱鞘纤维瘤于囊内切除后均复发。因此在手术时应在肿瘤包膜之外带一层健康组织(如脂肪组织)切除,以减少复发。若腱鞘纤维瘤十分巨大,根据切除后皮肤缺损创面情况,可设计带蒂或游离皮瓣修复。

(三) 术后评价

腱鞘纤维瘤不具有浸润性和转移性,其治疗主要是手术切除,以保留功能和减轻症状。腱鞘纤维瘤的复发率文献报道不一。通过观察发现,病变与肌腱或腱鞘紧密相连处即病变的起始生长点呈蘑菇样紧密镶嵌于肌腱或腱鞘内,如果仅单纯剥离生长点外病变组织,病变起始生长点仍残留于肌腱或腱鞘组织内,则势必增加腱鞘纤维瘤的复发率。因此,我们推测病变的复发可能与病变未完全切除有关,建议行病变切除时在尽量保护局部功能的同时,适当扩大切除病灶起始生长点附着处的肌腱或腱鞘,对降低复发率至关重要。

六、治疗方法评价及其标准

总之,腱鞘纤维瘤是一种良性成纤维细胞和(或)肌成纤维细胞增生性病变,多数发生于成人,多见于上肢尤其掌指部最多见,少数病变可以复发。尽管其组织学形态多变,但始终存在典型的组织学特征,也是诊断与鉴别诊断的主要依据。

(袁继龙　高景恒　张庆　石杰　肖明)

参考文献

[1] 李鹏,尉继伟. 再论四肢软组织恶性肿瘤的诊疗[J]. 光明中医,2011,26(10):1956-1959.

[2] Kunisada T, Ngan S Y, Powell G, et al. Wound complications following preoperative radiotherapy for soft tissue sarcoma[J]. Eur J Surg Oncol, 2002, 28(1): 75-79.

[3] 姬涛,王天兵,郭卫. 软组织重建在骨与软组织肿瘤外科治疗中的应用[J]. 中国修复重建外科杂志,2012,26(8):950-954.

[4] 罗振东,叶琼玉,陈卫国,等. 股骨干骨肉瘤的临床、X线、MRI及病理表现综合分析[J]. 中国医学影像技术,2012,28(1):156-159.

[5] 侯蓉,李俊杰. 骨肉瘤的病理诊断[J]. 临床合理用药杂志,2012,5(15):94.

[6] 袁明智,黄永,任瑞美. 软骨肉瘤的影像诊断与鉴别诊断[J]. 放射学实践,2012,27(8):893-897.

[7] 杨剑云,虞聪,蔡佩琴,等. 上肢透明细胞肉瘤的治疗[J]. 中华手外科杂志,2009,25(5):264-266.

[8] 刘洪波,池晓峰,姜宏,等. 8例软组织透明细胞肉瘤临床分析[J]. 中国中医药咨讯,2011,3(9):226-227.

[9] 魏中华,孙秋艳,曾智. 透明细胞肉瘤的临床病理分析及研究进展[J]. 中国医师进修杂志,2009,32(z2):70-72.

[10] 郑珂,商冠宁,肖泽浦,等.软组织恶性纤维组织细胞瘤的治疗研究[J].实用肿瘤学杂志,2005,19(6):451-452.

[11] 杨毅,吴星娆,李岚,等.恶性纤维组织细胞瘤的诊治进展[J].实用癌症杂志,2006,21(4):443-444.

[12] 牛晓辉.骨巨细胞瘤的诊断与治疗[J].癌症进展,2005,3(4):316-319.

[13] 郭阳,田光磊,胡溱,等.上皮样肉瘤的症状和治疗[J].中华手外科杂志,2004,20(4):18-19.

[14] 刘秀美,程秀英.上皮样肉瘤的病理诊断与鉴别诊断[J].中国骨肿瘤骨病,2006,5(6):364-366.

[15] 毛荣军,杨克非,王坚.神经脂肪瘤病的临床病理学特征分析[J].中华病理学杂志,2011,40(3):165-168.

[16] 吴金秀,王海生.周围神经鞘膜瘤5例诊治教训[J].泰山医学院学报,2009,30(3):217-218.

[17] 刘宇军.四肢骨骼肌肌内血管瘤的诊断与治疗[J].中国骨伤,2011,24(12):1036-1038.

[18] 毛荣军,樊长姝,杨克非,等.腱鞘纤维瘤39例临床病理学分析[J].临床与实验病理学杂志,2012,28(5):533-538.

[19] 任炼,李志忠,林永新,等.手部腱鞘纤维瘤的手术治疗(附9例报告)[J].医学临床研究,2011,28(4):752-753.

[20] 林维浩,王天宝,叶志君,等.四肢血管球瘤26例诊治分析[J].中华普通外科学文献(电子版),2010,4(1):55-57.

第十八章 下肢恶性肿瘤术后缺损的修复

第一节 概述

下肢与躯干的界限,前方是腹股沟韧带,侧外方是髂嵴全部,后方是骶尾骨外侧缘,以上界面形成一个连续的边界将下肢与躯干分开。这个界面的下外方即为下肢。

下肢恶性肿瘤包括发生在上皮来源的皮肤癌、恶性黑色素瘤以及间叶组织来源的软组织肉瘤。肿瘤整形外科主要是指涉及皮肤与软组织的恶性肿瘤,也包括部分骨与软骨的恶性肿瘤侵犯到皮肤与软组织。在皮肤软组织恶性肿瘤中,皮肤基底细胞癌及鳞癌多发生在中老年人的暴露部位,而较少发生在下肢。多数下肢皮肤鳞癌继发于慢性溃疡或瘢痕。恶性黑色素瘤多发于足跟和足底,其发生率占全身恶性黑色素瘤的一半。下肢是软组织肉瘤的高发区。据上海曙光医院的统计,下肢软组织肉瘤的发生率占全身软组织肉瘤的 49.77%,其中臀部占 5.65%,大腿占 28.85%,小腿占 12.98%,足占 2.29%。

下肢皮肤软组织恶性肿瘤切除后总的修复原则是:

1. 尽可能保留肢体并恢复下肢的支持和行走功能。
2. 修复恶性肿瘤切除后形成的创面,为进一步的放射治疗提供便利条件。
3. 鉴于下肢远端暴露的机会多于近端,在局部皮瓣的选择上,尽量选择缺损近侧的皮瓣。
4. 在不影响功能的条件下,尽量恢复肢体的原有形态。

第二节 上皮组织来源的恶性肿瘤

一、皮肤鳞癌

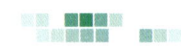

近年来随着人们寿命的延长、环境污染加重、职业因素影响及诊断水平的提高,我国皮肤恶性肿瘤的发病率也有增多趋势,而且趋向于年轻化。在我国,鳞状细胞癌是最常见的皮肤恶性肿瘤,其发生率占皮肤恶性肿瘤的 78%~90.9%。皮肤鳞癌与长期暴露在紫外线下密切相关。国内各家医院对于皮肤鳞癌的构成比例报道差异较大,这些差异可能与样本量大小、样本选择偏倚有关,同时与人群的遗传及自然环境因素的差异有关。由于下肢皮肤恶性肿瘤的发病率低,目前仍缺少相关的流行病学资料。

(一)临床表现

肿瘤多为单发,肿瘤大小从绿豆至8~10cm不等。皮肤鳞癌多以溃疡型、菜花样或结节状肿物为主要表现,其他表现有瘢痕样、湿疹样的皮损。溃疡边缘较宽,隆起外翻,基底呈红色颗粒状有时有脓液伴恶臭,表面常覆以脓痂。结节状或菜花状肿物表面为暗红色或毛细血管扩张,中央常见角质性物质增生,可见痂皮,且与基底紧密附着,强行剥离易出血。发生于外生殖器部位的鳞状细胞癌早期表现为一种出血性乳头状隆起,酷似突出的肉芽组织,但质较硬,后期见边缘隆起、宽厚而坚硬的溃疡。

Bowen病是一种原位皮肤鳞状细胞癌,有10%可以发展成为侵袭性的鳞癌。

Marjolin溃疡常继发于慢性炎症,发生于放置引流的区域或瘢痕区域。当肿瘤继发于慢性溃疡时,溃疡面的肉芽会突然增大,表面变得污秽,味道腥臭,出血不止;而当肿瘤继发于瘢痕时,则瘢痕表面破溃迁延不愈,或破溃处呈溃疡型、菜花样增大(图18-1)。这些少见的病变具有较强的侵蚀性,伴有50%的转移率。

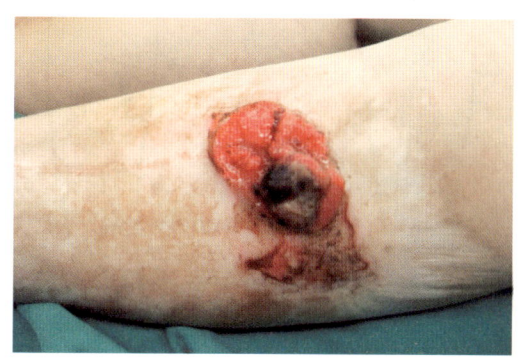

图18-1 左小腿上段烧伤后伴反复溃疡十余年,病检为皮肤鳞癌

(二)手术治疗与创面修复

目前手术是治疗皮肤恶性肿瘤的首选方法。为预防术后复发,手术切除的范围应足够大,这直接关系到患者的预后和局部外形与功能的恢复。一般要求切除皮肤鳞癌时,切口距病灶边缘应大于1.0~2.0cm。与此同时,皮肤鳞癌应根据肿瘤侵犯的深度决定切除的深度。

切除肿瘤后创面的修复应遵循皮肤软组织缺损修复方法选择的顺序,首先考虑直接缝合,其次考虑植皮、局部皮瓣、肌瓣或筋膜瓣复合植皮、远位皮瓣、游离皮瓣。在选择远位皮瓣时应该慎重,因其有将肿瘤转移至供区的可能。在胫前或足底负重区以皮瓣首选,供前者选择的组织瓣包括逆行腓肠神经筋膜蒂皮瓣、胫后动脉穿支皮瓣、腓肠肌肌皮瓣、腓肠肌肌瓣或比目鱼肌肌瓣复合植皮修复,后者则多以足底内侧皮瓣作为首选。

对高危患者不建议使用预防或选择性的淋巴结清扫。对于可以触及的淋巴结,如果活检证实存在淋巴结转移,应该切除淋巴结。对于那些局部淋巴结转移风险较高的患者,是否实施前哨淋巴结定位活检则仍无定论。

总之,早期准确诊断皮肤鳞状细胞癌需要临床医师丰富的经验和病理诊断的支持,从而减少误诊和漏诊病例。及时治疗对患者的预后十分重要。

(三)腓肠神经小隐静脉营养血管筋膜皮瓣

腓肠神经小隐静脉营养血管筋膜皮瓣因不损伤主干血管、皮瓣成活率高、多数供区可直接缝合而广泛使用。1992年,法国医师Masquelet等通过对灌注的新鲜尸体小腿的解剖研究,发现隐神经、腓浅神经、腓肠神经的营养动脉不但营养其伴行的神经,还向神经浅面的浅筋膜内发出一些皮支。这些营养动脉可以是一条动脉,也可以是细小动脉编织的动脉网。不仅如此,这些动脉还与深部知名动脉的穿支形成吻合。根据这一发现,他们提出了神经皮肤岛状皮瓣的概念,并将其用于小腿软组织缺损的修复,其中逆行的腓肠神经小隐静脉营养血管筋膜皮瓣引起了较为广泛的兴趣。

1 手术设计 逆行的腓肠神经小隐静脉营养血管筋膜皮瓣是以腓肠神经的营养血管为供血管的神经皮瓣,皮瓣的轴线为跟腱至腘窝下界中点之间的连线。轴点可设在外踝上 5~10cm 的轴线上。皮瓣上界不超过小腿后侧的中、上 1/3 交界。为了确保皮瓣的血供,多数医师将皮瓣的蒂部做成带有深、浅筋膜的神经筋膜蒂,且蒂的宽度不少于 3cm,因此又将这一皮瓣称为逆行腓肠神经筋膜蒂皮瓣。由于腓肠神经的营养血管在踝上水平与腓动脉穿支形成吻合,故在术前用多普勒探测仪在设计的轴点周围探测,有时可听到血流回声,此时应尽量将轴点改至有血流回声的部位,以保证皮瓣的血供(图18-2)。

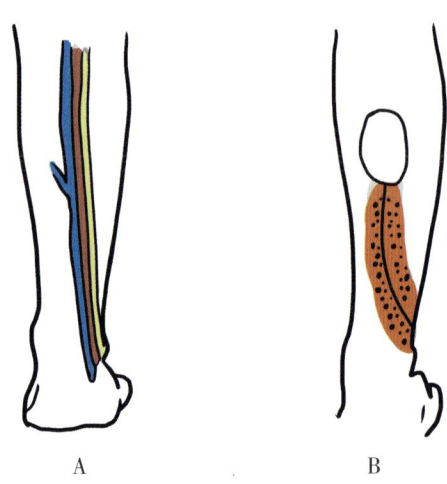

图 18-2 腓肠神经及其营养血管与皮瓣的设计

2 手术方法 下肢采用止血带止血。按设计切开皮肤、皮下组织及深筋膜。在深筋膜与肌膜之间由皮瓣的两侧向中轴分离。于皮瓣的近端探查小隐静脉及腓肠神经并结扎。由近及远掀起皮瓣,将皮瓣形成神经筋膜蒂岛状瓣,经过皮瓣与受区之间的隧道(或切开皮肤)将皮瓣转移到受区。供区直接缝合或植中厚皮。

3 典型病例

(1)病例一:患者,男,72 岁,左小腿踝部后方慢性溃疡并发鳞癌,皮瓣切除后创面以腓肠神经小隐静脉营养血管筋膜蒂岛状瓣覆盖创面(图 18-3)。

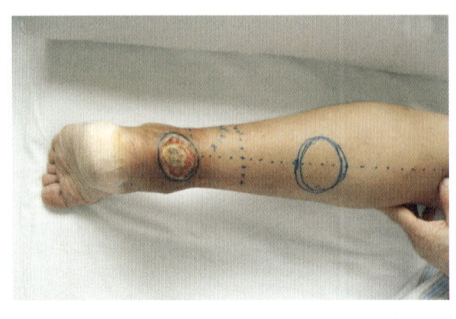 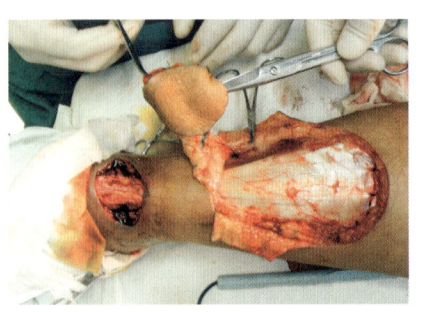

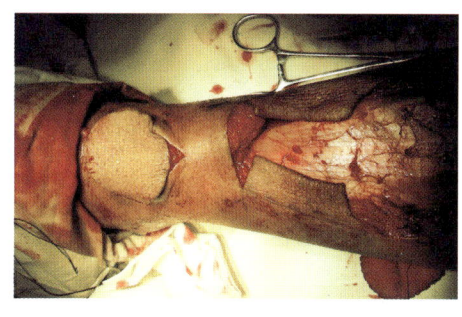
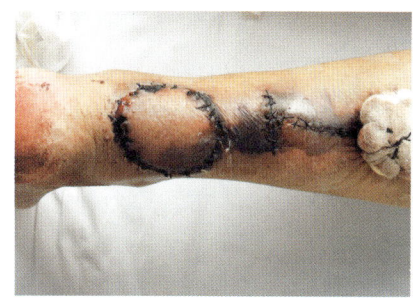

图 18-3　病例一
A. 皮瓣设计　B. 掀起皮瓣　C. 皮瓣转移至受区　D. 术后1周

（2）病例二：患者，男，54岁，左小腿内踝上方鳞癌，肿瘤切除后创面以腓肠神经小隐静脉营养血管筋膜蒂岛状瓣覆盖创面（图18-4）。

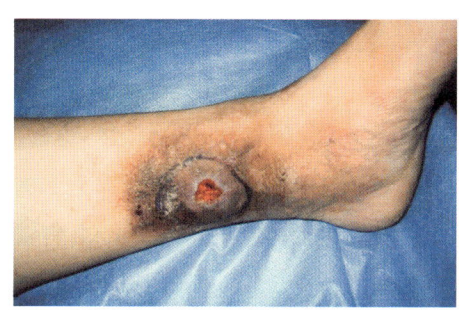
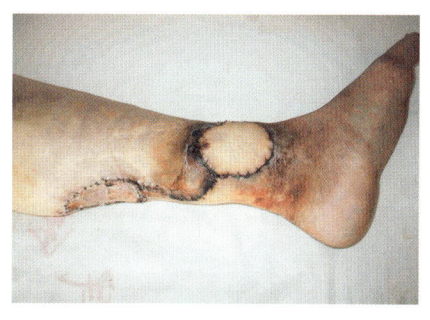

图 18-4　病例二
A. 术前左小腿上方鳞癌病变部位　B. 以腓肠神经筋膜蒂岛状瓣覆盖创面

4 皮瓣的优缺点　逆行腓肠神经小隐静脉营养血管筋膜皮瓣的主要优点是血供可靠，皮瓣旋转弧度大，手术操作简单，不损伤知名血管。

该皮瓣的主要缺点是术后足外侧的麻木所带来的不适。但Costa-Ferreira等随访表明，术后12个月，足外侧麻木及神经水肿均已好转。其另一个缺点是不适用于较大面积的创面。Ayyappan等将皮瓣的上界延伸至小腿后部的上1/3，并设计出最大面积达17cm×16cm的超大腓肠神经筋膜皮瓣。我们也对此进行了尝试，但一18cm×6cm的超大腓肠神经筋膜皮瓣，因静脉淤血合并感染而致皮瓣大部分坏死，因此我们认为在没有足够的证据表明腓肠神经动脉能够营养超大面积皮瓣之前，在应用超大腓肠神经筋膜皮瓣时应该慎重。

二、恶性黑色素瘤

恶性黑色素瘤只占每年诊断的皮肤癌症的5%，其病死率却占所有皮肤癌症的75%。由于健康宣教工作的广泛开展，广大人民群众对于恶性黑色素瘤的危害认识水平大大提高，许多患者的原发肿瘤还局限于皮肤时就得到诊断和治疗。恶性黑色素瘤最常发生在女性下肢的皮肤。在亚洲，其常发生于跖部的皮肤或甲床。

（一）临床表现

皮肤黑色素瘤的早期临床症状可总结为ABCDE法则，此法则有助于识别出最像恶性黑色素瘤的病灶：A.不对称，B.边缘不规则，C.颜色不均匀，D.直径、色素斑直径超过5~6mm的病灶可以考虑为可疑，E.隆起。此法则的唯一不足在于没有将黑色素瘤的发展速度考虑在内，也就是说，几周或几个月内发生显著变化的趋势。因此，要注意色素斑的生长和变化趋势。

此外，任何色素性病灶出现卫星灶、颜色变深或变浅、瘙痒、出血、瘤体快速生长、其上的毛发脱落或有毛发生长都表示此病灶内的细胞增生活跃，应对其保持高度警惕。

对任何疑似病灶均需手术切除并行病理检查，如此可以明确疑似病例，并可准确确定肿瘤的厚度，为进一步治疗提供依据。

晚期患者通常表现为跖底皮肤表面面积较大的黑色瘤体。瘤体部分或全部突出皮肤，或皮肤破溃经久不愈，并有黑色渗液。患者多因瘤体影响行走就诊。多数患者腹股沟尚无肿大的淋巴结。

（二）病理分型与预后

研究发现，恶性黑色素瘤浸润皮肤的厚度与预后密切相关。目前根据恶性黑色素瘤厚度分型的方法主要有两种：

1. Clark 分型法 Clark 根据瘤体侵入皮肤深度的不同将恶性黑色素瘤分为五度：①Ⅰ度：真皮内黑素瘤，不会转移，属良性；②Ⅱ度：瘤体穿透基底膜；③Ⅲ度：瘤体充满真皮乳头并侵入到网状真皮；④Ⅳ度：瘤体浸润网状真皮；⑤Ⅴ度：瘤体侵入皮下脂肪。

2. Breslow 分型法 Breslow 则通过光学微测量方法，准确测量切片上肿瘤的厚度，以此对恶性黑色素瘤进行分度：①Ⅰ度：瘤体厚度小于 0.75mm；②Ⅱ度：瘤体厚度为 0.76～1.50mm；③Ⅲ度：瘤体厚度为 1.51～3.99mm；④Ⅳ度：瘤体厚度大于 4mm。

皮肤受到侵袭的厚度不同，其淋巴结转移和全身播散的机会以及预后大不相同。

就淋巴结及全身转移的机会来看，瘤体侵蚀皮肤深度为Ⅰ度时，区域淋巴结转移的发生率在 2%～3%，远处播散率几乎为零；侵蚀深度为Ⅱ度时，淋巴结阳性率为 25%，远处播散率为 8%；侵蚀深度为Ⅲ度时，淋巴结阳性率为 57%，远处播散率为 15%；侵蚀深度为Ⅳ度时，淋巴结转移率为 62%，远处播散率约为 72%。

就预后而言，当病变厚度小于 1mm 时，切除治愈率超过 99%，5 年生存率为 89%～95%；当病变厚度在 1～4mm 之间时，5 年生存率为 63%～89%；当病变厚度大于 4mm 时，5 年生存率为 7%～63%。

（三）手术治疗与创面修复

手术切除目前仍是治疗上的首选，切除的外科安全缘取决于瘤体的厚度（表 18-1），但目前的循证医学证据还是支持安全切缘为 2cm 就足够。切除瘤体后创缘是否有瘤细胞的残留，可采用 Mohs 外科的方法。

表 18-1 恶性黑色素瘤切除瘤体的参考范围

瘤体厚度(mm)	切除瘤体外正常组织的范围(cm)
原位	0.5
≤1	1
1～2	1～2
2～4	2
≥4	2～3

切除的组织包括瘤体及其周边皮肤，深度达深筋膜。在病理检查证实切除组织块的浅筋膜深面无瘤细胞的情况下，当保留深筋膜，保留下来的深筋膜可作为瘤体向深层次侵入的屏障。

切除瘤体后形成的创面修复同样遵循皮肤软组织缺损修复方法选择的顺序。由于恶性黑色素瘤多发生在跖底和足底,如瘤体位于非负重区,则先考虑植皮,以中厚皮片+打包加压较为常用;若瘤体位于负重区,则不能考虑植皮,而应选用带蒂皮瓣、游离皮瓣修复创面。在选择远位皮瓣时应该慎重,因其有将肿瘤转移至供区的可能。足底内侧皮瓣因位于跖骨头与跟骨之间足弓部的非负重区,在解剖结构上与负重区被覆组织相似,有良好的血供和感觉,是修复负重区(尤其是足跟)创面的理想供区,因此这一区域的创面以足底内侧皮瓣为首选。对于足跟底部和后跟的创面,可选择顺行的足底内侧岛状皮瓣修复。对于足底前缘创面,则可选择足底内侧逆行岛状皮瓣修复。如修复困难,可选择其他皮瓣,如腓肠神经小隐静脉营养血管筋膜皮瓣、隐神经大隐静脉营养血管筋膜皮瓣、游离皮瓣等。

1 足底内侧皮瓣

(1)相关解剖:胫后动脉在跛展肌起点分叉处分为足底外侧动脉和足底内侧动脉,内侧动脉前行于跛展肌与趾短屈肌之间,与跛长屈肌腱平行,沿途有管径大小不等的2~9条分支。其中在第1跖骨底处,有一条斜向前外第2、3趾的较大分支,该支越过足弓2cm左右,与足底发出的第2、3趾的趾总动脉分支吻合,间接和足弓相连。血管粗细变异较大。足底内侧动脉在发出这一分支后,主干继续向前,在近第1跖骨头处,向内发出第1趾底内侧动脉,然后本干与第1跖底动脉吻合,向前延续为第1、2趾之间的趾总动脉,并通过第1跖底动脉与来自足背动脉的足底深动脉相通,由此参与了足底深动脉与足底外侧动脉共同形成的足底动脉弓,这一结构是恒定不变的(图18-5)。足底内侧动脉及其分支全程都有静脉伴行。

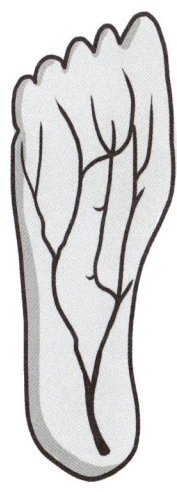

图18-5 足底血管分布示意图

(2)皮瓣设计:以第1跖骨的底面为基点,即足底前缘负重区与非负重区的交界部位,向足底内侧缘与内踝前缘延续线交点画一条直线,以此线为中轴线设计皮瓣,选用足底内侧动脉远端或斜支为蒂,或两者兼用,皮瓣面积在成人一般不超过8cm×4cm。从旋转点至皮瓣最远端的距离应稍大于该点至创面最远端的距离。皮瓣的大小、形状与创面相似,使皮瓣转移后能无张力地缝合。

(3)手术方法:

1)足底内侧岛状皮瓣顺行法修复足跟:在第1跖骨头近侧作皮瓣远侧切口,先找到足底内侧动脉浅支,有时需于皮瓣远侧端将其结扎。与跖筋膜下的跛展肌肌膜表面分离,由远及近直至浅支血管与深支血管的结合部。结扎深支血管后,在跛展肌与趾短屈肌内解剖出足底内侧血管主干及伴行的足底内侧神经,将神经主干留在原位,但注意保留发向皮瓣的神经分支。将血管向近侧的胫后动静脉分离至足够长度,并将神经进行束间分离,以获得足够的长度,即完成手术解剖(图 18-6)。将蒂部与受区间的皮肤切开,明道转移至足底创面,勿使血管蒂扭曲、受压(图 18-7)。

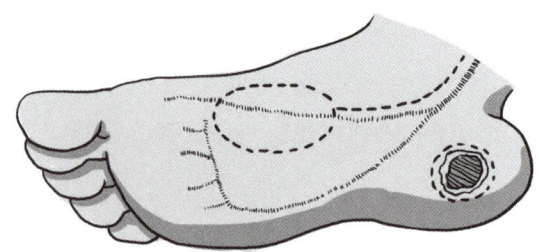

图 18-6　足底内侧顺行岛状皮瓣

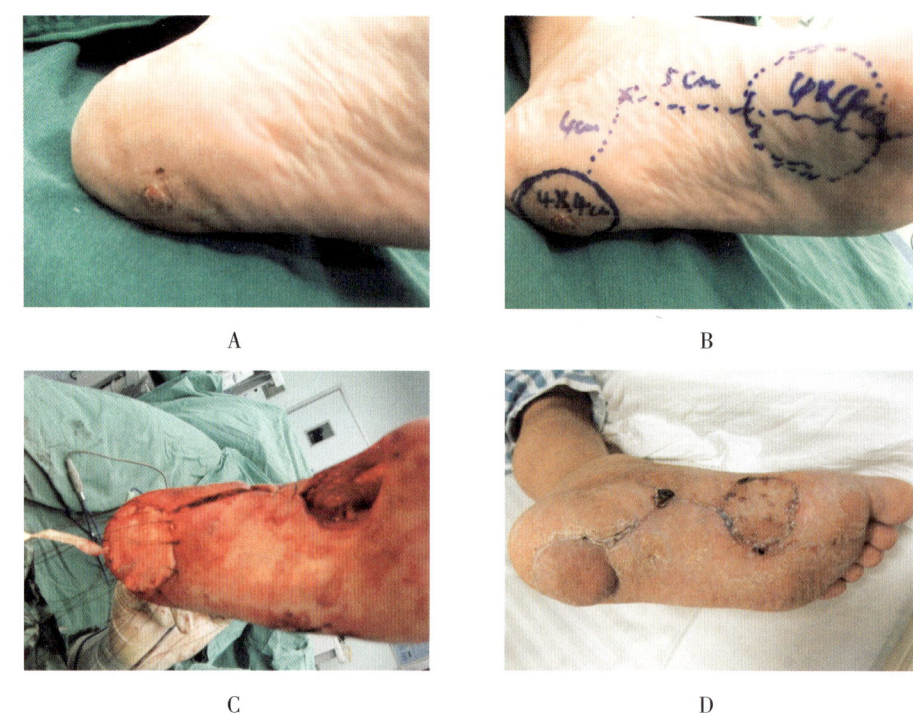

图 18-7　足底内侧岛状皮瓣顺行法修复足跟创面
A. 术前足跟黑色素瘤　B. 肿瘤切缘及足底内侧岛状皮瓣设计　C. 病变切除后,足底内侧岛状皮瓣顺行转移修复创面　D. 术后 2 周

2）足底内侧岛状皮瓣逆行法修复足底前缘:先切开皮瓣近侧缘,在跖筋膜下的𨂿展肌肌膜表面由近及远直至足底内侧血管的浅支进入皮瓣为止。继而切开皮瓣的两侧缘,同样在跖筋膜下的𨂿展肌肌膜表面解剖,游离皮瓣(图 18-8)。再于皮瓣的远侧切开皮肤,注意找到浅支血管,保留其周围的筋膜皮下疏松组织,蒂部的解剖不能超过第 1 跖骨头近侧。用血管夹在近端阻断浅支动脉 5min,皮瓣血供良好时,切断血管近端,即完成手术解剖。将蒂部与受区间的皮肤切开,明道转移至足底创面,勿使血管蒂扭曲、受压(图 18-9)。

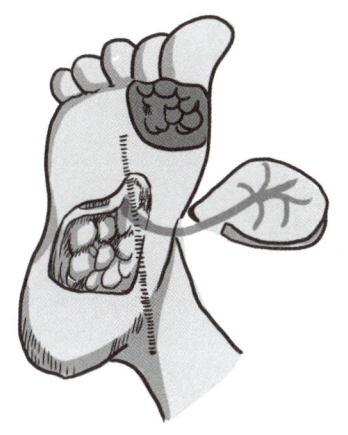

图 18-8　足底内侧逆行岛状皮瓣

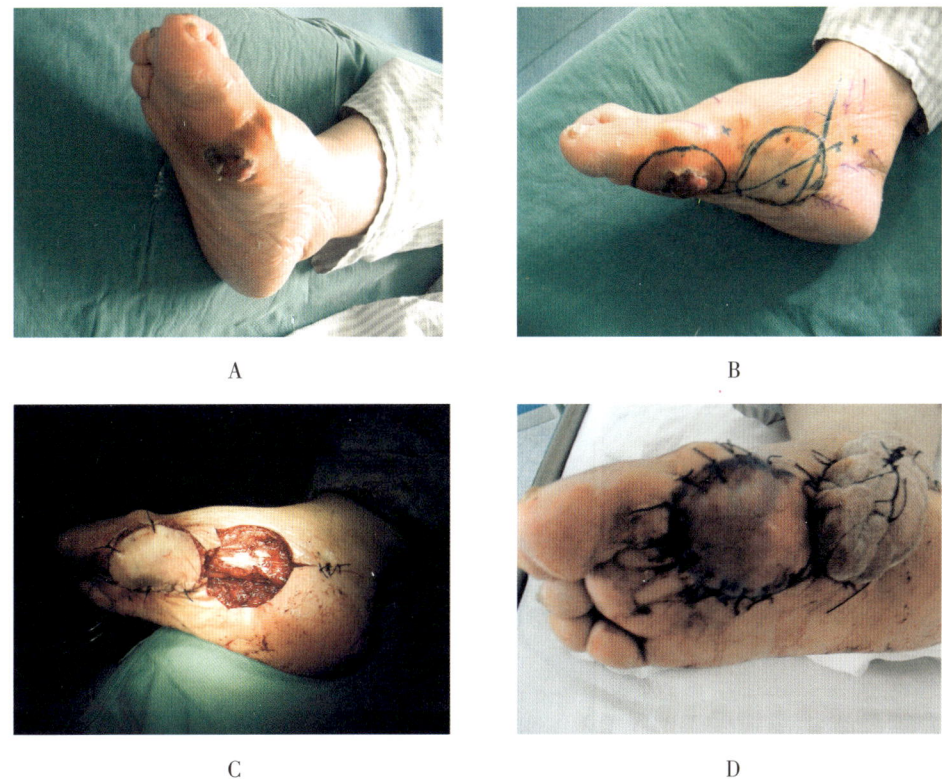

图 18-9　足底内侧岛状皮瓣逆行法修复足底前缘创面
A. 术前足底黑色素瘤　B. 肿瘤切缘及足底内侧逆行皮瓣设计　C. 病变切除后,足底内侧岛状皮瓣逆行转移修复创面　D. 术后 1 周

（4）优缺点:足底内侧皮瓣的优点是采用与足底皮肤结构一致的皮瓣修复足跟和足底负重区,可获得耐磨、耐压、感觉与弹性良好的疗效。其缺点是皮瓣静脉回流较差,应注意避免损伤静脉血管,并尽可能多保留一些血管周围软组织,以确保回流;足底皮下组织较为致密,缺乏弹性,转移后对蒂部的压力较大,应注意缝合张力和包扎的压力,必要时可适当剪去一些皮下组织;逆行移植使这一皮瓣无神经感觉。

2 腓肠神经小隐静脉营养血管筋膜皮瓣　皮瓣设计、手术方法及优缺点见上文。

病例三　患者,足跟恶性黑色素瘤伴巨大溃疡,切除瘤体后用腓肠神经小隐静脉营养血管筋膜皮瓣修复足跟(图 18-10)。

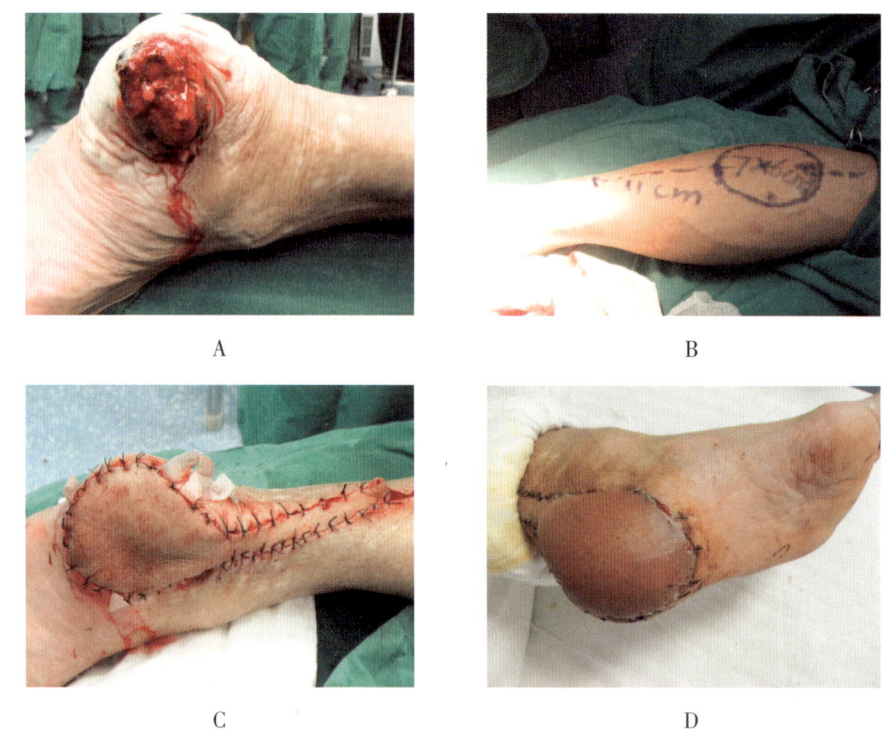

图 18-10 病例三
A. 足跟黑色素瘤伴巨大溃疡形成　B. 术前设计腓肠神经小隐静脉营养血管筋膜皮瓣　C. 采用腓肠神经小隐静脉营养血管筋膜皮瓣修复创面后　D. 术后 2 周

（四）淋巴结的处理

1 局部淋巴结的处理　对局部淋巴结的处理尚存争议，一项回顾性研究认为选择性淋巴结清扫（elective lymph node dissection，ELND）对增加生存率有益，而另一项前瞻性研究却没有获得这样的结论。普遍认为，如果临床上无区域淋巴结转移的征象，瘤体厚度小于 1.5mm，不宜行 ELND；当瘤体厚度超过 1.5mm，或经过细胞学或组织学证实有局部淋巴结转移，应做淋巴结清扫；如果原发病变在淋巴结附近，应将瘤体与主要淋巴结一同切除。例如大腿中部的恶性黑色素瘤需要将其与腹股沟的淋巴结一同切除。相反，如果病变在膝关节以下，则不能以这种方式治疗。但查及股管处淋巴结包含有瘤细胞，则常需做腹股沟深部清扫。如果证实存在远处转移，则不建议行常规的淋巴结清扫。

2 前哨淋巴结的处理　1991 年，美国加州大学洛杉矶分校的科研人员将异舒泛蓝注入猫的下肢皮内。他们发现注射的部位不同，最先着色的淋巴结不同，如注射在大腿内侧总是使腹股沟中央组淋巴结着色，而注射在大腿的外侧则总是使腹股沟外侧组淋巴结着色。由此提出了前哨淋巴结的概念。前哨淋巴结指恶性肿瘤细胞脱离原发位置首先到达的淋巴结。

手术中在恶性黑色素瘤附近皮内注射染料，并根据染料引流的方向寻找首先染色的淋巴结。切取的淋巴结行免疫组化和（或）PCR 检查，可使淋巴结微转移检出率提高 40%。获取前哨淋巴结的最佳方式是在术前及术中皮下注射放射性示踪剂 ^{99}锝，结合术中染料示踪，两者结合可使前哨淋巴结阳性检出率提高至 95%，而使其假阴性率降至 1% 以下。对于前哨淋巴结阳性，则行选择性的淋巴清扫；如果病理切片证实此淋巴结没有瘤细胞存在，则认为其他淋巴结也不存在瘤细胞。这种做法的好处是不需要实施淋巴结清扫即可获知有无淋巴转移，减少选择性淋巴清扫的盲目性及其带来的副损伤，同时也可使病理医师对此淋巴结实施多种染色，提高诊断的准确性。

3 淋巴结清扫原则

（1）区域淋巴结充分清扫。

（2）受累淋巴结基部须完全切除。

（3）通常来说，切除和受检淋巴结个数为：腹股沟≥10个，腋窝≥15个，颈部≥15个。

（4）在腹股沟区，如临床发现股浅淋巴结转移数≥3个，选择性行髂窝和闭孔区淋巴结清扫。

（5）如果盆腔影像学提示或Cloquet淋巴结阳性需行髂窝和闭孔区淋巴结清扫。

第三节 间叶组织来源的恶性肿瘤

间叶组织来源的恶性肿瘤又名软组织肉瘤，是一类来源于胚胎间叶组织的最常见的恶性肿瘤。由于这类肿瘤对化学疗法不敏感，因此手术切除仍是其主要的治疗方法，放射治疗可以作为肿瘤切除后的辅助治疗。

软组织肉瘤是软组织的恶性肿瘤，包括发生在脂肪组织、纤维组织、肌肉组织、血管及周围神经组织的恶性肿瘤。但就其分布的范围来看，却远超过上述组织范围，如平滑肌肉瘤可以出现在皮肤，这是因为瘤体来源于皮肤的浅层血管网的血管或立毛肌。

一、流行病学特征

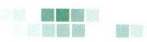

软组织肉瘤发病率很低，大约占全身恶性肿瘤的1%。臀部、大腿、小腿是软组织恶性肿瘤的高发区，三者约占全身软组织恶性肿瘤的40%~50%。此类肿瘤极少有良性肿瘤恶变形成的可能。多数软组织肉瘤为散发。

至今未发现明确的病因。但研究发现了某些诱发因素，如外源的射线有诱发软组织肉瘤的可能，放射治疗可以使软组织肉瘤的发生率增加50倍，发病时间在放射治疗后3~15年，且一旦发病，预后不良。另有研究发现艾滋病患者易患Kaposi肉瘤，其发病率是普通人群的310倍，血管肉瘤的发病率也为普通人群的17倍。研究还发现某些因职业原因如长期接触聚氯乙烯、苯氧基乙酸除草剂、氯酚木材防腐剂等也会增加软组织肉瘤的发病率。二氧（杂）芑特别是四氯二恶英也有诱发软组织肉瘤的可能。I型神经纤维瘤发展成为恶性周围神经鞘瘤的可能性要比普通人群高10倍。

从发病的层次来看，如以深筋膜作为浅深两层的界限，发生在浅层者约占15%，而发生深层者占85%。常见的五种组织类型包括恶性纤维组织细胞瘤、横纹肌肉瘤、滑膜肉瘤、脂肪肉瘤和纤维肉瘤，共占所有软组织恶性肿瘤的90%。

二、生物学特性

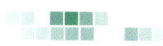

（一）生长方式

流行病学特征显示，软组织肉瘤多生长在深层组织中，通常呈离心生长，球形增大。在肿瘤的周围，出现受压区和反应区。反应区多表现为组织水肿，新血管生成，形成了肉瘤的假包膜。这种肉瘤浸润的假囊，由于瘤芽的长入和发展，结果也肉瘤化，变成肉瘤的一部分。然后再形成新的假包膜，重复上述过程。也可以在反应区之外、受压区等正常组织内出现伪足、跳跃性瘤灶或卫星结节等，因此肉眼所见的切缘的正常组织，很有可能已经发生了恶性肿瘤的显微浸润。反复这种过程，就形成了肿瘤的多结节状。如果术中仅以肉眼判断瘤体切除干净与否显然是错误的。

软组织肉瘤常沿着疏松组织、组织间压力相对较低、防御功能较差的途径播散。常沿着肢体的长轴,在某些筋膜的表面或肌束间平行发展。有时在主要瘤节附近可以产生皮肤等组织的侵犯。

(二) 特殊的组织结构对肉瘤的阻隔作用

致密的结缔组织是肉瘤的天然屏障,如深筋膜、肌腔、腱膜、骨膜和神经外膜等。特别是当肉瘤居于某一个肌筋膜室或骨筋膜室内时,在相当的一个时段,肿瘤被限制在腔室内生长。到了晚期,才经腔室开口、血管孔或其他薄弱区,在某些外因的作用下突破腔室,向外发展。

(三) 转移

瘤细胞转移是恶性肿瘤的特征之一。肿瘤细胞转移是一个序贯过程,起始阶段涉及三方面:①癌细胞与基底膜黏附;②基底膜降解;③癌细胞穿透基质进入血液和淋巴管。而其中肿瘤细胞的运动是肿瘤的浸润和转移的先决条件。

1 淋巴道转移　软组织肉瘤的淋巴结转移发生率比癌低,即使肿瘤生长在淋巴结密集区,组织学中也常见不到阳性淋巴结。

2 血道转移　临床实践证明,软组织肉瘤以血道转移为主,主要的靶器官是肺,其次为脑、肝、骨和皮肤等。出现血行转移的时间多在3~5年之后,往往在多次局部复发之后才出现远隔脏器的转移。

软组织肉瘤的主要致死原因是重要脏器的转移,对远位转移行针对性治疗是延长生存期的关键,而在这方面的疗效有待于进一步的提高。

三、临床表现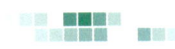

软组织肉瘤的临床表现因病程及肿瘤分化程度而不同。早期多无明显不适,中晚期可表现出各种不同的临床表现:

1 肿块　常为无痛性,可持续数月或一年以上。肿块位于体表多为低度恶性,位于深部多为高度恶性肉瘤。

2 疼痛　软组织恶性肿瘤多表现为无痛性肿块,但生长较快者可有钝痛。当肿瘤累及神经时则疼痛表现为首发症状。

3 部位　肉瘤具有各自不同的好发部位,纤维源性肿瘤多发生于皮肤及皮下,脂肪源性肿瘤多发生于臀部、下肢,横纹肌源性肿瘤多发生于肢体的肌层。

4 活动度　肉瘤的活动度与其发生部位、病理类型、病程长短有关。低度恶性肿瘤活动度好,高度恶性肿瘤活动度差;浅部肿瘤活动度较好,而深部的肉瘤活动度差。

5 温度　肉瘤血供丰富,局部温度可高于正常组织。

6 区域淋巴结　滑膜肉瘤、横纹肌肉瘤常有区域淋巴结肿大,有时淋巴结融合成团。

四、治疗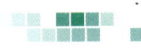

软组织肉瘤为少发病种,且其生物学行为多样,因此与其他种类的恶性肿瘤相比,若想制定适合所有软组织肉瘤的治疗标准非常困难。

(一) 影响下肢软组织恶性肿瘤治疗的因素

下肢软组织恶性肿瘤的治疗目的是完全彻底地切除肿瘤组织,将恶性肿瘤的复发率及病死率控制在最低,最大限度地保留肢体的功能。为了实现这些目的,目前在软组织恶性肿瘤的手术治疗方面已达成以下共识:

1. 切缘恰当与否,是决定局部复发的唯一重要因素。也就是说,切除范围与局部复发密切相关。

2. 人体内某些部位的解剖学结构如筋膜具有自然屏障作用,当肉瘤位于其中时,在相当一段时间内,对肿瘤有一定的约束作用。将此类结构连同肉瘤全部切除,可视为局部根治。

3. 保肢术越来越有取代截肢术的趋势,因为截肢术与保肢术相比在降低肿瘤复发率方面并无优势。

(二)软组织恶性肿瘤的切除方式

1. **囊内切除术** 囊内切除术(切开活检)是在肉瘤的假包膜内切除部分或全部瘤组织的方法。用这种方法手术后,大量的瘤组织遗留,确诊后要作再次切除,因此仅用于切取活组织检查。

2. **边缘切除术** 边缘切除术(切除活检)是指在肿瘤的真或假包膜外,将肿瘤全部切除的手术方法,多用在良性肿瘤的可能性较大或低度恶性的巨大肿瘤。与高度恶性肿瘤不同,这些肿瘤很少侵入周边正常组织,因此在包膜外切除肿瘤即可大大延缓肿瘤再发时间,同时也减少了切除大量正常组织带来的并发症。当然,如果肿瘤体积较小时,在减少并发症的可能下,可以扩大切除范围以获得安全的切缘。

这种方法也可以用在肉瘤紧邻重要结构,无理想切缘的情况。这种手术方法仅能切除肉眼所能见到的瘤体,大多数病例仍有显微瘤组织残留。应该追加其他治疗,否则复发率很高。

3. **广泛切除术** 理论上的广泛切除是指将距离肿瘤3～5cm以外正常组织作为切缘,术中不暴露肿瘤组织的完整切除。但广泛切除术依据的是假定的安全距离,所以显微性肿瘤和跳跃性病灶的残留是完全可能的。而临床上真正符合这种切除,或者说允许这种切除方法的病例不多。如在肢体远端就无法达到5cm切缘的要求。在此种情况下,可以将Mohs显微切除外科应用于获取软组织恶性肿瘤切除后的组织学上阴性切缘。通过详细地标记多维方向的切缘,指示病理医师取材和病理检查的部位。如此可最大限度地保留正常组织。可将其称为借助Mohs外科的广泛切除术。

4. **腔室切除术** 腔室切除术是近年来提出的一种以腔室概念为基础的手术方法。人体内某些部位的解剖学结构具有自然屏障作用,当肉瘤位于其中时,这种屏障在相当一段时间内,对肿瘤有一定的约束作用。将此类结构连同肉瘤全部切除,可视为局部根治。腔室切除术的局部复发率明显低于广泛切除术。这种手术方法设计合理,效果优良。但临床适宜开展根治性切除的部位较少,据文献统计不足20%。同时,腔室切除术的组织损毁相当严重,有些手术遗留的功能缺陷即使修复重建也无法恢复到正常水平。

5. **截肢术** 有学者进行的随机对照研究发现,截肢术与保肢手术辅助以放射疗法在术后生存率上没有区别,进而提出截肢对于恶性肿瘤来说并不一定是根治,而只是一种达到某一切缘的手术方法。因此在现代肿瘤外科治疗上,已很少选择这种术式。而且这种术式无法通过修复重建恢复功能,已不属整形外科范畴。

(三)外科切除的术式选择

诊断确定之后,选择一个适当的术式,可以明显减少局部复发病率。以下原则和顺序供参考(图18-11)。

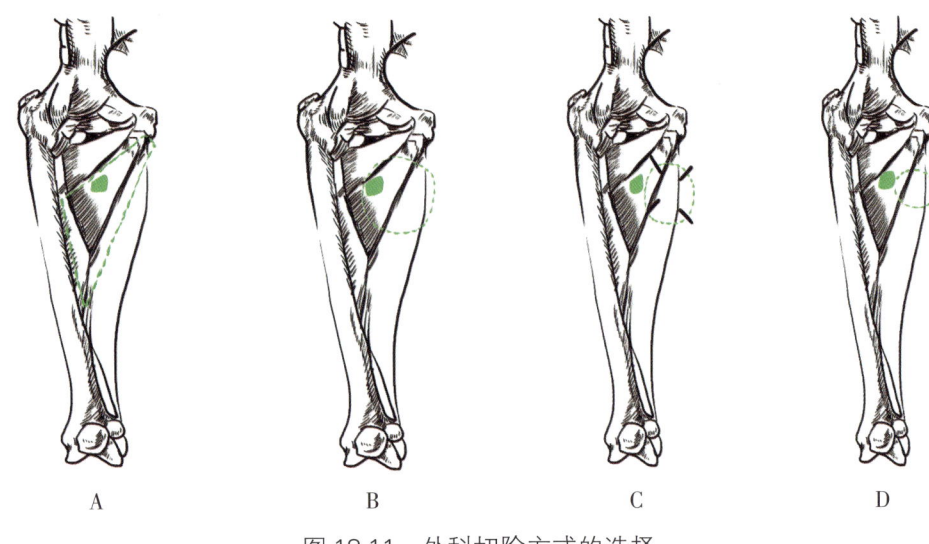

图 18-11　外科切除方式的选择

1 腔室切除　按照外科分期，首先选择腔室切除术，以期达到完全根治。

2 广泛切除术　按照 3～5cm 的安全缘完整切除肿瘤。

3 借助 Mohs 外科的广泛切除术　当局部条件无法满足广泛切除术时，为了最大限度地切除肿瘤，保留正常组织，减少对功能的损伤，可选取该种术式。组织学报告有切缘阳性者，可追加术后放疗。

4 边缘切除加辅助放疗　边缘切除术为不得已而为之，必须同时结合放疗，内照射的效果可能更好一些。

病例四　患者，女，43 岁，左大腿巨大脂肪肉瘤，与坐骨神经粘连，行边缘切除，术后加局部放疗（图 8-12）。

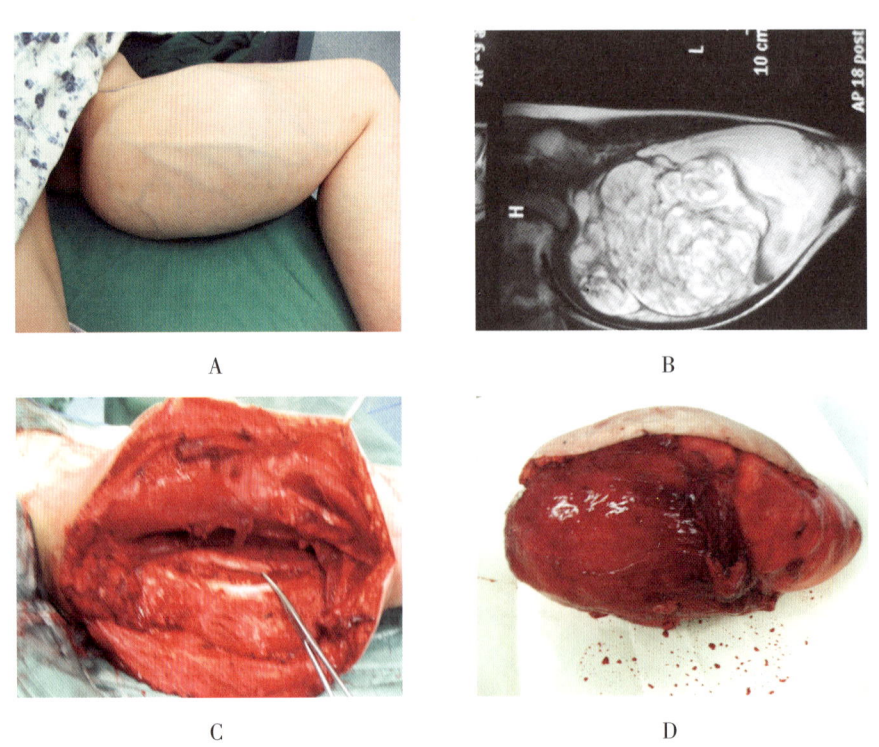

图 18-12　病例四
A. 左大腿巨大脂肪肉瘤　B. 脂肪肉瘤的 MRI 片　C. 边缘切除后见坐骨神经
D. 切下的标本

5. 截肢术　当肿瘤侵蚀到皮肤到骨多层结构,则需考虑截肢手术。

五、软组织肉瘤切除后的修复原则

软组织肉瘤保肢性手术治疗的特点之一是,大量的有一定功能的软组织连同肿瘤一并切除。虽然组织切除明显少于截肢,但相应的形态和功能损毁仍相当严重。因此,重建技术的介入也是顺理成章的,传统的放化疗法必定会被替代。

(一) 外科分期与修复重建的关系

外科分期是多项临床指标的综合产物,它不但应该指导肿瘤切除,同样应该指导对功能的修复重建。

1. Ⅰ期　组织学上属低度恶性,或为局部侵袭性。应在局部彻底切除的情况下,力争恢复全部必须功能。术中采用一些高难度的技术(如吻合血管的游离组织移植等)是有必要的,因为Ⅰ期肉瘤获得理想的外科治疗后,可不附加任何其他治疗而获得根治。因此,功能的恢复应与其相适应,功能的优劣将影响患者的终身。

2. Ⅱ期　为恶性程度较高的肉瘤。如果肿瘤位于腔室内(T_1),仍有获得根治的机会,重建内容要以根治后的情况为依据,越接近健侧越好。如果肿瘤位于腔室外(T_2),则应该根据切除的情况设计重建方案。

3. Ⅲ期　对于已出现区域淋巴结或远隔脏器转移的病例,修复重建的内容应综合分析。原则上应以简单手术修复恢复必需的功能为主,而将主要的精力放在全身肿瘤的控制上。生存第一,功能第二仍是当前的原则。

(二) 生存期与修复重建的关系

就目前的文献统计,软组织肉瘤综合治疗的5年生存率为40%~70%。生存期多长方可施行修复重建术?目前未见文献报道。临床体会,肉瘤切除和修复重建之后,患者应有一恢复期,根据不同的重建内容,在恢复期之后,修复的功能可以正常使用半年以上者,都应该进行修复重建。

(三) 修复重建的时机

在各方面条件允许的情况下,原则上修复重建应与肉瘤切除同期进行。当术中遇到特殊情况,一期无法完成时,也可二期重建。或者是需要重建的功能较多,互相矛盾则需分期重建。

(四) 技术能力和设备条件与修复重建的关系

四肢损毁的功能重建涉及一些边缘学科的知识和技术,如骨外科、整形外科、显微外科和康复医学等。应充分估计能力、技术和设备等条件,不能胜任时,应开展多学科协作,以减少患者的痛苦。

(五) 患者和家属的要求与修复重建的关系

不同的社会背景、经济基础及年龄、性别等,有各自不同的要求。在设计手术方案之前要征求患者及家属的意见,并达成谅解。

修复重建主要目的包括:①保障肢体存留;②恢复基本功能;③无瘤;④使用基本满意。

对于过高的要求,应具体情况具体分析,不应盲目应允一些不能实现或把握性不大的功能重建。

六、软组织肉瘤切除后的修复方法

修复再造外科在软组织肉瘤的治疗过程中起着重要作用。大约15%的下肢软组织恶性肿瘤需要修复再造外科帮助覆盖皮肤软组织缺损。由于支持体重、维持站姿平衡以及行走是下肢的重要功能，下肢软组织恶性肿瘤保肢治疗后的修复核心是保存功能，即确保骨骼覆盖、避免重要神经血管损伤、动力重建是修复重建。对于巨大恶性肿瘤切除后所形成的创面，整形外科可以通过其熟悉的组织移植手段帮助实现创面的合理覆盖。因此，在制定手术计划上，如果涉及组织移植的情况，有整形外科医师参与的术前计划将使手术设计更趋合理。

（一）软组织肉瘤的手术切除与动力功能损毁

神经和肌肉本身的恶性肿瘤，自然会影响或破坏相关肌肉的动力，也会累及其他神经和肌肉。因此，在软组织肉瘤的手术治疗中，神经和肌肉被切除所导致的功能损毁屡见不鲜。临床需要修复重建动力者，可能仅次于需要特殊手段进行创面覆盖的数量。

在软组织肉瘤的外科治疗中，不管是选择根治性切除、腔室切除还是边缘切除，单纯切除一段神经干者少见，多伴有肌肉的切除；即使是神经缺损，也可以归结到肌肉的废用上。因此，损毁的类型以肌肉为单位统计较为实用。

1. 单肌型　一般说来，四肢肌群的特点之一是，一组肌肉承担一组大致相同的动作（总体运动方向走向一致），而具体到某一块肌肉又小有区别。由于诸肌肉的止点、走行的方向和肌腹的大小不同，又以各司主职为其特异性，当某一块肌肉被破坏切除后，所支配的功能即丧失。单肌型损毁即指此类。

单独一块肌肉切除后，多数部位不用重建，如腓肠肌和比目鱼肌等。但应具体分析单肌功能在整体功能中的地位，以决定是否重建。如股四头肌切除将严重影响膝关节的稳定性，需要功能重建。

2. 肌组型　临床可将功能和解剖层次相近似的几块肌肉称为肌组，如小腿三头肌。因司职重叠，可简化重建。

3. 腔室型　位于同一腔室内的肌肉功能多接近，全部切除后功能影响明显，可出现一个方向的功能全部丧失，必须重建；由于肌束较多，司职分工细腻，不可能面面俱到，重建时应择其主要的部分，即能完成基本动作的肌肉功能重建之。

4. 双腔室型　双腔室切除后，一般为两个方向的运动全部丧失，对功能影响巨大。由于动力源有限，只能选择生理必需的、能兼顾两者的功能给予重建。必要时还可以给予某些关节固定，以弥补动力不足的缺憾。

（二）动力重建的方法

重建的内容，原则上应该是什么组织被损毁，就修复什么组织。

1. 神经修复　当神经干本身的肿瘤，一段神经干被切除，周围的肌肉破坏不严重时，可选择神经修复。常用的神经修复方法包括：①神经端端吻合术；②神经端侧吻合术；③神经移植术。但当神经干大段缺损时效果不好。一般认为神经修复后，如有50%左右的神经功能恢复即已是较佳修复效果。另外，由于神经生长缓慢，对恶性程度较高的肉瘤不适用。

神经的侧侧吻合是新近获得再生的周围神经修复方法，神经轴突可经侧侧吻合长入远端，并且功能效果令人满意。这种方法对于肉瘤的神经累及并需要神经段切除时，挽救残留神经的功能可能有意义。

2. 肌肉功能重建　当有神经和肌肉同时切除时，应放弃神经的修复，而转向肌肉功能的重建，单纯肌肉切除更应如此。就目前技术的发展，肌肉尚无法谈及修复，而主要是以替代的方式，重建已经被切除的肌肉或已经失去神经支配肌肉的功能。肌肉功能替代性重建主要有局部肌肉（腱）转位和吻合血管的肌肉移植两类。

（1）局部肌肉（腱）转位：骨骼肌的运动作用，均是经过肌肉的收缩，将力传达到某一骨的止点，拉动骨和关节产生运动。因此，改变肌肉的附着点，即可改变力的作用方向和力的大小。群聚的肌肉,功能多有相似之处,切断一部分挪作他用,对主要功能没有太大的影响。

1)单附着点转位:将肌肉起点或止点附近切断,然后转移到另一止点或另一作用面重新固定,肌肉收缩时,作用力的方向部分被改变,也就产生了新的动作。如胫前肌外移替代外翻肌,将原先的内翻背伸的肌肉,外移超过中线之后固定,所产生的动作就变内翻为外翻了。胫后肌前移替代背伸肌也是同理,当牵拉力的方向越过了踝关节冠状面的中线时,跖屈力即变成了背伸力。

2)双附着点转位:指肌肉的起点和止点均被切断,重新调配方向和位置,然后作固定。此方法完全改变了的肌肉的原作用力方向,转位幅度大,可以完成单附着点转位不能完成的功能。这种方法由于仅有血管神经蒂相连,相当于岛状肌肉移植,要求手术操作的精度高,处理不当时易发生肌肉坏死。

3)动力重建和创面覆盖一期完成:当局部缺损合并有动力功能障碍时,可选择肌皮瓣转位的方法,肌肉用来重建动力,携带的皮肤覆盖创面。如三角肌全切除后(包括皮肤的切除)可应用背阔肌肌皮瓣,以胸背动、静脉和神经为蒂,作双附着点的转位,以达到既重建了上肢的外展功能,又覆盖了创面的目的。

(2)吻合血管的肌肉移植:即应用吻合血管的肌肉移植的方法重建肿瘤性动力肌缺损,如游离移植的股薄肌、腹直肌、背阔肌用于重建小腿胫前腔室切除后足背伸功能等。由于肌肉移植本身存在的一些问题,以及肌替代功能精细的几块肌肉功能的局限性等,使得肌肉移植的临床应用较少。

(三)局部肌肉(腱)转位的原则

1. **供区选择** 由于协同肌功能再训练较容易,应先选择协同肌,后选择拮抗肌。以供区功能不受重要影响、操作方便、转位容易者为首选。常用转位肌与可替代肌见表18-2。

表18-2 常用转位肌与可替代肌

缺损肌	可替代肌
臀大肌	阔筋膜张肌
臀中肌	腹外斜肌、阔筋膜张肌
股四头肌	股二头肌、半腱肌、大收肌、缝匠肌
胫前肌	腓骨长肌、腓骨短肌、胫后肌
腓骨长肌、腓骨短肌	胫前肌、胫后肌
小腿三头肌	胫前肌、腓骨长肌、胫后肌

2. **受区准备** 瘤床阴性或理论上阴性。转位的肌腱应有血供丰富的软组织床,尽量避免直接与骨、神经或血管紧贴或交搭。转位后的肌腱应有正常的皮肤软组织也就是皮瓣的覆盖。

3. **精确操作** 转位的肌肉在游离时勿损伤血管神经蒂。转位的肌肉全长要保持平直,勿成角,以利于力的直线传导。拮抗肌转位时,主体要越过两拮抗方向的界面。由于残端腱多较长,新的附着点选择余地较大,应以编织缝合为主,可以减少拉松度。吻接处要避开关节、易摩擦区等。尽量不用骨性附着。矫枉过正位固定。

4. **功能训练** 早期被动训练,逐渐过渡到主动训练。

七、下肢软组织肉瘤切除后的修复方法

（一）臀部

1. 深筋膜浅面的肿瘤

（1）髂部肿瘤：位于髂部深筋膜浅面的肿瘤，可以切除包括阔筋膜张肌和臀中肌裸露部深筋膜浅面的浅筋膜室，所形成的创面以直接缝合或皮瓣覆盖，术后患侧相对制动，特别是关节附近的创面覆盖、制动非常重要。

（2）臀部肿瘤：位于臀部深筋膜浅面的肿瘤，应视臀筋膜受累的情况决定切除平面。由于深筋膜浅层纤维伸入肌纤维中，单纯作深筋膜切除应携带少许肌纤维。如臀筋膜受累明显，则应切除一层甚至全部臀大肌。创面的修复按照创面修复阶梯原则选择修复方法。位于负重区，如坐骨结节附近时，必须作肌皮瓣或皮瓣手术，最好同时带感觉神经。

2. 深筋膜深面的肿瘤

（1）髂部肿瘤：当髂部肉瘤位于阔筋膜张肌内，而且周围筋膜结构完好时，可将阔筋膜张肌连同其深筋膜作为一个腔室切除，将髂胫束原位固定于股外侧肌上，无需特殊修复，对功能多无影响。

（2）臀大肌区肿瘤：当肉瘤位于臀大肌间或臀大肌附近，或浅层肿瘤侵入肌层时，应作臀大肌腔室切除术，同时包括全部包被筋膜和表面覆盖的皮肤。在切除臀大肌时，对于骨附着区及其附近，应作骨膜下层面的切除，同时结扎切断臀下神经血管。臀大肌室相对比较完整，肌层又厚，选择适当时，复发率很低。单纯臀大肌全切除后的成年人跛行常不明显，这可能与阔筋膜张肌、骶棘肌和臀中、小肌的代偿有关。因此，单纯臀大肌切除后，多不需替代术。

（3）臀中、小肌区肿瘤：梨状肌上区肿瘤主要侵犯臀中、小肌，可作包括梨状肌及臀神经血管的梨状肌上区切除术。由于该部分被臀大肌上部覆盖，必要时可切除深层筋膜及其上部肌肉。切除的范围，深层还应包括髂骨翼骨膜、外板及全部髂骨。由于该区肌肉的肌幅较小，筋膜作用不完善，肿瘤的复发率较单纯臀大肌切除者为高，应根据切缘的具体情况追加术后放疗。如果术中切除了臀中肌及臀大肌上部，术后多数患者将出现摇摆步态，此时将阔筋膜张肌起点后移，可获得理想效果。

（4）梨状肌下区肿瘤：当肉瘤位于梨状肌下区、坐骨神经前方时，可作梨状肌下区、小外旋肌群的切除，保留坐骨神经，而仅切除坐骨神经的外膜，臀大肌的下部可酌情处理。当臀下神经和血管受累时，臀大肌下部多无法保留，应同时切除。

梨状肌下区肉瘤，解剖上前方多较疏松而后方紧张，肿瘤易向前突，常侵及盆腔或闭孔附近，很难达到理想切缘。同时，由于不能直视盆腔脏器，易出现副损伤，术中尤应注意。术后多应结合放疗，以弥补切缘的不足。小外旋肌群切除后无需重建。

（5）臀部巨大肿瘤：当位于臀部的肿瘤巨大，无法按分区切除时，可以选择臀区的大块切除，切除的组织可以包括臀大、中、小肌，阔筋膜张肌和髂骨等，坐骨神经仍应力争保留，术后追加放疗。高位坐骨神经的切除，功能损毁的修复相当困难，如必须切除时，可能局部也很难达到阴性切缘，所参与创面的修复以皮瓣、肌皮瓣或游离皮瓣为主。

（6）骨突附近肿瘤：臀部的骨突或邻近的骨突，包括髂嵴、股骨大粗隆和坐骨结节等。髂嵴部多可切除，创面直接闭合。如股骨大粗隆和坐骨结节存在明显骨受累时，应同时对骨作处理，裸露区可用肌皮瓣或皮瓣修复，常用的包括股薄肌肌皮瓣、缝匠肌肌皮瓣及阔筋膜张肌肌皮瓣等。

3. 髂部、臀部皮肤软组织缺损的常用修复方法

（1）股后皮神经营养血管皮瓣：1992年Masquelet首先提出的皮神经营养血管皮瓣是一类以

皮神经血供为其成活基础的新型皮瓣。此后,因这类皮瓣具有不损伤四肢主要血管、血供可靠、带蒂转位修复受区、手术风险小、有重建感觉功能的条件、可设计顺行或逆行转移皮瓣术式等优点,临床已广泛应用。

1)应用解剖:股后皮神经(posterior femoral cutaneous nerve, PFCN)由臀大肌下缘中点穿出入股后部,主干沿股后正中线(臀大肌下缘中点,至股骨内外髁连线的中点)下行,至大腿下段内收肌结节上方9.1±3.2cm浅出深筋膜。股后皮神经在穿臀大肌下缘处横径3.0±0.6mm,下行渐变细。先行于股二头肌内侧,后于股二头肌与半腱肌之间下行至膝后区。股后皮神经及股后区皮肤的血供主要来源有三,即大腿后侧近端的臀下动脉、中段的股深动脉穿动脉的肌皮支和远端的腘动脉筋膜皮支动脉。

2)病例五:臀部纤维组织肉瘤患者,术前用多普勒于大腿后侧臀大肌下缘中点附近寻找股后皮神经的伴行血管并标记。以此为皮瓣的旋转点,以皮神经为中轴,设计股后皮神经营养血管皮瓣,下界在腘窝横纹上8～10cm,皮瓣宽度可至10cm,皮瓣面积最大可切取15cm×10cm(根据缺损大小设计)。沿设计切口线切开皮瓣两侧及远端皮肤、皮下组织及深筋膜,在深筋膜与肌膜之间向上分离皮瓣,分离中需认真结扎3～5支来自股动脉的穿支营养血管,注意保护股二头肌与半腱肌、半膜肌间深部走行的坐骨神经。切开皮瓣近端到旋转点之间的皮肤、皮下,并向双侧翻开,保留皮神经、营养血管、浅静脉及深筋膜,皮神经走行两侧各保留2～3cm筋膜蒂。将皮瓣顺行旋转移植到受区缺损处,固定缝合,供区直接拉拢缝合。供区及受区皮瓣下行负压引流,24～48h后拔除引流管(图18-13)。

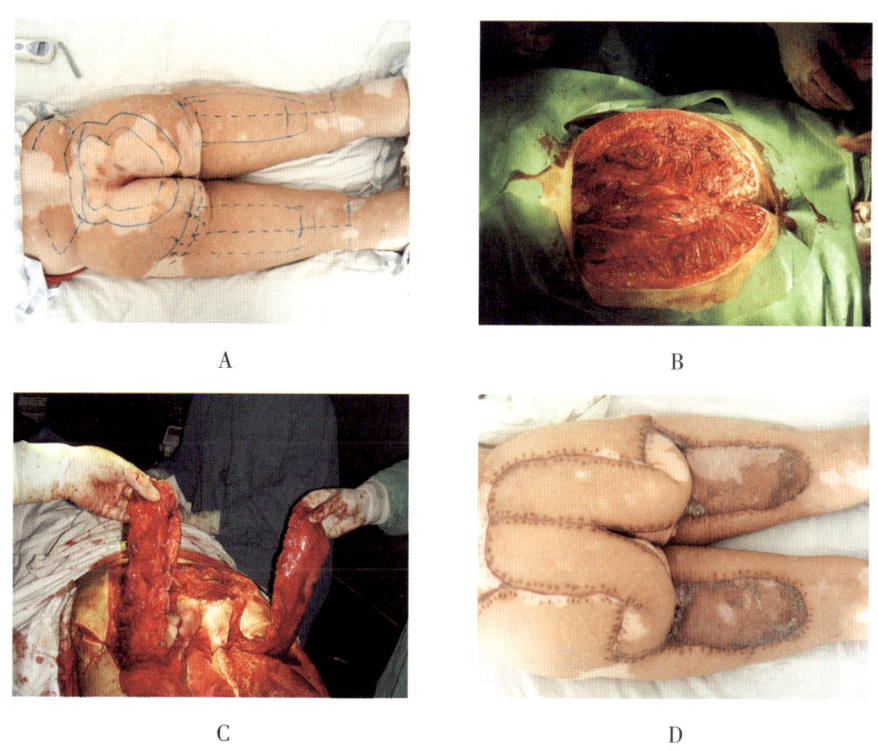

图18-13 病例五
A. 术前标记肿瘤切除范围及设计股后皮神经营养血管皮瓣　B. 肿瘤组织切除后残留的创面　C. 切取的双侧股后皮神经营养血管皮瓣　D. 术后2周

(2)阔筋膜张肌肌皮瓣:阔筋膜张肌起自髂嵴外侧缘、髂前上棘的缝匠肌起点后方。肌腹呈纵向,全部包在深筋膜中,于股骨大粗隆附近移行为髂胫束。旋股外侧动脉的升支在髂前上棘下方

8cm左右经股直肌后方进入阔筋膜张肌前缘,发出分支营养阔筋膜张肌及髂胫束,并经肌皮穿支营养表面皮肤。

1）应用解剖：阔筋膜张肌肌皮瓣血管恒定,血供丰富,切取容易,转位方便,是理想供区；远端带有髂胫束,增加了局部抗压和抗摩擦能力。切取时,辨清其与臀大肌的联合腱,并于此切开,是重要步骤,可迅速取下肌皮瓣。

2）设计、切取和转位：肌皮瓣的长度可从髂棘至膝上5cm,宽度以肌肉为中心10cm左右。沿设计切开肌皮瓣的后缘线,于阔筋膜张肌及髂胫束的深面潜行分离,并横断远端,固定皮肤与深筋膜边缘（图18-14A）。向下切开后缘的上方,游离近端后方,于髂嵴外缘切断肌肉起点（图18-14B）。将肌皮瓣翻向前方,在髂前上棘下缘7cm左右的肌肉深面可以看到和触摸到旋股外侧动脉的升支。直观下切断肌皮瓣的全部前缘,注意保护神经血管蒂。肌皮瓣全部掀起后,远端向后作90°的旋转,注意血管蒂勿扭曲。在无张力下缝合所有的皮缘,供区直接缝合（图18-14C）。术后伸髋位平卧或侧卧位2周。

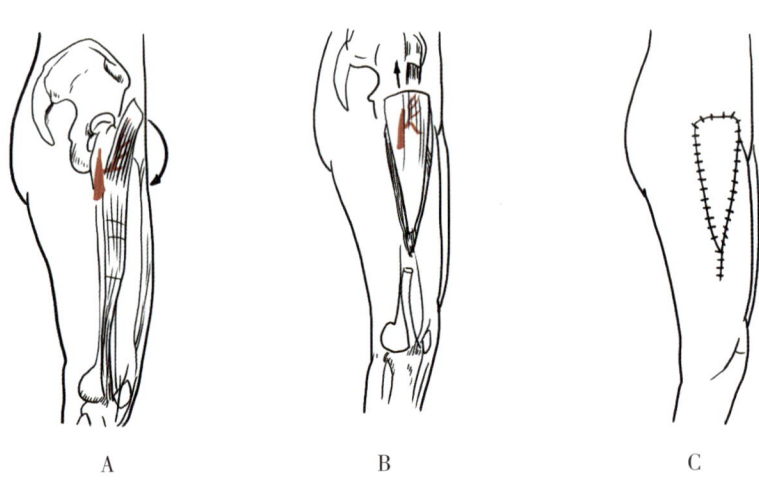

图18-14　阔筋膜张肌供血情况及其在大转子区创面修复上的应用
A. 阔筋膜张肌　B. 阔筋膜张肌肌皮瓣切取　C. 阔筋膜张肌肌皮瓣修复大转子区创面缝合后

（3）臀大肌肌皮瓣：

1）应用解剖：臀大肌以梨状肌为界,可分为上、下两部分,上部分由臀上动脉的浅支提供血液,血管来自梨状肌的上方；下部分血供来自梨状肌下方、坐骨神经内侧发出的臀下动脉。全部肌肉均由臀下神经支配。

2）设计、切取和转位：轴点位于髂后上棘与股骨大粗隆连线的中上1/3处,即臀上动脉穿出梨状肌的部位。根据皮瓣设计,由远及近逐层切开皮肤、皮下组织、深筋膜及臀大肌,并将上述组织的边缘缝合以防止皮肤软组织与肌瓣分离。从臀大肌和臀中肌间隙进行钝性分离,注意避免伤及臀上动脉浅支。根据皮瓣类型沿血管走行劈开或不劈开臀大肌,肌皮瓣游离旋转后修复创面,内置负压管引流。

3）病例六：骶尾部恶性纤维组织细胞瘤患者,用臀大肌肌皮瓣修复骶尾部肿瘤切除后的缺损（图18-15）。

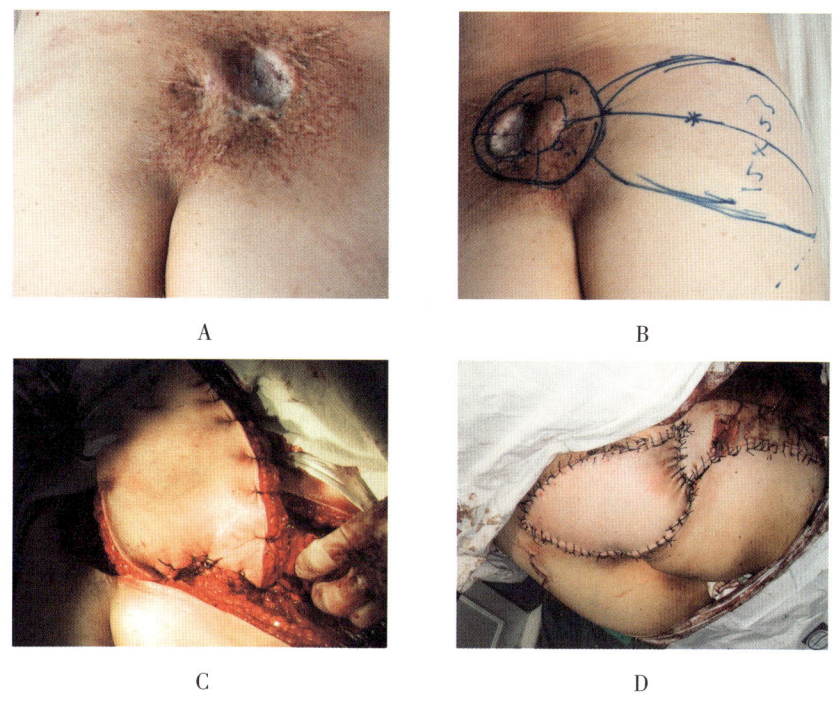

图 18-15 病例六
A. 术前病灶　B. 术前标记肿瘤切除范围及设计右侧臀大肌肌皮瓣　C. 采用臀大肌肌皮瓣带蒂转移修复肿瘤切除后的创面　D. 肌皮瓣游离旋转后供区拉拢缝合

（4）股薄肌肌皮瓣：

1）应用解剖：股薄肌腱膜起自耻骨下支，向下于耻骨内上髁平面移行为条索状肌腱，止于胫骨粗隆内侧。股薄肌血供丰富，为多源性，有股深动脉的股薄肌支、旋股内侧动脉、闭孔动脉和膝降动脉等。供血于股薄肌中、上部的动脉，以来自股深动脉股薄肌支占绝大多数（96%），多数从股深动脉内侧壁和前壁发出，发出后恒定向下斜行于长收肌的深面，在股薄肌中上 1/3 交界点外侧约 2~3cm 处，由其主干发出 3~4 个分支，分布于股薄肌。与之伴行的静脉多数为双支，少数为单支。供血于股薄肌下部的血管绝大多数来自膝降动脉。股薄肌上、中、下段之间的动脉吻合丰富，结扎切断该肌的中、下端来源动脉，肌瓣血供可通过血管吻合沟通。支配股薄肌的神经均来自闭孔神经前支的分支，该神经进入大腿后，在长收肌与短收肌之间向内下斜行，逐渐与股薄肌的主要血管伴行，形成血管神经束，在股薄肌中上 1/3 交界处前缘深部进入肌肉（图 18-16）。

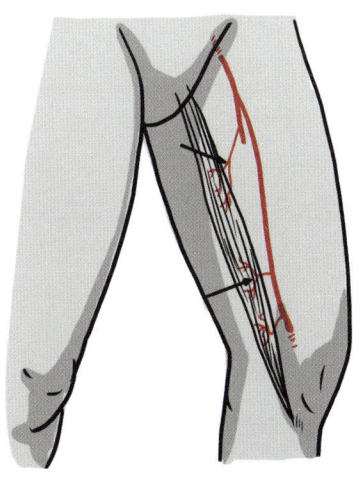

图 18-16　股薄肌及其营养血管之间的关系

2）设计、切取与转位：标示耻骨结节与膝关节内侧点，在上中 2/3 部后方 10cm 范围内设计皮瓣（图 18-17）。以耻骨结节下约 8cm 处为肌皮瓣旋转轴，轴点到缺损最远点为皮瓣长度。考虑到皮瓣收缩，一般肌皮瓣边长大于缺损的 10%。

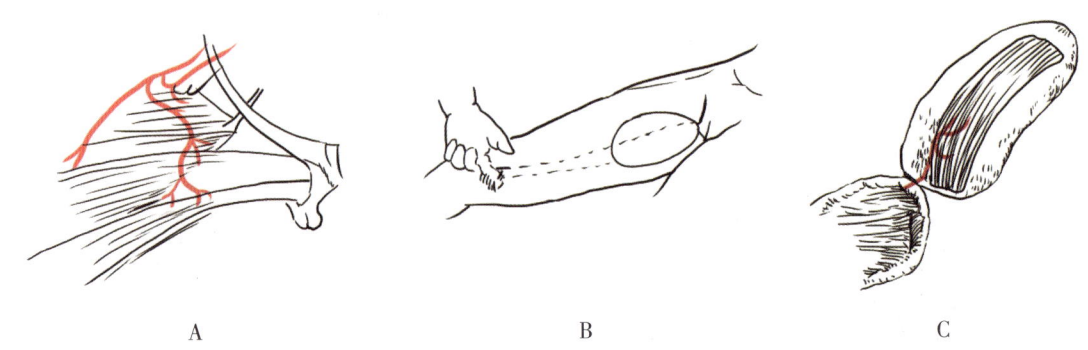

图 18-17　股薄肌肌皮瓣的设计与岛状皮瓣
A. 股薄肌及其营养血管　B. 皮瓣设计　C. 切取的肌薄肌岛状皮瓣

先切开肌皮瓣的前侧皮肤、皮下组织及深筋膜，在长收肌和股薄肌之间钝性分离，然后分离出股薄肌的滋养血管和神经，并沿血管和神经向近侧端游离至血管起始部，再切开肌皮瓣周围皮肤、皮下组织及深筋膜。于肌皮瓣上下端横断股薄肌的操作过程中随时将肌皮瓣的皮下组织与肌膜缝合，以免两者分离。在股薄肌深面进一步游离血管蒂，一般可游离 5~6cm，使之完全游离便于移位于缺损处，关闭供区创面。皮瓣经供区和缺损处之间的皮下隧道转移至缺损区。

(二) 股区(大腿区)

1 深筋膜浅面的肿瘤　除了股骨大粗隆部和膝关节之外，股区几乎全部被丰厚的肌肉覆盖，位于大腿全周径上的深筋膜浅面的肿瘤，均可作包括深筋膜在内的浅筋膜室切除术，创面视大小直接缝合或游离植皮。而位于股骨大粗隆和膝关节附近的浅层肿瘤切除后，则应考虑作皮瓣或肌皮瓣类的修复手术。

2 深筋膜深面的肿瘤

(1) 股前区肿瘤：虽然股前区是一较完整的腔室，但其范围很广，各个不同的部位又各具特点，不能笼统地称为前腔室切除术。

1）股前区前方肿瘤：单纯侵犯股直肌或生长在股直肌间的肉瘤，周围界面完好者，可以作单一的股直肌切除术。如位于股直肌与股中间肌间，大部分都会与肌膜或腱膜结构相隔，融合处也已为腱性组织，故术后效果良好，应视为一典型的肌室切除部位。股直肌切除后对伸膝功能影响不大，无需重建，必要时可将股内、外侧肌向中线拉拢缝合。

2）股前区内侧肿瘤：当肿瘤位于股内侧肌或浅表肿瘤侵犯股内侧肌时，按照肿瘤所在的面及其解剖特点根据肿瘤与股直肌和股中间肌的关系确定切除范围，必要时可作包括股直肌、股中间肌和股内侧肌的大块切除。肿瘤完全位于股内侧肌间，与股直肌之间有屏障，与股中间肌间有安全距离时可仅切除股内侧肌。距离内收肌群较近的肿瘤，应同时切除部分内收肌，因为内侧肌间隔在股内侧肌的一段较薄弱，屏障作用较差应增加安全距离。邻近或影响到收肌管或血管时，应作收肌管和血管的切除，或保留血管，术后追加放疗。血管切除后，应作血管移植重建循环。

3）股前区外侧肿瘤：当肉瘤位于股外侧肌间累及股外侧肌时，由于肉瘤在肌肉间横向发展明显慢于纵向发展，肿瘤实际距中线还有相当距离，常超过 3~5cm。即使肿瘤较大，仍可具备这一特点。在这种情况下，作中线外侧的全部股外侧肌和部分股中间肌的切除，可以获得一个安全的距离。加之外侧切到外侧肌间隔,这种屏障切除的效果,完全可以和整个腔室的根治性切除相比。当肿瘤横向侵犯,或向深部穿破股外侧肌,侵犯股中间肌时,虽然肿瘤仍在原位,但切缘应相应内移,直至整个腔室切除。

(2) 股内侧区肿瘤:

1) 股内侧范围较局限的肿瘤:当肉瘤位于耻骨肌深面时,相当于内、后侧腔室和臀下部的交界区,可以以髂腰肌和股方肌作后方界面设计切缘,作包括股方肌、部分髂腰肌和耻骨肌的整块切除,切缘比较理想。这些部位的肿瘤位置深在,诊断困难,发现时肿瘤多较大,不应单独依靠手术治疗,多需行术后放疗。

2) 全腔室受累的肿瘤:股内侧区肉瘤累及全部内侧腔室,但尚未突破腔室壁时,可以作内侧腔室切除术。

3) 动力修复重建:股内侧区的上部有闭孔神经和血管走行,同时支配内收肌群,在作腔室切除或上部屏障切除时,可随同肿瘤一并切除。由于内收肌的功能相对次要,不管是神经切除还是肌群切除,对功能影响均不大,无需修复,依靠重力内收,几乎可达正常人步态。

(3) 股后区肿瘤:

1) 股后偏一侧的肿瘤:股后区肌群以中线为界,分为内、外侧两组。除了股二头肌的长头近端跨越坐骨神经之外,其余几乎是以坐骨神经为界,半膜肌居内侧半,股二头肌居外侧半,中间的接触比较疏松。当肿瘤位于一侧,并与中线有一定距离时,可以选择内侧半或外侧半全切除术,同时包括邻界的筋膜和脂肪组织,术后必要时追加放疗。

2) 股后中央区肿瘤:股后区肉瘤位于中央且体积较大时,理论上应该做后侧腔室切除术,切除的内容包括三块腘绳肌、坐骨神经及其有关筋膜。术后的局部控制应该是理想的。由于后腔室切除包含坐骨神经的切除,因此术后下肢功能严重受损。当坐骨神经全部切除后,将出现小腿和足的所有肌肉麻痹和足底的全部感觉丧失。如此众多的运动功能丧失,除了神经本身的修复外,几乎无其他重建方法。

坐骨神经的修复,不管是材料来源还是神经修复后的恢复均不理想,因此,应尽可能保留坐骨神经。以下保留坐骨神经的办法可以试用:①坐骨神经外膜切除加放疗。多用在坐骨神经受侵犯不太严重时。②胫神经或腓总神经,两者保留其一,特别是胫神经。当肿瘤位于中段以下时,坐骨神经多已一分为二,即使外面尚未分开,鞘内也已分为两个神经干,择受累轻者保留之。两神经保留其一,运动功能经动力平衡后,足的功能尚理想。留胫神经的另一优点是同时保留了足底的感觉,比保留腓总神经的意义更大。当胫神经无法保留时,足底感觉无法恢复,应给予物理性保护,如穿宽松的鞋、鞋底加较厚的软垫、冬季注意保温等等,同时也应减少运动量。对于已经出现的压迫性溃疡,应使用感觉皮瓣修复为好,足背皮瓣可能是比较理想的供区。

(三) 小腿

1 **深筋膜浅面的肿瘤** 小腿皮下组织深面的深筋膜完整、厚实而硬韧,是浅层肉瘤向深部侵犯的优良的天然屏障。位于这些部位的肿瘤是典型的腔室内类型,作包括深筋膜的切除效果良好。小腿深筋膜移行至腓骨前方时,与胫骨前方的骨膜融合在一起,因此,此处恶性肿瘤宜作骨膜下切除。不管肿瘤直接位于这些部位还是位于这些区域附近,常涉及骨的问题,骨受累或者骨外露常见,均涉及覆盖问题。

临床上胫骨前区 2cm 左右宽的皮肤缺损多已无法直接缝合,多采用各种组织瓣移植或转位的方法进行修复。常用的皮瓣包括筋膜皮瓣、腓肠肌肌皮瓣、比目鱼肌肌皮瓣、腓肠神经筋膜蒂岛状瓣、腓肠肌肌瓣复合植皮、小腿内侧皮瓣、小腿外侧皮瓣等。

2 深筋膜深面的肿瘤

（1）胫前腔室肿瘤：位于胫前腔室的肉瘤或浅部肉瘤穿破深筋膜，侵入腔室时，可作胫前腔室的切除术，切除的内容包括胫骨前肌、蹞长伸肌、趾长伸肌、胫前动静脉、腓深神经、胫骨外侧面的骨膜和外侧肌间隔。胫腓骨间膜可视具体情况保留，作为屏障，可防止复发肿瘤对胫后腔室的侵犯。

胫前肌群切除后，主要是踝关节和趾的背伸功能丧失。由于屈肌群的跖屈力失去了拮抗，将出现马蹄畸形，步行受到严重影响，应行背伸功能重建，胫后肌前移、腓骨长肌或腓骨短肌内移等方法均可使用。

（2）外侧腔室肿瘤：外侧腔室切除后，足外翻功能全部丧失，强大的内翻力失去了拮抗，将造成足内翻畸形。内翻足无法正常行走，应重建外翻功能。胫骨前肌外移，效果良好。伴随外侧腔室切除的腓浅神经缺欠，还将造成足背的大片感觉缺失，术后若干时间之后，可有部分代偿。

（3）跨越前侧和外侧腔室的肿瘤：小腿前外侧巨大的肉瘤常累及前侧和外侧两个腔室，临床见到的此类患者，常为多次复发至肿瘤巨大，甚至破溃。仔细阅读肿瘤段横断影像片，仍能找到其中的有效屏障，可以作双腔室的切除。破溃者，可将其看作是一个向空间开放的腔室，设计跨越两个腔室的皮肤安全切缘，术后局部控制理想。切除的组织包括两个腔室内的所有软组织、腓骨中上段和后侧肌间隔等，由于切除的组织相当多，造成的功能障碍是两个腔室功能的相加，也就是两个方向的功能丧失，给功能重建带来了困难。

（4）后侧浅层腔室肿瘤：小腿三头肌的肿瘤或浅表肿瘤侵犯后侧浅层腔室者，可行小腿后侧浅筋膜腔室的全切除术。肿瘤及其浅层腔室切除后，足跖屈力受到明显影响，虽然后深腔室的肌群和腓骨长短肌也有跖屈作用，但均代替不了跟腱的强大拉力，需作功能重建。当皮肤软组织一并切除时，多需游离皮瓣移植术进行修复。

（5）后侧深层腔室的肿瘤：单纯位于小腿后侧深层腔室的肉瘤很少见，多为后侧浅层腔室的肉瘤侵入后侧深层腔室，或骨、骨膜的肿瘤侵犯后侧深层腔室。后侧深层腔室切除的范围包括蹞长屈肌、趾长屈肌、胫后肌三块肌肉，一组重要的神经血管，相邻两骨的骨膜和横肌间隔。肌肉切除后，只要跟腱完好，对功能的影响尚可接受。较严重的问题是胫神经的切除，胫神经在小腿段切除后，将造成足内在肌的大部分麻痹和足底感觉的全部丧失，而且这些功能障碍几乎无法修复。

（6）后侧双腔室的肿瘤：小腿后侧肉瘤侵犯双腔室时可以考虑作双腔室的切除，只要肉瘤未超出这一范围，浅、深腔室的屏障结构联合应用，局部控制是理想的。肌性手术无法修复功能时，可以考虑作踝关节固定术或四关节固定术。

（张晨　李先安　黄钢）

参考文献

[1] 张如明. 软组织肉瘤现代外科治疗[M]. 天津：天津科学技术出版社，2010.

[2] Brown D L, Borschel G H. Michigan manual of plastic surgery[M]. Philadelphia: Lippincott Williams & Wilkins, 2004.

[3] Poston G J, Beauchamp D, Ruers T. Textbook of surgical oncology[M]. London: Informa Healthcare, 2007.

[4] Morris P J, Wood W C. Oxford textbook of surgery[M]. 2nd ed. Oxford: Oxford University Press, 2000.

[5] 侯春林，顾玉东. 皮瓣外科学[M]. 上海：上海科学技术出版社，2006.

第十九章 生殖器恶性肿瘤术后缺损的修复

第一节 阴茎癌概述

一、发病与诊断

（一）发病

阴茎癌是最常见的阴茎恶性肿瘤，占阴茎恶性肿瘤的90%～97.4%。据上海地区统计，阴茎癌的发病率为1.09/10万。随着生活条件的改善和人们对卫生知识的认识的提高，阴茎癌发病率逐年下降，目前阴茎癌已成为罕见肿瘤。我国阴茎癌的平均发病年龄为60岁左右。

阴茎癌的确切病因尚不清楚，目前以包皮过长、包茎和包皮垢学说较为公认。除此之外，病毒感染、阴茎创伤后瘢痕溃疡、吸烟、阴茎皮疹和性伙伴数量增加等是与阴茎癌发病有关的危险因素。

（二）病理诊断

阴茎癌中鳞状细胞癌占95%，其他肿瘤比较少见。阴茎癌好发于阴茎头、冠状沟和包皮内板，阴茎体上很少见。阴茎癌大体形态上分为乳头状癌和浸润性癌。乳头状癌多由丘疹状结节或疣赘物开始，呈外生性生长，形如菜花状。浸润性癌多由湿疹或白斑病变开始，呈浸润性生长，可形成溃疡。

阴茎癌的诊断分期目前最常用的是国际抗癌协会（UICC）2009年的TNM分期。

二、临床症状与体征

早期癌变时阴茎头或包皮上皮肥厚，可能被掩盖或忽略不易发现。多数病例表现阴茎头部丘疹、溃疡、疣或菜花样斑块，继则糜烂，边缘硬而不整齐，自觉刺痛或烧灼样痛，有脓性恶臭分泌物。有包茎或包皮不能上翻时，可隔着包皮仔细触摸，有肿块或结节感，局部有压痛。阴茎前端常有脓性或血性分泌物自行流出。晚期患者原发灶及腹股沟淋巴结转移灶可出现溃疡、化脓、出血等，远处转移时可出现相应部位的症状及消瘦、贫血、恶病质等全身表现。

三、应用解剖

阴茎癌的转移主要通过淋巴途径，首先转移进入腹股沟浅淋巴结，再转移入腹股沟深淋巴结，如进一步扩展可达到髂外淋巴结、髂内淋巴结和闭孔淋巴结。血行转移较少见。晚期病例常转移至肺、肝、肾、脑等器官。

四、治疗方案

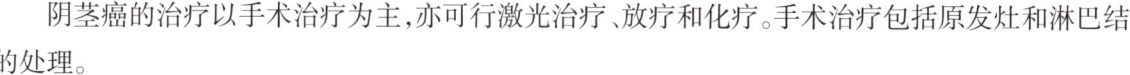

阴茎癌的治疗以手术治疗为主,亦可行激光治疗、放疗和化疗。手术治疗包括原发灶和淋巴结的处理。

(一)手术治疗

1 保留阴茎的治疗 原发灶为局限于包皮的小肿瘤,深部没有浸润、无淋巴结转移的 T_1 期以前的肿瘤,可选择保留阴茎的手术治疗。治疗的方法包括包皮环切术、局部病变切除术。

2 阴茎部分切除术 分化差的 T_1 期肿瘤、T_2 期肿瘤,推荐阴茎部分切除术。病灶局限于龟头时可切除部分或全部龟头,根据体检情况和肿瘤的分化程度确定无瘤切缘(高、中分化 1.5cm,低分化 2cm)。

3 阴茎全切+会阴尿道造口术 T_2 期以上的阴茎癌推荐阴茎全切+会阴尿道造口术。T_2 期阴茎癌行部分切除术后不能保留有功能的残端时也应行阴茎全切+会阴尿道重建。当阴囊受累时,阴茎全切和阴囊、睾丸切除术同时进行。

4 髂腹股沟淋巴结清扫术 区域淋巴结有无转移是影响生存率的决定因素。对于术前有腹股沟淋巴结肿大的患者,切除原发灶后经过 3~4 周的抗生素治疗腹股沟区可扪及肿大的淋巴结时,需进行区域淋巴结清扫。而对一些有下列高危因素之一的患者需进行预防性的腹股沟淋巴结清扫:①阴茎低分化癌;②T_2 期及以上肿瘤;③肿瘤伴有血管及淋巴管浸润;④不能随访的患者。根据阴茎淋巴交叉引流的特点,腹股沟淋巴结需行双侧清扫。对于腹股沟转移淋巴结≥2 个,或者单个淋巴结≥3cm 者,需行髂淋巴结清扫。

髂腹股沟淋巴结清扫术的范围:

(1)腹股沟淋巴结清扫:上缘于脐与髂前上棘平面,下缘达股三角顶端,外界于髂前上棘内向下到缝匠肌内侧缘,内界在腹股沟韧带上前正中线旁 3cm。

(2)髂淋巴结清扫:上界至髂血管分叉,下界至股管,外侧至股生殖股神经内侧,内侧至肛提肌腱弓。

(二)化学治疗

阴茎癌多属高分化鳞状细胞癌,对化疗药物多不敏感。单独化疗对阴茎癌的疗效不令人满意,多用于辅助治疗和联合治疗。常有药物有顺铂、氟尿嘧啶、长春新碱、甲氨蝶呤、博来霉素,一般采用联合用药。有研究显示,伴有区域淋巴结转移的患者根治术后进行辅助化疗,可提高 5 年生存率。对于有腹股沟淋巴结转移的患者采用新辅助化疗,可以为其提供根治性手术的机会。对于晚期患者进行化疗也有一定有效果。

(三)放射治疗

放疗是治疗阴茎癌的辅助方法,包括 X 线外照射、铱贴敷治疗、^{60} 钴的 γ 射线外照射、加速器 X 射线。对局部病灶直径小于 2cm,并且浅表、外生型、无浸润、无淋巴结转移的患者,可选用放射性根治疗法。术前放疗可以使一些肿块固定的阴茎癌患者能够实施手术。对于有淋巴结转移的患者,术后辅助放疗可以降低术后局部复发率。如果原发病灶直径大于 5cm,肿瘤已达阴茎根部,有深层浸润及邻近组织受累,双侧腹股沟淋巴结转移且已固定,皮肤红肿但尚未溃烂,可行姑息性放疗。

(四)阴茎缺损的修复

阴茎癌手术后造成阴茎大部分缺损或阴茎全缺损,可考虑行阴茎再造术。阴茎再造术的时机多数学者选择在患者无瘤生存 2 年后,有的学者选择患者无瘤生存 1 年后。至于是否可在行阴茎根治手术的同时行阴茎再造术,仍有待于进一步研究。阴茎再造术的目的是维持男性生殖功能、直立排尿和正常的性心理需求。

阴茎再造术已有 70 年历史，经历了皮管再造阴茎术，游离皮瓣（显微外科技术）、带蒂皮瓣再造阴茎术和程氏阴茎再造术（复合皮瓣法）三个阶段。1992 年 YoungV. L.等学者提出了预制皮瓣的方法再造阴茎，但尚未见文献报道。国内龙道畴采用阴茎延长法重建阴茎也取得了成功。

目前应用不同部位的组织来源和不同的血管蒂皮瓣进行阴茎再造术的方法有十几种，如以高学书、张涤生为主的前臂游离皮瓣再造阴茎术，以何清濂、林子豪为主的腹部带蒂皮瓣和阴股沟带蒂皮瓣再造阴茎术，以李森恺和 Jon Hage 为主的游离肩胛皮瓣再造阴茎术，而 Sadov 和 Hagg J. J. 则主张采用小腿腓骨皮瓣再造阴茎。程开祥主张在有条件的情况下用程氏法再造阴茎或复合游离皮瓣再造阴茎。程开祥认为不论用什么方法，手术结果要符合以下要求：再造阴茎有一定的长度、直径和逼真的外形，术后有通畅的尿道；再造阴茎有良好的感觉，供区不能造成严重的缺损、功能障碍和外形丑陋。

阴茎癌术后造成阴茎缺损时，对再造阴茎的方法需要有相当的知识积累才能作出科学的选择，正确地选择手术方法对手术成功是至关重要的。一个患者不可能适合所有的方法，而每个患者总有一种最适合的方法。

第二节 阴茎再造术

一、前臂游离皮瓣阴茎再造术

以桡动脉为中心，设计长 10~12cm、宽 12~14cm 的前臂皮瓣，并且可以结合桡骨体为假体，再造阴茎的术式。该方法为当今阴茎再造的主流术式。

（一）适应证

各种原因所致的阴茎缺损，阴茎残端不足 2cm。前臂皮肤无损伤或瘢痕，前臂皮下脂肪厚度不超过 1cm，Aller 试验显示手部侧支循环良好。

（二）应用解剖

用前臂远端皮瓣再造阴茎主要依靠桡动脉在前臂远端 1/3 的皮支提供血供。桡动脉在此处有 2~3 支皮支穿过桡侧腕屈肌或直接进入皮瓣。静脉回流主要依靠桡静脉和头静脉。感觉神经由前臂外侧神经支配。桡动脉在远端的皮肤穿支能提供整个前臂远端 3/4 周径的皮肤血供。但当皮瓣切下卷成阴茎后可能会引起两侧边缘皮瓣部分血供障碍或坏死，其原因可能是卷置成形的阴茎因水肿造成部分皮瓣血供障碍，故设计皮瓣时应考虑这一点。

（三）手术方法

1 皮瓣设计和切取 在前臂远端设计皮瓣长 11cm，宽 14~15cm。设计皮瓣分成三部分：

（1）尿道皮瓣 13cm×3.5cm，包括龟头成形皮瓣。

（2）缝合带皮瓣 11cm×1cm，去除上皮。

（3）阴茎体部皮瓣 11cm×10.5cm。

皮瓣在前臂的分布从掌面尺侧腕屈肌的桡侧绕过桡骨至前臂背侧尺侧伸腕肌边缘。

2 阴茎成形 尿道部皮瓣皮面朝内翻卷，用 7-0 尼龙线合卷成尿道，远端保留 2.0cm 皮瓣，用以形成龟头。切取肋软骨拼成 T 形支撑体，放置在成形的尿道背侧，T 形头在远端，并用 5-0 尼龙线固定3针。最后将再造阴茎体的皮瓣包裹整个尿道和支撑体,并逐一缝合。再造阴茎远端与尿道远端的皮瓣共同组成龟头和尿道开口,并与之缝合。

3. 种植阴茎　以残端尿道为中心作放射状切口,形成4cm直径的创面,同时解剖出残端海绵体和阴茎背神经。在皮瓣供区对侧的腹股沟下方作8cm长的纵行皮肤切口,显露大隐静脉分支和腹壁下动脉以备吻合用。两切口之间作一个约二指宽的皮下隧道,然后将预制的阴茎整体切断血管蒂移植于受区。先将软骨近端放置在海绵体背侧,用尼龙线缝合固定,海绵体与软骨重叠2cm。然后行尿道吻合,用7-0尼龙线间断缝合。在尿道吻合口腹侧作一Z成形,防止尿道狭窄。尿道吻合后放一个支架管,以便冲洗清洁尿道。最后将血管蒂穿过隧道到达腹股沟部切口进行神经血管吻合。前臂外侧皮神经与阴茎背神经束缝合。皮瓣内桡动脉与腹壁下动脉端端吻合,静脉可作端端吻合,如桡静脉与腹壁浅静脉吻合,头静脉与阴部浅静脉吻合。血管完成后观察5min,当再造阴茎血供正常时缝合所有创面,同时在腹股沟部切口内和阴茎根部切口内放置引流皮片。至此,前臂游离皮瓣再造阴茎全部完成。而前臂供区可用中厚皮移植修复,耻骨上膀胱造瘘仍是必不可少的步骤。

4. 术后处理　患者需卧床休息,常规应用广谱抗生素。少量抗凝药物应用是有必要的,如低分子右旋糖酐、双嘧达莫等。术后需密切观察再造阴茎的血供变化,2天后抽除皮片引流条,2周后开始自行排尿,无异常情况16天后拔除膀胱造瘘管。2周后拆线。

5. 注意事项　采用前臂游离皮瓣再造阴茎可一次完成。不同类型的阴茎缺损均为其适应证。该皮瓣厚薄适中,再造的阴茎大小适宜,并且有较长的血管蒂(8～10cm)和感觉神经,是再造阴茎的一块好材料,但供区遗留的创面修复后有碍美观。从长期随访资料分析,阴茎再造术后2年阴茎体和龟头有较多的皮下软组织萎缩,约占阴茎体周径的10%。阴茎再造时虽然进行了感觉神经吻合,但阴茎远端感觉功能仍然有部分缺损,其原因与前臂外侧皮神经仅支配整个皮瓣的1/4～1/3面积有关。

二、程氏阴茎再造术

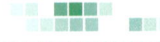

程开祥阴茎再造术是1997年被美国整形外科协会命名的一种阴茎再造术。利用前臂游离皮瓣再造阴茎体,用阴茎残端一部分切下或小阴茎远端一部分切下移植在阴茎体的远端作为龟头再造,整个阴茎成形后切断前臂血管蒂移植至会阴部,再通过血管吻合将再造阴茎建立正常血供,并且吻合相关神经,完成整个阴茎再造。这种方法再造阴茎不但外形逼真,有感觉功能,而且还有良好的性功能。

(一) 适应证

程开祥阴茎再造术的适应证是先天性阴茎发育不良或先天性小阴茎和外伤性阴茎缺损的患者,但小阴茎或残留阴茎必须有2cm的长度供移植。

(二) 应用解剖

阴茎残端或小阴茎的远端带有6～8束神经纤维的阴茎背神经,用前臂游离皮瓣再造的阴茎体内带有前臂外侧皮神经(前后两个分支),可以和再造的阴茎头所带的阴茎背神经吻合;再造阴茎体所带的神经再和会阴部神经吻合。这样再造阴茎后有完整的感觉功能,再造的龟头有正常的勃起功能。

(三) 手术方法

通常在全身麻醉下进行手术,可分为以下几个步骤:

1. 阴茎体成形术　阴茎体采用前臂游离皮瓣和一根10cm长的肋软骨再造而成。根据常规方法在一侧前臂远端以桡动脉为轴心设计(10～11cm)×15cm的皮瓣。皮瓣掌面尺侧部3.5～4cm为成形尿道的皮瓣,尿道皮瓣的桡侧部设计1cm×10cm皮瓣为缝合带,最桡侧部的皮瓣用来包裹尿道和软骨支撑体。在解剖该皮瓣的同时解剖出头静脉,并将前臂外侧皮神经的两个主要分支同时解剖出包括在皮瓣内。该神经除了支配该皮瓣内1/3面积的皮肤感觉外,它的两端还将被利用和阴茎残端及成形龟头内的阴茎背神经相吻合。除此之外,在切断皮瓣最远端的桡动脉、桡静脉时必须分别保留它们的细小分支,其目的是为了与成形龟头内的阴茎背动脉、静脉相吻合。

2 会阴部和成形龟头的准备 首先在耻骨上做膀胱造瘘。在切取前臂皮瓣肢体的对侧腹股沟下做纵S形切口,暴露出大隐静脉及其分支、股动脉和腹臂下动脉、静脉,并将腹臂下动脉、静脉解剖出3～4cm长,切断后向阴茎根部方向旋转。当解剖该血管时所切开的部分腹股沟韧带及腹内斜肌在关闭切口前必须修复,否则易造成腹内容物疝出。同时选择一根与头静脉口径相匹配的大隐静脉分支,以备吻合。受区血管准备后在该切口内向阴茎根部做一2cm宽的皮下隧道,以便引入供区血管蒂。成形龟头的准备视阴茎残端或先天性小阴茎的长度而确定。静态下阴茎残端或先天性小阴茎的长度大于2cm时,即可将它们的一部分切下作为再造阴茎龟头的组织来源。首先在阴茎根部离最远端2cm处作皮肤环行切开,在阴茎背侧仔细解剖出阴茎背动脉和阴茎背静脉。通常阴茎背静脉在背侧中央,阴茎背动脉在其两侧。血管解剖出后将其游离0.5cm长,以备吻合之用。血管准备完成后再进行阴茎背神经的解剖。该神经位于阴茎背动脉的外侧,呈纵行的网状分布,纵行的神经支之间有横行的神经纤维联系。解剖时只需将纵行的神经干分离出。通常阴茎背两侧有6～7束纵行的阴茎背神经束。成形龟头的感觉恢复依赖于该神经吻合的数量和质量,因此应尽量多进行神经吻合,使术后成形龟头有良好的感觉功能。血管神经解剖完成后,将阴茎海绵体和尿道海绵体切断,远、近两端的海绵体创面需做修补闭合,这样既可防止术后出血,又有利于术后龟头勃起有力。当阴茎残端或先天性小阴茎部分或完全游离后,再将血管神经完全切断,转移至前臂供区与再造阴茎体远端血管串联吻合。

3 阴茎体和龟头串连移植 阴茎残端部分或先天性小阴茎龟头切断血管神经蒂后被转移至前臂皮瓣成形的阴茎体供区,这个移植体的阴茎背动脉与桡动脉远端相匹配的小动脉分支作端端吻合,阴茎背静脉与桡静脉的小分支作端端吻合。由于静止状态下的阴茎背动脉十分细小,按常规方法吻合容易失败,故采用三定点或四定点支撑法吻合这种直径仅0.4～0.6mm的血管。四定点支撑法是将11-0尼龙线缝针穿进将要吻合血管的两端,钩住两端,但不出针,作为支架支撑住血管口;再将另外三根缝针依次按等分缝入血管壁。当四根缝针完全钩住两端被吻合血管时,可清楚地看到血管对合的情况,直到满意后才逐一出针打结。当打第一个缝结时其他三个支撑的缝针支撑在管腔口协助正确地对合血管壁。用这种方法可以提高吻合微血管的通畅率。0.4～0.6mm直径的阴茎背动脉、静脉吻合4～6针已属足够,如有明显的吻合口漏血则可补加1针缝合,过多的缝合不利于血管畅通。血管吻合完毕开始重建再造龟头内的阴茎背神经,即将6～7束纵行神经聚拢与再造阴茎体皮瓣内的粗大前臂外侧皮神经远端作神经轴束对端吻合。血管神经吻合完成后把再造龟头封闭的海绵体残端与再造的阴茎体内的支撑T形肋软骨横端对接缝合,使龟头海绵体残端端坐在横行的软骨上,术后当再造龟头勃起时有一个坚实可靠的基础。最后把再造阴茎体内的尿道和再造龟头内的尿道用7-0尼龙线对端吻合,同时将再造阴茎的阴茎体远端皮肤与再造龟头近端皮肤缝合。这样由前臂皮肤瓣再造的阴茎体和由阴茎残端部分或先天性小阴茎龟头移植再造的龟头构成了一个完整的再造阴茎,只待切断桡动脉、静脉近端及神经,将完整的再造阴茎转移至会阴部受区即可。

4 种植阴茎 再造阴茎体和再造龟头串连后,如无血供障碍即可切断再造阴茎近端的桡动静脉、头静脉和前臂外侧皮神经的2个分支,将整个成形阴茎转移至会阴部受区,进行最后的支撑体固定和尿道、血管、神经的吻合。

首先把再造阴茎体内支撑软骨近端和会阴部残端海绵体缝合固定,接着作阴茎体内近端尿道和会阴部阴茎残端尿道对端缝合,在尿道吻合口的腹侧作一Z成形,防止术后尿道狭窄。缝合线可用7-0尼龙线。然后将再造阴茎体内的前臂外侧皮神经近端与阴茎根部残端内的阴茎背神经(纵行神经干6~7束)进行轴束吻合。神经吻合的数量和方法应和再造阴茎体与再造龟头的神经吻合相一致,这样最终才能获得较好的感觉功能。神经吻合后再将长为8~10cm的桡动脉、静脉和头静脉血管蒂引入隧道,抵达腹股沟切口,准备和受区血管吻合。血管吻合的顺序和方法应是头静脉与阴部浅静脉端端吻合,桡动脉和腹壁下动脉端端吻合,桡静脉与腹壁下静脉端端吻合。最后缝合阴茎根部皮肤的创面和腹股沟血管受区的创面,两处需同时放置负压引流。再造阴茎尿道内插入带有侧孔的支架管,它既可进行尿道冲洗又可引流尿道内分泌物。

5 术后处理 患者需卧床10天,3天内饮用流质,3天后进半流质,1周后进普食。术后3天开始进行尿道冲洗和膀胱冲洗。再造的阴茎必须与腹壁成135°夹角固定包扎。广谱抗生素应用3~4天。2周后开始进行膀胱造瘘夹管,自行从再造阴茎排尿,如无异常3天后拔除膀胱造瘘管。术后12~14天拆线。术后适当应用抗凝药物,如低分子右旋糖酐500ml每天2次静滴,再加适量的双嘧达莫口服即可。

6 术后功能恢复的几个问题 应用这种方法再造阴茎龟头的感觉恢复最早在术后5个月开始,8~12个月后可恢复80%的感觉。正常龟头(系带处)两点分辨觉在8~12mm,患者术后2年也可达到12mm。再造阴茎如此良好的感觉恢复依赖于手术方法的设计和阴茎背神经完美的修复,这是再造阴茎龟头术后8个月后恢复感觉功能的基础。而阴茎体的感觉恢复除了依靠本身的感觉神经修复外,还依赖阴茎残端和龟头海绵体残端的感觉神经末梢向阴茎体内生长,使再造阴茎体的感觉恢复接近正常人。术后2年,整个阴茎90%~100%的面积可恢复正常的感觉功能。再造阴茎在失神经支配时期的萎缩率为5%~8%,而龟头则无任何萎缩现象。

采用这种方法再造阴茎后阴茎的龟头能像正常人一样在性欲的驱动下勃起,整个阴茎在阴茎根部海绵体的联动下共同勃起,性交过程中有性欲的快感,性高潮来临时间恰当。女性对性生活的感受在正常的要求范围之内,也能达到性高潮。阴茎再造患者在术前都存在着严重的性心理障碍,他们不敢与异性交往,往往对异性表现出冷漠和退却;但对性知识了解的欲望却很强。当他们了解的性知识越多,他们对生活的悲观和失望也越多。手术后患者对再造阴茎的功能往往寄予厚望,但对实际情况了解甚少,因此需要心理医师去正确引导和分析,逐步排除患者的性心理障碍,让他们体会到自己是一个正常男性。在阴茎恢复感觉功能后,鼓励他们在与异性性交过程中发挥主动性,最终帮助患者形成健康的性心理素质。这也是程开祥再造阴茎术的根本目的。

该手术方式笔者尚未应用于阴茎癌术后患者。程式阴茎再造术用于阴茎癌阴茎部分切除术后重建阴茎的可行性有待探讨。

三、腹部筋膜蒂皮瓣阴茎再造术

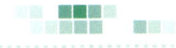

该方法是以腹壁腹股沟韧带下方的股动脉搏动处为起点,设计一皮瓣,带腹壁浅血管及旋髂浅血管,旋转至阴茎根部再造阴茎的术式。

(一)适应证与禁忌证

该术式适用于各种原因所致的阴茎缺损,腹部无损伤及瘢痕者;阴茎癌曾行腹股沟淋巴结清扫术者不适用。

（二）应用解剖

下腹壁皮肤和皮下组织的血供主要有四处来源：①腹壁浅动脉（腹股沟浅动脉）；②旋髂浅动脉；③腹壁下动脉进入腹直肌后从腹直肌内穿出的小动脉支；④旋髂深动脉的肌肉穿支。腹壁筋膜蒂皮瓣阴茎再造术主要是利用腹壁浅动脉、静脉和旋髂浅动脉、静脉作为主要营养血管的。

（三）手术方法

1 皮瓣设计 皮瓣设计取左侧较好，腹壁不能有明显的瘢痕组织。以腹股沟韧带下方股动脉搏动处为起点和轴心，垂直向上设计皮瓣。皮瓣蒂长为 8~10cm，皮瓣大小为 11cm×（15~16cm），其中将内侧 3.5cm×14cm 的皮瓣制备成尿道和龟头；1cm×11cm 作为缝合带，需将上皮切除；11.5cm×11cm 的皮瓣制备成阴茎体，包裹尿道和软骨支撑体。如果腹壁下脂肪较厚，则皮瓣的宽度需增加 1~2cm，防止制备成阴茎体的皮瓣不能完全包裹尿道和支撑体。蒂部设计时以股动脉搏动处为起点，向上呈扇形逐步扩大，其中主要包括腹壁浅动脉血管。皮下蒂与皮瓣相连处应有 6~8cm 宽，方能保证皮瓣血供正常。

2 切取皮瓣 首先解剖分离皮下蒂，在皮瓣设计的轴心线上纵行切开皮肤，深达皮下浅层。将皮肤与少量的皮下组织与皮下蒂分离。蒂部与皮瓣交界处作皮肤横行切开，层次与原先切口的层次相同，然后将整个皮下蒂全部暴露。仔细辨认蒂内的血管后将皮下蒂从腹外斜肌表面分离。皮瓣的蒂制备完成后将整个设计皮瓣切开，并从腹壁上分离，解剖的层次与皮下蒂的深面层次相同。皮瓣解剖完成后将 1cm×11cm 的缝合带上皮切除，以利阴茎形成。

3 切取肋骨条及阴茎成形 在右侧季肋部作斜形切口，暴露肋软骨。切取肋骨条 10cm×1cm（如果肋骨比较弯，可切取两根相对短而直的肋骨，拼接成 10cm 长），同时再切取 2cm 长的小条，将支撑体制成 T 形。这样再造阴茎龟头的外形比较丰满。

皮瓣切取后认真观察血供 5~10min，血供正常则可进行阴茎成形术。先将皮瓣的尿道区皮面向内缝合成管状，制备成尿道，同时在再造尿道内放一支架管。该区远端皮瓣 2cm 不作缝合，待最后形成龟头。随后将肋骨条放置在成形尿道的背侧，横头放在龟头部，并将肋软骨缝合 3 针固定。最后把其余的皮瓣包裹肋软骨和形成的尿道，逐一与缝合带的创缘缝合。阴茎体成形后，把尿道远端尚未缝合的突出皮瓣皮面向外与阴茎体远端创缘缝合，形成龟头。这样一个完整的阴茎即制备完成。

4 种植阴茎 会阴部受区以残端阴茎为中心，将残余的包皮作放射状切开，扩大创面，使创面与再造阴茎近端创面相匹配。残端尿道从海绵体上分离 0.5cm×1cm，以利吻合。如有尿道狭窄，可将部分尿道切除；如有尿道缺损，可将再造阴茎的尿道设计得长一些，这样利于尿道的一期修复。受区准备就绪后在阴茎根部创面与腹部皮瓣蒂部近端创面之间作一皮下隧道，把成形的阴茎移送至受区。先将肋软骨与残端阴茎海绵体缝合固定，软骨置于海绵体背侧固定，重叠 2cm，用 3-0 尼龙线缝合。随后用 7-0 尼龙线吻合尿道，在吻合口腹侧面作一 Z 成形，防止尿道狭窄。缝合后将成形阴茎内支架管再插入自身尿道 3cm。最后缝合阴茎外皮肤，再造阴茎全部完成。腹部供区创面用中厚皮移植修复，同时做耻骨上膀胱造瘘。

5 术后处理 手术后 3 天需行再造阴茎尿道内支架管的抽吸，防止尿道分泌物堆积引起感染。抽吸每日 2 次，持续至自行排尿。膀胱造瘘需维持 2~3 周。术后 2 周如果切口愈合正常，可拔除阴茎内支架管，让患者自行排尿。自行排尿 2 天无异常情况可拔除膀胱造瘘管。术后 2 周受区及腹部供区分别拆线。

6 优缺点 采用下腹部筋膜蒂皮瓣一次完成阴茎再造术供区较隐蔽，不需吻接血管，手术操作方便。但腹部有肥厚脂肪的患者以及阴茎癌切除后行两侧腹股沟淋巴结清扫的患者不能用本方法。根据笔者的经验,本方法再造阴茎后阴茎体的感觉功能较差,患者虽然能直立排尿并有生育功能,但对性生活极不满意,在心理上造成很大的障碍。

四、股前外侧岛状皮瓣阴茎再造术

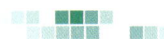

该方法是以旋股外侧动脉降支为血管蒂的股前外侧岛状皮瓣再造阴茎的手术方式。

(一)适应证与禁忌证

各种原因所致的阴茎缺损,应用股前外侧岛状皮瓣可一次完成阴茎再造。因皮瓣中带有部分大腿阔筋膜,增强了再造阴茎的韧性,使龟头和阴茎体比较丰满,远期龟头外形较满意。股前外侧皮瓣血管较恒定,供区隐蔽。大腿肥胖或多毛者不能使用本方法。

(二)应用解剖

股前外侧皮瓣的血管来源为旋股外侧动脉降支的皮肤穿支。旋股外侧动脉降支主要起自旋股外侧动脉,也可由股深动脉或股动脉发出。降支与股外侧肌神经伴行,经股直肌与股外侧肌之间斜行向下,在髂前上棘与髌骨外上缘连线中点附近发出1～4条分支,至股外侧肌多数为肌皮动脉穿支,越向远端分支越细。旋股外侧动脉降支起始部外径平均为2mm,两条伴行静脉外径平均为3.5mm,降支作为皮瓣血管蒂有8～12cm长。

(三)手术方法

1 手术设计 在股前外侧髂前上棘与髌骨外上缘连线中点处设计长11cm、宽15～16cm的皮瓣。皮瓣分为三部分:

(1)尿道部皮瓣:长15cm×(3.5～4cm),皮肤向内卷缝合形成尿道,远端加长2～3cm,用以形成龟头。成形的尿道直径约为1.3cm。

(2)阴茎体部皮瓣:长11cm,宽11～13cm,视蒂部携带的肌肉量和支撑体肋软骨的粗细而定。该部包裹尿道和支撑体形成阴茎体。

(3)尿道部和阴茎体部之间:为缝合带,皮瓣长11cm,宽1cm,需去除表皮。它是成形的尿道和阴茎体的结合部。旋股外侧血管降支至皮瓣上缘应有10～11cm长度,当皮瓣移位至阴茎根部时不致发生过大的张力,因此整个皮瓣的上缘应定于髂前上棘与髌骨外上缘连线中点上1～1.5cm的水平线。

2 切取皮瓣 自髂前上棘和髌骨外上缘连线和皮瓣上缘交点至腹股沟股动脉搏动方向作切口,切口上部显露股深动脉发出的旋股外侧动静脉,切口下部与皮瓣上缘切口相连。显露股直肌与股外侧肌间隙,该肌间隙走向和髂前上棘与髌骨外上缘连线相似。股前外侧皮瓣的内侧在肌膜浅面掀起,仔细辨认旋股外侧动脉降支至皮瓣的肌皮支或直接皮支。肌皮支有时很细,分离时很容易造成损伤或痉挛,此时可带少量肌肉与肌皮支一起分离。肌间隙内可找到旋股外侧降支血管神经束,将血管向近端分离至根部,并注意保护好该股神经的运动分支。大腿外侧沿皮瓣设计线切开,皮瓣的远端也根据设计线切开,掀起整个皮瓣,并带少量的阔筋膜。岛状皮瓣形成后在股直肌、缝匠肌下穿越至股部切口,经大腿根部内侧皮下隧道移至阴茎根部。最后做尿道和阴茎体成形术。

3 种植阴茎 成形的阴茎种植在残端阴茎根部的操作方法与腹部皮瓣阴茎再造术相同。股前外侧皮瓣所携带的股前外侧皮神经可与阴茎背神经吻合,增加术后再造阴茎的感觉功能。阴茎再造完成后常规做耻骨上膀胱造瘘。大腿外侧供区创面用中厚皮移植修复。

4 术后处理 术后常规使用广谱抗生素,同时可应用低分子右旋糖酐改善成形阴茎的微循环。术后3天进行尿道内支架管抽吸,防止尿道感染。2周后自行排尿,排尿2天后无异常情况可拔除膀胱造瘘管。

五、阴茎延长法阴茎重建术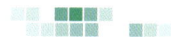

该方法是分离出残留的阴茎海绵体,用阴囊皮瓣上提并包绕延长的阴茎海绵体缝合,成为重建阴茎的术式。

(一)适应证

该术式适用于动物咬伤、火焰或电热烧伤、切割伤或阴茎癌术后所致的阴茎大部分缺损;阴茎缺损创面的修复,会阴部无炎症病灶。

(二)应用解剖

1. 阴囊皮瓣的血供 共有三组:

(1)阴囊前动脉:来自双侧阴部外浅动脉上行终末支,供血给阴囊前部。

(2)阴囊外侧动脉:来自闭孔动脉前皮支,供血给阴囊外侧中1/3皮肤。

(3)阴囊后动脉:来自阴部内动脉,分为外侧支和内侧支,组成阴囊中隔动脉。

以上三组动脉的分支相互吻接,组成多源性血供系统,当血管主干切断后,通过血管网的供血仍能使皮瓣存活。

2. 阴囊的静脉 阴囊壁的静脉与同名动脉伴行,经阴部外静脉汇入大隐静脉,其余静脉丛经阴部内静脉注入髂内静脉。

3. 阴囊的神经和淋巴 阴囊的神经有髂腹股沟神经和生殖股神经的生殖支,分布于阴囊的前1/3;会阴神经的阴囊后神经和股后皮神经的会阴支,分布于阴囊的后2/3。阴囊的淋巴主要回流至腹股沟浅淋巴结和深淋巴结。

(三)手术方法

1. 手术设计 模拟阴茎头的形态于阴茎根部设计环形切口线。阴囊前壁皮瓣以能包绕三个海绵体的宽度和长度画出切口线。

2. 手术步骤 按阴茎根部环形切口线切开皮肤,深入至阴茎浅、深悬韧带并切断至耻骨弓,两侧至坐骨海绵体肌,并切断部分腱膜,充分剥离海绵体。分离两侧带血供筋膜脂肪瓣,缝合时将筋膜脂肪瓣充填于耻骨弓前凹陷并缝合固定。一般可分离出阴茎海绵体6~10cm。

按画线切开阴囊皮肤和肉膜,保留两则阴囊前动脉和阴囊纵隔血管。掀起皮瓣于阴茎腹侧穿一洞,将阴茎海绵体从洞口中挽出转移至阴囊皮瓣下方,便于皮瓣包绕阴茎海绵体缝合。阴囊皮瓣为多源性血供,血供丰富(笔者未见阴囊皮瓣坏死病例),术后切口隐蔽,在阴茎背面无瘢痕;皮瓣薄而柔软,弹性好,伸缩性强。此法经延长后能达到或接近正常的长度,而且能保持正常勃起和近似于正常的感觉功能。

3. 术后处理 卧床休息2~3天,术后48h拔除引流条和导尿管。术后每天换药,包扎时置阴茎与腹壁成45°角,便于静脉和淋巴回流。静脉滴注抗生素3~5天。系带处可用弹性绷带包扎便于减轻水肿,必要时可用水肿消退药如丹参、迈之灵等。

从1984~2012年,龙道畴等共完成98例阴茎延长法阴茎重建术。其中阴茎癌患者3例,在当地医院切除约2/3阴茎,无腹股沟淋巴结转移,未作腹股沟淋巴结清扫术,术后3~4年体检未见病变复发,用本法行阴茎重建术。术中延长了阴茎海绵体长度达6~8cm,个别病例达10cm,同时保留了阴囊和阴茎海绵体的血管和神经,术后具有正常的勃起和近似于正常的感觉功能,勃起时达8~12cm。

（四）典型病例

1. 病例一　患者，48岁，因阴茎癌行阴茎部分切除，残端植皮修复创面，手术3年后行阴茎再造术（图19-1）。

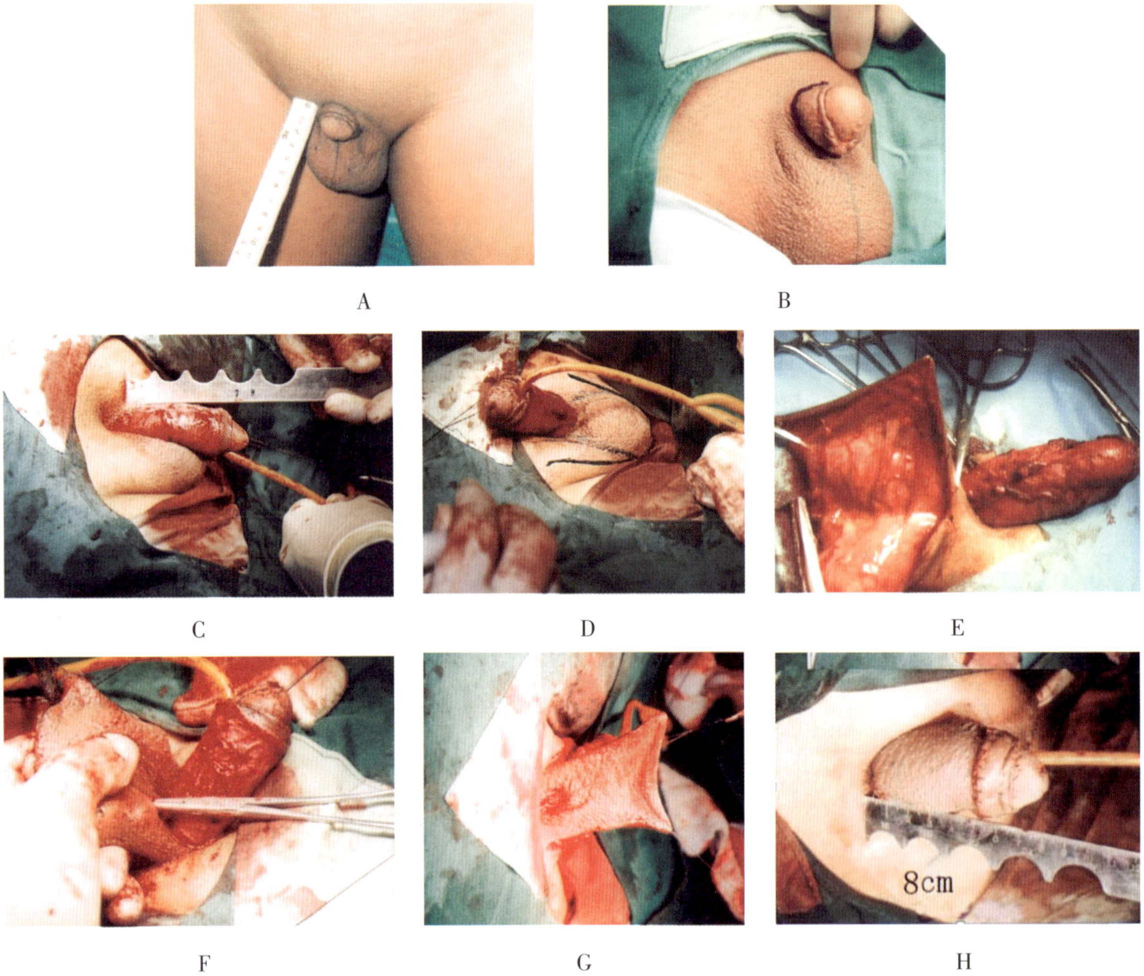

图19-1　病例一
A. 术前残留阴茎长1.5cm　B. 阴茎根部环形切口　C. 海绵体延长至8cm　D. 阴囊皮瓣设计　E. 可见阴囊纵隔血管　F. 在阴囊根部穿一洞，便于海绵体挽出　G. 阴囊皮瓣转位于海绵体上方，便于包绕海绵体缝合　H. 再造阴茎长8cm

2. 病例二　患者，50岁，因阴茎癌行阴茎部分切除术，阴茎残留阴茎长2cm，残端缝合修复创面，术后6年行阴茎再造术（图19-2）。

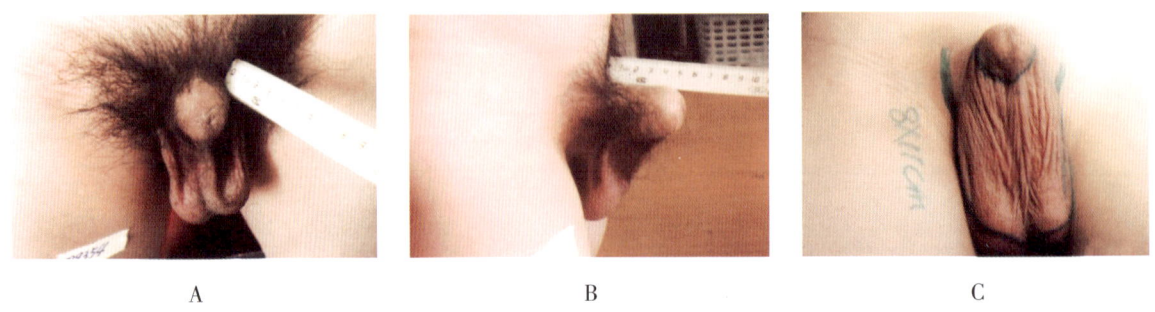

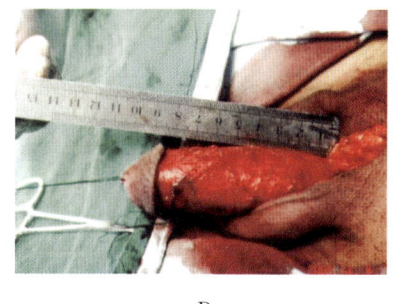 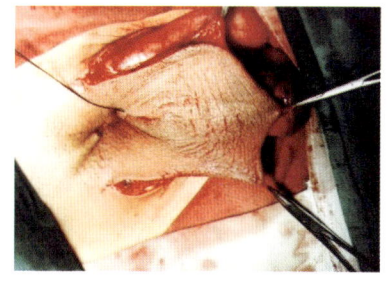 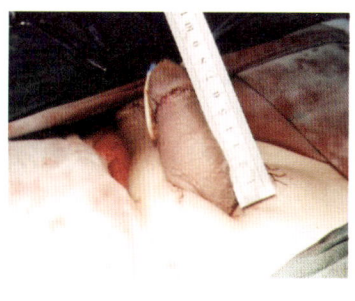

　　　　D　　　　　　　　　　　　E　　　　　　　　　　　　F

图 19-2　病例二

A. 术前残留阴茎长 2cm　B. 勃起时长 5cm　C. 阴囊皮瓣设计　D. 分离海绵体长 10cm　E. 海绵体从洞中转移至皮瓣下　F. 阴囊皮瓣包绕延长的海绵体缝合重建阴茎

　　本节介绍了几种较常用的阴茎再造的手术方式，由于诸多原因，临床上阴茎癌术后行阴茎再造的患者数量有限。相信随着社会的不断进步，人们对性生活要求的不断提高，以及阴茎再造技术的不断改进，阴茎再造术在阴茎癌术后阴茎缺损的患者中将得到更多的应用。

（程开祥　龙道畴　谢宇）

第三节　外阴癌概述

一、发病与诊断

（一）发病

　　外阴癌系来源于外阴皮肤、黏膜及其附属器官和前庭大腺的恶性肿瘤，其发病率占女性恶性生殖器肿瘤的 2%～5%，国际妇产科联盟（FIGO）报道西方妇女发生率为 2～5/100000。

　　其病因尚未清楚，可能与病毒感染（人乳头状瘤病毒 16、18、31 较多见）、性传播疾病、免疫功能低下及慢性皮肤病（如外阴营养不良）有关。外阴癌多发生于绝经后，平均发病年龄 52 岁。外阴癌肿位于体表，根据病史、症状、体征行活体组织检查可明确诊断。病灶可累及外阴、会阴或肛门四周，分中线型和侧位型。以大阴唇最多见，其次为小阴唇、阴蒂、后会阴联合、会阴及尿道。

（二）病理诊断

　　病理学类型以鳞癌为主，占 80% 以上；其次为恶性黑色素瘤（4.5%）、基底细胞癌（2.5%）、Paget 病（2.5%）、腺癌（2.5%）、肉瘤（2%）。

　　目前外阴癌的临床-手术病理分期系统是 FIGO 妇科肿瘤协会 2009 年制定的标准（FIGO 2009）。

二、临床症状与体征

　　外阴癌最常见的症状是病变局部瘙痒，其次是外阴包块、出血、疼痛、分泌物增多等。早期外阴癌的外阴皮肤或黏膜可见局限或弥散的多灶性黑褐色或棕褐色的斑丘疹，或局灶的黏膜粗糙、糜烂，或增厚的、伴有裂口的外阴硬化苔藓样病变。浸润性外阴癌的原发肿瘤多为单发的局限性肿物或溃疡型肿物。70% 的肿瘤发生在阴唇，以大阴唇最多见，其次为小阴唇、阴蒂和会阴。晚期肿瘤可侵及尿道和(或)膀胱、肛门和(或)直肠、阴道及耻骨或坐骨。

三、应用解剖

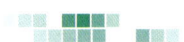

外阴癌除局部浸润外主要经淋巴道转移,淋巴转移的途径与外阴区域的淋巴引流解剖特点一致。

(一)区域淋巴引流

从大小阴唇、阴蒂、后会阴联合及会阴部位的淋巴引流首先进入浅腹股沟淋巴结,再进入深腹股沟淋巴结,均汇总到 Cloquet 淋巴结,并经此进入盆腔内淋巴结。此外阴蒂的淋巴管尚有通道可经耻骨联合进入髂外淋巴结或经阴蒂背部静脉进入闭孔淋巴结。病灶累及尿道、膀胱、阴道或直肠时,其淋巴引流可直接进入盆腔内淋巴结。

(二)淋巴结转移的相关因素

癌灶的大小、位置、与邻近器官的关系、组织分化程度、癌灶基底浸润的深度和有无淋巴管及血管的侵犯、临床分期等有关。

(三)淋巴结转移的术前评估

1. 临床应重视可触及、固定、聚集成团的淋巴结,这些淋巴结一般都为阳性。
2. 影像学检查如 CT、MRI 甚至 PET-CT,都只能作为参考依据。
3. 前哨淋巴结(sentinel lymph node,SLN)是原发肿瘤淋巴引流的第一级淋巴结,该组淋巴的病理状态可指导是否需要行广泛的淋巴结清除。其概念最早由 Cabanas 于 1976 年在阴茎癌的研究中提出;1979 年 Dsiaia 等提出外阴癌的 SLN,认为腹股沟管淋巴结是首先接受外阴的淋巴引流的。
4. 检测方法

(1)生物活性染料:如亚甲蓝、异舒泛蓝等。

(2)放射性活性物质示踪:如 ^{99m}锝硫胶体(^{99m}Tc-SC)、^{99m}锝人血白蛋白(^{99m}Tc-HSA)等。

(3)放射性核素胶体注射:生物活性染料和放射性核素胶体注射联合应用为目前最常用的方法,检出率高。

5. SLN 的临床意义:合理决定外阴癌继发病灶(腹股沟、盆腔淋巴结)的手术范围,降低手术创伤及并发症。但因淋巴结转移有跳跃现象,SLN 阴性也不能安全排除已有淋巴结转移的可能,目前以临床研究为主。

四、治疗方案

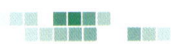

(一)手术治疗

外阴癌以手术治疗为主。

1. 经典术式　外阴癌根治术,即 Way 术式(1940),为外阴广泛切除(包括阴阜、大小阴唇、会阴部、部分阴道或部分下尿道及相应部位的皮下脂肪组织,深度达筋膜和肌膜层)加上双腹股沟淋巴结清扫或盆腔淋巴结清扫。本术式适用于以下高危患者:

(1)病灶为中线型。

(2)淋巴结可疑阳性及 N_1、N_2。

(3)癌灶高分化(G_1),深度>5mm;中分化(G_2),深度>2mm;低分化(G_3),深度不限。

(4)淋巴管间隙有癌细胞浸润。

2. 术式的变革　外阴癌手术的个体化。

(1)肿瘤局限可采用改良的部分外阴切除。

(2) T_1 期,浸润深度≤1mm,不行腹股沟淋巴结(GN)清扫术。

(3) 一侧 T_1 病变,作单侧 GN 清扫;若阴性,不作对侧 GN 清扫。

(4) 改良腹股沟手术(保留阔筋膜和大隐静脉)。

(5) 不行常规盆腔淋巴结清扫术,即使 GN 有多个阳性,亦可取消盆腔淋巴结清扫,代之以 GN 和盆腔淋巴结区放疗。

(6) 晚期患者术前放化疗,免行盆腔脏器切除术。

(二)放射治疗

由于外阴组织对放疗的耐受性很差,即使其病理类型对放疗有一定的敏感性,仍不能作为首选治疗。目前一般用于姑息治疗或是手术治疗的补充,如对于有腹股沟淋巴结转移者行术后腹股沟区或盆腔外照射来减少复发和转移的可能,外阴肿块巨大并侵及邻近器官者行术前放疗或辅以化疗以缩小瘤体增加手术切除率并保全相应的脏器功能以提高生存质量。欧洲放疗技术成熟的国家有行组织间插值放疗,据报道疗效不错,我国开展有限。

(三)化学治疗

化学治疗处于辅助地位。新辅助化疗、同步放化疗用于配合手术治疗、晚期及复发患者的姑息治疗等。

第四节 外阴癌术后缺损的修复重建

外阴癌根治性手术要求切缘距癌瘤 3cm 以上,累及尿道、阴道者亦可切除部分尿道、阴道甚至全阴道切除。由于切除深度达外阴全层,直达泌尿生殖膈,导致局部组织大面积缺损,缝合困难,强行缝合血供差致术后愈合时间长、瘢痕挛缩、外阴严重变形、阴道口狭窄可引起泌尿、性生活困难。因此,在外阴根治性手术的同时,一期的外阴重建及整形术应运而生、不断完善。本节介绍几种较常用的外阴修复方法。

一、V-Y 推进皮瓣及菱形筋膜皮瓣修复重建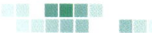

目前临床上应用的 V-Y 推进皮瓣及菱形筋膜皮瓣多利用阴股沟皮瓣和臀大肌肌皮瓣。

(一)适应证

本法适用于缺损相对不大的创面。

(二)应用解剖

1. 阴股沟皮瓣 阴股沟皮瓣的血供主要来自阴唇后动脉外侧支。阴唇后动脉是阴部内动脉终末支血管之一,主干在球海绵体和坐骨海绵体肌之间的沟内向内上方走向大阴唇,自会阴浅横肌至阴道口后缘,并向阴股沟区发出 2~3 支,即阴唇后动脉外侧支,发出后向前外侧走行,分布于阴股沟皮瓣下端与闭孔动脉前支降支和旋股内侧动脉在大腿内上方的分支相吻合。阴股沟皮瓣神经支配来自阴唇后神经外侧支,阴唇后神经与同名血管伴行,越过会阴浅横肌后主要分布于大阴唇,在阴道口后缘水平神经主干发出 2~3 支阴唇后神经外侧支,分布于阴股沟皮瓣。

2. 臀大肌肌皮瓣 臀大肌是臀部最大的菱形肌,位置表浅。臀大肌的血供相当丰富,其主要血管有:

(1) 臀上动脉:从髂内动脉分出深、浅两支,浅支供应臀大肌和臀上部皮肤及皮下脂肪组织,深支供应臀中肌。

(2) 臀下动脉：也是髂内动脉的分支，主要分布于臀大肌下部及股后部。

(3) 其他血管：臀大肌远侧部位还有来至旋股外侧动脉的第一穿动脉、旋股内侧动脉横支及旋股外返动脉横支的吻合支供养。臀上下动脉均有相应的静脉伴行。

(三) 手术方法

1. V-Y 推进皮瓣 外阴切除后根据创面缺损大小，并以此为三角形基底，设计包括皮肤、皮下组织及筋膜的皮瓣。三角形基底与两边之比为 1:2～1:1.5，有时为增加皮瓣的移动度，可将皮瓣的下缘向下游离，范围为皮瓣长度的 1/3，使皮瓣与创面缝合，三角形推移后形成的创面直接缝合。

2. 菱形筋膜皮瓣 外阴切除后根据创面缺损大小，皮瓣长宽之比以不超过 1:3 为宜，自皮瓣远端深筋膜上掀起皮瓣，检查皮瓣远端血供，在无张力下转移修复外阴缺损，供区两侧直接拉拢缝合。

(四) 典型病例

1. 病例三 患者，46 岁，外阴肿物 2 年。病理：高分化鳞癌。行外阴癌扩大切除＋双侧腹股沟淋巴清扫术，用阴股沟皮瓣修复外阴缺损（图 19-3）。

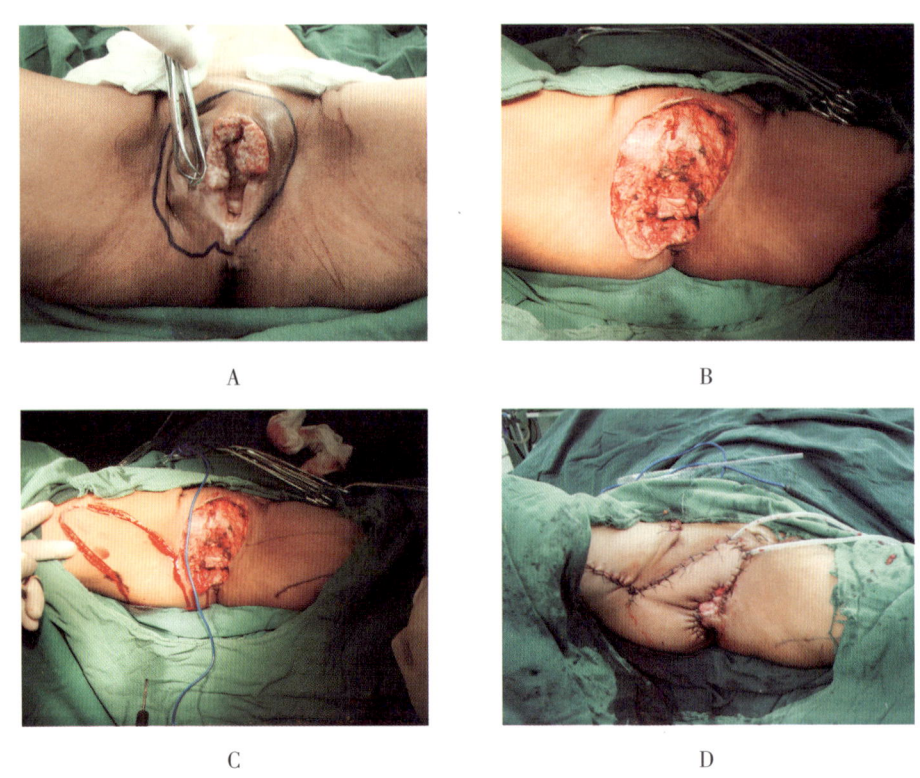

图 19-3 病例三

A. 外阴巨大肿物 B. 行外阴癌扩大切除＋双侧腹股沟淋巴清扫术，术后外阴巨大缺损 C. 设计右侧阴股沟皮瓣 D. 切取蒂在后的阴股沟皮瓣，直接转移修复外阴缺损，左侧拉拢缝合，同时修复尿道口及阴道

2. 病例四 患者，57 岁，外阴肿物 6 个月。病理：高-中分化鳞癌。行会阴癌切除，用邻近皮瓣转移修复外阴缺损（图 19-4）。

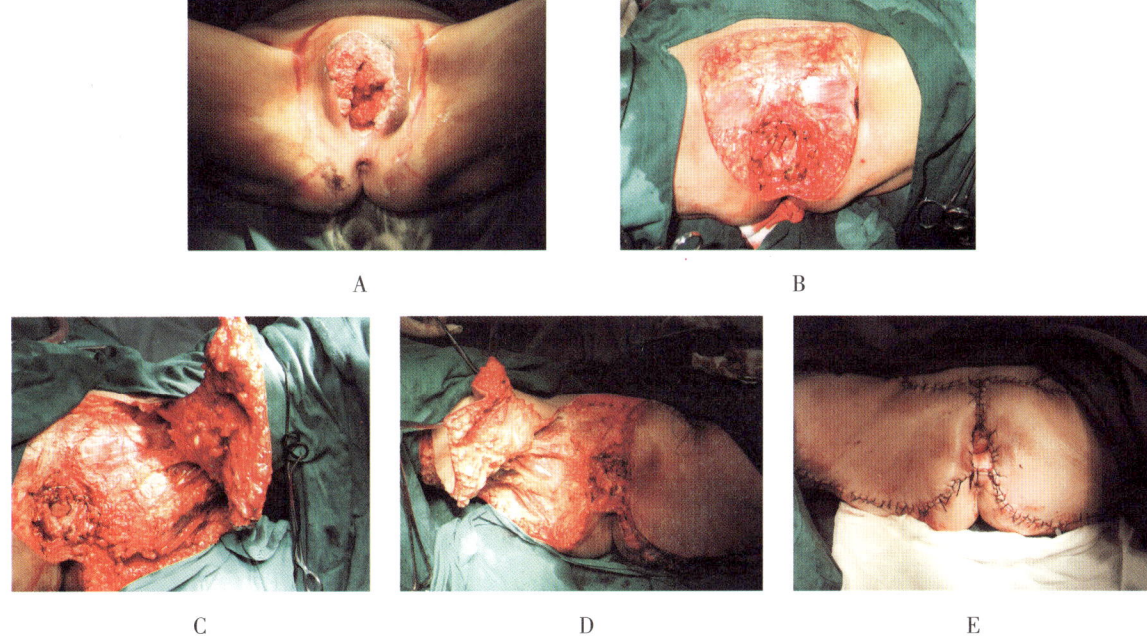

图 19-4　病例四
A. 会阴癌术前　B. 原发灶切除后巨大缺损　C. 切取左外侧邻近皮瓣,保留阴部外动脉　D. 切取右侧皮瓣
E. 将双侧皮瓣游离旋转移位后修复外阴缺损,同时修复尿道口及阴道外口

二、股薄肌肌皮瓣修复重建

股薄肌肌皮瓣是目前常用用于外阴重建和修复的肌皮瓣。

(一) 适应证

本法适用于各类外阴癌术后缺损的修复。

(二) 应用解剖

股薄肌位于大腿内侧皮下,位置表浅,以扁平的宽肌腱起自耻骨及坐骨的下支,止于胫骨粗隆的内侧面。其主要的营养血管为股深动脉的股薄肌分支,其次还有旋股内侧动脉、股动脉、闭孔动脉等的分支。股薄肌远端浅层有缝匠肌斜行通过,该处无股薄肌血管到皮肤的肌皮支。股薄肌由闭孔神经的前支支配。

(三) 手术方法

1　带血管蒂股薄肌肌皮瓣转移

(1) 皮瓣设计：以病变侧耻骨结节下方 8cm 左右为血管蒂的旋转轴点,皮瓣设计范围应超出缺损区面积 3cm 左右。

(2) 手术要点：切口达深筋膜,在长收肌和股薄肌之间分离出股薄肌的营养血管和神经,游离至起始部,切开肌皮瓣周围皮肤、皮下组织及深筋膜,于肌皮瓣上下端横断股薄肌。注意应随时将皮下组织与筋膜缝合以保持良好的血供。在股薄肌深面将血管蒂游离 5~6cm 后,关闭供区创面,置胶管引流。在供区和受区之间打一宽 4~5cm 的皮下隧道,将肌皮瓣从隧道处转移至受区,其近端位于耻骨联合处,远端位于会阴处。全层缝合肌皮瓣与外阴切口的内外缘,置胶管引流。

(3) 注意事项：取肌皮瓣时应严格无菌无瘤操作,供区缝合整齐无张力,引流通畅。术后常规使用抗生素及全身支持治疗。

(4) 优点：股薄肌属大腿内收肌群,为非主要作用肌,故切除后对肢体功能影响不大。股薄肌为位置最浅的扁薄带状肌,邻近外阴,切取方便,游离范围及旋转弧度大,肌皮瓣本身血供恒定,手术中保留了血管神经,抗感染力强,易存活,且手术操作简单安全,患者易接受。

2. 游离皮瓣　需要显微外科的手术技能及操作器械进行血管吻合,肌皮瓣可移植到任何缺损面。但其可切取的皮瓣范围仅限于股薄肌上 2/3 的皮肤。

3. 闭孔动脉跨区供血的长形股薄肌肌皮瓣带蒂转移　由于带蒂转移的皮瓣必须以股深动脉的分支进入股薄肌处为旋转轴心点,即股薄肌上中 1/3 处,这样就限制了股薄肌肌皮瓣向会阴区转移的距离。有学者为了使股薄肌皮瓣能够近距离地向会阴区带蒂转移,设计了以股薄肌起始部为旋转蒂的短型股薄肌肌皮瓣,此型皮瓣以闭孔动脉的终末支为供血源,但同时存在皮瓣的切取范围仅限于该血供区,其组织量有限,难以修复较大的缺损。陈宗基根据动脉跨区供血的反流轴型皮瓣原理,在结扎皮瓣的股深动脉的分支后,依靠闭孔动脉的终末支与股深动脉、旋股内侧动脉及其分支间的吻合支,利用动脉差的原理进入股深动脉分支的管腔产生血供,设计了闭孔动脉跨区供血的长型股薄肌肌皮瓣,该皮瓣血供可靠,组织量大,旋转面广,可修复全外阴缺损并同时再造阴道。

三、股前外侧皮瓣修复重建

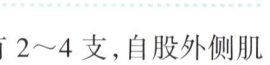

股前外侧皮瓣是以旋股外侧动脉降支的穿支为蒂的皮瓣,穿支一般有 2～4 支,自股外侧肌表面或外侧肌间穿出。该皮瓣有位置隐蔽、取材量大、血管蒂较长、血供丰富等诸多优点。

(一) 适应证

可用于修复外阴大范围缺损。

(二) 应用解剖

旋股外侧动脉自股深动脉或股动脉发出后很快分为升支、横支和降支。旋股外侧动脉降支发出皮动脉供养股前外侧皮肤的形式以肌皮动脉穿支和肌间隙皮支为主。肌皮动脉穿支是降支发出的小分支血管,穿过股外侧肌后至皮肤;而肌间隙皮支是从股直肌与股外侧肌间隙浅出,直接穿筋膜至皮肤。旋股外侧动脉降支多数有 2 条伴行静脉。股外侧皮神经是该皮瓣的感觉神经,它自腰丛发出后,在髂前上棘内侧 1cm 处穿经腹股沟韧带深面至股部,分为粗长的前支和较短细的后支。

(三) 手术方法

1. 皮瓣设计　患者取平卧位,自髂前上棘至髌骨外上缘作一连线(髂髌线),在连线中点附近找到旋股外侧动脉降支发出的第一肌皮动脉出皮肤的位置,设计皮瓣时使此点落于皮瓣的上 1/3 中央附近。再以髂髌线为轴根据缺损部位的形状和面积标出皮瓣边界,上界可达阔筋膜张肌的远端,下界至髌骨上 7cm,内侧达股直肌内侧缘,外侧至股外侧肌间隔或略大。

2. 游离皮瓣　按术前设计,沿皮瓣外侧缘切开皮肤、皮下组织及深筋膜,并将切口向下延长。在阔筋膜深面向外掀起皮瓣,找到进入筋膜的穿支,沿穿支逆行追踪,逐步切断其穿行的股外侧肌。在阔筋膜深面股直肌与股外侧肌之间找到旋股外侧动脉降支,寻降支向外侧分支,如为肌间隙皮支,易于分离;如为肌皮穿支,则追踪至进入股外侧肌点为止。将皮瓣的上、内、下面完全切开,完全游离皮瓣。

3. 皮瓣转移　切取皮瓣后无需断蒂,通过皮下隧道直接转移至外阴部修复缺损。在外阴缺损太大,切取股前外侧皮瓣后遗留创面无法直接缝合,则需植皮,导致二次取皮创伤,术后可能形成肌疝的情况下,可于术前采用彩色多普勒或 CT 等对旋股外侧动脉穿支进行精确定位,根据不同穿支的位置及大小等制备成一蒂二瓣或多瓣形式,再把二个皮瓣拼接修复原发灶缺损,这样供区伤口就可直接缝合,减少了二次损伤。

（四）典型病例

病例五，患者，25岁，外阴肿物1年。病理：高-中分化鳞癌。行外阴癌扩大切除后用股外侧皮瓣修复外阴缺损（图19-5）。

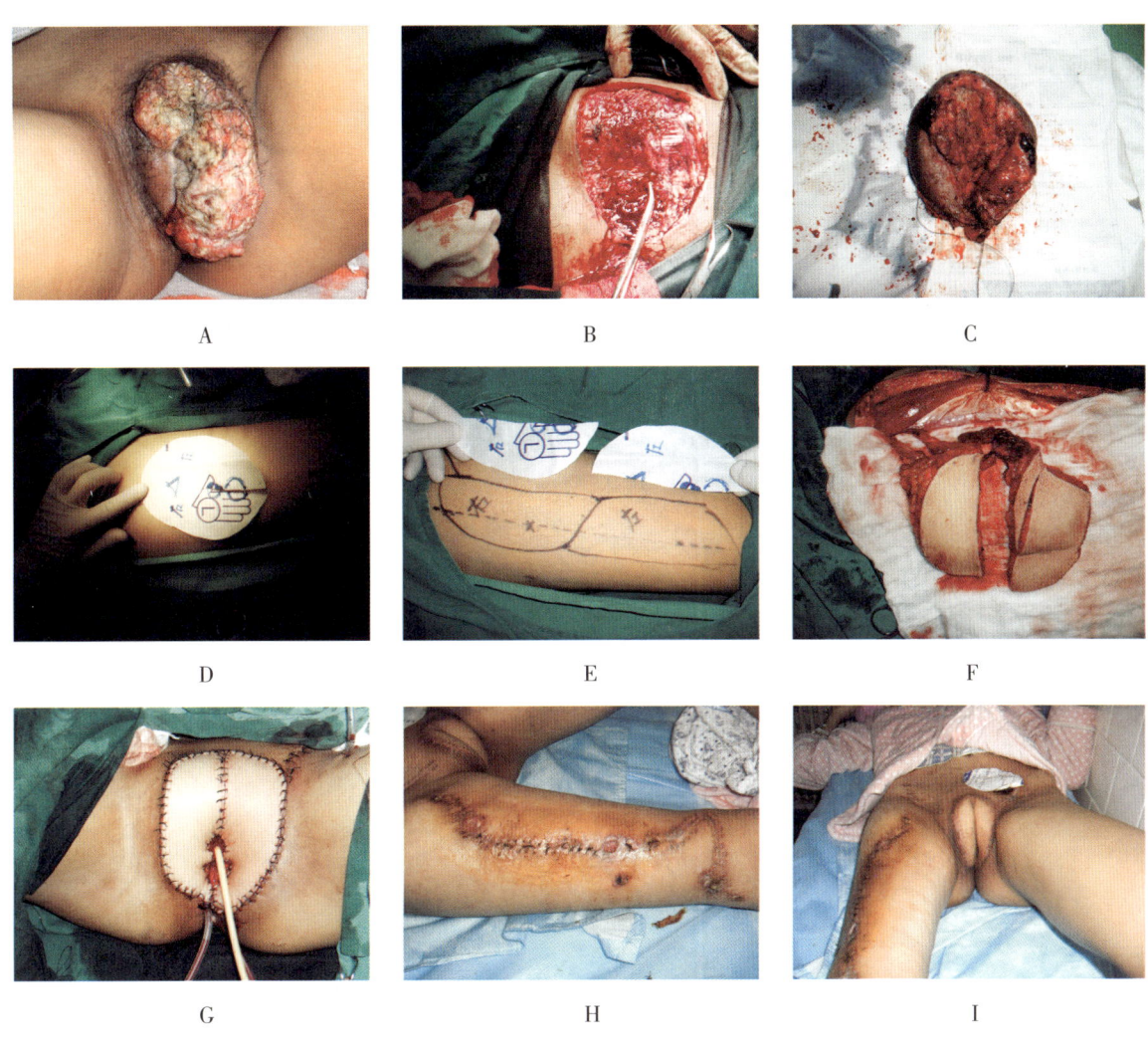

图 19-5 病例五

A. 外阴巨大肿物，固定，尿道外口、阴道外口被肿物遮蔽并侵犯　B. 行外阴肿物扩大切除＋双侧腹股沟淋巴清扫术　C. 外阴癌切除标本　D. 根据外阴缺损，设计股前外侧皮瓣　E. 选择股前外侧两个穿支，将需修复部位分开设计成两个皮瓣　F. 切取以旋股动脉降支为蒂的两个穿支皮瓣　G. 将皮瓣通过皮下隧道转移至外阴缺损处，两块皮瓣拼接修复外阴缺损，同时修复尿道口及阴道口　H. 大腿外侧供瓣区直接缝合，术后2周，伤口基本愈合　I. 术后1个月，外阴皮瓣愈合良好，小便可，阴道分泌物排泄通畅

外阴癌手术后创面的修复有多种方法，但不是每一种方法都适用于每一个患者，因此，我们需要根据患者的情况选择最适合的方法。

理想的外阴重建应该满足以下要求：①皮瓣带有良好血供的皮肤及皮下组织，其厚度与缺损处厚度接近；②设计的皮瓣同受区的表面积相当；③重建外阴的感觉和功能；④重建的外阴有接近自然的外观；⑤皮瓣可以一期修复外阴缺损；⑥尽量使供区的损伤达到最小化。

（王静　李赞　周晓　陈亦乐）

参考文献

[1] Ragoowansi R, Yii N, Niranjan N. Immediate vulvar and vaginal reconstruction using the gluteal-fold flap: long-term results[J]. Br J Plast Surg, 2004, 57(5): 406-410.

[2] Monstrey S, Blondeel P, Van Landuyt K, et al. The versatility of the pudendal thigh fasciocutaneous flap used as an island flap[J]. Plast Reconstr Surg, 2001, 107(3): 719-725.

[3] Salgarello M, Farallo E, Barone-Adesi L, et al. Flap algorithm in vulvar reconstruction after radical, extensive vulvectomy[J]. Ann Plast Surg, 2005, 54(2): 184-190.

[4] Hashimoto I, Nakanishi H, Nagae H, et al. The gluteal-fold flap for vulvar and buttock reconstruction: anatomic study and adjustment of flap volume[J]. Plast Reconstr Surg, 2001, 108(7): 1998-2005.

[5] Tateo A, Tateo S, Bernasconi C, et al. Use of V-Y flap for vulvar reconstruction[J]. Gynecol Oncol, 1996, 62(2): 203-207.

[6] Carramaschi F, Ramos M L, Nisida A C, et al. V-Y flap for perineal reconstruction following modified approach to vulvectomy in vulvar cancer[J]. Int J Gynecol Obstet, 1999, 65(2): 157-163.

[7] Huang L Y, Lin H, Liu Y T, et al. Anterolateral thigh vastus lateralis myocutaneous flap for vulvar reconstruction after radical vulvectomy: a preliminary experience[J]. Gynecol Oncol, 2000, 78(3): 391-393.

[8] Hsieh C H, Liu S P, Hsu G L, et al. Advances in understanding of mammalian penile evolution, human penile anatomy and human erection physiology: clinical implications for physicians and surgeons[J]. Med Sci Monit, 2012, 18(7): 118-125.

[9] 程开祥,刘阳,李圣利,等.阴茎整形术后阴茎损伤的治疗[J].组织工程与重建外科杂志,2007,2(2):77-79.

[10] Selvaggi G, Elander A. Penile reconstruction/formation[J]. Curr Opin Urol, 2008, 18(6): 589-597.

第二十章
皮肤软组织扩张术在肿瘤整形外科中的应用

第一节 概述

皮肤软组织扩张术简称皮肤扩张术,通常是指将皮肤软组织扩张器植入正常皮肤软组织下,通过注射壶向扩张囊内注射液体而增加扩张器的容积,使其对表面皮肤软组织产生压力,通过扩张机制对局部的作用,使组织和表皮细胞的分裂增殖及细胞间隙拉大,从而增加皮肤面积,或通过皮肤外部的机械牵引使皮肤软组织扩张延伸,利用新增加的皮肤软组织进行组织修复和器官再造的一种方法。1957年,Neumann最早报道组织扩张术在临床上的应用。通常意义上的皮肤软组织扩张术最早是由美国整形外科医师Radovan提出的,他和生物医学工程师Schulte研制了第一个真正的注水式皮肤软组织扩张器并最先应用于临床。除注水式皮肤扩张器外,Austad等在1979年研制的渗透型自行膨胀的皮肤扩张器在临床也有应用,因其内含高渗溶液,一旦渗漏将造成局部皮肤坏死的严重后果,且其扩张速度和容量不好控制,目前在我国应用较少。除在皮下埋植的内置式扩张器外,Lasheen等还报道一种外置的负压装置可使皮肤扩张,其原理虽和皮内埋植的扩张器差异较大,但应用于临床也取得了不错的效果。

到目前为止,皮肤软组织扩张术仍然是提供额外自体皮肤最为可靠的方法,经扩张后的皮肤质地、色泽均与待修复区域相近,术后可取得优良的美学效果。在我国,张涤生等率先引进皮肤软组织扩张术用于治疗烧伤后畸形,此后,皮肤软组织扩张术在我国整形及修复重建领域得到了十分广泛的应用。

体表肿瘤切除后创面的一期修复可选择局部皮瓣转移或游离皮片移植,或更为复杂的远位皮瓣或游离皮瓣移植,但这些方法均造成供区的残损;或因术后移植皮片的挛缩影响外观,最终避免不了拆东墙、补西墙的尴尬局面。而一些头面、颌颈部的肿瘤,不但要求完整地修复肿瘤切除后遗留的创面,更要兼顾五官的美学效果,皮肤软组织扩张技术不仅可利用周围质地、色泽相近的皮肤完美地修复创面,而且不会造成供区的继发性残损而获得优良的修复效果。正如张涤生院士所言:"皮肤软组织扩张技术是整形外科历史上最有创造性的成就,它改变了整形外科拆东墙、补西墙的一贯做法,使许多患者得到了前所未有的满意结果。皮肤软组织扩张技术是整形外科进步的一个标志性成就。"临床应用过程中,体表良性肿瘤可通过一期植入扩张器,皮肤软组织经充分扩张后择期行肿瘤切除手术,同时取出扩张器利用多余的皮肤软组织一期修复组织缺损;而体表的恶性肿瘤则一般在肿瘤根治术后经过系列的综合治疗,根据患者的需要,二期行皮肤软组织扩张术对恶性肿瘤术后体表畸形或缺损的部位进行修复或再造。

一、皮肤软组织扩张的原理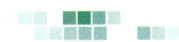

皮肤软组织扩张并非整形外科的特有概念,人们最早从妊娠期妇女腹部皮肤随着胎儿的生长逐渐被扩张、肥胖的人随着皮下脂肪增多皮肤随之被扩张等现象得到启示。研究表明,皮肤经一定容量的扩张后可使局部面积增加80%～140%。从组织学角度来看多余皮肤的来源可能有三个：

1. 细胞通过有丝分裂增殖使细胞绝对数量增加,即通常所说的"生物性增生"。
2. 因压力不断增加产生的牵引拉力使细胞间隙增宽,细胞间质增加,即通常所说的"弹性扩张"。
3. 表面张力增加的情况下邻近组织受到牵拉而向扩张区域移动,即通常所说的"组织蠕变"。

大量研究表明皮肤软组织下埋植的扩张器可通过机械张力的刺激作用使表皮基底细胞增生,虽然真皮层和皮下组织层都可因扩张而变薄,但真皮胶原的合成量和皮肤的血液循环量却是增加的,这是皮肤软组织经扩张后的净组织增加量,皮肤的弹性形变和组织蠕变则导致扩张后的皮瓣有一定的回缩趋势。皮肤软组织扩张术的另外一个重要特点是扩张后皮瓣血供的改建,它不同于简单的皮瓣延迟手术仅仅使血液循环的方向或途径发生改变,而是存在新生的血管,建立了新的血供途径,从而使扩张后的皮瓣比随意型皮瓣或延迟皮瓣血供更佳。

对扩张后皮肤面积的估计,前人总结的计算方法甚多,但真正应用于临床的公式却较少。因扩张器植入部位的不同扩张效率也有较大的差别,即使同一个扩张器,各个方向的皮肤扩张效率也有较大差异,往往扩张器顶部的皮肤扩张效率最高,越到边缘,皮肤的扩张效率越低,因此目前尚无统一的科学方法准确计算扩张器可扩张的皮肤面积。扩张器注水扩张过程中的皮肤是在三维空间内的增加,二期手术去除扩张器后皮瓣的展平及转移均会造成有效扩张面积的损失,加之术后皮瓣本身有挛缩趋势,扩张后的皮瓣面积一部分用于修复供区,一部分用于修复病损区域,一部分还需用于抵消扩张皮瓣的挛缩。术前需仔细估测待修复区域的面积而设计扩张器放置的位置,确定扩张器的容量以及预计二期手术皮瓣的转移方式,这些都是皮肤软组织扩张术中需要重点考虑的问题。

对于扩张器容量和修复面积的关系,根据第四军医大学西京医院整形外科的临床经验,修复头皮 $1cm^2$ 缺损的扩张容量为 3.5ml,修复面颈部 $1cm^2$ 缺损需要 4.5～5ml 的扩张容量,修复躯干和四肢 $1cm^2$ 缺损的扩张容量则介于上述两者之间。但也有学者认为以上标准在应用于面颈部时扩张容量偏少,艾玉峰、鲁开化等研究发现,扩张器单位容积的扩张量在身体不同部位的差异非常大,同样是修复 $1cm^2$ 缺损范围,头部需要 3.5～4.0ml 容量,面部则需要 6～8ml,颈部则需要12～14ml,因此在预计待修复面积和扩张容量时应当遵循宁多勿少的原则。

皮肤软组织扩张技术的基础研究近年来也取得了不少可喜的成果,多数集中在如何增加皮瓣的扩张速度、提高扩张皮瓣的质量和减少相关并发症方面,部分成果具有一定的临床应用价值。如李向云等通过使用40℃的生理盐水注射扩张,能有效缓解注液过程中的疼痛,降低扩张皮瓣的回缩率;Ju等在皮瓣扩张过程中实施高压氧治疗,发现可显著改善扩张皮瓣的血供,加速扩张的过程。此外,扩张皮瓣局部外用重组人表皮生长因子,扩张囊内注射醋酸曲安奈德、维拉帕米,扩张间隙涂抹几丁糖等均对加速皮瓣扩张、降低皮瓣挛缩有一定的作用。

二、皮肤软组织扩张器的构造及分类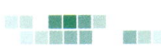

早期的皮肤软组织扩张器分为可控型与自行膨胀型两大类。由于自行膨胀型扩张器扩张速度和扩张时间均不易控制,临床应用极少,因此本节主要讨论可控型扩张器。

可控型软组织扩张器主要由扩张囊、注射壶和导水管三部分组成(图20-1),其优点在于可根据需要控制扩张的容量和时间。

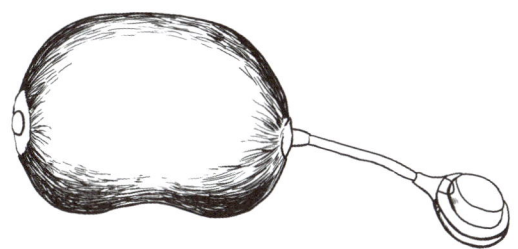

图 20-1　扩张器的主要构造

(一)扩张囊

扩张囊是扩张器的主体部分,其主要功能是接受充水以完成对皮肤组织的扩张,因而要求扩张囊本身具有较好的弹力伸缩性及良好的密封性,同时还应具有较强的抗爆破、抗撕裂能力,可接受额定容量以上的充水扩张。根据扩张囊的形状,扩张器可分为圆形、方形、肾形、柱形和特殊形等数种(图20-2),每一种又有不同的容量规格。

1. 圆形　包括圆球形、半球形、椭圆形、饼形等,其容量规格有30ml、50ml、100ml、140ml、300ml、500ml等。这类扩张器扩张后可使皮肤表面呈半球形,中央扩张率最高,可用于身体的各个部位,其中乳房再造过程中的注水式假体也是一种圆形扩张器。

2. 方形　包括长方形、立方形、冰袋形等,其容量有规格有100ml、170ml、250ml、500ml、700ml等。方形扩张囊扩张形成的皮瓣便于前后滑行推进,因此多用于躯干及四肢。

3. 肾形　肾形扩张囊的容量规格有20ml、30ml、50ml、100ml、250ml、450ml等。这类扩张器扩张的皮肤呈肾形隆起,内侧弧度较小,外侧弧度较大,因而皮肤扩张率较高,多用于与其弧度相适应的部位,如下颌缘、颈部、眶下及耳后等。

4. 柱形　包括圆柱形、半圆柱形等,其容量规格有10ml、100ml、200ml、400ml不等,主要用于四肢皮肤的扩张。

5. 特殊形　按照特殊部位或特殊需要而设计的扩张囊,如用于眶周的C形、用于下颌部的马蹄形、用于指背的长条形等。

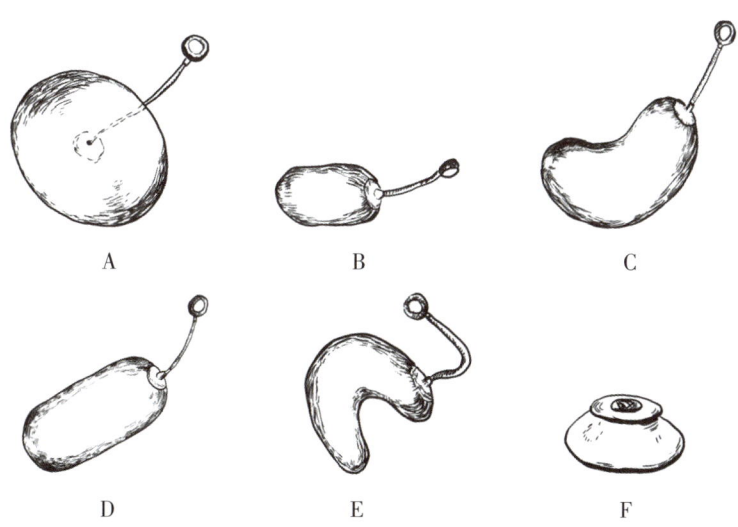

图 20-2　不同形状规的扩张囊
A. 圆形　B. 方形　C. 肾形　D. 柱形　E. 新月形　F. 顶部注射型

(二）注射壶

注射壶是接受穿刺并向扩张囊内注射扩张溶液的主要部件,其主要结构为顶盖、底盖、防穿刺不锈钢片或尼龙片及防渗漏装置。阀门根据是否限制扩张液流动方向可分为单向阀门和双向阀门。因单向阀门仅允许扩张液由注射壶流向扩张囊,虽然可有效避免阀门渗漏,但一旦注水过多引起扩张皮肤血供障碍处理较为困难,国内多使用双向阀门,其优点是可通过注入或抽出扩张溶液调节囊内压。

另有一种外置性注水阀门,与内置性阀门原理相似,只是术中将注射壶外置。有些扩张器还设计有活瓣式阀门,将其连接在导水管末端,当将注射器前端乳头插入阀门后可立即使阀门开通而注水。

（三）导水管

导水管是连接注射阀门和扩张囊之间的硅胶导管,长度为5~15cm不等,直径一般为2.0~3.5mm。导管壁一般有一定厚度,才可避免被压瘪、扭曲和折叠。

多年来随着扩张器在临床的广泛应用,一些国内学者也对扩张器进行了不断改进,以使其能够更好地应用于临床或科研。如李江等研制的薄壁垂直导管扩张器,因导管与扩张器长轴垂直,注射壶与导管分离,可经微创手术埋入皮下,同时使用的外置注射壶避免了扩张器导管折叠和注射壶渗漏的问题,应用于临床取得了较好的效果。刘文阁等研制了双囊双导管结构的扩张器,其外囊用于储存促进扩张的药物,内囊用于注水扩张,通过联合药物的作用减少了扩张时间,使扩张效率得到较大提高。姜会庆等研制的涤纶网单向扩张器使其底部强度增大,扩张器产生单向的扩张效果,对于颈部及腹部皮肤的扩张较为有利。鲁延林等改进了一种扩张器,使导水管与注射阀门固定连接,而导水管与扩张囊分开制作,导水管长达100cm,使用时可根据实际需要剪短再通过黏合剂与扩张囊黏结在一起,使扩张囊与注射壶埋植的距离增大,减少了注射壶外置时感染的发生率。

三、手术步骤

（一）扩张器植入

扩张器植入也就是我们常说的一期手术。

1　扩张区域选择　根据需修复缺损部位的特征选择不同形状的扩张器,埋植扩张器的区域一般选择病变区域的邻近部位,这样可使扩张的皮肤在色泽和质地上最接近待修复区域,从而获得优良的术后美学效果。拟扩张区域应当避免瘢痕、创伤或感染的情况,以免导致扩张器植入后感染或外露。同时扩张器埋植部位还应考虑预构皮瓣的血供情况,拟扩张区域应当远离皮瓣主要供血血管的穿出部位,特别是扩张器埋植在肢体或躯干部位时应注意保留皮瓣扩张方向的纵行血管,同时切断不必要的横行血管,从而达到皮瓣延迟的效果。选择合适的扩张区域是手术效率的保证,扩张器的放置位置和方向对皮肤的扩张效率有重要影响。根据范鹏举等的研究,因皮肤在扩张过程中具有各向异性,沿朗格线方向的扩张效率最低,而沿垂直于朗格线方向的扩张效率最高;同时非圆形扩张器在各个方向上的扩张势能也不一样,在其长轴上的扩张效果往往不如在短轴上的扩张效果。这就提示整形外科医师在埋植扩张器时不但要考虑患者皮肤的情况,还要综合考虑其周围正常皮肤的扩张特性以及预埋植扩张器的形状和各个方向上的扩张势能。

2　切口选择　术中的切口设计需要综合考虑切口的部位、大小、方向及张力等因素,而且一期手术时还需要同时考虑到二期手术辅助切口的位置、皮瓣如何转移等,以便充分利用扩张组织,为二期手术提供有利条件。皮瓣设计原则应该贯穿整个手术过程。

扩张器埋植的切口一般选择在病变组织和正常组织交界处,这样有利于切口的愈合,可有效防止切口裂开、扩张器外露等并发症。但有的学者认为在交界处正常皮肤侧作切口会影响扩张皮瓣的效率,建议在病损皮肤内作切口,但将扩张器埋植腔隙边缘至少潜行游离至正常皮肤一侧,建立扩张器到切口的隔离带,这样可充分利用正常皮肤而不形成新的瘢痕,同时又保证了切口的愈合不受扩张器张力的影响。对于切口方向的选择,大多数情况下采用与扩张器长轴平行或垂直的切口以便于分离皮下腔隙。切口的长度一般以能够充分分离腔隙而又不超过病变范围为度。也有的学者认为,在病变皮肤与正常皮肤交界处行直切口不利于皮瓣的扩张,他们建议在病损皮肤旁作小 V 形或 U 形切口,或者应当使切口垂直于皮瓣扩张方向。有研究者对比了平行切口与垂直切口的优缺点后发现,虽然垂直切口视野暴露差,剥离难度较大而不利于止血,但只要术中仔细操作,因其切口张力与扩张皮肤软组织的张力呈垂直方向,术后切口裂开等并发症的发生率显著降低,皮肤的扩张效率也大幅提高。

一些条带状的色素痣或黑毛痣还可选择以病变皮肤为中心作切口,埋植扩张器后扩张其周围皮肤,二期手术取出扩张器后切除条带状病变皮肤直接缝合切口。因在术后注水扩张时切口承受的张力较大,这类切口在手术时应当在切缘的一侧切开真皮至皮下,再剥离扩张囊间隙;而在关闭切口时应将形成的真皮深层瓣经切口重叠入皮下,与之瓦合加固切口。

随着内镜在整形外科的应用普及,越来越多的医院开始使用微创手术埋植扩张器,使得一期切口越来越小。在能够安全止血,并分离出合适的埋植腔隙,充分展平扩张囊的情况下,越小的切口术后恢复越快,从而使扩张周期缩短,提高扩张效率。使用内镜植入扩张器具有手术时间短、切口小、恢复快、并发症少、术后效果佳等特点而备受整形医师的推崇。

3 埋植深度 扩张器在身体不同部位的埋植深度也不尽相同,如头皮扩张一般埋植入帽状腱膜深面颅骨骨膜表面;面颊部一般埋植入皮下组织深面、SMAS 层浅面;颈部常埋植于颈阔肌浅面或深面,但一般认为应该埋植在颈阔肌的浅面,因为分离颈阔肌深面的操作有可能损伤面神经颈支;躯干和四肢则埋植入深筋膜浅面。

4 腔隙的分离 扩张器埋植腔隙主要采用钝性分离的方法,连接较为紧密的部位可使用剪刀剪断间隔,但应当注意严格止血。分离操作应该位于同一组织层面,避免表层皮瓣厚薄不均造成日后扩张过程中的扩张器外露。腔隙的大小应当超过扩张囊铺平展开的边缘 1cm 左右,若腔隙过小则有可能导致扩张器折叠成角而刺破皮肤。注射壶放置的腔隙不能离扩张囊太近,以免导致注液时误伤扩张囊。

5 植入扩张器和关闭切口 植入扩张器前应严格检查扩张器的密闭性,确保无任何破损,可向扩张器内注入 10～20ml 生理盐水或注入气体将扩张囊放入水中检查是否有渗漏。分离的腔隙彻底止血后将扩张器预充一定量的盐水(一般为总容量的 10%～20%),以便于扩张器能够在腔内充分展开铺平。放置注射壶时应当注意使注射面朝上,避免其翻转及导管的折叠。关闭伤口前应当在腔隙底部放置负压引流管一根,以便于术后引流。

切口缝合时应当在切口距边缘 0.5～1cm 处将表面组织与深部组织缝合数针,以防止扩张器在注水扩张的过程中移位到切口边缘,对切口造成巨大张力而影响切口愈合甚至造成扩张器外露。之后分层间断缝合切口,整个过程需在直视下进行,以防刺破扩张器。缝合完成之后可穿刺注射壶进行注水试验,以确保注射壶未发生翻转。负压引流管接负压抽吸检查,确保切口缝合严密。

随着扩张器的普遍应用和其构造的不断改进,近年来注射壶外置的扩张器埋植手术也不断增多。相对于注射壶内置的扩张器,外置的注射壶因其操作方便,无需经皮穿刺,不会出现因注射壶翻转、导水管扭曲及注射壶渗漏导致手术失败等情况而受到医师的青睐。此外,外置的注射壶可改装成为特制阀门连接其他自动注液装置,从而对注水方式进一步改进,提高皮瓣的扩张效率。

(二)注水扩张

1 常规扩张 一般在术中即向扩张器内注射额定容量10%～15%的盐水,术后5～7天再次注液扩张。常规扩张方法为每隔5～7天注射1次,也可每周注水2次。每次注入量视扩张囊的大小及扩张部位而定,一般可注入额定容量的10%～15%。扩张液可使用等渗盐水或加有抗生素的等渗溶液预防感染。注射时可通过观察扩张皮瓣表面皮肤的颜色、毛细血管充盈情况及简单的触诊决定注水量,若注射后表面皮肤变白,充血反应消失,应观察5～10min,若皮瓣血流仍不能恢复或患者有明显的疼痛感则应当回抽部分液体,直到表面皮肤血流恢复。

因常规注水扩张方式注水间隔时间较长,整个扩张周期长,并发症也较多,人们一直想缩短注水周期,增加皮瓣的扩张效率。近年来开发的术中即时张技术、快速扩张及恒压持续扩张等也开始在临床应用并取得了一定的效果。

2 即时扩张 在需要修复的创面边缘埋植合适的扩张器,临时缝合切口,术中即刻向扩张囊内反复注水,经1～1.5h后皮肤明显扩张,此时可取出扩张器,形成推进皮瓣修复创面。这种扩张方法可达到一次修复创面的目的,但仅对于缺损较小的创面有效,很难修复较大面积的皮肤缺损。因扩张持续时间非常短,额外皮肤的来源均是组织的弹性扩张和组织蠕变,没有生物学意义上的细胞扩增,因此术后皮瓣回缩明显,即使缝合后也将造成切口张力较大,术后瘢痕增生明显。

3 间断快速扩张 在保证不影响切口愈合的前提下,尽早开始第一次注水扩张,相邻两次注水扩张的间隔较常规扩张明显缩短。一般每隔2～3天甚至每天注水1次,每次注水量根据扩张器的容量大小及需要扩张皮肤的面积决定,前提以扩张囊产生的压力不阻断皮肤血流为度。注水后密切观察扩张皮瓣血供10～20min,若皮瓣微循环不改善即回抽部分液体。多数情况下10～15天即完成全部注水扩张过程。

快速扩张后,皮肤结构的改建低于常规扩张,主要也是通过弹性扩张和组织蠕变,细胞增殖所占的比例较小,术后皮瓣的回缩比例较高。但Zeng等通过比较常规扩张和快速扩张的皮瓣,随着注水后恢复时间的延长,快速扩张的皮瓣张力、回缩比例等各项力学性质不断趋近于常规扩张皮瓣,快速扩张注水完成后恢复4周,两种扩张方法预构的皮瓣的各项生物力学性质几无差异。可见注水扩张完成后到二期手术的皮瓣静养间期是影响扩张皮瓣的关键因素之一。

4 持续恒压快速扩张 埋植的扩张器通过导管连接体外的微量输液泵持续灌注扩张,灌注压力一般维持在5.3～8.0kPa,灌注的平均速度为1～2ml/h。研究表明,持续扩张6天可获得常规扩张27天的容量,多项指标均证实除尽增面积比常规扩张稍小外,持续恒压快速扩张是一种安全可靠、前景较好的注水方式。这种方法的缺点是注水过程需要患者常规住院治疗,且需要一定的设备才能完成。

5 慢速扩张 相邻两次注水的间隔较常规扩张长,对于一些扩张皮瓣较薄、表面有瘢痕或者放射性损伤等比较脆弱的部位,慢速扩张通常可以取得更好的疗效,并发症发生率也通常较低。

此外,对于扩张器注水的总量,绝大多数研究者认为一定量的过度扩张有益而无害。Mascio等系统研究了扩张器过度扩张的情况,认为扩张器的注水总量在超过其标准容量3.6倍时仍较安全,经过周密计划的超容量扩张可以避免多次手术植入扩张器,减少患者总住院费用而取得更好的疗效。Hafezi等的研究也证实,超量扩张2～4倍并不会增加整个手术的并发症发生率,且能够提供更多的皮瓣面积更好地修复创面。

(三)扩张器取出后的皮瓣转移

扩张器取出后的皮瓣转移也就是通常所说的二期手术。

皮肤软组织经过充分扩张达到预期目的后即可取出扩张器,形成的皮瓣可用于修复缺损区域。需要注意的是注水过程完成后需要使皮瓣维持该扩张状态4～6周时间,这样可以使扩张的皮瓣获得充分的生物学延展并建立稳定可靠的血供,减少术后皮瓣回缩及血供障碍等并发症的发生率。特别是针对一些过度扩张的皮瓣,二期手术前三天可以对皮瓣进行松弛训练,其方法是抽出囊中20%～30%生理盐水,使皮瓣变软,维持24h后重新注入等量盐水维持扩张,反复2～3次,该松弛训练可有效减少二期手术取出扩张器后皮瓣突然减压造成的血管迂曲、痉挛而发生的血供障碍。

扩张后的皮瓣可采用推进、旋转、交错等转移方法修复病损区域。皮瓣转移的方式多数已在一期手术时设计,取出扩张器后皮瓣的设计可采用对应点线的测量方法,术中最大限度地应用扩张组织,尽可能减少辅助切口,并注意保证皮瓣的血供。其切口的设计既要考虑皮瓣的充分延展,又要考虑转移后切口的隐蔽性(特别是面颈部的皮瓣转移),以便获得良好的美学效果。

扩张器取出后皮瓣转移的过程中对纤维囊的处理应当视情况而定。纤维囊是植入物和机体自身组织之间形成的内层界面,是机体对异物侵入的一种自然保护性反应,主要由胶原纤维和弹力纤维构成,是造成皮瓣挛缩和限制皮瓣扩张的主要因素。早期的研究即发现纤维包膜中具有大量的新生小动脉、小静脉和毛细血管,对皮瓣的血供具有重要意义,尤其是较大皮瓣的远端部分,而且纤维包膜在扩张器去除后可自行吸收,因此多数学者认为保留纤维囊对术后皮瓣的存活具有重要意义;但也有研究认为去除纤维包膜不会明显影响皮瓣的血供。

第二节 皮肤软组织扩张术的临床应用

一、皮肤软组织扩张术在头、面、颈部的应用

(一) 应用特点

头面部的肿瘤占体表肿瘤的比例十分高,因其严重影响人的容貌外观,并可造成五官的破坏和变形,手术治疗的过程不仅要求在肿瘤得到根治性切除后完好地闭合创面,更要求最大限度地恢复头面部良好的外形和功能。头面部较大的浅表性良性肿瘤如巨痣、疣状痣、血管瘤与血管畸形、神经纤维瘤等可通过一期埋植扩张器经注水扩张形成皮瓣,再通过二期手术切除肿瘤病灶并使用扩张皮瓣修复缺损区域,一些面积较大的良性肿瘤甚至需要分次切除病灶,多次扩张皮瓣修复。一些早期的恶性肿瘤也可通过病变周围预扩皮瓣后再行病变组织切除,并用扩张后的皮瓣覆盖,但务必注意不耽误恶性肿瘤的根治性手术时机。某些恶性肿瘤还可通过一期根治性切除原发病灶,植皮修复缺损,经过恶性肿瘤的综合治疗后,经过足够的随访时间及确认无播散或转移后再行皮肤软组织扩张术整复畸形。

头皮血供丰富层次清晰,操作较为简便,在埋植扩张器时应当选择帽状腱膜和颅骨骨膜之间的间隙,该间隙结构疏松较易剥离,穿支血管也较少。一期手术愈合良好即可开始注液扩张,拆线一般推迟到术后10～14天甚至更晚。扩张过程中应当注意因毛囊的耐缺血能力较差,压力过大会造成毛囊缺血而使毛发脱落,因此每次注液量不可过多;而且头皮较紧,注射过程中可能造成头皮疼痛,宜采用少量多次的注液方法,也可在扩张囊内加入局麻药。

面部因有眉、眼、鼻、口等重要的五官结构,组织的解剖特点是血供丰富,皮下结缔组织致密,层次欠清晰,深层有面神经、腮腺等重要的解剖结构,在埋植扩张器时应综合考虑肿瘤的范围、累

及层次和五官的美学特点,术前制定详细的修复计划。面颊部扩张器的埋植间隙一般选择在皮下组织深面、SMAS层浅面,分离过程中应当注意精细解剖,彻底止血。因大部分扩张术后血肿多出现在面颊部,应当引起整形外科医师的高度警觉。另外,面部供区也可能形成凹陷变形、辅助切口瘢痕等,应在一期手术前一并向患者交代。

颈部皮肤菲薄,组织较为疏松,活动度大,同等条件下扩张效率较其他部位低,扩张器的埋植间隙一般选择在颈阔肌浅面,这样一方面可以避免过度扩张造成的术后颈部变形,另一方面可以避免伤及面神经颈支。埋植在颈部的扩张器在注水过程中需要特别注意的是颈部分布有大量的血管、神经等重要解剖结构,一次注水扩张不可太猛,以免造成严重后果。国外曾有颈部扩张器注水扩张时因压迫颈动脉窦造成患者突发心动过缓的报道。

(二)典型病例

1 病例一 葡萄酒色斑经过不当治疗残留的瘢痕和局部植皮患者,以额部扩张岛状皮瓣修复(图20-3)。

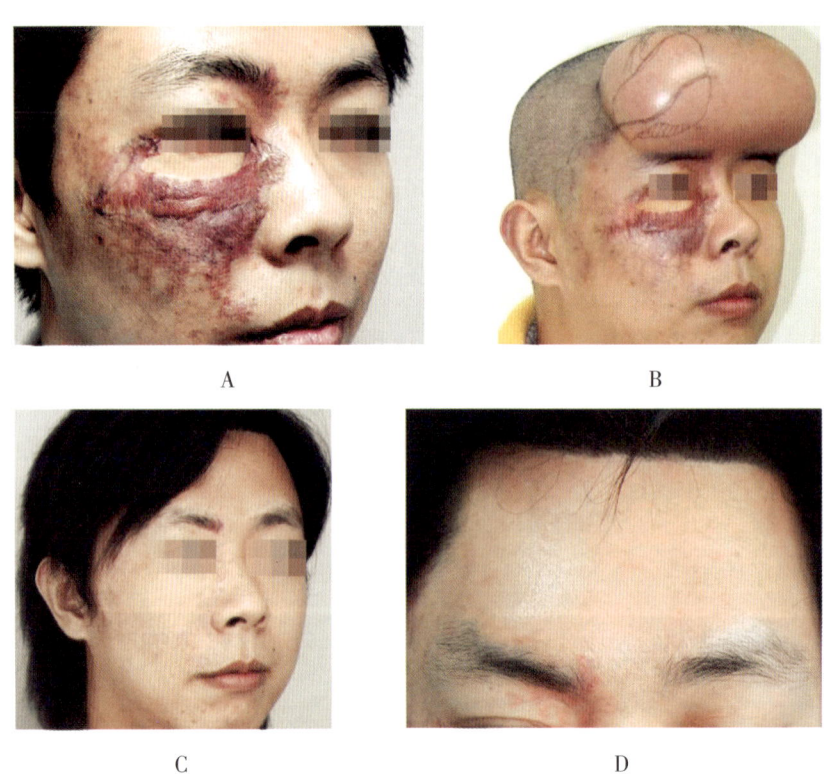

图 20-3 病例一
A. 葡萄酒色斑经过不当治疗残留的瘢痕和局部植皮后　B. 额部埋植皮肤扩张器　C. 额部扩张岛状皮瓣修复后1年半　D. 额部残留的供区瘢痕设计时多数落在发际和眉毛的上缘,额部瘢痕不明显

2 病例二 增厚型葡萄酒色斑患者,以额部和左面颊部的皮肤扩张来修复病灶区域(图20-4)。

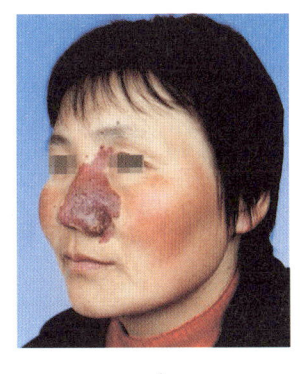
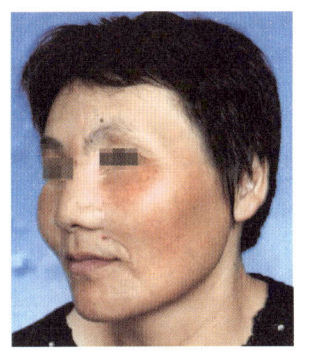

图 20-4 病例二
A. 术前 B. 术后

3 病例三 鼻背、下睑及右面颊部先天性黑色素痣患者,以额部和面颈部皮肤扩张来进行修复(图20-5)。

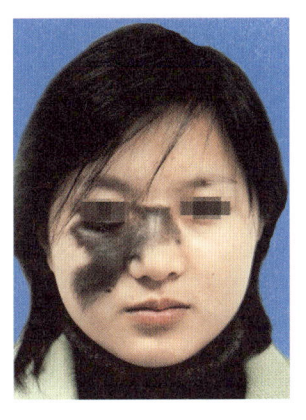
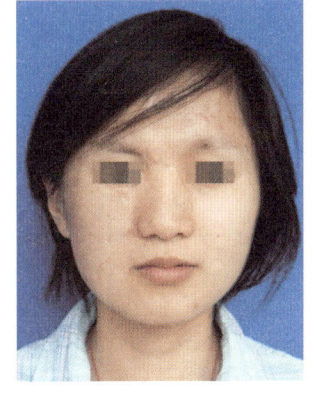

图 20-5 病例三
A. 术前 B. 术后

二、皮肤软组织扩张术在乳腺癌术后乳房重建中的应用

随着保留皮肤及乳头乳晕的乳腺癌根治术的广泛开展,基于扩张器和硅凝胶假体的乳房重建手术也越来越多。与身体其他部位扩张器不同,乳房重建过程中的组织扩张需要面临更多的问题,术后的放化疗、纤维囊挛缩、术后双侧乳房的对称性等均是使用扩张器重建乳房需要综合考虑和解决的问题。

乳腺癌根治术后的重建按照重建时期可分为一期重建和二期重建,按照重建的方式又可分为自体组织重建、假体重建和自体组织联合假体重建。除单纯的自体组织重建外,临时性或永久性的软组织扩张器可用于辅助各类乳房重建手术。扩张器的埋植间隙多选择在胸大肌下,扩张容量可根据对侧乳房的形状进行调整,扩张完成后可将扩张器更换成为硅凝胶假体或者仅去除扩张器的注射壶,而保留盐水囊作为永久性假体,整个调整过程需要6~9个月时间。

对于扩张器植入时机的选择,应当根据患者的具体情况而定。因放射治疗可导致严重的扩张器周围包膜挛缩,影响扩张皮瓣的血供及局部皮肤外观等,使二期重建手术美学效果极差,且扩张器植入后影响放射治疗效果,故应尽量避免组织扩张过程中的放射治疗。较为普遍的观点是对于术后无需接受放疗的患者可采用一期植入扩张器的重建手术,而对于术后需要放疗的患者原则上应当选择放疗后的二期手术重建。有过胸壁放疗史的患者实施皮肤软组织扩张术效果较差,且并发症也较无放疗史的患者多,因此乳腺癌放疗后的患者实施扩张器植入术其适应证更为严格。针对一些乳腺癌改良根治术后放疗可能性并不明确的患者,Kronowitz等提出了一种基于皮肤软组织扩张器的乳房延期一期重建手术:手术的第一个阶段包括保留皮肤的乳腺全切术+扩张器植入手术,术后即注水扩张以维持术侧乳房的外形,根据术后标本的病理学检验结果,无需术后放疗的患者在2周后取出扩张器行二期重建手术(自体组织填充或假体植入),这样既不延误化疗时机又可良好地维持术后乳房的外形;对于术后需要接受放疗的患者,开始放疗前排出扩张器内盐水,使胸壁平坦以便实施放疗,放疗结束后2周扩张器重新注水扩张到放疗前大小,3个月后实施重建手术取出扩张器,并使用自体组织重建乳房。

三、皮肤软组织扩张术在躯干部的应用

(一)适应证

皮肤软组织扩张术是躯干部位的黑毛痣、神经纤维瘤、血管畸形等较大良性体表肿瘤切除后的最佳修复方法。躯干部位的扩张器一般选择埋植在深筋膜浅面,部分也可埋植在深筋膜深面、肌膜表面。一些面积较大的体表良性肿瘤常可采用重复扩张分次切除的方法修复。重复扩张又称为接力扩张,是指扩张后的皮瓣在转移后再次扩张直至足以覆盖所需修复的创面位置,但相邻两次扩张需有3~6个月的间歇期,以使扩张移植后的皮瓣生物学性能恢复到扩张前状态。在进行躯干部位的重复扩张时,尤其需要注意保持皮瓣的轴向血供不受破坏。

(二)典型病例

病例四　患者,男,患卡波西血管内皮瘤,11年前经过度的核素敷贴治疗后出现病灶处溃疡,诊断为放射性皮炎。11年后仍无法愈合,溃疡更为扩大和加重。分别通过背阔肌扩张皮瓣修复左胸部正面病灶,右锁骨上动脉扩张皮瓣修复正面其余病灶,背后局部扩张皮瓣修复背部和腋下区。经过扩张术修复后6个月随访愈合良好(图20-6)。

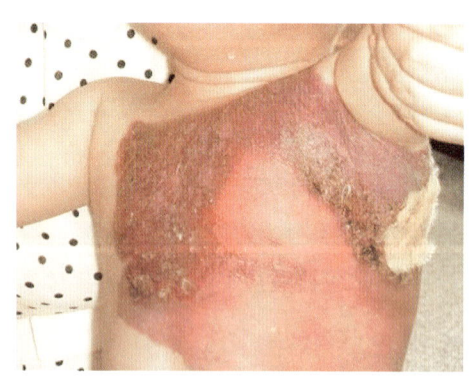
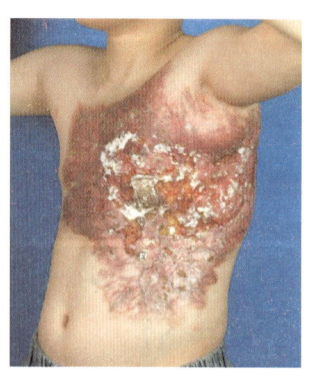
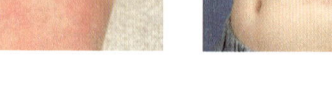
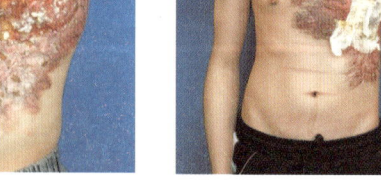

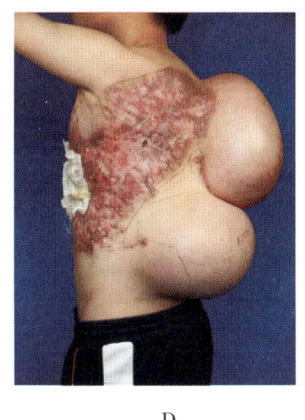 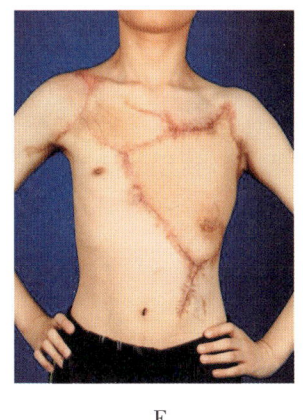 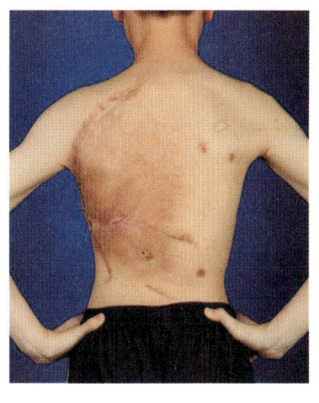

D　　　　　　　　　　　　E　　　　　　　　　　　　F

图 20-6　病例四

A. 11 年前经核素敷贴治疗后病灶处出现溃疡　B. 11 年后溃疡尚未愈合，并呈扩大和加重趋势　C、D. 分别通过背阔肌扩张皮瓣修复左胸部正面病灶，右锁骨上动脉扩张皮瓣修复正面其余病灶，背后局部扩张皮瓣修复背部和腋下区　E、F. 经过扩张术修复后 6 个月随访愈合良好

四、皮肤软组织扩张术在四肢的应用

目前，皮肤软组织扩张术在四肢肿瘤切除术后应用较少。国外研究资料表明四肢部位埋植扩张器其并发症的发生率要高于其他部位，特别是下肢埋植的扩张器更容易发生感染与扩张器外露，其原因可能与体位影响静脉回流，更易造成组织水肿以及组织氧分压较低、代谢废物堆积等因素有关。因此，皮肤软组织扩张器在四肢肿瘤术后缺损的应用有待进一步深入研究。

五、皮肤软组织扩张术的并发症及其预防

皮肤软组织扩张术的应用被认为是 20 世纪整形外科领域极具意义的重大进展，尤其是可控性皮肤软组织扩张器的开发与应用，被称为组织缺损修复方法发展史上的里程碑。它提供的可供移植的皮肤在色泽、质地、结构等方面与受区皮肤良好的匹配，且避免了供区的缺损和继发畸形，具有传统修复方法无可比拟的优点。然而，这种方法并非完美无缺，其疗程较长以及治疗过程中可能出现的一系列并发症需要引起肿瘤整形外科医师的高度重视。早年报道的扩张器植入相关并发症高达 20%～40%，近年来随着技术的进步并发症发生率有所降低但也在 10%～20%。我国一项回顾性的研究表明，总的并发症发生率约为 11.4%。并发症的发生与扩张器埋植的部位、扩张器注水量、患者的一般情况、术者的操作技术、术后管理等诸多因素均有关系，如何尽量避免各类并发症的出现是皮肤软组织扩张术实施过程中需要重点研究和解决的问题。

皮肤软组织扩张术的并发症可按照手术的进程分类，包括一期手术、注水过程以及二期手术的并发症。一期手术过程中可能出现的并发症包括活动性出血、术后血肿、感染、皮肤坏死和切口裂开等，扩张器注水扩张过程中可能出现的并发症包括注水困难、扩张器渗漏、切口裂开等，二期围手术期可能发生的并发症则包括皮瓣坏死、出血和感染等。以上这些并发症中又以扩张器外露、血肿形成及感染最为常见。

（一）血肿形成

血肿形成多发生在术后的 24h 内，且以头面颈部发生率最高。

1　主要原因

（1）剥离过程中层次不清，操作粗暴。

（2）术中损伤血管后止血不彻底。

(3) 术后未放置负压引流或引流不畅。
(4) 患者有全身出血倾向。
(5) 应用肾上腺素后的反弹性出血。
(6) 血管断端结扎不牢靠或电凝不彻底,术后活动摩擦导致再次出血。

2　防治措施

(1) 术前详细检查患者的凝血功能,排除一些具有出血倾向的人群;妇女应该避开月经期等。
(2) 术中仔细操作,在同一层次小心分离,并以钝性分离为主,整个过程注意严格而彻底的止血。
(3) 严格掌握局部浸润或肿胀麻醉药物中肾上腺素的用量,以防术后反弹性出血。
(4) 术后放置负压引流。
(5) 术后可向扩张囊内注入额定容量10%～15%的生理盐水使扩张囊充盈,以减少死腔,起到压迫止血的作用,并适当加压包扎。
(6) 术后严密观察负压引流量及皮瓣表面血供,若引流量陡增或术区明显肿胀发紫应高度怀疑活动性出血或血肿形成。
(7) 一旦怀疑有血肿形成,应当果断探查,及时手术清除并彻底止血。

(二) 扩张器外露

扩张器外露多见于切口部位及扩张皮瓣的顶端破溃后,分为扩张囊外露和注射壶外露两种情况。

1　主要原因

(1) 注水扩张过早,切口愈合不良。
(2) 剥离层次过浅,或损伤皮瓣的重要血管,或扩张后张力过大导致血供障碍、皮肤坏死。
(3) 扩张囊未展平,成角顶破皮肤。
(4) 术后包扎过紧,注射壶压迫皮肤导致皮肤坏死。
(5) 继发于感染。

2　防治措施

(1) 扩张器埋植腔隙分离层次正确,避免形成过薄皮瓣,切口至扩展器边缘至少应有0.5～1cm的隔离带,避免扩张压力直接作用于切口。
(2) 缝合切口时在扩张器边缘固定数针,避免扩张过程中扩张器移位。
(3) 分离及电凝止血过程中避免损伤重要血管,对皮瓣血供造成影响。
(4) 分离的腔隙应比扩张器大,埋植过程中应当充分展平扩张器,避免扭曲折叠和成角。
(5) 扩张过程中注液量适当,密切观察扩张皮瓣血供,当扩张期出现皮瓣苍白、充血反应变慢或停止时应停止注水,观察10～20min左右,若无好转需抽出适量盐水。
(6) 扩张器外露后早期若无感染可清创缝合后继续注水扩张,若伴有感染则需立即手术取出扩张器。

(三) 感染

多指一期术后组织扩张过程中并发的感染,是组织扩张术的主要并发症之一,可为原发性的,也可继发于血肿或扩张器外露之后,临床表现为疼痛、皮瓣发红、皮温升高、发热及白细胞上升等。

1　主要原因

(1) 切口附近存在感染病灶,如毛囊炎、痤疮等。
(2) 术中无菌操作不严格。

(3)血肿、扩张器外露等继发感染。

(4)注液扩张过程无菌操作不严格。

(5)血源性感染。

2 防治措施

(1)术前仔细检查拟扩张皮肤周围是否有潜在感染病灶,若发现应延迟手术。

(2)术中严格无菌操作,杜绝医源性感染。

(3)注液扩张过程严格无菌操作,防止病菌从注射壶入侵。

(4)注意有无血源性感染,全身感染时及时给予抗生素治疗。

(5)及时处理血肿、扩张器外露等并发症。

(6)患者一旦有感染的表现应当及时采取抗感染措施,包括全身使用大剂量敏感抗生素。可将扩张囊内液体更换为含抗生素液体,可对扩张皮瓣下间隙进行抗生素液滴注灌洗。若感染控制无效,应当手术切开引流并取出扩张器,待感染治愈后再进行下一步治疗。

(四)扩张器不扩张

扩张器在植入后不能注水或即使注水扩张囊不充盈。

1 主要原因

(1)术中误伤扩张囊。

(2)扩张器本身的质量问题。

(3)导管折叠。

(4)注射壶翻转。

(5)穿刺注液过程中误伤扩张囊。

2 防治措施

(1)埋植扩张器前应当仔细检查扩张器的质量,可注水或注气检验其密闭性。

(2)操作过程中避免锐器接触扩张器。

(3)植入扩张囊时注意充分展平,避免导管折叠成角。

(4)注射壶埋植的位置应当与扩张囊有一定距离,注液扩张也应仔细操作防止误伤扩张囊。

(5)扩张囊一旦破损无法完成扩张过程,需手术更换。若因导管折叠或注射壶翻转移位等原因造成不能注液,可局部切开调整注射壶与导管位置。

(五)皮瓣坏死

皮瓣坏死多因皮瓣的血供障碍或者感染造成。

1 主要原因

(1)皮瓣分离过薄特别是注射壶部位张力过大,表面皮肤易受压。

(2)分离腔隙过小,注水过程中张力过大,造成皮瓣血供中断。

(3)皮瓣主要血供血管损伤或受压。

(4)二期皮瓣转移过程中皮瓣突然松弛造成血管迂曲,灌注回流不畅及皮瓣下血肿。

(5)皮瓣转移过程中蒂部扭转、受压,术中过度剥离皮瓣纤维囊等。

2 防治措施

(1)术前设计应遵循皮瓣设计原则,保护皮瓣扩张方向上的营养血管。

(2)分离层次均匀,避免重要血管损伤。

(3)包扎固定松紧适当,勿使注射壶部位受压。

(4)扩张过程中密切注意皮瓣血供,注液后至少观察皮瓣微循环20min,发现血供不良及时回抽减压。

(5) 过量扩张的皮瓣术前应作减压锻炼。

(6) 谨慎处理皮瓣纤维囊壁。

(7) 一旦发现皮瓣有血供障碍征兆应及早处理,早期可行高压氧治疗,但更重要的是应在手术前设计与安排有效而恰当的一次甚至更多次的延迟手术。

除上述可能导致皮瓣扩张失败的严重并发症外,还有一些常见的并发症,如疼痛、肢体水肿、头发脱落等;而神经麻痹、骨质吸收、颈部受压、各种程度的供区畸形等并发症较为少见。这类并发症多可通过少量多次缓慢注液或适量回抽液体等解决,一些症状也会在二期手术取出扩张器后随之消失。除并发症以外,皮肤软组织扩张术尚存在一些本身固有的缺点,如反复注水的扩张器需要患者频繁地看门诊,注水扩张过程中的不舒适,二期手术完成前显著影响患者的外貌,儿童患者扩张器植入后相关的心理问题,以及扩张后纤维囊挛缩、术后扩张皮瓣的回缩等等均需要引起整形外科医师的重视。

此外,肿瘤整形外科医师特别需要注意的是皮肤软组织扩张术的适应证人群和手术时机的选择,大部分体表良性肿瘤生长缓慢,术后局部复发或恶变的可能性不大,皮肤软组织扩张术修复是良好的选择。一些体表的恶性肿瘤,包括乳腺癌在内,病情进展较为迅速,诊断明确后往往需要尽快行根治术,患者可能还需要术后的全身化疗或局部放疗,且有一定的局部复发率及远处转移率,对这类患者而言,多选择在肿瘤根治术及综合治疗后再考虑局部的重建或整形,而局部或全身的综合治疗对皮肤软组织扩张术的影响仍有待更加深入的研究,对恶性肿瘤术后及综合治疗后患者使用皮肤软组织扩张器也应当更为谨慎。另外,皮肤扩张技术也在不断发展中,除了传统的单个或多个扩张器外,近年来分期扩张、利用岛状血管或吻合血管的预构扩张、预制器官再造联合的预构扩张皮瓣等技术都在使组织扩张修复技术日益完善、日臻完美,最终会成为肿瘤术后修复的核心手段。

(林晓曦 周波 周晓)

参考文献

[1] 王炜. 整形外科学[M]. 杭州:浙江科学技术出版社,1999.

[2] Neumann C G. The expansion of an area of skin by progressive distention of a subcutaneous balloon;use of the method for securing skin for subtotal reconstruction of the ear[J]. Plast Reconstr Surg, 1957, 19(2): 124-130.

[3] Radovan C. Breast reconstruction after mastectomy using the temporary expander[J]. Plast Reconstr Surg, 1982, 69(2): 195-208.

[4] Lasheen A E, Saad K, Raslan M. External tissue expansion in head and neck reconstruction[J]. J Plast Reconstr Aesthet Surg, 2009, 62(8): 251-254.

[5] 鲁开化. 皮肤扩张术基础研究与临床应用[J]. 实用美容整形外科杂志,1999,10(2):57-58.

[6] Bhandari P S. Mathematical calculations in a spherical tissue expander[J]. Ann Plast Surg, 2009, 62(2): 200-204.

[7] 鲁开化,郭树忠,艾玉峰,等. 皮肤扩张术20年临床应用的回顾[J]. 中国实用美容整形外科杂志,2005,16(4):209-210.

[8] 李向云. 40℃生理盐水在快速皮肤扩张术中的应用[J]. 中华整形外科杂志,2004,20(2):100.

[9] Ju Z, Wei J, Guan H, et al. Effects of hyperbaric oxygen therapy on rapid tissue expansion in rabbits[J]. J Plast Reconstr Aesthet Surg, 2012, 65(9): 1252-1258.

[10] 鲁延林,杨维琦,张悦安. 一种新型皮肤软组织扩张器的研制[J]. 临床医药实践,2007,16(5):345-347.

[11] 范鹏举,龙剑虹,高广军. 皮肤正交各向异性及扩张器力学特性对皮肤扩张的影响[J]. 中国美容医学,2012,21(3):369-371.

[12] Egeland B M, Cederna P S. A minimally invasive approach to the placement of tissue expanders[J]. Semin Plast Surg, 2008, 22(1): 9-17.

[13] Toranto J D, Yu D, Cederna P S. Endoscopic versus open tissue-expander placement: is less invasive better?[J]. Plast Reconstr Surg, 2007, 119(3): 894-906.

[14] LoGiudice J, Gosain A K. Pediatric tissue expansion: indications and complications [J]. J Craniofac Surg, 2003, 14(6): 866-872.

[15] 雷少榕,黄晓元,谢庭鸿,等. 改进缝合方法等综合措施减少皮肤扩张器外露并发症[J]. 中国美容医学,2008,17(2):186-187.

[16] Zeng Y J, Xu C Q, Yang J, et al. Biomechanical comparison between conventional and rapid expansion of skin[J]. Br J Plast Surg, 2003, 56(7): 660-666.

[17] Hafezi F, Naghibzadeh B, Pegahmehr M, et al. Use of overinflated tissue expanders in the surgical repair of head and neck scars[J]. J Plast Reconstr Aesthet Surg, 2009, 62(11): e413-420.

[18] 蔡湘娜,李宏生,纪影畅,等. 应用多个扩张器联合超量皮肤扩张术治疗先天性巨痣[J]. 中国美容医学,2012,21(2):193-195.

[19] Cariou J L, Hilligot P, Arrouvel C, et al. Experimental concept of periprosthetic membrane neo-flap with axial vascular pedicle[J]. Ann Chir Plast Esthet, 1991, 36(6): 471-479.

[20] Khan M S, Tyler M P. The dangers of tissue expanders in the neck[J]. Br J Plast Surg, 2005, 58(1): 124.

[21] Cordeiro P G, Snell L, Heerdt A, et al. Immediate tissue expander/implant breast reconstruction after salvage mastectomy for cancer recurrence following lumpectomy/irradiation[J]. Plast Reconstr Surg, 2012, 129(2): 341-350.

[22] Kronowitz S J. Delayed-immediate breast reconstruction: technical and timing considerations[J]. Plast Reconstr Surg, 2010, 125(2): 463-474.

[23] Friedman R M, Ingram A E Jr, Rohrich R J, et al. Risk factors for complications in pediatric tissue expansion[J]. Plast Reconstr Surg, 1996, 98(7): 1242-1246.

[24] Cunha M S, Nakamoto H A, Herson M R, et al. Tissue expander complications in plastic surgery: a 10-year experience[J]. Rev Hosp Clin Fac Med Sao Paulo, 2002, 57(3): 93-97.

[25] Hu X, Jiang C, Lin X, et al. Reconstruction of the cheek after large port-wine stain lesion resection[J]. Aesthetic Plast Surg, 2011, 35(5): 795-801.

第二十一章 血管外科技术在肿瘤外科中的应用

第一节 概述

20世纪之前，医学界普遍认为，血管内如果存在异物，即有可能导致血管内血栓形成，阻塞血管，因此，对于血管损伤修复，早期多主张血管结扎，以治疗出血，但结扎血管远端组织缺血坏死率高。19世纪晚期，Jassinowsk等开始尝试间断缝合法修复血管损伤，但缝线不穿过血管内膜。1900年，Guthric和Carrel创立了血管三点吻合法，全层缝合血管，为血管外科技术奠定了基础。20世纪早期，自体静脉移植技术获得成功。此后，血管外科技术逐步发展起来。

血管修复重建要求操作精细、轻柔、准确、无损伤。手术操作失误可能导致不同程度的出血、血栓形成、远端组织缺血坏死等严重后果，甚至危及患者生命。手术操作包括显露、分离、阻断、切开、缝合、吻合、移植等，为了使手术顺利完成，达到良好的手术效果，必须具备一套特殊的血管手术器械，包括各种尺寸、形状的无损伤血管钳、血管镊、血管剪、血管内膜剥离器，各种型号的无损伤缝针、血管缝线等。

成功的血管修复重建操作，尤其是在肿瘤外科手术时的血管修复重建，必须依赖普通外科的基础理论和操作技术、严谨的术前诊断、周密的术前准备和围手术期处理。良好的切口显露和组织分离、恰当地选择血管重建方法、彻底止血、必要的抗凝治疗等都是血管重建技术的重要环节。

由于手术技术、手术器械以及血管移植、缝合材料的迅速发展，在20世纪50年代以后，血管修复重建技术得到了广泛应用，与外科其他领域的合作也更加紧密，尤其是近十年来在肿瘤外科领域，使一些曾经认为的手术禁区内的病变的治疗获得了突破性的进展。但是，进行人造血管置换的患者必须严格掌握手术适应证。

第二节 血管修复重建的基本技术

一、手术器械和缝合材料

血管修复重建时为了达到理想的手术效果，需要使用血管外科手术专有的手术器械。血管镊是血管手术的重要工具，其既能够牢固夹住组织，又不会损伤组织，同时可以配合手术缝针进行正确的操作。血管剪具有各种型号，可以顺利分离血管周围组织，延长动脉切口，或者部分剪开血管壁。血管阻断钳非常重要，是血管修复重建手术中的主要器械，必须安全可靠不至松脱，又不至损伤血管。由于血管缝线较细，专用的血管持针器必须牢固钳住细小的缝针，不损坏针的弧度（图21-1）。血管外科的手术辅助器械有动脉血栓内膜剥脱术器械，如内膜剥离器；各种尺寸的球囊导管；各种无创血管夹，如Bulldog及各种转流管等。

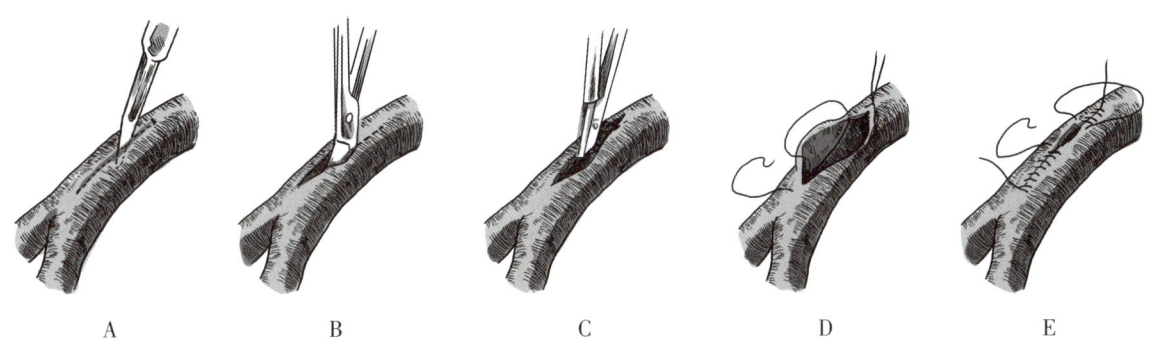

图 21-1　血管的切开和缝合

血管缝合材料是血管修复重建手术必备的，其需要长时间维持张力，应当用非吸收性缝线。目前使用较多的为聚丙烯（prolene）线、尼龙线和各种聚乙烯（涤纶）无创线。丝线不宜用于缝合人工血管。针对不同的血管，选择合适型号的血管缝线非常重要，一般缝合胸主动脉使用 3-0 缝线，缝合腹主动脉使用 4-0 缝线，缝合髂动脉选择 5-0 缝线，缝合股动脉和肱动脉选择 6-0 缝线，缝合内脏动脉、下肢动脉和前臂动脉选择 7-0 缝线，缝合足部及手部动脉使用 8-0～10-0 缝线。

人工血管是血管修复重建常用的方法，尼龙材料在体内会被吸收，已经被淘汰。目前常用涤纶人工血管、ePTEF 人工血管等。

二、血管修复重建的基本操作

（一）基本原则

1 避免手术器械伤及血管内膜，已经损伤的血管内膜必须切除。

2 血管外膜尽可能分离清楚，避免将血管外膜带入血管腔内。

3 血管内膜暴露时，应避免内膜干燥或带有血液或血块，应用肝素盐水冲洗干净。

4 血管阻断后，应使用 0.5mg/kg 的普通肝素，达到部分肝素化，预防血流缓慢时血栓形成。

5 血管修复重建时，必须使血管内膜对合完整，用适当规格的缝线进行缝合，针距及边距要掌握恰当，有张力时必须进行血管移植消除张力。

（二）基本方法

1 血管的分离和显露　血管修复重建手术中，血管的分离和显露是首要步骤。通常情况下，首先要显露血管鞘，血管周围有由薄层组织构成的血管鞘或动脉鞘。分离血管的难易常取决于鞘膜是否正常。动脉鞘可纵行切开，先后沿血管两侧钝性分离，至分离后壁时要特别注意，避免损伤后壁或由该处发出的分支，导致难以控制的出血。切不可操之过急，待通过血管后壁，穿过并提起血管阻断带后，便可在直视下向近、远端分离动脉侧壁。

肿瘤累及血管时，血管的游离常有困难，因血管周围发生纤维化，血管鞘难以识别。可在血管鞘浅层内注入数毫升生理盐水或普鲁卡因溶液，有助于血管鞘分离。动脉周围组织病变、广泛纤维化或者明显炎症充血等，不仅使动脉主干分离困难，而且在分离时易损伤其分支。

2 血管临时性阻断　包括血管横行阻断、血管部分阻断、血管腔内球囊阻断等。可用血管阻断带或无创血管钳钳夹血管壁阻断动脉,侧壁钳可以部分阻断动脉,血管内仍有部分血流通过。由于不存在完全无创的动脉钳,因此对于中等大小的动脉如股动脉、腘动脉、肱动脉,可用血管阻断带或橡皮带阻断,主动脉、髂动脉等大动脉使用无创血管钳阻断。动脉切开或破裂时,可用球囊导管或Foley管插入出血血管内,充盈球囊阻断血管。

耐受动脉阻断的时间因组织和部位而异:脑和肾对缺氧最敏感;胸主动脉阻断时间不应超过15～30min,除非原有充分侧支循环形成,否则可能造成瘫痪;肾动脉平面以下腹主动脉也不能长时间阻断,因横纹肌长期缺血可导致严重的代谢性肌肾综合征,从而形成肌球蛋白尿、肾衰竭,甚至下肢坏疽。原则上应当尽量减少主要动脉阻断的时间,必要时应用内转流或外转流,低温措施或者体外循环。

3 大隐静脉的游离和切取　术前明确需要修复重建的血管的受累情况,同时明确大隐静脉有无病变。根据需要重建的血管长度,沿大隐静脉行程作皮肤切口,截取适当长度的大隐静脉。游离大隐静脉时动作必须轻柔,即使很细的属支也要结扎和切断,且属支的结扎位置要距离大隐静脉主干2～3mm,以免大隐静脉移植到动脉后,由于血管直径扩大而形成局部狭窄。截取大隐静脉后,以肝素盐水或血浆缓慢灌注使其扩张,如果发现渗漏点,则以6-0无创血管缝线进行纵向修复。移植时必须注意静脉瓣方向,或以瓣膜刀破坏掉静脉瓣。

4 血管缝合技术　血管缝合的方法有连续贯穿缝合法、间断缝合法、间断褥式缝合法、连续褥式缝合法、血管腔内缝合法,各种吻合方法的选择需要根据具体情况决定。

(1)血管直接吻合术:此术式不需要使用移植血管,包括血管切口吻合、血管端端吻合术、血管端侧吻合术。中等以上口径血管端端吻合可采用环形连续贯穿吻合法,小血管的端端吻合可采用连续贯穿缝合法或间断缝合法。大、中口径血管缝合可以采用3-0～6-0血管缝线,缝合的针距和边距为2～3mm,视血管壁的厚度、血管及周围组织病变情况而定。小血管吻合必须克服血管痉挛,最好采用机械性扩张法,缝线可选择6-0～9-0,针距和边距均在0.5～1mm以下(图21-1～图21-3)。血管端侧吻合的方法与上述方法基本相同(图21-4),其一般在血管旁路移植中应用,其前端侧口需剪成约30°斜角的卵圆形切口,前角不能太尖。端侧吻合的主干端的动脉壁的纵行切口应大于其直径,与移植血管做旁路移植的角度应小于45°,这样更有助于血流通畅。

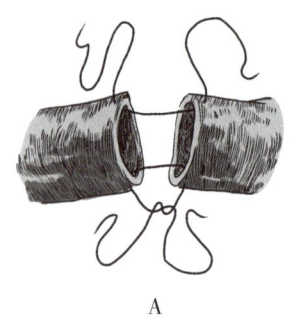
A
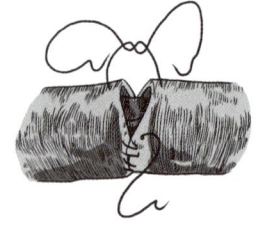
B
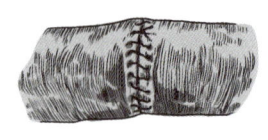
C

图21-2　血管端端吻合

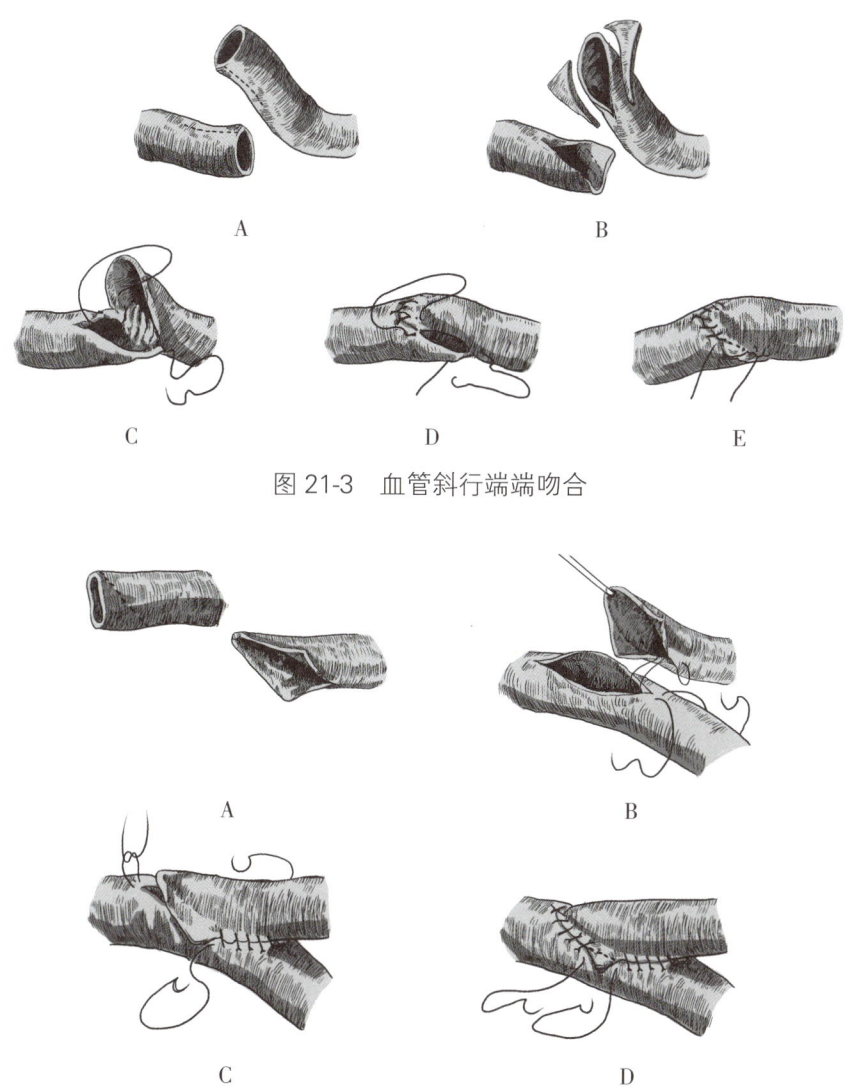

图 21-3　血管斜行端端吻合

图 21-4　血管端侧吻合

（2）血管移植材料的使用方法：其包括血管切口补片修复术（图 21-5）、动脉与人工血管或自体静脉的端端吻合或端侧吻合术。切口补片移植术选择的补片材料，其长度要大于动脉切口的长度，在补片手术完成后，其修复后的血管腔直径要与正常的血管腔直径基本相同，从而保证血管腔内正常血流，同时不至于形成动脉瘤样扩张。

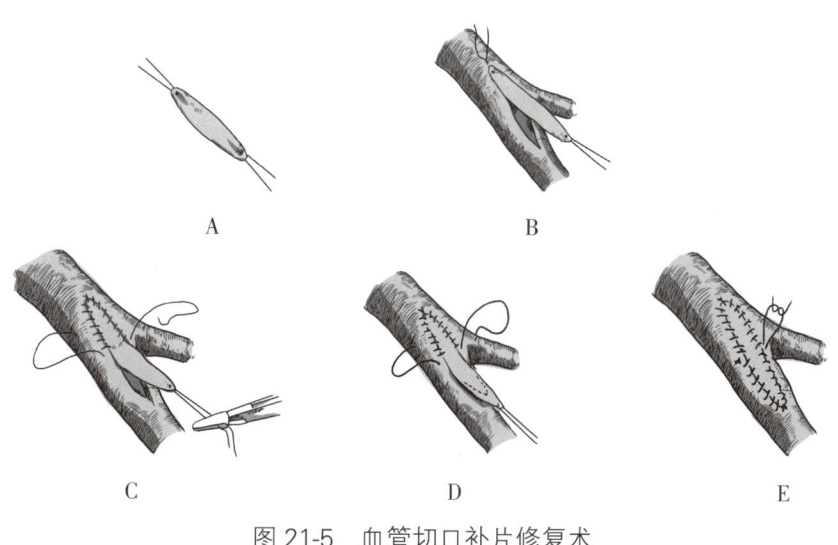

图 21-5　血管切口补片修复术

第三节 血管外科技术的临床应用

肿瘤的外科手术切除涉及身体的不同部位,包括头颈部、胸部、腹腔和腹膜后以及四肢的各种肿瘤切除,不一而足,其中累及颈动脉的头颈部恶性肿瘤的手术治疗是非常典型的部分,而且手术复杂,难度较大。本节将重点介绍累及重要血管的头颈部肿瘤的外科手术治疗方法,探讨血管外科技术在肿瘤外科切除中的应用。

一、在头颈肿瘤外科中的应用

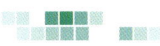

累及重要血管,如颈动脉的头颈部恶性肿瘤一直是头颈外科所面临的棘手难题,已成为限制头颈外科治疗水平提升的瓶颈。头颈部恶性肿瘤发展到晚期往往累及颈总动脉或颈内动脉,为了根治肿瘤,对瘤体以及受累颈动脉的处理已成为治疗的关键。以前临床采用自动脉壁上单纯剥离肿瘤,但切缘安全性不高,42%的病理镜检示动脉壁有肿瘤浸润,术后局部复发率高达50%,因而达不到肿瘤根治的目的,动脉壁还有破裂大出血危险;将肿瘤及受累颈动脉切除结扎,所要面对的是神经系统并发症、较高的死亡率(急诊结扎的死亡率为50%)。为此,采用瘤体连同颈动脉切除与颈动脉重建术能消除限制头颈外科治疗水平提升的瓶颈,降低神经系统并发症及死亡率,增加患者接受治疗的机会。

(一)颈动脉切除重建术

由于颈动脉的特殊性,故当肿瘤累及颈动脉而必须将其切除时,一般情况下提倡一期重建。而血管受累时,往往是颈动脉已受压一段时间,故其自身有一定的耐缺血能力。

1 颈动脉切除重建术术前评估的基本方法 颈动脉重建术往往需要临时阻断一侧颈动脉,而非选择性颈动脉阻断可有30%~54%的卒中率。因此,术前进行血管耐受性检查和评价对手术方案的制定和决策具有重要意义。

(1)颈动脉压迫试验:

1)Matas试验:Matas早在1911年就介绍了体外按压颈总动脉来检测颈动脉切除耐受性的方法。其方法为每日压迫颈总动脉近心端,逐步增加阻断时间,达每次30min以上而不出现眩晕等脑缺血症状,即认为大脑的侧支循环已建立,可较安全地切除颈总动脉。此方法简单易行,但手指体外按压不可能彻底阻断动脉血流,按压定位不准确,效果欠佳,且颈部巨大肿瘤以及既往手术和放疗史使局部组织质地坚硬,粘连严重,使试验难以进行。有报道称Matas试验较易引起颈动脉斑块小栓子脱落、反应性低血压和心动过缓致脑组织缺血性损伤,故已在临床少有应用。

2)体外颈动脉压迫器训练:李树良等研制的颈动脉压迫器阻断血流具有效果确切、患者无痛苦等特点。训练时压迫时间逐渐延长至每次30~40min,以压迫训练连续20天以上无眩晕、昏厥、恶心呕吐、肢体麻木等临床表现及血压恒定为合格。但由于压迫训练时间较长,可能延误治疗时机或错过外科治疗之良机。

3)体内颈动脉压迫训练:通过手术暴露颈总动脉,用Poppen夹作为体内颈动脉夹闭训练器,将肿瘤近心端的颈动脉置于夹内,首先夹闭管径1/3,在以后的6~7天内逐渐完全夹闭颈动脉,观察指标同体外颈动脉压迫训练。每次夹闭30~40min,无脑缺氧症状,连续24~48h为合格。体内压迫是持续渐紧加压,压力恒定可靠,训练时间短;但需作手术切开,有感染可能,所以在临床上应用受到一定的限制。且血管夹暴露在皮肤外,动脉壁被夹闭后,血管变得很薄,极容易在外力碰到下破损造成大出血。

后两者的颈动脉压迫同样存在易引起颈动脉斑块小栓子脱落、反应性低血压和心动过缓致脑组织缺血性损伤等缺点。

(2) 球囊阻断试验:颈动脉内球囊阻断试验(balloon test occlusion, BTO)是目前评估脑缺血耐受性的标准方法。其原理是先通过短时间(15~30min)的血管内阻断颈动脉系统(颈内或颈总动脉)来判断患者能否耐受动脉永久阻断或切除,若患者不出现临床症状或体征,说明能耐受,可以切除或永久阻断动脉;反之则不能耐受,必须进行动脉重建或建立旁路。进行永久性颈内动脉阻断时分为三步:颈动脉系统和椎动脉系统诊断性造影、颈内动脉暂时阻断、颈内动脉永久阻断。诊断造影主要了解颅内血管的侧支循环情况及是否合并粥样硬化等病变或解剖异常。暂时阻断时则将球囊置于第1、2颈椎水平并将球囊充盈完全,完全阻断颈内动脉,持续15~30min,过程中监测脑电图和神经症状及体征。患者能耐受暂时阻断后将两球囊分别放置于虹吸部永久阻断颈内动脉,并再次造影确定球囊的位置,术后密切监测至少12h。

球囊阻断试验操作并发症的发生率和常规介入操作相似。该法提高了评估颈动脉切除的耐受性的准确度,但仍有5%~20%的患者即使耐受了该法仍会在永久阻断颈动脉后出现脑血管并发症,可能原因与阻断颈动脉后的血液灌注减少、血流缓慢有关。在该法基础上结合超声多普勒脑动脉血流速度的测定、脑血流灌注显像、颈动脉回流压测定等方法,综合判断有利于术前评估。

(3) 超声多普勒对脑血流速度的研究:应用超声多普勒在阻断颈总或颈内动脉后对大脑中动脉的血流速度进行测量,可以了解阻断后的脑部血流代偿状况。一般认为大脑中动脉的平均血流速度(收缩期和舒张期的血流速度的平均值)或脉搏指数(收缩期和舒张期血流速度的差与平均血流速度的比值)降低30%以下表示代偿良好;而降低50%~60%以上则表示代偿欠佳,极易出现神经系统并发症,应当在永久阻断之前建立动脉旁路。

BTO结合超声多普勒的方法虽然方便快捷,但该方法的个体差异大,其体外超声定位不精确,同操作者经验关系较大,其测定的均为血流动力学的参数,不能真实地反映脑细胞的功能状态。

(4) 脑血流灌注显像:正常的大脑血流量(cerebral blood flow, CBF)为每100g脑组织约50~55ml/min,当CBF低至20~30ml/min患者即可出现神经症状。BTO时脑部CBF低于30ml/min与脑血管并发症发生率相关,低于该值的患者行永久颈内动脉阻断后累积脑血管并发症的发生率1个月为30%,1年达50%。

1) SPECT脑血流灌注显像:SPECT显像是将能发射低能γ光子的核素标记药物引入人体后,用SPECT的探头采集其在各器官内发射的低能γ光子并处理成像。由于标记药物进入脑细胞的量与局部血流呈正相关,故利用计算机技术和生理数学模型即可计算局部脑血流量和全脑平均血流量。因核素药物与脑组织结合时间长,因而可将球囊撤出后行SPECT检查。

2) PET脑血流灌注显像:正电子药物引入人体后,其浓聚在器官内,在正电子泯灭过程中发射2个呈180°的一对高能γ光子(511 keV),经PET的环形探头采集后,经计算机重建后而得到的图像。常用的放射性核素有^{15}O、^{11}C、^{13}N和^{18}F。在脑组织灌注显像时,同SPECT一样,PET-CT将测得的结果依据数据模型可计算出脑组织的血流量并估测脑功能状态。Brunberg等对22例动脉瘤患者利用BTO时测得[^{15}O]H_2O PET脑血流量得出结论:PET能量化脑部血流量,并能有效预测对动脉阻断的耐受性;而Chazono等通过研究得出相反结论。因此还需要多中心的进一步临床研究。

(5) 颈内动脉回流压的监测:本法是在阻断颈总动脉后,在手术中测量其远段回流动脉压,借以了解脑供血情况。Hays将6.67kPa(50mmHg)定为安全压,低于此压者73例在未行分流术情况下阻断颈动脉进行手术,50%发生了脑血管合并症。据 McCoy 等的经验,阻断颈总动脉后,动脉压降低不超过 20% 时,可以安全地阻断颈总动脉。据 Ehrnefeld 的经验,残端动脉收缩压＞9.33kPa(70mmHg)为安全压,低于 7.33kPa(55mmHg)则将产生脑血管合并症。由于各家所采用的标准不同,手术方法的差别,目前很难制定统一标准。

(6) 颈内静脉血氧饱和度的监测:颈内静脉血直接来自脑静脉,故临床上以颈内静脉血氧饱和度($SjvO_2$)代替脑静脉血氧饱和度。在 SO_2 和 Hb 稳定的情况下,$SjvO_2$ 可以反映脑氧供需情况,任何使脑氧耗增加和(或)脑供氧减少的因素都可使 SO_2 降低。正常 $SjvO_2$ 在 54%～75%,大于 75% 意味着脑供氧或脑血流量增多;小于 50% 时,说明脑供氧或脑血流量相对减少,已不能满足脑氧代谢需求;若小于 40%,则可能存在全脑缺血缺氧,应寻找原因并纠正。但 $SjvO_2$ 测量值的正确性受以下因素的影响:

1) 无论是左侧还是右侧颈内静脉血,都不是真正完全的脑静脉血,它常混杂 3%～7% 的颅外血。

2) 从颈内静脉球采血时回抽血液的速度会影响 $SjvO_2$ 测定值的正确性,故抽血时不宜太快,应以 4ml/min 为宜。

3) 颈内静脉穿刺置管的位置是 $SjvO_2$ 测定值准确性的关键。

2 适应证 主要用于治疗固定和侵犯颈动脉颈部原发癌、淋巴结转移癌、复发癌。

3 手术术式 对于较小的颈动脉缺损,可采用直接修补、颈外静脉补片或颈外动脉的舌形瓣修复之。对于较长段的缺损,则需要采用以下术式:

(1) 颈内、外动脉交叉换位修复重建:将颈内动脉从起始的近心端结扎,同时按缺损的长度将颈外动脉在相应的部位截断,然后将颈外动脉的近心端缝合到颈内动脉的远心端上,用 8-0 无创伤缝线在显微镜下行端端吻合。

(2) 自体静脉移植:根据颈动脉缺损的部位和缺损区颈动脉的直径,自体游离静脉可以是患侧的颈外静脉、大隐静脉、头静脉等。

(3) 股浅动脉移植:大约有 20% 的患者由于种种原因不能使用大隐静脉。有学者认为股浅动脉移植优于大隐静脉,其具有通畅率高、机械强度高、抗感染力强等优点。Jacobs 等应用股浅动脉重建颈动脉 11 例,股浅动脉缺损以 Gore-Tex 人造血管修复,11 例手术均获成功,未出现脑缺血并发症,术后 14 个月对 1 例患者行血管造影,显示移植血管畅通无阻。

(4) ePTFE 人工血管置换修复:这种人工血管对动脉的修复重建有较广泛的临床适应证,它的成品有不同的管径和形状,强度比动脉壁大,内壁光滑,修复后不易产生管壁内血栓造成手术失败。吻合时基本上是端端吻合。缺点是抗感染能力较差。

(5) 颅内外颈动脉搭桥重建:当切除颈动脉位置过高,接近颅底时,可考虑行颈内动脉颈-岩段搭桥术。但由于此法人工血管较长,且两端吻合口直径不一,手术复杂难度大,通畅率不高,影响了远期效果。

4 手术方法

(1) 麻醉:首选颈丛麻醉,让患者处于清醒状态下,观察、阻断颈动脉后的自觉反应,为手术的进行或终止提供重要参考。但对于大范围的肿瘤切除和淋巴清扫术,为避免患者紧张和不合作影响手术,应采用全身麻醉。全身麻醉还有降低脑部代谢、增加脑部对颈动脉阻断后的耐受能力等优点。采用冰帽更有利于脑保护。

(2) 手术步骤:以颈段 ePTFE 人工血管重建为例。手术时先分离肿瘤,游离近、远端与肿瘤无粘连的颈动脉,准备重建颈动脉。近心端吻合处可选择颈总动脉、锁骨下动脉或腋动脉,远心端则位于颈内动脉。静脉肝素化后,暂时阻断颈总动脉,测颈动脉残端压(大于 50mmHg 说明颈动脉切除重建是可行的),将转流管套入合适直径及长度的 ePTFE 人工血管,用转流管于颈内动脉近心端与颈总动脉远心端建立转流通道,同时给予低温麻醉、脑部降温,将肿瘤连同颈动脉彻底切除。用 5-0 Prolene 线将人工血管与自体动脉端端吻合,先吻合近心端,再吻合远心端。当远心端即将吻合完毕时,试行松开近断阻断,排出人工血管内气体及小栓子,取出转流管,完成吻合。吻合时不时用肝素盐水冲洗吻合口,保持湿润并防止血栓形成。吻合后确定血流通过顺利,生命体征稳定,逐层关闭伤口,必要时血管表面覆盖肌皮瓣(图 21-6)。

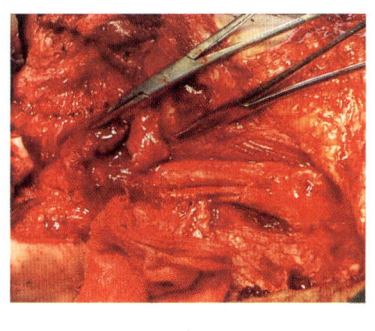 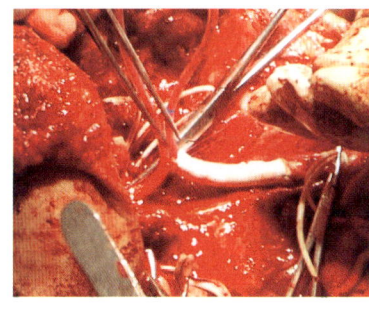 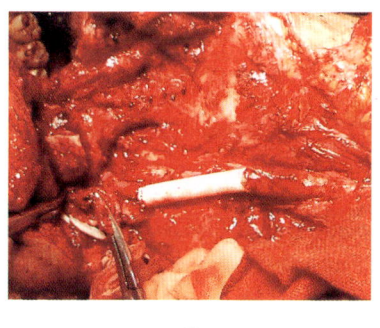

A　　　　　　　　　　B　　　　　　　　　　C

图 21-6　下颌肿块侵犯颈总动脉的手术处理

A. 肿块粘连于颈总动脉　B. 颈动脉转流管临时重建颈动脉血流,予以人工血管重建颈总动脉　C. 人工血管重建颈总动脉

(3) 术中处理要点:

1) 连接微机脑血流图(computerized rheoencephalography, CREG)各电极,术中根据需要随时进行检测。脑电图、经颅超声多普勒血流监测及术中颈内动脉反流压测定都是较为理想的方法。

2) 血管取材及移植手术器械与肿瘤切除手术器械分开使用,杜绝术中交叉污染。

3) 手术应尽量避免进入上消化道和呼吸道,因为伤口感染和瘘管形成可导致血管重建失败,尤其是使用人工血管时。

4) 对于颈内动脉高位切除患者,可去除部分岩骨组织,充分暴露颈内动脉岩段(C_5)并用圆钻磨去 1cm 颈内动脉管骨壁,以便吻合。

5) 采用内转流技术能有足够的时间行颅外扩大根治,完整地切除肿瘤和受累颈动脉。

6) 由于局部感染可致颈动脉或吻合口破裂,出现致命性大出血(一般发生于术后 1 周左右),当手术中颈动脉区被口咽分泌物污染时,应避免颈动脉重建,更不宜采用人工血管。

7) 采用血供良好的肌皮瓣对移植后的创面进行覆盖,可以降低颈动脉破裂及栓塞的发生率。胸大肌肌(皮)瓣可提供足够的组织覆盖量,因此,颈动脉重建后颈部缺损组织的修复应以带蒂胸大肌肌皮瓣作为首选。

8) 血管阻断开放时应适当控制颈总动脉,防止高压血流冲击颅内微小血管所致脑出血。术中常规备有溶栓和脑血管解痉药物。一旦明确有颅外颈动脉血栓后,最有效的方法是急诊取栓,而此后抗凝和溶栓要常规应用。

5　术后处理

(1) 术后常规处理:患者转送 ICU,术后常规抗炎、抗凝治疗。术后 48h 内取头低足高位,持续 CREG 或经颅多普勒监测,适当使用血管扩张药,并据病情变化及时对症处理。

(2) 术后并发症防治：

1) 切口张力性血肿：由于术中抗凝药物的应用，高龄患者或存在肝功能不良时，其血液容易存在持续低凝状态。处理：术后24h内密切观察引流量，如≥80ml/h，或切口内出现张力性血肿（由于气管受压，可随时发生窒息）应急送手术室止血。

2) 颈动脉血栓形成：颈动脉血栓形成常发生于术后7天内，其诱因有术后低血压、血栓前状态等，但主要由手术操作不熟练引起。在颈动脉血栓形成后，患者15min内会出现烦躁、谵妄、偏瘫、昏迷等严重脑损害症状体征。处理：若病情尚轻，给予脱水、扩容、升压、扩张血管改善侧支循环，应用脑细胞营养药物，并配合激素治疗可使病情改善、好转，有条件应行高压氧治疗，避免严重并发症的出现；如为急性血栓形成，保守治疗无缓解，或症状严重，应立即探查、取栓，如能在2h内恢复血流，脑功能损害是可逆的。另外，术后脑血流的变化往往在症状出现之前即可表现出来，可提早给予预防。

3) 术后低血压：术后低血压可由颈动脉窦压力受体功能紊乱所致，由于抑制了中枢神经系统及交感神经的活动，导致继发性血压下降、心率变慢。为此术中可常规封闭颈动脉窦。

4) 假性动脉瘤形成：常见于动脉补片成形术，多发生于术后30天内。静脉补片强度不大，人工材料抗感染能力低，均可致补片或吻合口处破裂，形成假性动脉瘤。在肿瘤患者，术前术后的放化疗对吻合口愈合影响较大，若合并感染，会加大假性动脉瘤形成的可能性。处理：根据病情可行急症或择期手术治疗。

5) 术后颈动脉再狭窄：血管再狭窄是常见远期并发症之一，与手术技巧、移植物材料及血管本身的内膜增生有关。从理论上推测，再狭窄是不可避免的。然而，随着术者操作的日趋熟练、术后规范的抗凝祛淤治疗的临床应用等方法使血管再狭窄的防治具有光明前景。

（二）非血管重建的颈动脉切除术

虽然颈动脉切除后进行血管重建已成为此类手术的标准术式，但临床上仍有部分情况不能或不适合进行重建术，如：①远端颈内动脉切除平面过高，没有进行吻合的空间；②远端颈内动脉过细，无合适移植物与近端较粗吻合口匹配，吻合后预期通畅率不满意；③已进行一系列放化疗，血管床不适合吻合，吻合后易发生吻合口破裂等严重并发症；④血管床存在感染或潜在感染。对于此类患者，通过近几年的研究我们发现，如果术前进行正确的训练、评估，术中术后处理得当，不进行重建也是相对安全的，不会出现明显的神经系统症状。且单纯的颈动脉切除术有如下优点：术式简单，手术时间缩短，术后甚少发生血栓、感染或致命性血管吻合口破裂等严重并发症，并且使术后辅助治疗可早期进行。

1 颈动脉切除的可行性 脑血管分布具有两侧相互交通的解剖学基础，颈内动脉与椎动脉在颅底构成基底动脉环，颈外动脉与颈内动脉通过眼动脉交通，当一侧颈内动脉被阻断时，来自以上的交通支可供应患侧血流。临床实践证明，缓慢阻断颈动脉血供，可有效地建立足够的侧支循环，而对于少数已进行颈动脉重建的患者，当移植血管阻塞时并未出现脑血管并发症。

2 颈动脉切除术的病例选择 应严格选择以下病例：全身情况尚可，年龄一般不超过65岁；无贫血，无全身低血压，无严重动脉硬化性疾病，无脑血管疾病病史。

3 颈动脉切除的术前评估 基本同颈动脉重建术的术前评估。国内张学辉等主张采用多方式综合评价：

(1) 颈动脉压迫训练至患者无眩晕、昏厥、头痛、恶心呕吐、肢体麻木等症状和体征及血压恒定为合格，合格后，术中再持续加压30min以上无异常。

(2) 阻断患侧颈动脉血流后，经颅多普勒检查患侧大脑前动脉及大脑中动脉血流速度基本正常,前后交通支开放良好。

(3) 数字减影血管造影(DSA)检查脑血管交叉充盈良好,两侧大脑血流主支分布基本相同,并排除脑血管病变。为更准确地掌握阻断颈动脉后脑侧支循环建立及大脑半球血供情况,除相关临床表现(眩晕、昏厥、头痛及肢体功能障碍等)的观察外,应用颈部彩超、经颅多勒普和 DSA 检测脑侧支循环供血是保障手术安全、避免脑血管并发症发生的有效措施。

4 手术方法 先采取颈丛麻醉,解剖颈动脉后用 Poppen 夹夹闭颈动脉,观察 30～40min,患者无头痛、恶心呕吐、肢体麻木等不适时,方可开始手术。此时,若手术切除范围广泛、时间长,可改为全麻。彻底切除肿瘤后,尽可能高位地结扎颈内动脉,防止血栓脱落。术中持续 CREG,经颅多普勒监测脑血流。

5 术后处理 基本同颈动脉切除重建术。

(三) 存在问题及讨论

肿瘤累及颈部大血管曾是肿瘤切除的禁区。随着血管外科、显微外科的发展,现已能较为安全地进行肿瘤合并颈动脉切除及颈动脉重建术。即使如此,手术仍存在一定的并发症,且后果严重,这就要求我们进行更深层次的研究。

(1) 除了尽量使用自体血管如大隐静脉等外,能否找到更适合的人工材料进行血管移植,保证远期通畅率,减少神经系统并发症的发生。

(2) 能否通过生物组织工程所形成的血管进行移植,提高组织相容性、抗感染能力,提高远期通畅率。

(3) 人工血管能否按照手术所需而设计。如对于高位颈内动脉重建,近端吻合口颈总动脉直径为 5～11mm,远端吻合口颈内动脉岩内段的垂直段直径为 4.0～7.5mm(平均 5.7mm)。两者有一定差距,不但给手术带来困难,也影响血流动力学变化,影响远期通畅率。

(4) 能否找到更可靠更安全的系统化术前评估方案。现阶段术前评估方法众多,标准不一,给手术的抉择带来困难。众多的评估或多或少影响患者的身体,也耽误了肿瘤的早期切除。

(5) 术后如何进行系统化的抗凝祛淤治疗保证血管的通畅。

(6) 对于术前术后的放疗、化疗对移植的人工血管及其吻合口会有怎样的影响,笔者所在医院正在进行的系列课题正就这方面进行研究,并取得了初步成绩。

二、在胸部肿瘤外科中的应用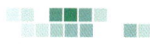

外科手术仍是治疗胸部恶性肿瘤的首选方法。肺癌占胸部肿瘤 25%～30%,虽然肺癌根治切除率有所提高,但肺癌早期诊断率较低,肺癌手术切除的患者中 45%～50% 为Ⅲ期以上的病例。肺癌侵犯上腔静脉和双侧无名静脉曾是手术禁忌证,纵隔肿瘤也常因侵犯上腔静脉、双侧无名静脉而被放弃手术。国外 Spaggiari 等采用自体心包片、大隐静脉及人工血管置换上腔静脉,这使部分上腔静脉和无名静脉受到肿瘤侵犯的患者得到了根治性手术治疗的机会,而术后的综合治疗也使患者获得了良好的治疗效果。Spaggiari 等对肺癌或转移淋巴结侵犯上腔静脉系统的患者进行了研究,认为肿瘤扩大根治切除较传统的肿瘤局部切除预后好。国内彭忠民等分析了 31 例肺癌累及上腔静脉手术治疗患者的临床资料,采用上腔静脉切除人工血管置换、侧壁切除自体心包片修补和直接缝合的方法处理切除后的上腔静脉,无手术死亡。当肺癌累及上腔静脉时,若患者一般情况较好,能耐受手术,肿瘤或局部淋巴结转移较局限可考虑手术治疗。肺血管成形术由 Berkley 在 1968 年首先应用于肺癌治疗,它与支气管成形术配合使用,极大地提高了中晚期肺癌的手术切除率,降低了全肺切除和姑息手术的比例,使患者术后生存率和生活质量均得到了明显改善。目前国内外对肺癌血管成形术的应用多数限于楔形切除和袖式切除对端吻合术。国内付向宁等利用奇静脉或自体心包裁制血管替代肺血管成形术,近期和远期疗效良好。肺血管成形术与支气管成形术的结合,更好地体现了"最大限度切除肿瘤,最大限度保留正常组织"的肿瘤微创外科治疗原则。

三、在腹部肿瘤外科中的应用

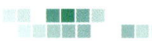

传统认为腹腔的恶性肿瘤侵犯下腔静脉、腹主动脉及其重要属支均列为手术禁忌证。随着外科手术技巧的提高及血管外科技术的应用,尤其是人工血管的广泛使用,对腹腔内恶性肿瘤侵犯重要血管而无远处转移,且可耐受手术者,可以行合并血管切除重建的肿瘤根治术。国外Pawlik等报道了肝癌侵犯门静脉主干或肝静脉主干或伴下腔静脉癌栓,可行取栓术或血管部分切除修补术。左朝晖等也报道了原发性肝癌伴门静脉癌栓的治疗方法,可经肝断面行门静脉分支取癌栓(排出法、抽吸法及钳夹法)和经门静脉主干切开取栓,肝癌切除加门静脉取癌栓较单纯手术切除肝癌的疗效好。Hemming等报道肝癌累及下腔静脉手术治疗可延长患者的生存时间。彭淑牖等也报道了下腔静脉重建联合肝叶切除治疗肝癌的研究结果,下腔静脉重建方式有原位缝合、补片修补、血管端端吻合和血管移植等方式。直接侵犯下腔静脉的肝癌手术复杂、难度较大,应用各种肝脏外科手术行下腔静脉重建联合解剖性肝叶切除可有效保障手术的安全实施,提高根治率,减少术后并发症和延长患者生存期。

近年来胰腺癌的发病率呈上升趋势,胰腺癌在发现和确诊时多数已有局部侵犯和(或)远处转移,手术切除仍是胰腺癌唯一可能治愈的治疗手段。胰腺癌侵犯邻近的血管往往成为阻碍外科医师进行有效根治性手术的重要因素之一。门静脉或肠系膜上静脉受累未能切除的胰腺癌占30%~40%,术前影像学检查提示门静脉或肠系膜上静脉受侵的假阳性率较高,CT不能区分是肿瘤侵犯或炎症粘连,胰腺癌侵犯周围血管并不一定伴随腹膜后的广泛侵犯和转移。因此门静脉或肠系膜上静脉与癌灶的关系,需在手术探查中加以明确。随着血管外科技术和血管材料广泛使用,对侵犯门静脉和(或)肠系膜上静脉的胰头癌不应该作为胰头癌根治手术的绝对禁忌证,应采取积极态度争取行根治性切除,以提高胰腺癌的疗效。彭承宏等认为开展胰头癌根治术合并受侵血管切除的适应证是:

1. 患者全身情况许可,无腹水。
2. 无腹膜散在种植,无肝脏和其他远处转移。
3. 患者经济能力可承受且对手术要求迫切,充分理解可能发生各种意外和难以预料的后果。
4. 专业医师技术娴熟。
5. 估计肿瘤切除后患者可高质量地生存近1年或1年以上。
6. 肿瘤局部直接蔓延至门静脉和(或)肠系膜上静脉,门静脉及肠系膜上静脉受侵长度<4cm,肠系膜上静脉小肠侧可游离主干的长度≥1cm。
7. 无肝总动脉、腹腔动脉和肠系膜上动脉广泛受侵者。

国外Howard等也认为胰头癌有门静脉或肠系膜上静脉受侵时,积极的外科治疗可延长患者的生命、缓解患者的痛苦和改善患者的生活质量。

腹膜后肿瘤主要来自腹膜后间隙的脂肪、疏松结缔组织、筋膜、肌肉、神经、淋巴组织以及残留胚胎组织等,不包括原本在腹膜后间隙的各器官,早期无明显症状,不少患者就诊时已侵及邻近器官或重要血管。由于对处理重要的血管存有顾虑,以往的观点认为,腹膜后肿瘤一旦侵犯重要血管,即属手术禁忌证;但随着血管外科检查技术和手术技巧的进步,对于腹膜后肿瘤侵犯重要血管而无远处转移者,现在的观点认为可行血管重建的肿瘤切除术。李会利等认为手术应按先易后难的原则解剖游离肿瘤,阻断血流后连同血管一同整块切除,再行血管重建。被切除的血管壁部分在不影响血流通畅的前提下可直接修补,否则应行补片成形术等。短段血管切除在无张力情况下可行对端吻合,否则均应行血管移植。需同时切除肿瘤侵犯的邻近器官时,手术的程序应是控制血管后完全游离肿瘤及需切除的器官,最后切除血管。首先重建血管,再重建器官,最大限度减少脏器缺血及淤血时间。动静脉均需重建时,一般先静脉,后动脉。骶前静脉丛破裂出血是直肠癌根治术最严重的并发症,死亡率极高。骶前静脉丛是缺少瓣膜的脊椎静脉系统,目前常用的止血方法为压迫止血、不锈钢钉按压止血、双侧髂内动脉结扎法及直视上缝合法等。Feaza 等使用游离肌片外加明胶海绵压迫,并与周围组织缝合;或取腹直肌1块,用血管钳夹住并压迫出血点,用电凝作用于血管钳,使肌块和出血静脉出现"煮沸"现象,凝固粘连止血。直肠癌根治手术中按骶前解剖层次正确操作是预防术中骶前静脉丛出血的关键。

肾癌易侵犯肾静脉和下腔静脉,随着血管造影等影像学技术的进步,血管重建术的广泛应用和人造血管的普及,在血管切除重建结合肾癌根治术可延长患者的生存时间和提高生活质量。Smaldone 等报道对肾癌术后复发侵犯下腔静脉的患者,治疗上予以切除部分下腔静脉并修补(图21-7),获得满意疗效。总之对肾癌侵犯肾门和下腔静脉不能轻易定为手术禁忌证,应积极争取根治术切除,以提高疗效。

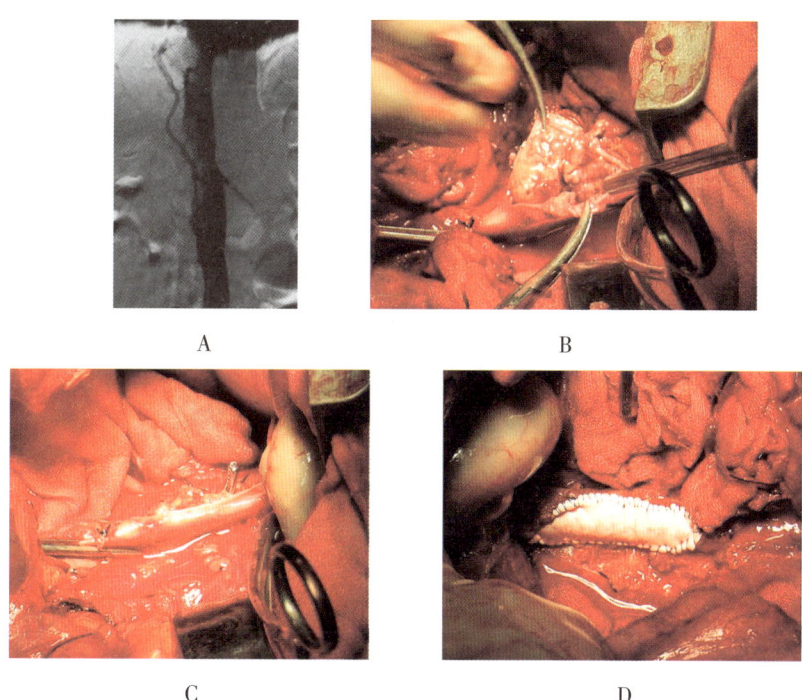

图 21-7　肾脏肿瘤侵犯下腔静脉的手术切除+下腔静脉重建
A. 造影可见下腔静脉内充盈缺损影像　B. 术中切除肾脏肿瘤后,分离并阻断受累段的下腔静脉,切开下腔静脉,见其管腔内被肿瘤组织填充　C. 彻底切除肿瘤和受累段的部分下腔静脉　D. 选择合适的人工血管补片,修复重建下腔静脉

四、在躯干四肢肿瘤外科中的应用

骨恶性肿瘤有较强的生物学行为,躯干四肢的恶性肿瘤易侵犯周围重要血管(图21-8),血管切除重建对骨肿瘤的治疗有重要意义,可提高患者的生活质量和生存率。

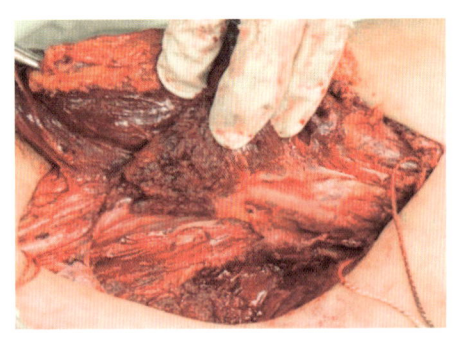 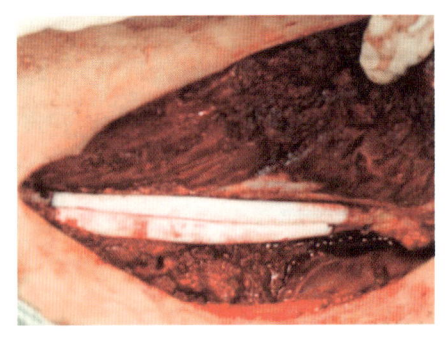

图 21-8　大腿肿瘤累及股浅动脉和静脉的手术切除＋人工血管重建
A. 暴露肿块、股浅动脉、股浅静脉　B. 手术切除肿块,血管受累段予以人工血管重建

第四节　围手术期放疗、化疗对血管移植物的影响

针对恶性肿瘤的放射治疗和抗肿瘤药物在发挥抗肿瘤疗效的同时,往往对机体的各个系统、器官、组织具有明显的影响和毒副作用,因此,其在杀灭肿瘤细胞过程中会有较多附带的病理生理效应,其中就包括其对肿瘤手术治疗中的血管移植物的影响。

一、放疗对血管移植物的影响

放射疗法包括外放射疗法和血管腔内放射疗法两类,其导致动脉损伤和远端狭窄报道较多。研究其病理生理机制通常包括以下几种:①动脉血管壁损伤后修复反应导致的纤维变性;②主干动脉的滋养血管损伤导致纤维变性;③成纤维细胞以及血管内膜胶原物质增多;④射线导致的动脉粥样硬化改变。

在血管搭桥术或血管内支架植入术后,内膜增生是导致血管再狭窄,从而影响远期效果最为重要的原因。放射疗法可以对机体细胞 DNA 造成不可逆的破坏,导致细胞凋亡,从而抑制内膜增生。临床研究已经证实,对于冠状动脉手术的患者,放射疗法短期内能显著地抑制血管狭窄,但长期的疗效还有待进一步研究。然而在射线照射的同时可以导致血管损伤、恶性肿瘤等,临床应用中需加以注意。

在动物体内实验方面,近距离腔内照射已经证实可以有效抑制球囊扩张后所致的血管损伤后继发内膜增生。Oh 等通过大鼠颈动脉内膜剥脱性损伤的动物模型进一步证实,外照射对动脉内膜增生的移植作用存在明显的剂量依赖性。

射线照射对人工血管移植物内膜影响的研究较少。Hoffman 等回顾研究了对严重下肢缺血行腹股沟以下 ePTFE 人工血管搭桥术后的患者,在术后 24h 内对吻合口部位及附近 1.5cm 的区域进行射线照射,照射剂量 20.4Gy(分成 12 次在 2.5 周内实施)。结果显示,接受照射治疗的患者人工血管发生再狭窄的概率显著低于预期,并且该剂量的射线照射安全可行,无其他副作用。

笔者所在医院针对围手术期的放射治疗展开的一系列研究发现,对 ePTFE 人工血管置换犬的腹主动脉进行连续 5 天每天 7Gy 的分割放射治疗将导致人工血管周围组织松脆化并加重炎症反应,同时可以抑制人工血管内膜的生长速度,但不会增加吻血管吻合口破裂、吻合口假性动脉瘤形成和人工血管感染的风险。实验证实,围手术期的放射治疗对下腔静脉移植干的通畅率能产生一定的影响,但其结果与对照组相比没有明显的统计学差异。

另外,放射治疗还可以导致皮肤溃烂,引发相应区域内的自体血管受损,从而导致血管破裂或者假性动脉瘤形成等,因此,对于放射治疗的使用剂量、方法以及相关的安全性评估等问题,还需要更加深入的研究。

二、化疗对血管移植物的影响

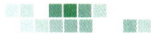

抗肿瘤药物一般具有较强的毒副作用,在使用过程中,对全身各系统均有不同程度的影响。血栓闭塞性血管炎、静脉炎等是化疗中较常见的并发症,动脉壁的损伤较为少见。

由于恶性肿瘤自身的特点,血液倾向于呈高凝状态,甚至为血栓前状态,因此发生血栓性疾病的风险较高。其主要发生于血流速度较低的静脉系统,包括下肢深静脉血栓形成和肺动脉栓塞,另外,腔静脉、门静脉也是较常受累及的部位。有研究显示,恶性肿瘤患者发生静脉血栓性疾病的机会是普通人群的4倍,而化疗可以使恶性肿瘤患者罹患血栓性疾病的概率增加到普通人群的6倍以上。由于化疗药多为生物碱制剂或细胞毒制剂,对血管具有较强的腐蚀性和刺激性,尤其是长期反复灌注,容易导致化学性静脉炎,如果处理不当,还可导致药物外渗,引发静脉周围组织红肿、疼痛,局部组织坏死等,严重者需要清创、植皮治疗。

抗肿瘤药物对动脉系统的研究还较少,其可以降低动脉系统的弹性,造成内膜损伤,继而引发纤维化,有增加血小板黏附、血栓形成的风险。有研究对15只大鼠经髂动脉灌注顺铂(150mg/m^2体表面积),另5只以生理盐水灌注作为对照,5天后将同侧的股动脉剪断并行显微吻合,术后5天用多普勒彩超观察目标血管吻合口的血流并处死大鼠,结果发现两组股动脉血流量、搏动强度、通畅率等无差异,但化疗组标本存在大量的炎性细胞浸润,与对照组有显著差异。笔者所在医院针对人工血管置换术的动物模型采用氟尿嘧啶和顺铂联合术后化疗的研究发现,化疗方案能促进动物模型中人工血管移植物附壁血栓形成,但短期内(术后12周)不会影响人工血管的通畅率,也不会增加血管移植物发生感染、吻合口漏、假性动脉瘤形成的概率,同时,化疗方案对人工血管移植物内膜厚度和PCNA的表达没有明显的影响。

然而,肿瘤分类复杂,其使用的抗肿瘤药物种类繁多,需要研究肿瘤外科手术治疗后,特别是手术中进行了血管修复重建后,各种抗肿瘤药物和治疗方案对血管系统的影响,还需要更多细化的研究。

随着肿瘤外科学和血管外科技术的不断发展,血管修复重建技术在肿瘤外科手术中的使用将会越来越普遍。在实践之前,必须详细分析患者的病情,认真学习、理解并掌握血管修复重建的方法,学以致用。血管外科技术和新型血管替代材料的不断发展和推广,拓宽了肿瘤外科的临床应用范围和其研究的领域,同时也促进了该学科的全面发展。

(舒畅　周晓)

参考文献

[1] 舒畅,周耀东,吕新生,等. 肿瘤侵犯大血管的外科治疗[J]. 中国普通外科杂志,2004,13(7):523-526.

[2] Giller C A, Mathews D, Walker B, et al. Prediction of tolerance to carotid artery occlusion using transcranial Doppler ultrasound[J]. J Neurosurg, 1994, 81(1): 15-19.

[3] Eckert B, Thie A, Carvajal M, et al. Predicting hemodynamic ischemia by

transcranial Doppler monitoring during therapeutic balloon occlusion of the internal carotid artery[J]. Am J Neuroradiol, 1998, 19(3): 577-582.

[4] Chazono H, Okamoto Y, Matsuzaki Z, et al. Carotid artery resection: preoperative temporary occlusion is not always an accurate predictor of collateral blood flow[J]. Acta Otolaryngol, 2005, 125(2): 196-200.

[5] 李锦成,张凤文.颈内静脉血氧饱和度及颈内动脉回流压监测在颈动脉体瘤切除术中的应用[J].中国肿瘤临床,2003,30(8):580-584.

[6] Jacobs J R, Arden R L, Marks S C, et al. Carotid artery reconstruction using superficial femoral arterial grafts[J]. Laryngoscope, 1994, 104(6 Pt 1): 689-693.

[7] 郑家伟.颈动脉切除-重建术研究进展[J].国外医学:口腔医学分册,1998,25(3):148-152.

[8] 孙坚,张志愿,叶为民,等.头颈癌累及颈动脉的切除与重建[J].华西口腔医学杂志,2002,20(1):24-26.

[9] 汪忠镐,张福先.血管外科手术并发症的预防与处理[M].北京:科学技术文献出版社,2005.

[10] 李树玲.头颈肿瘤学[M].天津:天津科学技术出版社,1993.

[11] Spaggiari L, Thomas P, Magdeleinat P, et al. Superior vena cava resection with prosthetic replacement for non-small cell lung cancer: long-term results of a multicentric study[J]. Eur J Cardiothorac Surg, 2002, 21(6): 1080-1086.

[12] Pawlik T M, Poon R T, Abdalla E K, et al. Hepatectomy for hepatocellular carcinoma with major portal or hepatic vein invasion: results of a multicenter study[J]. Surgery, 2005, 137(4): 403-410.

[13] Aramaki M, Matsumoto T, Etoh T, et al. Clinical significance of combined pancreas and portal vein resection in surgery for pancreatic adenocarcinoma[J]. Hepatogastroenterology, 2003, 50(49): 263-266.

[14] Howard T J, Villanustre N, Moore S A, et al. Efficacy of venous reconstruction in patients with adenocarcinoma of the pancreatic head[J]. J Gastrointest Surg, 2003, 7(8): 1089-1095.

[15] Yoshidome H, Takeuchi D, Ito H, et al. Should the inferior vena cava be reconstructed after resection for malignant tumors?[J]. Am J Surg, 2005, 189(4): 419-424.

[16] Saint-Cyr M, Langstein H N. Reconstruction of the hand and upper extremity after tumor resection[J]. J Surg Oncol, 2006, 94(6): 490-503.

[17] 周晓,万恒,舒畅,等.大剂量体外射线照射对ePTFE人工血管吻合口的影响[J].中国普通外科杂志,2009,18(12):1267-1270.

[18] 颜京强,舒畅,周晓,等.腹主动脉人工血管置换术后放疗对人工血管内膜的影响[J].中国普通外科杂志,2008,17(6):556-559.

[19] Shu C, Guo Y, Zhou X, et al. Effect of postoperative fractionated radiotherapy on canine ePTFE graft neointima and anastomotic stoma healing: a preliminary experimental study[J]. Asian J Surg, 2011, 34(3): 121-127.

[20] 周晓,郭媛媛,欧阳尚,等.术前放疗对犬腹主动脉和下腔静脉人工血管置换术后人工血管内膜的影响[J].中国普通外科杂志,2009,18(6):575-579.

[21] 罗明尧,舒畅,张文波,等.术后静脉化疗对犬腹主动脉人工血管移植物影响的观察[J].中国普通外科杂志,2011,20(12):1294-1299.

第二十二章 组织工程与肿瘤外科学

肿瘤切除术后组织、器官缺损部位的修复和功能重建是目前肿瘤外科学面临的一大难题。除一些小面积缺损无需特殊处理以外，大面积的缺损都需要采用自体或异体组织、器官移植进行修复。自体移植存在着以创伤修复创伤的遗憾，而异体移植中供体来源不足、免疫排斥是主要的缺陷。很久以来人们一直梦想人体的组织、器官能像机器的零件一样，可以在工厂内大批量生产，一旦体内的组织、器官出现问题，可以用新的零件更换。组织工程学的提出、建立和发展，为实现这一梦想提供了可能，它通过少量种子细胞经体外扩增后与生物材料复合，构建出新的组织或器官，用于替代和修复病变、缺损的组织器官，重建生理功能。

第一节 概述

一、组织工程学的概念及原理

组织工程学研究始于 20 世纪 80 年代初，1987 年被美国科学基金会正式命名并将其定义为：应用生命科学和工程学的原理与技术，在正确认识哺乳动物正常及病理两种状态下的组织结构与功能关系的基础上，研究、开发用于修复、维护和促进人体各种组织或器官损伤后功能和形态的生物替代物的学科。它的基本原理是将体外培养扩增获得的足够量的、具有特定生物学活性的种子细胞，配以合适的可降解三维生物支架材料，通过特定的构建技术，构建出符合正常生理结构与功能的器官、组织，用以修复或替代病损组织、器官，达到缺损修复和功能重建的目的（图 22-1）。

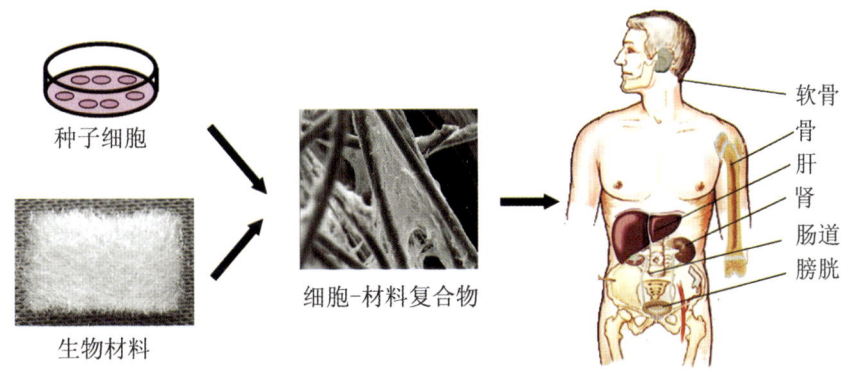

图 22-1 组织工程学基本原理示意图

二、组织工程的研究背景

各种疾病、外伤引起的组织、器官缺损和功能障碍是危害人类健康的重要原因,全世界每年有数以百万计的患者因此而需要手术。目前外科修复主要采取以下三种模式:

(一)自体组织移植

作为百余年来最重要的修复方式,自体组织移植挽救了许多患者的生命,但这种方法必须切取自体相应大小,甚至更大范围的健康组织,造成新的人为损伤,被称为是"拆东墙、补西墙"的修复模式。而且由于供区组织有限,特别对一些特殊病例(如大面积创伤、独一无二器官的缺损等等),有时根本无法得到相应的自体供区组织。

(二)同种异体或异种组织移植

此种修复方法虽然对患者自体不会造成额外创伤,但供体来源有限,组织配型困难,很难得到组织相容性抗原完全匹配的器官或组织,据统计每年有一半以上的患者在移植等待中死亡。另外,移植术后长期大量应用免疫抑制剂不仅会引起严重的并发症,其昂贵的医疗费用也给患者带来沉重的经济负担。

(三)人工替代材料

人工材料在某些组织(如骨组织)缺损的修复中取得了较好的临床疗效,但因其不具备生物学功能,很难达到真正意义上的临床修复。随着社会的不断进步,人们对生存质量要求的不断提高,探索一种创伤小,又能使组织、器官的形态与功能恢复良好的修复技术,已成为修复外科的重要研究方向之一,组织工程技术就是在这样的背景下产生的。

三、组织工程的发展趋势

自从20世纪80年代初美国哈佛大学外科医师Joseph P. Vacanti与麻省理工学院化学工程师Robert Langer共同设想将细胞种植在可降解生物材料上以尝试组织再生的可行性到现在,组织工程研究主要经历了三个发展阶段。第一阶段是20世纪80年代末至90年代初,主要是进行组织工程化组织构建可行性的初步探索,其中最具有代表性的研究是1991年Vacanti等用牛关节软骨细胞与可降解生物材料在裸鼠皮下成功构建出成熟透明软骨,这项研究证明了应用组织工程技术能够构建出形态及结构特征接近正常的成熟组织。第二阶段自20世纪90年代中期开始,主要是在免疫功能缺陷的裸鼠体内构建各类组织工程化组织(如骨、软骨和肌腱等),其中以曹谊林教授在裸鼠体内成功构建的精确人耳郭形态的软骨为主要标志。组织工程研究发展的第三阶段,则重点开展了在免疫功能完全的哺乳动物体内构建组织、修复缺损及重建功能的研究,并逐步将组织工程研究成果推向临床应用,这也正是当前国内外组织工程研究的热点。

近几年,组织工程研究已在诸多方面取得了突破性的进展。多种结构相对简单的组织已在高等哺乳动物的缺损修复模型中获得成功,部分研究成果已应用于临床,而一些结构和组成相对复杂的组织甚至器官的研究也取得了重大进展。全球多家公司开发的数种组织工程皮肤产品已用于临床皮肤缺损的治疗。我国凭借在动物实验方面的优势,在组织构建领域取得了国际领先地位,目前已完成了骨、软骨、肌腱和皮肤等组织的构建与缺损修复的大动物实验研究,并已初步开展了组织工程骨与皮肤的临床应用,获得了良好的而稳定的疗效。这不仅证实了组织工程技术临床应用的可行性,同时也向人们展示了组织工程的广阔应用前景。

第二节 组织工程技术要素

实现组织、器官的再造,必然涉及种子细胞、生物材料以及组织构建这三大要素,这也是组织工程学研究的核心内容。只有获得足够量的、具有特定生物学活性的种子细胞,配以合适的生物支架材料,通过特定的构建技术,才有可能重建出具有正常生理结构与功能的组织、器官。近年来组织工程研究得到了飞速发展,不仅体现在研究内容的不断深化和研究手段的不断提升,还表现在传统的组织工程学概念得到不断的延伸和扩展以及多学科的交叉渗透。

一、种子细胞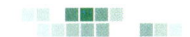

种子细胞是组织构建的基础。作为组织工程的种子细胞,必须符合以下几个条件:①来源广泛,取材方便,数量充足;②体外增殖能力强,能进行大规模扩增;③具备特定的生物学功能。

组织工程的最初设想是通过切取一小块正常同源组织,经体外培养扩增的方法来获得大量的目的细胞。但多年来的研究发现成熟细胞在体外扩增困难,细胞在培养条件下很快老化而失去增殖能力,无法满足构建组织的需求。譬如在软骨组织构建中,切取的软骨组织中含有的绝大部分细胞为成熟的软骨细胞,经消化培养后,细胞在传了四五代以后就发生老化,细胞增殖能力下降,最终无法得到足够量的细胞来构建出比原有软骨体积更大的软骨组织。众所周知,正常组织具有生理性的自我更新和修复能力,而研究证实参与修复更新的主要成分是组织特异性干细胞。例如,血液细胞的更替主要由造血干细胞参与,皮肤上皮细胞的更替由表皮干细胞参与,而肠管上皮细胞的更替则由肠腺干细胞参与,甚至在一些细胞更替缓慢的组织中,如神经组织中,也发现了组织特异性干细胞的存在。近年来干细胞研究的突飞猛进,各种组织特异性干细胞的发现和分离培养成功,为组织工程种子细胞来源开拓了新的途径。

一般来说,按分化阶段不同可将干细胞分为胚胎干细胞和成体干细胞(即组织特异性干细胞)。成体干细胞不仅具有一定的体外扩增与分化为特定细胞的能力,同时还具有自体取材的优势,从而避免了免疫排异的问题,已成为当前组织工程种子细胞研究的重点。目前已初步建立了包括骨髓基质干细胞、脂肪干细胞、表皮干细胞、毛囊干细胞、角膜缘干细胞等多种成体干细胞的分离、培养、扩增以及诱导分化技术。骨髓基质干细胞是来源于骨髓中的间充质干细胞,生理状态下参与着骨的代谢以及支持造血等功能。研究证实在不同的诱导分化条件下,骨髓基质干细胞可以向骨、软骨以及脂肪细胞分化,将经诱导分化的细胞与可降解生物材料复合后植入体内,可分别形成骨、软骨以及脂肪等组织。应用体外扩增并诱导分化的骨髓基质干细胞不仅在动物体内成功修复了骨、软骨等组织缺损,在临床应用中也取得了稳定而可靠的疗效。脂肪干细胞是存在于脂肪组织中的间充质干细胞,它拥有与骨髓基质干细胞大部分相同的细胞表型,同时也具有向骨、软骨以及脂肪细胞分化的能力,体内实验证实它同样可以作为种子细胞参与骨、软骨缺损的修复。表皮干细胞是表皮组织中存在的干细胞,参与着表皮细胞的更新与修复,应用表皮干细胞构建的组织工程化表皮组织已用于临床表皮缺损的修复。而毛囊干细胞除了能修复表皮损伤以外,还能参与皮肤附属器,包括毛发、皮脂腺、汗腺等的重建。角膜缘干细胞是角膜上皮细胞的祖细胞,分布于正常角膜的边缘,生理状态下参与角膜上皮细胞的更新与修复,应用角膜缘上皮细胞构建的组织工程化的角膜上皮组织,在动物实验中能修复角膜上皮的缺损。随着各种不同组织特异性干细胞的分离培养成功,为各种组织、器官的再造创造了条件。

然而现阶段应用组织工程技术修复缺损的方法都是采用自体的组织干细胞,完全是个体化的治疗手段,从组织工程长远发展趋势来看,实现规模化治疗是组织工程的发展方向。如何从个体化治疗向规模化治疗迈进并实现组织工程技术的产业化,对种子细胞提出了更高的要求。同种异体干细胞以及通用型种子细胞的拓展将是组织工程种子细胞的主要研究方向。部分同种异体干细胞的成功应用,如利用同种异体骨髓基质干细胞修复骨组织缺损的成功,预示着同种异体干细胞应用的可行性。而胚胎干细胞因其具有无限增殖能力和分化的全能性,已成为最具潜力的新型种子细胞。胚胎干细胞来源于早期囊胚的内细胞团,在体外适当的培养条件下能无限扩增而保持未分化状态,在去除了抑制细胞分化的因子以后,胚胎干细胞可以自发地向三个胚层细胞分化。当细胞被注射入免疫功能缺陷的小鼠体内,可以形成包含有三个胚层细胞的畸胎瘤,证实胚胎干细胞具有向所有体细胞分化的能力。目前人胚胎干细胞的建系已有很多报道,特别是克隆人胚胎干细胞系的成功,使建立个体化的胚胎干细胞系成为可能。而如果应用孤雌生殖技术建立通用型同源双倍体胚胎干细胞库能够获得成功,将使组织配型如同输血配型一样变得简单方便,这将彻底解决组织工程种子细胞来源问题,为组织工程产业化奠定基础。

除了研究干细胞以外,对于取材困难的或干细胞含量少的组织,选择发育同源的细胞作为替代是探索种子细胞来源的另一条思路。例如,在肌腱组织构建中,肌腱细胞数量少,扩增能力差,也未见肌腱干细胞分离成功的报道,这时利用发育同源、取材方便、扩增能力强的皮肤成纤维细胞来替代肌腱细胞,能成功修复动物体内肌腱的缺损。在尿道上皮的构建中,利用表皮干细胞替代尿道移行上皮,可成功修复尿道的缺损。这些研究的成功提示了应用发育同源细胞的可行性,为种子细胞来源找到了新途径。

二、生物支架材料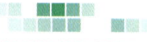

生物材料是组织工程研究的另一核心,它是种子细胞在形成组织之前赖以生存和依附的三维支架,为细胞的增殖、分化、营养交换、新陈代谢以及细胞外基质分泌等生理活动提供空间场所。组织工程生物材料除了要求具有一般生物材料的特性如无毒、无不良反应、来源充足、性质稳定、易储存易消毒等以外,还必须满足以下几个基本要求:

1 良好的生物相容性及组织相容性　应有利于细胞的黏附与增殖,对细胞无毒性作用,对机体无明显的免疫原性,不会引起炎症反应等。

2 生物可降解性　在生物体内可完全降解,降解产物对生物体无毒害作用,而且最好是降解速率可控,不同的组织要求有不同降解速率的支架材料。因为只有生物材料的降解速率与组织形成速率基本一致,才能及时准确地为细胞外基质沉积及组织再生提供空间并引导再生组织的精确形状。

3 具有可塑性及一定的机械强度　能够进行预塑形,能够维持一定的大小和形状,能满足组织移植与修复手术的可操作性。

4 有一定的孔隙率及适当大小的孔径　孔隙率一般要求在90%以上,孔径应均匀一致,根据接种的细胞不同,孔径一般应控制在150～450μm之间,这样才能保证细胞均匀地分布于支架材料的表面及内部。

组织工程生物材料种类繁多,一般根据其来源分为天然材料与人工合成材料两大类,两类材料均有其各自的优缺点。天然材料,如胶原、壳聚糖、珊瑚、脱细胞基质等,具有较好的细胞亲和力和组织相容性,但性质不稳定,不同物种及个体来源的同一天然材料其孔径、孔隙率、降解速率、力学强度等基本性质差别较大,较难形成标准化的产品。人工合成材料,如聚乳酸(PLA)、聚羟基乙酸(PGA)以及两者的复合物(PLA-PGA)等,性质均一稳定,可塑性及重复性均良好,能形成标准化产品,但其细胞亲和力及组织相容性均较差,植入体内会引起严重的炎症反应。将合成材料和天然材料的有机结合可以起到互取之长互补之短的功效,已成为未来组织工程材料发展的新趋势。

上述提到的仅仅是对组织工程材料的最基本要求,材料研究除了开发新型材料,对材料表面进行修饰处理以提高细胞的亲和性,以及应用不同制造工艺制备不同空间结构、去向、微观结构的支架结构以外,更重要的是要研究材料与细胞间的相互关系,研究材料在组织形成过程中的作用及其机制。不同的组织由于其组成成分、空间结构以及体内承担的生理学功能的不同,对材料就有不同的要求,只有弄清材料与组织之间的关系,才能开发出具有一定生物学活性,真正符合组织工程要求的组织特异性支架材料。譬如,在组织工程化骨的构建中,材料的空间结构、孔径、孔隙率必须符合正常骨的结构,同时材料应具有一定的骨诱导作用,能诱导骨髓基质干细胞的分化并促进骨组织的形成,另外材料的降解必须与新骨形成的速度相匹配,降解得过快、过慢都不利于骨组织的形成,成骨过程中还必须能促进新生血管的形成。而对于软骨组织构建,同样是以骨髓基质干细胞为种子细胞,材料则必须具有成软骨的诱导能力,能促进骨髓基质干细胞向软骨细胞分化,同时材料的结构要符合软骨组织的结构特点,并能促进细胞分泌软骨基质,抑制新生血管形成。虽然目前已研制了部分适合骨、软骨、皮肤等组织构建的生物材料,但离完美的组织工程材料要求还有相当的差距。

材料的研究除了材料学家、细胞学家的参与以外,计算机、工程学等其他领域专家的加入进一步推动了组织工程材料的发展。譬如,三维打印技术的发明,可以通过计算机技术将组织缺损的三维结构分析记录下来,再将这一结构通过材料打印机制造出与缺损组织三维结构完全匹配,并具有所需孔径和孔隙率的组织工程材料,使得组织缺损修复效果更加完美。随着各类新技术的应用,制造出标准化的、组织特异性的、形态结构特异性的、具有特定生物学活性的组织工程材料将不再是梦想。

三、组织构建

有了合适的种子细胞与生物支架材料,如何进一步实现组织构建是应用组织工程技术修复缺损的关键,也是实现组织工程产业化的基础。根据构建组织培育环境的不同,组织构建技术可分为体内构建和体外构建两大类。

体内组织构建的大致过程是:将体外大量培养扩增的细胞与生物材料混合后直接植入体内,或将细胞接种于生物支架材料后,经体外短时间培养,细胞与生物材料充分黏附后即植入体内,这时还未形成成熟的组织,随着生物材料被机体逐渐降解吸收,细胞不断分化成熟,分泌特异性细胞外基质,最终在体内逐渐形成特定功能的组织。体内组织构建的优点是操作简单,体外培养周期短,不需要特定的培养装置和培养环境,完全依赖体内环境来促进组织的再生和成熟。其主要缺点是组织形成过程不易观察,受个体差异及植入部位局部微环境的影响,组织再生效果差异较大,构建结果不稳定性。根据体内植入部位不同,体内组织构建可分为异位组织构建和原位组织构建。异位组织构建是将细胞-生物材料复合物植入皮下或肌肉等非组织原有的特定生理部位;而原位组织构建则将细胞-生物材料复合物植入相应组织缺损部位,随着新组织的形成,缺损得到修复。由于组织局部微环境直接影响细胞的分化和组织的再生与成熟,原位组织构建是体内组织构建研究的主要方向。然而原位组织构建并不适用于所有患者,特别是对一些组织缺损严重、局部组织微环境受到破坏或完全不存在的病例,则必须借助体外构建的方法来实现组织的再生。

体外组织构建的大致过程是:将体外大量培养扩增的种子细胞接种在相应的支架材料上,经体外较长时间培养,生物材料逐渐降解,细胞分化并分泌特异性细胞外基质,最终形成具有一定形态结构与功能的成熟组织,然后再植入体内,修复相应的组织缺损。这种方法的优点是组织形成过程在体外进行,便于观察和评价,相关的影响因素容易分析,构建效果可以控制。但体外构建技术对培养环境要求很高,不同组织的形成和成熟需要不同的微环境。体外组织构建的关键是尽可能模拟组织的体内微环境,体内微环境是一个复杂的综合体,除了各种细胞分泌的生长因子、细胞外基质、细胞间相互作用以及局部酸碱平衡等因素以外,局部物理学刺激(包括光线、空气接触、力学等)也是一个重要因素。研究显示不同种类的细胞生长与功能发挥需要有不同的刺激,如剪切力对血管内皮细胞的生长和成熟有着直接的关系,而周期性的扩张力学刺激则可以加速血管平滑肌的形成。生物反应器的开发与应用在组织工程化组织体外构建中起到了关键作用。生物反应器不仅提供了细胞增殖分化所必需的养分与生长因子,同时也为组织形成与成熟提供了适当的物理学刺激。针对不同组织的构建已开发了不同的生物反应器,并在体外成功构建出多种不同的组织工程化组织,如皮肤、肌腱、软骨等组织,但目前对组织构建的物理学刺激参数仍缺乏深入的研究,体外构建的组织还未完全达到正常组织的功能。随着各类生物反应器的逐步优化与完善,将创造一个更符合生理状态的体外培养条件,进一步提高体外组织构建的效果,使之能更接近正常组织结构并能发挥正常的生理功能。

体内、体外构建有其各自的优点与缺点,针对不同的病例可以选择不同的构建方法,对于组织工程产业化来讲,也可以生产组织工程化组织的成品或半成品,以适应不同患者的需要。

第三节 组织工程化组织的应用

组织工程的最终目的是应用构建组织修复体内缺损,目前在骨、软骨、皮肤、肌腱、角膜等组织的修复中已取得了突破性的进展。不仅在以裸鼠为代表的免疫缺陷型动物体内证实了组织工程的可行性,而且在免疫功能完全的大型哺乳类动物体内也获得了成功,更为可喜的是,部分组织工程化组织在初步的临床应用中取得了良好的疗效,充分展示了该技术在未来医学应用中的巨大潜力。下面介绍几种技术上相对比较成熟的组织的构建和应用。

一、骨组织工程

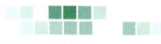

骨组织是目前组织工程研究与发展最快的组织之一,也是最接近临床推广应用的组织工程化组织之一。在高等哺乳动物骨缺损修复成功的基础上,我们已在骨组织肿瘤,例如骨囊肿切除后的修复手术中开展了一些小规模的临床试验(图22-2)。

骨组织工程的种子细胞可来源于骨外膜、松质骨、骨髓和骨外其他组织,其中骨髓来源的骨髓基质干细胞具有来源广、取材创伤小、增殖快、成骨能力强等优点,已成为骨组织工程首选的种子细胞。骨髓基质干细胞的分离培养与扩增技术已比较成熟,成骨诱导分化的研究也相对较多,研究得也比较透彻。一般只要给予一定量的维生素C、地塞米松、β-甘油磷酸钠等,即可达到成骨诱导效果,此外也可添加骨形成蛋白(BMP)和(或)维生素D_3等因子强化诱导作用。

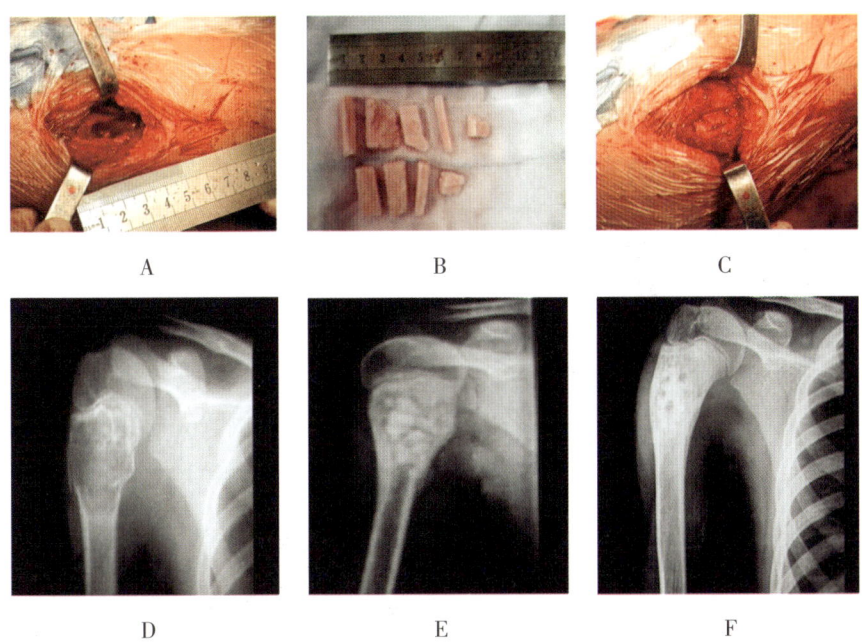

图 22-2　应用组织工程技术修复肱骨囊肿切除术后的骨缺损
A. 骨囊肿切除后的骨缺损　B. 构建的工程化骨组织　C. 将工程化骨组织填充于缺损部位　D. 术前 X 线片　E、F. 术后 3 个月和 10 个月的 X 线片显示骨缺损的修复

骨在人体内的主要功能之一是承重，针对这一功能特点，骨组织工程支架材料除了应满足一般支架材料的要求外，更重要的是具有一定的机械强度以及骨诱导、骨传导能力。目前应用的骨生物支架材料可大致分为生物类、生物陶瓷类、聚合物类、复合类等几大类，每一类生物材料都有其各自的优缺点。生物类材料主要是指同种异体骨和异种骨，其在孔隙结构、组成成分、生物降解性等方面有明显的优越性，但力学性能差是其主要缺陷。生物陶瓷类应用较多的是磷酸三钙、羟基磷灰石、生物活性玻璃、双相钙磷陶瓷等，这些材料生物相容性好，利于组织细胞长入及物质代谢，主要缺点是柔韧性差，质脆易碎，且降解速率与骨形成速率不匹配。聚合物类材料包括人工合成聚合物（如聚乳酸、聚羟基乙酸）及天然高分子聚合物（如胶原、纤维蛋白、藻酸盐），前者亲水性差，细胞亲和力弱，并会引起无菌性炎症；后者则缺乏机械强度，降解时间难以控制。复合类材料是由上述几种材料组合而成的各种复合物，如胶原-珊瑚复合物、磷酸三钙-羟基磷灰石复合物等。不同材料复合在一定程度上能改善单一材料的不足，取长补短，如用天然材料修饰人工合成材料可增强细胞的亲和力及材料的柔韧性，将降解速率不同的材料复合在一起可以调控材料的降解速率及机械强度等。此外，材料的选择还要根据骨缺损的部位、大小、形状及力学要求等因素综合考虑，如颅骨缺损修复常采用脱钙骨基质或磷酸三钙，牙槽骨缺损修复常采用藻酸钙，而股骨缺损修复则常采用珊瑚等。

在骨组织工程的构建技术方面，目前是以原位构建为主，在缺损的局部植入细胞材料复合物，通过体内微环境的诱导、分化、改建，形成新的骨组织，达到缺损修复的目的。此外，也可以采用使用生物反应器的体外构建技术。由于静态培养方法的营养物质及氧气的有效扩散距离只有 200μm 左右，因此无法在体外构建临床移植尺寸的大块组织块，通过使用反应器可以有效克服这一缺陷构建更大体积的组织工程骨。目前可用于骨组织工程应用的生物反应器主要有灌注式反应器、搅拌式反应器、旋转壁式生物反应器，但这些反应器都存在搅拌不均匀、切向力过大等诸多问题，为此，我们研发了一种可以同时进行双轴向旋转且具有灌流作用的双轴向生物反应器。我们的系统研究发现，该反应器可以构建出尺寸更大的组织工程骨（2cm 以上），且其构建效果远优于静态培养技术及以上三种传统反应器,具体表现在细胞生长更快,细胞的三维分布更加均匀,成骨分化效果更好(图22-3),为组织工程骨的体外构建提供了一个很好的工具。

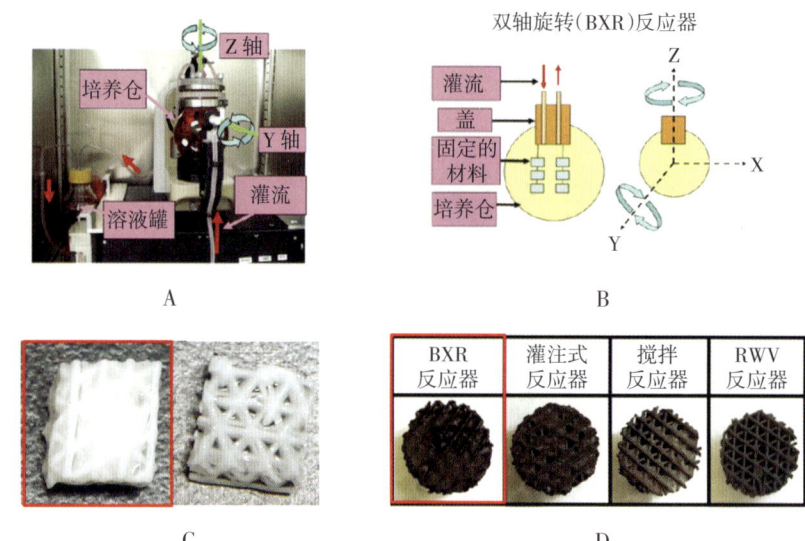

图22-3　用于组织工程骨体外构建的双轴向生物反应器的构造
A. 对比静态培养　B. 对比传统反应器　C. 双轴反应器与静态培养的对比
D. Von Kossa 染色

我们已应用骨髓基质干细胞与骨组织工程材料成功修复了狗的颅骨等非承重骨的缺损,同时也修复了狗的下颌骨、羊的股骨等承重骨的缺损。更有意义的是,通过抽取患者少量自体骨髓,经体外扩增骨髓基质干细胞后与骨组织工程支架材料复合,已成功修复了颅骨、牙槽骨、四肢骨等先天性以及创伤、肿瘤切除术后造成的各类骨缺损病例50余例,长期随访疗效稳定。这些成果充分展示了组织工程骨临床应用的广阔前景。

此外,除了使用自体细胞进行个体化的骨组织工程技术治疗外,骨组织工程技术是有望最早实现使用同种异体细胞进行通用化治疗的组织工程技术之一,因为骨组织的修复过程是一个爬行替代的过程,外源性的细胞可以在骨重塑的过程中被自体细胞所替代。我们已成功地使用同种异体细胞修复了狗的下颚骨节段性骨缺损模型,与使用自体细胞的骨组织工程技术相比,其修复效果无显著差别(图22-4),且同种异体细胞的使用并未引起长期的免疫反应(图22-5)。而在通用型的种子细胞研究方面,我们还发现胚胎来源的骨髓间充质干细胞(MSC)比成体骨髓、脂肪来源及脐带来源的间充质干细胞更适合于通用化的骨组织工程技术的应用,其具有成骨活性高、扩增能力强、免疫原性低等优点(图22-6)。这方面的研究既有助于研发可以取得的通用化组织工程产品,而且无需进行术前等待,降低了治疗成本,减少了个体间的疗效差异,又有助于推动组织工程技术在临床中的大规模应用。

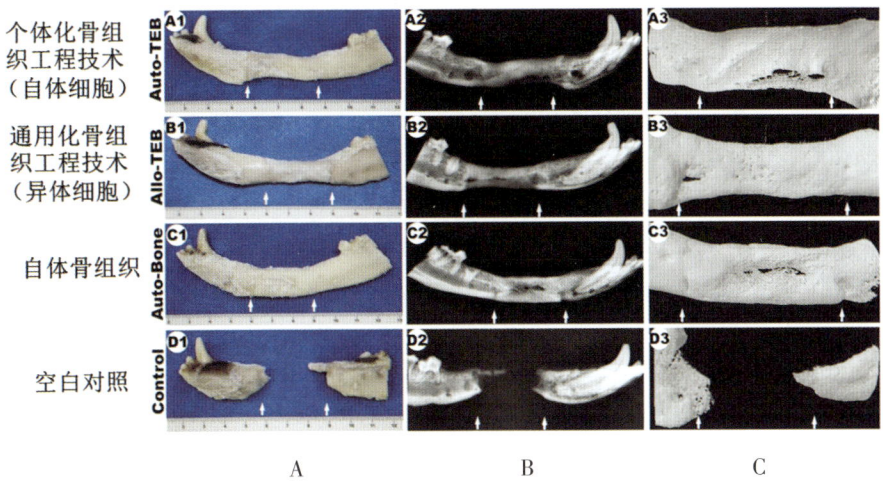

图 22-4　通用化骨组织工程技术的骨缺损修复效果
A. 整体外观　B. X 线检测　C. 显微 CT 检测

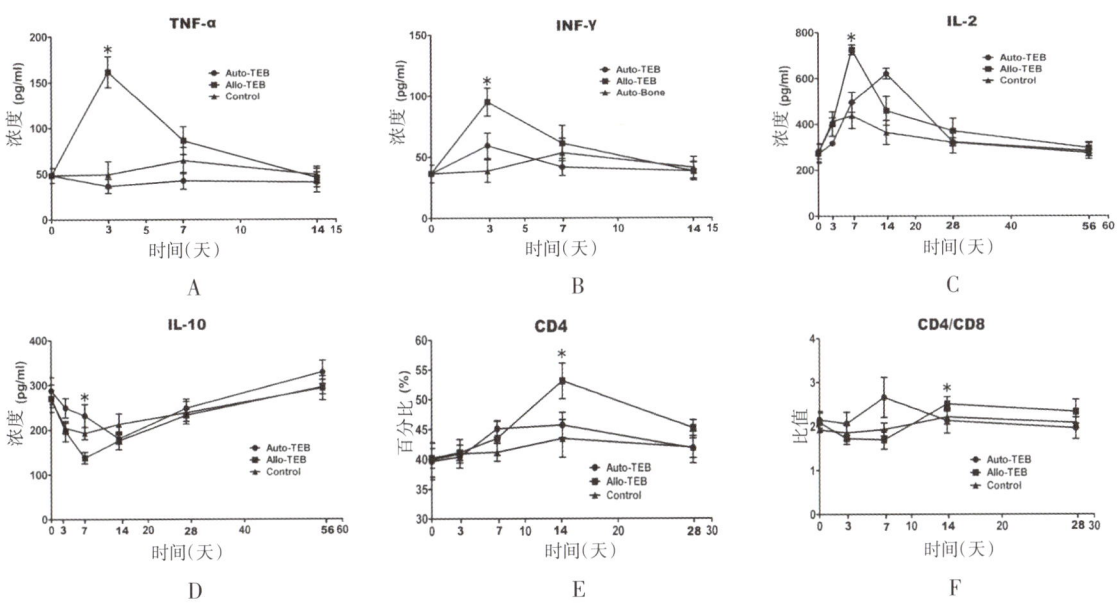

图 22-5　通用化骨组织工程技术的免疫反应

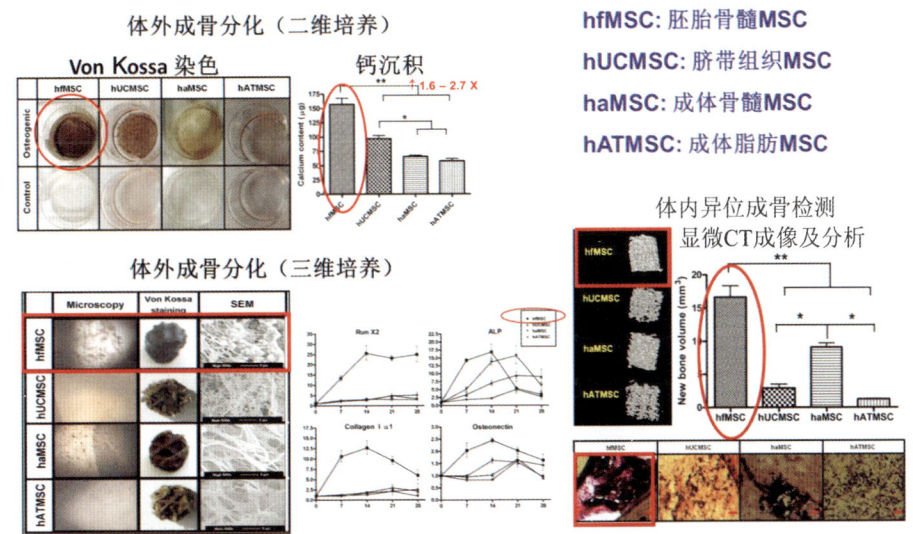

hfMSC：胚胎骨髓MSC
hUCMSC：脐带组织MSC
haMSC：成体骨髓MSC
hATMSC：成体脂肪MSC

图 22-6　胚胎 MSC 作为通用型种子细胞的优越性

二、软骨组织工程

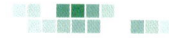

软骨组织由于结构简单,组成细胞单一,无血管和神经等复杂结构,成为组织工程最早开展研究的组织。目前大动物体内软骨缺损的修复已经获得成功,离临床应用仅一步之遥。

软骨种子细胞来源一直是制约软骨组织工程发展与应用的瓶颈问题。最初用于软骨构建的种子细胞为成熟软骨细胞,由于软骨细胞来源有限,体外扩增困难,培养条件下细胞容易老化并丧失软骨细胞表型,无法得到足够量的种子细胞。虽然在抑制细胞老化方面进行了不少尝试,但至今仍未找到有效的方法。干细胞研究的发展为软骨种子细胞来源找到了新的希望。研究发现,骨髓基质干细胞具有向软骨细胞分化的潜能,在特定的诱导因子如TGF-β、IGF及地塞米松等多因子联合诱导下,骨髓基质干细胞可向软骨细胞分化,如果将诱导后的细胞与材料复合后植入皮下,能够形成成熟的软骨组织,这些研究证实骨髓基质干细胞可以成为软骨构建的种子细胞。随着干细胞研究的不断深入,脂肪干细胞、胚胎干细胞等都已成为软骨种子细胞的候选来源,这些干细胞的定向诱导分化与应用将是软骨种子细胞进一步研究的重要方向。

与骨组织工程材料相比,用于软骨构建的材料对能精确塑形有更高的要求,以便适应不同形状软骨构建的需要。软骨构建早期应用的生物材料主要是胶原、纤维蛋白等天然材料。虽然细胞在材料上生长良好,并能形成成熟的软骨组织,但天然材料在体内降解吸收较快,机械强度差,无法保持特定的空间构型,大大地限制了其应用范围。近年来,人工合成材料如聚羟基乙酸、乳酸-羟基乙酸共聚物等在体内外软骨构建中均有应用,并取得了一定的结果,但仍处于实验研究和探索阶段。寻找理想的支架材料,完善其加工制备技术仍是软骨组织工程研究面临的迫切任务。

体内软骨构建与缺损修复技术目前已相当成熟,实验动物从裸鼠到兔、羊、猪、猴均获成功,修复的缺损类型包括了关节、气管、半月板、骺板等,在软骨体外构建中也已获得突破性进展。应用软骨或骨髓基质干细胞与材料复合,在特定的诱导因子刺激下体外培养数周,能形成一定形态结构的软骨组织,但单纯体外培养形成的软骨组织厚度有限,力学强度较差,难以维持特定的形状,植入体内时无法满足对抗压强度的要求。为解决这一问题,在生物反应器中对形成的软骨组织施以适当的动态或静态力学刺激(压力或剪切力),能明显提高构建软骨的抗压力学性能,这方面研究目前也已取得了一定的效果。

随着种子细胞来源问题的解决,合适的生物材料的开发以及生物反应器的完善与优化,组织工程化软骨应用于临床已指日可待,对于肿瘤切除术后需要软骨组织参与的组织、器官重建将成为可能。

三、皮肤组织工程

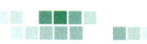

组织工程化人工皮肤是最先实现产业化和商业化的组织工程产品,目前已广泛用于烧伤、整形、创伤、肿瘤切除术后等大面积皮肤缺损的修复与重建。

皮肤组织为双层的复合组织,分为表皮和真皮组织,对应的种子细胞研究也包括表皮种子细胞及真皮成纤维细胞研究两个方面。真皮成纤维细胞来源广,体外扩增能力强,较少发生老化,培养方法也简单易行,相关技术比较成熟。表皮角质细胞分离、培养技术及培养条件要求较高(需要特殊的酶及角质形成细胞专用培养液),为了维持表皮细胞的表型及增殖活性,必须加入表皮生长因子(EGF)并在无血清条件下培养。除了表皮干细胞以外,毛囊干细胞是另一类具有表皮形成能力的种子细胞。与表皮干细胞相比,毛囊干细胞除了增殖能力强、可向角质形成细胞分化以外,还能分化形成皮肤的各种附属器,如毛发、皮脂腺、汗腺等,是更符合组织工程皮肤构建的种子细胞。

组织工程皮肤支架材料要求有一定强度和柔韧性,能与创缘紧密缝合。由于表皮与真皮组织结构上的差异,要求材料的孔径、孔隙率在表皮、真皮两部分呈不对称性分布,以适合表皮角质形成细胞及真皮成纤维细胞各自的要求。表皮组织主要由不同分化阶段的角质形成细胞组成,细胞含量高而细胞外基质极少,因此,表皮细胞需要接种在组成较为质密、孔径较小及孔隙率较低的材料表面生长,这样有利于形成复层上皮组织。而对于真皮组织,其主要成分为胶原、蛋白多糖等细胞外基质,细胞含量较少,因此,材料要求结构较为疏松、孔径较大及孔隙率较高,以便细胞能均匀地分布到材料内部,并有利于细胞外基质的分泌。目前适用于单纯表皮构建的生物材料有许多种,包括天然材料如胶原、硫酸软骨素、透明质酸、纤维蛋白胶、壳聚糖等,以及人工合成材料如聚羟基乙酸、聚氧化乙丙烯等,但真正能符合复合皮肤构建要求的材料还没有。因此,对皮肤组织工程支架材料的研究将集中于复合材料的研制与开发。

皮肤是组织工程领域研究与应用最成熟的组织,目前已基本从动物实验走向临床应用。组织工程化皮肤可分为表皮替代物、真皮替代物和复合皮肤替代物。培养的表皮细胞膜片是最早的人工表皮,至今仍是被认可的处理大面积烧伤的治疗方案之一,但其植入操作较为困难。为了解决这一问题,研究者们将表皮细胞接种到可降解或不可降解的薄膜状材料支架上培养,再将细胞面朝向创面贴附,取得了良好的修复效果。自上世纪末开始,组织工程化人工真皮的研究发展非常迅速,目前已有五种商品化人工真皮问世:

1. Integra 是将胶原、氨基葡萄糖、硫酸软骨素共价交联成有一定孔隙的海绵网格,再在其表面涂上一层薄的硅胶膜,制成一种人工真皮替代物。

2. Biobrane 是一种双层膜状物,外层是薄的硅胶膜,内层整合了大量的胶原颗粒,可以迅速与创面紧密贴附。

Integra 和 Biobrane 均不含细胞成分,因此这两种真皮替代物并不是真正意义上的组织工程化真皮。

3. Dermagraft 是将新生儿包皮中获取的成纤维细胞接种在生物可降解的聚乳酸网架上,形成由成纤维细胞、细胞外基质和可降解材料构成的人工真皮。

4. Dermagraft-TC 是将新生儿的成纤维细胞接种到 Biobrane 上而形成的组织工程真皮替代物。

5. AlloDerm 是一种商品化的脱细胞真皮基质,但不是真正意义上的组织工程真皮。理想的组织工程化皮肤应包含表皮和真皮两层结构,Apligraft(又称 Graftskin)是第一种商品化的既含有表皮层又含有真皮层的复合皮肤,其表皮细胞和纤维细胞均来自新生儿包皮组织,生物材料为牛的I型胶原网状支架。先在支架上接种成纤维细胞,一般在3天后再接种表皮细胞,最终形成含有表皮和真皮结构的复合皮肤组织。

尽管组织工程化皮肤在各类组织工程研究与应用中起带头作用,但其仍然存在体外培养周期过长、血管再生困难以及皮肤附属器再生障碍等难题,随着毛囊干细胞的应用、双层结构支架材料的开发以及体外构建技术的完善,将进一步拓展组织工程化皮肤的临床应用范围,提高皮肤缺损修复的效果。

四、其他组织工程化组织及器官研究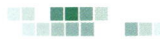

除了上述介绍的组织工程化骨、软骨、皮肤以外,组织工程化肌腱、角膜、血管等单一组织的构建技术也已相对成熟,这里不一一介绍;然而组织工程化器官的构建仍然相对落后,可以说至今尚无突破性的进展,其主要的原因是由于器官结构的复杂性所造成的。首先,单一的器官中含有多种不同的细胞,同时分离和扩增几种不同的细胞目前在技术上有一定的难度;其次,如何在构建过程中将不同的种子细胞严格按照正常的解剖结构在生物材料上进行三维空间排列，同时在组织形成过程中维持这种严格的三维结构是现有技术手段无法解决的难题。譬如在肝脏组织中，仅管道系统就包括肝动静脉系统、门静脉系统、胆道系统等多种结构，组成细胞包括肝细胞、平滑肌细胞、血管内皮细胞、胆道内皮细胞等多种细胞，要在体外做到细胞排列与组织结构的正确组合现有技术还无法实现。研究人员曾将早期胚胎中的肾前体细胞分离后种植到生物材料上，植入体内后肾前体细胞逐渐分化，最终形成类似正常肾脏的肾小管和肾小球结构。这一研究提示，应用发育生物学的原理及干细胞的特性，在体内合适的环境中让干细胞自发分化并形成器官结构可能是器官构建的可行之路。

第四节　问题与挑战

组织工程研究发展至今，其优越性已经充分地体现出来，但总体上讲，组织工程研究仍处于起步阶段，目前仅仅是走通了应用组织工程技术修复临床简单组织缺损这条路，还有许多制约组织工程应用与发展的基本科学问题没有阐明，还有许多新技术、新领域有待进一步的开发。除了要拓展种子细胞来源、加快组织特异性材料的开发、研制特定组织生物反应器，以及探索复杂器官的重建以外，还必须加强组织工程基础问题的研究。例如，组织工程化组织在体外或体内形成过程中的演变规律如何，这些演变规律与正常组织发育、再生及创伤修复等过程有何异同，影响组织工程化组织形成与成熟过程的相关因素及作用机制如何，生物材料影响细胞分化和组织形成的具体机制如何，力学刺激通过什么途径促进细胞分化与组织成熟等等，这些问题涉及组织工程技术临床应用的有效性、稳定性和安全性，是制约组织工程技术进一步发展的基本问题。只有系统地阐明组织工程化组织形成、成熟及体内转归过程中的一系列重要问题和内在机制，才能进一步优化组织构建技术，加速新材料的开发，实现组织工程技术的产业化，真正实现组织、器官能像机器的零部件一样随时更换。

对于肿瘤外科学来讲，应用组织工程技术的目的不单单是为了填补肿瘤切除术后的组织缺损，其最终目标是能在体外构建出复杂的器官，特别是那些危及生命的重要功能性器官，这样即使这些脏器遇到像肿瘤一类的致死性疾病，也有完全重建和治愈的可能。虽然要达到这一目的还有很长的路要走，而一旦成功，它将成为人类科学发展史上的里程碑。

（曹谊林　张文杰　张智勇）

参考文献

[1] 周晓，曹谊林.肿瘤整形外科学与组织工程[J].中国医学工程，2007，15（9）：726-729.

[2] Sun H, Liu W, Zhou G, et al. Tissue engineering of cartilage, tendon and bone[J]. Front Med, 2011, 5(1): 61-69.

[3] 付小兵.组织再生：梦想、希望和挑战[J].中国工程科学，2009，11（10）：122-128.

[4] 周晓，曹谊林，崔磊，等.组织工程化骨修复下颌骨缺损（附3例报告）[J].组织工程与重建外科杂志，2010，6（4）：183-187.

第二十三章
肿瘤整形外科学的展望与问题

肿瘤外科医师有彻底根治肿瘤的责任,更有让患者拥有健康美丽生活的义务。20世纪的肿瘤外科学已将肿瘤外科切除的功夫发展到了相当的高度,当代的肿瘤整形外科学要实现切除和修复的完美结合。

一、现代肿瘤整形外科学的特征

现代肿瘤整形外科学具有以下特征:

1. 在遵守肿瘤外科手术原则的前提下,采用现代的显微外科、整形外科的美学再造等技术和理念,进一步为肿瘤病灶彻底切除后的缺损提供丰富的修复手段,保障高难度的肿瘤切除和复杂的组织缺损修复的同期完成,从而提高肿瘤根治手术的疗效。

2. 在手术过程中严格遵守肿瘤外科手术原则,采用现代的病理诊断手段,术中及时诊断肿瘤的病变范围,制定科学合理的根治手术方案,用最小的创伤、最少的组织器官损失,争取最大限度地保全形态和功能,根据实际情况进行局部美学再造。

3. 应用数字化医学手段术前模拟肿瘤病灶根治手术后的组织缺损范围,在人体模拟选择最佳的供区部位进行精细的组织缺损修复和器官再造。

4. 注意引进组织工程和再生医学等领域的新成果,研究新材料、新技术修复肿瘤切除后的组织缺损,让肿瘤整形外科的手术创伤更小、疗效更好。肿瘤整形外科医疗还要特别重视现代放疗和化疗等科学研究成果,进行肿瘤序列治疗。这些现代医学的成果将会使肿瘤医学的外科治疗效果达到新的水平。

作为一门新兴科学,我们要建立以循证医学为基础的研究模式,并以该模式为指导思想,对肿瘤整形外科临床治疗方案的选择及安全性、疗效的确定性、伦理学审查等多方面的问题进行进一步总结和规范。展望未来,随着肿瘤整形外科学的发展,将进一步提高患者的生活质量,延长生存期,让医学和美学达到和谐的统一。

二、肿瘤整形外科学当前需要解决的问题

肿瘤整形外科学的发展过程中,当前需要解决以下几个问题:

(一) 肿瘤整形外科医师的培养与肿瘤整形外科的设置

目前,我国大多数肿瘤医院没有设置整形外科和培养具有美容整形主诊医师资格的整形外科医师或者肿瘤外科医师。在这个问题上,我们认为可以通过以下三个途径予以解决:第一,通过吸纳整形外科专业的硕士或博士到肿瘤专科医院开展肿瘤整形外科的工作。在拥有三名具有美容整形主诊医师资格的证书后,购买相应的整形外科设备,开展肿瘤整形外科的相关工作后,可以向省级卫生行政主管部门申请在肿瘤医院开设肿瘤整形外科。第二,从事头颈外科或乳腺外科等与整

形外科密切相关的肿瘤外科医师接受整形外科相关培训,开展肿瘤整形外科的临床研究与经验交流。在国家卫生部指定的整形外科医师培训基地进修1年,在临床工作6年以上并获得主治医师资格,通过国家美容主诊医师资格的考试后,可获得该资格证书。第三,肿瘤专科医院邀请综合医院的整形外科医师会诊或参加肿瘤整形手术,但是这种模式不利于肿瘤整形外科医师集中精力深入开展肿瘤整形外科的基础与临床研究。

(二)肿瘤整形外科示范基地的建立

肿瘤整形外科学的发展与壮大离不开社会各界的关注与支持。业内相关工作者应该探讨在各肿瘤专科医院成立肿瘤整形外科的可行性方案,争取早日在每一所三级甲等肿瘤医院都设置肿瘤整形外科。在此基础上,在卫生行政部门的指导下,建立肿瘤整形外科示范基地。

(三)肿瘤整形外科医师的专业培训和学术交流

在中华医学会和中国抗癌协会的指导下,进一步加强各分会对肿瘤整形外科的研讨,在相关的医学杂志上设立肿瘤整形外科专栏。2012年10月12日在西安第三届全球华裔整形外科医师大会上,成立了中华医学会整形外科分会肿瘤整形外科学组。该学组为肿瘤整形外科的学术交流提供了一个专业平台,今后,广大从事肿瘤整形外科的医务工作者可以通过该平台交流经验,学习国内外的最新进展。同时,共同编写肿瘤整形外科学系列丛书和举办不同规格的培训班。

(周晓 王炜)

参考文献

[1] 周晓,胡炳强,罗以.浅谈肿瘤整形外科形成的必要性[J].中国肿瘤,2001,10(12):694-695.

[2] Gorney M. Plastic surgery as a weapon of foreign policy[J]. Plast Reconstr Surg, 2005, 116(7): 2030-2032.

[3] Bobin J Y, Delay E, Rivoire M. Role of surgery in the treatment of cancer: surgical oncology[J]. Bull Cancer, 1995, 85(2): 113-126.

[4] 周晓,曹谊林.肿瘤整形外科学与组织工程[J].中国医学工程,2007,15(9):726-729.

《整形美容外科学全书》

·第一辑·

- Vol.1 鼻部整形美容外科学
- Vol.2 形体雕塑与脂肪移植外科学
- Vol.3 皮肤外科学
- Vol.4 乳房整形美容外科学
- Vol.5 正颌外科学
- Vol.6 激光整形美容外科学
- Vol.7 毛发整形美容学
- Vol.8 眶颧整形外科学
- Vol.9 肿瘤整形外科学
- Vol.10 微创美容外科学

·第二辑·

- Vol.11 唇腭裂序列治疗学
- Vol.12 瘢痕整形美容外科学
- Vol.13 面部轮廓整形美容外科学
- Vol.14 眼睑整形美容外科学
- Vol.15 外耳修复再造学
- Vol.16 头颈部肿瘤和创伤缺损修复外科学
- Vol.17 手及上肢先天性畸形
- Vol.18 面部年轻化美容外科学
- Vol.19 显微修复重建外科学
- Vol.20 血管瘤和脉管畸形
- Vol.21 儿童整形外科学
- Vol.22 整形美容外科研究和创新探索

立足创新，博采众长，

传播世界整形美容外科的理念、技艺和未来！

邮购地址：杭州市体育场路347号浙江科学技术出版社

邮政编码：310006

联系电话：0571-85058048　0571-85176040

网购方式：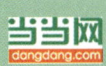 http://www.bookuu.com

http://www.dangdang.com

http://www.amazon.cn